九十初度
Life at Ninety

陈可冀医学选集
Selected Medical Works of Ke-ji Chen

（2000 ~ 2019 选集）

中　册
Volume Ⅱ

主　　编　陈维养

编辑小组　（按姓氏笔画排序）

于子凯　田　琳　白　霞
付长庚　刘龙涛　汤　静
邱　禹　赵芳芳　姜众会
袁　琳　黄明艳

科学出版社
北　京

内 容 简 介

本书是在陈可冀院士从医70周年之际，对2000～2019年期间陈可冀院士作为第一作者和通讯作者公开发表的中英文学术论文进行了系统的整理和筛选，编辑成册（1954～1999年的论著已在《陈可冀医学选集——七十初度》一书刊载）。全书共入选文章332篇，其中中文文章271篇，英文文章61篇，分为心迹、临床及基础研究、医论、泛著、英文著述等5个章节。本书较为系统的展示了陈可冀院士和他的团队近20年来基础和临床研究的成果，也是2000年以来我国中西医结合医学发展轨迹的缩影。

本书适用于全国中西医结合工作者参考阅读。

图书在版编目（CIP）数据

陈可冀医学选集：九十初度（2000～2019选集）：上中下册 / 陈维养主编．—北京：科学出版社，2020.1

ISBN 978-7-03-062445-1

Ⅰ．①陈… Ⅱ．①陈… Ⅲ．①医学-文集 Ⅳ．①R-53

中国版本图书馆CIP数据核字（2019）第205689号

责任编辑：鲍 燕 曹丽英 / 责任校对：王晓茜

责任印制：肖 兴 / 封面设计：北京图阅盛世文化传媒有限公司

科学出版社 出版

北京东黄城根北街16号

邮政编码：100717

http://www.sciencep.com

三河市春园印刷有限公司 印刷

科学出版社发行 各地新华书店经销

*

2020年1月第 一 版 开本：889×1194 1/16

2020年1月第一次印刷 印张：99 插页：29

字数：3 206 000

定价：698.00元（上中下册）

（如有印装质量问题，我社负责调换）

目　录

上　册

第一篇　心　迹

第二篇　临床及基础研究

心脑血管疾病研究

临床研究

基础研究

进展及述评

中　册

血瘀证与活血化瘀研究

老年医学研究

清宫医药档案研究

第三篇　医　　论

第四篇 泛 著

下　册

第五篇　英文著述

附录

图录

糖尿病、血栓前状态与血小板过度活化

王景尚 殷惠军 陈可冀

糖尿病患者易并发动脉粥样硬化，存在明显的“血栓前状态”特性，同时具有发生血栓事件的高危风险[1,2]。血栓形成引起的血管并发症是糖尿病患者致死、致残的主要原因。血小板功能异常是“血栓前状态”的特性之一，同时在血栓形成中发挥至关重要的作用[1]。这些异常的血小板通过导致血小板表型的过度活化，进而在糖尿病血管并发症的发生发展中发挥关键作用。因此，深入探讨糖尿病血小板过度活化的分子机制对于构建抗血小板靶向治疗策略，有效进行糖尿病血管病变的一级、二级预防具有重要意义。

1 正常的血小板活化与血小板过度活化

血小板参与正常机体的止血、凝血过程，并在维持血管内皮完整性中发挥重要作用。正常的血小板活化是生理性止血的关键。血小板活化时可发生形态和功能有序的各种改变，同时也体现了血小板所特有的一些生理性质，即变形、黏附、聚集、释放等功能。当血管内皮细胞的完整性受到破坏（如内皮受损或动脉硬化）并暴露其内膜下的胶原组织时，血小板就通过变形、黏附于胶原组织上。进一步在某些刺激因素的作用下，血小板相互黏着，聚合成团。血小板过度聚集引起膜破裂并释放血小板内容物而达到活化状态，发挥血栓形成达到止血的作用。

然而，当循环血液中处于静息状态的血小板受到生物或物理因素刺激后，其胞质内的颗粒膜糖蛋白释放与质膜融合，质膜表面的糖蛋白发生量的重排和构象变化，从而使其成为活化血小板。血小板过度活化后黏附、聚集和释放作用均明显增强，参与体内如血栓形成、炎症和免疫应答、动脉粥样硬化及肿瘤发生转移等多种病理生理过程，同时也与糖尿病，尤其是其血管并发症的发生发展过程密切相关。

2 糖尿病与血栓前状态

“血栓前状态”是指在血栓形成之前，机体所呈现出的一种易于形成血栓的病理状态。它是指多种因素引起的机体抗凝、凝血以及纤溶系统功能失调并伴有血管内皮功能障碍的一种病理过程，常伴有血小板等相关因子的改变以及易致血栓形成的血液流变学变化[3]。血栓形成是糖尿病血管事件发生发展的关键环节，然而从血管事件防治角度来讲，一级预防显得尤为重要，因为一旦事件发生，后果往往比较严重。而糖尿病血管事件一级预防的着眼点就应该基于“血栓前状态”。

糖尿病患者存在明显的“血栓前状态”特性和血栓形成倾向。临床研究表明，2 型糖尿病患者发生心肌梗死的风险较非糖尿病患者高 3~5 倍，且无心肌梗死病史的糖尿病患者与既往存在心肌梗死的非糖尿病患者具有相同风险。2 型糖尿病患者存在包括胰岛血糖素、糖脂代谢异常和高血压在内的一系列血管危险因素[4,5]。同时，研究发现糖尿病患者存在明显的“血栓前状态”，具体表现为血管内凝血酶及血浆凝固性增加，纤溶能力下降，血管内皮细胞抗血栓形成能力下降及功能障碍以及血小板高反应性，其中血小板高反应性是关键。根据 Virchow 血栓形成理论，糖尿病血管病变的血栓形成机制主要与血管内皮损伤、凝血 - 纤溶系统异常、血液流变学改变和血小板过度活化等因素有关。其中，血小板过度活化在血栓的形成和发展中至关重要[6]。

3 糖尿病血小板过度活化

早在 1965 年就已有研究者发现糖尿病患者的血小板聚集性显著增强。此后大量基础和临床研究表明，血小板在高血糖状态下处于过度活化状态并在糖尿病血管病变中发挥关键作用。血小板黏附、聚集于内皮损伤部位，释放生长因子，促进平滑肌增殖，导致动脉粥样硬化进而引起糖尿病大血管病变。同时，血小板的高黏附、高聚集状态造成微循环淤滞，导致组织缺氧进而引起糖尿病微血管病变。高糖状态下血小板通过多种信号途径导致其黏附、聚集和活化功能增强而达到过度激活表型，其中，高血糖以及由此引起的胰岛素分泌或功能异常是关键环节。

3.1 高血糖

高血糖不仅是糖尿病的特征之一，而且也是引起糖尿病患者血栓前状态的独立和重要因素，无论是短期或长期高血糖都是糖尿病血管病变的危险因素[7]。研究发现，2 型糖尿病患者血小板黏附分子表达显著增加，糖尿病患者血小板活化标志物（CD31、CD49b、CD62P 和 CD63）表达较非糖尿病患者显著升高，而经血糖控制 3 个月后，血小板活化标志物表达显著降低。此外，接受冠状动脉造影的 2 型糖尿病患者 P-选择素的表达与糖化血红蛋白和快速血糖水平密切相关，提示改善血糖水平可降低血小板活性。

高血糖可通过多种机制使血小板黏附、聚集和释放功能失调进而引起过度活化状态[8,9]：①长期高血糖可诱导血小板表面蛋白的非酶糖基化，减少血小板膜的流动性，进而增加其黏附能力。改变血小板构型（表现为血小板内颗粒增多、致密、集中），从而增加血小板的聚集性。②通过葡萄糖的渗透效应激活血小板 GP Ⅱ b/ Ⅲ a 和 P 选择素的表达，增强血小板的黏附和聚集功能。③促进血小板活化介质 - 蛋白激酶 C 活化。④促进循环中低密度脂蛋白糖基化进而增加血小板 Ca^{2+} 的释放。Ca^{2+} 作为一个重要的第二信使，参与包括形态改变、分泌、聚集和血栓素形成在内的一系列血小板功能的调控。⑤通过增加促凝血因子（如组织因子、von Willebrand 因子）的浓度促进凝血，并通过增加纤溶酶原激活物抑制剂的浓度而抑制纤维蛋白溶解。此外，由于一氧化氮（NO）可通过增加胞质环磷鸟苷水平而减少纤维蛋白与血小板的合成、抑制血小板黏附于受损的血管内皮及其血管内皮下的沉积、抑制血小板表面膜蛋白表达以及血小板对 Ca^{2+} 摄取，进而发挥抑制血小板活化和聚集的作用。有研究发现，糖尿病患者血小板一氧化氮合酶活性降低，NO 合成减少，从而参与了糖尿病血管并发症的病理过程。

3.2 胰岛素缺乏和抵抗

糖尿病患者分为两类，占 5%～10%的 1 型糖尿病是由于胰岛 β 细胞的自身免疫破坏导致胰岛素分泌绝对不足，占 90%～95%的 2 型糖尿病由于胰岛素抵抗和胰岛素分泌反应的不适当代偿引起，通常表现为胰岛素的相对缺乏[10]。胰岛素功能不足是糖尿病发生发展的基础，也是血小板功能异常的关键[11]。血小板上有胰岛素受体和胰岛素样生长因子 -1 受体（IGF-1）的表达[12]。在血小板其他效应中，胰岛素可增加前列环素 2（PGI_2）受体的表达，诱导纤溶酶原激动剂释放。IGF-1 表达于血小板 α 颗粒，同时其功能性受体在血小板表面高表达，从而可以放大血小板的应答反应。血小板上 IGF-1 的激活，可导致 IGF 受体磷酸化以及胰岛素受体底物 -1（IRS-1）和 IRS-2 的酪氨酸磷酸化，进而与磷脂酰肌醇 3 激酶亚基 p85 结合，导致蛋白激酶 B 磷酸化，从而参与包括调节血小板活性在内的胰岛素和 IGF-1 多种细胞反应[13]。同时，胰岛素抵抗可引起细胞内 Ca^{2+} 浓度升高，导致血小板脱颗粒和聚集增加。由内皮细胞释放的 NO 和 PGI_2 可阻止血小板活化，而因胰岛素抵抗引起血小板功能异常所涉及的非胰岛素受体底物途径中，血小板对 NO 和 PGI_2 的反应性均降低，这与血小板活性增强相关。

胰岛素可减少血小板对多种激动剂的反应。血小板具有一个功能型胰岛素受体，其可与胰岛素结合并可发生自身磷酸化。当胰岛素与其受体结合后，胰岛素抑制 P2Y12 信号通路进而降低血小板活性。同时，胰岛素可增加血小板表面 PGI_2 受体表达，通过维持血小板对 PGI_2 的敏感度发挥抗血小板活化的作用。因此，血小板上胰岛素受体数量减少以及结合力降低可能是糖尿病患者血小板过度活化的重要因素。

3.3 与糖尿病相关的代谢状态

与 2 型糖尿病相关的代谢状态，包括肥胖、血脂异常和全身炎症反应增强均可促进血小板活化。肥胖是 2 型糖尿病患者常见特征之一。肥胖本身就与胰岛素抵抗相关，可引起血小板反应性增强。然而，肥胖患者存在的其他因素也可引起血小板功能异常，包括：①血小板数量增多和血小板平均体积增大，这与血小板反应性相关且参与包括卒中和急性冠状动脉综合征动脉血栓形成过程；②血浆瘦素水平升高与血小板聚集性增强相关；③细胞质 Ca^{2+} 浓度升高可显著提高血小板反应性；④增加氧化应激。总之，由肥胖引起的这些代谢异常最终导致血小板过度活化 [14-16]。

2 型糖尿病患者易出现血脂异常，典型表现为甘油三酯升高、高密度脂蛋白胆固醇水平降低。高甘油三酯是已知引起血小板活性升高的典型临床诱因。富含甘油三酯的低密度脂蛋白颗粒不仅能够引起血小板活化，而且能够影响机体的凝血级联反应并使纤维蛋白溶解功能受损，从而出现动脉粥样硬化血栓形成倾向 [17]。高密度脂蛋白水平降低与内皮功能异常密切相关，这也增加了糖尿病患者动脉血栓形成的风险。

3.4 全身炎症反应与糖尿病相关

研究表明，糖尿病患者较健康对照组炎症因子、血小板活化和凝血因子（可溶性 CD40 配体、可溶性 P 选择素、IL-6 和组织因子）。同时，糖尿病患者的血小板上 FcγRⅡA 受体表达增加并参与血小板活化。

4 抗血小板治疗在糖尿病中的应用

随着对血小板活化以及由此引起的血栓形成在心血管急性事件过程中关键作用的深入认识，抗血小板治疗越来越得到重视。而对于存在显著的血栓前状态和血小板过度活化的糖尿病患者而言，抗血小板治疗的重要性也逐渐得到公认 [18]。基于临床试验资料，美国糖尿病协会（ADA）建议肠溶阿司匹林作为糖尿病患者并发心血管事件危险因素的一级预防以及糖尿病患者并发大血管疾病（心肌梗死、卒中或短暂性缺血事件、周围血管疾病或心绞痛）的二级预防策略。美国医师健康研究和 HOT 研究证实，阿司匹林作为一级预防可显著降低糖尿病患者心肌梗死发病率。对于二级预防，一项荟萃分析发现，抗血小板治疗可使糖尿病亚组死亡、卒中和心肌梗死事件的发生率降低 25%。

5 展望

糖尿病大血管和微血管并发症的发生、发展是糖尿病致死、致残的主要原因，血小板过度活化在其中发挥关键作用。糖尿病患者血小板处于过度活化状态，存在明显的血栓前状态特性，同时也承受着发生血栓事件的巨大风险。因此，对于糖尿病血管并发症的防治，除了关注高血糖、胰岛素抵抗、炎症反应和内皮功能损伤之外，也应该对血小板过度活化给予足够重视。通过有效抑制血小板过度活化，改善糖尿病患者存在的血栓前状态，进一步降低其血栓形成事件的发生率，对糖尿病及其血管病变的防治具有重要意义。深入探讨高血糖状态下血小板过度活化的分子机制并构建抗血小板靶向治疗策略则是我们未来需要努力的方向。祖国传统医药，特别是活血化瘀方药在抑制血小板过度活化及血栓形成方面具有自己的特色，尤其是其多靶点效应 [19]。为探求高效安全的抗血小板药物提供了可能，但需要我们进行更加深入和全面的研究。

参考文献

[1] Ni H. The platelet "sugar high" in diabetes[J]. Blood, 2012, 119(250): 5949-5951.

[2] Ferreiro FJ, Gomez-Hospital JA, Angiolillo DJ. Platelet abnormalities in diabetes mellitus[J]. Diab Vasc Dis Res, 2010, 7(4): 251-259.

[3] Chan MY, Andreotti F, Becker RC. Hypercoagulable states in cardiovascular disease[J]. Circulation, 2008, 118(22): 2286-2297.

[4] Lemkes BA, Hermanides J, Devries JH, et al. Hyperglycemia: a prothrombotic factor? [J]. J Thromb Haemost, 2010, 8(8): 1663-1669.

[5] Grant PJ. Diabetes mellitus as a prothrombotic condition[J]. J Intern Med, 2007, 262(2): 157-172.

[6] Davi G, Patrono C. Platelet activation and atherothrombosis[J]. N Engl J Med, 2007, 357(24): 2482-2494.
[7] Kakouros N, Rade JJ, Kourliouros A, et al. Platelet function in patients with diabetes mellitus: from a theoretical to a practical perspective[J]. Int J Endocrinol, 2011, 2011: 742719.
[8] Linden MD, Tran H, Woods R, et al. High platelet reactivity and antiplatelet therapy resistance[J]. Semin Thromb Hemost, 2012, 38(2): 200-212.
[9] Tang WH, Stitham J, Gleim S, et al. Glucose and collagen regulate human platelet activity through aldose reductase induction of thromboxane[J]. J Clin Invest, 2011, 121(11): 4462-4476.
[10] American Dabetes Association. Diagnosis and classification of diabetes mellitus[J]. Diabetes Care, 2013, 36(Suppl 1): S67-S74.
[11] Randriamboavojy V, Fleming I. Insulin, insulin resistance, and platelet signaling in diabetes[J]. Diabetes Care, 2009, 32(4): 528-530.
[12] Hunter RW, Hers I. Insulin / IGF-1 hybrid receptor expression on human platelets: consequences for the effect of insulin on platelet function[J]. J Thromb Haemost, 2009, 7(12): 2123-2130.
[13] Hers I. Insulin-like growth factor-1 potentiates platelet activation via the IRS / PI3Kalpha pathway[J]. Blood, 2007, 110(13): 4234-4252.
[14] Kutlucan A, Bulur S, Kr S, et al. The relationship between mean platelet volume with metabolic syndrome in obese individuals[J]. Blood Coagul Fibrinolysis, 2012, 23(5): 388-390.
[15] Cucuianu M, Coca M. Thrombotic tendency in diabetes mellitus: Revisiting and revising a study initiated 30 years ago[J]. Rom J Intern Med, 2012, 50(2): 107-115.
[16] Schneider DJ, Hardison RM, Lopes N, et al. Association between increased platelet P-selectin expression and obesity in patients with type 2 diabetes: a BARI2D(Bypass Angioplasty Revascularization Investigation 2 Diabetes)substudy[J]. Diabetes Care, 2009, 32(5): 944-949.
[17] Colas R, Sassolas A, Guichardant M, et al. LDL from obese patients with the metabolic syndrome show increased lipid peroxidation and activate platelets[J]. Diabetologia, 2011, 54(11): 2931-2940.
[18] Ferreiro JL, Angiolillo DJ. Challenges and perspectives of antiplatelet therapy in patients with diabetes mellitus and coronary artery disease[J]. Curr Pharm Des, 2012, 18(33): 5273-5293.
[19] 陈可冀. 活血化瘀方药降低心血管风险的可能性探索[J]. 中国中西医结合杂志, 2008, 28(5): 389.

原载：王景尚，殷惠军，陈可冀. 糖尿病、血栓前状态与血小板过度活化[J]. 医学研究杂志，2013, 42(12): 8-10.

瑜伽与心房颤动：Yoga My Heart 研究的启示

刘　玥　陈可冀

为了评估瑜伽对阵发性心房颤动（paroxysmalat-rialfibrillation，PAF）患者的发作次数、情绪状态（焦虑、抑郁）及生活质量的影响，美国堪萨斯大学医疗中心的 Lakkireddy 博士等人进行了一项名为“The Yoga My Heart”的研究，即单中心、前瞻性、自身前后对照的队列研究，研究结果[1]发表在 2013 年 3 月份的《美国心脏病学会杂志》（Journal of American College of Cardiology，JACC）。

该研究对 103 例阵发性房颤患者进行筛选，最终纳入了 52 例有症状的 PAF 患者，试验过程中有 3 例患者脱落，最终有 49 例患者坚持完成了试验（平均年龄 61 岁，47% 为男性），在该试验的全过程中均要求患者进行稳定的药物治疗，需要改变抗心律失常用药方案的患者即被排除。该研究分为两个阶段：前 90 天是非干预性的对照阶段，接下来的 90 天是瑜伽训练的干预阶段。在干预阶段内，要求所有患者每周至少参加两次在专业瑜伽老师指导下的每次 60 min 的艾杨格瑜伽（Lyengar yoga）课程，每次课程由 10 min 的调整呼吸运动，10 min 的热身运动，30 min 的瑜伽姿势训练[2]及 10 min 的放松运动组成。同时鼓励他们课后每天在家练习瑜伽动作。在基线水平（第 0 天）、对照阶段末（第 90 天）及瑜伽干预阶段末（第 180 天末），分别计算患者房颤的发作次数，SF-36 生活质量评分，Zung 自测焦虑（SAS）及抑郁（SDS）评分的变化。通过对干预阶段末及对照阶段末的比较，该研究发现，瑜伽训练可以显著减少症状性房颤的发作（3.8 ± 3.0 vs 2.1 ± 2.6，$P < 0.01$）、有症状的非房颤发作（2.9 ± 3.4 vs 1.4 ± 2.0，$P < 0.01$）及无症状性房颤发作（0.12 ± 0.44 vs 0.04 ± 0.2，$P < 0.01$），近 1/4（11 例）房颤患者在瑜伽训练期未发生房颤；瑜伽训练还能够明显改善 SAS 及 SDS 评分（$P < 0.01$），同时在生理功能（P=0.017）、一般健康（$P < 0.01$）、活力（$P < 0.01$）、社交能力（$P < 0.01$）及精神健康（$P < 0.01$）等 5 个方面明显提高生活质量。

这项研究首次通过科学的方法证明瑜伽，这一非侵入性的补充与替代治疗的方法在对 PAF 患者的管理中起到了重要作用，即瑜伽训练能够明显降低症状性及无症状性房颤的发作，改善患者的焦虑与抑郁状态，稳定心率与血压，提高患者的整体生活质量[3]。

众所周知，心房颤动具有很高的致死与致残率，给患者带来严重心理负担的同时还能导致生活质量的明显下降，日久还可引起焦虑及抑郁状态的出现。目前对于心房颤动的治疗方法，无论是抗心律失常药物还是射频消融术均存在一定的局限性。因此全球心血管病医师均在寻求可能的补充与替代的治疗手段。

瑜伽，起源于古印度，运用古老而易于掌握的方法，改善人们生理、心理、情感和精神方面的能力，是一种达到身体、心灵与精神和谐统一的运动方式，包括调身的体位法、调息的呼吸法、调心的冥想法等，以达到身心合一的状态[4]。艾杨格瑜伽是风靡西方社会的健身运动之一，同时医学科研工作者多年来也对瑜伽对人体生理机能的影响做了大量的科学研究，甚至于 2008 年在印度创刊了 International Journal of Yoga（全英文期刊，http：//www.ijoy.org.in）杂志，专门刊登与瑜伽相关的临床研究论文或系统综述，目前已被 PubMed 收录。大量研究发现瑜伽能够协调躯体运动，并配合呼吸运动和精神放松，稳定心率和血压，有效改善心脏自主神经功能，同时能够改善焦虑与紧张的情绪[5-7]。

该项研究正面证实了瑜伽训练对于 PAF 患者的积极意义，但值得注意的是，正如文中所述，除外瑜伽训练本身，瑜伽训练中心让患者置身于情感互助的氛围，患者间友好的人际关系带来了积极的影响，患者的饮食习惯和生活方式也随之发生了一些改变和调整，瑜伽练习带来的这些变化对 PAF 患者相关生理指标的益处不容小觑。

近年来，全球补充与替代医学（complementary and alternative medicine，CAM）研究日益受到国际医学界的重视。Yoga My Heart 研究在国际心血管顶级期刊《JACC》得以发表也说明了这一点，其实从该研究的临床设计来说并无过人之处，甚至过于简单，就是一个小型单中心概念验证（proof-of-concept）研究，但该研究首次采用循证医学的临床研究方法对瑜伽这一古老的疗法对现代疾病阵发性房颤的实际临床干预效果进行了科学化的验证，就这一点来说，*JACC* 发表该文也许是对研究者采用科学研究方法的一种鼓励和认可。中西医结合医学作为全球 CAM 的重要组成部分，曾经也涌现过诸如三氧化二砷治疗白血病、青蒿素及其衍生物治疗疟疾等一系列原创性的研究成果受到国际医学界的极大重视和认同[8]。传统中医药学的发展需要传承创新、与时俱进，利用现代科学方法对中医药现有的临床疗法或复方药物进行探索研究是中西医结合医学发展的重要方向之一。解决提高中医药临床疗效出路迷茫的问题，必须坚持基于“病证结合”开展临床或基础研究，不要害怕纠结所谓的“西化”，我们既要注重传统，也要结合现代，积极利用科学方法开展传统疗法或药物的本土化研究，共同为提高人类疾病的防治水平做出贡献。

参考文献

[1] Lakkireddy D, Atkins D, Pillarisetti J, et al. Effect of yoga on arrhythmia burden, anxiety, depression, and quality of life in paroxysmal atrial fibrillation: the YO-GA My Heart Study[J]. J Am Coll Cardiol, 2013, 61(11): 1177-1182.

[2] http: //www. bksiyengar. Com/modules/IYoga/asanas. htm.

[3] Mearns BM. Arrhythmias: Benefits of yoga in patients with atrial fibrillation[J]. NatRev Cardiol, 2013, 10(4): 182.

[4] Nagendra HR. Defining Yoga[J]. Int J Yoga, 2008, 1(2): 43-44.

[5] LiAW, GoldsmithCA. Theeffectsofyogaonanxiety andstress[J]. Altern MedRev, 2012, 17(1): 21-35.

[6] Smith JA, Greer T, Sheets T, et al. Is there more to yoga than exercise[J]. Altern Ther Health Med, 2011, 17(3): 22-29.

[7] Raghavendra BR, Telles S, Manjunath NK, et al. Vol-untary heart rate reduction following yoga using different strategies[J]. Int J Yoga, 2013, 6(1): 26-30.

[8] Xu H, Chen KJ. Complementary and alternative medicine: Is it possible to be mainstream[J]. Chin J Integr Med, 2012, 18(6): 403-404.

原载：刘玥，陈可冀．瑜伽与心房颤动：Yoga My Heart 研究的启示 [J]. 中国中西医结合杂志，2013, 33(9): 1267-1268.

川芎嗪的心脑血管药理作用及临床应用研究进展

蒋跃绒 陈可冀

川芎嗪（Ligustrazine）是从伞形科藁本属植物川芎（Ligusticum chuanxiong Hort.）中提取的生物碱，即四甲基吡嗪（tetramethylpyrazine，TMP），是川芎的有效成分之一。自 20 世纪 70 年代陈可冀首先将其应用于缺血性中风至今[1]，已有近 40 年的历史。川芎嗪有保护血管内皮、抗血小板、抗缺血再灌注损伤、抗氧化应激等多种心脑血管药理作用，除传统广泛用于冠心病、脑血栓、脉管炎等闭塞性心脑血管疾病外，近年来还被报道应用于肺心病、心力衰竭、扩心病、肾病、门脉高压、2 型糖尿病、肿瘤及冠心病支架术后再狭窄等多种疾病的治疗[2-9]。目前临床常用的川芎嗪制剂有磷酸川芎嗪片、注射用磷酸川芎嗪、盐酸川芎嗪注射液等。

1 心脑血管药理作用

1.1 保护血管内皮、抗动脉粥样硬化

川芎嗪可减少动脉粥样硬化大鼠循环内皮细胞数，提高总抗氧化能力和超氧化物歧化酶活性，减少丙二醛生成，减轻血管内皮损伤，通过减轻氧化应激和改善血脂异常而抑制大鼠动脉粥样硬化的发生和肝脏脂肪积聚[10]。

血管内皮细胞（VECs）的功能状态与血栓栓塞性疾病的发生发展及其预后密切相关。凝血酶具有多种生物学作用，除参与凝血反应外，还参与炎症反应，加重 VECs 损伤[11]。研究发现，在给予凝血酶之前 30 min 用川芎嗪预处理 ECV304 细胞，TMP 可呈剂量依赖式地抑制凝血酶诱导 ECV304 细胞促凝活性（PCA）和组织因子（TF）mRNA 增加，减轻内皮细胞损伤[12]。

多项研究认为川芎嗪的保护血管内皮作用机制与丝裂原活化的蛋白激酶（MAPK）通路有关。LiXY 等[13]研究认为，川芎嗪可抑制脂多糖（LPS）诱导的人脐静脉内皮细胞（HUVEC）IL-8mRNA 和蛋白水平升高，减少 LPS 诱导的 U937 单核细胞和 HUVEC 黏附，抑制细胞外调节蛋白激酶 1/2（extracellular regulat ed protein kinases，ERK1/2）和 p38 的磷酸化水平以及核因子 NF-κB（p65）活性，提示 TMP 通过 NF-κB 介导的通路以及 ERK 和 p38 MAPK 通路对内皮细胞发挥抗炎作用。Zhai L 等[14]研究也发现，川芎嗪通过 MAPK 和 Caspase-3 途径发挥抗氧化和抗凋亡的作用，从而预防 H_2O_2 诱导的 HUVEC 损伤。

1.2 抗心肌缺血再灌注损伤、抗心肌肥厚和心肌纤维化

研究认为，川芎嗪通过磷脂酰肌醇 3- 激酶 / 蛋白激酶 B（PI3K/Akt）途径发挥抗心肌缺血再灌注损伤和抗凋亡作用[15]。内皮型一氧化氮合酶（eNOS）的磷酸化及一氧化氮（NO）生成是重要的下游效应因子，明显增强 TMP 的心肌保护作用。

川芎嗪还可抑制肥大心肌细胞 Jak 激酶 / 信号转导转录活化因子（JAK-STAT）信号通路，减少心肌细胞心钠肽（ANP）mRNA 表达，降低 pJAK2、pJAK1、pSTAT3 蛋白水平，提示其可临床应用于心肌肥厚的治疗[16]。扩张性心肌病（DCM）是心力衰竭最常见的原因之一。川芎嗪可通过降低心肌肥厚的标志物 B 型尿钠肽（BNP）和 ACTA1 的蛋白表达水平，减少间质胶原沉积和心肌纤维化标志物 Colla1 和 Col3al 的蛋白表达，减轻 cTnT（R141W）表达引起的心肌超微结构破坏，减少结构性蛋白如肌收缩蛋白和钙黏蛋白的表达等，显著抑制 cTnT（R141W）转基因小鼠 DCM 模型的心脏扩大和心功能不全的发展，降低病死率 54%[17]。而人参皂苷 Rb1 和 TMP 在减轻 cTnT（R141W）转基因扩张性心肌病小鼠心室扩张、收缩功

能障碍、间质纤维化和超微结构变性等方面有协同作用[18]。

此外，有报道川芎嗪对柯萨奇病毒 3（CVB3）感染的大鼠心肌细胞有保护作用，机制可能与其减少乳酸脱氢酶（LDH）活性和 NF-κB 表达有关[19]。川芎嗪可抑制血管紧张素Ⅱ诱导的大鼠心肌成纤维细胞的增殖，减少Ⅰ型胶原的分泌与合成[20]，是其抗心肌纤维化的作用机制之一。

1.3 抗炎、抗氧化应激

川芎嗪是活性氧（ROS）的拮抗剂。体内和体外实验均表明，川芎嗪可保持线粒体结构和功能的完整性，维持线粒体膜电位，该作用与其作为还原剂或抗氧化剂减少 ROS 生成、抑制脂质过氧化、保护谷胱甘肽过氧化物酶和谷胱甘肽还原酶等有关，从而对氧化损伤发挥保护作用[21]。川芎嗪可减轻缺氧诱导的肺血管通透性增加，其机制与清除细胞内 ROS 和抑制缺氧诱导的因子 1（HIF-1）和 VEGF 蛋白水平增加有关[22]。川芎嗪对 H_2O_2 诱导的 HUVEC 氧化损伤具有保护作用，川芎嗪预先孵育 24 h，可降低丙二醛水平、细胞内 NO 和 NOS 水平，并减少 HUVEC 细胞凋亡[23]。

川芎嗪二苯甲基哌嗪（TMPDP），由川芎嗪分子结构杂交和生物电子等排取代而成。TMPDP 可明显增强 H_2O_2 诱导的 HUVEC 活性，减少细胞 LDH 释放，减少脂质过氧化，增强内源性抗氧化酶、超氧化物歧化酶（SOD）和谷胱甘肽过氧化物酶（GSH）活性，减少 ROS 生成，减少细胞内 Ca^{2+} 浓度。提示 TMPDP 可通过清除 ROS，调节细胞内钙离子浓度而保护 HUVEC 免受氧化损伤[24]。

1.4 钙拮抗作用

万海同等[25]研究了川芎嗪对体外培养海马神经元糖氧剥夺损伤模型细胞内钙离子的影响，结果表明，川芎嗪具有钙拮抗作用，提示川芎嗪对脑组织具有保护作用，为川芎嗪作为新型钙通道拮抗剂提供了体外实验依据。川芎嗪可抑制钙 / 钙调蛋白 / 钙调蛋白依赖的蛋白激酶（Ca/CaM/CaMKII）通路[18]。张晓丹[26]等采用腹主动脉缩窄法建立舒张性心力衰竭（DHF）大鼠模型，结果发现川芎嗪给药 4 周显著降低左心室舒张末期内压（LVEDP），显著升高左室内压最大下降速率（-dp/dtmax），显著缩短左室松弛时间常数（T）；明显减轻心肌超微结构的损害；显著降低心肌细胞内荧光值；心肌细胞线粒体中 Ca^{2+}-ATPase 活力明显增加。认为中、低剂量的 TMP 可明显减轻 DHF 所致的心肌损伤，改善 DHF 大鼠心功能及心肌细胞内 $[Ca^{2+}]_i$，提高心肌线粒体 ATP 酶活性，拮抗钙超载。

1.5 抗脑缺血再灌注损伤、发挥神经保护作用

川芎嗪被认为是治疗神经细胞缺血—再灌注损伤的有效药物。大鼠脑缺血再灌注 4 h 内应用川芎嗪治疗，可减轻大鼠脑缺血再灌注损伤，其神经保护机制部分与其上调硫氧还蛋白（thioredoxin）有关[27]。Xiao X 等[28]采用大脑中动脉闭塞造成局灶性脑缺血大鼠模型进行研究，认为川芎嗪可明显缩小梗死面积，促进缺血诱发的细胞增生和分化，其机制可能与减少神经元型一氧化氮合酶（nNOS）表达有关。川芎嗪可促进缺氧状态下大鼠脑神经干细胞增殖和分化为神经元，增强 ERK1/2 的磷酸化，降低 p38 的磷酸化，ERK 抑制剂可部分抑制这一效应。说明 MAPK 通路参与了这一作用机制[29]。川芎嗪还可抑制脂多糖诱导的 N9 小胶质细胞 NO 和 iNOS 的过度生成，其机制与抑制 NF-κB 从胞浆转位至细胞核，阻止 p38MAPK，ERK1/2，c-Jun 氨基末端激酶（JNK）和 Akt 的磷酸化，抑制细胞内 ROS 生成有关[30]。

川芎嗪由于在周围环境中性质稳定，可通过血脑或血眼屏障，且给药方便，在中枢神经系统和周围神经网络均发挥神经保护作用，从而成为一种非常有前景的神经保护药物。动物实验显示皮下注射川芎嗪可阻止海马神经元变性，对阿茨海默病或其他脑损伤均有较强的神经保护作用。虽然其神经保护的分子机制尚不十分清楚，但现有证据表明其与抗氧化应激、拮抗钙超载、抑制促炎因子等有关[31]。

川芎嗪有血管舒张作用，有报道川芎嗪可增加家兔脑血管痉挛模型基底动脉 eNOS 和 NO 表达，减少磷酸二酯酶 V（PDE-V）表达，引起剂量依赖性内皮细胞内 Ca^{2+} 增加，其血管舒张效应至少部分是通过调节一氧化氮 / 环鸟苷酸（NO/cGMP）信号通路发挥作用的[32]。

1.6 抗血小板作用

20 世纪 70 年代，西苑医院用电镜观察到川芎嗪有降低血小板表面活性和聚集性的作用。对 20 例冠心病患者用川芎嗪治疗后，扩大聚集型血小板数由（40.40 ± 11.52）%，降为（30.40 ± 12.54）%（$P < 0.05$）；血小板聚集数由（149.20 ± 72.56）个，降为（84.00 ± 39.65）个（$P < 0.01$）。川芎嗪对二磷酸腺苷（ADP）、胶原、凝血酶诱导的血小板聚集均有明显的抑制作用，并对已聚集的血小板有解聚作用。能对抗凝血酶诱导的单核细胞与血小板之间的聚集，其作用机制包括调节 TXA_2-PGI_2 系统、抑制 cAMP 磷酸酯酶活性、降低血小板内的 Ca^{2+} 浓度、影响磷脂酰肌醇代谢[33]。近年来，国内有学者以川芎嗪和阿魏酸为先导物，按生物电子等排原理和药物拼合原理，用川芎嗪基替代咪唑基，将川芎嗪与阿魏酸通过醚键进行拼合而合成的化合物（E）-3-{4-[（3，5，6- 三甲基吡嗪 -2- 基）甲氧基]-3- 甲氧基苯基 } 丙烯酸 Ⅰ 的体外抗血小板聚集实验结果显示，对 ADP 诱导的血小板聚集具有较好的抑制活性，是奥扎格雷的 5.7 倍，是川芎嗪阿魏酸盐的 192 倍。并以阿魏酸及其类似物为原料，设计并合成了 6 个新型的川芎嗪阿魏酸衍生物，初步药理活性测试结果显示，部分化合物的血小板抑制率较高[34,35]。

2 临床应用

2.1 预防冠心病支架术后再狭窄、治疗急性冠脉综合征

陈立娟等[36]研究发现川芎嗪药物洗脱支架可抑制猪冠状动脉新生内膜形成，通过减少血管平滑肌增殖和促进血管平滑肌凋亡而减少支架内再狭窄为川芎嗪洗脱支架的临床应用提供了实验依据和良好的前景。

刘丽梅[37]回顾性分析了 92 例采用川芎嗪口服预防冠心病支架术后再狭窄的患者，并与同期 92 例采用复方丹参滴丸的患者进行对照，结果两组观察期间不良事件发生率组间比较差异无统计学意义，两组均未发生明显不良反应，认为川芎嗪用于预防冠心病支架术后再狭窄值得临床推广。郭景源[38]将 120 例不稳定性心绞痛患者随机分为常规对照组和常规治疗加川芎嗪治疗组，结果表明川芎嗪治疗组疗效优于常规对照组。

2.2 缺血性脑卒中

陈可冀等最早于 1974 年 12 月—1975 年 9 月对 28 例急性闭塞性脑血管病应用由北京制药工业研究所制备的川芎一号碱（川芎嗪）为主进行治疗，结果发现以川芎嗪治疗急性闭塞性脑血管病有一定效果，且所有有效的病例一般发生效果都较快，也无明显的不良反应，是一个值得进一步研究推广应用的疗法[39]。后经北京、天津等地近 20 个医院治疗 545 例急性闭塞性脑血管患者，有效率达 80% 以上[40]。近 40 年来，川芎嗪被城乡广泛应用于缺血性中风和眩晕的治疗。陈瑶等[41]收集 2003 年 1 月以前有关川芎嗪治疗脑梗死的文献 441 篇，经筛选符合纳入标准的试验 7 个，4 例报道了不良反应，没有关于川芎嗪治疗脑梗死远期疗效的研究，Meta 分析认为川芎嗪可能降低治疗期末的神经功能缺损评分（*RR* 为 0.34，95% *CI* 0.25~0.48），但由于文献质量较低，尚不能推荐临床常规使用川芎嗪治疗脑梗死，应开展设计严格的随机双盲安慰剂对照试验。李可建共查及 2005 年以前关于川芎嗪治疗缺血性中风急性期的文献 122 篇，共 4 项符合纳入标准，系统评价结果显示川芎嗪注射液治疗缺血性中风急性期有效，由于纳入研究质量较低，降低了系统评价的可靠性[42]。建议开展大样本、多中心、随机双盲安慰剂对照试验，为川芎嗪治疗缺血性脑卒中的进一步临床推广应用提供高级别的证据。

2.3 肺心病、肺动脉高压

川芎嗪有助于肺心病患者肺动脉高压的缓解，其机制可能与保护肺血管内皮细胞、重建血管活性因子平衡有关[37]。程少冰等[2]将 100 例慢性肺心病急性发作患者随机分为川芎嗪加常规治疗组和单纯常规治疗组，两组治疗后右室射血前期时间与肺动脉血流加速时间（RVPEP/AT）比值、血浆血管性血友病因子（vWF）和内皮素 -1（ET-1）含量均低于治疗前，而血浆 NO 高于治疗前（$P < 0.01$），所有这些变化均以川芎嗪组的变化程度更明显（$P < 0.01$）。慢性肺源性心脏病（CPHD）患者血清趋化因子 Fractalkine

（FKN）和肿瘤坏死因子 -α（TNF-α）水平升高，在西医常规治疗的基础上加用川芎嗪可明显降低血清 FKN 和 TNF-α 水平，降低平均肺动脉压（mPAP）[43]。川芎嗪用于治疗多种血管疾病，如缺血性中风和继发于慢性阻塞性肺病的肺动脉高压。

2.4 慢性心力衰竭

方诚等[3]认为川芎嗪对风湿性心脏病慢性心力衰竭致重度瘀血性肝硬化的近期治疗作用效果显著，在肝下界上移、肝功能改善、黄疸消退、肝区痛缓解的时间、住院时间短于对照组，差异有统计学意义。游红利[44]将 128 例慢性充血性心力衰竭患者随机分为常规对照组和卡托普利与川芎嗪注射液联合治疗组，结果表明卡托普利与川芎嗪注射液联合治疗组疗效优于常规治疗组。陈阵等[5]认为黄芪与川芎嗪注射液联合治疗对慢性充血性心力衰竭患者，可增加心力衰竭患者心脏的心肌收缩力和心排血量，明显改善心力衰竭症状。认为川芎嗪是一种新型的钙离子拮抗剂，可抑制内皮素及去甲肾上腺素的释放，对抗血管紧张素Ⅱ和血管加压素等神经体液因子的缩血管效应，以阻断心力衰竭的发病环节，达到强心作用；同时，具有抗自由基和抑制血小板聚集、扩张冠状动脉，改善心肌缺血等作用。

2.5 其他

此外，川芎嗪还广泛用于治疗眩晕综合征、椎基底动脉供血不足、紧张型头痛等方面，具有很好的对症处理疗效，能迅速缓解症状并且疗效平稳持久，具有临床推广的价值[45-47]。此外，还有报道用于小儿病毒性心肌炎、慢性肾功能衰竭、肝纤维化、门脉高压、肿瘤、糖尿病肾病等的治疗[8,48-50]。

川芎嗪是活血理气中药川芎的一种生物碱，近 40 年来，经我国城乡临床广泛应用于治疗缺血性心脑血管疾病等多系统疾病，取得了良好的效果，积累了相当丰富的实践经验，具有广阔的应用前景。但相关临床报道以小样本临床观察为主，缺乏高级别的循证医学证据支持，一定程度上阻碍了其进一步推广应用，应选择疗效较好的病种，开展大样本、多中心、随机双盲安慰剂对照试验，为川芎嗪的临床应用提供依据。另外，因川芎嗪有代谢快、半衰期短、生物利用度低等缺点，国内外学者也致力于以川芎嗪为先导药物，通过对其母核或侧链的结构改造和修饰，开发出一系列的川芎嗪衍生物[9]，以期从中得到更加高效低毒的药物。深入开展川芎嗪及其衍生物药理作用及临床应用研究，具有重要的理论和实际意义。

参考文献

[1] 陈可冀, 钱振淮, 张问渠, 等. 川芎Ⅰ号碱(川芎嗪)治疗急性闭塞性脑血管病疗效观察[J]. 北京地区川芎嗪协作会议报告, 1975.

[2] 程少冰, 卢康荣, 王达安. 川芎嗪对肺心病患者肺动脉压及血管内皮细胞功能的影响[J]. 中药材, 2011, 31(1): 161-163.

[3] 方诚. 川芎嗪对风湿性心脏病慢性心力衰竭致重度瘀血性肝硬化的影响[J]. 江西中医药, 2010, 41(325): 30-31.

[4] Huang YT, Chang FC, ChenKJ, et al. Acute hemodynamic effects of tetramethylpyrazine and tetrandrine on cirrhotic rats[J]. Planta Med, 1999, 65(2): 130-134.

[5] 陈阵, 周发祥. 黄芪与川芎嗪注射液治疗慢性充血性心力衰竭疗效观察[J]. 医药论坛杂志, 2011, 32(6): 149-150.

[6] 徐红. 川芎嗪在治疗慢性肾功能衰竭中的作用[J]. 中医杂志, 2010, 51(Suppl): 165-166.

[7] 薛现中. 大剂量川芎嗪对2型糖尿病PAI-1活性水平影响的研究[J]. 第二军医大学学报, 2003, 24(8): 568.

[8] 田春娟, 程春瑞, 熊奕, 等. 川芎嗪治疗糖尿病肾病的系统评价[J]. 中国药房, 2012, 23(19): 1794-1799.

[9] 董雪娇, 姜伊鸣, 于暕辰, 等. 川芎嗪衍生物及其药理活性研究进展[J]. 中南药学, 2012, 10(4): 294-299.

[10] Jiang F, Qian J, Chen S, et al. Ligustrazine improves atherosclerosis in rat via attenuation of oxid ative stress[J]. Pharm Biol, 2011, 49(8): 856-863.

[11] Strukova S. Coagulation-dependent inflammation and inflammation-dependent thrombosis[J]. Front Biosci, 2006, 11: 59-80.

[12] 成春英, 孙勇, 文志斌, 等. 川芎嗪对凝血酶诱导血管内皮细胞组织因子表达的影响[J]. 南方医科大学学报, 2009, 29(8): 1743-1747.

[13] Li XY, He JL, Liu HT, et al. Tetramethylpyrazine suppresses interleukin-8 expression in LPS-stimulated human umbilical vein endothelialcell by blocking ERK, p38 and nuclear factor-kap-paB signaling pathways[J]. J Ethnopharmacol, 2009, 125(1): 83-89.

[14] Zhai L, Zhang P, Sun RY, et al. Cytoprotective effects of CSTMP, a novel stilbene derivative, against H_2O_2-induced oxidative stress in human endothelial cells[J]. Pharmacol Rep, 2011, 63(6): 1469-1480.

[15] Lu L, Jiang SS, Xu J, et al. Protective effect of li-gustrazine against myocardial ischaemia reperfusion in rats: the role of endothelial nitric oxide synthase[J]. Clin Exp Pharmacol Physiol, 2012, 39(1): 20-27.

[16] 高美华, 张丽, 李冰, 等. 川穹嗪对AngⅡ诱导的大鼠心肌肥大细胞JAK-STAT通路作用[J]. 细胞与分子免疫学杂志, 2011, 27(5): 519-521, 524.

[17] Zhao HP, Lu D, Zhang W, et al. Protective action of tetramethylpyrazine phosphate against dilated cardiomyopathy in cTnT(R141W)transgenic

mice[J]. Acta Pharmacol Sin, 2010, 31(3): 281-288.

[18] Lu D, Shao HT, Ge WP, et al. Ginsenoside-Rb1 and tetramethylpyrazine phosphate act synergistically to prevent dilated cardiomyopathy in cTnTR141W transgenic mice[J]. J Cardiovasc Pharmacol, 2012, 59(5): 426-433.

[19] 钱招昕, 黄寒, 林晓娟. 川芎嗪对柯萨奇B3病毒感染乳鼠心肌细胞的保护作用及信号转导机制研究[J]. 中国当代儿科杂志, 2009, 11(8): 687-690.

[20] 张冬梅, 秦英, 吕浠滢. 川芎嗪对血管紧张素Ⅱ诱导的大鼠心肌成纤维细胞增殖及Ⅰ型胶原合成的影响[J]. 中西医结合学报, 2009, 7(3): 232-236.

[21] Li SY, Jia YH, Sun WG, et al. Stabilization of mitochondrial function by tetramethylpyrazine protects against kainate-induced oxidative lesions in the rat hippocampus[J]. FreeRadicBiolMed, 2010, 48(4): 597-608.

[22] Zhang L, Deng M, Zhou S. Tetramethylpyrazine inhibit shypoxia-induced pulmonary vascular leakage in rats via the ROS-HIF-VEGF pathway[J]. Pharmacology, 2011, 87(5-6): 265-273.

[23] Li WM, Liu HT, Li XY, et al. The effect of tetrameth-ylpyrazine on hydrogenperoxide-induced oxidative damage in human umbilical vein endothelial cells[J]. Basic Clin Pharmacol Toxicol, 2010, 106(1): 45-52.

[24] Ou Y, Guo XL, Zhai L, et al. TMPDP, atetrameth-ylpyrazine derivative, protects vascular endothelial cells from oxidation damage by hydrogenperoxide[J]. Pharmazie, 2010, 65(10): 755-759.

[25] 万海同, 王玉, 杨洁红, 等. 体外培养海马神经元糖氧剥夺损伤模型的建立及川芎嗪对其胞内钙离子的影响[J]. 中国中西医结合杂志, 2007, 27(3): 234-236.

[26] 张晓丹, 刘旺, 周嘉辉, 等. 川芎嗪对DHF大鼠心肌损伤的保护作用及其机制研究[J]. 中国中药杂志, 2009, 34(21): 2808-2812.

[27] Jia J, Zhang X, Hu YS, et al. Protective effect of tetra-ethylpyrazine against focal cerebralischemia/reperfusion injury in rats: the rapeutic time window and its mechanism[J]. ThrombRes, 2009, 23(5): 727-730.

[28] Xiao X, Liu Y, Qi C, et al. Neuroprotection and enhanced neurogenesis by tetramethylpyrazine in adult rat brain after focal ischemia[J]. NeurolRes, 2010, 32(5): 547-555.

[29] Tian Y, Liu Y, Chen X, et al. Tetramethylpyrazine promotes proliferation and differentiation of Neuralstem cells from rat brain in hypoxic condition via mitogen-activated protein kinases pathway in vitro[J]. Neurosci Lett, 2010, 474(1): 26-31.

[30] Liu HT, Du YG, He JL, et al. Tetramethylpyrazine inhibits production of nitricoxide and inducible nitricoxide synthase in lipopolysaccharide-induced N9 microglial cells through blockade of MAPK and PI3K/Akt signaling pathways, and suppression of intracellular reactive oxygenspecies[J]. J Ethnopharmacol, 2010, 129(3): 335-343.

[31] Tan Z. Erratum: Neural protection by naturepathic compounds-an example of tetramethylpyrazine from retina to brain[J]. J Ocul Biol Dis Infor, 2009, 2(3): 137-144.

[32] Shao Z, Li J, Zhao Z, et al. Effects of tetramethylpyrazine on nitricoxide/cGMP signaling after cerebral vasospasm in rabbits[J]. Brain Res, 2010, 1361: 67-75.

[33] 陈可冀主编. 川芎嗪的化学、药理与临床应用[M]. 北京: 人民卫生出版社, 1999: 56-58.

[34] 盛日正, 李家明, 张飞龙, 等. 新型川芎嗪阿魏酸衍生物的合成及其抗血小板聚集活性[J]. 合成化学, 2011, 9(2): 157-161.

[35] 李家明, 赵永海, 马逢时, 等. 川芎嗪芳酸醚类衍生物的合成及抗血小板聚集活性[J]. 有机化学, 2008, 28(9): 1578-1583.

[36] 陈立娟, 冯毅, 丁澍, 等. 芎嗪药物涂层支架预防猪冠状动脉再狭窄的实验研究[J]. 中华心血管病杂志, 2008, 6(9): 843-846.

[37] 刘丽梅. 川芎嗪预防冠心病患者支架术后再狭窄的临床研究[J]. 中国现代药物应用, 2011, 5(1): 111-112.

[38] 郭景源. 川芎嗪治疗不稳定型心绞痛的临床观察[J]. 中外医学研究, 2011, 9(10): 1532-1534.

[39] 陈可冀, 钱穆英, 管汀鹭(中医研究院西苑医院内科)等. 川芎一号碱对冠心病患者血小板影响的电子显微镜观察[J]. 中华内科杂志, 1976, 新1(2): 89-91.

[40] 林求诚. 中西医结合诊疗手册[M]. 福州: 福建科学技术出版社, 1989: 349.

[41] 陈瑶, 刘鸣. 川芎嗪治疗脑梗死: 疗效及安全性的系统评价[J]. 中国临床康复, 2004, 8(7): 1299-1301.

[42] 李可建. 川芎嗪注射液治疗缺血性中风急性期随机对照试验的系统评价[J]. 时珍国医国药, 2006, 17(10): 1874-1876.

[43] 李略, 王良兴, 董央庆, 等. 川芎嗪对慢性肺源性心脏病患者趋化因子Fractalkine及肿瘤坏死因子-α表达的影响[J]. 中国中西医结合杂志, 2010, 30(4): 373-375.

[44] 游红利. 卡托普利与川芎嗪联用治疗慢性充血性心力衰竭的疗效观察[J]. 亚太传统医药, 2010, 6(6): 75-76.

[45] 吴伟文. 川芎嗪、胞磷胆碱钠联合盐酸苯海拉明治疗眩晕综合征的临床疗效[J]. 药物与临床, 2011, 18(4): 51, 55.

[46] 李新生, 陈永生. 川芎嗪治疗紧张型头痛的疗效观察[J]. 中国实用神经疾病杂志, 2010, 13(18): 64-65.

[47] 董明霞, 李颖, 葛楠, 等. 清眩汤联合川芎嗪注射液治疗椎基底动脉供血不足的疗效观察[J]. 北京中医药, 2011, 30(1): 8-10.

[48] 彭湘兰. 川芎嗪注射液治疗小儿病毒性心肌炎的效果观察[J]. 右江民族医学院学报, 2010, 3: 376-377.

[49] Chang FC, Chen KJ, Lin JG, et al. Effects of tetramethylpyrazine on portal hypertensive rats[J]. J Pharmacy Pharmacol, 1998, 50(8): 881-884.

[50] 李柳宁, 徐凯, 刘宇龙, 等. CT引导经皮穿刺放射性粒子植入配合川芎嗪治疗晚期恶性肿瘤20例[J]. 陕西中医, 2008, 29(5): 542-544.

原载：蒋跃绒，陈可冀．川芎嗪的心脑血管药理作用及临床应用研究进展 [J]. 中国中西医结合杂志，2013, 33(5): 707-711.

延胡索碱治疗快速性心律失常的研究进展

张　萍　徐凤芹　马晓昌　陈可冀

快速性心律失常是临床常见病、多发病，见于各种心血管疾病，可影响血流动力学，诱发或加重心功能不全，甚至死亡。临床症见心慌心悸，心跳剧烈，伴胸闷气短，乏力，汗出，烦躁，头晕等，舌质淡或暗红，有瘀斑、瘀点，苔薄白或少苔，脉象多见促、结、代、数、涩等。属于中医学“心悸”、“怔忡”等范畴。中医学对“心悸”、“怔忡”等病因病机的认识与治疗有着丰富的经验。目前多数医家认为其病因为外邪侵袭、情志失调、饮食劳倦及先天禀赋不足、大病久病失养等，导致机体出现虚实两大证候。实证心神扰乱而动，虚证心失所养而悸是本病的病机关键。治疗上，虚证主要在养血、补气、滋阴、温阳基础上加养心安神；实证主要在祛痰、化饮、清火、行瘀基础上加重镇安神。如安神定志丹、天王补心丹、朱砂安神丸、炙甘草汤、黄连阿胶汤、血府逐瘀汤等治疗各种证候心悸的代表方。近些年来，随着新的研究技术方法的出现和中医学理论体系的完善，中医药治疗快速性心律失常有了长足的发展，不仅涌现出许多疗效确切的中成药，如稳心颗粒、参松养心胶囊等，同时，单味中药提取有效成分治疗心律失常的研究也备受关注。

延胡索又名元胡、玄胡索等，为罂粟科紫堇属植物延胡索（*Corydalis yanhusuo* W.T.Wang）的干燥块茎，是著名的“浙八味”之一，主产于浙江省东阳、磐安一带，河北、山东等地亦有栽培。延胡索味辛、苦，性温，归心、肝、脾经。具有活血、行气、镇痛等功用，用于胸胁、脘腹疼痛、经闭痛经、产后瘀阻等。现在临床主要集中用于心律失常、冠心病心绞痛、气滞血瘀诸痛。其主要成分是延胡索碱，研究发现的延胡索碱有 20 余种，主要分为叔胺碱和季胺碱。其中叔胺碱类主要包括原小檗碱型的紫堇碱（即延胡索甲素）、dl- 四氢巴马汀（即延胡索乙素）、l- 四氢黄连碱（延胡索丁素）、dl- 四氢黄连碱（延胡索戊素）、l- 四氢非洲防己胺（延胡索己素、子素和丑素）；阿朴菲型的 d- 南天竹啡碱、d- 去甲海罂粟碱等；原托品碱型的原阿片碱（即延胡索丙素）、别隐品碱（延胡索寅素）等。季胺碱类主要包括小檗碱型的黄连碱、小檗碱、脱氢紫堇碱（又名去氢紫堇碱、脱氢延胡索碱、脱氢延胡索甲素）、非洲防已胺（又名非洲防己碱）和巴马汀；阿朴菲型的 pontevedrine 等。研究发现它们具有镇痛、镇静、抗心肌缺血、抗心律失常等作用。现主要就其抗心律失常的研究进展综述如下。

1 临床研究

1983 年马胜兴、陈可冀等 [1] 最先开始研究延胡索抗心律失常的作用。在延胡索碱治疗过早搏动的临床研究中发现，不同剂量延胡索碱Ⅰ（延胡索总碱中水溶性部分）对室性早搏，延胡索碱Ⅱ（延胡索总碱中水不溶部分）对房性早搏、交界性早搏的疗效均明显优于安慰剂，且随着剂量增加，有效例数增多。延胡索碱Ⅱ能够引起心电图 P、QRS 波增宽和 P-R、Q-T 间期延长，与奎尼丁对心电图的影响颇为相似；而延胡索碱Ⅰ则具有与乙胺碘呋酮相似的延长 Q-T 间期、使 T 波变形、心率减慢和扩张血管及降低血压等作用 [1]。根据季胺碱比较易溶于水，而叔胺碱几乎不溶或者难溶于水的特点，推测碱Ⅰ可能属于季胺碱部分，碱Ⅱ可能属于叔胺碱部分 [2]。而此研究成果激起了对延胡索碱抗心律失常作用机制的研究热潮，且随着膜片钳等技术的出现，不少研究开始从离子通道和分子水平来阐述延胡索碱的抗心律失常机制。

汪大金等 [3] 研究表明，静脉注射颅痛定（左旋延胡索乙素）对快速型室上性心律失常有明显转复和减慢心率作用，特别是快速房颤的转复成功率较高，用药后心率减慢，与用药前比较差异有统计学意义（$P < 0.01$），且无严重不良反应。同时研究还显示颅痛定明显延长房室传导系统有效不应期（AVCERP）、心房有效不应期（AERP），减慢房室传导，有防止程序电刺激诱发阵发性室上性心动过速（PSVT）的作用。

同时抑制折返环路正向和（或）逆向传导，取消或缩短折返带，对折返性室上性心动过速有效。另有研究发现[4]该药明显延长预激综合征伴快速室上性心律失常患者 A-H 间期、房室结有效不应期和房室结文氏周长，对窦房结无明显影响，延长旁路前传时间及旁路前传有效不应期，明显延长心房有效不应期，防治程序电刺激诱发室上性心动过速（SVT）有效率达 77.8%。

唐召力[5]研究发现左旋四氢巴马汀治疗预激综合征合并的快速室上性心律失常有效；韩凤波[6]通过研究同样证实左旋四氢巴马汀可以有效治疗预激综合征并发室上性心动过速，且发现该药静脉注射后 0~5 min 抗心律失常作用最好，5~10 min 仍有较好的疗效，此后作用逐渐减弱，40~60 min 基本恢复到用药前水平。

2 基础电生理研究

2.1 延胡索碱可延长有效不应期和动作电位时程（APD），降低自律性

姚伟星等[7]研究发现四氢巴马汀（THP）的衍生物 7- 氯苄基四氢巴马汀可以使 2 种标本动作电位的振幅及 Vmax 下降，使跨膜动作电位的有效不应期及 APD 延长。从实验模型及电生理特性角度分析改构物，发现其作用性质相似于 Ia 类药奎尼丁，即对 Na^+ 通道有阻滞作用，并能延迟复极，但似乎优于奎尼丁。且 7- 氯苄基四氢巴马汀能明显消退左甲状腺素引起大鼠心肌肥厚及左心室质膜 Na^+-K^+-ATPase 酶活力的增高[8]。7- 氯苄基四氢巴马汀的抗心律失常作用可能与其延长功能性不应期、降低自律性和减慢心率有关[9]。

张桂清等[10]利用单相动作电位技术，观察 THP 对氯化铯诱发家兔在体心脏早期后除极（EAD）和触发性室性心律失常的影响，观察到氯化铯明显延长动作电位时限，加用 THP 后这一延长作用更为明显，单向动作电位复极 50%（$MAPD_{50}$）由（130 ± 21）ms 延长到（154 ± 13）ms，单向动作电位复极 90%（$MAPD_{90}$）由（172 ± 28）ms 延长到（226 ± 25）ms，说明 THP 有平行延长 $MAPD_{50}$ 和 $MAPD_{90}$ 的作用，而 $MAPD_{50}$ 相当于动作电位 2 相平台期，此期又称复极前期，复极前期处于有效不应期中，其延长有抗心律失常的作用。同时，THP 对 $I_{Ca\text{-}L}$ 呈剂量依赖性地抑制作用，对延迟整流钾电流（I_K）有显著抑制作用而对内向整流钾电流（I_{K1}）无影响，大剂量时对 I_{Na} 亦有抑制作用。THP 能明显降低早期后除极振幅和由 EAD 所引起的触发性室性心律失常的发生率，推测其作用机制可能是通过 THP 对 $I_{Ca\text{-}L}$ 和 I_K 的抑制作用，导致内向电流减少所致。同时曾秋棠等[11]也观察到 THP 可以降低哇巴因诱发家兔在体心脏延迟后除极振幅，从而减少由延迟后除极所引起的触发性室性心律失常的发生。

杨宝峰等[12]发现 THP 的衍生物 7- 溴化乙氧苯四氢巴马汀（EBP）能降低离体豚鼠乳头肌 APD_{20} 与 APD_{90} 及右房自律性，延长不应期，对小鼠乌头碱、豚鼠哇巴因、兔肾上腺素诱发的心律失常均有明显对抗作用，对大鼠冠脉结扎和再灌注引起的心律失常有保护作用。

2.2 延胡索碱可以作用钾离子通道，抑制 I_K、I_{K1} 及尾电流

杨宝峰等[13]首次用膜片钳技术研究了 EBP 对豚鼠左房单细胞膜电流的影响，发现 EBP 具有频率和浓度依赖性抑制尾电流和 I_K，对慢钙和保持电流无明显作用，能明显延长 APD_{90}，认为主要出于其电压依赖性抑制外向尾电流和 I_K。并通过电压钳技术证实 EBP 有明显的剂量依赖性的延长豚鼠乳头状肌 APD 的作用，并能明显抑制 K^+ 的外向电流，从而降低自律性，减少异位节律活动，这是 EBP 抗心律失常作用的重要机理[14]。

曾维忠等[15]应用细胞内标准微电极方法及双微电极电压钳技术研究发现苄基四氢巴马汀（BTHP）能阻滞羊浦氏纤维延迟整流电流，大剂量 BTHP 可抑制豚鼠心肌收缩力，阻滞犬浦氏纤维慢内向电流，浓度依赖地延长豚鼠心肌细胞 APD，提示 BTHP 阻滞钾通道是其抗心律失常的重要机制。

刘玉梅等[16]通过酶解法分离豚鼠单个心室肌细胞，应用全细胞膜片钳技术，研究显示延胡索乙素可明显抑制 I_K 和 I_{K1}，并呈剂量依赖性，使 APD 和有效不应期延长从而发挥其抗心律失常作用。亦有研究显示 I_{K1} 还参与 3 期复极过程，THP 抑制 I_{K1} 可以使 3 相末期复极化速率减慢[17]，使 APD 延长发挥其抗心律失常作用。

2.3 延胡索碱可以作用钙离子通道，抑制钙电流，降低钙超载

程龙献等[18]采用全细胞膜片钳技术研究颅痛定对酶解分离的豚鼠心室肌细胞膜钙通道电流（I_{Ca2+}）的影响，结果显示颅痛定 1～100 μmol/L 可浓度依赖性地抑制 I_{Ca2+}，10、30 μmol/L 分别使 I_{Ca} 峰值从 -（1135 ± 224）Pa 降至 -（832 ± 216）Pa（$P < 0.01$），从 -（1174 ± 216）Pa 降至 -（452 ± 71）Pa（$P < 0.01$），抑制百分率分别为 27%、61%，冲洗后可部分恢复，提示颅痛定对 I_{Ca2+} 的抑制为其主要的抗心律失常作用机理之一。

赵昕等[19]采用离体豚鼠心脏 Langendorff 法灌注，用荧光指示剂方法（Fure-2/AM）标记心肌（$[Ca^{2+}]_i$）变化，并观察低氧后在营养液、脱氢紫堇碱（dehydeocorydaline，DHC）液及维拉帕米液中心肌 $[Ca^{2+}]_i$ 的变化。结果显示，DHC100 μmol/L 可显著减少正常氧和缺氧后心肌 $[Ca^{2+}]_i$，说明 DHC 通过降低钙超载，从而对心肌缺血有保护作用。该研究还证实了其作用与经典的钙通道阻断剂维拉帕米作用相似。

2.4 延胡索碱可降低血浆内皮素 –1（ET–1）及去甲肾上腺素（NE），阻止氧自由基的损害作用及迟后除极，减少再灌注心律失常的发生

许多研究发现，心肌缺血及再灌注时血浆 ET-1、NE 水平明显升高。血浆 ET-1 浓度升高，可与心肌细胞上内皮素 A（ETA）受体结合，通过激活磷脂酶 C，使磷脂酰胺醇 4，5 二磷酸水解，生成三磷酸肌醇和二酰基甘油，促进细胞内储存钙释放。ET-1 还可通过其受体直接打开电压依赖性钙通道，促进细胞外 Ca^{2+} 内流，提高胞浆 Ca^{2+} 浓度，促进缺血及再灌注时心肌细胞钙超载。ET-1 引起的室性心律失常不仅与其收缩冠状动脉，减少灌注血流有关，而且与其能通过二氢吡啶敏感性钙通道促发的早期后除极的形成有关[20]。血浆 NE 浓度升高引起缺血再灌注室性心律失常的机制可能与其刺激心肌缺血再灌注时增多 α1 肾上腺素能受体数目，从而激活慢钙通道和通过第二信使环磷酸腺苷（cAMP）促进 Ca^{2+} 依赖的迟后除极有关。马建群等[21,22]利用硫喷妥钠静脉麻醉开胸犬结扎左前降支冠状动脉 40 min，继以再灌注 40 min 模型，研究表明颅痛定能显著降低缺血再灌注性室性心律失常的发生率和血浆 ET-1 及 NE 浓度。

汪永孝等[23]研究发现 THP5～15 mg/kg 静脉滴注明显降低大鼠心肌缺血再灌注心律失常的发生率和心肌脂质过氧化物的含量。THP10 μmo/L 能显著抑制缺氧再给氧所致豚鼠离体心室肌的迟后除极和触发活动。表明 THP 有良好的抗缺血再灌注心律失常的作用，其机理是阻止氧自由基的损害作用和迟后除极的产生。

2.5 延胡索碱可以抗心肌缺血，保护心功能

闵清等[24]研究发现 l-THP 可明显改善垂体后叶素所致心肌缺血。在异丙肾上腺素所致心肌缺血大鼠，l-THP10 mg/kg 可显著抑制心肌肌酸激酶（CK）和乳酸脱氢酶（LDH）的释放和血清 CK 和 LDH 的升高。同时还发现 l-THP 治疗组丙二醛（MDA）的含量较缺血再灌组明显降低，超氧化物歧化酶（SOD）的含量较缺血再灌组明显增高，提示外源性 l-THP 可进入细胞内，减少氧自由基的生成，加快氧自由基的清除，保护缺血后再灌注心肌，促进心功能的恢复[25]。因此，抑制自由基生成或清除氧自由基作用可能是 l-THP 参与大鼠心肌缺血再灌注损伤心功能保护作用的机制之一。

综上所述，延胡索碱抗心律失常作用主要是通过作用钾离子通道，抑制 I_K、I_{K1} 及尾电流，延长 APD 和有效不应期，降低自律性；作用钙离子通道，抑制钙电流，降低钙超载等。同时其改善心肌缺血、保护心功能、阻止氧自由基损害及迟后除极，也是其抗心律失常的作用机制。在临床研究方面，不少研究已经表明延胡索碱对房性早搏、室性早搏、房颤和预激综合征有一定作用。尽管目前对延胡索碱的实验及临床研究报道较多，但大多数实验研究多是通过测定各个离子通道的电流改变来推测其抗心律失常作用机制，而对其离子通道蛋白及调控蛋白的酶学如 Na^+-K^+-ATP 酶、Ca^{2+}-Mg^{2+}-ATP 酶等方面的研究相对较少，还需要多方面综合对其作用机理进行更深入广泛的研究，为研制和开发抗心律失常中药有效成分奠定基础。临床方面，目前对延胡索碱制剂的研究存在样本量小，观察疗效指标不统计，研究设计不严谨，研究心律失常类型杂而多，研究目的缺乏针对性等问题，希望有大样本、多中心、随机双盲对照研究来增加其疗效力度及强度。

参考文献

[1] 马胜兴, 陈可冀, 王荣金. 延胡索碱治疗过早搏动的临床研究[J]. 中华心血管病杂志, 1983, 11(1): 6-9.

[2] 马胜兴, 陈可冀, 马玉玲, 等. 延胡索抗心律失常作用的初步实验[J]. 中药通报, 1985, 10(11): 41-42.

[3] 汪大金, 毛焕元, 黄从新. 植物性钙拮抗剂颅痛定的抗心律失常临床疗效及其电生理作用[J]. 同济医科大学学报, 1993, 22(5): 322-324.

[4] 汪大金, 毛焕元, 黄从新, 等. 罗通定在预激综合征病人中的临床电生理作用[J]. 中华心血管病杂志, 1993, 21(5): 286.

[5] 唐召力. 颅痛定治疗预激综合征所合并的快速室上性心律失常[J]. 急诊医学, 1996, 8(6): 399-400.

[6] 韩凤波. 硫酸罗通定注射液治疗快速室上性心律失常[J]. 天津药学, 2002, 14(1): 44-45.

[7] 姚伟星, 夏国瑾, 曾维忠, 等. 7-氯苄基四氢巴马汀的抗心律失常作用[J]. 中国药理学与毒理学杂志, 1995, 9(3): 220-223.

[8] 闵清, 吴基良, 罗德生, 等. 7-氯苄基四氢巴马汀对L2甲状腺素诱发大鼠心肌肥厚及左心室肌原纤维Na^{+}-K^{+}-ATPase活力的影响[J]. 咸宁学院学报(医学版), 2004, 18(6): 385-387.

[9] 闵清, 白育庭, 吴基良, 等. 7-氯苄基四氢巴马汀对豚鼠离体心房的作用[J]. 咸宁学院学报, 2000, 14(2): 97-99.

[10] 张桂清, 曾秋棠, 曹林生, 等. 四氢巴马汀对氯化铯诱发家兔在体心脏早后除极和触发性室性心律失常作用的研究[J]. 中华心律失常学杂志, 2000, 4(3): 208.

[11] 曾秋棠, 张桂清, 曹林生, 等. 四氢巴马汀抗触发性室性心律失常作用机制的研究[J]. 中华内科杂志, 2000, 39(10): 667-669.

[12] 杨宝峰, 姚伟星, 夏国瑾, 等. 7-溴化乙氧苯四氢巴马汀的抗心律失常作用[J]. 中国药理学与毒理学杂志, 1990, 4(2): 95-98.

[13] 杨宝峰, 陈庆文, 张永春, 等. 7-溴化乙氧苯四氢巴马汀抑制外向钾电流和尾电流[J]. 中国药理学通报, 1994, 10(5): 352-354.

[14] 杨宝峰, 宗贤刚, 王刚, 等. 7-溴化乙氧苯四氢巴马汀抗心律失常作用的机理[J]. 药学学报, 1990, 25(7): 481-484.

[15] 曾维忠, 夏国瑾, 姚伟星, 等. 苄基四氢巴马汀对心肌动作电位及浦氏纤维跨膜钾、钙离子流的影响[J]. 中国药理学报, 1990, 11(4): 314-317.

[16] 刘玉梅, 周宇宏, 单宏丽, 等. 延胡索乙素对豚鼠单个心室肌细胞钾离子通道的影响[J]. 中国药理学通报, 2005, 21(5): 599-601.

[17] Miake J, Marban E, Nuss HB. Functional role of inward rectifier current in heart probed by Kir2-1 over-expression and dominant-negative suppression[J]. J Clin Invest, 2003, 111(10): 1529-1536.

[18] 程龙献, 毛焕元, 戴水平, 等. 颅痛定对单个豚鼠心室肌细胞膜钙通道电流的影响[J]. 临床心血管病杂志, 1995, 11(3): 170-172.

[19] 赵昕, 汤浩, 王亚杰, 等. 脱氢紫堇碱对正常和低氧豚鼠心肌细胞内钙的影响[J]. 中国应用生理学杂志, 2003, 19(3): 222-225.

[20] 黄亚莉, 陆彤, 蒋文平. 内皮素对豚鼠心室肌细胞触发电活动的影响[J]. 中华心血管病杂志, 1995, 23(5): 381-383.

[21] 马建群, 毛焕元, 曹林生, 等. 颅痛定对心肌缺血-再灌注性室性心律失常及血浆内皮素-1 浓度的影响[J]. 中国危重病急救医学, 1993, 10(1): 7-9.

[22] 马建群, 毛焕元, 曹林生, 等. 颅痛定对心肌缺血-再灌注性室性心律失常及血浆去甲肾上腺素浓度的影响[J]. 中国实用内科杂志, 2002, 22(8): 485-486.

[23] 汪永孝, 郑云敏, 谭月华. 四氢巴马汀抗缺血再灌注心律失常的作用及其机理[J]. 中国药理学通报, 1993, 9(5): 358-361.

[24] 闵清, 白育庭, 吴基良, 等. 罗通定对大鼠心肌缺血的保护作用[J]. 医药导报, 2001, 20(9): 554-555.

[25] 闵清, 白育庭, 舒思洁. 四氢巴马汀对大鼠心肌缺血再灌注损伤的保护作用[J]. 中国误诊学杂志, 2007, 7(23): 5462-5464.

原载：张萍，徐凤芹，马晓昌，陈可冀. 延胡索碱治疗快速性心律失常的研究进展 [J]. 中国中西医结合杂志，2012, 32(5): 713-716.

凝溶胶蛋白与心血管疾病

刘　玥　蒋跃绒　殷惠军　陈可冀

凝溶胶蛋白（Gelsolin，GSN）属于凝溶胶蛋白超家族（Gelsolin Superfamily）的成员之一，最早在兔肺巨噬细胞[1]中发现，后来在血小板和血清中也发现了该蛋白。凝溶胶蛋白是一种多功能的肌动蛋白结合蛋白（Actin-binding protein，ABP），其活性受到 Ca^{2+} 浓度、细胞内 pH 值、磷脂酰肌醇二磷酸（PIP2）和酪氨酸磷酸化等因素的调节，对肌动蛋白的聚合及解聚具有重要的调控作用。在哺乳动物体内凝溶胶蛋白以两种形式存在：血浆型凝溶胶蛋白（plasma GSN，pGSN）和胞质型凝溶胶蛋白（cytoplasmic GSN，cGSN）。血浆型凝溶胶蛋白还是血浆肌动蛋白清除系统（Extracellular Actin Scavenging System，EASS）的重要成员之一，联同 Gc 球蛋白（又名维生素 D 结合蛋白）在病理条件下可以清除循环中大量的肌动蛋白，肌动蛋白在循环中以两种形式存在，即单体（G-actin）和聚合微丝体（Actin filament，F-actin），凝溶胶蛋白通过对肌动蛋白微丝（Actin filament）的切割、加帽和成核作用，来实现对细胞骨架的动态调节，减少血液中因大量肌动蛋白集聚所形成的微血栓及其对血管内皮细胞的损伤效应，有助于疏通血液循环，从而减缓疾病及损伤的发展过程，对维持内环境的稳定发挥重要作用。此外，凝溶胶蛋白还参与细胞信号传导及细胞凋亡的调控。本文重点介绍凝溶胶蛋白与心血管疾病的研究进展。

1 凝溶胶蛋白与血小板活化、冠心病

血小板在正常血液循环中处于静息状态。当血管内皮损伤或在某些生理病理刺激因子作用下，血小板发生黏附、变形、聚集和释放等活化反应。血小板活化与体内生理性止血及血栓性疾病密切相关，参与了冠心病、心律失常、血脂异常等多种心血管疾病的形成过程。

血小板是由经历了增值、分化、细胞核多倍体化及凋亡过程的巨核细胞分裂所形成的，其形成和活化过程均涉及肌动蛋白细胞骨架的重组[2]。幼巨核细胞可以表达 Gelsolin，但不能表达同属于 Gelsolin 超家族的微丝切割蛋白（Adseverin）和加帽蛋白 G（capG），若强制表达 adseverin 可诱导幼巨核细胞成熟形成血小板，同时会下调 Gelsolin 的表达[3]，Gelsolin 蛋白敲除小鼠损伤后出血时间较正常延长[4]，这说明 Gelsolin 有可能会抑制幼巨核细胞分化形成血小板的过程。静止期血小板内肌动蛋白的稳定依靠 VASP（一种细胞骨架黏着斑蛋白，属于肌动蛋白结合蛋白的一种）的维持，VASP 可以阻断 Gelsolin 对 F-actin 的切割作用，但不能阻断 Gelsolin 与其结合[5]。血小板在活化的初始阶段，涉及细胞形态的变化，其过程也依赖于肌动蛋白细胞骨架的重组，活化后的血小板其形态需要从圆盘状转变为长而细的丝状伪足，这种丝状伪足中包含有大量的 F-actin，Gelsolin 切割 F-actin 并封闭倒刺末端，阻止 G-actin 聚合为 F-actin。如果不去除 Gelsolin 对 F-actin 的加帽封端作用，G-actin 就无法聚合，无法形成 F-actin，无法形成丝状伪足，因此，循环中的 Gelsolin 可能会抑制血小板的活化过程。

有研究将大量的 actin[8] 由静脉输入小鼠体内，发现血管内有微丝、微血栓形成，血管内皮细胞出现了损伤情况，大量的 Actin 最终导致小鼠死亡。体外实验[9]显示 F-actin 直接刺激血小板可引起其聚集，而再加入 Gc- 球蛋白后并不会影响其聚集效果，但若用 Gelsolin 和 Gc- 球蛋白联合预培养 F-actin，则可以明显抑制随后 F-actin 引起血小板聚集及活化的效应。临床研究[10]显示急性心肌梗死患者血浆中 Gelsolin 含量较正常人显著降低，并且血浆 Gelsolin 含量与患者肌酸激酶（CK）水平呈现负相关。严重创伤及疾病时血浆中的 Actin 之所以对组织器官产生毒性效应，关键是此时释放入血的 Actin 数量大大超过了 Gelsolin 的数量，Gelsolin 被大量耗竭，无法将所有的 Actin 清除，导致 Actin 大量积聚导致。

血小板是无核细胞，是蛋白质组学理想的研究对象。有研究[11]采用蛋白组学的研究方法，将 51 例临床诊断为慢性稳定性缺血性心脏病患者分为阿司匹林抵抗组 26 例和阿司匹林敏感组 25 例，探查两组患者血小板差异蛋白的表达，结果发现同阿司匹林敏感组患者相比，阿司匹林抵抗组患者血小板凝溶胶蛋白含量明显下降。同时有学者[12]对上述两类患者进行了血浆蛋白组学研究，发现作为肌动蛋白清除系统组成之一的 Gc- 球蛋白表达在阿司匹林抵抗组患者血浆中显著升高，用 Gc- 球蛋白体外预孵育富血小板血浆可明显减弱阿司匹林对血栓烷素 B2（TxB2）的抑制作用。既往采用病证结合的研究方法发现冠心病中医血瘀证与血小板活化程度密切相关[13]，因此采取血小板差异蛋白质组学研究方法，探查冠心病血瘀证患者、冠心病非血瘀证患者以及正常健康人群血小板差异蛋白的表达，发现冠心病血瘀证患者较正常人及冠心病非血瘀证患者血小板 Gelsolin 含量明显增高[14]。该研究结果提示血小板凝溶胶蛋白与冠心病血瘀证的形成密切相关，其可能是活血化瘀中药抗血小板活化及血栓形成的潜在分子靶标之一。

2 凝溶胶蛋白与心力衰竭

心室重构是心力衰竭患者亟待解决的重要临床问题之一，衰竭心脏的细胞骨架和肌原纤维组织发生改变，信号转导不良，蛋白转换和能量代谢异常引起心肌细胞凋亡的产生，心衰时有多种基因、蛋白表达的改变。既往研究表明凝溶胶蛋白有抗细胞凋亡和促细胞凋亡的双重作用[15-16]。凝溶胶蛋白不仅可以作为半胱天冬酶（caspase）的底物，亦可作为细胞凋亡过程的抑制物[17]。一方面它可通过降低 caspase-3 的活性抑制细胞凋亡，或者干扰线粒体途径抑制细胞凋亡的进程，另一方面还可能通过影响肌动蛋白与脱氧核糖核酸酶 I 的相互作用而使该酶激活，从而有可能促进细胞凋亡。Caspase-3 是细胞凋亡过程中关键的执行分子之一，可将凝溶胶蛋白剪切成 39 kD（N 端片段）和 41 kD（C 端片段）的 2 个片段，使之失去钙依赖切割活性及与肌动蛋白单体结合的能力。凝溶胶蛋白 N 端片段能够阻止肌动蛋白和脱氧核糖核酸酶 I（DNase I）的相互作用，后者在细胞凋亡过程中可导致 DNA 水解，促使细胞凋亡，此酶活性因其与胞质肌动蛋白结合而被抑制，阻止其向核内转运，而结合后复合物的解体可使脱氧核糖核酸酶 I 活化[18]。

有研究[19]采用高密度寡核苷酸方阵技术分别检测了正常人心脏和衰竭心脏的差异基因及不同基因编码的蛋白表达，发现与正常人的心脏相比，衰竭心脏凝溶胶蛋白的表达明显增加，且蛋白表达的改变与微方阵分析所检测的转录物改变相一致，并在相应的心力衰竭动物模型上也得到了同样结果。研究提示 Gelsolin 可能在心力衰竭心室重构形成过程中担任重要角色。为研究 Gelsolin 与梗死后心室重构及细胞凋亡的相关性，有学者[20]选取 Gelsolin 敲除小鼠（GSN-/-）为研究对象，观察到 GSN-/- 小鼠与正常小鼠相比，梗死后死亡率明显降低、心功能显著提高，且发现 DNase I 表达明显降低，表明 Gelsolin 的缺失可以抑制梗死后由 DNaseI 引起的心肌细胞凋亡，而 Gelsolin 和缺氧诱导因子 α（HIF-1α）的共同作用可以激活 DNaseI 导致心肌细胞的凋亡引起心室重构最终导致心力衰竭的发生，以上研究提示 Gelsolin 可能是心力衰竭药物治疗的潜在分子靶点。

3 凝溶胶蛋白与心律失常

心房颤动（atrial fibrillation，Af）简称房颤，是最常见的心律失常之一，是由心房主导折返环引起许多小折返环导致的房律紊乱。它几乎见于所有的器质性心脏病，在非器质性心脏病也可发生。房颤过程中胞浆 Ca^{2+} 超载是心房电生理重构、心房机械功能下降的重要因素[21]。心肌细胞膜的 L 型钙通道的 Ca^{2+} 电流作为触发肌质网释放的始动因素，在房颤钙超载的过程中起着重要作用。在房颤的早期，由于快速的心房激动使 L 型 Ca^{2+} 通道开放时间增加，Ca^{2+} 内流时间延长，细胞内 Ca^{2+} 浓度增高。最初细胞表现出钙超载的组织学结构特征是细胞器肿胀，肌浆网破裂，细胞骨架受损[22]。

有学者发现在野生型乳鼠心肌细胞中加入肌动蛋白微丝稳定剂鬼笔环肽亦可增强 L 型钙通道电流强度，并比较了野生型和 GSN-/- 乳鼠心肌细胞 L 型钙通道电流强度的差异，发现后者明显增强是前者的 3 倍多，且后者心肌细胞骨架结构受损程度较前者轻，但若在 GSN-/- 乳鼠心肌细胞中灌注外源性 Gelsolin

则发现这种增强效应可被明显抑制，并且可导致细胞骨架受损程度加重[23]。以上研究结果提示心肌细胞 L 型钙离子通道的调节与肌动蛋白骨架结构是否完整密切相关，而 Gelsolin 的增多可能导致心肌细胞 L 型钙离子通道的失活。进一步为了探讨 Gelsolin 在心房颤动形成中作用，有研究[24]采用以经静脉导管插入电极快速刺激心房制造的房颤动物模型作为观察对象，比较 7 只野生型和 8 只 GSN-/- 小鼠体表心电图以及标准心电参数的差异，发现与野生型小鼠相比，GSN-/- 房颤小鼠 P-Q 间期缩短（37.8 ± 4.6 versus 42.9 ± 2.7 ms；P=0.02），QRS 波（16.5 ± 1.8 versus 13.9 ± 1.2 ms；P=0.005）和 QT 间歇（38.5 ± 2.2 versus 35.6 ± 2.4 ms，P=0.03）明显延长，8 只 GSN-/- 房颤小鼠中有 6 只持续房颤时间大于或等于 60 秒，并且有超过半数的 GSN-/- 房颤小鼠持续房颤时间大于 10 s，同时发现 GSN-/- 房颤小鼠 L 型钙离子通道的电流强度明显增加。以上研究结论提示 Gelsolin 的缺失可能更容易诱发持续性房颤，其效应可能与增强的 L 型钙离子电流强度有关。

4 展望

凝溶胶蛋白作为凝溶胶蛋白超家族的成员之一通过与肌动蛋白的相互作用，使细胞骨架发生重排，从而参与了多种细胞的生命活动进程，并与血小板活化、炎症、细胞凋亡及细胞信号转导等许多重要病理生理过程密切相关。研究表明，当肌动蛋白释放到细胞外环境后会对多个组织器官的功能产生不良影响，而血浆凝溶胶蛋白可以减轻肌动蛋白的损伤效应。基于以上的认识，研究者推测血浆凝溶胶蛋白水平或许可以与多种损伤的严重程度及预后发生联系，在各种创伤后向机体灌输凝溶胶蛋白可能会阻止病情发展，促进损伤尽快修复。目前美国已有相关临床专利文件[25]表明应用血浆凝溶胶蛋白或其活性片段，能有效治疗及预防由细菌内毒素、细菌细胞壁脂多糖（LPS）和脂胞壁酸质（LTA）所导致的感染性休克，并可有效控制感染性休克患者的病情发展。同时血浆凝溶胶蛋白可用来对抗或预防脓毒症、严重炎症或其他危重情况。以上研究结果表明凝溶胶蛋白对严重创伤患者不仅是一个很有潜力的诊断及早期预后生物标志物，而且作为一种肌动蛋白清除蛋白，在延缓组织损伤，促进组织恢复方面也有着巨大的研究潜力，未来或许可以尝试将凝溶胶蛋白应用到临床作为某些治疗方法的替代疗法[26]。

凝溶胶蛋白能够显著抑制体外血小板活化因子介导的血小板和中性粒细胞炎症反应，并可通过干扰体外血小板活化因子和溶血性磷脂酸诱导细胞激活作用，为其体内细胞保护效应提供了有效的新途径[27]。临床及动物实验研究都发现在心力衰竭心脏上发现了凝溶胶蛋白含量升高，而凝溶胶蛋白的缺失可以明显降低梗死后小鼠的死亡率、改善心功能，纠正心力衰竭后心室重构的发生。同时发现冠心病患者活化的血小板上凝溶胶蛋白的含量也较正常人群升高，基于以上结果推测凝溶胶蛋白未来可以作为抑制心室重构及抗血小板药物治疗的潜在的分子靶点进行深入研究。进一步对凝溶胶蛋白及其超家族的其他蛋白成员的表达和作用在心血管疾病发生发展中的作用进行深入探究，将为心血管以及相关疾病的临床防治提供新策略。

参考文献

[1] Yin HL, Stossel TP. Control of cytop lasmic actin gelsol transformation by gelsolin, a calcium dependent regulatory protein[J]. Nature, 1979, 281: 583-586.

[2] Leven R. M. Differential regulation of integrin-mediated proplatelet formation and megakaryocyte spreading[J]. J. Cell. Physiol. 1995, 163(3): 597-607.

[3] Zunino R, Li Q, Rose SD, et al. Expression of scinderin in 8 megakaryoblastic leukemia cells induces differentiation, maturationand apoptosis with release of platelet like particles and inhibits proliferation and tumorigenesis[J]. Blood, 2001, 98(7): 2210-2219.

[4] Witke W, Sharpe AH, Hartwig JH, et al. Hemostatic, inflammatory and fibroblast responses are blunted in mice lacking gelsolin[J]. Cell, 1995, 81(1): 41-51.

[5] Bearer EL, Prakash JM, Manchester RD, Allen PG. VASP protects actin filaments from gelsolin: an in vitro study with implications for platelet actin reorganizations[J]. Cell Motil Cytoskeleton, 2000, 47(4): 351-364.

[6] Casella JF, Flanagan MD, Lin S. Cytochalasin D inhibits actin polymerization and induces depolymerization of actin filaments formed during platelet shape change. Nature, 1981, 293(5830): 302-305.

[7] Barkalow KL, Falet H, Italiano JE Jr, et al. Role phosphoin-ositide 3-kinase in Fc gamma RIIA-induced platelet shape change[J]. Am J Physiol

Cell Physiol, 2003, 285(4): C797-805.

[8] Haddad JG, Harper KD, Guoth M, et al. Angiopathic consequences of saturating the plasma scavenger system for actin[J]. Proc Natl Acad Sci USA, 1990, 87(4): 1381-1385.

[9] Carol A. Vasconcellos, Stuart E. Lind. Coordinated Inhibition of Actin-Induced Platelet Aggregation by Plasma Gelsolin and Vitamin D-Binding Protein[J]. Blood, 1997, 82(12): 3648-3657.

[10] Suhler E, Lin W, Yin HL, et al. Decreased plasma gelsolin concentrations in acute liver failure, myocardial infarction, septic shock, and myonecrosis[J]. Crit Care Med, 1997, 25(4): 594-598.

[11] Petra J. Mateos-Caceres, Carlos Macaya, Luis Azcona, et al. Different expression of proteins in platelets from aspirin-resistant and aspirin-sensitive patients[J]. Thrombosis and Haemostasis, 2010, 103: 160-170.

[12] Lopez-Farre AJ, Mateos-Caceres PJ, Sacristan D, et al. Relationship between Vitamin D Binding Protein and Aspirin Resistance in Coronary Ischemic Patients: A Proteomic Study[J]. J Proteome Res, 2007, 6(7): 2481-2487.

[13] Xue mei, Chen keji, Yin huijun. Relationship between platelet activation related factors and polymorphism of related genes in patients with coronary heart disease of blood-stasis syndrome[J]. Chin J Integr Med, 2008, 14(4): 267-273.

[14] 李雪峰, 蒋跃绒, 吴彩凤, 陈可冀, 殷惠军. 冠心病血小板功能蛋白与证候相关性研究. 中国分子心脏病学杂志, 2009, 9(6): 326-331.

[15] KwiatkowskiDJ. Functions of gelsolin: motility, signaling, apoptosis, cancer[J]. Curr Opin Cell Biol, 1999, 11(1): 103-108.

[16] Silacci P, Mazzolai L, Gauci C, et al. Gelsolin superfamily proteins: key regulators of cellular functions[J]. Cell Mol Life Sci, 2004, 61: 2614-2623.

[17] Philchenkov AA. Caspases as regulators of apoptosis and other cell functions[J]. Biochemistry(Mosc), 2003, 68(4): 365-376.

[18] Chhabra D, Nosworthy NJ, dos Remedios CG. The N-terminal fragment of gelsolin inhibits the interaction of DNase I with isolated actin, but not with the cofilin-actin comples[J]. Proteomics, 2005, 5(12): 3131-3136.

[19] Yang J, Moravec CS, Sussman MA, et al. Decreased SLIM1 expression and increased gelsolin expression in failing human hearts measured by high-density oligonucleotide arrays[J]. Circulation, 2000, 102: 3046-3052.

[20] Li GH, Shi Y, Chen Y, et al. Gelsolin regulates cardiac remodeling after myocardial infarction through DNase I-mediated apoptosis[J]. Circ Res, 2009, 104: 896-904.

[21] Yue L, Feng J, Gaspo R, et al. Ionic remodeling underlying action potential changes in a canine model of atrial fibrillation[J]. Circ Res, 1997, 81(4): 512-515.

[22] Morillo CA, Klein GJ, Jones DL, etal. Chronic rapida trial pacing Structural, functional, and electrophysiological characteristics of a new model of sustained atrial fibrillation[J]. Circulation, 1995, 91(5): 1588-1595.

[23] Lader AS, Kwiatkowski DJ, Cantiello HF. Role of gelsolin in the actin filament regulation of cardiac L-type calcium channels[J]. Am J Physiol, 1999, 277: C1277-C1283.

[24] Schrickel JW, Fink K, Meyer R, et al. Lack of gelsolin promotes perpetuation of atrial fibrillation in the mouse heart[J]. J Interv Card Electrophysiol, 2009, 26(1): 3-10.

[25] Janmey PA, Bucki R. Methods of using gelsolin to treat or prevent bacterial sepsis: USPA 20070238668. 2006-03-28.

[26] 王佳, 赵卫国, 闵锐. 凝溶胶蛋白的生物学功能及临床意义[J]. 中国危重病急救医学, 2009, 21(4): 253-255.

[27] Osborn TM, Dahlgren C, Hartwig JH, et al. Modifications of cellular responses to lysophosphatidic acid and platelet-activating factor by plasma gelsolin[J]. Am J Physiol Cell Physiol, 2007, 292(4): C1323-C1330.

原载：刘玥，蒋跃绒，殷惠军，陈可冀．凝溶胶蛋白与心血管疾病 [J]. 中国分子心脏病学杂志，2011, 11, (1): 50-53.

中西医结合解读血脂康 CCSPS 研究

汤益明　陈可冀

1 站在国际循证医学高度的中医药研究

最近在美国洛杉矶加州大学东西方医学年会上，中美科学家着重强调了东西方科学文化沟通的重要性，并指出中西医结合是时代发展的必然趋势。其中，中药血脂康 CCSPS 研究得到专家很高的评价，根本原因是该研究是我国首项站在国际循证医学（EBM）高度进行的中药研究。

国家九五攻关课题《中国冠心病二级预防研究（CCSPS）》经专家组鉴定认为，经血脂康治疗后显示良好的综合调脂作用，总胆固醇（TC）、低密度脂蛋白胆固醇（LDL-C）、甘油三酯（TG）分别下降了 13.2%、20.2%、15%，高密度脂蛋白胆固醇（HDL-C）升高 5%。血脂康治疗组的冠心病事件较对照组减少 45.1%（$P < 0.0001$），总死亡减少 33%（$P < 0.0003$）其中非致死性急性心肌梗死（AMI）减少 60.8%（$P < 0.0001$），致死性 AMI 减少 32.2%，冠心病（CHD）猝死减少 23.4%，其他冠心病死亡减少 43.1%（P=0.0299），而且血脂康组因肿瘤死亡患者数也显著少于对照组（P=0.0138）。上述结果表明，血脂康调脂治疗对冠心病二级预防具有显著的临床益处。

安全性是衡量药物优劣的重要指标。CCSPS 研究结果显示，血脂康不良反应轻微，很少有患者的丙氨酸转氨酶（ALT）和肌酸激酶水平明显升高，安全性较目前的他汀类更高。

2 血脂康胶囊中多种他汀外有效成分和调脂外益处

血脂康是由中药红曲制成的胶囊制剂，其中既含有天然复合他汀，也包含脂肪酸、氨基酸、微量元素、甾醇、大豆异黄酮等多种天然成分。

内皮功能不全、氧化应激（OS）和炎症是影响动脉粥样硬化（AS）发生、发展的三大关键因素。已有研究证明，血脂康可通过调整一氧化氮 / 内皮素 -1 比例，调节血管张力，抗炎、抗血栓及抗脂质过氧化等多个环节来改善内皮功能不全或保护血管内皮细胞，从而发挥其抑制 AS 或预防急性冠脉综合征（ACS）的作用。

众多 EBM 研究已证实，对于冠心病高危患者，特别是 ACS 患者，应尽早开始他汀类治疗，治疗越早受益越大。近期发生 AMI 者服用血脂康后不仅冠心病事件、冠心病死亡事件及总死亡事件减少，而且获益时间也明显提前（0.5 年对 1.5 年）。这些效益也很可能与血脂康调脂以外的作用有关。

CCSPS 亚组分析还发现糖尿病患者、高血压患者冠心病死亡率、总死亡率均明显增高。同时研究也证实血脂康可有效降低糖尿病患者、冠心病患者冠心病复发和死亡危险，提示积极服用血脂康将有助于两者有效防治心血管并发症。

3 系统整理中医药经验，继承发扬红曲功能

中医药是一个巨大的宝库，记载了先辈在与疾病斗争中的实践经验，因此中医药研究不可忽视的途径之一是重视古典文献，我们要仔细研究，切勿将其视为糟粕，而抛弃精华。抗疟药青蒿素的成功研发就是最好的例证。

“曲”同麴、麯，是指含有大量能发酵的活性微生物或其他酶类的发酵剂或酶制剂。中药中有以面粉

和其他药物混合发酵制成的神曲。至明代又开发了将粳米埋于深坑中发酵，由紫色红曲霉寄生而成为红曲（米），著名药物学家李时珍在《本草纲目》中对红曲制成过程作过详细介绍，并认为其性味为“甘、温、无毒”，功用主治“女人血气痛及产后恶血不尽”。以后的中医药学家通过实践摸索，红曲的功用得到很大的拓展，包括“健脾益气、温中”(《饮膳正要》)，“活血消食、暖胃、赤白痢下水谷”(《本草衍义补遗》)，“入营而破血、燥胃消食、活血和血、治赤白下痢、跌打损伤”(《本草备要》)，“能走营血以活血，燥胃消食，凡七情六欲之病于气以致血涩者，皆宜佐之”(《本草求原》)。

在不断的实践过程中我们已认识到：“红曲，消食健脾胃与神曲相同，而活血和伤，唯红曲为能”(《本草经疏》)。中药中的两种曲类作用有很大差异。目前 EBM 已经证实红曲制剂——血脂康胶囊可纠正血脂异常并防治冠心病。血脂康胶囊通过“健脾益气消痰浊”来治疗血脂异常，通过“入营血、除血瘀、通脉络”来防治动脉粥样硬化性心脑血管病，从而充分发挥其“气血双治”的功效。

科学总是不断进步的，对血脂康也还需要不断进行更深入的研究。相信走中西医结合的道路，应用现代科学包括现代医学知识和方法研究，一定会有新的成果和新的发展。

原载：汤益明，陈可冀．中西医结合解读血脂康 CCSPS 研究 [J]. 中国社区医师，2010, 26(26): 16.

阿司匹林抵抗的研究进展及中西医结合研究方向

鹿小燕 徐 浩 陈可冀 廖文强

阿司匹林（aspirin，ASP）作为最经典的抗血小板药物，经过百年的应用历史，越来越多的证据显示，ASP 对急性心肌梗死、不稳定心绞痛、心血管死亡事件及脑栓塞的一级、二级预防疗效确切，从而确立了其在心脑血管病防治中的基石地位。大规模临床试验荟萃分析证实，ASP 应用于心脑血管疾病高危患者，可降低 25% 的心脑血管事件（如心肌梗死、脑卒中、死亡）；降低 48% 的血管搭桥及动脉栓塞事件；减少肺栓塞事件 67%；减少深静脉血栓事件 67%[1-4]。研究显示，患者在使用 ASP 过程中，其抗血栓作用是不一致的，有些患者尽管服用 ASP，再发血管事件的危险度仍然较高，估计 2 年后为 8%～18%[5]。提示抗血小板治疗可能并非对所有患者都有效，从而导致阿司匹林抵抗（aspirin resistance，AR）概念的提出。

1 AR 是一个备受关注的临床问题

美国心脏病学会 2005 科学年会上公布的研究显示，有大约 27% 应用 ASP 的冠心病患者存在着 AR 现象[6]，最高的研究报道达 56.8%[7]。国内研究报道为 32.3% 和 17.6%[8,9]。考虑到心脑血管疾病的高发率和严重危害性，加上 ASP 以其价格便宜、疗效确切在心脑血管病高危患者中广泛应用的现实情况，AR 将会是一个潜在的有重要意义的临床问题。正确认识 AR 现象，早期预测 AR 的患者，并制定合理的干预策略，及时选择替代或合并治疗方法，可以更好地减少临床血栓再发事件，使更多的患者获益。最近研究显示，抗血小板药物的抵抗广泛存在，包括氯吡格雷，而且各种药物抵抗的发生率是相近的[10-12]。

2 AR 的发生机制

关于 AR 发生机制，目前普遍认为可能与以下因素有关[13-14]：①与血小板膜糖蛋白、环氧合酶（COX）、ADP 受体基因多态性有关；② ASP 剂量不足或患者依从性差；③与血小板对胶原、腺苷二磷酸（ADP）等血小板聚集的诱导剂敏感性升高有关；④其他如吸烟、过度运动和精神紧张等能增加去甲肾上腺素的释放，导致血小板聚集性增加。其中，血小板膜糖蛋白的基因多态性是最重要的发生机制之一，目前在高加索人和日本人中已有研究报道[15]，但在中国人群中尚未见报道。

3 AR 的检测与治疗

目前，主要的临床检测方法有血小板聚集试验[16]，其中光学比浊法在临床中应用广泛。判定标准：在 10 mmol/LADP 浓度下血小板平均聚集率 ≥ 70%；在 0.5 mg/mL AA 浓度下血小板聚集率 ≥ 20%，同时符合上述 2 项标准者称为 AR。血小板功能分析仪（PFA-100）通过模仿内膜受损血管，受检者服用 ASP 后的血浆流经黏附有胶原和肾上腺素或 ADP 的管道，测定管腔关闭和血流停止的时间，以此来测定血小板活性；简便、快速且敏感度高，与传统血小板聚集检测方法有很好的相关性；但由于检测花费比较昂贵，限制了其广泛应用。

治疗上多采用加大 ASP 用量、尽量不合用非甾体抗炎药或质子泵抑制剂、与其他抗血小板制剂合用等，但效果并不理想，AR 成为心脑血管病和血栓栓塞性血管疾病领域的一个难点和热点。

4 药物基因组学研究引发的思考

临床治疗时经常会发现，药物治疗时的疗效和不良反应常存在个体差异。人类基因组计划的研究表明，这些现象都是由于与药物相关的基因变异—即单核苷酸多态性（SNP）造成的，不同个体表型的差异就在于其SNP，而基因的种类和数量并无差别。尽管任意两个不相关的人的DNA序列有99.9%是一致的，但剩下的那0.1%由于包含了遗传上的差异因素而显得尤为重要[17]，这些差异造成了人们罹患疾病的不同风险和对药物以及环境的不同反应。在这种理念指导下所形成的药物基因组学成为当代医学的研究热点，也为未来的个体化医学模式提供了利器。因此研究SNP、发现这些与常见疾病相关的DNA多态位点，是阐释疾病发病机制、发现疾病诊断分子标记物、药物疗效和不良反应监测或药物作用靶标分析的重要方法。

AR现象既然存在，就必定有其物质基础，即AR患者DNA的某些位点应当有别于非AR患者，国外研究[15]报道924T和1018C等位基因与AR有关，但在中国人群中进行AR的基因多态性研究尚未见报道。可以设想，如能发现AR患者的关键基因差异位点，将使得对需长期服用ASP患者预测AR成为可能，在此基础上及时调整治疗方案，一方面可以减少无效治疗和资源（药物、经济、治疗时间）浪费；另一方面可以更有效地防止心脑血管事件的发生，无疑具有重大的临床意义。

5 抗血小板中药的研究

近年来研究证明很多中药尤其是活血化瘀药和益气药的有效成分、单体或复方[18-30]，如人参皂苷、三七皂苷、丹参酚酸、红花色素、葛根黄酮、阿魏酸、川芎嗪、川芎酚、赤芍总甙、赤芍801、银杏内酯、牡丹皮水提物、芍药酚、三棱、莪术提取物、姜黄素、蒲黄、当归、刺五加皂甙、灯盏花素、重组水蛭素、党参总皂甙、西洋参总皂甙、黄芪总皂苷、绞股蓝总皂苷、芎芍胶囊、血府逐瘀浓缩丸、通心络、心脑舒通、地奥心血康、黄芪当归药对等，可通过影响血小板活化聚集的不同环节即AA途径、ADP途径、血小板活化因子途径，发挥抑制血小板功能的作用，显示有一定前景。AR作为国内外研究热点，已引起中医药界的关注，目前仅有用通心络、三七皂苷改善AR的临床研究[31-33]，表明联合ASP和中药或单用中药对AR均有一定改善作用，但选择品种单一，复方研究也有待于进一步优化。

6 均匀设计方法在中药优化配伍研究中的应用

均匀设计（uniform design）是由我国数学家方开泰和王元创造的一种试验设计方法，让试验点在其试验范围内充分地“均匀分散”，使每一个试验点都有更好的代表性，从而试验点的数目大幅度减少，且因素的水平可以适当调整，避免高档次水平或低档次水平相遇，在寻找最佳实验条件、最佳配比等方面是选择优化条件的有力工具[34-36]。它首先在我国飞航式导弹的设计中得到有效的应用，近年来，在中药制剂的提取工艺、成型工艺等方面的应用也迅速增多，并开始运用于方剂、药物配伍的研究。用均匀设计方法结合有关的药效学模型筛选药物之间的理论最佳配比，进行相应的研究，是中药新药开发的一个有利工具。国内有学者将阿魏酸和川芎嗪两药结构重组，观察其对ADP诱导的血小板体内聚集的抑制作用，结果明显优于单用川芎嗪组，鉴于中药复方多靶点干预的优势，有可能为AR提供一种有效的解决方法。如能在现有具有明确抗血小板作用中药单体/有效部位基础上，结合药效研究和均匀设计方法，进一步优化配伍组合和配比关系，无疑是一个可行的、具有良好前景的研究方向，对于开发研制防治AR的有效中药具有重大意义。

因此，针对AR这一备受关注的临床问题，对长期服用抗血小板剂量ASP的心脑血管病患者，从线粒体基因组单核苷酸多态性（MtSNP）寻找其基因差异位点，可为临床及早预测AR并制定合理干预策略奠定基础。同时选用目前公认具有明确抗血小板作用的中药单体/有效部位进行体外干预，发挥中药复方多靶点干预特点，并引进均匀设计优化方法，探索防治AR抗血小板中药的最佳配伍组合和配比关系，将为临床研发防治AR的有效复方中药制剂提供新的思路。

参考文献

[1] Antiplatelet Trialists'Collaboration. Collaborative overview of randomised trial of antiplatelet therapy-I: prevention of death, myocardial infarction, and stroke by prolonged antiplatelet therapy in various categories of patients[J]. BMJ, 1994, 308(6921): 81-106.

[2] Antiplatelet Trialists'Collaboration. Collaborative overview of randomised trials of antiplatelet treatment-Ⅱ: maintenance of vascular graft or arterial patency by antiplatelet therapy[J]. BMJ, 1994, 308(6922): 159-168.

[3] Antiplatelet Trialists'Collaboration. Collaborative overview of randomised trials of antiplatelet therapy-Ⅲ: reduction in venous thrombosis and pulmonary embolism by antiplatelet prophylaxis among surgical and medical patients[J]. BMJ, 1994, 308(6923): 235-246.

[4] Hankey GJ, Eikelboom JW. Aspirin resistance[J]. Lancet, 2006, 367(9510): 606-617.

[5] Macchi L, Sorel N, Christiaens L. Aspirin resistance: definitions, mechanisms, prevalence, and clinical significance[J]. Curr Pharm Des, 2006, 12(2): 251-258.

[6] Pulcielli FM, Riondino S. More on aspirin resistance: position paper of the Working Group on Aspirin Resistancen Proposal for a Laboratory Test Guiding Algorithm[J]. J Thromb Haemost, 2006, 4(2): 485-487.

[7] Sanderson S, Emery J, Baglin T, et al. Narrative review: aspirin resistance and its clinical implications[J]. Ann Intern Med, 2005, 142(5): 370-380.

[8] 王春波, 胡大一, 史旭波, 等. 服用小剂量阿司匹林患者的阿司匹林抵抗[J]. 中国危重病急救医学, 2006, 18(4): 219-223.

[9] 于扬, 刘兆平, 王新华, 等. 代谢综合征患者阿司匹林抵抗的临床研究[J]. 中国实用内科杂志, 2006, 26(16): 1262-1265.

[10] Lev EI, Patel RT, Maresh KJ, et al. Aspirin and clopidogrel drug response in patients undergoing percutaneous coronary intervention: the role of dual drug resistance[J]. J Am Coll Cardiol, 2006, 47(1): 27-33.

[11] Wang TH, Bhatt DL, Topol EJ. Aspirin and clopidogrel resistance: an emerging clinical entity[J]. Eur Heart J, 2006, 27(6): 647-654.

[12] Chen WH, Lee PY, Ng W, et al. Aspirin resistance is associated with a high incidence of myonecrosis after non urgent percutaneous coronary intervention despite clopidogrel pretreatment[J]. J Am Coll Cardiol, 2004, 43(6): 1122-1126.

[13] Kannan S. Pathophysiological impact of transcellular metabolism for the induction of clinical aspirin resistance[J]. Med Hypotheses, 2006, 66(6): 1252-1253.

[14] Harrison P. Measuring 'aspirin resistance': point of careplatelet function tests versus optical aggregometry[J]. Nat Rev Cardiol, 2005, 2(7): 327.

[15] Fujiwara T, Ikeda M, Esumi K, et al Exploratory aspirin resistance trial in healthy Japanese volunteers(JART)using platelet aggregation as a measure of thrombogenicity[J]. Pharmacogenomics J, 2007, 7(6): 395-403.

[16] Gum PA, Kottke-Marchant K, Poggio ED, et al. Profile and prevalence of aspirin resistance in patients with cardiovascular disease[J]. Am J Cardiol, 2001, 88(3): 230-235.

[17] The International HapMap Consortium. The international Hap Map project[J]. Nature, 2003, 426(6968): 789-796.

[18] 聂大年, 尹松梅, 谢双锋, 等. 人参皂甙-2A体外抗血小板作用的研究[J]. 中国中西医结合杂志, 2006, 26(基础理论研究特集): 83-85.

[19] 武源, 郭宏宝, 王铁军, 等. 几种中药组分对家兔体外血小板聚集作用的比较[J]. 中国临床药理学与治疗学, 2007, 12(9): 1047-1051.

[20] 邓润洁, 寇俊平, 余伯阳. 中药有效成分抗血小板聚集作用研究进展[J]. 海峡药学, 2006, 18(4): 7-10.

[21] 史秀丽, 傅佳, 李光武. 血小板靶向中药有效成分及单体研究进展[J]. 中国中药志, 2006, 23(5): 361-365.

[22] 杜斌, 何晓瑾, 李春婷. 中药抗血小板活化在冠心病心绞痛治疗中的地位研究进展[J]. 国医论坛, 2004, 19(1): 51-53.

[23] 刘剑刚, 徐凤芹, 史大卓, 等. 川芎赤芍提取物不同配比关系活血化瘀作用的实验研究[J]. 中药新药与临床药理[J]. 2005, 16(5): 315-317.

[24] 刘婷, 秦彩玲, 张毅, 等. 丹参、三七不同比例配伍对正常家兔血小板聚集性、黏附性的影响[J]. 中国中药杂志, 2002, 27(8): 609-611.

[25] 杨佳, 秦彩玲, 刘婷, 等. 丹参、三七的有效部位对血瘀证大鼠血小板黏聚性及TXA2、PGI2的影响[J]. 中国实验方剂学杂志, 2004, 10(6): 35-38.

[26] 谭载友, 江涛, 唐春萍, 等. 阿魏酸川芎嗪的抗血小板聚集作用[J]. 中国新药杂志, 2003, 12(7): 529-531.

[27] 秦彩玲, 刘婷, 张毅, 等. 复方丹参方对正常家兔血浆血小板黏聚性及TXA2、PGI2的影响[J]. 中国实验方剂学杂志, 2002, 8(3): 18-20.

[28] 雷燕, 陈可冀, 刘剑刚, 等. 血府逐瘀浓缩丸抗血小板活化的临床疗效与体外血清药理作用的相关性研究[J]. 中国中西医结合杂志, 2002, 22(4): 270-273.

[29] 徐先祥, 刘青云, 彭代银. 中药皂甙类成分抗血小板作用研究概况[J]. 中国中西医结合杂志, 2001, 21(2): 150-152.

[30] 陈达理. 中药抑制血小板聚集及抗血栓形成作用的研究[J]. 血栓与止血学杂志, 1995, 2(4): 188-189.

[31] 李彬, 毛静远, 王强, 等. 三七总苷对阿司匹林抵抗影响的临床观察[J]. 中西医结合心脑血管病杂志, 2007, 5(7): 579-581.

[32] 张妍, 梁静, 周玉杰, 等. 通心络有效干预阿司匹林抵抗现象的临床观察[J]. 中国综合临床, 2006, 22(9): 778-779.

[33] 刘新灿, 胡宇才, 朱明军. 通心络胶囊对冠心病病人阿司匹林抵抗的影响[J]. 中西医结合心脑血管病杂志, 2006, 4(6): 545-546.

[34] 曾昭均主编. 均匀设计及其应用[M]. 沈阳: 辽宁人民出版社, 1994: 5.

[35] 马路, 刘剑刚, 史大卓. 均匀设计在中医药研究中的应用[J]. 中国中西医结合杂志, 2005, 25(3): 278-281.

[36] 张瑞涛, 王晖, 陈丽. 均匀设计法筛选盐酸川芎嗪促透剂组方的最佳配比[J]. 中草药, 2007, 38(1): 50-52.

原载：鹿小燕，徐浩，陈可等．阿司匹林抵抗的研究进展及中西医结合研究方向[J]. 中国中西医结合杂志，2010, 30(6): 645-648.

缺血后适应干预缺血再灌注心肌相关信号通路的研究进展

张大武　刘剑刚　史大卓　陈可冀

再灌注治疗可挽救急性心肌梗死（acute myocardial infarction，AMI）濒临死亡的心肌，但随后的缺血再灌注（ischemic reperfusion，I/R）损伤却减弱了再灌注治疗带来的益处，作为再灌注治疗的一种辅助方法，缺血预适应可以缩小心肌梗死范围，然而必须在缺血事件发生前应用才能发挥保护心肌的作用，这就限制了其在临床中的应用。

2003 年，Zhao 等 [1] 发现，缺血后适应（ischemic postconditioning，IPoC）也可以缩小 I/R 心肌的梗死范围，将开胸的犬冠状动脉结扎 60 min 后予以重复开通 30 s、再结扎 30 s，连续 3 次循环，然后恢复冠状动脉血流，结果发现心肌梗死 面积减少了 40%。Thibadt 等 [2] 和 Laskey 等 [3] 在临床研究中也发现，IPoC 可缩小心肌梗死范围，改善 AMI 患者长期的心脏功能。IPoC 保护心肌的机制主要归因于减轻致命性的再灌注损伤，如减轻氧化应激、改善内皮功能 [1]，减少线粒体钙超载、减缓凋亡细胞的死亡 [4]，激活线粒体 ATP 敏感钾离子（mitochondrial ATP-sensitiveK^+，mitoKATP）通道和抑制线 粒体渗透孔道（mitochondrial permeability transition pore，mPTP）的开放 [5] 等，而这种保护作用是被信号转导通路所介导的 [6]，IPoC 干预心肌缺血相关信号通路后可以减少心肌梗死面积（表 1），现就这些通路作一综述。

1 再灌注损伤补救激酶通路

在再灌注过程中，存在于心肌的一些激酶能保护心脏免于 I/R 的损伤，因此被称为“再灌注损伤补救激酶”（reperfuskm injury salvage kinase，RISK）[16]。磷脂酰肌醇 3 激酶（phosphatidylinosito 3-kinase，PI3K）通路和细胞外信号调节激酶 1/2（extracellular signal-regulated kinase 1/2，ERK1/2）通路是 RISK 通路中的两个主要信号通路。Sivaranmii 等在体外研究中首次报道了 IPOC 保护 I/R 心肌的作用依赖于 PI3K 通路和 ERK1/2 通路的激活，抑制了这两条通路后，心肌 IPoC 的保护作用也被完全消除。

1.1 PI3K 通路

PI3K 通路是细胞内重要的信号转导通路，PI3K 可使磷脂酰肌醇（phosphatidylinositol，PI）肌醇环上的 3-0H 发生磷酸化，PI 磷酸化后可生成磷脂酰肌醇 -3- 磷酸 [phosphatidyli-nositol（3）phosphate，PI-3-P]、磷脂酰肌醇 -3，4- 二磷酸 [phosphatidylinosito]（3，4）biphosphate，PI-3，4-P_2] 和磷脂酰肌醇 -3，4，5- 三磷酸 [phosphatidylinositol（3，4，5）triphos-phate，PI-3，4，5-P_3]。其中 PI-3，4-P_2 和 PI-3，4，5-P_3 作为第二信使将胞外信号传递给 PI3K 下游的靶蛋白发挥生物学效应。PI3K 通路下游效应分子中有 1 个重要的激酶——蛋白激酶 B（protein kinase B，PKB or Akt）在细胞的生长、增殖以及凋亡等活动中发挥重要的生物学功能，在 IPOC 中通过转导 PI3K 信号减少 I/R 心肌的梗死面积 [18]。激活 PI3K-Akt 通路在心肌再灌注中的保护作用已经在离体灌注的大鼠心脏离体灌注 [7] 和体内研究 [8] 的家兔心脏以及离体心肌梗死重塑的大鼠心脏 [19] 等研究中被证实。

糖原合酶激酶 3β（glycogen synthase kinase-3β，GSK-3β）是另 1 个重要的信号蛋白激酶，它是 GSK-3 的 1 个亚型。PI3K-Akt 活化后可促进 GSK-3β 自身氨基末端丝氨酸 9 位点的磷酸化，GSK-3β 丝氨酸残基磷酸化后活性被抑制，进而升高 mPTP 开放的阈值，导致 mPTP 的抑制 [20]，mPTP 是位于 线粒体膜上的通道，

mPTP 高水平开放的直接效应是线粒体电化学梯度耗散，离子平衡失调和 ATP 水解，最终导致细胞 死亡。另外，mPTP 的开放还可释放出包括细胞色素 C（cytochrome C，CytC）、第二个线粒体来源的胱氨酸酶激活剂（second mitochondria-derived activator of caspase，Smac）或低等电点 IAP 直接结合蛋白（direct IAP-binding protein with low PI，DIABLO）（Smac/DTABLO）和凋亡诱导因子（apoptosis inducing factor，AIF）等在内的各种蛋白，从而启动细胞凋亡程序导致细胞凋亡。Gomez 等 [12] 研究表明，IPOC 抑制 GSK-3β 能保护心肌，可能与其在再灌注时抑制了 mPTP 的开放有关，mPTP 可能是 IPoC 保护心脏的终末效应器。

在 IPoC 中，PI3K-Akt 通路不仅通过抑制 GSK-3β 和 mPTP 保护心肌，而且还可激活内皮型一氧化氮合酶（endothelial nitric oxide synthase，eNOS）和核糖体蛋白 S6 激酶（70-kDa ribosomal protein S6 kinase，p70S6K）这两个下游靶标，发挥保护心肌的作用 [19]。在 IPoC 中，eNOS 的活化可能与诱 导和合成内源性 NO 有关，给予 eNOS 抑制剂 L-NAME 时，IPoC 减少心肌梗死面积的作用可消失。而 P70S6K 是体内主要的核糖体蛋白 S6 激酶，它控制着翻译元件的生物合成，是蛋白质合成的必需激酶，但目前尚不清楚其被激活后如何发挥保护心肌的作用。

表 1　IPoC 作用于相关信号通路后的心肌梗死面积

文献	动物心脏模型	信号通路	后适应方法	I/R 时间	I/R 梗死面积（%）	后适应梗死面积（%）
Tsang A 等（2004）[6]	离体大鼠心脏	激活 PI3K-Akt 通路	6 个循环的 10 s 再灌注 /10 s 缺血	缺血 35 min/ 再灌注 2 h	51.2 ± 3.4	31.5 ± 4.1
Yang XM 等（2005）[7]	体外家兔心脏	激活 PI3K 通路	6 个循环的 10 s 再灌注 /10 s 缺血	缺血 30 min/ 再灌注 2 h	33.3 ± 2.2	10.4 ± 3.4
Chiari PC 等（2005）[8]	体内家兔心脏	激活 PI3K-Akt 通路	3 个循环的 20 s 再灌注 /20 s 缺血	缺血 30 min/ 再灌注 3 h	41.0 ± 2.0	20.0 ± 3.0
Yang XM 等（2004）[9]	体内家兔心脏	激活 ERK 通路	4 个循环的 30 s 再灌注 /30 s 缺血	缺血 35 min/ 再灌注 3 h	35.4 ± 2.7	19.8 ± 1.8
Darling CE 等（2005）[10]	体外家兔心脏	激活 ERK1/2 通路	4 个循环的 30 s 再灌注 /30 s 缺血	缺血 30 min/ 再灌注 2 h	45.0 ± 6.0	28.0 ± 4.0
Fujita M 等（2007）[11]	体内狗的心脏	激活 ERK 通路	4 个循环的 60 s 再灌注 /60 s 缺血	缺血 90 min/ 再灌注 6 h	36.7 ± 5.0	11.8 ± 3.1
Gomez L 等（2008）[12]	体内小鼠心脏	抑制 GSK3β-mPTP 通路	3 个循环的 60 s 再灌注 /60 s 缺血	缺血 60 min/ 再灌注 24 h	58.0 ± 5.0	39.0 ± 2.0
Xiu-Hua Liu 等（2008）[13]	体内大鼠心脏和体外新生大鼠心肌细胞	p38MAPK 和 JNK 通路（激活 p38 MAPK 和抑制 JNK）	3 个循环的 30 s 再灌注 /30 s 缺血	缺血 45 min/ 再灌注 2 h	72.3 ± 7.82	39.78 ± 9.51
Boengler K 等（2008）[14]	体内小鼠心脏	激活 JAK-STAT3 通路	3 个循环的 10 s 再灌注 /10 s 缺血或 5 个循环的 5 s 再灌注 /5 s 缺血	缺血 30 min/ 再灌注 2 h	67.3 ± 3.1	3 个循环的 10 s 后适应：50.2 ± 2.9 5 个循环的 5 s 后适应：49.8 ± 3.8
Zatta AJ 等（2006）[15]	体内大鼠心脏	PKC 通路（增加 PKCε 表达和限制 PKC δ 转位到线粒体）	3 个循环的 10 s 再灌注 /10 s 缺血	缺血 30 min/ 再灌注 3 h	53.0 ± 1.0	39.0 ± 2.0

1.2 ERK1/2 通路

ERK1/2 是丝裂原活化蛋白激酶家族的一个重要成员，在细胞增殖、分化和凋亡中起重要作用。目前，在 IPOC 中激活 ERK1/2 通路的触发物尚不清楚，研究发现腺苷、七氟烷、异氟醚和缓激肽在 I/R 中诱导的心脏保护作用与 ERK1/2 的活化有关。这些物质与 IPoC 在保护心肌免于 I/R 损伤中是否有着共同的信号通路，将有待进一步研究。在 TPoC 保护心肌的体外研究 [21] 和体内研究 [22] 中，ERK1/2 信号通路的激活减少了心肌细胞的凋亡，其中激活 P70S6K 这个下游蛋白激酶是 ERK1/2 信号通路中一个重要的环节 [22]。ERK1/2 也可以通过抑制 GSK-3P 的活化和 mPTP 的开放保护心肌细胞。但是，Darling 等 [10] 发现，给予 ERK1/2 抑制 PD-98059 能消除 IPoC 对家兔 I/R 心肌的保护作用，而给予 PI3K 抑制剂 LY-294002 则不能消除 IPOC 对心肌的保护作 用，表明激活 ERK1/2 信号通路保护心肌免于 I/R 损伤可能是独立于 PI3K-Akt 通路之外的。

2 丝裂原活化蛋白激酶通路

丝裂原活化蛋白激酶（mitogen-activated protein kinase，MAPK）家族由 4 个主要丝氨酸 / 苏氨酸蛋白激酶系列构成，分别是 ERK1/2、p38 丝裂原活化蛋白激酶（p38MAPK）、c-Jun 氨基末端激酶（c-Jun N-terminal kinase，JNK）和 BMK1/Erk5，它们都通过细胞内信号通路的激活传递细胞外信号到细胞内靶标，控制着不同的细胞进程。作为 RISK 的一个成员，ERK1/2 在 IPoC 中促进细胞存活的作用已经被证实 [9-10]。

2.1 p38MAPK

在心肌再灌注时，p38 MAPK 活化的作用是有争议的。Sim 等 [23] 研究发现，在心肌再灌注时 p38MAPK 的激活是有害的，新生大鼠的心肌细胞经缺氧后适应（hypoxic postconditioning，H-postC）诱导的心肌保护作用与抑制 p38MAPK 有关，抑制这条通路的激活可以介导 IPoC 诱导的心肌保护作用，这与缺血预适应通过 P38MAPK 的活化保护心肌恰恰相反 [24]。Liu 等 [13] 近来研究发现，心肌 H-postC 上调了持续性缺氧 / 复氧心肌细胞的 p38MAPK 磷酸化，使用 P38MAPK 抑制剂 SB202190 可以减弱 H-postC 对肌钙网蛋白水平和 caspase-12 活性的降低作用，表明 P38MAPK 的激活在 H-postC 诱导的心脏保护作用中占据重要的地位。

那么心肌中 p38MAPK 的激活究竟是起到保护作用还是有害呢？ p38MAPK 有 α、β、γ 和 δ 4 个亚型，其中心肌中 以 p38αMAPK 和 P38pMAPK 为主，它们在结构上是相似的，但在功能上却有很大的差异。Wang 等 [25] 用腺病毒介导了 p38αMAPK 和 P38βMAPK 在新生大鼠心肌细胞的表达，结果发现 p38αMAPK 有促进凋亡的作用，而 P38βMAPK 可导致心肌肥厚。Kim 等 [26] 也证明了 p38αMAPK 和 p38βMAPK 有相反作用，抑制活性氧激活的 p38αMAPK 能够显著阻止细胞的死亡，这也与升高 p38βMAPK 的活性有密切关系。有研究表明，p38αMAPK 基因缺陷小鼠心肌的 p38αMAPK 表达水平降低，能够耐受心肌缺血 [27]。因此，心肌 I/R 中活化的 p38MAPK 诱导的心肌细胞凋亡是否是 P38αMAPK 激活的结果，IPoC 是否是通过抑制 p38αMAPK 而发挥保护作用的，有待于进一步研究。

2.2 c-Jun 氨基末端激酶

JNK 是 MAPK 家族的另一个成员，1991 年被发现，可被细胞应激如热量、渗透压、紫外线、内毒素和细胞因子所激活，因此 JNK 又被称为应激活化蛋白激酶（stress-activated protein kinase，SAPK）。JNK 蛋白被 3 个不同基因编码。JNK1 和 JNK2 在身体各脏器均有表达，而 JNK3 则在脑组织中表达，也存在于睾丸组织中，它在心脏中的表达非常少。细胞膜上的小 GTP 连接蛋白激活 MAPK 激酶 1、2、3 和凋亡信号调节激酶 1，进而使 MAPK 激酶 4 和 7 磷酸化，导致 JNK 的直接活化。

在 I/R 体内研究中，JNK 敲除小鼠比野生型同窝仔小鼠 心肌梗死面积显著减少，其保护作用可能与 caspase-3 的抑制相关。而且，在离体心肌和在体研究中使用 JNK 抑制剂也可以达到保护心肌作用 [28]。Liu 等 [13] 研究也发现，IPoC 能抑制 JNK 的活化，表明抑制 JNK 通路可能也是 TPoC 保护心肌的一个重要途径。

3 Janus 激酶信号转导子和转录激活子途径

Janus 激酶（Janus kinase，JAK）蛋白是位于细胞质的酪氨酸激酶，它转导细胞外信号如细胞因子、生长因子和激素到细胞核调节细胞反应。JAK 有 4 个家族成员：JAK1，2，3 和酪氨酸激酶 2（tyrosine kinase 2，TYK2），它们都有不同的受体亲和性，然而，它们都需通过信号转导子和转录激活子（signal transducer and activator of transcription factors，STAT）的征募来转导信号。STAT 家族有 7 个成员：STAT1、

2、3、4、5a、5b 和 STAT6，它们在结构上是相似的，但是有着不同的功能。I/R 诱导细胞凋亡，涉及 STAT 活性的部分主要集中在 STAT1 和 STAT3[29]。

STAT1 通过加强 p53 靶基因 Bax、Noxa 和 Fas 的转录和 抑制抗凋亡基因 Bcl-2 和 Bcl-x 的启动发挥促凋亡的作用，与 STAT1 相反，STAT3 有着减少心肌细胞凋亡的作用，耐受凋亡的心肌细胞有着较高的 STAT3 表达水平 [30]。Boengler 等 [14] 研究发现，IPoC 不能保护 STAT3 基因缺陷小鼠的心肌，在离体的大鼠心肌中，使用 STAT3 抑制剂 AG490 灌注心肌能增加凋亡心肌细胞数，表明激活 STAT3 通路可能是 IPoC 保护心肌的一条重要通路。STAT3 的抗凋亡功能在急 性心肌梗死大鼠模型中也被证实，AG490 抑制 STAT3 磷酸 化后可增加 Bax 的表达和凋亡细胞核的数量 [31]。Goodman 等 [32] 发现，抑制 JAK-STAT 上游通路减少了 STAT3 磷酸化和 AKT 磷酸化的表达，削弱了后适应诱导的心肌保护作用，表明 JAK-STAT 通路在 IPoC 中的角色可能是通过激活 PI3K-Akt 通路发挥作用的。

4 其他相关信号通路

Zatta 等 [15] 发现，后适应的心脏保护作用依赖于蛋白激酶 C（protein kinase C，PKC）信号通路，PKC 是参与调节 I/R 损伤的 1 个信号蛋白家族，特别是 PKC 的同工酶 PKC ε 和 PKC δ 。PKC δ 已经被发现在再灌注开始 5 min 内能快速转位到线粒体，从而增加超氧负离子产生，使线粒体功能丢失以及促进细胞色素 C 和下游促凋亡因子的释放。相反，PKC ε 的转位是与心脏保护密切相关的。研究表明，后适应减少心肌梗死面积的作用可被 PKCe 选择性抑制剂 KIE1-1 所逆转 [15]，表明后适应可能触发了 PKCe 的活化，同时也显示后适应能阻止再灌注诱导的 PKC δ 转位到线粒体。另外，研究表明，PKC ε 可能是通过抑制 mPTP 的开放发挥心脏保护的作用，mPTP 可能是 PKC ε 的下游效应物 [33]。

炎症信号通路的激活是心肌 I/R 损伤的一个重要病理机制。Kin 等 [34] 研究表明，后适应可减缓心肌细胞凋亡和降低细胞凋亡蛋白酶的活性，其机制可能是通过抑制氧化应激诱导的 NF- κ B 和 TNF-α 信号通路发挥作用的。但是目前与 IPoC 有关的炎症信号通路研究非常少。

5 展望

临床实验研究表明，IPoC 能保护人类心肌，但目前我们对 IPoC 相关信号通路的了解仍非常局限。I/R 激活的级联反应表现为“串扰”现象，通过一个级联反应的抑制而激活另一个级联反应，反之亦然。因此，IPoC 的相关信号通路是十分复杂的。研究确定 IPoC 相关通路的因果关系以及激活或抑制这些通路的触发因素，对阐释 IPoC 的机理具有重要的作用。药物对后适应信号通路主要靶点的干预，已用于减弱致命性再灌注损伤的研究，有望为临床应用提供可靠的依据。

参考文献

[1] Zhao ZQ, Corvera JS, Halkos ME, et al. Inhibition of myocardial injury by ischemic postconditioning during reperfusion: comparison with ischemic preconditioning[J]. Am J Physiol Heart Circ Physiol, 2003, 285: H579-H588.

[2] Thibault H, Piot C, Staat P, et al. Long-term benefit of postconditioning[J]. Circulation, 2008, 117: 1037-1044.

[3] Laskey WK, Yoon S, Calzada N, et al. Concordant improvements in coronary flow reserve and ST-segment resolution during percutaneous coronary intervention for acute myocardial infarction: a benefit of postconditioning[J]. Catheter Cardiovasc Interv, 2008, 72: 212-220.

[4] Sun HY, WangNP, Kerendi F, et al. Hypoxic postconditioning reduces cardiomyocyte loss by inhibiting ROS generation and intracellular Ca2+ overload[J]. Am J Physiol Heart Circ Physiol, 2005, 288: HI900-H1908.

[5] Dow J, Bhandari A, Kloner RA. The mechanism by which ischemic postconditioning reduces reperfusion arrhythmias in rats remains elusive[J]. J Cardiovasc Phannacol Ther, 2009, 14；99-103.

[6] Tsang A, Hausenloy DJ, Mocanu MM, et al. Postconditioning: a form of “ modified reperfusion” protects the myocardium by activating the phosphatidylinositol 3-kinase-Akt pathway[J]. Circ Res, 2004, 95: 230-232.

[7] Yang XM, Philipp S, Downey JM, et al. Postconditioning's protection is not dependent on circulating blood factors or cells but involves adenosine receptors and requires PD-kinase and guanylyl cyclase activation[J]. Basic Res Cardiol, 2005, 100: 57-63.

[8] Chiari PC, Bienengraeber MW, Pagel PS, et al. Isoflurane protects against myocardial infarction during early reperfusian by activation of

phosphatidylinositol-3-kinase signal transduction: evidence for anesthetic-induced postconditioning in rabbits[J]. Anesthesiology, 2005, 102: 102-109.

[9] Yang XM, Proctor JB, Cui L, et al. Multiple, brief coronary occlusions during early reperfusion protect rabbit hearts by targeting cell signaling pathways[J]. J Am Coll Cardiol, 2004, 44: 1103-1110.

[10] Darling CE, Jiang R, Maynard M, et al. Postconditioning via stuttering reperfusion limits myocardial infarct size in rabbit hearts: role of ERK1/2[J]. Am J Physiol Heart Circ Physiol, 2005, 289: H1618-H1626.

[11] Fujita M, Asanuma H, Hirata A, et al. Prolonged transient acidosis during early reperfusion contributes to the cardioprotective effects of postconditioning[J]. Am J Physiol Heart Circ Physiol, 2007, 292: H2004-2008.

[12] Gomez L, Paillard M, Thibault H, et al. Inhibition of GSK3bata by postconditioning is required to prevent opening of the mitochondrial permeability transition pore during reperfusion[J]. Circulation, 2008, 117: 2761-2768.

[13] Liu XH, Zhang ZY, Sun S, et al. Ischemic postconditioning protects myocardium from ischemia/reperfusion injury through attenuating endoplasmic reticulum stress[J]. Shock, 2008, 30: 422-427.

[14] Boengler K, Buechert A, Heinen Y, et al. Cardioprotection by ischemic postconditioning is lost in aged and STAT3-deficient mice[J]. Circ Res, 2008, 102: 131-135.

[15] Zatta AJ, Kin H, Lee G, et al. Infarct-sparing effect of myocardial postconditioning is dependent on protein kinase C signalling. Cardiovasc Res, 2006, 70: 315-324.

[16] Hausenloy DJ, Yellon DM. New directions for protecting the heart against ischaemia-reperfusion injury: targeting the Reperfusion Injury Salvage Kinase(RISK)-pathway[J]. Cardiovasc Res, 2004, 61: 448-460.

[17] Sivaraman V, Mudalagiri NR, Di Salvo C, et al. Postconditioning protects human atrial muscle through the activation of the RISK pathway[J]. Basic Res Cardiol, 2007, 102: 453-459.

[18] Bopassa JC, Forrera R, Gateau-Roesch O, et al. PI3-kinase regulates the mitochondrial transition pore in controlled reperfusion and postconditioning[J]. Cardiovasc Res, 2006, 69: 178-185.

[19] Zhu M, Feng J, Lucchinetti E, et al. Ischemic postconditioning protects remodeled myocardium via the PI3K-PKB/Akt reperfusion injury salvage kinase pathway[J]. Cardiovascular Research, 2006, 72: 152-162.

[20] Miura T, Nishihara M, Miki T. Drug development targeting the glycogen synthase kinase-3 beta(GSK-3 beta)-mediated signal transduction pathway: role of GSK-3 beta in myocardial protectionagainst ischemia/reperfusion injury[J]. J Pharmacol Sci, 2009, 109: 162-167.

[21] LiXM, Ma YT, Yang YN, et al. Ischemic postconditioning protects hypertrophic myocardium by ERK1/2 signaling pathway: experiment with mice[J]. Zhonghua Yi Xue Za Zhi, 2009, 89: 846-850.

[22] Bauhidel 0, Pons S, Souktani R, et al. Myocardial ischemic postconditioning against ischemia-reperfusion is impaired in ob/ ob mice. Am J Physiol Heart Circ Physiol, 2008, 295: H1580-1586.

[23] Sun HY, Wang NP, Halkos M, et al. Postconditioning attenuates cardiomyocyte apoptosis via inhibition of JNK and p38 mitogen-activated protein kinase signaling pathways[J]. Apoptosis, 2006, 11: 1583-1593.

[24] da Silva R, Grampp T, Pasch T, et al. Differential activation of mitogen-activated protein kinases in ischemic and anesthetic preconditioning[J]. Anesthesiology, 2004, 100: 59-69.

[25] Wang Y, Huang S, Sah VP, et al. Cardiac muscle cell hypertrophy and apoptosis induced by distinct members of the p38 mitogen-activated protein kinase family[J]. J Biol Chem, 1998, 273: 2161-2168.

[26] Kim JK, Pedram A, Razandi M, et al. Estrogen prevents cardiomyocyte apoptosis through inhibition of reactive oxygen species and differential regulation of p38 kinase isoforms[J]. J Biol Chem, 2006, 281: 6760-6767.

[27] Otsu K, Yamashita N, Nishida K, et al. Disruption of a single copy of the p38alpha MAP kinase gene leads to cardioprotection against ischemia-reperfusion[J]. Biochem Biophys Res Commun, 2003, 302: 56-60.

[28] Milano G, Morel S, Bonny C, et al. A peptide inhibitor af c-Jun NH2-terminal kinase reduces myocardial ischemia-reperfusion injury and infarct size in vivo[J]. Am J Physiol Heart Circ Physiol, 2007, 292: H1828-H1835.

[29] 王高频, 刘义, 孙英贤, 等. 大鼠心肌缺血再灌注心功能变化与JAK-STAT信号通路相关性研究[J]. 中国心血管杂志, 2008, 13: 90-94.

[30] Lu Y, Zhou J, Xu C, et al. JAK/STAT and PI3K/AKT pathways form a mutual transactivation loop and afford resistance to oxidative stress-induced apoptosis in cardiomyocytes[J]. Cell Physiol Biochem, 2008, 21: 305-314.

[31] Negora S, Kunisada K, Tone E, et al. Activation of JAK/STAT pathway transduces cytoprotective signal in rat acute myocardial infarction[J]. Cardiovasc Res, 2000, 47: 797-805.

[32] Goodman MD, Koch SE, Fuller-Bicer GA, et al. Regulating RISK: a role for JAK-STAT signaling in postconditioning? [J]. Am J Physiol Heart Circ Physiol, 2008, 295: H1649-H1656.

[33] Baines CP, Song CX, Zheng YT, et al. Protein kinase C epsilon interacts with and inhibits the permeability transition pare in cardiac mitochondria[J]. Circ Res, 2003, 92: 873-880.

[34] Kin H, Wang NP, Mykytenko J, et al. Inhibition of myocardial apoptosis by postconditioning is associated with attenuation of oxidative stress-mediated nuclear factor-kappa B translocation and TNF alpha release[J]. Shock, 2008, 29: 761-768.

原载：张大武，刘剑刚，史大卓，陈可冀．缺血后适应干预缺血再灌注心肌相关信号通路的研究进展 [J]. 中国心血管杂志，2010, 15(2): 157-160.

中西医结合防治冠心病研究的难点与对策

徐　浩　陈可冀

冠心病是一种严重危害人类健康的常见病、多发病，随着人们生活水平的提高和人口的老龄化，本病的发病率和死亡率有逐年上升趋势。据 2006 年 5 月卫生部公布的中国慢性病报告，2000 年全国死亡人数 731 万，死于心血管疾病 250 万，其中死于冠心病达 51.5 万。现代医学在冠心病发病机制、生理病理等方面研究的不断深入，使其治疗的进展日新月异。降脂治疗尤其是他汀类药物在冠心病一级预防中的应用，对于降低冠心病的患病率、病死率及粥样斑块的稳定和回缩都具有肯定的效果；低分子肝素和新一代抗血小板制剂氯比格雷及血小板膜糖蛋白Ⅱ b/ Ⅲ a 受体拮抗剂的出现显著优化了急性冠脉综合征患者的抗凝、抗栓策略；介入治疗（PCI）为冠心病患者提供了一条新的途径，大大降低了急性心肌梗死患者的病死率和并发症的发生；阿司匹林、β 受体阻滞剂和血管紧张素转换酶抑制剂均已被大规模临床试验证实对于心梗患者的二级预防具有确切的疗效；治疗性血管新生和干细胞移植为心肌梗死治疗带来了新的希望。在这种情况下，古老的中医学在防治冠心病方面如何发挥优势？是否还有优势？优势何在？中西医怎样结合？这些都是十分值得探讨的问题。

冠心病属中医学“胸痹”“心痛”“真心痛”等范畴，20 世纪 70 年代认为其病机主要为气滞血瘀，不通则痛所致的实证。80 年代以后，逐渐认识到其基本病机为本虚标实，本虚为脏腑亏虚，主要表现为心气虚（阳虚）、心阴虚，标实则为瘀血痰浊、气滞、寒凝，而以瘀血为主在血瘀证诊断标准、证候实质、活血化瘀药物分类及作用机理、冠心病血瘀证病证结合研究方面取得显著进展，创制了一系列有效方药，较传统宣痹通阳法明显提高了中西医结合治疗冠心病的疗效。中医辨证分型与前列腺素、血小板功能、左心功能、植物神经功能、冠脉造影病变等之间相互关系的研究亦取得进展，为中医辨证客观化提供了依据，尤其对一些隐性冠心病，采用微观辨证方法，使治疗更具有针对性。随着循证医学理念的深入人心，为中医、中西医结合防治冠心病带来了新的挑战。最近，血脂康调整血脂对冠心病二级预防的随机、双盲、安慰剂对照研究揭晓[1]，结果显示，与对照组相比，治疗组可使冠心病患者再次发生非致死性心肌梗死的危险降低 60.8%，冠心病死亡危险降低 31.0%，冠心病事件危险降低 45.1%。总病死率危险降低 33.0%，填补了国际上在东方人群中调整血脂对冠心病二级预防的研究空白。而针对冠心病介入治疗后再狭窄这一心脏病领域的世界性难题，采用活血化瘀中药芎芍胶囊结合西药常规治疗加以干预，按照循证医学原则应用多中心、随机、双盲、安慰剂对照方法证实了其有效性和安全性[2]，实验研究显示其可改善冠状动脉球囊扩张后血管重塑[3]，抑制平滑肌细胞增殖[4]。这些都无疑为中西医结合防治冠心病提供了客观的证据。

近年来，中医药防治冠心病尽管取得了较大成绩，但仍存在许多问题和难点：①临床研究方法、疗效评价手段较为滞后，不能充分体现中医药防治冠心病的客观疗效，大样本、前瞻性的随机盲法对照观察仍较少，远期随访不够，研究结果缺乏说服力；②有效成分不明确，质控标准严格和作用靶点清楚的创新中药仍较少；③现代医学新进展为冠心病的防治带来了新的希望，但也不可避免地暴露出一些新问题，如阿司匹林抵抗、冠心病介入治疗后再狭窄、血运重建后的无复流、易损斑块、治疗性血管新生的矛盾、干细胞移植时移植细胞的存活率、分化能力等，仍是现代医学面对的难题；④中西医结合治疗方法上的创新不足，低水平重复较多；⑤中西医结合防治冠心病的研究，从临床方面观察合用疗效的较多，对中西药相互作用的机理研究相对较少；⑥中医药在防治冠心病中缺少整体调控和个体化诊疗优势。充分发挥中医药的作用，尤其在防病中的特色作用有待进一步提高。

现代医学的飞速发展对中西医结合既是挑战，但更是契机，应进一步发挥中医的特色优势，充分利用现代医学技术与成果，中西医优势互补，在以下方面进一步加强：①既往冠心病研究中疗效评价多以临床症状、证候计分、心电图改变为参考指标，已明显不符合现代医学发展趋势，更难以充分体现出药物的疗效。近年来，应用次极量心电图运动试验观察中医药防治冠心病疗效已逐渐增多，应进一步加强，且由于老年人运动受限者较多，必要时可考虑药物负荷核素心肌扫描以客观评价药物防治心肌缺血的疗效。而且，随着循证医学理念的不断深化，心血管病研究越来越强调临床终点事件的观察，因此有必要采用多中心、大样本、随机盲法对照临床试验，并进行长期动态随访，以提高证据力度，尤其要加强对中西医结合治疗的远期疗效观察、卫生经济学评价及心血管终点事件的随访，以期中西医优势互补，进一步提高我国冠心病二级预防效果，降低心梗后远期死亡率及改善生存质。②中药新药开发过程中低水平重复仍较多，且由于中药成分复杂的特点，给质量标准的制定带来了困难。以防治冠心病常用的丹参为例，我国目前生产的丹参及其复方制剂品种很多，但其有效成分不明确，质量难以控制，导致临床疗效不稳定，最近研究发现，以丹参乙酸镁为主要成分的多酚酸盐是丹参治疗心血管疾病最重要的有效成分[5]，将其作为质量控制标准，有可能进一步提高疗效和安全性；此外，针对目前抗血小板西药存在一定副作用、阿司匹林抵抗等劣势，筛选具有抗血小板作用的中药，进而寻找其物质基础和有效成分，阐明其作用靶点，发现先导化合物并进行结构优化、配伍组合，开发高效低毒的抗血小板有效中药，对于心血管病防治无疑具有重要意义。国内有学者将阿魏酸和川芎嗪两药结构重组，观察其对 ADP 诱导的血小板体内凝集的抑制作用，结果明显优于单用川芎嗪组[6]，为优化抗血小板中药制剂提供了参考。③对现代医学进展所暴露出的新问题，应在中医辨证论治思想的指导下，采用科学的方法加以研究，可望取得突破。如治疗性血管新生是近年的研究热点，一些中药如红景天、降香、当归、三七、麝香保心丸、通心络等已发现有良好的作用[7]，在此基础上，由于血管新生的“双面”作用，需进一步评估这些中药对动脉粥样硬化斑块稳定性的影响，以及对肿瘤生长是否有促进作用。干细胞移植也是近年来的医学热点，为心肌梗死的治疗带来了希望，初步的临床试验结果也令人鼓舞。有研究表明，骨髓干细胞可以在心脏的环境条件下，横向转化为心肌细胞和血管内皮细胞，修复损伤心肌[8]。而有研究显示，人参皂甙 Rg1 通过刺激心肌局部组织分泌粒细胞集落刺激因子（G-CSF）而诱导骨髓细胞游走至心肌组织，进而向血管内皮细胞分化[9]；以人参、丹参为主的中药复方与自体骨髓单个核细胞经心导管对小型猪心肌梗死模型联合应用时，可促进移植细胞在心肌生存、分化、扩增，产生大量新生的心肌细胞及心肌小血管，促进病变修复，发挥协同增效、优势互补作用[10]，显示出可喜的苗头。此外，中药对干细胞移植后的炎症反应、局部微循环血供、细胞移植后的免疫排斥反应有无作用，能否提高移植细胞存活率，能否诱导移植细胞分化，都值得深入研究。④既往冠心病中医治法多是以活血化瘀为主，辅以理气、补气、养阴、温阳、化痰、散寒等治法，缺乏创新和发展。近年来有学者提出一些新的见解值得关注。如有人提出“风邪”是冠心病心绞痛的重要致病和诱发因素，根据其发病突然、阵发性特点，当属风病，而祛风药由于具有辛、散、温、通、窜、透等多种特性，能发挥开郁畅气、发散祛邪、辛温通阳、燥湿化痰、通络开窍、化瘀止痛等多种作用[11]，无疑为冠心病心绞痛的治疗提供了新的选择。此外，针对易损斑块破裂与动脉粥样硬化炎症反应、血栓形成的关系，我们从“瘀毒”立论，结合活血中药筛选，证实活血解毒中药具有良好的稳定斑块效果[12,13]，提出活血解毒法干预急性冠脉综合征（ACS）的新设想，以区别于稳定性心绞痛的治疗。此外，针对冠心病再灌注治疗后无复流、再灌注损伤等难题，从心脉受损、血瘀络阻立论，采用活血通络之通心络胶囊治疗取得良好的效果[14]。总之，针对冠心病不同患者群，从中西医学理论的相似点和不同点出发，深入研究其病理生理改变，并结合中医病因病机和证候特点加以分析，有可能产生新的中医治法，进一步提高临床疗效。⑤中西药的相互作用是目前临床研究的难点，已有临床报道益气活血方药与扩血管、利尿药等合用治疗急性心肌梗死后心功能不全较单纯应用西药疗效提高的报道[15]，但临床也发现洋地黄类中药与葶苈子、北五加皮等中药合用易引起地高辛中毒的现象，那么益气活血方药与西药合用，疗效提高的机理何在？益气活血方药与哪类西药合用可产生较好效果？哪些中西药合用容易出现地高辛中毒？怎样避免？哪类或哪个中药或复方和西药合用可产生最好疗效？两者合用对患者的远期预后和生命质量影响如何？卫生经济学怎样？这些都是需要回答的问题。通过大样本数据进行分析，发现有意义的线索，进而采用前瞻性研究方法加以证实无疑是可行的方法之一。⑥心肌缺血预适应现象启示人们，机体自身存在着抗病、祛病、愈病的自我调控能力。而中医药治疗冠心病的优势恰恰就在于多层次、多环节、多靶点对机体进行综合调理，恢复机体的自我调控能力。

最近国际上提出“从易损斑块到易损患者”的新概念，指明了预防急性心脏事件的新方向，强调从整体观念上来评估患者，进一步优化心血管危险评估方案，及早干预易损患者以防治疾病[16,17]。这种新的理念无疑为中西医结合干预 ACS 提供了新的机遇和切入点，以中医“未病先防”和“既病防变”思想为指导，充分发挥中医整体观和辨证论治的优势，探索冠心病易损患者的早期识别、中医病机特点和证候演变规律，进而构建冠心病易损患者的早期预警体系，在此基础上探索有效中西医结合干预手段，进一步减少心血管事件的发生，无疑都是我们亟待深入研究的课题。

参考文献

[1] 血脂康调整血脂对冠心病二级预防研究协作组. 中国冠心病二级预防研究[J]. 中华心血管病杂志, 2005, 33(2): 109-115.

[2] Chen KJ, Shi DZ, Xu H, et al. XS0601 reduces the incidence of restenosis: a prospective study of 335 patients undergoing percutaneous coronary intervention in China[J]. Chin Med J, 2006, 119(1): 6-13.

[3] 徐浩, 史大卓, 陈可冀, 等. 芎芍胶囊对猪冠状动脉球囊损伤后血管重塑的影响[J]. 中国中西医结合杂志, 2001, 21(8): 591-594.

[4] 徐浩, 史大卓, 陈可冀, 等. 用血清药理学方法观察芎芍胶囊对兔胸主动脉平滑肌细胞增殖凋亡的影响[J]. 中国中西医结合杂志, 2000, 20(10): 757-760.

[5] 王逸平, 宣利江. 中药现代化的示范性成果—丹参多酚酸盐及其注射用丹参多酚酸盐的研究与开发[J]. 中国科学院院刊, 2005, 20(5): 377-380.

[6] 谭载友, 江涛, 唐春萍, 等. 阿魏酸川芎嗪的抗血小板聚集作用[J]. 中国新药杂志, 2003, 12(7): 529-531.

[7] 王振涛, 曹生海, 张淑娟. 中医药促心病缺血心肌血管新生的研究纂要[J]. 中医药学刊, 2005, 23(1): 67-68.

[8] Saito T, Kuang JQ, Lin CC, et al. Transcoronary implantation of bone marrow stromal cells ameliorates cardiac function after myocardial infarction[J]. Thorac Cardiovasc Surg, 2003, 126(1): 114-123.

[9] 王宁元, 吕传江, 陈学海, 等. 人参皂甙Rg1通过刺激心肌局部组织分泌粒细胞集落刺激因子(G-CSF)而诱导骨髓细胞游走至心肌组织进而向血管内皮细胞分化[J]. 中国中西医结合杂, 2005, 25(10): 916-919.

[10] 李连达, 张荣利, 刘成源, 等. 双龙方与自体骨髓单个核细胞经心导管移植对中国小型猪心肌梗死的影响[J]. 中国新药杂志, 2003, 12(12): 999-1004.

[11] 张伟华, 林钟香. 祛风药在冠心病心绞痛中的应用[J]. 中西医结合心脑血管病杂志, 2005, 3(7): 614-615.

[12] 文川, 徐浩, 黄启福, 等. 几种活血中药对ApoE基因缺陷小鼠动脉粥样硬化斑块的影响[J]. 中国病理生理杂志, 2005, 21(5): 864-867.

[13] 文川, 徐浩, 黄启福, 等. 活血中药对ApoE基因缺陷小鼠血脂及动脉粥样硬化斑块炎症反应的影响[J]. 中国中西医结合杂志, 2005, 25(4); 345-349.

[14] 杨跃进, 赵京林, 孟亮, 等. 中药通心络(超微粉碎)对猪急性心肌梗死再灌注后无再流的影响[J]. 中国中西医结合杂志, 2006, 26(1): 49-53.

[15] 陈可冀, 钱振淮, 董泉珍, 等. 益气活血注射液治疗224例急性心肌梗死随机分组疗效观察[J]. 中西医结合杂志, 1985, 4(7): 416.

[16] Naghavi M, Libby P, Falk E, et al. From vulnerable plaque to vulnerable patient: a call for new definitions and risk assessment strategies: Part Ⅰ[J]. Circulation, 2003, 108(14): 1664-1672.

[17] Naghavi M, Libby P, Falk, et al. From vulnerable plaque to vulnerable patient: a call for new definitions and risk assessment strategies: Part Ⅱ[J]. Circulation, 2003, 108(15): 1772-1778.

原载：徐浩，陈可冀．中西医结合防治冠心病研究的难点与对策 [J]. 中国中西医结合杂志，2007, 27(7): 647-649.

从对动脉粥样硬化认识转变看中西医结合的优势与切入点

徐 浩 陈可冀

动脉粥样硬化（AS）是动脉硬化中最常见而重要的类型，主要累及大型及中型的肌弹力型动脉，以主动脉、冠状动脉及脑动脉为多见，常导致管腔闭塞或管壁破裂出血等严重后果，其引起的心脑血管疾病已成为人类健康的第一杀手。如何防治 AS、减少心脑血管事件的发生率和病死率，始终是现代医学研究领域的重点和热点之一。

随着研究的不断深入，对 AS 的认识发生了几次重要的转变，进而引起了治疗学理念和方法的更新，可概括为以下 3 个方面。

1 从重视“管腔狭窄”到强调“易损斑块”

20 世纪 90 年代以来，随着对 AS 危险因素的深入了解和积极控制，慢性心血管病的一级预防取得了令人鼓舞的进展。然而，急性心血管病事件的一级预防仍缺乏有效的措施，全球每年近 2 000 万人死于急性心血管病事件，大多数人事先并无症状。既往多强调冠脉 AS 病变所造成管腔的狭窄程度，把治疗重点放在及早发现血管的严重狭窄并给予介入治疗，以狭窄发展及改善与否作为病情和疗效观察的重要指标。然而，急性心肌梗死前近期冠脉造影的研究证明，65%的患者冠脉内径狭窄＜50%，85%的患者冠脉内径狭窄＜70%，提示管腔狭窄的严重程度并非引起急性心血管事件的主要因素[1]。1989 年，Muller[2] 首次将引起多数急性心血管事件的具有破损倾向的斑块称为“易损斑块（vulnerable plaque）”，其特点是脂质池大，纤维帽薄，斑块表面或者内部有大量炎性细胞聚集。此后，越来越多的研究表明，硬化的斑块由原来的稳定状态进入一种不稳定状态，在这种易损斑块破裂的基础上合并血栓形成是造成急性冠脉综合征（ACS）最重要的病理基础[3]。这种转变的实现与斑块的大小、多少、位置及它所导致的管腔狭窄程度无关。冠状动脉介入治疗虽可纠正严重狭窄，但并不改变 AS 的生物学过程，斑块不稳定的问题仍未解决。近年许多临床试验结果显示，他汀类降脂药虽然只能轻度改善冠状动脉管腔大小，但可明显减少冠脉事件的发生[4]。实验研究证实，他汀类降脂药具有一定稳定 AS 易损斑块的作用[5]。这使我们有必要重新谨慎评估积极的内科稳定斑块治疗与介入性有创治疗在慢性心肌缺血处理中的相对裨益。随着对 AS 发病机制的进一步认识，血管病理生理学及生物学的研究已逐渐以稳定易损斑块以及减少斑块破裂后血栓形成为方向，未来冠心病的二级预防重点也将由治疗冠脉狭窄转为易损斑块的干预[6-7]。

2 从“脂质沉积”学说为主导到“炎症反应”学说的公认

动脉壁内脂质浸润导致粥样斑块形成的“脂质沉积”学说提出已有一百余年的历史[8]，其提出基于高脂血症与 AS 的因果关系，因而长期以来在 AS 发生机制中占主导地位。近年来研究发现，AS 具有炎症病理的基本表现形式：变性、渗出和增生，其形成过程中也会出现类似类风湿性关节炎、慢性胰腺炎和肝硬化等慢性炎症性疾病的细胞间相互作用。随着炎症细胞和炎症介质的不断检出，AS 不再被认为是单纯的动脉壁脂质堆积的疾病，而是进展性炎症反应，无论在 AS 的启动、病变之进展、还是血栓性并发症形成中，炎症始终起着中心作用，在人体的 AS 病变斑块中，亦发现肺炎衣原体、巨细胞病毒、疱疹病毒、幽门螺杆菌等病原体存在的证据。1999 年，Ross 教授在其损伤反应学说的基础上，明确提出“AS 是一种炎症性疾病”[9]。AS“炎症反应”学说转变了人们的观念，开辟了 AS 研究的新纪元。这一新的病理生理概念渗透到临床，进一步深化了对心血管病的认识：超敏 C 反应蛋白（hsCRP）等血液的炎症标志与缺血事件发生的倾向、ACS 的预后相关，而不依赖于低密度脂蛋白胆固醇（LDL-C）水平的高低；AS 病变内或病变外的炎症均可加速或触发急性事件的发生；hsCRP 不仅标志着血管事件危险的增高，还可能参与疾病机制，有助于判断预后、危险分层，并可能会成为预防和治疗 AS 及其并发症的潜在靶点[10]；他汀类药物具有降脂以外的心血管保护效应，且首推其抗炎作用；阿司匹林除了抗血小板聚集外，亦可通过抗炎症而生效，防止炎症造成的内皮功能失常[7]。AS 的抗炎治疗已成为新的研究热点。

3 从“易损斑块”到“易损患者”的新概念

尽管易损斑块破裂合并血栓形成被认为是 ACS 的主要病理基础，但一些回顾性尸检分析及多中心临床研究发现，急性心脏事件的 70%病因是斑块破裂，其余 30%无斑块破裂，其病因可能是内皮脱落、钙化结节及其他未知因素。提示易损斑块是造成急性心血管事件的重要因素，但不是唯一的因素，还必须考虑到其他因素的影响如斑块破裂的部位、大小和数量、冠脉痉挛、血液高凝状态、侧支循环、心肌损伤程度等。为此，全球 50 多位最著名的心血管病学专家于 2003 年 10 月在 Circulation 杂志著文[11,12]，共同提出了预防急性心脏事件的新方向，即提出了“从易损斑块到易损患者”的新概念。易损患者是基于易损斑块（易破裂）、易损血液（易形成血栓）、易损心肌（易发生致命性心律失常），从整体上定义一个人发生急性冠状动脉综合征或心源性猝死的可能性（1 年内≥ 5%），即通过综合分析斑块、血液、心肌易损性的总积分来量化一个人发生心脏事件的危险性。而对易损斑块则从过去的着眼某处病变，到现在的提倡用冠脉树整体评价患者。总之，“从易损斑块到易损患者”的新概念更强调从整体观念上来评估患者，进一步优化心血管危险评估方案，及早干预易损患者以防治急性心血管事件的发生。

AS 认识的三个转变，革新了冠心病的防治策略，也为中医、中西医结合防治 AS 和冠心病的理念进行了最好的诠释。从过去的重视局部斑块、到现在的强调整个冠脉树乃至全身动脉；从过去重视斑块局部的病理形态改变，到现在的强调局部和全身的反应；从过去认为是脂质被动沉积到血管壁表面的“管道生锈”说，到现在公认的细胞主动参与血管壁内部的“炎症内火”说[13]；从过去仅重视易损斑块本身，到现在强调包括易损斑块、易损血液、易损心肌在内的易损患者，这种思路转变与传统中医学提倡的整体观念、因人制宜及防重于治的思想不谋而合，也体现了现代医学方法论的转变，即由局部到整体，由还原分析到系统综合的转变，这种转变为更好地理解中西医两种不同的医学体系以及更好地结合二者优势、扬长避短打开了机遇之门。

许多研究已证实，活血化瘀中药可通过降脂、抗血小板黏附聚集、改善血液黏稠度、抑制平滑肌细胞增殖等多种途径发挥抗 AS 的作用。最近我们在建立 ApoE 基因缺陷小鼠 AS 模型基础上，观察和血（丹参、赤芍）、活血（川芎、三七）、破血（桃仁、酒大黄）中药稳定斑块的效果及作用机理。结果表明，不同活血药可作用于 AS 的不同环节，包括降脂、影响胶原代谢、干预炎症反应、调节血管活性因子等，显示出不同程度稳定斑块的作用。虽然中药稳定斑块综合作用略逊于西药辛伐他汀，但在升高 HDL-C 方面却显示出更优的效果，而强调联合降脂和降低 LDL-C，同时升高 HDL-C，已成为目前调脂治疗的新趋势，显示出中药多环节、多靶点整体调控的特点。中西医结合优势互补是否可增强斑块稳定性？能否进一步提高 AS 的防治效果，值得探讨。晚近“从易损斑块到易损患者”的新概念，为中西医结合干预 ACS 提供了新的机遇和切入点，以中医整体观和辨证论治思想为指导，探索冠心病易损患者的早期识别、中医病机特点和证候演变规律，进而构建冠心病易损患者的早期预警体系，探索有效中西医结合干预手段，无疑都是我们亟待深入研究的课题。

参考文献

[1] Smith SC. Risk reduction therapy: The challenge to change[J]. Circulation, 1996, 93: 2205-2211.

[2] Muller J, Tofler G, Stone P. Circadian variation and triggers of onset of acute cardiovascular disease[J]. Circulation, 1989, 79: 733-743.

[3] Conti CR. Updated pathophysiologic concepts in unstable coronary artery disease[J]. Am Heart J, 2001, 141(2 Suppl): S12-S14.

[4] Dupuis J. Mechanisms of acute coronary syndromes and the potential role of statins[J]. Atheroscler Suppl, 2001, 2(1): 9-14.

[5] Koh KK. Effects of statins on vascular wall: vasmotor function, inflammation, and plaque stability[J]. Cardiovase Res, 2000, 47(4): 648-657.

[6] Kullo IJ, Edwards WD, Schwartz RS. Vulnerable plaque: pathobiology and clinical implications[J]. Ann Intern Med, 1998, 129(12): 1050-1060.

[7] Ozer K, Cilingiroglu M. Vulnerable plaque: definition, detection, treatment, and future implication[J. Curr Atheroseler Rep, 2005, 7(2): 121-126.

[8] Steinberg D, Joseph L. Witztum JL. Lipoproteins and atherogenesis: Current concepts[J]. JAMA, 1990, 264(23): 3047-3052.

[9] Ross R. Atherosclerosis: an inflammatory disease[J]. N Engl J Med, 1999, 340(2): 115-126.

[10] Wilson AM, Ryan MC. Boyle AJ. The novel role of C-reactive protein in cardiovascular disease: risk marker or pathogen[J]. Int J Cardiol, 2006, l06(3): 291-297.

[11] Naghavi M, Libby P, Falk E, et al. From vulnerable plaque to vulnerable patient: a call for new definitions and risk assessment strategies: Part Ⅰ[J]. Circulation, 2003, 108(14): 1664-1672.

[12] Naghavi M, Libby P, Falk E, et al. From vulnerable plaque to vulnerable patient: a call for new definitions and risk assessment strategies: Part Ⅱ[J]. Circulation, 2003, l08(15): 1772-1778.

[13] Libby P. Atherosclerosis: the new view[J]. Sci Am, 2002, 286: 46-55.

原载：徐浩，陈可冀．从对动脉粥样硬化认识转变看中西医结合的优势与切入点[J]. 中国中西医结合杂志，2007, 27(1): 5-7.

中西医结合防治高血压病的进展、难点与对策

徐　浩　陈可冀

高血压病是以动脉血压增高为主的临床综合征，现已经成为我国居民健康的头号杀手。据 2006 年 5 月公布的《中国慢性病报告》，目前中国 18 岁以上成人高血压患病率为 18.8%，全国有高血压患者 1.6 亿，其中 18~59 岁劳动力患者达 1.1 亿。而 1991—2002 年的 10 年间，中国高血压患病率比 1959—1979 年的 20 年间增长 31%，患病人数从 1991 年的 2.8%上升至 2002 年的 6.16%，中国高血压的防治仍面临着巨大的挑战。

近年来，高血压研究取得显著进展，主要表现在以下几个方面：①高血压的新定义：2005 年美国高血压学会（ASH）提出了高血压新定义，认为高血压是一个有许多病因引起的处于不断进展状态的心血管综合征，可导致心脏和血管功能与结构的改变。只有将血压读数与危险因素、疾病早期标记物和靶器官损伤有机地结合在一起，才能更准确地表述高血压所引起的心血管系统和其他器官的病理异常。新定义把高血压从单纯的血压读数扩大到了包括总的心血管危险因素，将血压看作患者心血管疾病危险的因素之一。②“高血压前期”概念的提出：研究显示，血压和心血管疾病事件之间的关系是连续性的，独立于其他危险因素，年龄 40~70 岁的个体血压从 115/75 mmHg 至 185/115 mmHg 的整个范围，收缩压每增加 20 mmHg 或舒张压每增加 10 mmHg，心血管疾病危险倍增，正是基于这一关系，美国国家高血压预防、检测、评价和治疗委员会第七次报告（JNC7）修订了血压分类，将血压 120~139 mmHg/80~89 mmHg 定义为“高血压前期”，我国 2005 年新公布的高血压防治指南中则称这部分血压为“正常高值”，虽然名称不同，但均要求该阶段应强化生活方式的干预，防止高血压和心血管病的发生。③强调对收缩压升高的控制：收缩压增高要明显比舒张压升高多见，尤其在老年人中单纯收缩压高常见。除 50 岁以下年轻患者，作为心血管病的危险因素，收缩压增高远较舒张压高的意义大。④危险度分层相关因素进一步完善：新指南将影响预后的危险因素进行了重要的修改，首先将糖尿病作为独立的影响预后的重要因素，而在传统的危险因素中增加了腹型肥胖指征（腹围）及体重指数（BMI），并将反映炎性指标的高敏 C 反应蛋白（Hs-CRP）及反映血脂的低密度脂蛋白胆固醇（LDL-C）和高密度脂蛋白胆固醇（HDL-C）的量化指标列入其中。在靶器官损害（TOD）方面，增加了颈动脉中层内膜厚度指标，修改了血清肌酐值，增加定量的微量白蛋白尿的指标。⑤高血压治疗的新方向——优化联合治疗方案：高血压治疗达标是关键，然而一种降压药物仅仅只能使 30% ~60%的患者血压达标，联合治疗是高血压的治疗趋势。而盎格鲁 - 斯堪地那维亚心脏预后试验 - 降压分支（ASCOT-BPLA）公布的研究结果首次对高血压联合治疗方案之间进行了比较，结果显示钙拮抗剂氨氯地平和 ACEI 培哚普利的联合降血压治疗可以安全、有效地预防与高血压相关的严重心血管事件以及糖尿病的发生，其疗效显著优于传统降血压药物（β 受体阻滞剂和噻嗪类利尿剂）的联合应用。这种优化的联合治疗方案不仅可以更好地降低血压以有利于血压达标，而且对器官的保护具有重要作用。⑥高血压治疗新策略—降压联合降脂：以往对于高血压患者单纯强调降压，但结果虽可使脑卒中减少 39%，但心肌梗死无明显降低。盎格鲁 - 斯堪地那维亚心脏预后试验 - 降脂分支（ASCOT-LLA）首次证实降血压联合降血脂可进一步显著减低冠心病事件，表明综合控制多重危险因素对心血管疾病预防的重要意义，为心血管疾病的一级预防提供了新思路。

高血压病属中医“头痛”、“眩晕”等范畴。其基本病机是气血阴阳失调，风、火、痰、瘀为患。临证多见虚实夹杂，病证在肝、肾，涉及心、脾。对于其中医辨证分型，有以八纲辨证分型、以脏腑辨证分型及综合分型等几种，但如何适当分型一直是高血压病研究中亟待解决的问题。目前已有多项大规模的高血压病证候流行病学调查研究，发现了高血压的常见证型主要为肝阳上亢、阴虚阳亢、肝肾阴虚、肝风上

扰、痰浊中阻、瘀血阻络等，并认识到本病与中医体质密切相关，发现高血压病的易患性病理体质主要是阴虚（阳亢）质和痰湿质，且痰湿质高血压患者血压昼夜节律减小明显，血压负荷增大，更容易出现靶器官损害。对本病证型演变的一般性规律的认识也逐渐趋于一致，即阳亢—阴虚阳亢—阴阳两虚—阳虚，痰湿、瘀血可见于疾病的不同发展阶段。中医分型的客观研究报道较多，包括中医证型与肾素血管紧张素系统（RAS）、心钠素与P物质、环核苷酸、血清β2微球蛋白、血浆雌二醇、左心室质量、现代心理学检测、血液流变学等诸多方面，其中以RAS与高血压病中医辨证分型的关系研究最多。近年来，动态血压监测逐渐用于临床研究，对于高血压病的诊断、指导治疗及评价降压药疗效等方面均具有重要的意义。高血压的中医治疗方面也取得了极大的进展，除既往常用的平肝熄风、滋阴潜阳、豁痰化浊等治法外，结合现代医学利尿剂治疗高血压的机理及高血压与外周小血管的舒缩相关的理论，利水法、祛风法及活血化瘀法开始应用于临床，并取得了较好的疗效，从而提示结合现代医学可以为中医治疗提供新的思路。对方药的研究包括对天麻钩藤饮、二仙汤、肾气丸、建瓴汤、降压延寿汤等的研究。此外，尚有一些中西药复方如新降片、珍菊降压片等亦显示有一定的疗效。单味药的研究方面，经药理证明具有降压作用的中药中，具有血管扩张作用的如防己、黄芩、钩藤、益母草、赤苟、罗布麻叶等；具有利尿作用的如防己、杜仲、桑寄生、泽泻、茯苓、萹蓄、茵陈、龙胆草、罗布麻等；具有中枢性降压作用的如远志、酸枣仁；具有钙离子阻滞作用的如防己、川芎、当归、赤芍、红花、三棱、丹参、前胡、肉桂、五味子、藁本、白芷、羌活、独活、葶苈子、桑白皮、茵陈、海金沙、龙眼肉等；具有中枢神经节阻断作用的如全蝎、地龙、钩藤、桑寄生等；具有β受体阻滞作用的如葛根、佛手、淫羊藿等；具有影响血管紧张素Ⅱ形成作用的如山楂、何首乌、白芍、木贼、红花、板蓝根、青风藤、海风藤、牛膝、泽泻、海金沙、胆南星、法半夏、栝蒌、降香、细辛等，并初步阐明了一些单成分如汉防己甲素、钩藤碱、萝芙木、毛冬青甲素等的降压作用机理。

虽然近年来中西医结合防治高血压取得了显著进展，但也存在以下问题：①目前西药治疗高血压病具有降压作用确切、服用方便等特点，但疗效个体差异较大，有时需反复多次调整，而且多数西药存在一定副作用，很大程度上限制了临床应用，如ACEI类药物的致咳作用，β受体阻滞剂对于慢阻肺患者的限制，利尿剂对脂肪、糖代谢的不良影响。②中医防治高血压病的多数报道仍停留在对降压疗效的简单观察，观察指标和实验方法较为滞后，中医对高血压病出现的多数症状都有独特的疗效，副作用少，具有一定的优势，但是中药降压效果尚不理想，起效也较慢，半衰期短，需多次给药，单次剂量常多达数片，患者依从性差，不适宜长期服药。③中药单味药降压研究较多，但作用机理研究尚欠深入，多数作用靶点不清，缺乏药代动力学及量效关系方面的研究，影响了疗效的进一步提高。④早期中药研究多着眼于“降压”本身，与现有西药比较，未能突出中医药整体调控的优势，近年来已开始注重对高血压靶器官损害影响的研究，但多以实验为主，临床缺乏大样本RCT研究。

基于此，提出以下对策：①中药以其疗效持久、副作用少、作用靶点广泛等优点，在高血压治疗中占有重要地位。ASCOT-LLA证实降血压联合降血脂可进一步显著减低冠心病事件，表明综合控制多重危险因素对心血管疾病预防的重要意义，恰恰提示许多在降压同时兼有改善血流变、降脂、抗氧化等作用的中药，尤其是复方，可能对减少或延缓靶器官损害具有良好作用，这方面研究有待加强。而且，随着医学由生物模式向“社会—生物—心理”模式转化，对慢性疾病单纯以生物医学指标评价疗效还很不够，应注重对患者生活质量的改善。中医药着眼整体调治，在这方面有潜在优势，应加强中医药降压对患者生活质量影响的研究。②中医防治高血压病研究不能仅停留在对降压疗效的简单观察上，应结合现代医学最新进展。一方面采用动态血压监测技术，观察药物的谷峰比值及其对血压负荷值、血压变异度、昼夜血压节律等的影响；另一方面，从心室肥厚、尿微白蛋白、眼底异常、血管超声改变等方面探讨其对靶器官损害的影响，必要时结合生活质量、卫生经济学乃至心脑血管事件进行评价，从而全面、客观地反映中药的疗效。③中药抗高血压机制研究方面以对RAS影响、Ca^{2+}通道阻断等机制的研究较为多见，且此类抗高血压中药较多，因而可以从这些作用机制较为清楚的中药入手，深入研究其有效部位及有效成分，探索其组效关系，在疗效显著但有一定毒性时可考虑对其衍生物的开发；对作用于不同靶点的有效组分可进行配伍组合、进而结合药效优化配比关系，加速创新中药的研制与应用。④西药降压效果为特长，中药改善高血压病症状为优势，应进一步明确不同降压中药在症状改善方面的特点，为临床“辨症”用药、进一步提高疗效提供依据，在此基础上进一步优化中西医结合方案，探索中西医结合的增效减毒作用。⑤“高血压前期”概念的提出使高血压的预防问题受到重视，在早期生活方式干预的基础上，按照辨证论治原则进行整体调控无疑是中医药的优势所在，能否减少或推迟高血压的发生值得研究。⑥中西医结合不应当仅限于采用现代医学方法、手段进行中医中药研究，还可以考虑把西药放到中医理论体系中进行考察，使之具备中药基本内容，成为能够按照中医理论使用的药物。国外近年来提出的个性化医学的最高境界即是根据不同患者基因型选择性地应用某些药物，以达到疗效最佳而副作用最小之目的，其实现显然尚待时日，但这种理念是否与中医的辨证用药有共通之处呢？国内已有学者开始西药在高血压患者中的辨证应用研究，并取得一些可喜的成果，如发现寿比山和钙拮抗剂适于痰湿型患者，而 ACEI 适合于肝火亢盛型患者，很有新意。

原载：徐浩，陈可冀．中西医结合防治高血压病的进展、难点与对策 [J]. 世界中医药，2007, 2(1): 3-5.

冠心病易损斑块与中西医结合干预的实践与思考

徐　浩　陈可冀

动脉粥样硬化（AS）是一种血管的慢性炎症病变，其累及心脏引起的冠状动脉粥样硬化性心脏病（简称冠心病）严重威胁着人类健康。如何防治AS，减少冠心病的发病率和病死率始终是心血管病研究领域的重点和热点之一。

随着对冠心病病理生理机制认识的不断深入，人们提出了急性冠脉综合征（ACS）的新概念。ACS包括不稳定型心绞痛、急性心肌梗死和心脏缺血性猝死，是冠心病致死的主要原因。既往多强调冠状动脉粥样硬化病变所造成管腔的狭窄程度，把治疗重点放在及早发现血管的严重狭窄并给予介入治疗，以狭窄发展及改善与否作为病情和疗效观察的重要指标。然而，越来越多的研究表明，硬化的斑块由原来的稳定状态进入一种不稳定状态。此时斑块多具有脂质中心大、纤维帽薄、平滑肌细胞和胶原含量少、炎性细胞和炎症介质水平较高等特点，易于破裂[1,2]，在这种不稳定斑块（易损斑块）破裂的基础上合并血栓形成是造成ACS最重要的病理基础[3]。这种转变与斑块的大小、多少、位置及它所导致的管腔狭窄程度无关。冠状动脉介入治疗虽可纠正严重狭窄，但并不改变AS的生物学过程，斑块不稳定的问题仍未解决。

近年许多临床试验结果显示，他汀类降脂药虽然只能轻度改善冠状动脉管腔大小，但可明显减少冠状动脉事件的发生[4]。实验研究证实，他汀类降脂药具有一定稳定AS斑块的作用[5]。这使我们有必要重新谨慎评估积极的内科稳定斑块治疗与介入性有创治疗在慢性心肌缺血处理中的相对裨益。随着对AS发病机制的进一步认识，血管病理生理学及生物学的研究已逐渐以稳定易损斑块以及减少斑块破裂后血栓形成为方向，未来冠心病的二级预防重点也将由治疗冠脉狭窄转为易损斑块的干预[6]。

冠心病属中医“胸痹”范畴，病机有本虚标实之分，本虚多为气虚、阴虚，标实则以血瘀、痰浊、寒凝、气滞多见，然而血瘀之病机贯穿于冠心病发病的整个过程。许多研究已证实，活血化瘀中药可通过降脂、抗血小板黏附聚集、改善血液黏稠度等多种途径发挥抗AS的作用，但对AS时不稳定斑块是否具有管预作用报道较少。我们于2002年获得国家自然科学基金资助（题目：活血中药干预不稳定斑块的作用及机理研究），首先在国内将ApoE基因缺陷小鼠动脉粥样硬化模型引入中医药干预易损斑块研究中，从病理形态学、细胞成分、胶原、炎症介质等方面观察和血（丹参、赤芍）、活血（川芎、三七）及破血中药（桃仁、酒军）稳定斑块的效果及作用机理。结果表明，不同活血药可作用于动脉粥样硬化的不同环节，包括降脂、影响胶原代谢、干预炎症反应、影响血管活性因子等，其稳定斑块作用亦有所差别，以破血药酒军稳定斑块综合作用最佳，几乎达到西药辛伐他汀类似的效果，三七次之。并观察到几组中药的降血脂作用与稳定斑块效果并不平行[7-10]。由于酒军功能活血解毒，现代研究其有抗炎作用，与近年来“AS是一种炎性病变”的认识不谋而合，提示活血解毒药可能具有潜在的稳定斑块作用，因此我们提出“活血解毒—抑制AS炎症反应—稳定斑块”的假说，并于2005年再次申请并获得国家自然科学基金资助（题目：活血解毒中药干预ApoE基因缺陷小鼠动脉粥样硬化炎症反应及稳定斑块的作用及机理研究）。初步研究结果显示，具有活血解毒作用的大黄醇提取物、虎杖提取物和具有抗炎作用的丹参酮均具有较好的作用，提示“活血解毒”可能是一种类效应，验证了我们的假说，进一步深入研究正在进行中，其结果对于动脉粥样硬化和冠心病的防治无疑具有重要的意义。

晚近认为，发生心血管事件的斑块并不一定是易损斑块，提示可能还与全身整体因素等有关，称之为易损病人更合适。为此，全球50多位最著名的心血管病学专家于2003年10月在美国Circulation杂志著文[11,12]，共同提出了预防急性心脏事件的新方向，即提出了从易损斑块到易损病人的新概念，强调从整体观念上来评估病人，进一步优化心血管危险评估方案，及早干预易损病人以防治疾病。这种新的理念无疑为中西医结合干预 ACS 提供了新的机遇和切入点，以中医整体观和辨证论治思想为指导，探索冠心病易损病人的早期识别、中医病机特点和证候演变规律，进而构建冠心病易损病人的早期预警体系，探索有效中西医结合干预手段，无疑都是我们亟待深入研究的课题。

参考文献

[1] Nakamura M, Lee DP, Yeung AC. Identification and treatment of vulnerable plaque[J]. Rev Cardiovasc Med, 2004, 5(Suppl 2): S22-S33.

[2] Shah PK. Pathophysiology of plaque rupture and the concept of plaque stabilization[J]. Cardiol Clin, 2003, 21(3): 303-314.

[3] Conti CR. Updated pathophysiologic concepts in unstable coronary artery disease[J]. Am Heart J, 2001, 141(2 Suppl): S12-S14.

[4] Dupuis J. Mechanisms of acute coronary syndromes and the potential role of statins[J]. Atheroscler Suppl, 2001, 2(1): 9-14.

[5] Koh KK. Effects of statins on vascular wall: Vasomotor function, inflammation, and plaque stability[J]. Cardiovasc Res, 2000, 47(4): 648-657.

[6] Kullo IJ, Edwards WD, Schwartz RS. Vulnerable plaque: Patho biology and clinical implications[J]. Ann Intern Med, 1998, 129(12): 1050-1060.

[7] 文川, 徐浩, 黄启福, 等. 活血中药对ApoE基因缺陷小鼠血脂及动脉粥样硬化斑块炎症反应的影响[J]. 中国中西医结合杂志, 2005, 25(4): 345-349.

[8] 文川, 徐浩, 黄启福, 等. 几种活血中药对ApoE缺陷小鼠动脉粥样 硬化斑块影响的形态学研究[J]. 中国病理生理杂志, 2005, 21(8): 864-867.

[9] 文川, 徐浩. 易损斑块实验动物模型及评价[J]. 中国中西医结合杂志, 2005, 25(9): 856-858.

[10] 徐浩, 文川, 郭爱桃, 等. 传统医药与人类健康[M]. 北京: 中国古籍出版社, 2004: 275.

[11] Naghavi M, Libby P, Falk E, et al. From vulnerable plaque to vulnerable patient: A call for new definitions and risk assessment strategies: Part I[J]. Circulation, 2003, 108(14): 1664-1672.

[12] Naghavi M, Libby P, Falk E, et al. From vulnerable plaque to vulnerable patient: A call for new definitions and risk assessment strategies: Part II[J]. Circulation, 2003, 108(15): 1772-1778.

原载：徐浩，陈可冀．冠心病易损斑块与中西医结合干预的实践与思考 [J]. 中西医结合心脑血管病杂志，2006, 4(11): 941-942.

GP Ⅱ b- Ⅲ a 基因多态性与冠心病相关性研究

薛 梅 殷惠军 陈可冀

基因多态性是指人群中出现的先天的遗传变异，它可表现为高度重复序列拷贝数的不同，如短串联重复序列（short tandem repeat，STR）；也可表现为单核苷酸多态性（single nucleotide polymorphism，SNP），即单个碱基的不同，如单个碱基的缺失、替换和插入。血小板膜糖蛋白（glycoprotein，GP）受体含量丰富，是血小板黏附到血管壁成分和血小板间相互作用的关键物质，而 GP Ⅱ b- Ⅲ a 是主要的血小板黏附受体，在促进血小板聚集和血栓增长中起关键作用[1]。近年来的研究中人们不仅注意到血小板膜糖蛋白表达量与冠心病的相关性，同时也越来越多地关注活化过程中血小板膜糖蛋白的多态性与冠心病的相关性。自 1996 德国 Weiss 等[2] 首先报道血小板 GP Ⅲ a 基因 PlA1/PlA2 多态性与心肌梗死的发生有关，PlA2 基因的携带者易发生心梗后，国内外开始研究有关血小板 GP 基因及其多态性与冠心病的关系，成为近年来国际上基因多态性研究的一个热点。

现将近年关于血小板膜 GP Ⅱ b- Ⅲ a 基因多态性与冠心病相关性的研究近况综述如下。

1 GP Ⅱ b- Ⅲ a 基因多态性与冠心病易感性及临床表型的关系

1.1 国内研究

国内血小板膜 GP Ⅱ b- Ⅲ a 基因多态性的研究多集中于Ⅲ a 的 PLA 多态位点，相关文献皆报道该多态性与急性心梗无相关性，且 PLA1/A1 基因型的检出率远远高于 PLA2。

如陆林等[3] 运用 RFLP 和 ASO 技术对 82 例心梗患者和 68 例对照进行该多态性的检测，并与 50 例美国健康白种人作比较，结果显示 150 例中国人的 GP Ⅲ a 多态基因型均为 PLA1/PLA1，与美国白种人有显著差别，且中国人群血小板受体 GP Ⅲ a 基因的 PLAl/PLA2 多态性与心梗发病无相关性。陈方平等[4] 发现湖南地区人群 HPA 基因急性心肌梗死组 HPA1-5 基因频率和正常对照比较无统计学意义，表明 HPA 基因与急性心肌梗死无明显关系。油红文等[5] 运用聚合酶链反应 - 限制性片段长度多态性分析（PCR-RLFP）技术检测 64 名急性心梗患者及 47 名健康对照者 GP Ⅱ b- Ⅲ a 的 PLA 的基因多态性，所有患者和正常对照者均为 PLA1/A1 基因型，PLA2 基因型的检出率为 0%，血小板糖蛋白Ⅱ b- Ⅲ a 的 PLA 的基因多态性与中国人群急性心梗危险度的增加无关，在中国汉族人群中 PLA2 基因型分布是极低的，可见此基因型分布存在东西方差异。杨胜利等[6] 采用 PCR-RFLP 方法对乌鲁木齐地区维汉两民族 105 例冠心病患者和 56 例对照组人群进行 GP Ⅲ a 基因多态性研究，发现 PLA2 等位基因频率在中国乌鲁木齐地区汉族人群中缺如，在维吾尔族中罕见，认为该等位基因频率与冠心病无相关性。

1.2 国外研究

国外有关血小板膜 GP Ⅱ b- Ⅲ a 的研究结果也各不相同。Marz 等[7] 在观察了德国人群中 1051 例患者及 2247 例对照病例后发现，GP Ⅲ a PLA1/A2 基因型与经冠脉造影确诊的冠心病（*OR*：1.13；95% *CI*：0.93-1.39）及心梗（OR1.09；95% CI：0.87-1.37）的发病无相关性。Park 等[8] 采用 RLFP 方法研究了韩国人群，包括曾行冠脉造影术的 1073 例患者，242 例正常和轻度冠脉硬化的患者及 831 例重度冠心病患者，发现仅有 192 例观察病例为 PlA1/A1 型，而该基因表型与冠心病严重程度及心梗并无相关性。在瑞典人群（斯德哥尔摩）调查中[9]，将 369 例有心梗史患者和 369 例健康人经严格配对后进行比较，发现 GP Ⅲ a PLA1/A2 基因型与冠心病严重程度无关，与早期心梗的遗传易感性无关。

不过大多数报道还是认为 GP Ⅱ b- Ⅲ a 基因多态性与冠心病是有一定相关性的。沙特阿拉伯人群[10]509 例健康志愿者及 451 例冠脉造影确诊的冠心病患者中，两组的基因型频率（PLA1/PLA1、PLA1/PLA2、PLA2/PLA2）分别为（70.7%、26.9%、2.4%）和（77.2%、19.5%、3.3%），PLA1 等位基因频率分别为 0.84、0.87，PLA2 等位基因频率分别为 0.16、0.13，可见 PlA1/PlA1 基因型（P=0.029）与冠心病有相关性。晚近一项关于北欧地区斯堪的纳维亚人 GP Ⅱ b/ Ⅲ a 多态性的研究报道[11]，在对包括血管造影证实 CAD 的有 MI 病史患者 529 例，血管造影证实 CAD 的无 MI 病史患者 490 例，健康对照组 1191 例的对照研究中发现，PlA2 在这三组中出现的频率依次是 35%、28%、28%，且有 MI 病史的患者与健康对照组有显著差异（P=0.002），PlA2 基因型增加了患 MI 的危险性。关于芬兰人群的研究[12]也证实 PLA 多态性对早期冠状动脉粥样硬化有重要影响，而另一项针对芬兰人的研究报道[13]PLA2 基因型是冠脉血栓形成的主要危险因素，也可能是中青年心源性猝死的重要预警标志。

2 GP Ⅱ b- Ⅲ a 基因多态性兼顾其他因素对冠心病的共同作用

2.1 年龄与性别

来自于韩国的研究显示[8]在小于 56 岁的人群中 HPA-3（GP Ⅱ b）多态性与急性心梗有关，另一关于 GP Ⅱ b 的研究显示[14]Ser843 多态性可能增加伴有其他冠心病危险因素的年轻女性患心肌梗死的危险性。

Pegoraro[15]等报道在年青的亚洲印度人群中（≤45 岁）PIA2 等位基因对曾有过心肌梗死病史者是一个重要的危险因素，也反映了冠心病的严重程度。另一项研究[16]中对 3261 例经冠脉造影的患者进行 PIA1/A2 基因分型，其中包括 1175 例心肌梗死后幸存者，1211 例无心肌梗死病史的冠状动脉性疾病患者，571 例冠脉造影结果阴性的对照患者和 793 例志愿者。研究发现 HPA-1b 基因型携带者心肌梗死的发病年龄平均要早 5.2 年，与早期心肌梗死的发生有关，而与冠状动脉性疾病无关。Gruchala[17]等研究了波兰北部地区的 397 例高加索男性患者，基因型频率（PLA1/PLA1、PLA1/PLA2、PLA2/PLA2）分别为 75%，24%和 1%，PLA1 和 PLA2 的等位基因频率分别为 0.87 和 0.13（P＜0.05），认为 PLA1/PLA1 基因型与该地区男性患者患严重冠心病有相关性。

2.2 吸烟及其他危险因素

有关 GP Ⅲ aPLA 多态性的研究也报道[18][19]只有该多态性合并其他冠心病危险因素才与心肌梗死的发病有相关性。丹麦人群[20]中 Pl（A2）/Pl（A2）基因型与年轻人患缺血性心脏病及急性心梗有关。Lopes 等[21]对 592 例慢性冠心病患者随访 3 年后发现，PLA2 基因型且吸烟的患者继发心血管事件的危险性较单纯 PLA2 基因型者显著增加（P=0.01），另一项研究也证实[22]非 ST 段抬高的急性冠脉综合征患者中吸烟者的 PLA2 基因型较非吸烟者显著减少（P=0.0026）。

3 GP Ⅱ b- Ⅲ a 基因多态性与冠心病临床治疗效果的关系

关于北欧地区斯堪的纳维亚人 GP Ⅱ b/ Ⅲ a 多态性研究的报道[11]也提到 PLA2 多态性可能与心肌梗死病人的抗血小板治疗疗效有关。Papp 等[23]发现在 ACS 患者中 PlA2 基因型的表达（59/158）远高于健康对照组（51/199；P＜0.05），PlA2 基因携带者患 ACS 的危险性增加（OR5.74；95% CI1.75-18.8；P=0.004），而阿司匹林抵抗患者的 PlA2 基因型表达明显高于治疗有效者，分别是 0.21 和 0.14（P＜0.05），所有表达 PlA2 基因型的患者阿司匹林治疗效果欠佳，由此可见 PLA 多态性与阿司匹林的疗效有关。

Gorchakova 等[24]将 292 例急性心梗患者随机分为 2 组，分别进行支架配合阿昔单抗和溶栓治疗后，随访 18 个月后，采用锝 ^{99} 反射性标记观测，患者的基因型频率（PLA2/PLA2、PLA1/PLA2、PLA1/PLA1）分别为 3.4%，24.7%和 71.9%，Pl（A2）和 Pl（A1/A1）基因型患者心肌再灌注指数（P=0.48）、最终的梗死面积（P=0.49）及 18 个月内的死亡率 P=0.69）都没有统计学差异，研究表明 PLA 多态性与急性心梗患者的心肌再灌注疗效无关。

4 讨论

综上 GP Ⅱ b/ Ⅲ a 基因多态性在冠心病研究中涵盖了多个方面的内容，包括与冠心病易感性的关系，与临床表型及预后的关系，兼顾其他因素（年龄、性别、危险因素）对冠心病的共同作用及与冠心病临床治疗效果的关系。然而，绝大多数基因多态性的研究都局限于与冠心病易感性的相关性研究上，泛泛地进行频率调查或是简单地了解基因多态性与冠心病预后、转归的联系，忽视了基因多态性与冠心病临床表型多样性的内在联系，及为什么相应的治疗药物对不同的个体疗效不同等更有临床意义的问题研究上，削弱了其临床应用价值。

而且目前许多研究者进行基因多态性分析时尽管所用的方法基本一致，但结论却不尽相同。推究其原因主要有：①某些研究样本收集量不足，未达到有统计学意义所需数量；②多态性本身可能就存在种族和地域差异；③病例选择标准及纳入范围不同，部分可能存在偏歧；④各研究所采用的统计学处理方法不同，等等。

总之 GP Ⅱ b/ Ⅲ a 基因多态性研究为揭示冠心病临床表型多样化产生的实质，为冠心病个体化的临床治疗打下了基础。由于冠心病的候选基因众多，通过每一候选基因研究，特别是研究候选基因之间、基因多态性与环境之间的相互作用来剖解其发病机制，是未来临床研究中的一个重要方向。从临床观察出发，把握基因多态性研究与临床应用的结合点和正确的研究策略将使冠心病的诊断、治疗和预防提高到一个新的水平。

参考文献

[1] Velculescu VE. Tantalizing Transcriptomes—SAGE and Its Use in Global Gene Expression Analysis. Science, 1999, 286: 1491-1492.

[2] Weiss EJ, Bray PF, Tayback M, et al. A Polymorphism of a Platelet Glycoprotein Receptor as an Inherited Risk Factor for Coronary Thrombosis. N. Engl. J. Med. , 1996；334: 1090 – 1094.

[3] 陆林, 于金德, 乐玮, 等. 血小板受体GP Ⅲ a基因PIAI/PIA2多态性与心肌梗死关系的研究[J]. 中国心血管杂志, 1998, 3(6): 425-427.

[4] 陈方平, 蹇在伏, 解勤之, 等. 急性心肌梗死和缺血性脑卒中病人血小板同种抗原基因多态性研究[J]. 中华医学杂志, 2000, 80(5): 332-335.

[5] 油红文, 高东升, 王佩显. 血小板糖蛋白Ⅱ b-Ⅲ a的PLA基因多态性与心肌梗死关系的研究[J]. 济宁医学院学报, 2004, 27(4): 25-26.

[6] 杨胜利, 何秉贤, 何作云, 等. 乌鲁木齐地区维汉两民族中糖蛋白Ⅲ a基因多态性与冠心病危险性的关系[J]. 中国微循环, 2003, 7(3): 136-139.

[7] Marz W, Boehm BO, Winkelmann BR, et al. The PLA1/A2 plymorphism of platelet glycoprotein IIIa is not associated with the risk of type 2 diabetes. The Ludwigshafen Risk and Cardiovascular Health study[J]. Diabetologia, 2004, 47(11): 1969-1973.

[8] Park S, Park HY, Park C, et al. Association of the gene polymorphisms of platelet glycoprotein Ia and IIb /IIIa with myocardial infarction and extent of coronary artery disease in the Korean population[J]. Yonsei Med J, 2004, 45(3): 428-434.

[9] Lagercrantz J, Bergman M, Lundman P, et al. No evidence that the PLA1/PLA2 polymorphism of platelet glycoprotein IIIa is implicated in angiographically characterized coronary atherosclerosis and premature myocardial infarction[J]. Blood Coagul Fibrinolysis, 2003, 14(8): 749-753.

[10] Abu-Amero KK, Wyngaard CA, Dzimiri N. Association of the platelet glycoprotein receptor IIIa(PLA1/PLA1)genotype with coronary artery disease in Arabs[J]. Blood Coagul Fibrinolysis, 2004, 15(1): 77-79.

[11] Grove EL, Orntoft TF, Lassen JF, et al. The platelet polymorphism PlA2 is a genetic risk factor for myocardial infarction[J]. J Intern Med, 2004, 255(6): 637.

[12] Mikkelsson J, Perola M, Penttila A, et al. The GPIIIa(beta3 integrin)PLA polymorphism in the early development of coronary atherosclerosis[J]. Atherosclerosis, 2001, 154(3): 721-727.

[13] Melus V, Pullmann R, Hybenova J, et al. Is PLA1/A2 gene polymerphism of platelet membrane glycoprotein IIIa a risk factor for myocardial infarct? [J]. Bratisl Lek Listy, 1999, 100(11): 593-597.

[14] Reiner AP, Schwartz SM, Kumar PN, et al. Platelet glycoprotein IIb polymorphism, traditional risk factors and non-fatal myocardial infarction in young women[J]. Br J Haematol, 2001, 112(3): 632-636.

[15] R. J. Pegoraro, N. Ranjith. Plasminogen activator inhibitor type 1(PAI-1)and platelet glycoprotein IIIa(PGIIIa)polymorphisms in young Asian Indians with acute myocardial infarction[J]. Cardiovasc J South Afr, 2005, 16: 266–270.

[16] Zotz RB, Winkelmann BR, Muller C, et al. Association of polymorphisms of platelet membrane integrins alpha IIb(beta)3(HPA-1b/PlA2)and alpha2(beta)1(alpha2807TT)with premature myocardial infarction[J]. J Thromb Haemost, 2005 Jul；3(7): 1522-1529.

[17] Gruchala M, Ciecwierz D, Ochman K, et al. Association between the PL(A)platelet glycoprotein GPIIIa polymorphism and extent of coronary

artery disease[J]. Int J Cardiol, 2003, 88(2-3): 229-237.

[18] Rosenberg N, Zivelin A, Chetrit A, et al. Effects of platelet membrane glycoprotein polymorphisms on the risk of myocardial infarction in young males[J]. Isr Med Assoc J, 2002, 4(6): 411-414.

[19] Melus V, Pullmann R, Hybenova J, et al. Is PLA1/A2 gene polymerphism of platelet membrane glycoprotein IIIa a risk factor for myocardial infarct? [J]. Bratisl Lek Listy, 1999, 100(11): 593-597.

[20] Bojesen SE, Juul K, Schnohr P, et al. Platelet glycoprotein IIb /IIIa Pl(A2)/Pl(A2)homozygosity associated with risk of ischemic cardiovascular disease and myocardial infarction in young men: the Copenhagen City Heart Study[J]. J Am Coll Cardiol, 2003, 42(4): 661-667.

[21] Lopes NH, Pereira AC, Hueb W, et al. Effect of glycoprotein IIIa PlA2 polymorphism on outcome of patients with stable coronary artery disease and effect of smoking[J]. Am J Cardiol, 2004, 93(12): 1469-1472.

[22] Barakat K, Kennon S, Hitman GA, et al. Interaction between smoking and the glycoprotein IIIa PL(A2)polymorphism in non-ST-elevation acute coronary syndromes[J]. J Am Coll Cardiol, 2001, 38(6): 1639-1643.

[23] Papp E, Havasi V, Bene J, et al. Glycoprotein IIIA gene(PlA)polymorphism and aspirin resistance: is there any correlation? [J]Ann Pharmacother, 2005, 39(6): 1013-1018.

[24] orchakova O, Koch W, Mehilli J, et al. PLA polymorphism of the glycoprotein IIIa and efficacy of reperfusion therapy in patients with acute myocardial infarction[J]. Thromb Haemost, 2004, 91(1): 141-145.

原载：陈可冀，薛梅，王振华，殷惠军．GP Ⅱ b- Ⅲ a 基因多态性与冠心病相关性研究 [J]. 医学研究杂志，2006, 35(12): 1-2.

基于循证医学原则中医药干预冠心病 PCI 后再狭窄的临床实践

徐　浩　陈可冀

中医药学有数千年的历史，是中国劳动人民长期同疾病做斗争的实践经验总结，并逐步形成、发展成为独特的医学体系。然而，由于其是一种典型的经验医学，疗效缺乏客观化、定量化的评价标准。中医药临床试验是 20 余年前才开始的，近 10 年来呈增长趋势，但在临床研究中仍存在不少问题[1,2]，如研究设计欠严谨、随机方法应用不当、样本量不够、观察指标不明确、报告质量不高、疗效指标缺乏长期随访的终点“硬”指标（如病死率、致残率）等。这些问题均影响了研究结果的可靠性，因此其试验的科学价值很难得到国际认可。近年来循证医学（EBM）的引入，无疑为中医药研究带来了良好的机遇和切入点。在国家“十五”期间，我们按照循证医学原则进行了中医药干预冠心病经皮冠状动脉介入（percutaneous coronary intervention，PCI）后再狭窄（RS）的临床研究，在实践中体会到循证医学确实是指导中医药临床研究的重要原则，在循证医学指导下的临床研究方法也为中医药干预 PCI 后 RS 的疗效提供了客观证据。

1 评价干预措施的金标准——随机对照试验（RCT）

传统的临床评价多依赖中医专家和医师在临证实践过程中对个案病例或系列病例的经验总结，缺乏严格设计的前瞻性试验研究。其明显的不足在于偏倚难以控制，结果经不起重复。EBM 的兴起，掀起了临床医学的深刻变革，它使得临床医学从传统的经验医学向实证医学发生转变。它要求临床医生转变以经验为依据的决策方式，设法寻找最好的客观证据来指导临床实践[3]。RCT 是目前国际上公认的评价干预措施效果的金标准，为循证医学所提倡的证据，其中多中心、双盲、随机临床试验是国际临床试验研究的发展趋势。我国《新药审批办法》规定，Ⅱ、Ⅲ期临床试验需采用随机对照方法。随机对照试验可用于评价两种干预措施的优劣，确定某一干预措施的利弊，证实某一干预措施的有效性和安全性。因此，严格设计的随机试验将对干预措施的效果做出肯定或否定的结论，通过推广应用有效的治疗和摒弃无效的治疗，能够起到节约医疗卫生资源、避免低水平重复研究造成的浪费以及提高医疗质量的作用。在既往研究基础上，我们即按照循证医学原则选择多中心、随机、双盲、安慰剂对照方法进行活血化瘀中药芎芍胶囊干预 PCI 后 RS 的多中心临床试验，客观评价了中药干预 PCI 后 RS 的疗效和安全性[4]，研究结果得到西医介入专家的高度评价[5]。

2 芎芍胶囊的研发之路——扎实的研究基础是开展 RCT 信心的来源

PCI 以其无需开胸即获冠脉血运重建之效，已成为治疗冠心病心绞痛和心肌梗死的主要有效方法，被公认是心脏病领域里程碑式的进展。然而，PCI 后 RS 一直是困扰该领域的世界性难题，其发生率高达 20% ~35%，严重限制了其远期疗效[6]。我们自 20 世纪 90 年代初期即率先提出“血瘀证与 RS 密切相关”的假说，并采用经典活血化瘀方血府逐瘀汤制剂进行干预 RS 的研究，临床观察证实该药可减少冠心病患者经皮血管腔内成形术（PTCA）后心绞痛的复发，改善 PTCA 患者的血瘀症状，对预防 PTCA 后 RS 有一定的作用[7]。实验研究证实其具有抑制血管平滑肌细胞增殖和干预相关基因表达的作用[8,9]。在此基础上，我们进一步精简方药、优化配比、改良工艺，提取川芎、赤芍的有效作用部位制成芎芍胶囊，108 例冠心病介入治疗患者小样本随机对照研究显示，芎芍胶囊可明显减少冠状动脉介入治疗后冠状动脉造影随访 RS 的发生，减少心绞痛复发，并可改善患者的血瘀状态[10]。在中国小型猪球囊损伤冠脉模型上进行的实验研究表明，芎芍胶囊可抑制猪冠状动脉球囊损伤后的血管重塑和内膜增殖，从而发挥干预 RS 的作用，而抑制血小板活化、减少胶原沉积和调控平滑肌细胞增殖凋亡，可能是其作用机制[11-15]。本研究先后得到国家“八五”、“九五”和“十五”科技攻关计划的资助，临床和实验研究结果也大大增强了我们采用中医药干预 RS 的信心，促使我们采用多中心、随机双盲、安慰剂对照临床试验方法，进一步按照循证医学原则科学评价活血化瘀中药芎芍胶囊干预 PCI 后 RS 的安全有效性。值得一提的是，尽管两个临床试验中由于冠造随访率不同而出现实际 RS 率有所差异，但加中药组较单纯西药组冠造 RS 率减少 45%的结果与前期的小样本试验高度一致[4,10]。

3 临床试验成功的保证——规范化的研究设计

分析表明，中医药随机对照试验文章在设计、实施和报告中均存在一些问题，诸如样本量计算、随机分组方法的描述、盲法的使用、依从性及疗效定义等方面。因此，在试验开始之前进行规范化的研究设计，是临床试验最终取得成功的保证和前提。

3.1 样本量估计——如何利用有限的资源得到最有效的证据

临床试验报告中有无预先的样本量估计是评价试验质量的重要依据之一。理论上讲，验证某一干预措施与对照之间的差异，样本量越大则试验结果越接近于真值，其结果就越可靠。但由于资源的限制和伦理的原因，临床试验的对象数量不可能做到无限大，因此需确定符合统计学检验水准要求的最适样本量。目前，国内发表的中医药临床试验大多为小样本试验，且极少有报道预先计算样本量的试验[16]。我们结合小样本临床试验的结果，在临床试验前通过统计学方法估计样本量。目前西药标准治疗的 RS 率约为 35%，如中药干预组将 RS 率降低到 20%（较西药组降低 43%），若要得出统计学阳性差异结果，则病例数至少每组 110 人（单侧检验，显著性水平 α 为 0.05，把握度（$1-\beta$）为 0.80。为了防止因过高地估计中药的效果导致样本数计算值偏小，并考虑到临床试验中未进行冠造随访及部分脱落的病人，本研究实际计划纳入患者 396 人。事实证明，我们在统计学方法指导下预先估计样本量，使所进行的 RCT 试验在有限的病例资源下取得了统计学的差异。

3.2 随机和随机隐藏——“随机”不应只是表面文章

临床试验中对参与研究的对象进行随机化分组，其目的是为了避免人为的选择性偏倚，使进入试验的两组或多组在基线特征上尽可能保持一致，即统计学上的组间可比性，这样才能保证试验结果的真实可靠。临床试验中的随机化包含两层意思：一是指随机分配方案的产生。根据不同试验，有完全随机、区组随机、分层随机和分层区组随机等设计方法。由于是多中心试验，我们采用了基于不同中心的区组随机设计，这样保证了病例在各个中心里的随机，尤其避免了病例数少的单位所出现的病例分布不均衡情况。由临床试验负责单位中日友好医院临床药理中心借助 SAS 统计分析系统产生 396 例受试者，接受处理（试验药和对照药）的随机安排，即列出药物流水编号 001-396 所对应的治疗分配。二是指对该随机分配方案在实施分配期间进行隐藏。我们采用的是密封的、不透光的、按序列编码的信封法，各中心由护士站控制随机分配，按受试者的就诊顺序发给相应编号的药。当然，我国现行的这种信封法作为随机隐藏并不理想，这是由于临床医生可能一次同时打开几个信封或提前打开信封，结果使有的患者会被延期分配以达到接受期望治疗的目的。在发达国家该方法已逐渐被中心计算机随机所取代。这方面，中国中医科学院疗效评价中心已开发出中央随机系统，为规范化的随机操作提供了良好的平台，值得进一步推广应用。

3.3 安慰剂对照——A+C 与 B+C 的比较模式更切合实际

美国 FDA 规定，新药必须有与安慰剂对照的证据。关于安慰剂对照的伦理学问题，不同的文化背景有着不同的观念，多年来在国际上一直存在着争议。2000年修订的《赫尔辛基宣言》中提到：一项新的预防、诊断或治疗方法的获益、风险、负担和效果，应当和现行最佳方法进行比较试验，但不排除在缺乏有效证明的预防、诊断或治疗方法情况下使用安慰剂对照或空白对照[16]。对于一些有生命威胁的疾病如癌症、严重感染等，则不主张患者接受安慰剂治疗，但如果所有患者均接受标准治疗，在此基础上比较试验药物与安慰剂则是被允许的，即A+C与B+C的比较模式（A为试验药物，B为安慰剂，C为标准治疗）。在我们进行的RS干预临床试验中，许多西药被用于介入治疗的患者如抗血小板药、抗凝剂、降脂药、降压药等，要完全停用显然不太现实，鉴于这些药目前没有证实具有干预RS的作用，因此在规范化用药基础上加用试验药物或安慰剂，同样可获得预期的结果，也更切合临床实际。

3.4 盲法的延伸——遵循国际惯例，独立终点评价和第三方资料统计

临床试验中盲法的使用被看作是评价试验质量的重要标准之一。有系统评价结果表明，采用双盲法与未采用双盲法的临床试验比较，后者会夸大治疗效果约15%[17]。盲法是指对参与试验的人员进行遮蔽，使其对实施干预（通常为药物）或评估结局的对象不知情，以避免实施偏倚（performancebias）和测量偏倚（detectionbias）。根据“盲”的程度不同通常分为单盲（即患者不知道接受何种药物治疗）和双盲（患者和给予治疗的医务人员不知道接受或给予何种药物）。在此基础上，我们遵循国际惯例，采用独立终点评价的方法，所有冠造随访资料统一刻盘存档，最终由不知试验分组的专业人员进行统一判定，保证了结果的客观性，也避免了不同临床医生判定冠脉造影资料上的差异对结果的影响。另外，研究资料（病例报告表）统一交第三方人员（安徽省药物临床评价中心）进行数据录入和盲法统计分析，统计资料前进行一级开盲，分出A组、B组；统计结束后，进行二级开盲，明确试验组与对照组。

4 临床试验实施的关键与难点——加强质量控制，提高患者依从性

临床试验实施中应加强质量控制，制定防止偏倚的措施。在临床试验开始前，我们组织各中心参加临床试验的医师认真学习临床试验方案，落实各项技术指标，相对固定具体观察的医生。试验实施过程中，通过多次召开中心协调会，及时发现问题、总结经验、相互促进，并定期对各中心进展情况进行监察，这些措施都促进了研究质量的提高。患者依从性是评价随机对照试验质量的重要指标之一。临床试验在设计阶段应当考虑依从性的问题，并制定一些提高或确保依从性的措施，如向参加试验的患者详细介绍试验目的、治疗方案及随访的重要性，建立良好的医患关系，减少不必要的检查和辅助治疗，定期核查治疗实施情况等。而就我们的试验而言，由于冠脉造影是评价RS的金指标，因此提高患者冠造随访的依从性显得尤为重要。为此，我们专门就此问题进行了中心间的交流，制定了提高冠造随访率的对策，如专门设计制作健康宣教小册子，帮助患者了解介入治疗以及RS的含义和发生机理；作耐心细致的解释工作，使患者充分理解冠造随访的重要性，并根据不同患者文化程度和经济情况有所侧重；通过生动形象的例子说明定期复查、早期发现RS的重要性；设定不同的观察费，以最大程度地发挥临床观察医生的主观能动性。实践证明，我们这些措施是非常有效的，据估计我国通常情况下冠心病介入治疗后接收复查的患者只有10%~20%，而我们的研究达到了47.1%，虽然与国外尚有差距，但就我国的特殊国情而言已属难能可贵。

循证医学原则和理念的引入，促进了活血化瘀中药干预PCI后RS的多中心、随机、双盲、安慰剂对照临床试验的规范化，客观评价了芎芍胶囊干预RS的安全性和有效性，为这一世界性难题提供了一种可供选择的中医药干预手段。值得一提的是，循证医学的另一种级别更高的证据则是对单个随机研究证据进行系统、全面的鉴定与评价，即系统性评价或荟萃分析，因此，我们呼唤今后有更多基于循证医学原则的中医药干预PCI后RS的临床试验，以进一步加强证据力度，为中医药干预冠心病PCI后RS的临床应用奠定良好的基础。

参考文献

[1] 刘建平. 中医药研究随机对照试验质量的现状及对策[J]. 中国中西医结合杂志, 2003, 23(1): 62-64.

[2] 詹思远, 唐金陵, 谢立亚, 等. 中医药学术期刊随机对照临床试验文章评阅及建议[J]. 中国中西医结合杂志, 1999, 19(9): 568-571.

[3] Sackett DL, Rosenberg WM, Gray JA, et al. Evidence-based medicine: what it is and what it isn't[J]. BMJ, 1996, 312(7023): 71-72.

[4] Chen KJ, Xu H, Shi DZ, et al. XS0601 reduces the incidence of restenosis: a prospective study of 335 patients undergoing percutaneous coronary intervention in China[J]. Chin Med J, 2006, 119(1): 6-13.

[5] Shen WF. Potential role of Chinese medicinal herbs in the prevention of coronary artery restenosis[J]. Chin Med J, 2006, 119(1): 3-5.

[6] Hong MK, Mehran R, Mintz GS, et al. Restenosis after coronary angioplasty[J]. Current Problem Cardiol, 1997, 22(1): 7-36.

[7] 史大卓, 李静, 马晓昌, 等. 血府逐瘀浓缩丸预防冠心病病人经皮冠状动脉腔内成形术后再狭窄的临床观察[J]. 中医杂志, 1997, 38(1): 27-29.

[8] Shi DZ, Xu FQ, Ma XC, et al. The experimental study of Xue Guan Tong on preventing restenosis after percutaneous transluminal angioplasty[J]. Chin J lntegr Tradit West Med, 1995, 1(4): 284-287.

[9] Chen KJ, Li J. The effect of XFZY Tang on restraining aortic smooth muscle cell and PDGF-A, c-myc gene expression in atherosclerosis rabbits[J]. Prog Clin Dis Res(Japan), 1995, 16: 114-117.

[10] Xu H, Chen KJ, Shi DZ, et al. Clinical study of Xiongshao Capsule in preventing restenosis after coronary interventional treatment[J]. Chin J lntegr Tradit West Med, 2002, 8(3): 162-166.

[11] Xu H, Shi DZ, Chen KJ, et al. Effect of XiongshaoCapsule on vascular remodeling in porcine coronary balloon injury model[J]. Chin J lntegr Tradit West Med, 2000, 6(4): 278-282.

[12] 徐浩, 史大卓, 陈可冀, 等. 用血清药理学方法观察芎芍胶囊对兔胸主动脉平滑肌细胞增殖凋亡的影响[J]. 中国中西医结合杂志, 2000, 20(10): 757-760.

[13] 徐浩, 史大卓, 陈可冀, 等. XS0601对猪冠脉球囊损伤后内膜细胞凋亡及bcl-2、p53基因表达的影响[J]. 中国介入心脏病学杂志, 2001, 9(3): 152-154.

[14] Chen KJ, Xu X, Shi DZ, et al. Study of XS0601 on preventing restenosis after coronary interventional treatment[J]. Annals Tradit Chin Med: Chin Med Modern Pract, 2005, 1: 123.

[15] 刘建平. 临床试验样本含量的计算[J]. 中国中西医结合杂志, 2003, 23(7): 536-538.

[16] World Medical Association. Declaration of Helsinki: ethical principles for medical research involving human subjects[J]. JAMA, 2000, 284(23): 3043-3045.

[17] Juni P, Altman DG, Egger M. Systematic reviews in healthcare: Assessing the quality of controlled clinical trials[J]. BMJ, 2001, 323(7303): 42-46.

原载：徐浩，陈可冀．基于循证医学原则中医药干预冠心病 PCI 后再狭窄的临床实践 [J]. 中国中西医结合杂志, 2006, 26(6): 489-492.

环氧合酶与心血管疾病

蒋跃绒 殷惠军 陈可冀

环氧合酶（cyclooxygenase，COX）是花生四烯酸（arachidonicacid，AA）代谢过程中的重要限速酶，AA 经 COX 及组织特异性的异构酶作用转变成各种二十烷类，包括前列腺素（PG）E_2、D_2、F_{2a}、I_2 和血栓素 A_2（thromboxaneA_2，TXA_2）。前列腺素类物质在多种心血管生理和病理过程中发挥重要作用，可通过参与血小板聚集和局部炎症反应促进动脉粥样硬化（athero-sclerosis，AS）和血栓形成[1]。随着对 COX 及其同工酶理论研究的不断深入，COX 在心血管疾病中的作用和地位也越来越受到重视。

1 COX 及其同工酶

1971 年 Vane 等在之前发现阿司匹林具有阻断内源性前列腺素合成酶的作用基础上，指出非甾体类抗炎药（nonsteroidalanti-inflammatorydrugs，NSAIDs）主要通过抑制 COX 而实现其抗炎作用[2,3]。1976 年首次从小牛囊腺微粒体中分离得到 COX-1，这是一种相对分子质量约 7.1×10^4 的膜结合糖蛋白，其基因结构被确定为 2.7kb 的碱基对。20 世纪 80 年代末，Vane 等[3] 发现了 2.7kb 以外的另一条 4kb 的 mRNA，并发现新的活性蛋白。人类 COX-2 基因于 1995 年被克隆，总长度 8.3kb。从此研究者将 COX 分为 COX-1 和 COX-2 两种亚型，二者都是膜结合蛋白，受两种独立基因编码，在被合成和转运后主要存在于内质网中。它们在功能上的差异要大于在结构上的差异。传统认为 COX-1 在绝大多数组织中呈组成型表达，主要合成 PGI_2、TXA_2、PGD_2 和 HHT（12-hydroxy-5，8，10-heptade-catrienoic acid）4 种 PGs，也合成少量的 PGE_2，在保护胃肠道黏膜、调节血管张力、维持血小板和肾脏正常生理功能中起“看家”作用。COX-2 为可诱导型，一般在正常组织较少表达，这主要是由于内源性糖皮质激素的抑制作用[4]；但可高水平地表达于炎症组织，表达水平与炎症的严重程度相关，主要表达在单核细胞、血管内皮细胞、滑膜成纤维细胞、血管平滑肌细胞、巨噬细胞等一些与炎症有密切关系的细胞上。COX-2 及其产生的 PG 在这一过程中起着促进炎症反应的作用。这一阶段的研究一致认为 COX-2 在炎症部位呈诱导型表达，是产生 PGE_2 等炎症介质的关键酶。

随后的深入研究发现，COX-1 来源的前列腺素也可促进炎症[5]，而 COX-2 也可结构型表达，并发挥生理性功能[6]，如催化血管内皮细胞生成 PGI_2，在维持肾脏功能平衡、促进炎症恢复和溃疡愈合、以及中枢和生殖系统等的功能调节中发挥重要作用等。

Chandrasekharan 等[7] 于 2002 年克隆出一种新型 COX，称之为 COX-3。同时还发现两种 COX-1 短片段——PCOX-1a 和 PCOX-1b，不过前者并无 COX 活性，后者仅有 mRNA 存在，未能翻译成蛋白质。该发现迅速引起广泛关注，著名杂志纷纷报道并发表评论。选择性作用于 COX-3 的对乙酰氨基酚却无抗炎作用，而抗炎作用明显的 COX-2 抑制剂（如塞来昔布），又对 COX-3 不敏感，所以 COX-3 并不在炎症中发挥作用。

鉴于不同 NSAIDs 作用特点的多样性，有作者认为可能还存在其他的 COX 同工酶形式。

2 COX 与动脉粥样硬化

COX-1 可在正常动脉和动脉粥样硬化（AS）病变处表达，COX-2 的表达则仅局限于 AS 病变处而未见于正常动脉[8]，有研究发现动脉斑块处 COX-2mRNA 表达是正常动脉处的 4.8 倍。COX-2 和 PGE 合成酶在 AS 斑块破裂中起重要作用，COX-2 和 PGE_2 能促进基质金属蛋白酶（MMPs）活化和释放，后者对巨噬细胞迁移具有重要作用，MMPs 释放可增加 AS 斑块的不稳定性，增加临床冠脉缺血事件的发生 [9]。

载脂蛋白（apo）E 缺失小鼠和低密度脂蛋白受体（LDLR）缺失小鼠是目前典型的复制 AS 模型的动物，可分别在常规和西方饮食饲养后形成类似于人类的 AS 病变。通过免疫组化和原位杂交的方法发现，apoE 缺失小鼠的 AS 病变处有 COX-2 表达 [10]，而给予 COX-2 抑制剂罗非昔布（rofecoxib）的 LDLR 缺失小鼠，经 Western 饮食喂养 6 周后，AS 的范围较对照组（给予 COX-1 抑制剂吲哚美辛）明显降低了 25%~50% [11]。Belton 等 [12] 对 42 名进行外科血管重建手术的 AS 病人进行研究，通过免疫组化及 RT-PCR 方法，发现 COX-1 在正常血管壁表达，而 COX-2 在 AS 区域表达，同时这些病人尿中 TXA_2 和 PGI_2 代谢产物排泄均较正常人升高。不仅如此，涉及 AS 形成过程的促炎症反应介质，包括肿瘤坏死因子（TNF）、白细胞介素（IL）-1、干扰素（IFN）-a、氧化修饰低密度脂蛋白（ox-LDL）、自由基、内毒素、血小板衍生生长因子、缺氧以及切应力刺激等，均可诱导 COX-2 表达 [13]，这表明 COX-2 对 AS 的形成和发展具有重要影响。

动脉壁内活化的巨噬细胞中 COX-2 表达增加和 PG 产物可能通过很多机制促进 AS，包括增加血管渗透性，促进单核细胞黏附，诱导巨噬细胞化学趋化性，促进巨噬细胞迁移，刺激促炎因子（如 IL-6 和 IL-8）产生，激活 MMPs，促进平滑肌细胞迁移和增殖，增加细胞外基质合成、使白细胞和血小板活化以及炎症级联反应的扩大等 [14,15]。在炎症部位及粥样硬化的动脉病变部位均可发现血液来源的单核细胞，它们是炎症介质如 PGE_2 和 TXA_2 的丰富来源。新鲜的人单核细胞暴露于缺氧状态下时 COX-2 蛋白表达增加 [16]。另外，COX-2 可诱导血管生长因子合成，新生血管形成促进了粥样斑块的病变及扩大 [17]。

由于在 AS 斑块以及 AS 的不同阶段均发现 COX-2 表达上调，越来越多的证据显示使用选择性 COX-2 抑制剂可以对 AS 心血管事件产生有益的作用。选择性 COX-2 抑制剂可以抑制血管炎症，因而可以减少单核细胞浸润、增加一氧化氮含量、延缓 AS 进程、增加斑块稳定性从而减少粥样硬化血栓事件 [18]。

3 COX 与血栓形成

COX-1 的主要代谢产物 TXA_2 可引起血小板活化，活化血小板释放的 TXA_2 反过来又作为血小板激动剂和强有力的血管收缩剂扩大这一过程。阿司匹林通过不可逆地乙酰化 COX-1 活化位点处的 529 位丝氨酸而灭活 COX-1，减少 TXA_2 合成从而起到预防血栓形成的作用 [19]。无核血小板再生蛋白的有限能力使其成为阿司匹林作用的一个特殊靶点，单次服用阿司匹林并不能完全阻断血小板 COX-1，长期服用低剂量阿司匹林则有累积性地抑制该酶产生其主要产物 TXA_2 的能力。

虽然微血管内皮静止状态下只有 COX-1 表达，内皮可在体内层流切应力的作用下上调 COX-2 表达 [20]。COX-2 抑制剂塞来昔布和罗非昔布均可将尿中 PGI_2 生物合成的标志物 2，3-dinor6-ketoPGF1α（PGI-M）降低至与健康人服用结构明确的传统 NSAIDs 后相似的程度，但并无同时发生的对 TXA_2 依赖的血小板功能的抑制 [21]。据此推测 COX-2 在体内受血流动力的诱导，是人类生理状态下 PGI_2 的主要来源。推测这一机制有可能介导 COX-2 抑制剂在易感个体发生血栓形成的风险。动物研究发现抑制 PGI_2 的活性并不导致自发的血栓形成，但可增加对致血栓物质的反应 [22]。

4 COX-2 与心肌缺血缺氧

缺氧在不依赖于其他刺激物的情况下可使培养的人内皮细胞 COX-2 基因表达增加。免疫印迹分析显示缺氧时（1% O_2）人脐静脉内皮细胞 COX-2 蛋白增加 4 倍以上，Northernblot 和 RT-PCR 均显示 COX-2mR-NA 水平相应增加 [23]。

Bolli 等 [24] 在兔的缺血 / 再灌注损伤模型发现，缺血后 24 h 即有 COX-2 蛋白及其代谢产物增加，认为 COX-2 表达及活性上调，对于预适应晚期的心肌顿抑和心肌梗死具有保护作用，而 COX-2 抑制剂可使这种保护作用完全丧失。

也有研究发现COX-2抑制剂对急性心肌梗死的有益作用，如在啮齿类动物的急性心肌梗死模型中，选择性COX-2抑制剂能改善心功能[25]，而且不论在心肌梗死前或心肌梗死后给药，COX-2抑制剂rofecoxib均可以减少巨噬细胞浸润和成纤维细胞增生，而且对梗死面积无明显影响[26]。Saito等[27]发现大鼠急性心肌梗死后2周梗死区的心肌细胞、血管内皮细胞和巨噬细胞均可检测到强的COX-2免疫活性。与溶媒组比较，用选择性COX-2抑制剂-5，5-dimethyl-3-（3-flu-orophenyl1）-4-（4-methyl-sulphonyl-2（5H）-fluranoneDFU治疗3月，可显著降低左室舒张末期压、中心静脉压、肺湿重/干重比值及梗死面积，改善心肌收缩能力，这些结果显示心肌梗死大鼠COX-2表达促进了心肌的损伤和功能不良，而旨在抑制COX-2代谢通路的疗法可能是有益的。

5 COX-2与心力衰竭

有人通过原位杂交和免疫组化法对27例终末期心力衰竭（心衰）患者（其中缺血性心脏病16例，扩张型心肌病10例，瓣膜病1例）和8例正常对照者心肌COX-2和核转录因子-κB（NF-κB）表达作了比较，结果发现正常心脏几乎无COX-2和NF-κB表达，而所有心衰病例心肌的纤维瘢痕部位均有丰富的COX-2mRNA和蛋白表达，NF-κB活化部位与COX表达部位一致[28]。提示二者与充血性心衰过程中的炎症反应和瘢痕形成有关。

6 COX-2抑制剂与心血管安全性

2004年9月30日COX-2抑制剂rofecoxib从全球市场上撤回一事，引发了学术界对COX-2抑制剂心血管安全性问题的关注。但从另一COX-2抑制剂塞来昔布（celecoxib）上市前后的大量研究结果来看，却未提示心血管安全性方面的问题。影响心血管安全性究竟是COX-2抑制剂这一类药共同存在的问题，还是和2001年8月发生的他汀类降脂药西立伐他汀撤市一样，是个别药物自身的问题？

6.1 有害证据

2000年11月发表于N Engl J Med的VIGOR（罗非昔布胃肠道终点研究）结果显示罗非昔布心血管事件的发生率显著高于非选择性NSAIDs萘普生。该结果公布后，2002年6月FDA要求默沙东公司更改了其产品使用说明书，强制要求增加了“对有缺血性心脏病史者需谨慎使用”的有关说明。其后的APPROVe（Adenomatous Polyp Prevention on Vioxx）试验的结果最终造成了罗非昔布从市场撤回，该试验是一个为期3年的安慰剂对照的随机临床试验，评价罗非昔布25 mg/d在预防结直肠息肉中的作用，两组心血管危险因素和阿司匹林使用情况相当，结果显示虽然在起初18个月内两组心血管事件发生率相似，但在总体36个月的治疗期间罗非昔布组的心血管事件发生率则明显高于对照组[29]。

推测罗非昔布增加血栓形成危险的机理可能在于内皮细胞中存在结构型COX-2，COX-2是产生PGI_2的主要酶，80%以上的PGI_2由COX-2催化生成，罗非昔布通过选择性抑制COX-2，显著抑制PGI_2的生成，造成PGI_2/TXA_2平衡失调，从而引起血栓形成和血压升高[30]。

6.2 有益证据

2002年发表的CLASS（塞来昔布治疗关节炎的长期安全性研究）结果，则初步证实了COX-2抑制剂塞来昔布的心血管安全性。此后几年的多项旨在观察COX-2抑制剂心血管安全性的研究结果均显示，无论与安慰剂、未服药组、还是与传统NSAIDs相比，塞来昔布的心血管不良事件发生率均无显著差异。

瑞士研究人员发现了证明选择性COX-2抑制剂对心血管病患者有益的新证据。该发现与以往应用此类药物促血栓形成的研究背道而驰，这就增加了该药在心血管方面作用的复杂性。在一项有14名患者参与的交叉试验中，让这些患有严重冠心病的病人服用200 mg/d的塞来昔布，服用之前均已接受了阿司匹林和他汀类药物治疗，且病情稳定2周。每个治疗周期结束后，研究人员都会测量患者血管扩张程度、C反应蛋白含量、氧化低密度脂蛋白水平和前列腺素水平。结果发现，塞来昔布可以显著促进内皮血管扩张，并显著降低 C 反应蛋白含量和氧化低密度脂蛋白水平，而对前列腺素水平没有影响。苏黎世医科大学的研究人员们认为，这是第一项可以证明选择性 COX-2 抑制剂可以增加内皮血管扩张程度同时减少冠心病患者冠脉慢性炎症及过氧化的研究。COX-2 抑制剂塞来昔布有可能作为心脏病患者标准治疗的辅助治疗[31]。Altman 等[32]在一个随机前瞻性单盲试验中，对无 ST 段抬高的急性冠脉综合征患者在 CCU 期间分别随机给予阿司匹林、肝素或阿司匹林、肝素与 COX-2 抑制剂治疗，调查在 CCU 期间的主要心血管事件，如心绞痛复发、心肌梗死、死亡。结果接受 COX-2 抑制剂治疗组其发生率远远低于对照组。在 30 d、90 d 接受 COX-2 抑制剂治疗组的主要终点事件亦同样低于对照组，且第二终点事件发生率也降低，从而认为在非 ST 段抬高的急性冠脉综合征治疗中加用 COX-2 抑制剂显著降低了不良后果的发生率。

6.3 不同结构 COX–2 抑制剂心血管安全性可能不同

截至目前为止，尚无明确的证据证明罗非昔布增加心血管血栓性事件风险的效应是选择性 COX-2 抑制剂的共同效应[33]。一项旨在比较 COX-2 选择性抑制剂罗非昔布和塞来昔布与非选择性 NSAIDs 的严重心血管事件风险的巢式队列研究认为，罗非昔布与塞来昔布相比心血管事件风险增加，非选择性 NSAIDs 奈普生对心脏并无保护作用[34]。不同选择性 COX-2 抑制剂心血管安全性不同的原因可能在于药物的分子结构、药物代谢动力学和药效学特征不同。塞来昔布和 valdecoxib 是磺胺类药物，塞来昔布有一卤化的侧链。罗非昔布和 etoricoxib 是砜类药物，一个有包含卤素的环状结构，另一个有含氯的侧支结构。罗非昔布的半衰期大于 17 h，相比之下，塞来昔布约 11 h，valdecoxib 约 8 h[34]。

7 结语

COX-1 抑制剂阿司匹林仍是目前抗血小板治疗的标准药物。COX-2 由于在炎症反应、动脉粥样硬化、心衰、心肌缺血等病理过程中发挥作用，有可能成为上述疾病的新治疗靶点。由于 COX-2 抑制剂可抑制血管炎症，促进内皮血管扩张，显著降低 C 反应蛋白和氧化低密度脂蛋白水平，显示出对心血管疾病的有益作用，但近年来备受关注的选择性 COX-2 抑制剂的心血管安全性问题（是否增加血栓形成的风险）使得 COX-2 抑制剂用于心血管疾病的治疗尚有许多问题需要解答，有待前瞻性的有足够把握的临床证据来说明。

相信随着对 COX 同工酶理论认识的不断深入，将会使 NSAIDs 更好的服务于人类，近来整合了一氧化氮的 NSAIDs 药物（NO-NSAIDs）如 NO-COX-2 抑制剂和 COX-LOX（脂氧酶）双重抑制剂也引起了人们的兴趣[35]。

参考文献

[1] Linton MF, Fazio S. Cyclooxygenase-2 and inflammation in atherosclerosis[J]. Curr Opin Pharmacol, 2004, 4: 116-123.

[2] Bazan NG, Flower RJ. Medicine: Lipid signals in pain control[J]. Nature, 2002, 420(6912): 135-138.

[3] Vane JR, Bakhle YS, Botting RM. Cyclooxygenase 1 and 2[J]. Annu Rev Pharmacol Toxicol, 1998, 38: 97-120.

[4] Kniss DA. Cyclooxygenases in reproductive medicine and biology[J]. J Soc Gynecol Investig, 1999, 6(6): 285-292.

[5] McAdam BF, Mardini IA, Habib A, et al. Effect of regulated expression of human cyclooxygenase isoforms on eicosanoid and isoeicosanoid production in inflammation[J]. J Clin Invest, 2000, 105(10): 1473-1482.

[6] Wallace JL. Distribution and expression of cyclooxygenase(COX)isoenzymes, their physiological roles, and the categorization of non-steroidal anti-inflammatory drugs(NSAIDs)[J]. Am J Med, 1999, 107(6A): 11S-16S.

[7] Chandrasekharan NV, Dai H, Roos KL, et al. COX-3, acyclooxygenase-1 variant inhibited by acetaminophen and other analgesic/ antipyretic drugs: cloning, structure, and expression[J]. Proc Natl Acad Sci USA, 2002, 99(21): 13926-13931.

[8] McGeer PL, McGeer EG, Yasojima K. Expression of COX-1 and COX-2 mRNAs in atherosclerotic plaques[J]. Exp Gerontol, 2002, 37(7): 925-929.

[9] Linton MF, Fazio S. Cyclooxygenase 2 and atherosclerosis[J]. Curr Opin Lipidol, 2002, 13(5): 497-504.

[10] Cipollone F, Prontera C, Pini B, et al. Overexpression of functionally coupled cyclooxygenase-2 and prostagl and in E synthase in symptomatic atherosclerotic plaques as a basis of prostagl and in E(2)-dependent plaque instability[J]. Circulation, 2001, 104(8): 921-927.

[11] Burleigh ME, Babaev VR, Oates JA, et al. Cyclooxygenase-2 promotes early atherosclerotic lesion formation in LDL receptor-deficient mice[J]. Circulation, 2002, 105(15): 1816-1823.

[12] Belton O, Byrne D, Kearney D, et al. Cyclooxygenase-1 and cyclooxygenase-2-dependent prostacyclin formation in patients with atherosclerosis[J]. Circulation, 2000, 102(8): 840-845.

[13] Massy ZA, Swan SK. Cyclooxygenase-2 and atherosclerosis: friend or foe[J]. Nephrol Dial Transplant, 2001, 16(12): 2286-2289.

[14] Yamamoto S, Matsui K, Ohashi N. Protective effect of Na^{+}/H+ exchange inhibitor, SM-20550, on impaired mitochondrial respiratory function and mitochondrial Ca^{2+} overload in ischemic/reperfused rat hearts[J]. J Cardiovasc Pharmacol, 2002, 39(4): 569-575.

[15] Demasi M, Cleland LG, Cook-Johnson RJ, et al. Effects of hypoxia on monocyte in flammatory mediator production[J]. J Biol Chem, 2003, 278(40): 38607-38616.

[16] Catella-Lawson F, McAdam B, Morrison BW, et al. Effects of specific inhibition of cyclooxygenase-2 on sodium balance, hemodynamics, and vasoactive eicosanoids[J]. J Pharmacol ExpTher, 1999, 289(2): 735-741.

[17] Moulton KS, Heller E, Konerding MA, et al. Angiogenesis inhibitors endostatin or TNP-470 reduce intimal neovascularization and plaque growth in apolipoprotein E-deficientmice[J]. Circulation, 1999, 99(13): 1726-1732.

[18] Pitt B, Pepine C, Willerson JT. Cyclooxygenase-2 inhibition and cardiovascular events[J]. Circulation, 2002, 106(2): 167-169.

[19] Jackson SP, Schoenwaelder SM. Antiplatelet therapy: In search of the 'Magic Bullet'[J]. Nat Rev Drug Discov, 2003, 2(10): 775-789.

[20] Gimbrone MA Jr, Topper JN, Nage lT, et al. Endothelial dysfunction, hemodynamic forces, and atherogenesis[J]. Ann NY Acad Sci, 2000, 902: 230-239.

[21] Catella-Lawson F, McAdam B, Morrison BW, et al. Effects of specific inhibition of cyclooxygenase-2 on sodium balance, hemodynamics and vasoactive eicosanoids[J]. J Pharmcol Exp Ther, 1999, 289(2): 735-741.

[22] FitzGerald GA. Cardiovascular pharmacology of nonselective nonsteroidal anti-inflammatory drugs and coxibs: clinical considerations[J]. Am J Cardiol, 2002, 89(6A): 26D-32D.

[23] Schmedtje JF Jr, Ji YS, Liu WL, et al. Hypoxia induces cyclooxygenase-2 via the NF-kappaB p65 transcription factor in human vascular endothelial cells[J]. J Biol Chem, 1997, 272(1): 601-608.

[24] Bolli R, Shinmura K, Tang XL, et al. Discovery of a new function of cyclooxygenase(COX)-2: COX-2 is a cardioprotective protein that alleviates ischemia/reperfusion injury and mediates the late phase of preconditioning[J]. Cardiovasc Res, 2002, 55(3): 506-519.

[25] Saito T, Rodger IW, Hu F, et al. Inhibition of cyclooxygenase 2 improves cardiac function in myocardial infarction[J]. Biochem Biophys Res Commun, 2000, 273(2): 772-775.

[26] Scheurenn N, Jacobs M, Ertl G, et al. Cyclooxygenase-2 in myocardium stimulation by angiotensin-II in cultured fibroblasts and role at acute myocardial infarction[J]. J Mol Cell Cardiol, 2002, 34(1): 29-37.

[27] Saito T, Rodger IW, Hu F, et al. Inhibition of COX pathway in experimental myocardial infarction[J]. J Mol Cell Cardiol, 2004, 37(1): 71-77.

[28] Wong SC, Fukuchi M, Melnyk P, et al. Induction of cyclooxygenase-2 and activation of nuclear factor-kappa B in myocardium of patients with congestive heart failure[J]. Circulation, 1998, 98(2): 100-103.

[29] Berenbaum F. VIOXX and cardiovascular events: A class effect[J]? Joint Bone Spine, 2005, 72(1): 1-3.

[30] Rainsford KD. The ever-emerging anti-inflammatories. Have there been any real advances[J]? J Physiol Paris, 2001, 95(1~6): 11-19.

[31] 张印. COX-2抑制剂可以治疗心脏疾病[J]. 国外医学药学分册, 2003, 30(4): 254-255.

[32] Altman R, Luciardi HL, Muntaner J, et al. Efficacy assessment of meloxicam, a preferential cyclooxygenase-2 inhibitor, in acute coronary syndromes without ST-segment elevation: the Nonsteroidal Anti-Inflammatory Drugs in Unstable Angina Treatment-2[NUT-2]pilotstudy[J]. Circulation, 2002, 106(2): 167-169.

[33] Simon LS, Strand V. A world without Vioxx: To COX-2 or not to COX-2[J]? Cleve Clin J Med, 2004, 7111: 849-856.

[34] Graham DJ, Campen D, Hui R, et al. Risk of acute myocardial infarction and sudden cardiac death in patients treated with cyclooxygenase 2 selective and non-selective non-steroidal anti-inflammatory drugs: Nested case-control study[J]. Lancet, 2005, 365(9458): 475-481.

[35] Whittle BJ. Cyclooxygenase and nitric oxide systems in the gut as therapeutic targets for safer anti-inflammatory drugs[J]. Curr Opin Pharmacol, 2004, 4(6): 538-545.

原载：蒋跃绒，殷惠军，陈可冀．环氧合酶与心血管疾病 [J]. 心血管病学进展，2006, 27(5): 627-630.

中药整合调控干预冠心病介入治疗后再狭窄

——从自然辩证法的平衡观谈再狭窄的预防

徐 浩 史大卓 陈可冀

1977 年 9 月 Gruntzig 在瑞士成功地进行了世界上第一例经皮冠状动脉腔内成形术（PTCA）[1]，从此开创了介入性心脏病学的新纪元。据估计，全世界每年接受这种治疗的冠心病患者即达 600 000 人 [2]。然而，PTCA 术后再狭窄（RS）的发生率高达 30% ~50% [3]，成为限制其临床远期疗效的主要因素。关于 RS 的发生机制，目前仍不十分清楚。多数学者认为，RS 是局部血管损伤后的一种过度修复反应，最终导致内膜增厚、RS 形成。如何有效地预防 RS 是当前心脏病学领域的研究热点之一。现结合自然辩证法的平衡观对再狭窄预防的现状、存在问题及前景试作简要分析。

1 再狭窄预防研究徘徊不前

多年来，学者们一直在进行多方面的探索，试图寻找一种能有效抑制 RS 的药物。然而，尽管对再狭窄发生的病理生理机制进行了大量的研究，并针对不同的病理环节进行预防干预，如抗血小板激活、抗平滑肌细胞增殖、抗血栓形成等，但到目前为止，尚没有一种干预措施被临床普遍证实具有肯定的预防再狭窄形成的作用 [4]。再狭窄的预防干预已开始涉及冠脉内放射疗法及基因治疗等非药物手段，但尚处于初步阶段，还有许多问题有待解决。再狭窄的预防研究似乎已走到山穷水尽之处，甚至有学者提出，再狭窄的预防是否选错了治疗靶点 [5]？

2 自然辩证法的平衡观给予的启示

自然辩证法是关于自然界和自然科学发展普遍规律的科学，是辩证唯物主义的自然观、自然科学观和认识自然、改造自然的方法论。通过研究其中的一些观点、思想，可能为再狭窄的预防研究工作带来某些有益的启示。自然辩证法的观点认为，平衡与不平衡是事物运动过程中的两种状态，任何客观事物的运动过程，都处于平衡与不平衡的对立统一中。普利高津创造的耗散结构理论，更具体和深刻地揭示了在开放系统中平衡和不平衡的辩证关系。人体作为一种耗散结构，是在非平衡状态下呈现的一种有序稳定状态。所谓非平衡状态，就是指人体与环境在不断地进行着物质、能量和信息交换，这些运动的结果最终归结为增熵和减熵两种趋势，这两种趋势力量对比的变化，即平衡和不平衡，形成了耗散结构（人体）稳定和不稳定的变化。正常生理状态下，人体为了保持自身的有序稳定，就要将自身内部的各种运动维持在一定的相对平衡状态，诸如同化与异化、吸收与排泄、酸碱的产生与排出、热量的产生与发散、免疫反应中的抗原与抗体等，都是在对立统一中保持着相对平衡，从而使体温、血糖、血脂、血液酸碱度等内环境因素相对稳定在一定的生理范围。所谓“阴平阳秘，精神乃治”；病理状态下，人体同样在进行着这种由不平衡向平衡的动态变化，各种对立统一因素的消长转化将直接影响到疾病的结局，若趋于相对平衡和稳定有序状态，则疾病痊愈（冠状动脉损伤愈合，无再狭窄形成）；若未达到相对平衡和稳定有序状态，则病变进展或恶化（冠状动脉损伤修复过度，再狭窄形成）。

3 动脉损伤后修复失衡—再狭窄发生与否的关键所在

通过自然辩证法中的平衡观，我们不难看出，尽管针对再狭窄发生的不同病理环节采取了强有力的措施，但这似乎只抓住了问题的一个方面。临床上发现，冠心病患者介入治疗后几乎都会出现不同程度的内膜增生现象，正如皮肤损伤后会留下瘢痕一样，是机体对损伤保护性反应的结果。那么，为什么有的病人出现再狭窄，而有的病人随访中正常呢？这说明能否将这种病理损伤后的保护性反应维持在一定的"度"之内，是发生再狭窄与否的关键。发生了再狭窄，就是机体对损伤所产生的保护性反应过度，导致动脉损伤后的修复失衡。这里的"衡"不能简单地理解为平衡。更准确地说，是由不平衡转化为平衡的能力，是一种对动态学平衡的调控能力。冠心病患者介入治疗后，球囊损伤作为一种外界因素，打破了机体原有的平衡状态。冠状动脉在这种外来因素的影响下，会产生一系列的结构和功能的改变，以使血管内外环境恢复新的平衡。这其中促进再狭窄发生和防止再狭窄发生的因素相互作用、相互影响，其力量对比的变化将直接影响到最终的结局。动脉损伤后的各种对立因素，见图 1。

凝血系统——抗凝系统
血管收缩——血管扩张
增殖促进基因（c-myc 等）——增殖抑制基因（p53 等）
内皮素（促进血管收缩和平滑肌细胞增殖）——一氧化氮（抑制）
平滑肌细胞增殖——平滑肌细胞凋亡
凋亡促进基因（p53 等）——凋亡抑制基因（bcl-2 等）
胶原合成——胶原降解
病理性血管重塑（缩窄）——适应性血管重塑（扩张）
……

图1　冠状动脉介入治疗后再狭窄相关正反因素比较

由图 1 我们可以看出，在介入治疗术后存在着两方面的因素，即正面因素（减少内膜增殖、扩张血管、防止再狭窄形成）和反面因素（促进内膜增殖、收缩血管、加速再狭窄形成），二者之间的力量对比，将最终决定再狭窄的发生与否。仅针对某一原因（如平滑肌细胞增殖）治疗，显然是不全面的，也没有抓到问题的根本。正常情况下，机体具有强大的自我调控能力，可以适度地调节正面和反面因素，使之在动态变化中维持相对的平衡。临床上约有 50% ~70% 的病人术后没有发生再狭窄（或狭窄程度较轻 < 50%，未达到具有病理意义的水平），可能正是由于机体具有（或基本具有）了这种调控能力；而另外一部分发生再狭窄的病人，则可能是这种自我调控能力较低，难以使这种损伤后的修复趋于一种动态平衡，即在一个新的水平继续保持一种相对的平衡状态。这才是再狭窄发生与否的关键所在。

4 机体调控能力下降的表征——中医"证"的优势

是什么原因使机体对冠状动脉球囊损伤后再狭窄发生相关因素的自我调控能力下降呢？这必定涉及多种内外因素的相互作用，包括遗传因素、饮食习惯、情志变化、药物因素、环境因素、手术因素等，最终使机体处于一种特殊的病理状态，影响着机体在损伤修复后的自我调控能力，导致损伤愈合过程失去动态的平衡和有序稳定状态。而这种特殊的病理状态与中医的"证"有类同之处。"证"是多种内外因素作用于人体的外在表现，因此较某种症状体征、生化指标或理化检查结果能更全面地、综合地反映机体的特定状态。临床上对多种因素与再狭窄的关系进行了大量的研究，试图寻找一种再狭窄发生与否的预测因子或主要因素，进而采取相关的干预措施以预防再狭窄，但结果均不甚理想。这其中固然与这些因素的敏感性不足有关，更重要的一点可能还在于某种指标或因素必然有一定的局限性，不能较全面地反映机体的特定功能状态，因此在预测再狭窄的发生方面必然有一定的片面性。而中医的"证"却能在某种程度上弥补这方面的不足。随着中西医学的交叉融汇，将现代理化检查结果纳入到中医微观辨证的范畴，更进一步丰富了中医“证”的内涵，从而能更全面、更准确地反映机体内在的功能状态。通过研究不同“证”病人的再狭窄发生情况，有可能发现某些内在的规律性，为再狭窄的预防提供线索。我们通过初步的临床研究发现，尽管冠心病人存在不同的证型，但或多或少都具有一定的血瘀征象，冠状动脉介入治疗术前血瘀证积分与术后再狭窄的发生呈正相关。提示血瘀证可能是发生再狭窄的病人所表现出的一种特殊的病理状态。可能正是这种特殊的病理状态，影响了机体的正常调控能力，使动脉损伤后的修复过程难以维持相对的平衡，最终导致再狭窄的发生。

5 中药整合调控干预再狭窄形成

RS 的发生涉及多种因素的相互作用。靶点、单作用环节的治疗，很难获得满意的效果。更高层次的治疗应该定位在多靶点整体调控、纠正机体的病理功能态上。中药作为我国传统医学宝库中的瑰宝，经过千百年来的不断摸索和经验积累，已形成了其独特的理论和实践应用体系。它利用药物的寒热温凉、升降浮沉、五味归经等特性，经过适当的配伍组合，通过整合调控作用纠正机体的偏性（如偏盛偏衰、偏寒偏热等），从而恢复自身的调控能力，使机体状况向有利方向转化，达到新的平衡。在临床实践中笔者发现，除去病因极为明确的感染性疾病、遗传病等，中药对多因素疾病如高血压、冠心病、糖尿病、高脂血症、更年期综合征等均具有自身的某些治疗优势。其原因可能就在于中药通过纠正机体的偏盛偏衰，恢复机体的调控能力，从而发挥自身的抗病治病作用。针对冠状动脉介入治疗后再狭窄的发生与“血瘀证”的内在联系，笔者在国家“八五”攻关课题研究中，采用中医传统活血化瘀名方血府逐瘀汤制剂——血管逐瘀浓缩丸进行干预治疗，发现该药具有抑制经皮血管腔内成形术后 SMC 增生、减少动脉内膜厚度、调节相关基因表达等多种作用[7]。在此基础上，我们选择方中活血化瘀的代表药物川芎、赤芍，取其有效作用部位制成胶囊，在建立猪冠状动脉球囊损伤后再狭窄模型的基础上进行其作用机理研究。结果表明，该药可从整体器官、细胞、亚细胞及蛋白分子水平，通过影响 SMC 增生相关基因和蛋白表达、细胞凋亡、跨膜信号转导、胶原堆积及血管重塑等 RS 形成的多种病理环节而发挥作用。显然，中药并非万能剂，它不可能特异性的作用于如此多的环节，可能的机制是中药激发了机体的自我调控能力，从而使多种病理环节对立统一的双方避免太过或不及，在新的水平上恢复相对平衡状态。

中药整合调控作用无疑为 RS 的干预治疗展示了广阔的前景。尤其是这种恢复自身调控能力的思想，正逐渐受到人们的崇尚。即使对于再狭窄预防的前沿领域——基因治疗方面，也有人提出，目前 RS 的基因治疗只是导入一个正常基因，以补偿体内某种基因表达产物的不足；或者导入一种反义 RNA 或 DNA，抑制体内某种基因的转录和表达。因此，这种基因治疗还是初步的、不完备的。应大力发展体内同源重组技术，激发人体自身的 DNA 修复、调控能力。此外，现代医学模式从生物医学模式向生物—心理—社会医学模式的转变，把医学研究的对象从生物学上的人，扩展到社会上的人，把治病扩展到治病人，更重视人体本身，而不再是单纯的病。当然，认识中药整合调控的优势，并不等于我们就可以沾沾自喜、裹足不前。中医在产生和发展过程中，除受当时自然科学的影响外，人文科学尤其是哲学，更是起主导作用。但是，中医学发展到今天，却未能充分吸收当代人文科学的最新成就。哲学经历了朴素辩证唯物主义、机械唯物论、唯心辩证法到辩证唯物主义，中医学依然停留在古代朴素辩证唯物主义上。自然辩证法作为辩证唯物主义的自然观、自然科学观和认识自然、改造自然的方法论，是人类认识自然、改造自然的强大理论武器。我们应该积极吸纳其中的科学观念和方法，为我所用，使中药整合调控作用的理论体系得到进一步丰富和发展。有理由相信，在不久的将来，我们必将通过这种自然辩证法思想指导下的整合调控理论，寻找到预防 RS 乃至多种复杂疾病的有效方法。

参考文献

[1] Giuentzig AR, Myler RK, Hanna EH, et al. Coronary transluminal angioplasty[J]. Circulation, 1977, 84(suppl Ⅱ): Ⅱ-55.

[2] Wolf MG, Moliterno DJ, Lincoff AM, et al. Restenosis an open file[J]. Clin Cardiol, 1996, 19: 347.

[3] Casterella PJ, Teirstein PS. Prevention of coronary restenosis[J]. Cardiol Rev, 1999, 7: 219.

[4] Frishman WH, Chiu R Landzberg BR et al. Medical therapies for the prevention of restenosis after percutaneous coronary interventions[J]. Curr PioblCaidiol, 1998, 23: 534-635.

[5] Currier JW, Faxon DP. Restenosis after percutaneous transluminal coronary angioplasty have we been aiming at the wrong target? [J]. J Am Coll Cardiol, 1995, 25: 516.

[6] 王众, 王全志, 杨蕙芝, 等. 自然辩证法原理[M]. 上海, 上海科学技术出版社, 1985: 56-58.

[7] ShiDazhuo, Xu Fengqing, Ma Xiaochang, et al. The experimental study of Xue Guan Tong on preventing restenosis after percutaneous transluminal angioplasty[J], Chinese Journal of Integrated Traditional and Western Medicine, 1995, 1: 284-287.

原载：徐浩，史大卓，陈可冀．中药整合调控干预冠心病介入治疗后再狭窄——从自然辩证法的平衡观谈再狭窄的预防 [J]. 中医药学刊，2006, 24(1): 87-89.

不稳定斑块的中西医结合认识现状及研究思路

张京春　陈可冀　张文高　史大卓

急性冠脉综合征（acute coronary syndrome，ACS）主要由于冠状动脉粥样硬化性斑块的破裂和继发的血栓形成从而引起不稳定型心绞痛、ST 段抬高型或非 ST 段抬高型急性心肌梗死等心血管不良事件的发生。动脉粥样硬化（atherosclerosis，AS）稳定斑块向不稳定的转变与心脑血管疾病事件密切相关，血管介入治疗虽可纠正严重冠脉狭窄，但并不改变 AS 的生物学过程，没能从源头上解决斑块不稳定的问题。因此，如何稳定 AS 斑块成为现代心脑血管疾病防治研究的热点。越来越多的研究表明，ACS 的发生与斑块的稳定性密切相关。而粥样斑块的形成是一个漫长复杂的过程，由多种因素参与，炎性反应贯穿于不稳定斑块形成及破裂的全过程，炎症因子及其炎症反应在不稳定斑块中的作用研究不断深入。近年来关于他汀类降脂药的研究提示我们，他汀类具有降脂以外与稳定斑块有关的多重作用，特别是抗炎作用，更为人们所重视。我国拥有丰富的中草药资源，中医药之多途径、多环节、多靶点治疗疾病且不良反应轻的特点，有可能在稳定 AS 斑块方面发挥潜在的防治优势。因此，运用中西医结合的方法进行稳定斑块的研究，对于冠心病的危险因素及 ACS 的预防具有重要意义。

1 现代医学对于 AS 不稳定斑块的相关认识

大量的现代研究认为，AS 病变在大量的细胞因子作用下，内皮损伤和内皮细胞通透性下降，单核细胞进入内皮形成巨噬细胞，巨噬细胞在血管内膜吞噬脂质细胞形成泡沫细胞，平滑肌细胞大量增殖并合成大量的细胞外基质，形成了一个由脂质、纤维斑块、粥样斑块到斑块的复合病变过程。斑块极易出现在大、中动脉弯曲、分叉及狭窄部位，斑块“肩部”富含大量泡沫细胞，进一步发展出现脂核增大、纤维帽变薄，此处在剪切应力作用下易于出现斑块破裂，进一步出现血小板黏附聚集，血栓形成，形成包括不稳定心绞痛、急性非 Q 波及急性 Q 波心肌梗死在内的 ACS[1]。

出现破裂的斑块叫作不稳定斑块，又称易损斑块。多具有脂质中心大、纤维帽薄、平滑肌细胞和胶原含量少、炎性细胞（多数为单核、巨噬细胞，少数为 T 细胞和巨细胞）量大等特点[2]。炎性细胞主要通过产生多种炎症介质如细胞黏附分子 [细胞间黏附分子 -1（ICAM-1）、血管细胞黏附分子（VCAM-1）、P- 选择素（P-sel）、E- 选择素（E-sel）]、单核细胞趋化蛋白 -1（MCP-1）、细胞因子 [肿瘤坏死因子 -α（TNF-α）、巨细胞集落因子（M-CSF）、γ- 干扰素（IFN-γ）、白细胞分化抗原 40 配体（CD40L）、白细胞介素（IL）]、基质金属蛋白酶（MMPs）等作用到粥样斑块中，从而介导一系列炎症免疫反应，促进平滑肌细胞减少及细胞外基质降解，使斑块不稳定、破裂甚而形成血栓。致动脉粥样硬化因子刺激也是引起纤维帽内新生血管生成增加出现斑块破裂、出血的另一途径。C- 反应蛋白（CRP）作为急性炎症期 IL-6 等刺激肝脏形成的一种急性反应蛋白对不稳定斑块的破裂具有高度敏感性[3]，且与不稳定斑块破裂引起的冠脉事件相关性最好[4]，这些炎症反应物在斑块的破裂、血栓的形成中具有极其重要的作用。检测这些炎性反应标记物可有效地预测斑块的稳定状态。近年来脂联素作为一种脂肪细胞的特异性蛋白在终止炎症反应、改善脂质代谢等多方面干预 AS 受到高度重视[5]。

此外，有学者认为斑块破裂还包括多种自然和社会心理因素等触发因素，推测与交感神经张力升高，血小板和纤维蛋白原增加、促凝物质和抗纤溶物质增加有关[6]。

现代药理学已经从调脂药物、抗生素、环氧化酶 -2 抑制剂、抗血小板药物、β- 受体阻滞剂、钙拮抗剂、过氧化物酶体增殖物激活受体（PPARs）[7] 激动剂、血管紧张素转换酶抑制剂及受体的拮抗剂、抗氧化剂、雌激素及基因治疗等多个方面[8]研究干预不稳定斑块，发现某种程度上具有包括：减少脂质含量，减轻炎症，减少斑块新生血管，减低 MMPs 活性，减低组织因子活性，减少斑块张力及压缩力，抑制交感兴奋，减少平滑肌细胞的死亡，增加斑块纤维帽的胶原含量等作用，但均属不系统的探索性研究。近年许多临床试验结果显示，他汀类降脂药虽然只能轻度改善冠状动脉管腔大小，但可明显减少冠脉事件的发生[9]。大量循证医学研究还证明他汀类降脂药具有一定稳定 AS 斑块的作用[10]，他汀类降脂药曾有最有效的抗炎药及斑块稳定剂之称，认为其稳定斑块的作用与抑制巨噬细胞内源性胆固醇合成及泡沫细胞形成、抑制 MMPs 对细胞外基质的降解、减少 TNF-α 产生、促进 PPAR γ 表达等作用有关[11]。晚近来自美国克里夫兰的报告指出，血清炎症反应标志物 CRP 水平的降低与动脉粥样硬化斑块缩小回归相关，并认为 CRP 不仅是炎症反应的有效临床标志物，而且还在心脏病发病中发挥重要作用，所以胆固醇正常但 CRP 水平升高健康人群服用他汀类也可能从中获益[12]。此外，通过饮食和生活方式的改变以及控制其他危险因素（高血压、糖尿病、戒烟等）均有利于斑块稳定。

综合目前现代医学对于不稳定斑块病因病机的认识及治疗的结果，炎性反应的干预当为非常有效的稳定斑块的方法。

2 中医药对于不稳定斑块研究现状

以往中医药对于 AS 研究涉及了抑制平滑肌细胞增殖、保护血管内皮、调节血脂代谢、抗脂质过氧化等方面，并采取益气、健脾、补肾、理气、熄风、活血、化痰等诸多中医方法以检测血脂、内皮素（ET）、一氧化氮（NO）、花生四烯酸（12-HETE）、血栓素 B_2（TXB_2）、脂质过氧化物（LPO）、氧化低密度脂蛋白（ox-LDL）、超氧化物歧化酶（SOD）、丙二醛（MDA）等指标的变化加以干预治疗。然对于 AS 不稳定斑块的研究，中医药尚处于起步阶段。

赵玉霞等[13]利用高频超声技术观察 58 例 AS 患者斑块组织学构成，根据斑块不同病变类型分为脂质型斑块、纤维脂质型斑块、钙化型斑块、溃疡型斑块四组，均给予祛瘀消斑胶囊（药物组成为生水蛭、生山楂、大黄、海藻、莪术等）治疗 8 个月，观察结果显示祛瘀消斑胶囊能在一定程度上改变斑块的组织学构成，增大斑块的密度，起到稳定斑块的作用，从而减少急性心脑血管疾病的发生率。

张文高等[14]运用脂欣康胶囊（药物组成：人参、银杏叶、三七、绿茶提取物和牛磺酸）对 6 周龄载脂蛋白 E（ApoE）基因敲除小鼠进行斑块稳定性的研究，结果表明脂欣康有减轻 ApoE 基因敲除小鼠 AS 的作用。扫描电镜观察到其对小鼠主动脉内膜超微结构有良好的修复和保护作用。给药达 34 周（40 周龄）后通过对病理形态学观察显示，脂欣康胶囊有对抗 ApoE 基因敲除小鼠 AS 斑块形成和稳定斑块的作用。

文川等[15]通过复制 ApoE 基因缺陷小鼠动脉粥样硬化模型，从病理形态学、细胞成分、胶原、炎症介质等方面，观察丹参、赤芍、川芎、三七、桃仁、酒军、芎芍胶囊（川芎、赤芍）稳定斑块的效果及作用机理。结果表明，ApoE 基因缺陷小鼠作为不稳定斑块动物模型是稳定、可靠的，不同活血药可作用于 AS 的不同环节，降血脂作用与稳定斑块效果并不平行。按作用强度排序，提示活血中药有一定稳定斑块的作用，其机制可能与调节血脂和抑制炎性反应有关。

综合上述有限的不稳定斑块的中医药研究，多关注于调脂、减少斑块中脂质的问题上，对于炎症反应在不稳定斑块中的重要影响却涉猎较少。因为现代科学对于 AS 不稳定斑块的研究涵盖的不仅是脂质浸润学说（von Virchow，1856）、血栓形成学说（von Rokitansky，1844），更多的却是炎症反应学说（RussellRoss，1973）。众多研究表明炎性反应及炎性介质在不稳定斑块的破裂方面具有最为重要的作用。氧化脂质、血管紧张素Ⅱ、动脉压、血糖升高均可带来炎性细胞的浸润，加之血管壁潜在的感染以至免疫反应的激活，均可促使斑块破裂。有必要对中医药在 AS 不稳定斑块病因学的多个层面、特别是炎性反应方面进行探索，以期在不稳定斑块的防治方面有所改观。

3 对不稳定斑块中医药干预的一些思路

传统中医对本病病机认识有本虚标实之分，本虚多为气虚；标实则以血瘀、痰浊、气滞多见。“血瘀”之病机贯穿于 AS 发病的整个过程，所以治疗多围绕益气活血、理气活血、活血化瘀和化痰活血等加以选择用药。

3.1 炎症学说给中医学对不稳定斑块瘀毒致病理论的启迪

笔者认为根据 AS 不稳定斑块的病理生理改变，结合现代炎性学说的病因学认识，认为炎症反应与毒邪反应有相似点，毒邪当为致病原因之一，对它的研究可能对不稳定斑块的治疗产生有益的结果。以往实验和临床研究表明，采用活血化瘀法防治 AS 具有调节脂质代谢、抑制平滑肌细胞增生及消减斑块形成等作用，但其对 AS 的炎症病理环节作用则显得不足。因而考虑应从瘀和毒两个方面探究 AS 的中医病机。AS 是慢性进展性的血管内膜病变，其病位在血脉，传统中医认为，“久病多瘀”，“怪病多痰”；清・王清任更指出：“久病入络为瘀”；叶天士亦云：“大凡经主气，络主血，久病血瘀”，“凡久病从血治者多”。血脉艰涩，瘀滞日久，则为“败血”、“污血”，由此导致邪甚，蕴久生热酿毒。传统认为“毒邪最易腐筋伤脉”，似可与 AS 斑块溃烂、糜烂，炎症细胞浸润、出血等系列病理改变相联系，进一步开展研究。

3.2 解毒活血可能是中医学病证结合干预不稳定斑块的理论创新思考

根据 AS 炎性反应学说，前已提到，AS 过程的系列炎症变化如淋巴细胞、巨噬细胞等炎症细胞浸润，炎症反应标志物、炎症介质水平增高等当和传统中医的“毒、瘀”有近似观点，采用解毒活血法稳定 AS 斑块，似较切合其病机。具体选用清热解毒药和活血化瘀药配伍。有人观察到中医清热解毒药与活血药相配伍在清除毒素、降低炎性介质及调节免疫炎症反应等方面均表现出明显的协同作用，效果优于单独使用清热解毒药和活血药[16]，这对 AS 这一慢性炎症反应疾病的中医治疗当是有益的启示。

3.3 解毒活血法对不稳定斑块的有效干预须借鉴现代医学的研究方法加以验证

现代药理研究证明，许多解毒中药具有抗炎、杀菌、抑制病毒及免疫调节等作用，可能作用于 AS 炎性反应的多个病理环节[17]，它和活血化瘀方药的作用途径有所不同，因而有理由认为解毒和活血法选药配伍当可增加稳定斑块的作用。本文作者采用 ApoE 基因缺陷小鼠 AS 动物模型，针对不稳定 AS 斑块的几个主要病理环节，分别从斑块中细胞成分改变、胶原纤维的类型、含量及代谢酶、血脂水平、炎症介质以及Ⅰ、Ⅲ型前胶原、转移生长因子 -β、MMPs 等的表达方面，探索解毒活血治法稳定 AS 斑块不同作用环节、途径，从病理形态学比较它们稳定 AS 斑块的效果，将作续报。

参考文献

[1] 陈在嘉, 高润霖主编. 冠心病[M]. 北京: 人民卫生出版社, 2002: 72.

[2] Ravn HB, Falk E. Histopathology of plaque rupture[J]. Cardiol Clin, 1999, 17(2): 263-270.

[3] Libby P, Ridker PM, Maseri A. Inflammation and atherosclersis[J]. Circulation, 2002, 105: 1135-1143.

[4] Willerson JT, Ridker PM. Inflammation as a cardiovascular risk factor[J]. Circulation, 2004, 109: II2-II10.

[5] 霍丽梅, 宋光耀, 叶尉. 脂联素与动脉粥样硬化[J]. 心血管病学进展, 2005, 26(3): 299-301.

[6] Servoss SJ, Januzzi JL, Muler JE. Triggers of acute coronary syndromes[J]. Prog Cardiovasc Dis, 2002, 44(5): 369-380.

[7] Marx N, Duez H, Fruchart JC, et al. Peroxisome proliferat or activated receptors and atherogenesis: regulators of gene expression in vascular cells[J]. Circ Res, 2004, 14, 94(9): 1168-1178.

[8] 李建军, 李庚山. 动脉粥样斑块破裂的研究进展[J]. 中华老年心脑血管病杂志, 2000, 2(4): 273-278.

[9] Conti CR. Updated pathophysiologic concepts in unstable coronary artery disease[J]. Am Heart J, 2001, 141(2 Suppl): S12-14.

[10] Dupuis J. Mechanisms of acute coronary syndromes and the potential role of statins[J]. Atheroscler Suppl, 2001, 2(1): 9-14.

[11] Lefer DJ. Statins as potent anti-inflammatory drugs[J]. Circulation, 2002, 106: 2041-2042.

[12] Nissen SE, Tuzcu EM, Schoenhagen P, etal. Statin therapy, LDL cholesterol, C-reactive protein, and coronary artery disease[J]. N Engl J Med,

2005, 352(1): 29-38.
[13] 赵玉霞, 刘运芳, 张梅. 祛瘀消斑胶囊对动脉粥样斑块组织学构成的临床研究[J]. 上海中医药杂志, 2001, 35(12): 13-14.
[14] Zhang WG, Yan TX, Gao FJ, et al. Study on effect of Zhixinkang Capsule(脂欣康胶囊)in treating unstable effort angina and hyperlipidemia and its function in vascular endothelium protection[J]. Chin J Integr Med 2003, 9(1): 25-30.
[15] 文川, 徐浩, 黄启福, 等. 活血中药对基因缺陷小鼠血脂及动脉粥样硬化斑块炎症反应的影响[J]. 中国中西医结合杂志, 2005, 25(4): 345349.
[16] Kullo IJ, Edwards WD, Schwartz RS. Vulnerable plaque: pathobiology and clinical implications[J]. Ann Intern Med, 1998, 129(12): 1050-1060.
[17] 王本祥主编. 现代中药药理学[M]. 天津: 天津科学技术出版社, 1997: 915, 368.

原载：张京春，陈可冀，张文高，史大卓．不稳定斑块的中西医结合认识现状及研究思路 [J]. 中国中西医结合杂志，2005, 25(10): 869-871.

中医药结合干细胞移植治疗心肌损伤性疾病的前景

郭　艳　史大卓　陈可冀

近年来，干细胞移植治疗心肌损伤性疾病是利用干细胞 定向分化的特性用于心肌细胞再生和心脏结构重建，恢复损 伤心肌的心功能，显示有良好临床应用前景，成为现代心肌 损伤性疾病防治研究的热点，但同时也存在干细胞来源不足、细胞移植存在免疫排斥反应、移植于坏死区域的心肌细胞供血不足、炎症反应及不能与宿主细胞形成电反应整体等问题，使其临床应用受到一定的限制。中医药结合干细胞移植治疗心肌损伤性疾病，初步研究显示有促进心肌细胞存活、抑制移植排斥反应、改善心肌微循环等作用，其潜在优势值得结合现代先进科学技术深入探索。

1 干细胞来源缺乏

进行细胞移植首先要获得足够数量的干细胞。自体骨髓或外周血是干细胞的合适来源，但严重心功能不全者多为老年人，其骨髓干细胞数量减少，难以得到足够数量干细胞。且目前干细胞体外培养技术还不成熟，体外扩增干细胞难以用于临床。以往研究表明，许多中草药，包括益气、养血、健脾、补肾类药物，可以作用于不同生长阶段的造血干细胞，促进干细胞的增殖，分化，提高骨髓造血机能。祝小玲等[1]发现黄芪注射液可促进贫血小鼠骨髓成纤维细胞集落增殖，刺激骨髓基质细胞分泌干细胞因子，从而促进造血干细胞的增殖。孙汉英等[2]发现川芎嗪能促进骨髓移植小鼠骨髓微血管修复，增加骨髓微环境供氧，促进造血细胞增生，并提高基质细胞来源因子 -1 的表达来促进骨髓造血。另外，还有报道[3,4]，当归补血汤、四物汤以及熟地黄、枸杞子、淫羊藿、鹿茸、阿胶、鸡血藤等补血益肾药可改善骨髓造血环境，明显促进骨髓干细胞分化，增殖。中药促进骨髓干细胞分化增殖的作用，或许有助于骨髓干细胞心脏移植细胞来源的提供。

2 细胞移植存在免疫排斥反应

胚胎干细胞移植不是自体移植，所以存在免疫排斥反应，使移植的细胞很难成活。西药免疫抑制剂往往有肝肾损伤、骨髓抑制等毒副作用。许多中药可抑制过高的免疫反应，无肝肾毒性和抑制骨髓等毒副作用，使用较为安全。研究发现，冬虫夏草能抑制 CD4 和 CD25 抗原表达，可抑制小鼠同种异体植皮后的排斥反应[5]，延长肾移植大鼠的存活时间[6]；灵芝孢子粉提取物在体内能抑制迟发型超敏反应，体外降低刀豆蛋白诱导的脾细胞产生 IL-2 水平，对体液免疫和细胞免疫均有抑制作用[7]；山茱萸总甙能抑制淋巴细胞转化和 IL-2 产生及基因表达，抑制心脏移植排斥反应，延长移植心脏存活时间[8]；复方小柴胡汤可以抑制 T、B 细胞活性，改善免疫亢进状态[9]；其他单味药如苦参、青蒿、甘草、雷公藤、昆明山海棠，复方如二妙散、小青龙汤、玉屏风散、消风散等均有不同程度的免疫抑制作用。在干细胞心肌移植前后应用此类方药是否有助于抑制移植后的免疫排斥反应，还有待进一步研究证实。

3 移植后心肌细胞的微循环血供问题

心肌梗死后的瘢痕组织缺乏血供，干细胞注射到瘢痕组织中后，需要解决其血供问题，西医对此尚无真正有效的对策。现代药理研究表明[10,11]，活血化瘀中药可以扩张冠脉，增加心肌血流量，提高心肌缺血耐受力，减轻血管内皮损伤，改善心肌微循环，如丹参素、川芎嗪、三七皂甙、当归等药及活血化瘀经方血府逐瘀汤、桃红四物汤、活络效灵丹、丹参饮等；还可以促进生长因子产生和释放，促进缺血心肌毛细血管新生，补肾、通络中药如熟地黄、骨碎补、蜈蚣、全蝎等能上调心肌梗死大鼠血清血管内皮生长因子（VEGF）和碱性成纤维细胞生长因子（bFGF）及其mRNA的表达，促进胰岛素样生长因子（IGF-1）的合成及分泌，增加缺血区毛细血管密度[12,13]，蜕皮甾酮、槲皮素等刺激心肌分泌VEGF等生长因子，促进心肌血管再生，槲皮素还可减少内皮素释放，增加前列腺素合成从而保护血管内皮[14]，麝香保心丸可增加AMI大鼠心肌毛细血管密度，提高Ⅷ因子、VEGF表达，在血管内皮细胞培养模型上也进一步证明了麝香保心丸能促进血管生成[15]。可见，中药可以通过调节心肌微环境的生长因子水平，促进微循环血供，形成一个有利于移植细胞存活的微环境。

4 移植后的炎症反应问题

移植后早期的炎症反应，使移植细胞很难成活。某些活血化瘀和清热解毒类中药能减少中性粒细胞活化和聚积，减少炎症介质、氧自由基释放，通过对炎性因子的调节作用，减轻炎症反应。川芎嗪可抑制肿瘤坏死因子（TNF-α）和脂多糖内毒素（LPS）引起的血管内皮细胞黏附因子（ICEM-1）表达增加[16]，三七总皂甙、丹参能抑制中性粒细胞核因子-kB活化，减少细胞间黏附因子表达或阻断白细胞与血管内皮细胞黏附[17,18]；银杏内酯能抑制血小板活化因子刺激的中性粒细胞-脂氧酶活性和Ca^{2+}浓度升高[19]；黄连素可减轻白细胞趋化运动，抑制氧自由基产生和前列腺环素（PGI2）等炎性介质释放[20]；另外，穿心莲、大黄、白花蛇舌草、玄参、连翘等药亦有减轻炎症的作用。通过以上抗炎机制，中医药治疗或许能减轻移植心肌细胞周围炎症反应，提高移植细胞的成活率。

5 展望

心肌干细胞移植治疗心肌损伤性疾病还处于起步阶段，随着现代医学的发展，相信会在不远的将来为心肌损伤性疾病的治疗提供一个新的有效方法。现代中药药理研究表明，中医药可作用于心肌干细胞移植后的许多病理环节，可望在干细胞移植治疗心肌损伤性疾病中发挥积极效应。积极开展中医药结合干细胞移植治疗心肌损伤性疾病的研究，应成为中医药防治心肌损伤性疾病新的切入点。

参考文献

[1] 祝小玲, 祝彼得. 黄芪体外作用对贫血小鼠骨髓基质细胞分泌SCF的影响[J]. 细胞与分子免疫学杂志, 2002, 18(4)；396-398.

[2] 孙汉英, 房明皓, 任天华, 等. 川芎嗪对骨髓移植小鼠骨髓造血的影响[J]. 中国中西医结合杂志, 2002, 22(5): 365-368

[3] 桂蜀华, 袁颖. 当归补血汤对小鼠造血功能的影响[J]. 江西中医学院学报, 2000, 12(4): 167-169.

[4] 章亭, 谭允育, 潘彦舒. 四物汤对红细胞免疫及骨髓干细胞增殖能力的影响[J]. 北京中医药大学学报, 2000, 23(1): 36-38.

[5] 黄明明, 崔晓瑞, 邵雪喜. 虫草类的免疫药理研究[J]. 人工发酵的虫草菌的免疫抑制作用的观察[J]. 中华器官移植杂志, 1984, 5(2): 58.

[6] 管德林, 于惠元, 贾保祥. 人工培养冬虫夏草在鼠肾移植中的实验研究[J]. 中华泌尿外科杂志, 1991, 12(5)；332.

[7] 章灵华, 王会肾, 王立为. 灵芝孢子粉提取物在人体内外的免疫反应[J]. 中国免疫学杂志, 1994, 10(3): 169.

[8] 赵武述. 山茱萸总甙抑制免疫的体内效应及其对移植心脏存活时间的延长[J]. 中国微生物和免疫学杂志, 1995, 15(5): 352.

[9] 贺新怀, 席孝贤, 孙理军, 等. 中医药免疫学[M]. 北京: 人民军医出版社, 2002. 345-365.

[10] 刘军, 匡培根, 李斌, 等. 大鼠脑缺血再灌注损伤保护机制的实验研究[J]. 中国免疫学和神经病学杂志, 1998, 5(2): 77-79.

[11] 周小青, 王大安, 肖雅, 等. 活血化瘀类方抗急性心肌缺血的实验研究[J]. 中西医结合心脑血管病杂志, 2003, 1(4): 187-188.

[12] 杨祖福, 胡婉英, 秦志强, 等. 双龙丸对实验性大鼠心肌梗死血管新生的影响与分子学机制[J]. 中国康复理论与实践, 2003, 9(5): 293-295.

[13] 王琪, 黄光英, 袁永辉, 等. 补肾益气活血方对宫内发育迟缓胎鼠肝脏IGF-1表达的影响[J]. 华中科技大学学报, 2003, 32(2): 212-215.

[14] 林蓉, 刘俊田, 李旭, 等. 槲皮素对血管内皮细胞损伤的保护作用[J]. 中国循环杂志, 2000, 15(5): 304.

[15] 汪姗姗, 李勇, 范维琥, 等. 麝香保心丸对鸡胚绒毛尿囊膜及培养的血管内皮细胞的促血管生成作用[J]. 中国中西医结合杂志, 2003, 23(2): 128-131.

[16] 刘勇, 许彦钢. 川芎嗪对脑血管内皮细胞黏附因子(ICEM-1)表达的影响[J]. 基础医学与临床, 1997, 17(4): 73.

[17] 唐旭东, 姜建青, 赁常文, 等. 三七总皂苷对心肌缺血-再灌注中中性粒细胞浸润的影响及其核转录机制的实验研究[J]. 成都中医药大学学

报, 2002, 25(3): 29.
[18] 苏晓华, 王孝铭, 焦选茂, 等・大鼠心脏缺血再灌注线粒体内膜体电子偶联和氧化磷酸化变化及丹参素的作用[J]. 中国病理生理杂志, 1996, 12(2): 186.
[19] 周龙恩, 王文杰, 白金叶, 等. 银杏内酯B对大鼠中性白细胞花生四烯酸代谢酶和细胞内钙水平的影响[J]. 药学学报, 2001, 36(2): 92-95.
[20] 耿东升, 刘发. 黄连素的抗炎及免疫调节作用[A]. 抗炎免疫药理学进展[M]. 第2版. 上海: 第二军医大学出版社, 168-175.

原载：郭艳，史大卓，陈可冀．中医药结合干细胞移植治疗心肌损伤性疾病的前景[J]. 新中医，2005, 37(5): 88-89.

人参皂苷对动物脑神经保护作用及其机理研究进展

王卫霞　王　巍　陈可冀

人参（Panax ginseng C.A.Mey.）是传统的补益中药，现代药理学研究表明其对中枢神经系统有一定的调节作用，可加强大脑皮层的兴奋和抑制过程，调节两者的平衡，还可降低大脑兴奋过程的疲惫性，易化学习记忆的获得、巩固和再现，具益智功效。其主要成分人参皂苷（ginsenoside）Rg1 和 Rb1 是促智的主要成分。现就近 10 年人参皂苷对脑神经保护作用及其机理的研究概况进行综述。

1 人参皂苷对学习记忆的改善作用

1.1 人参皂苷对正常动物学习记忆功能影响

王爱民等[1]发现，中国人参根、茎叶皂苷各 50 mg/kg 分别灌胃大鼠 7 天，大鼠主动性回避反应的次数明显增加，被动性回避反应中台上停留时间（step-down 法）和明照室内停留时间（step-through 法）均明显延长，表明人参根、茎叶皂甘对正常大鼠的学习、记忆过程有促进作用。杨迎等[2]用人参皂苷单体 Rb 和 Rg1 喂养小鼠，短期内 Rg1 可促进记忆的获得、巩固和再现，Rb1 则主要改善记忆的获得和再现；较长期喂养两者均可使动物在跳台、避暗实验中错误次数减少和进入暗室的潜伏期延长，促进动物成年后的学习和记忆获得过程。

1.2 人参皂苷对老年动物学习记忆功能影响

老年动物中枢神经系统表现为退性行改变，并发生一系列生化、电生理和形态学改变，在对老年大鼠学习记忆行为的研究中，刘等[3]通过开阔实验、斜板实验、爬杆试验、牵引实验观察人参皂苷 Rg1（20、40 mg/kg，腹腔注射）给药 10 天对 27 月龄老年大鼠的影响，结果提示 Rg1 可剂量依赖性地改善老年动物衰退的行为活动功能。研究表明老年动物中枢神经系统内过氧化水平显著增加，自由基及脂质过氧化在衰老过程中起着重要作用。项辉等[4]观察到 32 月龄豚鼠中枢神经系统不同部位丙二醛（MDA）含量显著增加，人参皂苷 20 mg/kg 可显著降低老年豚鼠不同脑区的 MDA 含量。余上材等[5]应用腹腔注入脂多糖建立慢性炎症刺激的老年大鼠模型，观察到 24 月龄大鼠海马白介素 -1β（IL-1β）和白介素 -6（IL-6）mRNA 的表达水平随增龄而升高，人参皂苷不同剂量（10、20 mg/kg）能有效地抑制这一过度表达。赖红等[6]研究表明，老龄大鼠海马 CA3 区神经元内线粒体等细胞器明显变性，同时突触变性，并出现髓样体和膜性结构等异常改变，人参皂苷能稳定神经元膜系统，促进蛋白质合成，从而有助于神经系统的功能活动。刘等[7]发现老年大鼠海马 c-fos 基因和蛋白的表达明显低于青年组，人参皂苷 Rg1 腹腔注射 5 天后，老年大鼠海马组织中 c-fosmRNA、Fos 蛋白含量及 cAMP 含量明显升高，为阐明人参皂苷对神经系统的作用机制提供了部分依据。

1.3 人参皂苷对学习记忆障碍模型动物学习记忆功能的影响

近年来国内学者通过化学药品、脑缺血、电休克、应激等方法建立各种学习记忆障碍模型，观察人参皂苷对动物学习记忆的改善作用。①化学药品：张丹参等[8]采用一次性脑室注射凝聚态的 β- 淀粉样肽（β-AP）活性片断（25~35）3nmol 制作早老性痴呆（Alzheimer's disease，AD）动物模型，采用避暗实验（给药 8 天）及 Morris 水迷宫实验（11 天）进行观察，发现人参总皂苷（100、50、25 mg/kg 灌胃）可对抗 β-AP（25~35）的神经毒性，并可改善其引起的学习记忆障碍。王晓英等[9]观察了人参皂苷 Rg1 对 β-AP

（25~35）4nmol 侧脑室注射所致拟 AD 小鼠智能减退的影响，结果表明人参皂苷 Rg1（5、10 mg/kg）腹腔注射 10 天，小鼠被动回避、空间学习记忆能力均有明显改善，人参皂苷 Rg1 组小鼠皮层及海马组织胆碱乙酰转移酶（ChAT）活性下降均有明显改善；模型组乙酰胆碱酯酶（AchE）活性与正常对照组比较虽无明显差异，但人参皂苷 Rg1 对模型小鼠皮层及海马组织 AchE 活性有明显的抑制作用。提示人参皂苷 Rg1 对 β-AP（25~35）所致的小鼠学习记忆障碍有显著改善作用，其对胆碱能系统的影响是人参皂苷 Rg1 重要作用机制之一。陈声武等[10]采用跳台法，观察到人参皂苷 Rb1（100、50 mg/kg，灌胃 7 天）和 Rd（20、10 mg/kg，腹腔注射 7 天）对东莨菪碱所致的小鼠记忆获得障碍和环己米特引起的小鼠记忆巩固障碍均有不同程度的改善作用，但对乙醇引起的小鼠记忆再现障碍无明显影响，分析其作用机理可能与人参皂苷增强中枢胆碱能系统活性或促进脑组织蛋白质合成有关。倪小虎等[11]采用八肢放射迷路法研究人参根和茎叶皂苷对东莨菪碱所致的大鼠空间学习记忆损伤的影响，结果显示，人参根皂甙 25、50 mg/kg、人参茎叶皂苷 12.5、25 mg/kg 实验前 1 h 灌胃给药，能显著降低总错误选择数，增加最初正确选择数，且随药物剂量增加而作用明显。②脑缺血：裘月等[12]观察了人参皂苷（10、100 mg/kg）灌胃对脑缺血再灌注引起的小鼠学习记忆障碍影响，研究表明跳台实验中人参皂苷给药组潜伏期明显延长、错误次数减少；避暗实验中可见人参皂苷给药组错误次数减少、累计刺激时间缩短。申丽红等[13]在实验中采用夹闭沙土鼠双侧总动脉 6 min 造成短暂性全脑缺血模型，术后 23 天采用避暗装置测试动物的被动回避记忆能力，结果表明，人参皂苷 Rg1 组（5、10 mg/kg）进入暗室潜伏期明显延长，进入电击区的错误次数明显减少，提示人参皂苷 Rg1 能改善全脑缺血对动物被动记忆能力造成的损伤。其后的 Morris 水迷宫实验结果表明，脑缺血组动物的空间学习能力并未明显受损，但人参皂苷 Rg1 组（5 mg/kg）找到安全岛的潜伏期和游泳路程均缩短，提示人参皂苷 Rg1 可提高动物的空间学习记忆能力。③电休克：王爱民等[1]报道人参茎叶皂苷（50 mg/kg）灌胃给药 7 天，对电休克所致的大鼠记忆障碍有明显的改善作用。④应激：杨国愉等[14]用小平台水环境法（FlowerPot）观察剥夺大鼠 24、48、72 h 睡眠后大鼠记忆保持能力的改变，结果显示剥夺 72 h 睡眠后，大鼠记忆保持能力明显受损，在一定睡眠剥夺时间内，人参皂苷 50 mg/kg 灌胃 5 天对其有明显保护作用，且该作用随睡眠剥夺时间的延长而增强。为观察慢性应激对动物空间学习记忆能力的影响，胡圣望等[15]通过电击足底结合噪声建立模型，用 Morris 水迷宫实验观察动物的空间学习和记忆能力。结果表明应激前腹腔注射人参皂苷 Rg150 mg/kg 对慢性应激引起的空间学习和记忆能力下降有明显的保护作用，但是 10 mg/kg 剂量则不明显。

2 人参皂苷对脑神经保护作用机制

人参皂苷具有广泛的生物学作用，目前研究表明人参皂苷对脑神经的保护作用机制主要有以下几个方面。

2.1 钙通道拮抗作用

细胞内持续的钙超载造成神经元损伤已被确认。钙浓度增高可引起细胞坏死，也可导致 DNA 链的断裂，引发细胞凋亡。拮抗钙通道对神经细胞具有保护作用。江岩等[16]研究显示人参皂苷 Re、Rg1、Rg2、Rh1 对大鼠心室肌细胞 B、L、T3 型钙通道、Rf 对 L 型钙通道有阻滞作用。胡圣望等[15]在实验中发现，慢性应激大鼠海马神经元数量减少，海马突触体内游离钙浓度显著增高，人参皂苷对 β-AP（50 mg/kg）致慢性应激性认知障碍有保护作用，其机制可能与通过调节海马细胞内的钙浓度、防止海马神经细胞丢失有关。

2.2 对谷氨酸（GLU）和 γ－氨基丁酸（GABA）的影响

GLU 是兴奋性神经递质，其兴奋性毒性是造成神经元损伤的重要因素，抑制 GLU 兴奋性神经毒性作用对脑神经具有保护作用。GABA 是抑制性神经递质，其作用与 GLU 兴奋性神经元作用相对抗。咸云淑等[17]在体外建立 GLU 对原代培养海马神经细胞兴奋毒的损伤模型，证明人参皂苷是通过降低神经细胞内

Ca2+ 浓度来对抗 GLU 的神经毒性作用，进而保护神经细胞。江山等 [18] 报道人参皂苷 Rb1 有明显的抗脑缺血损伤作用，其机理与抗 GLU 的神经毒性作用有关。吴新民等 [19] 研究结果表明，缺氧时大鼠离体海马 CA1 区含 GLU 的突触小泡明显减少甚至耗竭，培养的小鼠皮质神经细胞缺血时 GLU 释放明显增加，人参皂苷对以上两种形式的 GLU 的释放均有明显的抑制作用。王天芳等报道 [20] 人参皂苷能调整兴奋性与抑制性氨基酸的水平及比值，对抗因慢性复合应激因素所致疲劳、记忆力下降及抑郁倾向的情绪改变。张正等 [21] 研究结果提示人参总皂苷的中枢作用部位可能与海马和下丘脑都有密切联系，其作用机制与调节氨基酸水平有关。

2.3 抗氧化作用

脑的供氧充足、含 50% 以上脂肪、能量转化高、含铁量较高和抗氧化剂偏少等生理及组织学特点使脑组织特别容易氧化损伤，自由基诱导的脂质过氧化可以损伤膜结构，影响膜的电生理活动，抑制膜的修复，改变受体功能，损害受体诱导的钙活动和损害蛋白质，因此抗氧化损伤对神经系统有一定的保护作用。周宜灿等 [22] 研究结果显示人参皂苷 Rg1 预处理能提高帕金森病小鼠模型黑质区域谷胱甘肽（GSH）浓度和降低的超氧化物歧化酶（SOD）活力，减少黑质致密带 Nissl 阳性神经元和 TH 阳性神经元的脱失现象，减少活化型蛋白激酶（Caspase）-3 表达阳性细胞，降低黑质神经元 TUNEL 染色的阳性率，表明人参皂苷 Rg1 可能对帕金森病小鼠黑质神经元凋亡有抗氧化保护作用。人参皂苷可显著降低老年豚鼠不同脑区 MDA 含量，保护老年动物神经细胞免受自由基的损伤 [4]。人参皂苷 Re、Rg1、Rg2 和 Rh1 也有抗自由基作用 [16]。

2.4 雌激素样作用

近年来研究表明雌激素参与中枢神经系统功能的调节。陈霁等 [23] 观察了人参总皂苷对成年去卵巢大鼠记忆障碍的改善作用。结果显示人参总皂苷 10、20、40 mg/kg 连续灌胃 6 个月后进行 Morris 水迷宫训练，人参总皂苷可以有效地阻止因去卵巢而造成的大鼠空间学习记忆能力的降低，并能逆转因去卵巢所引起的前脑皮层和海马中 ChAT 酶活性的降低，其机制可能与促进脑内乙酰胆碱的合成有关。

2.5 对一氧化氮（NO）及一氧化氮合酶（NOS）的影响

NO 具有广泛的生理功能，其作用具有双重性，在脑内、神经元、胶质细胞等都有 NOS 的表达，脑内部分精氨酸通过 NOS 的作用产生 NO。NOS 及 NO 在缺血性脑损伤中产生神经保护作用还是细胞毒性作用，与许多因素有关。王晓英等 [24] 报道人参皂苷 Rg1 能明显促进麻醉大鼠的突触传递效能，由神经元型 NOS 所产生的 NO 参与了 Rg1 对齿状回长时程增强（LTP）的诱导过程。潘树义等 [25] 观察了人参皂苷保护脊髓神经元与 NO 的关系，结果显示周围神经损伤时 NO 含量增高，人参皂苷保护脑神经作用可能通过抑制 NO 释放而实现的。陈晓春等 [26] 报道人参皂苷 Rg1 减少细胞内源性 NO 的生成可能是 Rg1 对抗多巴胺诱导 PC12 细胞凋亡的重要机理之一。朱陵群等 [27] 研究结果提示人参皂苷 Rb1 可能通过降低或抑制 NOS 活性、减少 NO 的过量产生以拮抗海马神经细胞凋亡。

2.6 抑制脑神经细胞凋亡

细胞凋亡即程序性细胞死亡，是调控机体正常生理功能的重要机制，是细胞衰老死亡过程的主要形式。许多神经系统变性及退行性变等疾病均具有某些相似或共同的病理生理机制，均存在细胞坏死与凋亡。李君庆等 [28] 用原代培养的大鼠脑皮质神经细胞为实验模型，进行观察发现 Rg1 能增强细胞活性，抑制细胞凋亡。刘正湘等 [29] 研究表明人参皂苷 Re 能抑制促凋亡基因 Bax、Bad 和 Fas 的表达，从而达到抑制细胞凋亡和相关蛋白表达的目的。曾和松等 [30] 的相关研究表明，人参皂苷 Re 和 Rb1 均有以上作用，且 Rb1 作用优于 Re。也有报道 [27] 提示人参皂苷 Rb1 具有拮抗海马神经细胞凋亡的作用。陈滢等 [31] 研究发现人参皂苷 Rg1 预处理对 1- 甲基 -4- 苯基 -1，2，3，6- 四氢吡啶诱导的小鼠黑质神经元凋亡有明显的保护作用。方芳等 [32] 探讨了人参皂苷 Rg1 抑制细胞凋亡的可能途径，发现 Rg1 可抑制 MPP+ 诱导的 SHSY5Y 细胞凋亡，其作用机制可能是通过清除细胞内活性氧、弱 c-junNH2-terminalkinase（JNK）激酶的活性，从而减少 Caspase-3 的激活。

2.7 改善线粒体功能障碍

线粒体是能量代谢的主要细胞器，为细胞的活动提供能量。神经元为代谢活跃的细胞，故线粒体功能障碍在神经元死亡中起重要作用。陈晓春等[26]研究观察到人参皂苷 Rg1 可抑制一氧化氮诱导的 PC12 细胞凋亡，其作用机制可能与其稳定细胞线粒体跨膜电位、减少线粒体细胞色素 C 向胞浆释放及抑制 Caspase-3 的激活有关。腺苷是细胞代谢中若干关键代谢途径间的交叉点，是内源性神经保护剂，很多研究发现升高腺苷水平的药物可通过多种机制对脑神经产生保护作用。有研究结果[7]表明人参皂苷 Rg1 可明显增加老年和青年大鼠海马组织的腺苷环磷酸（cAMP）含量，为阐明人参皂苷的促智和抗衰老作用提供了依据。

近年研究还表明某些细胞因子在中枢神经系统具有相应的生物学作用。如 IL-1β、肿瘤坏死因子（TNF-α）、IL-6 具有多相作用，在中枢神经系统发挥神经营养、神经保护及神经毒性双重作用。王毅等[33]报道人参皂苷 Rg1 与肠内菌代谢产物 Rh 对 TNF-α、IL-1α、IL-8 有不同影响。

3 小结

综上所述，人参皂苷对脑神经功能有一定的保护作用，但影响脑神经功能的作用机制较为复杂，今后应进一步深入探讨。如人参皂苷对与许多神经疾病发生发展有密切关系的钙结合蛋白有何影响、对生物活性脂及神经生长因子有何影响、对其他细胞因子神经毒性及神经保护作用有何作用等，这将为阐明人参皂苷保护脑神经功能的作用机制提供更多的实验依据，也为在临床应用人参皂苷防治阿尔茨海默病、血管性痴呆及帕金森病等神经退行性疾病提供了有益的思路。

参考文献

[1] 王爱民, 曹颖林, 王玉坤, 等. 中国人参根、茎叶皂苷对大鼠的学习记忆和脑内单胺类递质含量的影响[J]. 中国中药杂志, 1995, 20(8): 493-495.

[2] 杨迎, 张均田, 石成璋, 等. 人参皂苷Rb1和Rg1促智作用机制的探讨——对小鼠脑神经发育的影响[J]. 药学学报, 1994, 29(4): 241-245.

[3] 刘文, 张均田. 人参皂苷Rg1对老年大鼠行为活动的改善作用[J]. 中国药学杂志, 1996, 31(8): 464-467.

[4] 项辉, 李瑞声, 刘文惠. 老年豚鼠中枢神经系统的脂质过氧化及海娥甲醇提取物的抗氧化作用[J]. 中药材, 2002, 25(4): 275-277.

[5] 余上才, 李晓玉. 人参皂苷对慢性炎症型老年大鼠海马IL1β和IL6mRNA表达的影响[J]. 中国药理学报, 2000, 21(10): 915-918.

[6] 赖红, 吕永利, 包峰, 等. 海马神经元的老龄性改变及人参皂苷对其作用的研究[J]. 中国医科大学学报, 1996, 25(3): 225-228.

[7] 刘文, 张均田. 人参皂苷Rg1对大鼠海马cfos基因表达和cAMP含量的影响[J]. 中国药理学报, 1996, 17(2): 171-174.

[8] 张丹参, 张均田. 人参总皂苷对β淀粉样肽致小鼠记忆障碍的影响[J]. 中国药理学通报, 2000, 16(4): 422-425.

[9] 王晓英, 陈霁, 张均田. 人参皂苷Rg1对β淀粉样肽(25-35)侧脑室注射所致小鼠学习记忆障碍的改善作用及其机制[J]. 药学学报, 2001, 36(1): 1-4.

[10] 陈省武, 王丽娟, 王岩, 等. 人参皂苷Rb1和Rd对不同类型记忆障碍模型小鼠学习记忆功能的影响[J]. 中国药理学与毒理学杂志, 2001, 15(5): 330-332.

[11] 倪小虎, 白洁, 吕育齐, 等. 人参根和茎叶皂苷对大鼠学习记忆障碍改善作用研究[J]. 时珍国医国药, 2000, 11(9): 773-775.

[12] 裘月, 杜冠华, 屈志炜, 等. 小鼠暂时性脑缺血引起学习记忆障碍模型的制备及人参皂苷的保护作用[J]. 中国药理学通报, 1995, 11(4): 299-301.

[13] 申丽红, 张均田. 人参皂苷Rg1对脑缺血沙土鼠神经干细胞存活率和学习记忆能力的影响[J]. 中南药学, 2004, 2(1): 6-9.

[14] 杨国愉, 皇浦恩, 苗丹民, 等. 人参皂苷对睡眠剥夺大鼠记忆保持的影响[J]. 中国心理卫生杂志, 2001, 15(3): 150-152.

[15] 胡圣望, 胡旺平, 周红. 人参皂苷Rg1对慢性应激大鼠空间学习记忆能力的影响[J]. 解剖学研究, 2004, 26(1): 29-31. .

[16] 江岩, 刘伟, 王晓明, 等. 人参三醇皂苷对培养心肌细胞的钙通道阻滞作用和抗自由基作用[J]. 中国药理学报, 1996, 17(2): 138-141.

[17] 咸云淑, 熊文, 程刚. 人参皂苷对兴奋性损伤的保护作用的研究[J]. 中国实验诊断学, 2003, 7(2): 132-134.

[18] 江山, 姜正林. 人参皂苷Rb1对大鼠海马脑片缺血损伤的保护作用[J]. 中风与神经疾病杂志, 2003, 20(5): 415-417.

[19] 吴新民, 姜正林, 陈益人, 等. 人参皂苷抗缺氧缺血性脑损伤作用与抑制谷氨酸的释放有关[J]. 南通医学院学报, 2000, 20(4): 346-348.

[20] 王天芳, 刘雁峰, 张倩, 等. 复合应激致大鼠疲劳模型海马氨基酸含量的变化及中药的调节作用[J]. 北京中医药大学学报, 2000, 23(6): 24-26.

[21] 张正, 严灿, 李艳, 等. 四种调补方对反复心理应激大鼠下丘脑及海马氨基酸含量影响的比较[J]. 安徽中医学院学报, 2003, 22(4): 32-35.
[22] 周宜灿, 陈晓春, 朱元贵, 等. 人参皂苷Rg1可能通过抗氧化作用来保护帕金森病鼠黑质神经元[J]. 中国临床药理学与治疗学, 2003, 8(3): 273-277.
[23] 陈霁, 贡岳松, 张均田. 17β雌二醇和人参总皂苷对去卵巢大鼠学习记忆障碍的改善作用[J]. 中国药学杂志, 2001, 36(8): 522-525.
[24] 王晓英, 张均田. 一氧化氮介导麻醉大鼠人参皂苷Rg1诱发长时程增强[J]. 中国药理学报, 2001, 22(12): 1099-1102.
[25] 潘树义, 潘晓雯, 王苏平. 人参皂苷保护脊髓神经元与NO的关系[J]. 中国中药杂志, 2003, 28(9): 851-853.
[26] 陈晓春, 朱元贵, 陈丽敏, 等. 一氧化氮诱导PC12细胞凋亡及人参皂苷Rg1的保护作用[J]. 中国药理学通报, 2002, 18(5): 516-519.
[27] 朱陵群, 范吉平, 黄启福, 等. 人参皂苷Rb1对大鼠胎鼠海马神经细胞凋亡的影响[J]. 中国病理生理杂志, 2001, 17(12): 1229-1231.
[28] 李君庆, 张香阁, 张均田. 人参皂苷Rg1抗神经细胞凋亡作用机制的研究[J]. 药学学报, 1997, 32(6): 404-410.
[29] 刘正湘, 刘晓春, 李志刚. 人参皂苷Re抗大鼠急性缺血再灌注心肌细胞凋亡及相关基因蛋白表达[J]. 中华急诊医学杂志, 2003, 12(3): 158-161.
[30] 曾和松, 刘正湘, 刘晓春. 人参皂苷Re与Rb1抗大鼠实验性缺血再灌注心肌细胞凋亡及相关基因蛋白表达[J]. 中华物理医学与康复杂志, 2003, 25(7): 402-405.
[31] 陈滢, 陈晓春. 人参皂苷Rg1抗黑质神经元凋亡的可能机制[J]. 药学学报, 2002, 37(4): 249-252.
[32] 方芳, 陈晓春, 朱元贵, 等. 人参皂苷Rg1可能通过丝裂酶素活化蛋白激酶途径抑制细胞凋亡[J]. 药学学报, 2003, 38(3): 176-180.
[33] 王毅, 王本祥, 刘铁汉, 等. 人参皂苷Rg1与肠内菌代谢产物Rh1免疫活性[J]. 中国药理学报, 2000, 21(9): 792-796.

原载：王卫霞，王巍，陈可冀．人参皂苷对动物脑神经保护作用及其机理研究进展 [J]. 中国中西医结合杂志，2005, 25(1): 89-93.

赤芍801研究现状

蒋跃绒 殷惠军 陈可冀

20世纪70~80年代，我国科技工作者对从中药赤芍中分离得到的抗血板活性成分进行了筛选，通过对其活性成分没食子酸及其酯类构效关系的深入研究发现，没食子酸的酯化衍生物——没食子酸丙酯（propyl gallate，PrG）具有更强的生物效应，并命名为赤芍801。我国国家药品监督管理局于2003年批准福建力捷迅制药公司生产的没食子酸丙酯（商品名注射棓丙酯、注射用通脉酯）用于预防和治疗脑血栓、冠心病及血栓性静脉炎等血栓性疾病。在国外，作为抗氧化剂使用美国FDA早已批准，自1984年以来一直作为抗氧化剂以稳定化妆品、食品包装材料和含脂食物。目前研究表明，PrG除具有强抗氧化作用外，尚有抗自由基、抗炎、阻断脂氧酶活性、抗血小板聚集、刺激血小板颗粒释放、改变血小板膜组成等多种药理活性。

1 临床研究

该药目前广泛用于急性脑梗死、冠心病心绞痛、血栓性静脉炎、原发性痛经等疾病的治疗。李昭等[1]将120例急性脑梗死患者随机分为赤芍801（PrG）治疗组和复方丹参注射液对照组，结果显示PrG治疗前后患者神经功能缺损程度评分及生活能力状态评分比较差异有显著性，全血黏度、血浆黏度及血小板聚集率均较治疗前下降，总有效率优于丹参对照组，且未发现有明显不良反应。认为PrG是治疗急性脑梗死安全有效的药物。左晓莉等[2]将86例冠心病心绞痛患者采取随机单盲法分为PrG治疗组（46例）和尿激酶对照组（40例），两组均停用其他抗心绞痛药物。结果两组均能明显改善固定胸痛、胸闷、心悸、气短、四肢麻木，乏力等症状，且前者心电图疗效优于后者。刘铮等[3]用PrG治疗血栓性深静脉炎88例，连续30次为1个疗程，结果总有效率为75.7%。其中5例患者做了体外血栓形成的治疗前后比较，发现治疗后体外血栓形成的重量都有较大幅度减轻。认为该药对周围血管血栓性疾患的预防和治疗有一定作用，以急性期疗效更为满意。吴家斌等[4]比较了48例肾病综合征患者用PrG治疗前后血脂、血液流变学指标的变化。结果治疗后血清总胆固醇显著下降，甘油三酯显著下降，高密度脂蛋白胆固醇显著升高，血液流变学指标改善，认为PrG能显著降低肾病综合征血脂水平，改善血液流变学指标。长期临床应用表明该药不良反应很少，仅少数患者静脉滴注后有一过性心率减慢，或出现谷丙转氨酶轻度增高，但在停药后1周~0.5个月内可自行恢复。

2 药理作用

2.1 抗氧化和抗自由基作用

PrG具有较强的抗氧化和自由基清除作用。Reddan等[5]通过电子顺磁共振及直接紫外分光光度计动态测量研究显示，当低浓度（nmol/L to mmol/L）PrG与大量O^{2-}混合时，超氧化物信号被破坏，PrG可使超氧离子发生歧化作用。认为PrG是一种超氧化物歧化酶（superoxide dismutase，SOD）类似物，可使晶状体上皮细胞免于过氧化氢的损害。过多的活性氧簇（reactive oxygen species，ROS）生成被认为是多种神经变性疾病如帕金森病和阿尔茨海默病的病因之一。Shanker等[6]研究发现PrG作为一种自由基清除剂，可减弱二甲基汞诱导的脑星型细胞活性氧簇的生成。PrG也可明显抑制羟自由基引起的β-胡萝卜素的氧化[7]。该药除扩张脑血管、改善微循环外，还可通过提高SOD活性，使O^{2-}生成减少；通过提高谷胱甘肽过氧化物酶和过氧化氢酶活性，减少 OH^- 及脂类自由基的生成，从而减轻脑缺血再灌注损伤[8]。

2.2 对花生四烯酸环氧酶和脂氧酶代谢通路的影响

Van Wauwe 等[9]对 5 种抗氧化剂（包括 PrG）和吲哚美辛对完整人血小板 14C 花生四烯酸环氧酶（cyclooxgenase，COX）和脂氧酶（lipoxidase，LPO）代谢的影响进行了比较。结果所有测试化合物对环氧酶活性均呈剂量依赖性的抑制。PrG 和 5- 羟黄酮对 LPO 的抑制分别是对 COX 抑制作用的 6.5 倍和 4 倍。资料显示抗氧化剂影响人血小板花生四烯酸代谢的途径不同：BW775C 和 1-naphtol 与选择性环氧酶抑制剂吲哚美辛的作用相似。而 PrG 和 5- 羟黄酮则是双重的 COX-LPO 抑制剂。认为考虑到作用的选择性，PrG 可作为 LPO 特异的抑制剂。COX 是花生四烯酸合成前列腺素和血栓素过程的重要限速酶，现已发现存在两种形式的 COX：即组成型环氧合酶 1（COX-1），和诱导型环氧合酶 2（COX-2），并可能存在第三种形式 COX-3[10]。COX-2 在肿瘤、阿尔茨海默病、动脉粥样硬化（AS）病变处、缺血心肌、炎症部位高表达，选择性 COX-2 抑制剂有可能成为上述疾病的新的治疗手段。但有关 PrG 对 COX-1、COX-2 两种同工酶的作用及其机制尚无深入研究。

2.3 对血小板聚集的作用

2.3.1 抑制花生四烯酸和 Al^{3+} 诱导的血小板聚集

早在 1977 年，国外学者 Panganamala 等[11]发现抗氧化剂 PrG 可特异地抑制花生四烯酸诱导的血小板聚集。我国刘京等[12]的研究也证实了这一点，认为 PrG 可对抗花生四烯酸诱导的冠心病患者的血小板聚集，而对 ADP 诱导的血小板聚集无明显作用，同时发现该药可抑制 TXB2 的合成，推测该药的作用环节可能是在环氧酶，通过阻抑环氧酶的催化反应，从而使血栓素 A 和前列腺素的合成受抑制。Neiva 等[13]研究认为 Al^{3+}（20~100 mmol/L）可通过刺激脂质过氧化和人血小板脂氧酶通路从而引起血小板聚集，将血小板与 100 mmol/L 去甲二氢愈创木脂酸（NDGA）和 100 mmol/LPrG 孵育，则可完全防止 Al^{3+} 诱导的血小板聚集。提示 PrG 可抑制由脂氧酶通路介导的血小板聚集。Qi 等[14]研究了没食子酸及其酯类（乙酯、丙酯、丁酯、异丁酯）对模型和人血小板膜脂双分子层的影响，结果发现没食子酸及其酯类对单纯的或包含胆固醇的二棕榈酰磷脂酰胆碱（dipalmoylphosphatidylcholine，DPPC）模型膜有修饰功能，并具有量效和构效关系。此外，发现这些酯类对人血小板膜的结构有修饰作用，并可逆转 ADP 的作用。

2.3.2 诱导血小板活化

自 1998 年 Schwartz 等[15]提出将阳离子的 PrG 用于阿司匹林对血小板功能抑制作用的监测之后，关于 PrG 对血小板作用的认识出现了不同的观点，越来越多的学者认为 PrG 是一种新的血小板的活化剂。Xiao 等[16]认为 PrG 对血小板因子 3 有活化作用，可诱发小板促凝活性及 annexinV 结合。贮存血小板与新鲜血小板相比，前者对没食子酸丙酯激活的反应性低，而脱微粒的发生率高。有报道[17]PrG 是一个以诱导血小板聚集、蛋白酪氨酸磷酸化作用和血小板因子 3 活性为特征的血小板激动剂。将血小板预先与明确的血小板抑制剂孵育，通过检测血小板聚集、蛋白酪氨酸磷酸化、活化血浆凝血时间和 annexinV 结合力等研究 PrG 刺激后血小板活化的机制。结果 PrG 诱导的血小板聚集和多蛋白酪氨酸磷酸化可被阿司匹林、三磷酸腺苷酶和阿昔单抗（c7E3）抵消，提示 PrG 分别与血小板 COX-1、磷酸腺苷受体和糖蛋白Ⅱ b/ Ⅲ a 有关。PrG 刺激后细胞骨架酶 pp60 的磷酸化增加，但将血小板与阿司匹林、三磷酸腺苷酶和阿昔单抗（c7E3）共同孵育可使之弱化，提示酪氨酸激酶是血小板聚集信号转导的重要酶。PrG 也可通过减少血小板凝集时间和增加血小板 annexinV 结合力使血小板因子 3 活化。PrG 是唯一能同时刺激血小板聚集和凝集的药物，其他血小板抑制剂仅影响血小板聚集但不影响血小板凝集。Stejskal 等[18]将阳离子的 PrG（300 μmol/L）诱导的血小板聚集作为监测阿司匹林治疗有效性的一种新方法，并认为通常使用的诱导剂（ADP、胶原、肾上腺素、花生四烯酸等）与之相比，假阴性率较高，而敏感性、特异性较低。

2.4 抗炎作用

Franzone 等[19]研究显示 PrG 明显抑制角叉菜胶、缓激肽、5- 羟色胺和葡聚糖所激发的急性炎症反应，并限制 PGE2 的生物合成。但对 PGE_2 合成的抑制作用弱于非甾体类抗炎药如吲哚美辛和奥沙美辛。并认为 PrG 的抗炎作用可能依赖于它对炎症部位脂质过氧化物的某些终产物的清除作用以及通过作用于环氧酶系统而发挥的对 PGE_2 形成的部分抑制作用。PrG 可防止由紫外照射和抗原激发诱导的大鼠和小鼠后肢炎症模型的血管扩张，具有血管保护作用[20]。

2.5 药物稳定性和毒性

PrG 作为一种抗氧化剂，自身也容易被氧化。Tayama 等[21]在缺乏外源性代谢系统的情况下，在带塞的烧瓶中用 0.25～1.5 mmol/L PrG 处理 CHO-K1 细胞 3 h，结果在处理过程的终末，培养液中 PrG 浓度下降，并检测到 PrG 二聚体和 PrG 的一种氧化物逆没食子酸（EA）的生成，提示 PrG 发生了自身氧化。并发现用 PrG 处理 CHO-K1 细胞 3 h 后可诱导姐妹染色单体交换（SCEs）、染色体畸变（SCEs）和核内再复制（ERDs），后者随显示细胞周期延迟的细胞比例的增加[16]而增加。陈菲[22]考察了 PrG 在 5% 葡萄糖、10% 葡萄糖、0.9% 氯化钠及葡萄糖氯化钠等 4 种临床常用注射液中的稳定性，结果 PrG 与上述 4 种输液配伍后，室温 8 h 内，其外观、形状、pH、含量基本无变化，吸收曲线没有改变，说明 PrG 与 4 种液体配伍后，8 h 内基本稳定，可配伍使用。

2.6 其他作用

李中等[23]研究发现，对小鼠用三硝基甲苯（TNT）染毒的同时给予 PrG 口服，可使肝组织病变程度显著减轻，肝细胞明显再生，表明 PrG 对 TNT 中毒性肝损伤具有一定防治作用。其机理可能与 PrG 抑制了 TNT 经过原活化产生的活性氧对肝细胞的损伤，降低毛细血管的通透性，使肝脏微循环改善，从而使肝细胞的血供及营养得以改善，或带来某些可促进肝再生的因子，加速了肝脏的修复与再生有关。黄秀榕等[24]用 Fenton 氧化反应体系造成晶状体氧化损伤，以此复制离体白内障模型，同时用 PrG 等 5 种中药单体分别与之共同温育，并以市售白内障滴眼液白内停为对照，观察天然抗氧化剂对损伤晶状体的防护作用。结果 5 种天然抗氧化剂均对离体氧化损伤的眼晶状体有不同程度的防护作用且多数指标优于白内停。胡素坤等[25]研究发现，PrG 对 C57BL/6J 小鼠 Lewis 肺癌和 B16 黑色素瘤的局部生长有一定程度的抑制作用，对它们的自发性血行肺转移有明显的抑制作用。并认为其抗肿瘤血行转移的作用可能是通过降低荷瘤小鼠的血小板聚集率，延长荷瘤鼠的凝血酶时间，改善荷瘤鼠血液凝固状态和血小板功能而实现的。

综上所述，由于氧化损伤、炎症反应、血小板活化等在多种疾病的病理发展中起关键作用，PrG 因作用于与上述病理环节相关的氧自由基、花生四烯酸代谢通路中的关键酶及前列腺素类代谢产物，从而有可能为治疗多种相关疾病打开新的缺口。

参考文献

[1] 李昭, 刘晔, 王艳梅. 通脉酯注射剂治疗急性脑梗死临床研究[J]. 中国中西医结合急救杂志, 2002, 9(3): 171-173.

[2] 左晓莉, 庄华彦. 赤芍801治疗冠心病心绞痛的临床观察[J]. 齐齐哈尔医学院学报, 2002, 23(1): 37.

[3] 刘铮, 张广生. 赤芍801治疗血栓性深静脉炎的疗效观察[J]. 中国农村医学, 1994, 22(4): 50-51.

[4] 吴家斌, 舒贵扬. 赤芍801对肾病综合征患者血脂和血液流变学的影响[J]. 中药药理与临床, 2001, 17(1): 45-46.

[5] Reddan JR, Giblin FJ, Sevilla M, et al. Propyl gallate is a superoxide dismutase mimic and protects cultured lens epithelial cells from H_2O_2 insult[J]. Exp Eye Res, 2003, 76(1): 49-59.

[6] Shanker G, Aschner M. Methylmercury-induced reactive oxygen species formation in neonatal cerebral astrocytic cultures is attenuated by antioxidants[J]. Brain Res Mol Brain Res, 2003, 110(1): 85-91.

[7] Soares DG, Andreazza AC, Salvador M. Sequestering ability of butylated hydroxytoluene, propyl gallate, resveratrol, andvitamin C and E against ABTS, DPPH, and hydroxy l free radicals in chemical and biological systems[J]. J Agric Food Chem, 2003, 51(4): 1077-1080.

[8] 陈小夏, 何冰. 没食子酸丙酯对脑缺血再灌注所致脂质过氧化损伤的保护作用[J]. 中国现代应用药学, 2000, 17(4): 261-264.

[9] Van Wauwe J, Goossens J. Effects of antioxidants on cyclooxygenase and lipoxygenase activities in intact human platelets: comparison with indomethacin and ETYA[J]. Prostaglandins, 1983, 26(5): 725-730.

[10] Derek AW, Adrian RM, Paul R, et al. COX-1, COX-2, and COX-3 and the future treatment of chronic inflammatory disease[J]. Lancet, 2000, 355(9204): 646-648.

[11] Panganamala RV, Miller JS, Gwebu ET, et al. Differential inhibitory effects of vitamin E and other antioxidants on prostaglandin synthetase,

platelet aggregation and lipoxidase[J]. Prostaglandins, 1977, 14(2): 261-271.
[12] 刘京, 吕恩武, 李祥国, 等. 赤芍801对冠心病、脑血栓形成病人血栓素B_2、花生四烯酸代谢及血小板聚集性的影响[J]. 中华医学杂志, 1983, 63(8): 477-481.
[13] Neiva TJ, Fries DM, Monteiro HP, et al. Aluminum Induces lipid peroxidation and aggregation of human blood platelets[J]. Brz J Med Biol Res, 1997, 30(5): 599-604.
[14] Qi SP. Hu PR. Effect of the esters of gallic acid on model and human blood platelet membranes studied by Fourier transform infrared spectroscopy[J]. Science China B, 1993, 36(6): 702-709.
[15] Schwartz KA, Schwartz DE, Davis JA. Detection and monitoring of aspirin inhibition of platelet function using the cationic propyl gallate aggregation assay[M]. In: Abstract Book American Society of Hematology Meeting, 1998: 17-19.
[16] Xiao HY, Matsubayashi H, Bonderman DP, et al. Generation Of annexin V-positive platelets and shedding of microparticles with stimulus-dependent procoagulant activity during storage of platelets at 4 degrees C[M]. Transfusion, 2000, 40(4): 420-427.
[17] Xiao H, Kovics R, Jackson V, et al. Effects of platelet inhibitors on propyl gallate-induced platelet aggregation, protein tyrosine phosphorylation, and platelet factor 3 activation[J]. Blood Coagul Fibrinolysis, 2004, 15(3): 199-206.
[18] Stejskal D, Proskova J, Petrzelova A, et al. Application of cationic propyl gallate as inducer of thrombocyte aggregation for evaluation of effectiveness of antiaggregation therapy[M]. Biomed Papers, 2001, 145(2): 69-74.
[19] Franzone JS, Natale T, Cirillo R, et al. Influence of propyl-gallate and2-mercaptopropionyl glycine on the development of acute inflammatory reactions and on biosynthesis of PGE_2[J]. Bull Soc Ital Biol Sper, 1980, 56(24): 2539-2545.
[20] Kuhn C, Bekemeier H, Hirschelmann R, et al. Actionofcy-clooxygenase(COX)and lipoxygenase(LOX)inhibitors as well as of oxygen free radical scavengers(OFRS)in the inflammation-induced vasodepression[J]. Biomed Biochem Acta, 1988, 47(10-11): 320-323.
[21] Tayama S, Nakagawa Y. Cytogenetic effects of propyl gallate in CHO-K1 cells[J]. Mutat Res, 2000, 498(1-2): 117-127.
[22] 陈菲. 注射用赤芍801与四种输液配伍的稳定性考察[J]. 中国药师, 2002, 5(2): 89.
[23] 李中, 杨建会, 史霖, 等. 没食子酸丙酯对三硝基甲苯染毒小鼠肝脏病理形态学的影响[J]. 卫生研究, 1998, 27(3): 151-153.
[24] 黄秀榕, 祁明信, 叶蕻芝, 等. 天然抗氧化剂对抗晶状体氧化损伤作用的实验研究[J]. 中国病理生理杂志, 2001, 17(2): 120-123.
[25] 胡素坤, 李晓琳, 王少君, 等. 赤芍801抗肿瘤作用的实验研究[J]. 中国医药学报, 1990, 5(3): 22.

原载：蒋跃绒，殷惠军，陈可冀．赤芍 801 研究现状 [J]. 中国中西医结合杂志，2004, 24(8): 760-763.

亲和型生物传感器及其在中药作用机理研究中的应用展望

陈　强　李　静　殷惠军　黄加栋　吴宝艳　蒋跃绒　陈可冀

传感器是一种能感受规定的被测量，并按一定规律转换成可测信号的器件。主要有物理和化学传感器两大类，生物传感器是近年来发展起来的化学传感器中的一个分支，是利用固定化的生物体或其成分作为敏感元件的传感器。生物传感器是生物技术产业的有机组成部分之一，也是我国国家生物技术重点攻关计划项目之一。根据分子识别元件与待测物结合的性质可将生物传感器分为两类：催化型（代谢型）生物传感器和亲和型（受体型）生物传感器。前者利用生物催化剂的专一性和催化性或底物对它的抑制作用，对其作用的底物进行检测，如酶传感器、微生物传感器、组织传感器等，它检测的是整个反应动力学过程的总效应；后者则利用分子间的特异的亲和性，即生物活性物质对底物的亲和或键合作用，如免疫传感器、受体传感器、DNA 传感器等，它检测的是热力学平衡的结果。

1902 年，Wood[1] 在光学实验中首次发现了表面等离子体共振（surface plasmon resonance，SPR）现象。1983 年，Liedberg[2] 将 SPR 应用于 IgG 蛋白质与其抗原的相互反应的测定，并由 BIA core AB 公司开发出 SPR 仪器。SPR 现象是一种物理光学现象，由它来监测和反映生物传感片表面折射率的变化，而这种变化同传感片表面所结合的生物分子的质量成正比。在进行生物分子相互作用分析时，先将配体偶联于传感片表面，当结合物分子加入传感片样品池中，若结合物分子同配体分子发生相互结合，则可导致传感片表面结合分子的量的变化，并反映为 SPR 信号，以共振单位（resonance unit，RU）的形式来表示。然后对时间连续作图即传感图，其记录了整个反应过程中分子间的相互作用包括结合和解离过程，实现了实时监测。同其他技术相比，SPR 技术具有以下优点：高度灵敏，可实现实时监测，无需任何标记。基于 SPR 现象发展起来的新型生物传感分析技术称为生物相互作用分析（biomolecular interaction analysis，BIA）技术，由于具有常规技术不可替代的优点，目前已广泛应用于生物分子间的相互作用分析，如蛋白质与蛋白质、药物与受体、抗原与抗体、DNA/RNA 与结合蛋白质、DNA 与 DNA 及细胞与蛋白质，并将在信号传导、免疫调节、蛋白质工程、抗体定性、核酸研究及药物的研制和开发等方面的研究中发挥重大作用[3-5]。随着电子测量技术生物电子学、免疫学、分子生物学和仿生学的快速发展和相互渗透，各种新型生物传感器不断涌现。特别是新材料科学的迅猛发展，出现了许多新型换能器件的生物传感器。如石英晶体微天平（quartz crystal microbalance，QCM）是基于石英晶体的压电效应对其电极表面质量变化进行测量的仪器；Thermo Life Sciences 公司的 IA sys plus 生物传感器采用波导模式和 RM（resonant mirror）技术，并以绝缘体作为传感基片材料，其能量的损耗较低，敏感度大大提高，更易测量传感基片表面吸附物质的厚度以及适于长时间的监测相互作用过程，可进行分子水平上的分子之间相互作用分析，包括定量分析、动力学分析、分子结合位间的拓扑关系分析。与其他常规技术相比较，生物传感器技术具有以下优点：①实时性，可以对生物大分子相互作用过程中每时每刻的变化进行跟踪监测分析；②高效性，完成一个基本过程仅需 5～15 min 的时间，在短时间内可以测定大量样本；③敏感性，可以检测到 10^{-12} mol/L 浓度的反应过程；④特异性，样品中其他非特异性分子对共振角无影响，可以在样品浓度不高的情况下完成测试；⑤简易性，对相互作用的大分子无需标记；⑥客观性，实验观测结果均由仪器记录和分析，避免了主观因素的影响，并保证有较好的重复性。

本实验室首次将亲和型生物传感技术应用于中药作用机理的研究，运用现代医学理论阐明中药有效成分在体内的作用靶点和分子机理，力求在中药作用机理的研究中取得新的突破。传统中医药在临床治疗中取得了确切的疗效，近年来在其机制的研究中采用了新的技术、方法，取得了一定的进展。但遗憾的是中药的作用机理和靶点至今仍不清楚，成为中医药不能被西方国家认可和接受的重要原因。

从化学观点看，所有药物，无论西药或中药，无论单方或复方，它之所以产生疗效，必有其物质基础--有效化学成分的存在。已分离出的中药有效成分，分属于多种类型化合物，药理活性范围也十分广泛[6]。即使是单一的有效成分，其体内的作用过程也十分复杂，往往是通过多个靶点、多个环节、多个层次发挥疗效。这给中药有效成分及其作用机制的研究带来了很大难度。目前较普遍的观点是“中药的作用机理可能是调节细胞因子网络的功能态平衡”[7]，细胞因子的调节作用是通过激活其特异性受体实现的。很多研究者应用分子生物学方法检测了相关细胞因子表达的变化，而对于中药与细胞因子和受体间的相互作用的研究却鲜有报道[8-16]。新型的亲和型生物传感器如 IA sys plus 生物传感器、QCM 等为此研究提供了便利的条件。选择与研究对象的作用相关的细胞因子受体体系，例如：活血化瘀中药研究中可选择血管活性和促进血小板聚集的细胞因子内皮素及其受体体系等进行研究。IA sys plus 生物传感器提供生物素表面的样品池，QCM 的传感基片表面经硫辛酸修饰、EDC/N HS 活化，二者均可结合亲和素[17]，利用亲和素提供的生物素特异结合位点，将事先生物素衍生处理的细胞因子（受体）接合在传感基片表面，再加入中药有效成分，观察相互作用，或检测中药有效成分对细胞因子及其相应受体结合的影响。IA sys plus 生物传感器提供多种表面的样品池，可根据研究需要和研究对象选择不同的表面，也可将富含相关受体的细胞膜碎片或培养细胞直接结合在传感基片上[18-20]，避免分离纯化过程中对蛋白质的活性和特性的破坏，使实验条件更接近体内环境。应用上述研究方法和技术，有助于方便、快捷地观察检测中药有效成分对细胞因子网络的调节作用，可大大缩短传统分析方法的研究时间，加速研究进程，有望在中药作用的靶点和分子机理研究中取得新的突破。

参考文献

[1] Wood RW. On a remarkable case of uneven distribution of light in a diffraction grating spectrum[J]. Phil Magm, 1902, 4: 396-402.

[2] Liedberg B. Surface Plasmon resonance for gas detection and biosensing sensors[J]. Actuators B, 1983, 4: 299-304.

[3] Rebecca JG, Richard AF, Kevin MS, et al. Surface plasmon resonance analysis of dynamic biological interactions with biomaterials[J]. Biomaterials, 2000, 21: 1823-1835.

[4] Wu XF, Xu YX, Shen GX, et al. Surface Plasmon resonance analysis to evaluate the impor tance of heparin sulfate g roups' binding with human aFGF and bFGF[J]. J Zhejiang U nivSci, 2003, 4(1): 86-94.

[5] 陈执中. 生物特异相互作用分析及其应用进展[J]. 中国新药杂志, 2001, 10(11): 829.

[6] 陈可冀, 欧兴长. 活血化瘀药化学、药理与临床[M]. 济南: 山东科学技术出版社, 1995: 13-16.

[7] 申维玺, 刘玉梅. 细胞因子网络与中药的作用机理[J]. 世界科学技术-中药现代化, 2000, 2(6): 24-27.

[8] 韩玲, 陈可冀. 川芎嗪对缺血再灌注心肌保护作用的研究进展[J]. 解放军药学学报, 2002, 18(1): 41-43.

[9] 梁晖, 余运贤, 洪霞, 等. 丹参注射液对脑梗死急性期NO、ET的影响[J]. 浙江中西医结合杂志, 2000, 10(10): 579-580.

[10] 宫丽鸿. 活血化瘀汤对冠心病急性心肌缺血NO和ET影响的实验研究[J]. 中医药学刊, 2003, 21(5): 721-722.

[11] 李红, 周谋. 中药对黏附分子表达调节的研究[J]. 中医药学报, 2002, 30(1): 27-29.

[12] 景颖, 郑兴. 内皮素--心血管疾病治疗的新靶点[J]. 国外医学生理病理科学与临床分册, 2003, 23(2): 182-184.

[13] 欧阳静萍, 王保华, 刘永明, 等. 阿魏酸钠对高脂血症家兔动脉粥样硬化形成的影响及其机制的研究[J]. 中国药理学通报, 2002, 18(2): 207-210.

[14] 王峰, 刘敏, 杨连春, 等. 新的非肽类内皮素拮抗剂: 咖啡酸、阿魏酸[J]. 药学学报, 1999, 34(11): 898-901.

[15] 何海菊, 付娟, 付津, 等. 逐瘀法对血瘀证血清内皮素影响的实验研究[J]. 天津中医学院学报, 2000, 19(1): 42-45.

[16] Akira Murakamia, Yoshimasa Nakamurab, Koichi Koshimizu, et al. FA15, a hydrophobic derivative of ferulic acid, suppresses inflammatory responses and skin tumor promotion: comparison with ferulic acid[J]. Cancer Lett, 2002, 180(2): 121-9.

[17] 刘立华, 关鲁雄. 硫辛酸在金电极上自组装成膜动力学研究. 化学研究与应用, 2002, 14(1): 53-55.

[18] MichaelI Fisher, Torbjörn Tjärnhage. Structure and activity of lipid membrane biosensor surfaces studied with atomic force microscopy and a resonant mirror[J]. Biosens Bioelectron, 2000, 15(9-10): 463-71.

[19] James MH, Ben EB, Dona CL, et al. Calreticulin is a receptor for nuclear export[J]. J Cell Biol, 2001, 152(1): 127-140.

[20] Catherine MW, Gerald N, Elisabeth K, et al. Perflubron attenuates neutrophil adhesion to activated endothelial cells in vitro[J]. Am J Physiol Lung Cell Mol Physiol, 2000, 278(5): 1008-1017.

原载：陈强，李静，殷惠军，黄加栋，吴宝艳，蒋跃绒，陈可冀．亲和型生物传感器及其在中药作用机理研究中的应用展望 [J]. 中国中西医结合杂志，2004, 24(8): 746-748.

急性心肌梗死中西医结合治疗的现状

张京春　史大卓　陈可冀

急性心肌梗死（acute myocardial infarction，AMI）是在冠状动脉粥样硬化基础上，突然出现斑块的破裂、血栓形成或血管痉挛而致血管急性闭塞，继而出现持久而严重的相应血管所支配心肌的急性缺血坏死。临床表现为持续性心前区不适或胸痛，心肌急性损伤与坏死的心电图进行性演变和血清酶水平升高，常并发心功能不全、心律失常及心源性休克。20 世纪 80 年代前，急性心肌梗死治疗主要以内科对症用药为主，中医工作者根据急性期、恢复期中医证型的不同加以辨证治疗取得了较好的成绩。以后对于急性心肌梗死的治疗产生了里程碑的转变，即早期开通血管进行冠脉血运重建。然而 AMI 后心室重构（VR）以及相关冠状动脉再通后并发症如再灌注损伤、心肌组织无血液复流现象（No-reflow）、急性血栓形成及再狭窄仍是目前困扰人们的主要问题，这为中西医结合治疗 AMI 提出了新问题，人们正在运用中医药进行大量的干预治疗并进行了有益的探索，以期达到降低病死率、改善预后、提高病人生存质量的目的。

1 AMI 急性期中西医结合的治疗

急性心肌梗死发生后几个小时出现 T 波高尖称为超急性期，随之的几个小时或十几个小时 T 波与抬高的 ST 段形成单向曲线为损伤期，ST 段抬高多在几天内恢复正常。继而 24~48 h 内出现异常深大的病理性 Q 波，称为坏死期，随着 ST 段抬高的消退 T 波变为倒置，并在几天至 2 周 ~3 周内逐步加深近而可恢复正常，当 QRS、ST、T 的变化都基本上稳定后，心电图上的所谓“急性期”已经过去。本阶段是在冠状动脉粥样硬化的病理基础上，出现粥样斑块破裂、出血及血 小板聚集、血栓形成，或因冠状动脉痉挛引起的冠状动脉急性闭塞。闭塞可发生于左冠状动脉前降支、左冠状动脉回旋支及右冠状动脉，出现相关血管支配心肌的缺血，甚而发生不可逆的结构上的改变形成坏死，心肌的坏死限于心壁的内层，成为心内膜下心肌梗死，若心肌梗死累及心壁的 1/2~2/3 以上成为透壁性心肌梗死。缺血性坏死的心肌形成折返或出现自律性增高易产生心律失常，还可出现收缩功能障碍及血流动力学的改变，甚者出现明显的心力衰竭及休克。严重的 心肌梗死还可出现心肌破裂、室间隔穿孔或乳头肌断裂引起的二尖瓣脱垂和关闭不全。急性心肌梗死的治疗可依 4D 原则（Door，Data，Decision，Drugs）即病人及时就医，医生对病人的病情资料进行综合分析，做出治疗决定，给予合适的治疗药物。

1.1 一般治疗

包括吸氧、舌下含化硝酸甘油、镇静止痛、口服阿司匹林（150~300 mg）。

1.2 溶栓治疗

近 20 年来的临床与科研实践已经证 明溶栓疗法是 AMI 最关键性的治疗手段。尿激酶、链 激酶这类外源性的纤维蛋白溶解酶原激活剂，使纤溶酶原转变成具有活性的纤溶酶，它有很强的溶解纤维蛋白和纤维蛋白原的作用，并能对抗纤溶酶抑制物的抑制作用，产生血浆纤溶激活状态，使血栓溶解。但由于再通率低、出血及过敏等方面的不良反应使这类药物的应用受到限制。rt-PA 是一种基因重组的组织型纤溶酶原激活剂，为人体内的纤溶酶化合物，可与纤 维蛋白结合使血栓本身局部的纤溶酶原转化为纤溶酶，并使血栓溶解。因其不激活循环中的纤溶酶原而使全身的纤溶激活，故不易出现出血并发症。但因其 半衰期比较短，易引起再闭塞。需肝素静脉及皮下应用及时加以预防。一系列大规模临床试验早已证实静脉溶栓治疗与传统内科用药相比病死率降低了 25% ~47% [1]。近年来人们正在寻找再灌注率高且迅速，颅内全身出血率低，再通血管再闭塞率低，以及无抗原性且可重复使用的新型的溶栓剂。这种溶栓剂对纤维蛋白的特异性更强，并且不被纤溶酶原激活物 抑制剂 -1（PAI-1）抑制 [2]。主要有以下几类：组织型纤溶酶原激活物（t-PA）缺失变异体、葡激酶（staphy lokinase）、重组单链尿激酶型纤溶酶原激活剂（samplas）[3]。血小板 Gp Ⅱ b/ Ⅲ a 阻滞剂（abciximab）能产生独立于溶栓剂的溶栓作用，可使 TIMI 血流至少提高一级 [4]，且可通过减少远端微血栓形成、抑制血小板激活、减少缩血管物质释放来改善再灌注。动物实验及临床研究发现腺苷、尼可地尔（nicorandil）及维拉帕米（verapami）均可减轻再灌注后心肌微血管损伤，减少梗死面积 [5]。

1.3 内科介入治疗

对于高危、溶栓治疗不适宜或失败以及泵衰竭、心源性休克的病人，可考虑急诊 PTCA 或支架术及外科血管再通术。晚近亦有报道 AMI 的治疗效果急诊介入治疗优于溶栓治疗 [6]。但应在发病 6~12 h 以内实行。介入治疗术后再狭窄是影响介入治疗效果的关键，各种包被支架（coating stent）的问世有望进一步降低再狭窄率，放射性支架显示了其安全、有效的临床作用，未来的十年将是基因治疗预防再 狭窄的时代 [7]。介入治疗前后恰当地使用抗血小板药物可有效地降低支架内血栓形成及急性闭塞发生率，阿司匹林在急性心肌梗死的应用已达成共识，抵克力得通过抑制二磷酸腺苷等诱导的血小板聚集，改变血小板膜并阻断纤维蛋白原与膜上糖蛋白受体、Gp Ⅱ b/ Ⅲ a 之间的相互作用，是目前预防血管内血栓 形成的主要药物。然而其明显的降低粒细胞的作用使 之应用受到一定限制。同类药物氯吡格雷这类作用却明显减少，但价格稍高。阻断血小板 Gp Ⅱ b/ Ⅲ a 受体的药物如阿昔单抗（abciximab）优于阿司匹林抗血小板聚集作用，然仅限于静脉用药，口服制剂的远期疗效还有待证实。介入治疗后抗凝药物特别是肝素的使用，明显地降低大面积心肌梗死及附壁血栓病人的栓塞的发生率。对于应用 rt-PA 溶栓的病人，静脉输注肝素增加梗死相关动脉的开放，而对于急诊 PTCA 或支架术后的病人，可防止急性血栓闭塞和再狭窄。与普通肝素相比，低分子肝素有许多优点：对活化的血小板抗性更强、血小板减少性紫癜发生率低、较高的抗 Xa/ 抗Ⅱ a 比不需检测出凝血时间易于施药，低分子量使生物利用度更好，半衰期延长 2~4 倍。低分子肝素最终有可能代替普通肝素 [8]，然无论是普通肝素还是低分子肝素均不能直接作用于凝血酶。水蛭素（hirudin）是目前这类药物研究的热点。水蛭素最初是从医用水蛭中分离出来，结合在凝血酶的催化部位及底物识别部位，既抑制凝血酶催化激活因子 V、VIII、XIII，又能抑制凝血酶诱导的血小板结合，目前应用的水蛭素是重组 DNA 技术生产的。来自 GUSTO- Ⅱ b 的实验发现，低剂量的水蛭素没有增加临床益处的作用 [9]。

1.4 常用的内科药物

硝酸甘油扩张冠状动脉及侧支循环、改善心肌缺血、止痛、缩小梗死面积、降低左室舒张末压、改善 AMI 的血流动力学和左心室收缩功能、减轻心脏负荷、防治左心室重构。入院后 24~48 h 以（10~20）μg/min 的剂量静脉输注可减轻症状，降低 AMI 的病死率。P 受体阻滞剂明显降低 AMI 病人病死率，早已被许多临床试验所证实，故所有无本品禁忌证的 AMI 病人都应从小剂量开始选择这种药物。钙拮抗剂中短效的二氢吡啶类药物如硝苯吡啶不减少 AMI 病人的病死率，而非二氢吡啶类药物硫氮䓬酮对无 ST 段抬高或左束支阻滞及无肺充血的非 Q 波 AMI 病人，可减少其心肌缺血事件的发生。血管紧张素转换酶抑制剂（ACEI）对于早期无低血压和禁忌证的 AMI 病人住院数小时内给药，可明显改善心衰病人的预后，长期服用一年以上，可防止左心室重构，但由于干咳等不良反应限制了其应用，血管紧张素转换酶受体拮抗剂（ARBS）可代替使用，但效果有待进一步临床评价。将目的基因有效地转入缺血或梗死的心肌细胞中，使梗死的心肌细胞再生或使瘢痕组织转变为功能细胞是基因治疗心肌梗死的重要步骤。基因转移和细胞移植将是从根本上改变心肌梗死预后的理想的治疗方法。但这一治疗方法仍处于试验阶段。镁剂的补充，主要考虑 AMI 24~48 h 内的心律失常，可能与心肌组织中镁的缺失有关。

1.5 AMI 并发症的治疗

对于频发多形多源室性早搏、室性心动过速、心室颤动可考虑静脉给予利多卡因、胺碘酮等，紧急者需要心外叩击、电转复等心肺复苏术，对于单发性、频发性室性早搏，目前不主张药物干预。室上性心律失常影响到心肌供血或血流动力学者考虑静脉给予洋地黄类药物、胺碘酮等或电转复等。缓慢性心律失常可选用阿托品、山莨菪碱或氨茶碱静脉输注，或安装临时起搏器，必要时换用永久起搏器。对于心力衰竭、心源性休克根据 Killip 心功能分级，结合症情合理选择强心、利尿、扩血管药物。治疗时除予吸氧、呼吸管理外，还应注意纠正酸碱平衡失调和血容量不足，并适时选用血管扩张剂硝普纳和正性肌力药（多巴胺、多巴酚丁胺、洋地黄或氨吡酮等），主动脉内球囊反搏术是急诊 PTCA 或外科搭桥手术前后关键性的救命措施。

祖国医学把急性心肌梗死归于"真心痛""厥心痛""心痛""胸痹"等疾病范畴，本虚标实为本病的基本病机，本虚常见气虚、气阴两虚；而标实以痰浊、血瘀痹阻心脉，蕴久化毒，热结阳明为主，所致痰浊瘀毒为主要病理因素。治疗上注意标本兼顾、通补兼施、辨证辨病相结合，方选保元汤、生脉散、冠心Ⅱ号、补阳还五汤、血府逐瘀汤、失笑散、温胆汤、平胃散、栝蒌薤白半夏汤、星蒌承气汤等以达益气、养血、生肌、活血、化浊、通腑、定痛之效。伴有心源性休克及低血压状态者多属"阳脱"及"阴阳两脱"范畴，方选独参汤、参附汤、生脉散、生脉四逆加肉桂以益气回阳。伴有心律失常者，室性早搏可选复脉汤或加用苦参、黄连、元胡等；缓慢性心律失常选用温补类方药。并发急性左心衰竭者方选真武汤、苓桂术甘汤加用黄精、人参、北五加皮等益气温阳、活血利水。

我院陈可冀教授等通过观察 60 例急性心肌梗死病人舌象演变的规律，发现舌质紫暗者占 48 例，经益气活血治疗后减为 34 例，舌苔一般薄白 - 腻苔 - 黄垢 - 黑苔为逆，而由黑苔 - 黄垢 - 腻苔 - 薄苔为顺。舌象均有血瘀痰浊之表现，治疗时应尽快在扶正同时尽早加用活血化浊通腑药物，以利于康复。并自拟经验方愈梗通瘀汤（生晒参、生黄芪、紫丹参、全当归、元胡索、川芎、广藿香、佩兰、陈皮、半夏、生大黄）扶正益气生肌、行气活血定通、化瘀抗栓通脉、利湿化浊、通腑降逆。对急性心肌梗死的临床及实验研究均取得较好效果。可以促进梗死组织的愈合、心功能的改善、生活质量的提高[11]。

通过对我院 1978 年 1 月—1997 年 12 月 304 例的临床疗效和中医辨证论治规律进行回顾性总结分析，中西医结合治疗 AMI 明显降低心律失常、泵衰竭、栓塞等并发症的发生率，溶栓治疗的介入显著降低 AMI 住院病死率（溶栓加中药组 10.78%，中药组 17.32%）。我院治疗规律如下：中医辨证分为心气不足型、心血瘀阻型、痰浊闭阻型、心阴虚损型、气滞心胸型、寒凝心脉型、心阳衰脱型，其中以气虚、血瘀、痰浊为主要的证型特点。心气不足型治以补益心气，方选补心丹、抗心肌梗死合剂、生脉散加减，常用药物为黄芪、党参、人参、黄精、太子参；心血瘀阻型治以活血化瘀，方选冠心 II 号、抗心肌梗死合剂，常用药物为川芎、赤芍、丹参、当归、桃仁、红花、延胡索、蒲黄；痰浊闭阻型治以豁痰化浊，方选二陈汤、温胆汤、栝蒌薤白半夏汤加减，常用药物为陈皮、半夏、栝蒌、薤白、竹茹、甘草等；心阴虚损型治以滋养心阴，方选天王补心丹、生脉散加减，常用药物为生地、玄参、麦冬、石斛、太子参、茯苓、炙甘草等；气滞心胸型治以理气止痛，方选柴胡疏肝散，常用药物为柴胡、香附、绛香、延胡索、枳壳、郁金；寒凝心脉型治以宣痹通阳，方选栝蒌薤白桂枝汤，常用药物为枳实、细辛、干姜、薤白、桂枝；心阳衰脱型治以温补心阳、回阳救逆，方选参附汤、生脉散、四逆汤加减，常用药物为生晒参、附子、肉桂、干姜。纵观诸法仍以益气、活血、化痰为主[12]。急性期早期尤以痰浊瘀毒等标实为主，及时选用酒大黄、全栝蒌、当归、丹参、赤芍、枳实以攻逐痰瘀，可明显提高梗死后心绞痛、心律失常、心力衰竭的治疗效果[13]。AMI 病因病机相当复杂，辨证分型难以统一，然痰瘀是关键，在急性心肌梗死的发病中占主导地位。治疗时需标本兼治，我院研究显示益气养阴、化痰祛瘀组对冠心病急性心肌梗死早期并发症及梗死后心绞痛的治疗效果明显优于单用化痰祛瘀组，提示标本兼治明显优于独用治标之法[14]。有学者发现痰瘀型冠心病病人冠状动脉造影多支病变为主，狭窄程度较重。对 AMI 舌象观察显示以舌质暗红或紫暗为主，提示活血化瘀应为中医治疗本病全过程中的主要法则。AMI 主要的发病机制是冠状动脉粥样硬化斑块破裂，而这种极易破裂的斑块是富含脂质的软斑块，研究显示血清脂质升高可作为痰浊证微观辨证的指标，斑块破裂后引起的血小板聚集，凝血系统的激活又是血脉凝滞的基础，故而痰浊血瘀也是 AMI 发病的病理基础[15]。

溶栓、介入疗法是20世纪80年代以来治疗AMI的重要进展。有学者以化痰宣痹、益气活血、通阳理气之品桂枝、栝蒌、郁金、薤白、红参、檀香、石菖蒲、生大黄、红花、三七粉、水蛭粉并结合川芎、丹参等静脉输注治疗，与单纯溶栓组相比，血管再通率明显增高（治疗组68.63%，对照组56.00%），4周病死率、出血、心力衰竭、严重程度及休克发生率明显降低[16]。

溶栓、介入缺血再灌注可使组织器官的功能得以改善，修复损伤的结构，然而有时也可能加重功能和结构的损伤，即所谓的心肌缺血再灌注损伤（RI）。RI在临床上可表现为再灌注心律失常、心肌顿抑、心功能损伤，其发病机制主要与氧自由基损伤、细胞内钙超载、花生四烯酸代谢产物的增加、大量有害物质随血流到达组织加重组织细胞损伤、细胞因子导致的内皮损伤和中性粒细胞黏附浸润有关，中医药可能通过干预以上环节防治RI[17]的发生。山东学者运用黄芪、川芎、赤芍、当归、桃仁、红花、竹叶、酸枣仁、肉苁蓉等在AMI早期的10 d内使用，11~30 d加用党参、麦冬，观察血清产物丙二醛（MDA）和超氧化物歧化酶（SOD），显示该类益气活血药物具有抗脂质过氧化及消除自由基的作用，从而防治缺血及再灌注损伤[18]。另有研究显示溶栓结合参麦液静脉注射，可防治AMI溶栓后心律失常、改善心功能的作用。另有报道溶栓结合口服四逆汤较单纯溶栓组显著降低弓背型ST段抬高的时间、Q-T离散度、再灌注心律失常的发生率[19]。中药有效成分丹参素、三七皂甙、人参皂苷、槲皮素、茶多酚、银杏叶皂苷及中药复方制剂炙甘草汤、生脉散、血府逐瘀汤等均有抗心肌缺血RI的报道。

溶栓及介入治疗虽然开放了梗死相关的冠状动脉，但仍有1/4病人没有获得心肌水平的再灌注，即所谓心肌组织的无再流现象（No-reflow），其发病的机制可能是：①血栓或斑块碎片栓塞远端微小血管，以及纤维蛋白溶解引起游离凝血酶水平增高致使血小板活化因子释放，使微血管痉挛引起血流凝滞及血栓形成；②中性粒细胞、补体活化聚集引起炎性介质、氧自由基的释放，血管内皮细胞肿胀、微血管损伤；③选择素、整合素的黏附作用加强了血栓形成和心肌组织细胞的炎性反应[20]。中医药之益气养阴、活血解毒之品，不仅具有改善微循环、调节免疫、抑制粒细胞趋化及炎性介质释放的作用，同时亦有报道称其对心肌毛细血管有再生的作用，从而可改善心肌水平的血流灌注。

对于AMI并发症的处理主要应以扶正祛邪为主，对于伴有低血压或心源性休克及心功能不全的病人加用参芪类制剂兴奋中枢神经，强心加大心排血量，扩张冠状动脉，从而减少病死率、缩小梗死面积、改善病人预后优于单用西医治疗。通过益气活血复方注射液对结扎狗冠状动脉造成的实验性心肌梗死模型干预观察到，该方具有缩小梗死面积，减少迟发性心源性休克，降低病死率，改善预后的作用[21]。西苑医院已经观察到生脉注射液可使急性心肌梗死左室充盈压不同的病人每搏量增加，伴有外周阻力的降低，对动脉压则具有双向调节作用[22]。AMI并发心源性休克病人行急诊血管重建术和主动脉内球囊反搏术可明显提高抢救成功率，参麦注射液具有抑制Na^+-K^+-ATP酶，促进Ca^{2+}内流，从而增强心肌收缩力[23]，且研究显示小剂量升高血压，大剂量（＞1 mL/kg）则扩张血管，避免了西医缩血管物质对休克时微循环障碍的加重，以及扩血管药物必须的大剂量扩容的要求，以达抗休克、稳定血压、改善功能、减少左心室收缩末期容积的效果。加用参麦注射液使病人顺利度过手术难关，缩短反搏泵使用时间，临床已显示了良好的效果，而大样本的临床观察还有待于进一步的研究。另有学者研究积实提取制成的救心复脉注射液后称其可以具有多巴胺一样的升压作用，增加冠脉血流，增加心泵功能，改善厥脱证症脉的作用，但较多巴胺升压速度快，幅度高，作用稳定，对心率有双向调节作用。

2 AMI恢复期中西医结合的治疗

心肌细胞的再生能力极差，心肌梗死后被纤维瘢痕取代，心肌梗死进入愈合期即陈旧性心肌梗死。恢复期一般在AMI后的4周以后。本期主要牵涉AMI的二级预防，包括：长期服用阿司匹林，一种β受体阻滞剂，ACEI制剂服用至少一年，对改善心室重构具有重要的意义。根据冠状动脉缺血的具体情况选用硝酸酯类药物、β受体阻滞剂及钙拮抗剂。并应使病人限盐减肥，控制冠心病的危险因素，其中包括戒烟及高血压、高血脂及糖尿病的良好控制，高血压应结合美国JNC-7、欧洲高血压联盟及我国的具体情况加以防治。冠心病特别是接受过介入治疗的病人血脂控制更应严格。糖尿病是心血管病是近年来的重要提法，强化了血糖控制在心血管病防治过程中的重要性。至于 AMI 后持续留下心功能不全、心律失常等并发症，用药时注意选择不影响心肌梗死预后最好是改善预后的药物。如心功能不全选择 β 受体阻滞剂和 ACEI 制剂及醛固酮类利尿剂；心律失常选择 β 受体阻滞剂或者是卡维地洛这类 α、β 受体双阻滞剂。避免使用心律平等 Ic 类药物及短效钙拮抗剂对心肌梗死远期预后的不良影响。AMI 后接受溶栓、介入治疗的病人预防再闭塞、再狭窄防止无再流现象的发生，适时选择阿司匹林、抵克力得、氯吡格雷、Ⅱ b/ Ⅲ a 等抗血小板药物及抗凝药物肝素、低分子肝素的选择显得十分重要。溶栓药物以及药物涂层支架的进一步研究，为解决已开通血管的再闭塞、再狭窄开辟了新的途径。

这一时期本病的中医病机仍属本虚标实，但以本虚为主，常见气虚及气阴两虚，兼夹血瘀、痰湿之证，蕴毒情况已不明显。常选取生脉散、冠心 II 号方及血府逐瘀汤、栝蒌薤白半夏汤或栝蒌薤白桂枝汤及温胆汤、小陷胸汤等以益气养阴、活血化痰、宽胸止痛。

AMI 后心功能不全中医归于“喘证”“水肿”之证，辨证多属气虚血瘀水停，方选生脉散、四君子汤、苓桂术甘汤、防己黄芪汤、真武汤、春泽汤加减，并加用益母草、泽兰、泽泻等活血利水药物。AMI 后心律失常中医归于“胸痹”“眩晕”“心悸”之“怔忡”范畴，辨证多以气阴不足、气虚水停、阴虚火旺、血瘀水停等证兼夹出现，方选生脉散、苓桂术甘汤、桂枝甘草龙骨牡蛎汤、黄连阿胶汤、温胆汤、冠心Ⅱ号方及血府逐瘀汤加减，并加用养心安神、重镇安神之柏枣仁、珍珠母、生龙牡等药物；元胡、苦参、羌活、三七亦常选择使用。

肾素 - 血管紧张素系统（ RAS ）的被激活，以血管紧张素 II 为核心产生一系列生物效应，直接或间接介导急性心肌梗死后心室重构（ VR ）的形成。补阳还五汤、愈心肌梗死汤（黄芪、黄精、党参、丹参、郁金、赤芍等）通过调节血管生物活性因子、胶原代谢及改善心肌细胞能量代谢对 AMI 后 VR 进行干预。

AMI 后接受介入治疗的病人预防再狭窄是当前值得关注的重要问题。我院陈可冀教授等在研究血府逐瘀汤防治再狭窄的基础上精选川芎、赤芍中的有效部位川芎总酚、赤芍总甙制成芎芍胶囊，经过了国家九五、十五攻关课题的验证，证实了其预防再狭窄的明显疗效 [25,26]。药理学试验结果显示：再狭窄的形成主要与平滑肌细胞增殖及胶原蛋白合成有关，川芎、赤芍具有抗炎、抗血小板聚集、抑制平滑肌细胞增殖及减少胶原蛋白合成的作用。芎芍胶囊对于猪冠状动脉球囊损伤后内膜中细胞凋亡抑制基因 Pci-2 的表达有减少作用，而对于凋亡促进基因 P53 的表达有增加作用，从而对猪冠状动脉球囊损伤后血管平滑肌细胞增殖过程中较低的凋亡水平进行有效地调控。增加新生内膜中的凋亡细胞百分比，推测可能是其预防再狭窄形成的作用机制之一 [27]。

3 目前存在的问题

根据急性心肌梗死急性期及恢复期的不同病理改变，适当选择中西医结合治疗方法已经在急性心肌梗死的治疗中发挥了较好的疗效。现代医学治疗急性心肌梗死从 20 世纪 80 年代以来已经进入了梗死相关动脉血管血运重建的时代，新型溶栓药物的不断问世，经皮冠状动脉腔内成形术（ PTCA ）及冠状动脉内支架置入（ Stenting ）的普及应用，为早期血管开通创造了条件，及时恢复梗死血管血流，可以挽救濒死的心肌，减少并发症的发生，改善预后，降低病死率。

然而溶栓疗法的再闭塞率仍较高，出血等并发症特别是在老年人当中仍时有出现。而介入疗法并发症较少，然对于设备、技术水平要求较高，非一般基层医院所能普及采用，即使得以采用其再狭窄问题仍不能忽视。抗血小板制剂、抗凝药物的应用降低了再狭窄的发生，然其不良反应及复杂的监测要求使之应用受到限制。中西医结合治疗虽在一定程度上提高了疗效，降低了不良反应，但均属个案报道，未能达成共识。

溶栓介入疗法后出现的缺血再灌注损伤及心肌组织水平无血液再灌注现象，仍无较好的方法加以预防。中西医结合工作者虽然开始介入了这方面的工作，但由于缺血再灌注损伤及无血液再灌注现象其机制尚不十分清楚，故应密切注视本领域的研究进展，适时开展相关研究以求有所突破。

对于延误了溶栓介入疗法时机的病人，仍应注意传统内科用药的恰当选择。溶栓介入疗法普遍应用以前，中西医结合工作者已经做了大量的工作，证实西医常规治疗结合中医治疗对降低梗死造成的心肌损害，防止并发症的发生有一定作用，应予以重视。

中医采用益气养阴、化痰活血、扶正祛邪手段结合现代医学治疗方法，对于急性心肌梗死多方面的客观疗效还需临床大规模、多中心循证医学的统计分析加以证实。

紫杉醇涂层支架的问世为植物药在冠心病防治研究领域提供了一个成功的范例，中医药作为植物药的一部分在冠心病防治研究中有良好的应用潜力，值得采用现代科学方法深入研究挖掘。

参考文献

[1] 高润霖. 急性心肌梗死再灌注治疗现状[J]. 临床内科杂志, 2001, 18(1): 11-14.

[2] Van de Werf FJ. The ideal fibrinolytic: Can drug design improve clinical results[J]. Eur Heart J, 1999, 20: 1452-1458.

[3] 华倚红, 杨跃进. 急性心肌梗死溶栓治疗新进展[J]. 中国循环杂志, 2001, 16(4): 317-319.

[4] Gold HK, Garabedian HD, Dinsmore RE, et al. Restoration of coronary flow in myocardial infaction by intravenous chimeric 7E3 antibody without exogenous plasminogen activators. Observations in animals and human[J]. Circulation, 1997, 95: 1755-1759.

[5] Steg PG, Karlia CD. A paradigm shift for acute myocardial infarction: From coronary to myocardial reperfusion[J]. Eur Heart J, 1998, 19: 1282-1286.

[6] Loubeyre C, Morice MC, Lefevre T, et al. A randomized comparison of direct stenting with conventional stent implantation in selected patients with acute myocardial infarction[J]. J Am Coll Cardiol, 2002, 39(1): 15-21.

[7] 郭静萱, 张永珍. 经皮冠状动脉介入治疗的进展与展望[J], 当代医学, 2000, 10(6): 54-57.

[8] 葵强军. 急性心肌梗死治疗新进展[J]. 中国循环杂志, 2001(增刊): 161-163.

[9] Antman EM, Braunwald E. Trial and tribulation of thrombin inhibition[J]. Eur Heart J, 1996, 17: 971-973.

[10] 陈可冀, 钱振淮. 60例急性心肌梗死舌象分析[J]. 中西医结合杂志, 1984, 4(4): 212-213.

[11] 廖欣, 陈可冀. 愈梗通瘀汤治疗冠心病心绞痛的临床观察[J]. 新加坡中医杂志, 1999, 6(2): 42-45.

[12] 董泉珍, 王小沙. 中西医结合治疗急性心肌梗死304例临床观察[J]. 中国中西医结合杂志, 1999, 19(8): 457-460.

[13] 衷敬柏, 张京春. 早期应用攻逐痰瘀方治疗急性心肌梗死疗效观察[J], 上海中医药杂志, 2000, 4: 26-27.

[14] 张京春, 衷敬柏. 益气养阴、化痰祛瘀方药对冠心病急性心肌梗死早期合并症的影响[J]. 中医杂志, 1999, 40(11): 671-672.

[15] 乔振纲, 韩冠先. 实用中医痰病诊治[M]. 北京: 人民卫生出版社, 2001: 1-5.

[16] 李国勤, 齐文升. 溶栓结合中药治疗急性心肌梗死51例临床观察[J]. 中国中西医结合杂志, 1999, 19(8): 461-462.

[17] 肖帅真, 刘莉. 急性心肌梗死溶栓后血管性再灌注损伤的临床研究[J]. 中国介入心脏病学杂志, 2001, 9(2): 95-96.

[18] 赵锡堂, 孙少俐. 抗心肌梗死煎剂对急性心肌梗死病人抗脂质过氧化作用的临床研究[J]. 中国中西医结合杂志, 1998, 18(2): 109-110.

[19] 吴违康, 苏建文. 四逆汤防治急性心肌梗死溶栓疗法再灌注损伤的动态心电图研究[J]. 中国中西医结合杂志, 2001, 21(10): 744-746.

[20] 李兴武. 急性心肌梗死的微血管功能障碍[J]. 国外医学 老年医学分册, 2001, 22(5): 211-214.

[21] 吴英恺. 陈可冀中西医结合防治研究冠心病的若干进展//心血管病学进展[M]. 哈尔滨: 黑龙江科技出版社, 1980. 23.

[22] 董泉珍, 陈可冀. 生脉注射液治疗心肌梗死的血流动力学效应[J]. 中华心血管病杂志, 1984, 12(1): 5-8.

[23] 龙明智, 王军. 中西医结合治疗心源性休克的临床观察[J]. 现代中西医结合杂志, 2000, 12(9): 1091-1093.

[24] 黄道生, 杨剑刚. 救心复脉注射液治疗心源性休克的临床研究[J]. 中国中西医结合杂志, 1998, 18(10): 590-593.

[25] 于蓓, 陈可冀. 血府逐瘀浓缩丸防治84例冠心病冠脉内支架植入术后再狭窄的临床研究[J]. 中国中西医结合杂 志, 1998, 10(18): 585-587.

[26] 徐浩, 史大卓, 陈可冀. 芎芍胶囊预防冠状动脉介入治疗后再狭窄的临床研究[J]. 中国中西医结合杂志, 2000, 20(7): 404-407.

[27] 徐浩, 史大卓, 陈可冀. 芎芍胶囊对猪冠状动脉球囊损伤后内膜中细胞凋亡及凋亡相关基因Pci-2、P53表达的影响[J]. 中国介入心脏病学杂志, 2001, 9(3): 152-154.

原载：张京春，史大卓，陈可冀．急性心肌梗死中西医结合治疗的现状 [J]. 中西医结合心脑血管病杂志，2004, 2(1): 1-5.

基因表达系列分析及其在心血管系统中的应用

蒋跃绒　殷惠军　陈可冀

人类基因组物理图谱仅代表遗传复杂性的一个层面，另一个更为重要的层面是这些基因在有机体内的时空表达 [1]。高通量基因表达技术所提供的大量基因表达信息，有利于阐明各种复杂疾病如心血管系统疾病的病理进程。

基因表达系列分析（serial analysis of gene expression，SAGE）是 1995 年由约翰·霍普金斯大学 Velculescue 等 [2] 发展起来的用于大规模研究基因表达的新方法，具有发现新基因及基因表达定量分析的功能。本文就 SAGE 技术及其在心血管领域的应用作一综述。

1 SAGE 基本原理、流程及技术演进

SAGE 技术由一系列酶切、PCR 扩增、纯化、克隆和测序等步骤组成，其基本原理 [2,20] 是：①一个由 9 个核苷酸组成的标签（tag）可代表 4^9=262144 种不同序列组合，而人的基因总数少于 40000 条，所以理论上一个来自转录本内 3' 特定位点的标签（9～14 bp）可代表一个独特转录本；②将这些标签随机线性串联组成串联体（concatemer），并克隆到测序载体中进行测序，可使每个测序反应完成对多个标签对应的转录本的检测。

SAGE 技术流程简要介绍如下 [2,3]：①以 oligo（dT）柱层析法分离 poly（A）+RNA；②用生物素化的 oligo（dT）引物合成双链 cDNA；③ cDNA 用锚定酶（如 NlaIII 识别位点为 CATG）消化以产生 3' 粘端；④ 3'cDNA 片段与链霉亲和素蛋白磁珠（streptavidin-coated beads）结合；⑤将 cDNA 均分成两份，分别连接接头（linker）A 或 B，接头包含标签酶（如 BsmF1，为 II 型限制性内切核酸酶）识别位点；⑥标签酶切割识别位点下游的 14 bp 的 DNA，并将带有接头序列的 cDNA 单标签从磁珠上释放；⑦用 klenow 片段补平释放的单标签末端；⑧用连接酶将单标签首尾连接形成双标签（ditag）；⑨ PCR 扩增双标签；⑩分离、纯化双标签；⑪连接双标签形成串联体；⑫将串联体克隆进测序载体（如 pZEro-l）进行测序分析；⑬测序结果用 SAGE2000 软件分析得到标签序列，通过与 Genebank、ESTdatabase 或 SAGEmap 等数据库比较分析，获取转录物丰度的数量信息和新的表达基因。

SAGE 技术的主要优点是不需事先知道基因序列且能提供组织或细胞中每一个转录本的定性和定量信息，对低丰度转录本敏感并可发现新的转录本。同时，SAGE 数据库的电子特性又可允许不同研究者构建的文库之间直接进行比较。已有不少实验室利用 SAGE 进行转录组的研究，并针对它的缺点提出了相应改进方案，使 SAGE 技术日趋完善。

最初的 SAGE 方案产生的串联体一般平均只包含 22 个双标签，需要测序的克隆多，花费也大。1998 年，Powell[4] 以生物素化的引物代替原始操作中未标记的引物来扩增双标签，使每克隆平均标签数增加到 35 个。Kenzelmann[5] 于 1999 年提出在凝胶电泳前增加一个加热的步骤，避免较小的串联体通过氢键作用产生的聚集体对大的串联体片段的污染。该方法使每克隆平均标签数增加到 67 个。这两种方法结合起来可进一步提高克隆效率。

SAGE 的另一个显著缺点是较高的起始 mRNA 需求量（2.5~5.0 μg，相当于 250~500 μg 总 RNA），当 RNA 量十分有限时则难以使用。为此，多家实验室尝试了应用较小量的 RNA 进行 SAGE 操作。有的涉及对起始 cDNA 材料进行 PCR 扩增，如 SAGE-Lite[6] 和 PCR-SAGE[7]。有的则通过对第一轮 PCR 扩增产生的双标签进行 12～18 个循环的再扩增以产生足够多的双标签，如 MicroSAGE[8] 和 SADE[9]（SAGE adaptation for downsized extracts）。MicroSAGE 将对 mRNA 的需求量减少至 1～5 ng。由于额外的 PCR 扩增

可能引入偏差并影响 SAGE 的定量性能，2000 年，Ye[10] 等又提出 MiniSAGE 方法，通过应用 Phase Lock Gel ™（PLG）凝胶纯化 DNA、减少 cDNA 连接反应中加入的接头量、采用 mRNA 捕获包等方案，减少了材料的丢失，只需 1 Mg 总 RNA。2003 年，Vilain 等 [11] 设计了一个包含 RNA 线性扩增（a loop of linear amplification of RNA）步骤的 SAGE 方案，称为 SAR-SAGE（small amplified RNA-SAGE），仅需 50 ng 总 RNA。这种通过 T7RNA 聚合酶依赖的转录进行的 mRNA 线性扩增在减小误差上可能优于 PCR。

SAGE 的缺点之三是标签序列过短，造成数据分析中对未搜索到匹配序列和搜索到多个匹配序列的标签鉴定困难。Long SAGE[12] 方法以 MmeI 代替 BsmFI 为标签酶，将获得的标签长度延长至 21bp。长序列标签具有更尚的特异性，可设计更有效的 PCR 引物或杂交探针用于下游操作。Chen 等 [13] 提出了一种延长标签序列的方法（GLGI），主要原理是以加上 Nla Ⅲ 和 BamHI 酶识别位点的 SAGE 标签为正义引物，单碱基锚定的 oligo（dT）为反义引物，用 PfUDNA 聚合酶进行 PCR 扩增。该方法可将 10bp 的标签转换成相应的数百碱基的 3'cDNA 片段。Berg 等 [14] 也提出了一种类似的分析未知标签的方法 RAST-PCR（rapid analysis of unknown SAGE tags），由此得到的 PCR 产物可用于分离全长 cDNA。

最近，Invitrogen 公司推出了 I-SAGE Kit 和 I-SAGE LongKit 试剂盒（http：//www.invitrogen.com），提供了构建 5 个 SAGE 文库及质量控制所需的试剂，使 SAGE 文库的构建更为方便、快捷。

上述这些方法上的改进拓宽了 SAGE 的应用前景。

2 SAGE 在心血管系统中的应用现状

美国国家生物技术信息中心（NCBI）建立了公共基因表达数据库 SAGEmap（http：//www.ncbi.nlm.nih. gov/sage），用于 SAGE 数据的在线存取及分析。截至 2004 年 3 月 7 日，SAGEmap 已发表了来源于不同 mRNA 样品的 SAGE 文库共 345 个，其中包括人类和小鼠正常心脏 SAGE 文库。与此同时，在 Pubmed 中以 SAGE 和 Cancer 检索发现 141 篇文献，而以 SAGE 和 Cardiovascular diseases 检索仅发现 34 篇。显然，SAGE 在心血管疾病领域的应用才刚刚开始。

2.1 动脉粥样硬化

内皮细胞活化是动脉粥样硬化发生的早期事件。Waard 等 [15] 采用 SAGE 方法比较了人脐静脉内皮细胞在静止状态与致动脉粥样硬化刺激物——氧化低密度脂蛋白作用下活化 6 小时后 mRNA 谱的差异。结果约 5% 的标签差异表达（对应于 56 个基因），其中 42 个为已知基因，包括已经证明的内皮细胞活化标志物白细胞介素 -8（IL-8）、单核细胞趋化蛋白 -1（MCP-1）、血管细胞黏附分子 -1（VCAM-1）、纤溶酶原激活剂抑制因子 -1（PAI-1）、Gro-α、Gro-β 书及内皮细胞选择素（E-selectin）。转化生长因子 β 家族成员 activinβ_A mRNA 表达的上调是该研究的一个新发现。

动脉粥样硬化是一种炎症性疾病，单核细胞 / 巨噬细胞在动脉粥样硬化发生中起重要作用 [16]。Suzuki 等 [17] 通过 SAGE 技术获得了脂多糖（LPS）诱导下的单核细胞差异表达基因谱。结果发现许多细胞因子和趋化因子的转录本高诱导表达，其中包括：白细胞介素 -6（IL-6）、IL-la、IL-lβ、IL-8；肿瘤坏死因子 -α（TNF-α）；巨噬细胞炎症蛋白 -β（MIP-β）、MIP-2β、MIP-2α、MIP-lα；LARC（liver and activation-regulated chemokine）；TARC（thymus and activation-regulated chemokine）；RANTES（regulated on activation，normal T cell expressed and secreted）；巨噬细胞来源的趋化因子（MDC）；GRO-α 等。其他如编码 II 型凝血酶原激活物抑制因子（PAI-2）、Hc-gp39、载脂蛋白、平果酸脱氢酶、基质金属蛋白酶、环氧合酶的基因也出现高表达。此外 Naflβ、IL-7 受体、腺嘌呤核苷受体 A2a 及许多新基因也上调表达。另一方面，也发现在 LPS 刺激下发生下调表达的多个新基因。该研究首次全面分析了 LPS 诱导的人单核细胞基因表达谱，结果提示 LPS 诱导的基因产物可能参与细胞活化和迁移、血管新生、组织重建及代谢过程，且可能调控炎症反应。

2.2 心肌缺血和预适应

Jiang 等 [18] 采用 SAGE 技术对人心肌细胞在常氧、缺氧、转染携带缺氧诱导因子 1（HIF-1）的腺病毒载体（Ad2/HIF-la/VP16）及转染空载体（Ad2/CMVEV）四种状态下的基因表达进行了比较研究。结果与常氧状态下相比，缺氧、转染 Ad2/CMVEV 或 Ad2/HIF-la/VP16 后分别有 35、11、46 个基因上调表达，20、11、38 个基因下调表达。受缺氧调节的基因与转录、生物合成、细胞外基质形成、糖酵解、能量生成、细胞生存和细胞应激等有关。HIF-la/VP16 可诱导生长因子、基质蛋白、蛋白酶和 EDF1 的表达，推测使用 HIF-la 可引起协调的血管生成反应。该研究首次报道保护性基因 gp130 和 survivin 在缺氧时表达上调，也观察到与先天免疫有关的 pentaxin 相关基因在缺氧或病毒感染时表达下调。先天免疫是否与缺氧应激有关，将是一个有趣的课题。这些结果将进一步促进对细胞缺氧反应和预适应的研究。

2.3 高脂血症

尽管人们对决定体内脂蛋白平衡和动脉粥样硬化的基因进行了广泛深入的研究，但目前已知的仅是其中的一小部分，对高脂血症的遗传学基础还缺乏足够的了解。Kreeft 等[19]采用 SAGE 方法对轻度高脂血症 apoE3-Leiden（E3L）转基因小鼠和野生型 C57BL/6JICo（B6）小鼠的肝脏基因表达谱进行了比较，以鉴别调节脂蛋白体内平衡的新基因及作用通路。结果两种品系之间有 175 个基因表达发生改变，这些基因中一部分属于已知的代谢通路，如脂蛋白代谢、解毒、糖酵解和急性反应（acute-phase response），但大部分为新基因。这些基因的发现将为进一步详细研究它们在脂蛋白平衡和动脉粥样硬化过程中的作用奠定基础。

2.4 血管瘤

Peters 等[6]用 SAGE-Lite 方法分析了一个三岁女童颅内动脉瘤样品的基因表达谱，结果观察到编码细胞外基质成分（如 CoL3A1，COL1A1，COL1A2，COL6A1，COL6A2，elastin）、参与细胞外基质转换（TIMP-3，OSF-2）、细胞黏附和抗黏附（SPARC，hevin）、胞质分裂（PNUTL2）和细胞迁移（tetraspanin）的基因高度表达。提示动脉瘤扩张导致一个高度动态变化的胞内环境，其中发生着广泛的伤口愈合和组织 / 细胞外基质重建。尽管只是初步的数据，且代表的仅是一个个体，该研究为将来从生化、生理、遗传等方面研究动脉瘤提供了数目众多的候选标志物。

2.5 心血管系统发育

转录组图谱有利于识别发育调节基因。为定量分析 P19 胚胎癌（EC）细胞诱导形成心肌细胞时转录组的变化，Peters 等[2]采用 SAGE 方法测序和比较了三个文库（未分化的 P19EC 细胞，分化 3+0.5 天和分化 3+3.0 天）来源的 171 735 个标签。结果发现体外诱导分化后，410 个编码转录因子、分化因子和生长调节因子的基因表达明显改变。定量 PCR 分析和原位杂交显示五个生长调节因子（Dlkl，Igfbp5，Hmga2，PodxlandPtn）和两个未知 ESTs 具有与已知心脏转录因子相似的表达谱，这些 SAGE 文库的构建有助于理解胚胎干细胞诱导形成心肌细胞过程中分化依赖性基因的作用。

2.6 高血压

肾素 - 血管紧张素系统在高血压的病理过程中起重要作用。为深入了解血管紧张素 II（Ang-II）依赖的高血压的分子机制，Anisimov 等[21]采用 SAGE 技术对皮下给予 Ang-II 7 天的小鼠与正常小鼠肾脏组织的转录组进行了比较，发现了几个与高血压相关的新基因以及已知基因的新功能。

3 前景展望

SAGE 技术在干细胞生物学、心血管系统发育、动脉硬化、脂质调节、心肌缺血损伤及血管再生等领域的研究已显示了良好的前景。

对组织或细胞不同时空条件下的基因表达谱进行全面快速分析，有助于识别参与各种正常或疾病过程的候选基因。对疾病组织中异常表达基因的鉴别有助于发现新的诊断标识、预后指示因子和治疗靶点，最终导致诊断和治疗水平的提高[22]。早期诊断标志物的应用，特别是对那些发病隐袭的疾病，有助于早期进行特殊干预并获得较好效果，大大降低许多疾病包括心血管疾病的发病率和死亡率。鉴别组织或状态特异性的标志物，有助于提高病理分期水平。分析对同一治疗有反应和无反应者的基因表达，有助于了解不同人群的差异和不同治疗的作用机制。此外，基因表达模式的分析对于鉴别治疗性药物的新靶标也是十分有用的。

最近，几个利用 Mcroarray 技术的大型心血管基因组计划如 CardioGenomics（www.cardiogenomics.org）和 PhysGen（www.brc.mcw.edu）已取得较大进展。国际癌症协会（NCI）倡议并资助癌症基因组解剖方案（CGAP）（www.ncbi.nlm.nih.gov/CGAP），用 SAGE 来描绘癌细胞的分子指纹图谱。如能发起 SAGE 心血管基因组计划并建立类似 CGAP 网站的 internet 平台，将大大便利不同实验室及不同研究方法所得结果的相互比较和分析。

SAGE 和其他高通量基因表达技术一起，将在未来几年内为心血管病理生理学和心血管临床研究提供重要的基础信息。

参考文献

[1] Velculescu VE. Tantalizing transcriptomes-SAGE and its using lobal gene expression analysis[J]. Science, 1999, 286: 1491-1492.

[2] Velculescu VE, Zhang L, VogelsteinB, et al. Serial analysis of gene expression[J]. Science, 1995, 270: 484-487.

[3] Velculescu VE, Zhang L, Zhou W, et al. (2000)Serial Analysis of Gene Expression: Detailed Protocol(Version1. Oe), June23, 2000. Available from Johns Hopkins Oncology Centerand Howard Hughes Medical Institute, 424 North Bond Street, Baltimore, MD21231；FAX(410)955-0548.

[4] Powell J. Enhanced concatermer cloning-a modification to the SAGE(serial analysis of gene expression)technique[J]. Nucleic Acids Res, 1998, 26: 3445-3446.

[5] Kenzelmann M, Muhlemann K. Substantially enhanced cloning efficiency of SAGE(serial analysis of gene expression)by adding a heating step to the original protocol[J]. Nucleic Acids Res, 1999, 27: 917-918.

[6] Peters DG, Kassam AB, Yonas H, et al. Comprehensive transcript analysis in small quantities of mRNA by SAGE-lite[J]. Nucleic Acids Res, 1999, 27: e39.

[7] Neilson L, Andalibi A, Kang D, et al. Molecular phenotype of the human oocyte by PCR-SAGE[J]. Genomics, 2000, 63: 13-24.

[8] Datson NA, Perk-de Jong J, van den Berg MP, et al. MicroSAGE: a modified procedure for serial analysis of gene expression in limited amounts of tissue[J]. Nucleic Acids Res, 1999, 27: 1300-1307.

[9] Virlon B, Cheval L, Buhler JM, et al. Serial microanalysis of renal transcription[J]. Proc Natl Acad Sci USA, 1999, 96: 15286-15291.

[10] Ye SQ, Zhang LQ, Zheng F, et al. MiniSAGE: Gene expression profiling using serial analysis of gene expression from 1μg total RNA[J]. Anal Biochem, 2000, 287: 144-152.

[11] Vilain C, Libert F, Venet D, et al. Small amplified RNA-SAGE: an alternative approach to study transcription from limiting amount of mRNA[J]. Nucleic Acids Res, 2003, 31: e24.

[12] Saha S, Sparks AB, Rago C, et al. Using the transcription to annotate the genome[J]. Nature Biotechnology, 2002, 20: 508-512.

[13] Chen JJ, Rowley JD, Wang SM, et al. Generation of longer cDNA fragments from serial analysis of gene expression tags forgene identification[J]. Proc Natl Acad Sci USA, 2000, 97: 349-353.

[14] van den Berg A, van der Leij J, Poppema S. Serial analysis of gene expression: rapid RT-PCR analysis of unknown SAGE tags[J]. Nucleic Acids Res, 1999, 27: e17.

[15] de Waard V, van den Berg BM, Veken J, et al. Serial analysis of gene expression to assess the endothelial cell response to an atherogenic stimulus[J]. Gene, 1999, 226: 1-8.

[16] Ross H. Atherosclerosis an inflammatory disease[J]. N Engl J Med, 1999, 340: 115-126.

[17] Suzuki T, Hashimoto S, Toyoda N, et al. Comprehensive gene expression profile of LPS-stimulated human monocytes by SAGE[J]. Blood, 2000, 96: 2584-2591.

[18] Jiang C, Lu H, Vincent KA, et al. Gene expression profiles in human cardiac cells subjected to hypoxia or expressing a hybrid form of HIF-1α[J]. Physiol Genomics, 2002, 8: 23-32.

[19] Kreeft AJ, Moen CJ, Hofker MH, et al. Identification of differentially regulated genes in mildly hyperlipidemic ApoE3-Leiden mice by use of serial analysis of gene expression[J]. Arterioscler Thromb Vasc Biol, 2001, 21: 1984-1990.

[20] Peters DG, Kassam AB, Feingold E, et al. Molecular anatomy of an intracranial aneurysm: coordinated expression of genes involved in wound healing and tissue remodeling[J]. Stroke, 2001, 32: 1036-1042.

[21] Anisimov SV, Tarasov KV, Riordon D, et al. SAGE identification of differentiation responsive genes in P19 embryonic cells induced to form cardiomyocytes in vitro[J]. Mech Dev, 2002, 117(1-2): 25-74[abstract].

[22] Patino WD, Mian OY, Hwang PM. Serial analysis of gene expression: technical considerations and applications to cardiovascular biology[J]. Circ Res, 2002, 91: 565-569.

原载：蒋跃绒，殷惠军，陈可冀．基因表达系列分析及其在心血管系统中的应用 [J]. 心血管病学进展，2004, (S1): 59-62.

关于美国 JNC-7 高血压指南的评述

张京春 陈可冀

今年 5 月，美国国家卫生研究院下属国立心脏、肺和血液研究所（HIH-NHLBI）在华盛顿发布了“高血压预防、诊断、评价与治疗联合委员会第七次报告”（JNC-7）[1]。该报告在第六次报告（JNC-6）基础上对高血压的分期进行了大幅度的修改，并首次提出了“高血压前期”这一新概念，同时，对降压药物作了重新评述。强调了利尿剂的治疗作用及血管紧张素转换酶抑制剂（ACEI）的六大强适应证，对其他类降压药物也进行了分析和说明。治疗上不仅强调药物治疗，同时，对其他非药物疗法例如生活方式的改变、医患关系的配合等也以“指南”的方式提出。

该报告发布以后，一时间在全球医学界特别是心血管学界引起了强烈反响，各国专家先后对此发表了评述并提出了自己的观点和看法。欧洲心脏学会在本指南发表后不到 1 个月也公布了认识并不一致的高血压指南。随着时间的推移，相信此“指南”将得到全球越来越多的临床医师的评判，同时，“指南”也将对我国高血压指南的进一步修订和完善产生一定影响。

1 JNC-7 高血压新指南内容简洁、疏密得当

1997 年，HIH-NHLBI 发布了 JNC-6。由于近年来各国进行了大量有关高血压的观察研究和临床实验，以及内科医生对于高血压的预防和诊疗新知识的渴望。一部更加清晰、简洁的高血压指南 JNC-7 应运而生。其内容主要包括以下几方面：①对于 50 岁以上，收缩压＞140 mmHg 者，作为心血管病（CVD）的危险因素，收缩压较舒张压重要得多；② 115/75 mmHg 血压开始，收缩压每增加 20 mmHg 或舒张压每增加 10 mmHg，CVD 风险加倍；55 岁血压正常者，90%在以后的生命过程中会发生高血压；③提出了 18 岁以上成年人高血压的分类，与 JNC-6 不同，引入了“高血压前期”的新概念，确定收缩压 120～139 mmHg 或舒张压 80～89 mmHg 为“高血压前期”（prehypertensive）；并且把 2、3 期高血压合并（见表 1）。对于这一人群，应注意生活方式的调整以预防 CVD。生活方式的调整包括减肥，食用富含钾、钙及少盐的食物，加强运动，限制饮酒，戒烟。高血压作为独立于其他的 CVD 的危险因素，血压越高，其心、脑、肾事件的发生率越高。④噻嗪类利尿剂（thiazide-type diuretics）应是大多数无并发症高血压的首选治疗药物，这种药可以单独或与其他类降压药物联合使用。某些高危情况，可酌情使用其他降压药物，例如 ACEI、血管紧张素受体阻滞剂（ARB）、β 受体阻滞剂（BB）、钙通道阻滞剂（CCB）等；强调 ACEI 拥有高血压的六大强适应证，对于 1 期高血压和伴有其他心血管病的患者，治疗 10 年间，收缩压持续降低 12 mmHg，每治疗 11 例患者可防止 1 例患者的死亡，然而，大多数患者尚未意识到严格控制血压的重要性，没有进行生活方式的调整及摄取足量、适当的降压药物。⑤为了将血压降至目标值 140/90 mmHg 以下（糖尿病或慢性肾脏疾病患者该值为 130/80 mmHg 以下），大多数患者需联合使用两种或多种抗高血压药物；⑥如果血压高于正常血压水平 20/10 mmHg，开始治疗时即应考虑两种抗高血压药物，其中一般应选用噻嗪类利尿剂；⑦医患信任合作、互动配合方能达到最佳疗效；⑧在提交这份报告以后，委员会成员一致期待着认真、负责的医务人员对此指南的评判。

表 1　JNC-7 高血压新指南分级表

血压分类	收缩压	舒张压	生活方式改变	初始药物治疗	
				无强适应证	有强适应证
正常	＜120	和＜80	鼓励	无使用降压药指征	根据适应证选用药物
高血压前期	120~139	或 80~89	是		
1 期高血压	140~159	或 90~99	是	多数考虑使用噻嗪类利尿剂；可以考虑 ACEI，ARB，β 受体阻滞剂，CCB 或联合使用	根据适应证选用药物，若需要可选用其他降压药（利尿剂，ACEI，ARB，β 受体阻滞剂，CCB）
2 期高血压	≥160	或≥100	是	多数需 2 种药物联合使用（通常为噻嗪类利尿剂加 ACEI 或 ARB 或 β 受体阻滞剂或 CCB）	根据适应证选用药物，若需要可选用其他降压药（利尿剂，ACEI，ARB，β 受体阻滞剂，CCB）

目前在美国大约有 5 000 万人患有高血压病，在全世界范围内这个数字大约是 10 亿，随着年龄的增长，有逐渐增加的趋势，需要更有效、广泛的防治措施遏制其发展态势，JNC-7 的提出旨在发挥这一作用。JNC-7 内容完整、详实，高血压病的诊断治疗中提出了许多具体意见，对其他心血管病的危险因素、高血压引起的靶器官损害、评价高血压患者危险分层及分期都进行了逐一论述。①缺血性心脏病（ischemic heart disease）：是最常见的高血压靶器官损害形式，对于稳定型心绞痛的患者，首选 BBs 或长效 CCBs。急性冠脉综合征的高血压患者首选 BBs 和 ACEIs；心肌梗死后，可首选 ACEIs、BBs、醛固酮拮抗剂（AA）。②心衰（heart failure）：主要是因为缺血或收缩压增高引起。故血压的严格控制及胆固醇的降低在预防冠心病心衰方面显得非常重要，对于心衰，如尚未出现症状，可推荐使用 ACEIs、BBs；如已出现症状或终末期心脏病者可推荐使用 ACEIs、BBs、ARBs、醛固酮拮抗剂（aldosterone blocker）以及襻利尿剂。③糖尿病性高血压（diabetic hypertension）：常需要两种或两种以上的降压药物（thiazide-type diuretics、ACEIs、ARBs、BBs、CCBs）以达目标血压值 130/80 mmHg 以下，有助于心脑卒中发病率的降低，ACEIs、ARBs 尤可预防糖尿病肾病进展。④慢性肾病（chronic kidney disease）：必须严格控制血压以达目标血压值 130/80 mmHg 以下，经常选用包括 ACEIs、ARBs 的 3 种或以上降压药物，当血肌苷水平升至 2.5~3.0 mg/dL（221~265 μmol/L）时，可增加襻利尿剂合并其他类降压药物。⑤再发脑卒中的预防（recurrent stroke prevention）可通过 ACEIs 与 thiazide-type diuretics 的合并使用。急性脑卒中期间紧急降压的利弊还不十分清楚，然而在其稳定和改善之前血压控制在 160/100 mmHg 这一中间水平还是必要的；注意监测肥胖及代谢综合征（obesity and the metabolic syndrome）患者腰围：男＞101.6 cm，女＞88.9 cm；空腹血糖＞110 mg/dL（6.1 mmol/L）；甘油三酯＞150 mg/dL（1.70 mmol/L）；高密度脂蛋白胆固醇：男＜40 mg/dL（1.04 mmol/L），女＜50 mg/dL（1.3 mmol/L）；建议其改善生活方式并给予适当的药物治疗。

对于左室肥厚（left ventricular hypertrophy）、外周血管病（peripheral arterial disease）、老年高血压（hypertension in older persons）、体位性高血压（postural hypertension）、痴呆（dementia）、妇女高血压（hypertension in women）特别是妊娠高血压（hypertension in pregnancy）、儿童和青少年高血压（hypertension in children and adolescents）及高血压急症（hypertensive urgencies and emergencies）监测、治疗及其注意事项，血压计的使用、血压的测量方法、动态血压的监测方法、患者自测血压的注意事项、继发性高血压的原因等都进行了简要的说明。指出降压药物的不良反应及注意事项。thiazide-type diuretics 应慎用于低钠血症及痛风患者；BBs 应避免用于气喘、反应性呼吸道疾病及 2~3 度心脏传导阻滞的出现；ACEIs 和 ARBs 禁用于妊娠妇女；ACEIs 禁用于血管神经性水肿；醛固酮拮抗剂（aldosterone blocker）及保钾利尿剂应用时注意血钾监测，当高于 5.0 mEq/L（5.0 mmol/L）避免使用。对于持续血压升高不能达到目标血压者应考虑加用利尿药，并判断是否并存有肾功能不全的可能。建议加强医患之间的配合，增加患者对医生的信任程度，双方互动方能达到良好的降压效果。高血压患者要注意随访，一般在初始调整用药期间每月随访 1 次，达目标血压后可改为 3~6 个月 1 次。若为 2 期高血压或具有合并症的患者，次数可酌加，每年至少测量 1~2 次钾及肌苷。随访期间要注意合并症及其他 CVD 危险因素的出现，并督促其坚持良好的生活方式、系统用药及使用 CVD 二级预防的药物。对于高血压及具有某些合并症的患者，尤应注意随访。该方案一经发布，立即引发了一系列的讨论，*JAMA*、*BMJ*、*Lancet* 及 Internet 上正反面意见都有。美国 NIH 心脏、肺和血液研究所所长 Claude Lenfant 等也在美国高血压杂志上发表了题为“重扬高血压的风帆”（Resetting the Hypertension Sails）的评论[2]，指出了上述概念的调整对于因高血压引发的心、脑、肾事件的降低具有重大意义。作者认为人们不应感到“不安”，应该体验“有益”。我国学者也都参与并进行了积极的讨论。

2 对 JNC-7 高血压新指南的几点看法

2.1 高血压前期的健康理念

高血压前期的新概念极大地加强了人们的危险意识，有资料表明，许多心脑血管卒中即发生在此期，且有随血压增高升高之势。增加了人们有关高血压的知晓率、治疗率和控制率。Framingham 的一项心脏研究纳入了年龄 55~65 岁且无高血压的研究对象 1 298 人。结果显示[3]，中年和中年以上者高血压的余生风险为 90%，表明这是一巨大的公众健康负担。虽然 2 期以上高血压的终生风险下降表明已经取得了较大成绩，但仍应开展高血压的一级预防。提示人们应该开始注意生活方式的调整，预防高血压的发生发展，JNC-7 在这方面提供给人们的是一种提前干预的健康理念。科学技术和人类健康意识发展到今天，人们再不应是消极的等待着高血压的到来，而应是积极行动起来，遏制其发生及发展。我国古代早有“未病先防”的著名论断。未雨绸缪的预防方法历史上广为应用，现实及未来社会的发展更加呼唤对这一健康理念的重视。JNC-7 在 JNC-6 基础上将高血压 1、2、3 期合并为高血压 1 期、2 期，只是使其更简单、更容易操作。但需医务工作者及媒体宣传时解释适度，防止不必要的焦虑和恐慌。至于我国在制定高血压指南时，我们考虑既应接受这个理念，又应考虑到我们的国情、地域、国民体质及国人高血压治疗达标状况和医疗能力的差别。在 JNC-7 使用时注意观察其利弊得失，修订出一个符合中国特色的实用性指南。

2.2 高血压危险度分层的深化

表面上看 JNC-7 似乎将高血压危险度的分层取消了，然而从对于合并心血管病其他危险因素、冠心病心梗及心衰、糖尿病、慢性肾病及脑卒中的论述中，其治疗时强调增加药物种类、目标血压亦由 140/90 mmHg 下降至 130/80 mmHg 以下，且从监测指标的增多及随访的时间的差异可以看出 JNC-7 更细化了高血压危险度的分层。JNC-7 使危险分层直接与治疗联系在一起，其实是危险分层的深化。JNC-7 强调综合治理，个体化原则，这与医学模式由生物医学模式衍进为社会医学模式是同步的。

2.3 重视降压药物的循证医学证据

2.3.1 噻嗪类利尿剂作为高血压一线用药

降压药物的选择使用方面运用循证医学的原则对降压药物进行了重新评价，再次肯定了传统降压药物噻嗪类利尿剂的作用。其实在我国吲达帕胺早已作为一线降压药广为使用，其降压效果明显、作用时间长，对电解质、糖、脂肪代谢影响小，良好的性价比使其具有良好的应用前景。目前我国 1/7 的高血压病患者使用这一药物，50%单一本品使用有效，无疑是对近年来大肆炒作新型降压药物的一种挑战，为全世界范围内广覆盖、低成本降低血压起到了积极的作用。多年以来噻嗪类、襻利尿剂对老年性高血压及顽固性高血压临床效果明确，但是否能对其他类型的高血压特别是作为所有高血压一线用药还需广大临床医师的进一步观察证实。噻嗪类、襻利尿剂对电解质、糖、脂肪代谢的影响需要临床医师使用时密切观察。而噻嗪类利尿剂激活 RAAS 系统排钾与 ACEI 抑制 RAAS 系统且保钾，二者之间既增加了降压作用又减少了不良反应，故此二类药物合用不失为一个好的搭配。

2.3.2 ACEIs 的六大强适应证

ACEIs 的六大强适应证分别是心力衰竭、心肌梗死、冠心病高危因素、糖尿病、慢性肾病、中风复发。目前，已有 39 个应用 ACEI 治疗心力衰竭的临床试验，如 CONSENSUS，SOLVD，V-HeFT Ⅱ等，涉及患者 8 308 名，其荟萃分析结果表明，对于轻、中、重度心力衰竭患者 ACEI 均能有效改善临床症状，使总病死率降低 24%，因心力衰竭住院或病死率下降 35%。这些循证医学的证据奠定了 ACEI 治疗心力衰竭的地位。另外，著名的SAVE、AIRE和TRACE证实了ACEI治疗对心肌梗死患者的显著益处。美国AHA/ACC 2001年冠心病预防指南强调，心肌梗死后患者需强制使用ACEI。对于具有冠心病高危因素患者，包括高血压、高胆固醇、高LDL-C，低HDL-C、高血糖、吸烟、早发冠心病家族史和年龄，JNC-7强烈推荐使用ACEI。循证医学的证据在HOPE、PART Ⅱ、QUIET和SCAT等临床试验中已有证实。ACEI可使冠心病发生的危险下降20%。对于糖尿病合并高血压的患者，糖尿病领域的里程碑式的研究——UKPDS表明，应用ACEI或BB，严格控制血压150/85 mmHg，可使糖尿病相关死亡减少32%。对于慢性肾脏病患者，AIPPI研究显示，贝纳普利组与安慰剂组相比，其中终末期肾病，需要透析、肾移植或因肾病死亡的相对危险均有显著下降。预防中风复发，是ACEI的又一强适应证，PROGRESS试验选用ACEI加减利尿剂治疗，与安慰剂组比较，结果显示，ACEI使中风总复发率减少28%，使各种类型的中风下降18% ~50%。大规模循证医学试验为ACEIs用于高血压六大强适应证提供了有效的证据。在临床应用时，除非具有不能忍受的副作用，均应强制使用。强适应证的提出体现了靶器官的保护，而靶器官的保护正是降压治疗的核心。

2.3.3 降压治疗获益在血压降低本身

降压治疗获益存在于血压降低本身，强调收缩期血压降低的重要性，特别是50岁以上的老年人，其收缩压的升高比舒张压的升高更为常见的多。作为CVD的危险因素收缩压的升高亦更为重要。为良好的控制收缩压的升高常需联合用药。

3 中西医结合领域的切入点

高血压前期的新概念提示给人们的是一种预防为主的健康理念。JNC-7对所有降压药物进行了评述，均存在程度不等的不良反应。专家们对此期即选用多少存在不良反应的这些药物也表示了担忧。而此时若能发挥中医中药和其他天然药的优势却显得十分重要，高血压患者一般交感神经兴奋性、儿茶酚胺分泌水平比较高，证属中医学的肝阳上亢及阴虚阳亢之体质。根据高血压的发生发展进程可主要分为肝阳上亢型、阴虚阳亢型及阴阳两虚型，可兼夹痰浊及（或）血瘀之证。高血压前期多素体肝阳上亢或长期郁怒不遏，耗伤肝阴，使肝郁化火；先天禀赋不足；后天嗜酒肥甘或饥饱劳碌致脾失健运，构成了初始病因。随着病情的发展可出现痰湿中阻、气血亏损、肾阴不足、阴虚阳亢等中介病机。高血压病形成以后，上述初始或中介病机仍存在或进一步发展，则会使内伤积损也进一步发展，引起脏腑失调，阴阳偏盛更为加剧。如果气血瘀阻于脑，则可出现脑梗死而卒中；或瘀阻于心则为胸痹、心绞痛、心肌梗死等；如果气血上逆，挟痰挟火于清窍，则可出现脑出血卒中。如果内伤积损日久，伤于肾脾，使肾失开合，脾失运化，水湿内停，即发生水肿，肾功能不全等病证。根据肝阳上亢、气滞血瘀、阴虚阳亢、阴阳两虚、痰湿中阻、气血亏损、肾阴不足的不同表现，可分别选用平肝潜阳、理气活血、滋阴潜阳、调补阴阳、化痰祛湿、益气补血、调理心脾、滋阴补肾之天麻钩藤饮、血府逐瘀汤、杞菊地黄汤、左归丸、右归丸、半夏白术天麻汤或归脾汤辨证使用。中西医结合以提高疗效。探索研发降压复方或中草药及改善靶器官功能，仍是中西医结合的重要方向之一。

中医药学很早就重视高血压的养生保健的。其要点为：①调情志；②勿劳累；③适寒温；④平衡饮食，注意食用低钠、高钾、高钙及清淡饮食，戒烟限酒，减肥。目前应用一些菊花茶、夏枯草茶、桑叶茶、杜仲茶及苦丁茶，调理干预，以制“阳亢”，控制高血压的发展，也有一定的佐助。中西医学在发病机理、治疗措施及不同层面的有机结合都值得重视和推进。

参考文献

[1] JNC-7 Express. The seventh report of the joint national committee on prevention detection evaluation and treatment of high blood pressure, U. S. National Institute of Health-National Heart, Lung, and Blood Institute, NIH Publication No. 03—5233, May 2003.

[2] Claude Lenfant, Aram V Chobanian, Danicl W Jones, et al. Resetting the hypertension sails[J]. Hypertension, 2003, 41: 1178-1179.

[3] Ramachandran S, Vasan MD, Alexa Beiser, et al. Residual lifetime risk for developing hypertension in middle-aged women and men[J]. JAMA, 2002, 287: 1003-1010.

原载：张京春，陈可冀 . 关于美国JNC-7高血压指南的评述[J]. 中国中西医结合杂志，2003, 23(10): 724-726.

中药预防经皮腔内冠状动脉成形术后再狭窄研究进展

徐　浩　史大卓　陈可冀

经皮腔内冠状动脉成形术（PTCA）以其无需开胸而获冠脉血运重建之效，目前已成为冠心病的主要有效治疗方法。但其术后冠状动脉的再狭窄（RS）仍严重影响着 PTCA 的疗效。尽管冠脉内支架、斑块旋切术以及 β 射线照射等方法已广泛开展，但结果尚不令人满意[1-3]。如何预防 RS 已成为当前心脏病学研究领域所面临的主要课题之一。RS 的发生机理目前尚不十分清楚，多数认为其主要始动因素包括球囊扩张对血管壁的直接损伤、血管壁的弹性回缩及血小板的黏附聚集等，上述因素可进一步导致某些细胞生长因子的释放，促进原癌基因的异常表达和调节细胞生长周期的蛋白质合成等，其结果可启动血栓形成、血管壁炎症、细胞增生和基质堆积等 RS 的形成过程。中药预防 PTCA 术后 RS 的研究虽起步较晚，但实验研究表明其可作用于 RS 的多个病理环节，临床观察亦证明有一定效果，显示有良好的应用前景。

1 抑制平滑肌细胞增殖

PTCA 术后 RS 处动脉内膜存在大量增生的平滑肌细胞（SMC），因而多数学者认为 SMC 的异常增殖在 RS 的过程中发挥着重要作用。实验研究中，利用抑制 SMC 增殖的某些药物亦确可减轻血管成形术后 RS 的程度。史大卓[4]等利用原位杂交方法，制备经皮动脉腔内成形术后家兔髂动脉、腹主动脉 RS 模型，观察了川芎嗪对血管平滑肌细胞（VSMC）增生相关基因表达的影响。结果与对照组相比，川芎嗪组 RS 部位 VSMC 的成纤维细胞生长因子 mRNA、原癌基因 c-myc mRNA 阳性杂交信号表达，较非加药组 RS 腹主动脉 VSMC 明显减少，比正常组增加；抑癌基因 P53 mRNA、内皮衍化舒张因子 mRNA 阳性杂交信号表达与正常组相比则有减少，与非加药组相比有所增加，认为川芎嗪抑制内膜增生，防治 RS 形成的机理，可能与调节 RS 部位 VSMC 增生相关基因表达有密切关系。周小明等[5]研究表明，丹参注射液在体外呈剂量依赖性地抑制 VSMC 对 ^{3}H-TdR 的摄取，减少 DNA 合成，抑制 VSMC 增殖，在体内抑制动脉去内皮后的内膜增厚。郭丹杰等[6]从细胞生物学水平探讨了大黄素对正常动脉、动脉硬化及球囊损伤后动脉抑制 VSMC 增殖的机理，证明大黄素可抑制正常动脉、动脉硬化动脉及球囊损伤动脉壁 SMC 的增殖，主要机理为抑制细胞由 G_0 期向 S 期转化，并呈剂量依赖性。还有人应用体外 SMC 培养及 Ki-67 单克隆抗体免疫组化染色方法，观察到大黄素有抑制兔髂动脉硬化并球囊损伤后培养的 SMC 增殖核抗原 Ki-67 表达的作用[7]。764-3 为一活血化瘀中药的单体，祁哲等[8]研究表明，764-3 有抑制腔内血管成形术后 VSMC 增生、减轻内膜增厚、降低 RS 发生率的作用。牛磺酸（Taurine，2- 氨基乙磺酸）是一种含硫基的 β 氨基酸。有研究[9,10]表明，牛磺酸可抑制内皮素、血管紧张素Ⅱ等因素引起的 VSMC 增生，并对内皮损伤诱导的 VSMC 钙内流增加及细胞钙含量升高有明显的抑制作用。夏豪等[11]研究表明三七总皂甙对兔颈动脉内皮剥脱术后的平滑肌增生有抑制作用，其机理不是通过 c-myc 基因表达的影响。其他如穿心莲成分 API_{0134}、蝙蝠葛碱、去纤酶（尖吻蝮蛇毒制剂）、水蛭素、槲皮素等都被证实有抑制 VSMC 增殖的作用[8,12-15]。有关中药复方防治 PTCA 术后 RS 的研究以血府逐瘀汤较为深入。史大卓等[16]研究表明，血府逐瘀浓缩丸可明显降低家兔经皮血管腔内成形术后的 RS 率。透射电镜观察，浓缩丸大小剂量组 VSMC 内细胞器少，含有肌丝，分化较好，而空白对照组与美降脂组细胞内细胞器多，处于增殖状态。李静等[17]研究表明，血府逐瘀汤抑制 SMC 增殖的机理可能与抑制 SMC 从收缩表型向合成表型转变和（或）促进 SMC 由合成表型向收缩表型转变影响血管壁血小板衍化生长因子 PDGF-A、PDGF-B 的 mRNA 表达有关。史大卓等[18]通过初步的临床观察亦表明，血府逐瘀浓缩丸可减少冠心病患者 PTCA 后心绞痛的复发，改善 PTCA 患者的血瘀症状，对预防 PTCA 后 RS 有一定的作用。此外，还有研究表明家兔主动脉球囊扩张术后，加喂高胆固醇饮食造成扩张部位内膜显著增厚，经灌服补阳还五汤后，可显著减轻扩张部位的内膜增厚[7]。

2 抑制细胞外基质堆积

RS 增厚的新生内膜是含有少量细胞（约占总体积的 11%）的纤维组织[19]，除由于中膜 SMC 增生并向内膜迁移外，内膜细胞外基质大量合成和沉积起了非常重要的作用。成形术后的 SMC 增殖和迁移仅持续 1~2 周，当创面被迁移增生的细胞覆盖后，细胞增生即减弱并逐渐回到基础状态。但细胞外基质成分的合成与分泌到第 4 周仍然显著增加，至第 12 周才逐渐降至对照组水平[20]。细胞外基质主要是由成纤维细胞和合成表型的 SMC 产生和分泌的纤维连接组织而成，其中 I 型胶原是其中主要成分之一[21]。I 型前胶原羧基端肽（PIP）是反映活体内 I 型胶原合成较理想的指标[22]。刘承云等[23]研究了血管内皮剥脱术后血清 PIP 浓度的变化及葛根素对其的影响。结果表明，内皮剥脱组术后 2 周时血清 PIP 水平即显著增加，术后 4 周仍显著高于假手术组，提示动脉内皮剥脱术后 I 型胶原合成增加，而内皮剥脱加葛根素组 PIP 升高不明显，提示葛根素对 I 型胶原的合成可能具有抑制作用。唐力龙等[24]研究表明，川芎嗪能明显抑制原代培养 VSMC 前胶原 α_1（I）基因的转录。严仪昭等[25]研究发现，加入川芎嗪（终浓度 30 μg/ml）24 小时对成纤维细胞 I、Ⅲ型前胶原 mRNA 的表达均有明显抑制作用。764-3 可抑制成纤维细胞和Ⅲ型胶原的合成，使活动的成纤维细胞变为静止的，因而对具有成纤维细胞性质的合成型 SMC 有明显的抑制作用[26]。还有实验证明，764-3 抑制纤维化或胶原堆积不通过抑制 I、Ⅲ型胶原基因转录这一途径。由于 764-3 明显抑制成纤维细胞增殖，并影响胶原蛋白翻译后的羟化过程，故可能通过其他途径抑制纤维化及胶原堆积[25]。此外，丹参亦被证实有抑制成纤维细胞增殖和分泌基质等作用[27]。

3 抑制血小板、抗凝及抑制血栓形成

PTCA 术后可因血管内膜损伤，导致血小板黏附和聚集、血栓形成等病理生理改变。上述过程可激活血小板释放血小板衍生的血管活性物质和某些致细胞分裂物质，其结果是 SMC 异常增殖，有助于 PTCA 术后 RS 的形成。水蛭素为凝血酶的特异性抑制剂，其抗凝及抗血栓形成作用比肝素更强。有人利用兔的 RS 模型观察水蛭素对实验性 RS 的影响，证实水蛭素能抑制内膜增生，降低再狭窄率，并推测与水蛭素抑制凝血酶的作用有关[26]。去纤酶是尖吻蝮蛇毒制剂，具有类凝血酶作用和精氨酸酯酶活力，作用于纤维蛋白原，使之生成非交联纤维蛋白而易被纤溶系统所溶解、清除。其本身还可抑制血小板的聚集和释放反应。有研究表明，去纤酶可溶解血小板膜表面受体结构，阻断血小板膜受体对诱导剂（ADP）的反应，减少血小板释放 PDGF，从而减少对 SMC 增殖的刺激[26]。其他如丹参、川芎嗪等亦具有抑制血小板、抗凝及抑制血栓形成等作用。苏建文等[28]研究表明，四逆汤能降低 PTCA 术后患者的全血表观黏度和全血黏弹性，减少红细胞的聚集性，疏通微循环的血液流动，认为对行 PTCA 术的冠心病患者，采取积极有效的措施，以改善血液流变性，对预防 PTCA 术后冠状动脉内膜的血栓生成堵塞和血液黏稠状态，提高 PTCA 术的疗效具有重要意义。何勤等[4]通过补阳还五汤对球囊损伤后动脉硬化兔血 t-PA、PAI 影响的研究，发现该药可以促使实验性球囊内膜损伤后血栓的溶解，使 t-PA 活性基本保持正常。

4 抗氧化作用

实验研究表明，血管成形术剥脱的内皮区脂质摄取率和沉积明显增多。血管成形术造成的组织损伤引起血小板凝集、前列腺素合成及细胞代谢活动迅速增加或改变导致氧化物产生迅速增加。这些氧化性产物能氧化低密度脂蛋白（LDL），一旦 LDL 被氧化，可通过多种途径促进斑块形成[29]。血管成形术剥脱内皮和造成内膜及中膜夹层的严重血管损伤，导致血管以三个特征性时相经历愈合反应：炎症、肉芽生成和血管外基质堆积。血管损伤产生的氧化细胞毒产物，可以通过下述环节增加炎症过程：①促进自由基相关的

膜氧化、不稳定和结构破坏；②促进自由基与脱氧核苷酸和细胞蛋白的相互作用，因而影响细胞修复和加速细胞死亡；③促进血小板凝聚和前列腺素及白三烯的合成。炎症阶段的严重程度，预示其后创伤愈合阶段的严重程度，并因而预示作为损伤的结果产生的胶原和基质形成的总量[29]。此外，脂质过氧化物可抑制前列腺素合成酶，减少前列腺素（PGI_2）生成，后者能直接激活腺苷酸环化酶，使cAMP水平增加，通过阻止细胞由G1期向M期的进程，从而抑制细胞的增殖[30]；使PGI_2与血栓烷素的比例失调，从而促进血管成形术后的血小板凝聚和血管收缩[29]。近来研究还发现，氧自由基能明显增加SMC的sis基因表达，刺激SMC增殖[31]。吴伟康等[32]研究表明，四逆汤能显著增加PTCA术后脂质过氧化反应中缺血心肌的SOD，降低MDA从而增强自由基清除能力。谢全锦等[33]报道，补阳还五汤能增强家兔主动脉球囊扩张术后再狭窄模型动脉内皮SOD-1的基因表达，有利于保护细胞膜，改善细胞供氧。李自成等[34]则观察了大蒜素对培养的兔主动脉SMC增殖细胞核抗原（PCNA）表达的影响，同时测定培养液中SOD、LPO、PGI_2及cAMP的含量。结果表明，大蒜素能增加SOD活性，降低LPO，升高PGI_2和cAMP水平，抑制SMC的PCNA表达，从而起到抑制SMC增殖的作用。

5 结语

当前，PTCA已成为一种普遍应用的治疗冠心病的有效方法，但RS仍然是限制其远期疗效的主要问题。应用中医药进行RS的预防研究，不失为一种积极的方法。许多中药已证实可通过多个环节发挥预防PTCA术后RS的作用，较之针对某一病理环节的西药更有希望取得疗效。从目前看，预防RS的中药研究仍以活血化瘀药（或其有效成分）为主，如川芎嗪、丹参、水蛭、血府逐瘀制剂等，皆可作用于RS的不同病理环节，亟待进一步深入研究，尤其要加强在分子基因水平的研究，从基因转录、蛋白表达、增殖凋亡及胞内信号传递系统等方面多角度、多层次地对其作用机理进行探讨。另外，炎症作为血管成形术后损伤内膜愈合反应过程中的必经阶段之一，某些具有抗炎作用的中药成分如大黄素、穿心莲成分API_{0134}等对RS的预防亦显示出一定的作用，值得深入研究。晚近尚有应用具有免疫抑制作用的中药成分雷公藤红素的报道[35]，为中药预防RS提供了新的思路。血管重塑机理在PTCA后RS中的作用已越来越引起重视，要预防RS的发生，可能需要控制血管重塑及内膜增生的联合策略，这方面的研究有待加强。此外，中药预防PTCA术后，RS的临床研究较少，尤其是大样本的随机对照研究尚缺乏，这亦有待于多中心的协作攻关，以验证中药的确切疗效，进一步研制开发出预防PTCA术后RS的有效药物。

参考文献

[1] Hoffmann R, Mintz GS, Popma JJ, et al. Chronic arterial responses to stent implantation: a serial intravascular ultrasound analysis of Palmaz-Schatz stents in native coronary arteries[J]. J Am Coll Cardiol, 1996, 28(5): 1134-1139.

[2] Belli G, Whitlow PL. Should we spark interest in rotational atherectomy for in-stent restenosis? [J]. Cathet Cardiovasc Diagn, 1997, 40(2): 150-151.

[3] Verin V, Urban P, Popowski Y, et al. Feasibility of intracoronary beta-irradiation to reduce restenosis after balloon angioplasty. A clinical pilot study[J]. Circulation, 1997, 95(5): 1138-1144.

[4] 史载祥, 杜金行. 血瘀证综合研究国际会议暨第四届全国活血化瘀研究学术会议纪要[J]. 中国中西医结合杂志, 1995，15(12): 755-757.

[5] 周小明, 陆再英, 汪道文. 丹参防治实验性动脉再狭窄及其机制的初步研究[J] 中国中西医结合杂志, 1996，16(8): 480-482.

[6] 郭丹杰, 徐成斌. 大黄素对血管平滑肌细胞增殖影响的实验研究[J]. 中华内科杂志. 1996, 35(3): 157-159.

[7] 徐济民, 戴瑞鸿. 中国中西医结合学会心血管病专业委员会第四次学术会议纪要[J]. 中国中西医结合杂志, 1996, 16(4): 255-257.

[8] 祁哲, 高润霖, 黄文英, 等. 去纤酶、764-3和肝素对血管成形术后平滑肌细胞增殖影响的实验研究[J]. 中国循环杂志, 1996，11(4): 232-235.

[9] 牛大地, 张居馨, 迟不栋, 等. 牛磺酸抑制大鼠血管平滑肌细胞增殖[J]. 北京医科大学学报. 1993, 25(4): 255-257.

[10] 刘乃奎, 王雪青, 任晓燕. 牛磺酸对内皮剥脱后血管平滑肌细胞增生的影响[J]. 中华心血管病杂志. 1995, 23(3): 214-216.

[11] 夏豪, 李庚山, 许家莉, 等. 三七总皂甙对兔颈动脉内皮剥脱术后c-myc基因表达及血管平滑肌增殖的影响[J]. 中国介入心脏病学杂志, 1997, 5(1): 45-47.

[12] 熊一力. 赵华月. 穿心莲成分API_{0134}对猪主动脉平滑肌细胞增殖的抑制作用[J]. 中华心血管病杂志. 1995, 23(3): 214-216.

[13] 罗湘, 曾繁典, 胡崇家. 蝙蝠葛碱对内皮素诱导培养的平滑肌细胞增殖的影响[J]. 中国循环杂志. 1997, 12(3): 21-23.

[14] 周小明. 水蛭素对培养的兔动脉平滑肌增殖的抑制作用[J]. 中国循环杂志, 1996, 11(2): 103-105.

[15] 黄慧, 王昌明, 阳耀忠, 等. 槲皮素对血小板衍生生长因子诱导的血管平滑肌细胞酪氨酸磷酸化蛋白表达的影响[J]. 中国循环杂志. 1999, 14(1): 55-57.

[16] 史大卓, 徐凤芹, 马晓昌, 等. 血府逐瘀浓缩丸防治家兔经皮血管腔内成形术后再狭窄的研究[J]. 中医杂志. 1997, 38(11): 685-687.

[17] 李静, 陈可冀. 中药对血管平滑肌细胞增殖及相关基因表达的影响[J]. 北京医科大学学报. 1994, 26(增刊): 243.

[18] 史大卓, 李静, 马晓昌, 等. 血府逐瘀缩丸预防冠心病病人经皮冠状动脉腔内成形术后再狭窄的临床观察[J]. 中医杂志. 1997, 38(1): 27-29.

[19] Schwartz RS, Holmes DRJr, Topol EJ. The restenosis paradigm revisited: An alternative proposal for cellular mechanisms[J]. J Am Coll Cardiol. 1992, 20(5), 1284-1293.

[20] Strauss BH, Chisholm RJ, Keeley FW, et al. Extracellular matrix remodeling after balloon angioplasty in a rabbit model of restenosis[J]. Circ Rea. 1994, 75(4): 650-658.

[21] Rekhter MD, O'Brien E, Shah N, et al. The importance of thrombus organization and stellate cell phenotype in collagen I gene expression in human, coronary atherosclerotic and restenotic lesions[J]. Cardiovasc Res 1996, 32(3): 496-502.

[22] J Díez, Panizo A, Gil MJ, et al. Serum markers of collagen type I metabolism in spontaneously hypertensive rats: relation to myocardial fibrosis[J]. Circulation, 1996, 93(5): 1026-1032.

[23] 刘承云, 张银环, 管思明, 等. 葛根素对血管内皮剥脱术后I型胶原增生的影响[J]. 临床心血管病杂志, 1997, 13(3): 176-177.

[24] 唐利龙, 汪丽惠, 张均华, 等. 川芎嗪对原代培养血管平滑肌细胞胶原基因表达的影响[J]. 中国中西医结合杂志. 1995, 15(11): 666-668.

[25] 严仪昭, 陈祥银, 吴康健, 等. 川芎嗪和764-3对成纤维细胞I、Ⅲ型前胶原mRNA表达的影响[J]. 中国医学科学院学报. 1996, 18(2): 126-128.

[25] 李秀才. 我国抑制血管平滑肌细胞增殖中草药物的研究现状[J]. 现代诊断与治疗. 1996, 7(6): 326-328.

[27] 陈学忠, 孙文勇, 叶望云, 等. 川芎嗪、丹参对体外培养成纤维细胞的作用[J]. 中西医结合杂志. 1987, 7(9): 547-548.

[28] 苏建文, 吴伟康, 林曙光, 等. 四逆汤对经皮冠状动脉成形术患者血液流变性的改善作用[J]. 中国中西医结合杂志. 1997, 17(6): 345-347.

[29] 苏哲坦. 天然抗氧化剂与PTCA后再狭窄[J]. 心血管病学进展, 1995, 16(6): 372-374.

[30] 郑广华. 细胞内信使系统[M]. 广州: 广东高等教育出版社, 1988: 48-68.

[31] Rao GN, Berk BC. Active oxygen species stimulate vascular smooth muscle cell growth and protooncogene expression[J]. Cir Res 1992, 70(3): 593-599.

[32] 吴伟康, 侯灿, 罗汉川. 四逆汤对缺血心肌NBF、OFR浓度、SOD活性及MDA含量的影响[J]. 中山医科大学学报. 1993, 14(4): 292-295.

[33] 谢全锦, 侯灿, 吴伟康, 等. 补阳还五汤对球囊扩张主动脉后再狭窄其内皮PDGFR和SOD-1基因表达的影响[J]. 中国中西医结合杂志. 1997, 17(10), 611-613.

[34] 李自成, 李庚山, 黄从新, 等. 大蒜素对血管平滑肌细胞增殖细胞核原的影响[J]. 中国中西医结合杂志. 1997, 17(10): 614-615.

[35] 陈星, 汪洛, 丰美福, 等. 雷公藤红素对大鼠血管平滑肌细胞c-myc和血小板源性生长因子的mRNA的影响[J]. 中国中西医结合杂志. 1998, 18(3): 156-158.

原载：徐浩，史大卓，陈可冀．中药预防经皮腔内冠状动脉成形术后再狭窄研究进展 [J]. 中医杂志，2000, 41(9): 565-567.

血瘀证与活血化瘀研究

活血化瘀方药降低心血管风险的可能性探索

陈可冀

动脉粥样硬化易损斑块导致血栓形成，是心血管风险中最常见的致死原因之一。血小板功能亢进和炎症因子的激活，是此类血栓形成致斑块破裂的重要机制。有些学者称“若无血栓，即无事件”，是很符合实际情况的。

在现代医学对防治心血管血栓事件的措施中，抗血小板药物的应用，得到全球的共识。在心脑血管病一级预防及二级预防中，都获得广泛的应用；最常用的药物包括环氧化酶阻断剂阿司匹林，腺苷二磷酸受体拮抗剂氯吡格雷（clopidogrel，商品名波立维，Plavix），磷酸二酯酶抑制剂西洛他唑（cilostazol）和双嘧达莫（潘生丁）以及血小板膜糖蛋白GPIIb/IIIa抑制剂阿昔单抗（abciximab，Reopro），埃替非斑（eptifibratide，integrelin），替罗非斑（tirofiban，MK-0383）等。抗血小板药物联合用药最为普及的为阿司匹林和氯吡格雷联用和阿司匹林与双嘧达莫联用。一系列多中心临床试验证实了其在心脑血管病一级及二级预防中的有效作用；在冠脉介入术后再狭窄的预防及颈动脉狭窄的一级预防中，也都得到广泛认同。因而1989年由内科医师健康研究（PHS）提出的用阿司匹林作为一级预防心血管事件被认为是一个具有里程碑意义的研究。AHA/ASA“卒中一级预防指南”还推荐阿司匹林作为无症状颈动脉狭窄的首选药物。

尽管这些抗血小板药物的临床研究成就十分辉煌，但仍存在一系列值得临床医生关注的问题。以阿司匹林为例，其消化道出血或中枢神经系统出血陆续有所报道，本文作者也有这个临床医疗的教训，所以还应当谨慎地注意在剂量、周期及应用对象上的个体化方面合理使用。对所谓“阿司匹林抵抗”和“氯吡格雷抵抗”问题，也有一些关于定义以及“临床阿司匹林抵抗”和“生化阿司匹林抵抗”等可能机制的不尽一致的争议。

中西医学在对动脉粥样硬化易损斑块的防治方面，似有一个类似的看法，即稳定病变，“通其血脉”，东西方这种理念上的一致性，使我们联想到传统中医药活血化瘀方药在降低心血管风险的可能性探索的实际意义。我国在活血化瘀方药抑制血小板活性方面有过很多的研究工作，多数是在临床规模不大的试验中证明这些方药的抗血小板作用，有的是在不同的缺血或血栓栓塞性模型的动物试验中观察到这些药物的抗血小板作用，但就其作用靶点的研究而言，还不够深入或准确。这些方药包括血府逐瘀汤、桃红四物汤、通窍活血汤、冠心2号等复方，以及赤芍、川芎、红花、当归、丹参、郁金、三棱、泽兰、益母草、姜黄、桃仁、三七、丹皮、灯盏细辛等大量药物，其中不少还经实验证明有抗炎作用。这些方药在抗血小板活性作用方面，与西药相比，有何质和量的不同？作用靶点有何不同？有何特点或优越性？尚乏严格的多中心临床研究及实验研究的对比观察。美国及我国一些学者认为黑木耳也具有类似功能，但工作也很初步。有的学者认为养阴药石斛也具有包括抗血小板功能等较广泛作用，尚待进一步研究。以上药物的成分囊括了黄酮类、萜类、有机酸类、木脂素类和生物碱类等范围。总之，从中药中探索新的高效安全的抗血小板药物是可能的，但需要进行很艰苦深入的研究。

抗血小板药物研究一直是预防血栓形成和预防心脑血管事件的世界性关注点。现代医药学界正在进行包括P_2Y_{12}抑制剂（Cangrelor及Pnasugrel），蛋白酶激活受体-1拮抗剂（RwJ-58259与E-5555）和抗整合素$\alpha_2\beta_1$及GPN单克隆抗体等的深入研究，进一步结论尚难预测。中医药活血化瘀领域及其他方药的进一步探索，同样具有其绝对的必要性。动脉粥样硬化易损斑块的稳定与否，破裂与否；急性心脑血管事件的发生发展与否，影响因素是多方面的，也包括斑块表浅层炎症的状态等等，其预防和治疗措施也必然是综合的。本文仅侧重在血栓形成及抗血小板活性方面结合传统活血化瘀观点重点加以讨论，以供同道参考和讨论。

原载：陈可冀．活血化瘀方药降低心血管风险的可能性探索[J]. 中国中西医结合杂志，2008, 28(5): 389.

血瘀证与活血化瘀治疗的研究

陈可冀

1 血瘀证的临床诊断

血瘀证诊断是具有中国传统医学特色的诊断，涉及病种多，具有指导实践的意义。传统观点认为，久病多瘀，慢病多瘀，温热病重症及创伤也多有瘀证。瘀血证具有多样性，有潜瘀血证或前瘀血证。不少国家对此进行了相应的临床和实验研究，并取得了一定的进展。如美国医生所熟识的 ABC 药（Activating Blood Circulation Herbs），即活血化瘀药；日本医生称之为 Oketsu Syndrome，即血瘀证。

血瘀证是由血行不畅或血流瘀滞而形成的。我国古典医书记述甚多。我国甘肃武威出土的汉简就有“治瘀医方”，记载了应用当归、丹皮及川芎等活血化瘀药。《神农本草经》载药 365 种，其中活血化瘀药占了 41 种。《素问・腹中论》载述用活血药茜草等治疗“血枯经闭”，张仲景还对“瘀血”设专篇立论。

我们的临床研究认为，血瘀证与微循环障碍、血液流变性失常、血流动力学异常和结缔组织代谢异常等有关，至少以下疾病可能与血瘀证表现相关。根据其程度不同，可进行相应的合理治疗。这些疾病包括：①心血管系统：冠心病心绞痛、急性心肌梗死、风湿性心脏病、心力衰竭、各类脉管炎等。②消化系统：溃疡病、胃炎、消化道出血、慢性肝炎、肝纤维化等。③呼吸系统：慢性阻塞性肺疾病、高原反应等。④泌尿系统：急慢性肾炎、血尿等。⑤血液系统疾病：真性红细胞增多症、紫癜、再生障碍性贫血、弥漫性血管内凝血、高黏血症等。⑥神经精神系统：脑中风、脑外伤、慢性头痛、震颤麻痹、周围神经疾病、精神分裂症等。⑦免疫系统：硬皮病、红斑狼疮、类风湿性关节炎、荨麻疹、血管神经性水肿等。⑧代谢系统：高脂血症、糖尿病神经血管并发症等。⑨结缔组织系统：灼伤及外伤性皮肤瘢痕、角膜瘢痕等。⑩妇产科：功能性子宫出血、痛经、子宫内膜异位症、宫外孕、盆腔炎、子宫肌瘤等。⑪儿科：新生儿硬肿症、肝炎及紫癜等。⑫皮肤科：红斑结节类病、色素沉着、性病、酒糟鼻等。⑬眼科：视网膜血管阻塞病、眼部免疫病及退行性病。⑭口腔及耳鼻喉科：三叉神经痛、突发性耳聋等。⑮骨科：骨折等。⑯外科：部分急腹症等。⑰肿瘤科：血管瘤、肝癌等。⑱器官移植：排异反应等。

由于血瘀证涉及多种疾病，临床应用活血化瘀药的适应证较多，疗效明显，故有“活血化瘀现象”之议论，实不为奇。

2 现代血瘀证诊断标准的创立

1988 年 10 月，我们在北京主持召开了“血瘀证国际会议”，提出了以下参考标准。该标准获得日本、韩国等国际学术界的认同。其诊断标准包括：①舌紫暗或有瘀斑瘀点；②典型涩脉或无脉；③痛有定处（或久痛、锥刺性痛、不喜按）；④瘀血腹证；⑤瘀积；⑥离经之血（出血或外伤瘀血）；⑦皮肤黏膜瘀血斑，脉络异常；⑧痛经伴色黑有血块或闭经；⑨肌肤甲错；⑩偏瘫麻木；⑪瘀血狂躁；⑫理化检查具有血液循环瘀滞表现。

以上表现中的任何一项都可诊断为血瘀证。该标准既突出了中医传统特色，又兼顾了现代医学检查结果，可谓宏观与微观的结合。笔者等还就血瘀证的有关指征在诊断上的贡献度，首次提出血瘀证诊断评分标准，并推广使用，结果见表 1。该标准在进一步实践考察后，将得到进一步完善。

表 1　定量血瘀证诊断标准计分方法（分）

临床表现	判定标准	临床表现	判定标准
舌质紫暗	（轻）8	手术史	5
	（重）10	腭黏膜征阳性	（轻）4
少腹部抵抗压痛	（轻）8		（重）5
	（重）10	肢体偏瘫	（轻）5
脉涩	10		（重）7
黑便	10	精神异常	（烦躁）4
病理性肿块	10		（狂躁）8
舌下脉曲张	（轻）8	皮肤粗糙	（轻）4
	（重）10		（重）5
脉结代	8	全血黏度升高	10
无脉	10	血浆黏度升高	5
腹壁静脉曲张	10	体外血栓干重增加	10
皮下瘀血斑	（轻）8	体外血栓湿重增加	8
	（重）10	血小板聚集性增高	10
月经色黑有块	（轻）10	血栓弹力图异常	8
	（重）10	微循环障碍	10
持续心绞痛	10	血液动力学障碍	10
一般固定性疼痛	8	纤溶活性降低	10
口唇齿龈暗红	6	血小板释放功能亢进	10
细络	5	病理切片示血瘀	10
手足麻木	5	新技术显示血管阻塞	10

注：判断标准在 19 分以下为非血瘀证；20~49 分为轻度血瘀证；50 分以上为重度血瘀证

3 常用活血化瘀药物的临床应用分类

笔者等曾对传统 16 部本草学专著进行统计分析，发现常用的活血化瘀药物约为 150 种（有的药物各本草学专著间认识并不一致）。比较一致的可归纳为 3 大类（此分类法经中国全国活血化瘀学术会议讨论通过，获推广应用）。

3.1 和血类药物

指有养血、调和血脉作用的药物。该类药物有当归、丹皮、丹参、生地黄、赤芍药和鸡血藤 6 种。

3.2 活血类药物

指有活血、行血通瘀作用的药物。该类药物有川芎、蒲黄、红花、刘寄奴、五灵脂、郁金、三七、穿山甲、姜黄、益母草、泽兰、苏木、海风藤、一枝蒿、牛膝、马鞭草、延胡索、鬼箭羽、紫薇和王不留行共 20 种。

3.3 破血类药物

指有破血消瘀作用峻猛的药物。该类药物有大黄、水蛭、虻虫、蛴螬、自然铜、三棱、莪术、乳香、没药、血竭和桃仁共 11 种。

我们课题组对 34 种活血化瘀药物就 26 项血液流变学功能等做了比较研究，结果表明，破血药与活血药强度确有不同。

4 常用活血化瘀复方功效的比较

中医传统习用复方治病，通过辨脏腑定位、辨虚实表里、辨气滞气虚、辨瘀滞轻重、辨寒凝热毒、辨外伤劳损、辨风痰有无等施以不同的复方，其效验可期。传统临床辨证通用八纲辨证，笔者认为，应增加气血辨证而成十纲辨证。

常用的活血化瘀复方有：行血定痛之血府逐瘀汤或活络灵丹；益气通络之补阳还五汤；破血消瘀之大黄䗪虫丸；化瘀清热凉血之桃仁承气汤或仙方活命饮；祛瘀生新之少腹逐瘀汤；行血止血之圣愈汤进退；祛瘀生新之桃仁承气汤或抵当汤；化瘀止痛续筋骨之七厘散及跌打丸；助孕安胎之得生丹加味；散寒祛瘀之温经汤；清除热毒化瘀之犀角地黄汤；化瘀利水之当归芍药散；化痰祛瘀之活血方加半夏白术天麻汤，或涤痰汤或温胆汤等。其他如丹参饮、失笑散、四妙勇安汤、桃红四物汤、化四生丹、冠心 2 号方等，也是十分得心应手的复方。

医圣张仲景活血化瘀复方的古方新用有用当归芍药散治疗痴呆、记忆力减退；温经汤治疗闭经、带下；红兰花酒治疗妇科病、胸痛；鳖甲煎丸治疗肝脾肿大；大黄䗪虫丸治疗风心病；桃仁承气汤治疗精神疾病；大黄牡丹皮汤治疗阑尾炎；抵当汤治疗月经不利；下瘀血汤治疗产后腹痛；王不留行散治疗外伤性出血。

清代王清任十分推崇活血化瘀治法，认为应“气血为先”，“气有虚实，血有亏瘀；标而本之，本而标之”是很重要的，并创立了一系列活血化瘀复方，被广为应用。

本课题组对 8 个经典活血化瘀复方就心脑血管药效学强度进行了比较研究，证实清代王清任的几个复方效能较好。

5 活血化瘀方药对心脑血管疾病的临床应用

5.1 倡导在抗心绞痛和抗血小板中应用活血化瘀方药，以及冠心 2 号及其组成药的应用研究

已故著名中医临床家郭士魁擅长应用活血化瘀医方治疗冠心病等心血管病，笔者见到他应用重剂血府逐瘀汤加减治疗一位心绞痛病人，使其心绞痛频繁发作 1 周内消耗硝酸甘油 100 片减为 20 片左右，使我深受启发。1972 年由阜外医院吴英恺院长为组长的北京地区防治冠心病协作组建立，郭士魁老大夫和我等参加了开发冠心 2 号复方，当年黄宛、陈在嘉、邵耕、顾复生、金荫昌、寇文熔、陈文为等著名教授也参加了这项研究。冠心 2 号复方由川芎、丹参、赤芍、红花、降香等一派活血化瘀药组成。数以千计的病人应用此药，有效率达 80%以上。后制成精制冠心片。20 世纪 70 年代初采用随机双盲双模的研究方法进行研究，并与安慰剂的疗效进行比较。其结果冠心 2 号片的疗效为 80.4%，安慰剂的疗效为 16.1%。《中华心血管病杂志》认为“有较强的说服力”。此外，笔者等还采用红参、三七、延胡索益气活血复方治疗不稳定性心绞痛也取得了较好疗效。

笔者在电镜下观察到，冠心 2 号的主要成分药川芎中的一种生物碱川芎嗪（四甲基吡嗪）有明显的抗血小板聚集作用，并可以减少 TXA2 的生成，临床证实，其具有治疗缺血性脑血管病的效果。

活血化瘀药具有抗血小板的作用为临床治疗血栓栓塞性疾病开辟了一条前景广阔的新路。

5.2 血府逐瘀汤对冠心病 PCI 后再狭窄的防治研究

应用血清药理学方法的实验研究证实，血府逐瘀汤可以抑制血管平滑肌细胞（VSMC）的增殖，影响 PDGF-A 及 B、c-fos、ras 及 c-myc 等基因的 mRNA 表达水平。在国家“八五”攻关研究中，笔者等与北京大学第三临床医学院及北京安贞医院合作先期观察了 265 例 PTCA 及支架植入成功的患者应用血府逐瘀系列制剂的效果。其再狭窄率及发生心绞痛率低于单纯应用西药者。在科技部“十五”攻关项目中，我们与北京安贞医院、北京同仁医院、中日友好医院和广东省中医院等合作，多中心 RCT 观察了 335 例血府逐瘀汤效果，其冠脉造影复查率为 47.7%。由血府逐瘀汤之有效成分赤芍苷、川芎酚组成的芎芍胶囊与常规

西药加安慰剂组比较，其重复 PCI 的百分率分别为 1.91%和 4.46%。前者生存时间延长，血瘀证记分明显为低，有进一步临床应用意义。

6 本项研究的主要创新点

首先建立了国内外都认可的血瘀证诊断标准及疗效评估标准。
从 20 世纪 60 年代开始倡导以活血化瘀方药治疗冠心病。
首创以活血化瘀方药防治介入治疗后冠状动脉再狭窄。
首先在中医药领域采用多中心 RCT 的临床研究方法。
建立了传统血瘀证学。

原载：陈可冀．血瘀证与活血化瘀治疗的研究 [J]. 中国中医药现代远程教育，2005, 3(11): 10-12.

血小板活化与冠状动脉粥样硬化性心脏病和血瘀证的关系

陈可冀　薛　梅　殷惠军

血小板活化（Platelet activation）是受体介导的静止血小板对各种刺激剂的一种反应，其血小板膜糖蛋白发生显著变化，在血小板膜上大量表达，成为血小板活化的特异性分子标志物。血小板膜糖蛋白在血小板黏附、聚集和释放反应中起着关键性作用，主要包括三类[1, 2]：第一类是血小板质膜表面糖蛋白：①GP Ⅱ b-Ⅲ a（CD41-CD61），为结合素家族成员，除了参与血小板聚集外，还参与血小板黏附，在血小板无力症时减少、缺失或异常，其主要的配体为：纤维蛋白原、纤维连接素、vWF 和玻连蛋白，是不同刺激物引起血小板聚集的最终共同通路。因此，使用其荧光单抗，就能更精确地在较早阶段检测到血小板的活化。②GPIb-IX-V（CD42）则相反，与静息血小板相比，活化血小板上表达量显著降低，可以作为活化血小板的分子标志，GPIb 是 vWF 受体，在巨大血小板综合征时缺失。③GPIV（CD36）虽然在静息血小板上也表达，但活化血小板上表达量更高，也可以作为血小板活化标志。④另外还有 GP Ⅰ c/ Ⅱ a（CD49e-CD29）、GP Ⅰ a/ Ⅱ a（CD49b-CD29）等与血小板活化有关。

第二类是血小板颗粒膜糖蛋白：主要包括血小板 α- 颗粒膜蛋白 140（GMP-140，CD62P）和溶酶体膜蛋白（LIMP，CD63）。CD62P 为选择素家族成员，具有介导活化血小板与中性粒细胞和单核细胞的黏附功能。它在静息血小板中仅分布在 α- 颗粒上，血小板被激活时，随着血小板脱颗粒与释放反应，CD62P 重新分布至血小板膜表面。它只能在脱颗粒的血小板表面表达，所以认为它是血小板活化后期的标志物，是目前所知最能直观反映血小板活化程度的特异指标之一。CD63 为一种溶酶体整合膜蛋白，位于血小板内溶酶体膜上，在静止血小板表面仅有极少量表达，而在活化血小板表面可大量表达，因此也是检测血小板活化的理想指标之一。

第三类是出现在活化血小板上能与血小板表面受体相结合的一些抗原，包括纤维蛋白原，Xa 因子等，这些抗原在血小板表面的出现和消失在临床检测上也是有意义的。正常状态下的纤维蛋白原游离在血浆中，在创伤等应激状态下血小板被激活，活化的血小板膜上的 GP Ⅱ b 和 GP Ⅲ a 结合成复合物，暴露出纤维蛋白原的结合位点，可以黏附血浆中的游离纤维蛋白原，并且以它为桥梁发生血小板之间的聚集。因此与血小板膜结合的纤维蛋白原也可以作为血小板活化测定的分子标记物。

1 血小板膜糖蛋白活性与冠心病的相关性研究

1.1 冠心病发病及不同分类与血小板膜糖蛋白的表达

血小板活化在冠心病等血栓性疾病的发生发展中都起到了重要的作用，近几年来不少学者进行了相关的研究。

张梅[3]等利用流式细胞仪和单克隆抗体测定 22 例稳定性心绞痛（SAP 组），25 例不稳定性心绞痛（UAP 组）和 35 例急性心肌梗死（AMI 组）患者的外周血血小板糖蛋白 CD62P 和 CD63 的阳性表达率，并与 28 例正常人作比较，UAP 组和 AMI 组的表达率均显著高于 SAP 组和正常对照组（$P < 0.05$），证实血小板活化在 UAP 组和 AMI 组增强，参与了冠心病尤其是不稳定性心绞痛和急性心肌梗死的发病过程。王传新[4]等采用流式细胞仪检测冠心病患者（26 例）治疗前后血小板活化标志物 CD62P，GP Ⅱ b-Ⅲ a 的表达，结果冠心病患者治疗前 CD62P、GP Ⅱ b-Ⅲ a 显著高于正常对照组（30 例），治疗后较治疗前有明显

下降，但仍高于正常对照（$P<0.01$），证实血小板活化在冠心病的发病过程中起重要作用。金秀国[5]等用流式细胞仪、血球计数仪及血小板聚集仪分别对 89 例冠心病患者和 60 名健康人的 CD62P、血小板四项参数及血小板最大聚集率（PAGM）进行测定，结果冠心病患者 CD62P 明显高于健康对照组（$P<0.001$），与 PAGM 有正相关关系，急性心肌梗死患者（38 例）CD62P 明显高于心绞痛（51 例）组（$P<0.001$），CD62P、血小板四项参数及 PAGM 可较全面地反映不同类型的 CHD 患者的血小板形态、功能和活化状态。刘彦虹[6]等采用全血流式细胞术三色荧光分析技术，对 50 例冠心病患者和 50 例健康人的血小板活化标志物 CD62P，GP Ⅱ b- Ⅲ a（PAC-1）进行检测，冠心病组血小板 CD62P 与 PAC-1 阳性百分率显著高于对照组（$P<0.05$）。万云高[7]等采用流式细胞仪及全血单克隆抗体标记法，检测 66 例 ACS 患者外周血中血小板糖蛋白 CD62P、GP Ⅱ b- Ⅲ a（PAC-1）在治疗前后的表达，以年龄、性别相匹配的健康人 22 例为对照组，结果显示 ACS 组的 CD62P、PAC-1 表达率治疗后明显降低（$P<0.01$），且在治疗前后均明显高于对照组（$P<0.05$），提示 ACS 患者体内血小板处于高度活化状态，血小板活化指标可作为冠心病病情监测的有效指标。

1.2 冠心病不同病变程度与活化血小板膜糖蛋白测定

余泽洪[8]等对 25 例急性心肌梗死（AMI）和 38 例不稳定型心绞痛（UAP）患者进行血浆 GMP-140 测定，发现 AMI 和 UAP 患者较健康人（30 例）升高，且 GMP-140 与 AMI 和心绞痛缺血面积呈正相关，不仅提示血小板活化参与冠心病的发病，且其活化程度有助于预后的判断。田晓沂等[9]收集临床诊断为不稳定性心绞痛（UAP）患者共 31 例，根据冠状动脉造影下病灶特征分为复杂病变组和简单病变组，采用流式细胞仪检测每例患者外周血糖蛋白 GP Ⅱ b- Ⅲ a 受体呈阳性表达的血小板比率，结果显示：复杂病变组显著高于简单病变组（$P<0.01$），UAP 患者冠造显示为复杂性病变者多伴有血小板膜 GP Ⅱ b- Ⅲ a 受体表达率增加，可能更适合强化抗血小板治疗。另一项研究[10]也证实冠脉病变越重，CD62P 水平越高，为病情判断及治疗提供了依据。

由上可见活化血小板膜糖蛋白，特别是 CD62P、CD63 和 PAC-1 的测定较为灵敏且特异地反映了冠心病的发生发展，且随着病情程度的加重上述糖蛋白的表达也相应增加。活化血小板膜糖蛋白测定可以从凝血的角度对冠心病，特别是急性心梗的早期诊断、病情进展的判断、抗血栓药物的评估以及判断疾病的预后起到辅助作用。但血小板膜糖蛋白在冠心病发病后的变化曲线还有待进一步研究。

2 血小板膜糖蛋白活性与血瘀证相关性研究

血瘀证是临床最常见证候之一，涉及疾病广泛，如心脑血管、神经、泌尿、内分泌及皮肤等多系统疾病均存在血瘀证。近年来血瘀证的研究已深入到细胞和分子水平，已有研究对多种疾病的血瘀证患者血小板活化分子进行了测定，其中以 α- 颗粒膜蛋白 140（GMP-140，CD62P）和溶酶体膜蛋白（LIMP，CD63）为主。

同一病种之间的对比研究以 2 型糖尿病、高血压病、冠心病、银屑病等为代表。施赛珠[11]等采用放免法测定 41 例 2 型糖尿病患者（血瘀证者 17 例，非血瘀证 24 例）血浆 GMP-140 含量，血瘀证组大于健康人（20 例）对照组，证实 2 型糖尿病患者存在血小板活化现象，在血瘀证组更为显著。姜兆顺[12]等采用流式细胞术测定 2 型糖尿病患者的血小板 CD62P、CD63 表达，2 型糖尿病血瘀证组 > 非血瘀证组 > 健康对照组，表明 2 型糖尿病血瘀证患者血小板活化水平升高，它是血瘀证的重要分子学基础。陈健[13]等选择原发性高血压患者 60 例，其中血瘀证组 22 例，非血瘀证组 38 例，健康人 30 名为对照组，流式细胞仪测定血小板 GMP-140、CD63 的阳性表达率，高血压血瘀证组、非血瘀证组 GMP-140 及 CD63 阳性表达率明显高于对照组（$P<0.05$），且血瘀证组患者 CD63 阳性表达率明显高于非血瘀证组（$P<0.05$），提示原发性高血压血瘀证患者存在着明显血小板活化，CD63、GMP-140 可能是血瘀证微观辨证的指标之一。毛以林[14]等采用 ELISA 法检测冠心病心血瘀阻证型者 48 例，非心血瘀阻证者 52 例，健康对照组 54 例血浆 GMP-140 含量，血瘀证组明显高于非血瘀证和健康对照组（$P<0.05$）。李冠勇等[15]用荧光免疫法对 36

例不同证型银屑病患者（血瘀型 13 例，血燥型 12 例，血热型 11 例）血小板膜表面 CD62P 和 CD63 表达进行了定量研究，其表达量血瘀型＞血燥型＞血热型＞健康者，血瘀型患者活化血小板明显增多，进一步说明血小板活化与血瘀证密切相关。

刘永惠[16]等观察原发性肺癌 53 例，其中伴有其他脏器转移者 20 例，健康对照组 40 例，发现 GMP-140 水平肺癌转移组＞肺癌未转移组＞健康对照组（$P < 0.05$），推断血小板异常活化是肿瘤血瘀证的体现和标志，血瘀证是促进肿瘤转移的条件和基础。李艳梅[17]等用放射免疫方法测定血小板膜表面 GP Ⅱ b-Ⅲ a 复合物及血府逐瘀液对其影响，结果提示血府逐瘀液明显抑制二磷酸腺苷诱导的 GP Ⅱ b- Ⅲ a 复合物分子表达，从而提示活血化瘀可通过阻断 GP Ⅱ b- Ⅲ a 复合物的暴露，抑制刺激剂对血小板的激活。刘剑刚[18]等将 90 例冠心病心绞痛血瘀证患者，随机分为西医常规治疗加血府逐瘀口服液组（治疗组）和西医常规治疗组（对照组），治疗 4 周后，采用流式细胞术检测显示血小板活化分子 CD62P 表达率有显著性差异，血府逐瘀口服液能抑制患者的血小板活化分子表达。

另外亦有部分学者对心脑血管、糖尿病等不同病种及不同类型血瘀证的血小板活性进行了研究。石志芸[19]等采用双抗夹心法，固相免疫放射测定了 74 例糖尿病、36 例心血管疾病、53 例肾脏疾病患者及 20 例正常人的血浆 GMP-140 浓度，并按病种及是否有血瘀证分别比较了各组 GMP-140 的差异，结果为血瘀证组＞非血瘀证组＞正常对照组，但 3 个疾病组之间差异无显著性，说明 GMP-140 升高反映的是不同疾病所共同存在血瘀证的病理改变。孔令钧[20-22]等采用流式细胞术对气滞血瘀、气虚血瘀患者 118 例（其中心血管病 65 例，脑血管病 53 例）及 32 例出血性中风患者的血小板活化分子 CD62P、CD63 的表达进行定量研究，其表达量显著高于正常对照组（30 例），以气滞血瘀最明显，说明血小板活化参与了血瘀证的发生与发展，血小板活化与气滞血瘀关系尤为密切。

综上所述，血瘀证中确实存在着血小板活化现象，血小板活化各项指标增高与血瘀证密切相关，而不同证型的血瘀证影响了血小板活化的表达，不同病种之间的血小板活化表达量则无明显差异。血小板活化参与了血瘀证的发生与发展，是血瘀证产生的重要病理生理基础，为血瘀证在分子水平上提供了客观依据。通过检测血小板活化分子表达可特异性地反映血小板的活化程度，血小板活化分子不仅可作为血瘀证重要的微观辨证指标，还可作为辨证用药、中药疗效观察的客观指标，以及判定中药治疗预后的参考指标，为中医同病异治、异病同治理论及活血化瘀药物在异病同证治疗中的应用提供了客观依据。

参考文献

[1] 王振义, 李家增, 阮长耿. 血栓与止血基础理论与临床[M]. 3版. 上海科学技术出版社, 2004.

[2] 王建中. 临床流氏细胞分析[M]. 上海: 上海科学技术出版社, 2005.

[3] 张梅, 张运, 谈红, 等. 应用流式细胞术对冠心病患者血小板活化和白细胞黏附功能的研究[J]. 山东大学学报(医学版), 2002, 40(4): 344-345.

[4] 王传新, 卢振铎, 杨晓静, 等. 冠心病患者治疗前后血小板活化指标CD62P及GPⅡb-Ⅲa的检测及临床意义[J]. 临床检验杂志, 2004, 22(2): 135-136.

[5] 金秀国, 方国安, 刘波, 等. 冠心病患者CD62P及血小板参数的观察[J]. 上海医学检验杂志, 2003, 18(2): 113-114.

[6] 刘彦虹, 安晶红, 周赫男. 冠心病与血小板活化关系的研究[J]. 哈尔滨医科大学学报, 2007, 41(1): 43-45.

[7] 万云高, 华琦, 万岁桂, 等. 急性冠状动脉综合征患者血小板活化标志物的变化及临床意义[J]. 首都医科大学学报, 2005, 26(1): 81-83.

[8] Dajani EZ, Shahwan TG, Dajani NE. Statins, platelet aggregation and coronary heart disease[J]. J Assoc ACHD Minor Phys, 2002, 13(1): 27-31.

[9] 田晓沂, 刘志忠, 张金麟. 不稳定心绞痛冠脉病灶特征与血小板膜糖蛋白GPⅡb-Ⅲa受体表达率的联系[J]. 心肺血管病杂志, 2002, 21(1): 22-23.

[10] 吴瑞霞, 张群林, 王玮, 等. 活化血小板检测在冠心病中的观察[J]. 实用老年医学, 2003, 17(1): 29-30.

[11] 施赛珠, 石志芸, 陈剑秋, 等. 血瘀证与血小板活化的关连研究[J]. 中国中医基础医学杂志, 1996, 2(4): 22-24.

[12] 姜兆顺, 张胜兰, 寇天芹, 等. 2型糖尿病血瘀证患者血小板CD62P、CD63测定意义探讨[J]. 中国中西医结合杂志, 1999, 19(9): 527-528.

[13] 陈健, 陈治卿, 梁立新. 原发性高血压血瘀证患者活化血小板、胰岛素抵抗及动态血压变化特点. 中国临床康复 2006；10(15): 14-16.

[14] 毛以林, 袁肇凯, 黄献平, 等. 冠心病血瘀证与血小板颗粒膜蛋白和纤溶功能关系的探讨[J]. 湖南中医学院学报, 2004, 24(3): 29-31.

[15] 李冠勇, 刘华昌, 尹格平, 等. 银屑病辨证分型与血小板活化分子CD62P及CD63表达的关系[J]. 中国中西医结合杂志, 1997, 17(3): 417.

[16] 刘永惠. 血瘀证与肿瘤及其转移患者血浆内血小板GMP-140的研究[J]. 中医药学刊, 2002, 20(3): 364-365.

[17] 李艳梅, 汪钟, 翁进, 等. 血府逐瘀液对血小板与内皮细胞功能的影响[J]. 中国中西医结合杂志, 1999, 19(5): 289-291.

[18] 刘剑刚, 徐 浩, 董国菊, 等. 血府逐瘀口服液对冠心病心绞痛患者血小板活化分子表达的影响[J]. 长春中医药大学学报, 2007, 23(1): 29-31.

[19] 石志芸, 李晓明, 陈剑秋. 血小板a颗粒膜蛋白140检测在“病”与“证”的特异性联系[J]. 中国中医基础医学杂志, 1997, 3(1): 35-36.
[20] 孔令钧, 李鲁扬, 唐占府. 血瘀证与血小板黏附分子的研究[J]. 广州中医药大学学报, 2001, 18(2): 115-117.
[21] 孔令钧. 血瘀证患者与细胞黏附分子表达的关系[J]. 山东大学学报(医学版), 2004, 42(3): 346-348.
[22] 孔令钧, 李鲁扬, 唐占府. 老年气滞血瘀气虚血瘀患者与CD62P、CD63及TSP关系的临床观察[J]. 中国中西医结合杂志, 2001, 21(8): 587-589.

原载于：陈可冀，薛梅，殷惠军．血小板活化与冠状动脉粥样硬化性心脏病和血瘀证的关系 [J]. 首都医科大学学报。2008, 29(3): 266-269.

活血化瘀方药的合理应用与深入研究

陈可冀 徐 浩

血瘀证是临床常见证候，《内经》中即已有“血脉凝泣”及“脉不通”等的记载。自20世纪50年代以来，国内学者在继承传统中医理论思维基础上，对“血瘀证及活血化瘀治法”，从临床、基础及理论等方面进行了深入系统的现代科学研究，取得了重大进展，所建立的血瘀证诊断标准已被临床中医师及中西医结合学者们广泛采纳和应用，进一步阐明了活血化瘀的基本治疗规律与作用原理，活血化瘀理念在医学界已得到共识。

随着对活血化瘀研究的不断深入，活血化瘀方药已广泛应用于内、外、妇、儿、五官及皮肤等临床学科，涉及现代医学呼吸、消化、循环、泌尿、内分泌、血液等诸多系统，包括冠心病、糖尿病、癌症、硬皮病、肝硬化及视网膜病变等数十种疾病，临床疗效显著提高，展现出了美好的应用前景。但应该注意的是，在重视活血化瘀方药应用的同时，我们一定要防止“百病皆有瘀，无病不活血”的倾向，避免活血化瘀药的滥用。辨证论治是中医学术的根本，也是取得疗效的基础，所以应用活血化瘀方药一定要有明确血瘀证的表现或微观证据，这就要参考目前公认的血瘀证诊断标准，病证结合或证病结合加以应用。当然，任何标准都是需要不断完善的，尤其应系统观察不同症状和体征，结合活血化瘀方药治疗效应的强度和敏感度，构建更完善并切合临床应用的血瘀证诊断标准，这是今后应当结合临床流行病学必须做的一项重要的研究工作。

此外，活血化瘀方药的广泛应用，应不排斥与其他治法药物的配伍应用，血瘀证也分新病、久病、寒热虚实，其形成有很多原因，在血瘀证辨证诊断的同时，应注意所同时合并的其他兼证，如气滞、寒凝、痰浊、气虚、阴虚、阳虚等等，临床在活血化瘀方药治疗的同时，应相机合理地配伍其他治法。20世纪60年代以前，传统中医临床治疗冠心病最常应用的是宣痹通阳法，但疗效并不十分理想。

我们通过较大量的临床观察，率先提出冠心病的主要病机为“心血瘀阻、血脉不通”，倡导以活血化瘀法为主治疗冠心病，提高了临床疗效，活血化瘀治法已成为目前中医药治疗冠心病的主要方法，在此基础上衍化而成的理气活血法、益气活血法、益气养阴活血法、化痰活血法等，在应用活血化瘀方药的同时，配伍其他治法，使活血化瘀方法得到不断拓展，临床疗效进一步提高。

活血化瘀研究已经取得显著进展，但未来研究应如何深入，这是一个值得深思的问题。以下仅就几个方面研究谈一些看法，仅供讨论参考。首先，活血化瘀研究应注重创新思维，只有不断创新，才会赋予一个学科恒久的生命力。水蛭用于治疗急性脑出血就是一个治疗观念的重大转变。过去都认为脑出血急性期应慎用活血化瘀药物，中国中医科学院西苑医院在20世纪70年代即开始把水蛭应用于急性脑出血的治疗上，并从实践中体会到，尽早应用活血化瘀药物可以促进血肿吸收，促使病人康复，并通过对306例高血压脑出血患者的系统观察和CT治疗前后所见比较得以证实。我们最近观察了川芎、赤芍、丹参、三七、桃仁、酒军6种活血药物对ApoE基因缺陷小鼠主动脉动脉粥样硬化斑块的影响，结果显示酒军在稳定斑块方面综合作用最佳，结合酒军的作用特点和对动脉粥样硬化的现代认识，我们提出了“活血解毒－抗炎－稳定斑块”的新思路，使活血化瘀研究进一步得到深入，开拓出新的应用前景。

其次，活血化瘀药理研究工作也有待于进一步深入，应结合具体病证，研究其作用靶点。如目前活血化瘀药抗血小板等方面的工作做得较多，主要多限于抑制血小板聚集、黏附等方面，但究竟其作用靶点如何作用在环氧合酶（COX）还是ADP受体、vWF因子、Ⅱb/Ⅲa受体？如果作用于COX，是非特异性的，还是选择性作用于COX-1或是COX-2，有待进一步阐明。近期学术界注意到血小板是一种重要的炎症细胞，深化这方面工作实属重要。对水蛭素的研究也很值得借鉴，作为一种直接凝血酶抑制剂，其作用靶点非常清楚，因而潜在的研究和应用价值巨大。在现有研究基础上，借助现代高通量筛选系统找到活血化瘀药较为明确的作用靶点是完全有可能的。

活血化瘀新药开发也是值得深入研究的领域，应避免低水平重复，加强新药研制过程的科技含量。除现代化学筛选途径以外，在传统活血化瘀复方基础上，结合药效进行不断精简优化，突破传统中药“粗、大、黑”的劣势，完成向有效部位、有效成分的转变是一条符合中医药理论而相对更为可行的途径。我们在开发活血化瘀新药用于冠心病介入治疗后再狭窄预防方面所做的工作有一定的参考价值：从经典活血化瘀方血府逐瘀汤，到6味药的精制血府胶囊，再到由川芎、赤芍有效部位组成的芎芍胶囊，在药味精简的同时，其临床疗效进一步得到提高；最近中国中医科学院西苑医院、北京安贞医院、北京同仁医院、卫生部中日友好医院及广东省中医医院合作完成的多中心、随机、双盲、安慰剂对照的临床试验也证实了该药在预防冠脉再狭窄方面是安全有效的，展现了其良好的开发研究应用前景。

总之，对活血化瘀系统研究，拓宽了其临床应用范围，提高了临床疗效，但在临床实际应用中，还应该注意辨证原则，避免滥用，并适当配伍其他治法，以进一步提高疗效。活血化瘀的深入研究要注重创新，加强药物作用靶点的研究，新药开发应在复方基础上结合药效不断优化，提高产品科技含量。相信随着活血化瘀方药的广泛应用和研究的进一步深入，必将发掘出其更多更好的潜在作用。

原载：陈可冀，徐浩．活血化瘀方药的合理应用与深入研究 [J]. 中日友好医院学报，2005, 19(6): 323-324.

血瘀证与活血化瘀研究

陈可冀　李连达　翁维良

血瘀证与活血化瘀研究一直是传统中医药学和中西医结合研究中最为活跃的领域。自20世纪六七十年代以来，中国中医研究院西苑医院血瘀证与活血化瘀研究课题组在继承传统中医的基础上，注重创新和发展，经过三代人、前后40余年的连续攻关，在血瘀证基础理论、活血化瘀方药治疗冠心病和介入治疗后再狭窄作用机制、血瘀证诊断和疗效判定标准及防治冠心病和动脉粥样硬化新药研制开发等研究方面皆取得突出成果，推动了中医药现代化研究的进程，带动了中医药学基础和临床研究的发展。本课题被评为2003年度国家科学技术进步一等奖，成为新中国成立以来我国在传统中医药研究领域的历史最高奖项。

传统中医药学关于血瘀证的认识，涉及多方面内容，如“血行失度”“血脉不通”等，可有“内结为血瘀”“污秽之血为血瘀”“离经之血为血瘀”和“久病入络为血瘀”等不同类型；临床症状和体征有舌质紫暗或瘀斑、痛有定处、癥积聚等。但是，“血瘀证和活血化瘀”内涵的阐释还相对缺乏客观的描述和科学的界定。血瘀证与活血化瘀研究课题组将血瘀证的病因病机、整体宏观的临床症状和体征描述与现代医学微观病理生理改变相结合，进行系统比较、归纳、分析研究，证明血瘀证与血液循环和微循环障碍、血液高黏滞状态、血小板活化和黏附聚集、血栓形成、组织和细胞代谢异常、免疫功能障碍等多种病理生理改变有关，其中以心脑血管病为主，也可包括感染、炎症、组织异常增殖、免疫功能和代谢异常等多种疾病，发展了血瘀证理论，揭示了血瘀证的科学内涵。

在传统中医活血化瘀中药古代文献论述的基础上，本课题组经过大量的临床实践观察和系统的基础实验研究，从临床实际应用出发，进一步规范了活血化瘀中药分类方法，将常用活血化瘀中药分为和血药、活血药和破血药三类：①和血类药物指有养血、和血脉作用者，包括当归、丹参、生地黄、鸡血藤等6种；②活血类药物指有活血、行血、通瘀作用者，包括川芎、红花、三七、牛膝等20种；③破血类药物指破血消瘀作用峻猛者，包括大黄、水蛭、三棱、莪术等11种。同时证明活血化瘀类中药的作用机制主要在于活其血脉（改善心脑血管功能、血液物理化学性状、血小板及凝血系统功能、微循环等生理功能）、化其瘀滞（抗心肌缺血、脑缺血，抑制血小板聚集，抗凝、抗血栓形成等）。此外，本课题组还证实活血化瘀药物具有以下作用：抑菌、抗病毒，抑制炎症反应，治疗感染性疾患；调节免疫功能，加强机体免疫，提高抵抗力，用于感染性疾患；抑制免疫反应，用于免疫性疾患或器官移植等；抑制组织异常增殖，治疗恶性组织增殖（肿瘤）或良性组织增殖（息肉、瘢痕）等。为拓展活血化瘀方药的临床应用范围、提高临床用药的针对性提供了科学的依据。

在四诊八纲辨证的传统中医诊断基础上，本课题组采取宏观与微观结合、定性与定量结合、辨证与辨病结合，首先制定了包括临床症状、舌象、脉象等内容的血瘀证诊断标准，同时采用临床流行病学方法，对血瘀证临床症状、体征、血液流变学、血小板功能和血栓形成状态等进行综合分析，提出了血瘀证定量诊断方法；对血瘀证舌诊、腹诊进行系统研究，发现瘀血腹证与血瘀证的主要表现有较好相关性，舌质的“质”分量值与血瘀证的轻重密切相关，丰富了血瘀证的量化诊断。对冠心病血瘀证病人血小板结构、功能及冠状动脉病变程度等进行了病证结合的血瘀证研究，建立了冠心病血瘀证的辨证标准及疗效评价标准，成为中医临床病证结合诊断方法的一个范例，使血瘀证的诊断无论在宏观整体还是在微观病理生理改变的诊断方面皆有法可依，有标准可据，得到了国内外学术界的普遍认可。本项研究制定的“血瘀证诊断标准”“冠心病心绞痛诊断标准及疗效判定标准”均被国家《中药新药临床研究指导原则》采用，成为学术界和国家认可的临床诊断、治疗、疗效评价、新药研制及学术交流的标准。经检索中国科学引文数据库CSCD2000、清华全文期刊数据库引文字段（1994—2002）及中国生物医学文献数据库引文字段

（CBMdisc1980—2002）引文光盘数据库，“血瘀证诊断试行标准”、“血瘀证诊断标准”和“冠心病心绞痛中医辨证试行标准”被引用达 232 次，“冠心病心绞痛疗效评定标准”被引用 43 次。其中血瘀证诊断标准的应用涉及中医内、外、妇、皮科、气功等科和现代医学呼吸、消化、循环、泌尿、内分泌、血液、运动、神经系统等 40 余种疾病，产生了广泛的学科辐射作用。

长期以来，活血化瘀方药主要用于跌打损伤、瘕积聚、妇科疾患等病证，较少用于冠心病的治疗。本课题组根据传统中医药学关于血瘀证的理论认识，病证结合，将冠心病的主要病理环节如血栓形成、血小板活化、血管狭窄、痉挛等和血瘀证联系起来认识冠心病发生的中医病因病机，认为冠心病无论虚实，“心血脉瘀滞、不通则”痛总是其病因病机的一个重要方面。首先倡导用活血化瘀方药治疗冠心病心绞痛、心肌梗死，临床疗效较传统的宣痹通阳法有了明显提高，并从血液生物流变学、血小板功能、细胞生物活性因子、基因蛋白表达的分子水平揭示了活血化瘀方药治疗冠心病的作用机制，使活血化瘀成为现代中医临床治疗冠心病的主流和首选疗法。同时，首先倡导采用随机、双盲、双模拟、多中心的临床研究方法客观评价活血化瘀方药治疗冠心病的安全性和有效性，显著提高了中医药临床研究的科学水平。20 世纪 80 年代以来，冠心病的治疗进入了冠状动脉介入治疗时代，但介入治疗后的再狭窄成为限制冠心病介入治疗长期疗效的难点和焦点，2000 年以前，尽管现代医学应用许多新的药物和机械方法加以干预，但冠心病介入治疗后再狭窄发生率仍在 30%左右。本课题组针对再狭窄形成的病理生理改变如血管内膜损伤、平滑肌细胞增殖、胶原沉积等，认为再狭窄的形成和中医血脉瘀滞相关，首创活血化瘀制剂防治冠心病介入治疗后再狭窄，实验证明活血化瘀制剂可干预再狭窄形成的许多病理环节，临床研究证明此类药物可减少介入治疗后冠心病心绞痛复发，预防再狭窄形成，为这一国内外心血管病防治研究领域的难题开辟了中医药治疗的新途径。由于血瘀证病理生理改变和活血化瘀方药作用机制的揭示，活血化瘀方药在临床各科得到了普及应用，如急腹症、妇科病、风湿疾病、脑血管病、骨伤科疾病、五官科疾病、肿瘤等，显著提高了中医临床疗效，同时也促进了国际间的学术交流，某些活血化瘀方药的临床疗效在一定程度上得到了国际范围内的认可。

在基础研究及中药新药开发研究中，创建了多种血瘀证动物模型和心血管疾病模型，如中国小型猪冠状动脉血栓形成模型、心肌细胞损伤模型、家兔髂动脉和猪冠状动脉介入治疗后再狭窄模型等；建立了许多较为先进的实验方法，如血液流变学观察、舌质微循环观察等，构建了血瘀证和活血化瘀方药研究的现代化技术平台，得到全国范围内的推广应用。在此基础上，本课题组对 23 种常用的活血化瘀药、8 个经典古方和大量古方、验方、研制方、单味药及活血化瘀中药有效成分和部位进行深入系统的实验研究，进一步揭示了活血化瘀方药的作用机制和治疗规律。与兄弟单位合作首次完成冠心Ⅱ号（冠心片、精制冠心片）的系统药效、毒理和临床基础研究，在国内外产生了重大影响。同时和兄弟单位合作开发了数种心血管病中药新药，特别是与地奥心血康药厂合作负责完成全部药理研究的迪奥心血康，各类药物累计产值已达 40 亿元，在国内外产生重大影响。日本仿制冠心Ⅱ号制成冠心颗粒，畅销日本及东南亚，国内各地也纷纷仿制，在冠心Ⅱ号方的基础上加减化裁，衍化出一系列新药，推动了全国中药新药，特别是治疗心脑血管病的新药的大发展，为中医药现代化走向世界起到了示范作用，推动了中医药的科学技术进步。

原载：陈可冀，李连达，翁维良．血瘀证与活血化瘀研究 [J]. 中西医结合心脑血管病杂志，2005, 3(1): 1-2.

活血化瘀药物防治冠心病：循证与展望

刘　玥　高铸烨　付长庚　徐　浩　史大卓　陈可冀

《中国心血管报告 2017》显示中国现有 2.9 亿心血管疾病患者，其死亡率居我国城市及农村死亡率的首位，且其患病率与死亡率均呈快速增长趋势[1]。心血管疾病目前已成为我国最重要的公共卫生问题之一。六十余年以来，中国心血管疾病的防治取得了很大进步，但目前防控形势仍很严峻。中西医结合医学作为具有中国特色的医疗模式在心血管疾病的防治中扮演了重要角色，特别是活血化瘀药物防治心血管疾病的临床实践，取得了较为丰厚的研究成果。活血化瘀是对应中医“血瘀证”(blood stasis syndrome，BSS) 的治法，凡以“疏通血脉、祛瘀通滞”而使血流通畅为主要功效的中药均称为活血化瘀药物 (active blood circulation herbs，ABC Herbs)，将活血化瘀药物用于心血管疾病的防治并推广应用是中国医学家的独创贡献。

20 世纪 50 年代，为顺应国家科学技术大协作的浪潮，中国中医研究院（现中国中医科学院）指派陈可冀和赵锡武、郭士魁等 6 位中医专家前往中国医学科学院阜外医院开展高血压病及冠心病的中医药临床防治研究。在长期研究过程中，陈可冀等发现临床实践中大量冠心病心绞痛患者在服用活血化瘀方剂血府逐瘀汤后不但有助于缓解心绞痛症状，且可减少硝酸酯类药物的用量，有的病人每周需舌下含服硝酸甘油约百片，经连续服用血府逐瘀汤类药物加减治疗后，可明显减少其消耗量。陈可冀与郭士魁等由此将传统中医理论中“气血流通，百病自已”、“通则不痛”的认识与现代医学中改善心肌供血的治疗方法相结合，发现二者之间具有较好的可通约性，从而率先提出冠心病的主要中医病机为“心血瘀阻、血脉不通”，产生了采用活血化瘀法治疗心血管疾病的临床思路，并通过随机双盲试验证实其有可靠疗效，使活血化瘀成为中医治疗冠心病的主要方法。在此基础上，通过数十年持续不懈的研究，逐渐形成理气活血、益气活血、益气养阴活血、化痰活血法等不同治法并归纳总结了相应方药，使活血化瘀治疗冠心病得到不断发展和规范，临床疗效进一步提高。随后推广至全国乃至东南亚地区，多次在日本、韩国召开血瘀证与活血化瘀学术研讨会[2,3]，陆续研发了系列具有活血化瘀功效的中药新药并应用于临床实践取得较好的临床疗效。六十多年来，包括陈可冀院士在内的国内外诸多学术研究团队，围绕活血化瘀防治冠心病做了大量研究，获得一大批突出研究成果，现将相关研究介绍如下。

1 活血化瘀药物治疗冠心病心绞痛

20 世纪 70 年代，陈可冀院士和郭士魁名老中医等专家倡导活血化瘀治疗冠心病，并研制冠心Ⅱ号（由川芎、红花、丹参、赤芍、降香五味药组成）应用于临床实践[4]。陈可冀院士带领研究团队联合中国医学科学院阜外心血管病医院、宣武医院等进行多中心、随机双盲对照的临床研究评价冠心Ⅱ号疗效，研究结果显示此方有显著减少冠心病心绞痛发作、改善心肌缺血和血液流变性异常等作用，1982 年的《中华心血管病杂志》发表了相关研究论文[5]，已故的著名中国医学科学院阜外医院心血管病专家陶寿淇教授当期撰写述评，认为此篇论文客观证实了活血化瘀治疗冠心病心绞痛的临床疗效，有较高的学术价值，被认为是我国中医药领域的第一篇多中心随机对照临床研究文献。冠心Ⅱ号此后还被加减变化为“乐脉颗粒”[6,7]（丹参、川芎、赤芍、红花、香附、木香、山楂），迅速投入市场应用于气滞血瘀所致的冠心病心绞痛患者，目前畅销我国大陆及港澳地区。

川芎是“冠心Ⅱ号”方中的理气活血药。陈可冀院士等对川芎的有效成分进行研究，发现川芎一号碱对冠心病心绞痛、急性闭塞性脑血管疾病有较好疗效，并与中国科学院生物物理研究所合作，应用电子显微镜观察川芎一号碱对冠心病患者治疗前后血小板表面活性和聚集性的影响，发现川芎生物碱不仅可缓解冠心病患者心绞痛症状，而且还对聚积的血小板有解聚作用[8]。在此基础上，研究团队对川芎嗪抗血小板、抗肺动脉高压[9]等作用进行系统研究，获得诸多研究成果，川芎嗪成为缺血性疾病应用最为广泛的中药有效成分。陈可冀院士组织同道于 1999 年编撰出版《川芎嗪的化学、药理与临床应用》[10]一书，后又于 2014 年补充了许多新的研究成果再版[11]，对推动川芎嗪的临床与基础研究起到了积极作用。近年来，临床与基础研究[12]发现川芎嗪具有减少冠脉微血栓形成、改善内皮功能、抗血小板、抗炎和保护受损心肌的作用，其机制与抑制 miR-34a-5p 表达、促进 Sirt1 mRNA 和蛋白表达进而增加 eNOS 表达、抑制 NF-κB 激活有关，为扩大川芎嗪的临床应用提供理论证据。

陈可冀院士等通过临床观察发现，冠心病心绞痛患者的中医病机以“血瘀”为主，多兼有“气虚”证候，根据中医“气为血帅”“气行血行”的理论认识，并结合自己的临床经验，研制出具有益气活血，通脉止痛作用的愈心痛方（由延胡索、红参、三七组成）。基础研究结果表明[13]，愈心痛胶囊具有保护血管内皮功能、减少内皮素释放、抑制血小板活化和血栓形成、抗脂质过氧化损伤、扩张动脉和改善心肌灌注等药理作用；临床研究结果显示，愈心痛胶囊可缓解冠心病心绞痛、减少硝酸甘油消耗量，尤其对气虚血瘀的心绞痛患者疗效更好[14]。目前该药已作为国家新药上市且临床广泛应用，取得较好的临床疗效。

除此以外，还有许多具有活血化瘀功效的中成药[15,16]，如丹参片、复方丹参滴丸、速效救心丸等，均对冠心病心绞痛具有较好的防治效果。

2 活血化瘀干预介入术后冠心病

20 世纪 80~90 年代，经皮冠状动脉腔内成形术（PTCA）被证实是冠心病治疗的有效方法。然而，PTCA 后约 30%的患者发生再狭窄（RS），成为影响其疗效的主要问题之一。90 年代后，冠脉内支架植入被广泛用于冠心病的临床治疗，但术后仍有 15% ~35%的再狭窄发生率。陈可冀院士带领团队根据再狭窄发生的病理生理改变，提出再狭窄发生与传统中医“血瘀证”有相关性，探索应用活血化瘀方药—血府逐瘀汤进行防治。经过国家“八五”“九五”“十五”“十一五”连续攻关研究取得了显著进展，为冠心病介入治疗后患者提供了有效的中药干预手段。

血府逐瘀汤为清代王清任《医林改错》代表性的活血化瘀方剂。陈可冀院士带领课题组在国家“八五”攻关期间通过初步的临床观察证实，血府逐瘀浓缩丸（血府逐瘀汤水丸剂）可减少冠心病患者 PTCA 后心绞痛复发，改善 PTCA 患者的血瘀症状，对预防 PTCA 后 RS 有一定的作用[17]。在此基础上，陈可冀院士带领课题组简化方药制成精制血府胶囊（由柴胡、枳壳、赤芍、川芎组成），动物实验和临床研究皆显示有明显的抗心肌缺血作用[18-21]。进一步选择方中活血化瘀代表药物川芎、赤芍，提取有效作用部位川芎总酚和赤芍总苷制成芎芍胶囊，利用猪冠状动脉球囊损伤后粥样硬化斑块模型进行实验，结果表明该药可诱导细胞凋亡、抑制胶原堆积及病理性血管重塑等再狭窄形成的多种病理环节[22]。在国家“九五”期间，采用芎芍胶囊进行冠心病介入治疗后再狭窄预防的临床研究，也显示有较好疗效。

国家“十五”期间，陈可冀院士带领课题组采用双盲、随机、安慰剂对照方法，基于循证医学原则评价芎芍胶囊干预 PCI 后 RS 的效果。该研究纳入 335 例介入术后冠心病患者，随机分为常规西医治疗组和西药常规治疗基础上加芎芍胶囊组，疗程 6 个月，随访 1 年，观察两组患者的死亡、非致命性心肌梗死、冠状动脉搭桥手术、重复冠脉血管成形术等终点事件。该研究结果显示芎芍胶囊可显著降低再狭窄率，增大最小管腔直径，降低 PCI 后 3 个月及 6 个月的心绞痛复发率，在 1 年随访期间无明显不良反应[23,24]。该研究结果被 WHO 西太区稳定性心绞痛中医临床实践指南作为ⅠB 级证据推荐；和青蒿素、三氧化二砷等一起作为中医药研究成果的典范得到国际学术权威期刊 *Nature Medicine* 的引用[25]。

为进一步证实中西医结合干预治疗介入术后冠心病患者的优势，国家“十一五”期间，陈可冀院士带领团队进行益气活血中药（心悦胶囊 + 川芎胶囊）干预介入术后急性冠脉综合征（ACS）患者的随机对照试验，纳入了来自国内 13 个分中心的 PCI 后 ACS 患者 808 例。所有参与者均接受常规治疗，而随机分配至治疗组的患者加服中药六个月。该研究的主要终点指标为心脏死亡、非致死性心肌梗死复发、缺血引起的血管再生发生率，次要复合终点指标为急性冠脉综合征（ACS）再次入院、中风、心力衰竭发生率；安全终点指标主要为出血事件发生率。该研究结果显示，治疗组主要终点事件和次要终点事件皆较对照组明显降低，且未增加治疗组的出血风险 [26]。该研究是冠心病 PCI 术后益气活血中药临床干预的有效性和安全性的高级别临床证据。

通心络由人参、水蛭、全蝎、土鳖虫、蜈蚣、蝉蜕、赤芍等十二位药物组成，具有益气活血、通络止痛的功效，用于冠心病心绞痛证属心气虚乏、血瘀络阻者。药理试验显示，通心络具有抗动脉粥样硬化及抗血小板的作用。而血小板高反应性被认为与经皮冠状动脉介入治疗（PCI）术后应用抗血小板药物氯吡格雷导致的缺血事件相关。近期有学者以通心络为干预药物，采用多中心、随机、安慰剂对照、双盲设计，评价通心络在血小板高反应性（HPR）的急性冠脉综合征（ACS）患者中的疗效 [27]。

该研究共入选了 136 例 HPR 的 ACS 患者，在行 PCI 后进行双联抗血小板治疗并随机加用通心络或安慰剂，采用术后 30 天 P2Y12 受体单元的平均变化率（P2Y12 reaction units，PRU）为主要终点指标，并应用 Kaplan-Meier 曲线评价两组患者的生存率。该研究结果显示，与治疗前相比，术后 30 天两组的 HPR 发生率均明显下降，但是与对照组相比，通心络组的变化更明显（15.8% vs.24.8%，P=0.013），尤其是携带一个 CYP2C19 无功能基因的患者变化更明显（χ^2=2.931，P=0.047）。在传统的阿司匹林和氯吡格雷治疗基础上加用通心络胶囊可以进一步降低 PRU 和高敏 C 反应蛋白水平，尤其是对一个携带 CYP2C19 无功能基因的患者。该研究为介入术后出现血小板药物抵抗的冠心病患者应用活血化瘀药物提供了科学依据。

除以上外，还有活血化瘀中药丹红注射液应用于 PCI 患者围手术期可以减轻心肌损伤，改善 PCI 术后的节段心肌收缩功能的临床研究报道 [28]。

3 益气活血、化浊通腑法防治急性心肌梗死

早在 20 世纪 70 年代，陈可冀院士等就开展了急性心肌梗死（AMI）防治的研究。陈可冀院士等认为，AMI 患者胸闷、呼吸困难、面色苍白、多汗、脉微欲绝，属中医学“气虚”“阳虚”甚至“阳脱”的表现，患者冠状动脉管腔狭窄和闭塞，属于中医学“血瘀”的范畴，由此提出“气虚、心脉瘀阻”是 AMI 的主要病机，主张采用“益气活血”法治疗 AMI，并研制了抗心梗合剂（由黄芪、丹参、党参、黄精、郁金、赤芍组成）。有临床研究表明，此方结合西医常规治疗，可明显改善患者临床症状，降低 AMI 的住院并发症和病死率 [29,30]，至今仍为临床常用治疗 AMI 的有效中药方剂。同时，陈可冀院士在多年的临床实践中发现 AMI 急性期患者多有大便秘结、口气臭秽、舌苔黄腻或厚腻、脉弦滑或滑数等症状和体征，认为其病机在“气虚血瘀”基础上应兼有“痰浊”、“秽浊蕴积”。而患者出现动脉粥样硬化斑块破裂、溃疡、出血、脂质成分外溢、血栓形成等病理改变，可归于中医“痰瘀互结”的范畴，提出“痰瘀互结、秽浊蕴积”是 AMI 中医病机的一个重要方面。由此，在以往“益气活血”基础上，主张结合“化浊通腑”法治疗 AMI，并研制出益气活血、化浊通腑的愈梗通瘀汤（由生晒参、生黄芪、紫丹参、全当归、延胡索、川芎、广藿香、佩兰、陈皮、半夏、生大黄组成）治疗 AMI。经药理研究证实，该方能增加冠状动脉血流量、改善心肌供血、修复损伤心肌、缩小梗死面积。临床观察结果显示，在西医常规治疗基础上，采用此方治疗 AMI 患者，可降低 AMI 住院患者的病死率，减少早期并发症，改善心功能 [31,32]。

芪参益气滴丸由黄芪、丹参、三七、降香油等组成，具有益气通脉、活血止痛之功效。有学者以芪参益气滴丸为观察药物，评价其与阿司匹林相比对于心肌梗死二级预防的临床有效性与安全性 [33]。该项研究共纳入 3 505 名心肌梗死恢复期患者，随机分为干预组（芪参益气滴丸）1746 例和对照组（阿司匹林）1 759 例，干预周期共 12 个月。第 12 月和第 18 月随访结果均显示两组主要心血管事件发生率无统计学差异，芪参益气滴丸和阿司匹林对心肌梗死的二级预防效果相当，且和阿司匹林相比，芪参益气滴丸的安全性更佳。该研究是国内第一个以心血管事件为终点的中医药心肌梗死二级预防临床研究。

除此之外，也有报道常规西药结合通心络胶囊干预可显著缩小心肌梗死面积，改善左室收缩功能，预防心室重构 [34] 等。

4 活血解毒降低冠心病稳定期心血管事件

陈可冀院士等采用病证结合方法，把心血管血栓性疾病发病的病理改变及临床特点与中医“毒邪”致病、起病急骤、传变迅速、直中脏腑和腐肌伤肉等特点相结合，提出心血管血栓性疾病“瘀毒”的中医病因学说，认为“瘀”“毒”从化联合致病是冠心病心血管病事件发生的主要病因，提出了稳定性冠心病再发心血管事件的“瘀毒致变”理论[35,36]，即在稳定性冠心病阶段，其病因病机以血脉瘀阻为主，瘀久可化热、酿生毒邪，瘀毒互结内蕴，日久正消邪长、毒瘀搏结、痹阻心脉，导致急性冠脉事件。

清心解瘀方（由黄芪、丹参、川芎、藿香、黄连组成）由愈梗通瘀汤精简化裁而来，小样本临床研究表明其对急性心肌梗死和冠心病心绞痛患者具有较好临床疗效，可显著减少急性心肌梗死患者 6 个月内卒中及因心绞痛等引起的再入院率，改善冠心病心绞痛患者临床症状，降低血清胆固醇（TC）水平。在国家“十二五”期间，陈可冀院士带领课题组采用多中心、随机、双盲、安慰剂对照临床研究设计[37]，纳入 1 500 例稳定性冠心病患者，按 1 ∶ 1 比例随机分为清心解瘀方组和安慰剂组。清心解瘀方组在常规治疗的基础上加用清心解瘀方配方颗粒（每日 2 次，温水冲服），安慰剂组在常规治疗的基础上加服安慰剂（每日 2 次，温水冲服），共服用 6 个月。该研究结果表明清心解瘀方可进一步降低稳定性冠心病患者心源性死亡、非致死性心肌梗死、卒中复合终点事件的发生率，并可降低稳定性冠心病患者全因死亡、卒中、因不稳定性心绞痛、心力衰竭、恶性心律失常再入院次要终点结局的发生率，且安全性良好，为改善稳定性心绞痛预后的中医药干预提供了高级别循证证据[38]。

5 展望

活血化瘀防治心血管疾病的临床研究走过了 60 余年，在继承中医传统理论和经方的基础上创新、发展形成了现代活血化瘀学派[39]，陈可冀院士领衔的以活血化瘀为特色防治心血管疾病的研究团队入选 2018 年首批中医领域的国家临床医学研究中心。研究团队还创新了心血管疾病中医病因病机学说，初步阐释了血瘀证及活血化瘀的现代科学内涵，制定了血瘀证[40,41]和冠心病血瘀证[42]的诊断标准，并由中国中西医结合学会活血化瘀专业委员会发布，目前已成为行业公认的病证结合证候诊断标准之一，极大地推动了传统中医药的标准化和国际化进程。基于以上科学证据，国内中医、中西医结合领域的学者们相继制定发布了《冠心病及急性心肌梗死中医临床辨证标准及防治指南》[43]、《急性心肌梗死中西医结合诊疗指南》[44]、《经皮冠状动脉介入治疗围手术期心肌损伤中医诊疗专家共识》[45]等，同时发布了一系列活血化瘀中药防治心血管疾病的临床应用专家共识[46-48]，为活血化瘀药物防治心血管疾病的临床应用提供了循证医学依据，目前正在进一步推广和不断更新。

值得关注的是，虽然活血化瘀药物抗血小板及抗动脉粥样硬化的疗效明确[49]，但其在心血管疾病防治中的地位尚未完全明确，目前国际及国内的西医心血管诊疗指南尚未将其纳入循证推荐中。与化学药物相比，活血化瘀中药防治冠心病等复杂疾病多着眼于整体而具有多环节多靶点的优势，其效应是综合作用的结果，随着多效药片（polypill）在心血管疾病防治的有效性及安全性越来越受到研究者关注[50]，越来越多的学者认为多效药片的概念与中药复方有相似之处。但两者实亦不同，就其化学成分、药理作用而言前者“明明白白”，后者“模模糊糊”。与国外医疗实践不同，我国的中西医结合治疗的用药特征是西药结合中药，故大数据特征在中西医联用的疗效及安全性评价方面尤为重要。因此我们建议未来研究：首先，需要在“精准医学”理念的指导下围绕中医“血瘀证”开展活血化瘀药物研发。按照国家食品药品监督管理总局药品审评中心 2018 年 6 月发布的关于公开征求《证候类中药新药临床研究一般考虑》意见的通知，明确指出证候类中药研究可采取中医证统西医疾病的研究模式、中医学的病证结合研究模式或纯中医证候研究模式，这可为活血化瘀药物的临床研究提供新的研究模式。同时严格遵循临床随机对照试验报告规范[51]，采用“特定人群、优势环节、核心病机、精准用药”的病证结合思路，针对冠脉临界病变、冠脉微血管病变、稳定期冠心病高危患者等特定人群，开展基于“精准用药”的活血化瘀药物防治冠心病的“全链条”式的高质量循证临床研究，明确提高临床疗效的关键环节，明确活血化瘀药物对冠心病到底是预防，还是治疗，亦或协同增效。可喜的是，我们看到很多正在进行中的活血化瘀药物临床试验按照国际规范提前注册并发表了研究方案[52-54]，期待这些临床试验的顺利完成为我们提供更加丰富的科学证据。其次，要继续深入研究中医“血瘀证”的现代生物学基础，拓展活血化瘀的现代科学内涵。第三，活血化瘀作为中医药极具特色的代表性治疗方法，应该积极加强多学科交叉，关注活血化瘀中药的多效用特征，分析中西药联用的特点[55]，建立基于大数据的模型库，开发新药或老药新用[56]，协同创新活血化瘀中药复方研发模式，共同为降低心血管疾病的发生率与病死率、延长寿命、改善心血管疾病患者的生存质量做出具有中国特色的贡献。

参考文献

[1] 卫生部心血管病防治研究中心. 中国心血管病报告2017[J]. 北京: 中国大百科全书出版社, 2018.

[2] 陈可冀, 陈贵廷, 张问渠. 日本活血化瘀研究进展[J]. 中国中西医结合杂志, 1985, 5(3): 185-189, 174.

[3] 史载祥. 韩国学者在血瘀证及其治疗方面的新进展[J]. 中国中西医结合杂志, 1998, 18(5): 307.

[4] 北京地区防治冠心病协助组. 冠心Ⅰ号、Ⅱ号方(活血化瘀途径)治疗冠心病心绞痛的初步报告[J]. 内部资料, 1972.

[5] 陈可冀, 钱振淮, 张问渠, 等. 精制冠心片双盲法治疗冠心病心绞痛112例疗效分析[J]. 中华心血管病杂志, 1982, 10(2): 85-89.

[6] 聂阳, 焦豪妍, 何盛江, 等. 基于多指标综合评价优选乐脉颗粒提取工艺[J]. 中药新药与临床药理, 2016, 27(2): 273-277.

[7] 乔雪, 徐曼, 韩健, 等. 中药复方冠心Ⅱ号的化学成分及药理研究进展[J]. 世界科学技术-中医药现代化, 2007, 9(3): 86-95, 106.

[8] 中医研究院西苑医院内科(陈可冀, 等). 川芎一号碱(川芎嗪)对冠心病患者血小板影响的电子显微镜观察[J]. 中华内科杂志, 1976, 2: 89-91.

[9] Chang FC, Chen KJ, Lin JG, et al. Effects of tetramethylpyrazine on portal hypertensive rats[J]. J Pharm Pharmacol, 1998, 50(8): 881-884.

[10] 陈可冀. 川芎嗪的化学、药理与临床应用[J]. 北京: 人民卫生出版社, 1999.

[11] 陈可冀. 川芎嗪的化学、药理与临床应用(第二版)[J]. 北京: 人民卫生出版社, 2014.

[12] 高洁. 川芎嗪调控相关microRNAs干预冠心病血栓前状态的研究[J]. 北京: 北京中医药大学, 2018.

[13] 雷燕, 刘建勋, 周亚伟, 等. 愈心痛胶囊对急性心肌缺血犬血浆内皮素和血清一氧化氮的影响[J]. 中国中西医结合杂志, 1996, 16(5): 289-291.

[14] 雷燕, 陈可冀, 柯元南, 等. 愈心痛胶囊治疗不稳定性心绞痛临床研究[J]. 中国中西医结合杂志, 1996, 16(10): 580-584.

[15] Qiu Y, Xu H, Shi D. Traditional chinese herbal products for coronary heart disease: an overview of cochrane reviews[J]. Evid Based Complement Alternat Med, 2012, 2012: 417387.

[16] Duan X, Zhou L, Wu T, et al. Chinese herbal medicine suxiao jiuxin wan for angina pectoris[J]. Cochrane Database Syst Rev, 2008, (1): CD004473.

[17] 史大卓, 李静, 马晓昌, 等. 血府逐瘀浓缩丸预防冠心病病人经皮冠状动脉腔内成形术后再狭窄的临床观察[J]. 中医杂志, 1997, (1): 27-29, 4.

[18] 王伟, 马晓昌, 汪晓芳, 等. 精制血府胶囊治疗冠心病心绞痛30例临床观察[J]. 中医杂志, 2000, (8): 471-473, 478.

[19] 汪晓芳, 陈可远, 王伟, 等. 精制血府胶囊治疗冠心病心绞痛的临床研究[J]. 中国中西医结合杂志, 1998, 18(7): 399-401.

[20] 徐凤芹, 史大卓, 陈可冀, 等. 精制血府胶囊对犬急性心肌缺血心脏血流动力学和心肌耗氧量的影响[J]. 中国中西医结合杂志, 1998, 18(1): 32-34.

[21] 王伟, 史大卓, 陈可冀, 等. 精制血府胶囊刺激缺氧缺糖心肌细胞RNA及蛋白质合成的研究[J]. 北京中医药大学学报, 1997, (2): 18-20, 71.

[22] 徐浩, 史大卓, 陈可冀, 等. 芎芍胶囊对猪冠状动脉球囊损伤后血管重塑的影响[J]. 中国中西医结合杂志, 2001, 21(8): 591-594.

[23] Chen KJ, Shi DZ, Xu H, et al. XS0601 reduces the incidence of restenosis: a prospective study of 335 patients undergoing percutaneous coronary intervention in China[J]. Chin Med J(Engl), 2006, 119(1): 6-13.

[24] Zheng GH, Liu JP, Chu JF, et al. Xiongshao for restenosis after percutaneous coronary intervention in patients with coronary heart disease[J]. Cochrane Database Syst Rev, 2013, (5): CD009581.

[25] Tu Y. The discovery of artemisinin(qinghaosu)and gifts from Chinese medicine[J]. Nat Med, 2011, 17(10): 1217-1220.

[26] Wang SL, Wang CL, Wang PL, et al. Combination of Chinese herbal medicines and conventional treatment versus conventional treatment alone in patients with acute coronary syndrome after percutaneous coronary intervention(5c trial): an open-label randomized controlled, multicenter study[J]. Evid Based Complement Alternat Med, 2013, 2013: 741518.

[27] Zhang L, Li Y, Yang BS, et al. A multicenter, randomized, double-blind, and placebo-controlled study of the effects of tongxinluo capsules in acute coronary syndrome patients with high on-treatment platelet reactivity[J]. Chin Med J(Engl), 2018, 131(5): 508-515.

[28] 董静, 陈韵岱, 智光, 等. 应用速度向量成像技术评价丹红注射液的PCI围术期心肌保护作用[J]. 中华医学杂志, 2014, 94(30): 2346-2349.

[29] 胡国英, 毛燕玲, 王秀君, 等. 抗心梗合剂对心肌梗死病人血小板聚集功能的变化(摘要)[J]. 心肺血管病杂志, 1983, (1): 15-16.

[30] 翁心植, 赵荔雍, 陈鼎祺. 抗心梗合剂治疗急性心肌梗死的疗效总结(摘要)[J]. 心肺血管病杂志, 1982, (1): 5.

[31] 廖欣, 罗陆一. 愈梗通瘀汤治疗冠心病心绞痛的临床观察[J]. 中国中西医结合杂志, 1998, 18(10): 594-597.

[32] 李思铭. 愈梗通瘀汤对急性心肌梗死早期预后及生活质量影响的临床研究[J]. 北京: 北京中医药大学, 2011.

[33] Shang H, Zhang J, Yao C, et al. Qi-shen-yi-qi dripping pills for the secondary prevention of myocardial infarction: a randomised clinical trial[J]. Evid Based Complement Alternat Med, 2013, 2013: 738391.

[34] 尤士杰, 陈可冀, 杨跃进, 等. 通心络胶囊干预急性心肌梗死早期血运重建后自发性改善的临床研究[J]. 中国中西医结合杂志, 2005, 25(7): 604-607.
[35] 徐浩, 史大卓, 殷惠军. “瘀毒致变”与急性心血管事件: 假说的提出与临床意义[J]. 中国中西医结合杂志, 2008, 28(10): 934-938.
[36] 史大卓, 徐浩, 殷惠军, 等. “瘀”、“毒”从化—心脑血管血栓性疾病病因病机[J]. 中西医结合学报, 2008, 6(11): 1105-1108.
[37] Li S, Guo M, Mao H, et al. Qing-Xin-Jie-Yu Granules in addition to conventional treatment for patients with stable coronary artery disease(QUEST Trial): study protocol for a randomized controlled trial[J]. Trials, 2016, 17(1): 451.
[38] 李金根. 清心解瘀方对稳定性冠心病临床终点事件影响的随机双盲对照研究[J]. 北京: 北京中医药大学, 2018.
[39] 陈可冀. 现代活血化瘀学派的传承创新发展轨迹[J]. 中国中西医结合杂志, 2015, 35(12): 1413-1414.
[40] 中国中西医结合研究会活血化瘀专业委员会. 血瘀证诊断标准[J]. 中西医结合杂志, 1987, 7(3): 129.
[41] 中国中西医结合学会活血化瘀专业委员会, 陈可冀, 徐浩, 等. 实用血瘀证诊断标准[J]. 中国中西医结合杂志, 2016, 36(10): 1163.
[42] 中国中西医结合学会活血化瘀专业委员会, 陈可冀, 史大卓, 等. 冠心病血瘀证诊断标准[J]. 中国中西医结合杂志, 2016, 36(10): 1162.
[43] 陈可冀, 史大卓. 冠心病及急性心肌梗死中医临床辨证标准及防治指南[J]. 北京: 人民卫生出版社, 2014.
[44] 急性心肌梗死中西医结合诊疗指南[J]. 中国中西医结合杂志, 2018, 38(3): 272-284.
[45] 刘红旭, 吴永健, 王显, 等. 经皮冠状动脉介入治疗围手术期心肌损伤中医诊疗专家共识[J]. 中国中西医结合杂志, 2017, 37(4): 389-393.
[46] 付长庚, 刘龙涛, 王跃飞, 等. 丹红注射液临床应用中国专家共识[J]. 中国中西医结合杂志, 2018, 38(4): 389-397.
[47]刘龙涛, 付长庚. 脑心通胶囊临床应用中国专家共识[J]. 中国中西医结合杂志, 2017, 37(9): 1039-1042.
[48] 陈可冀, 付长庚, 丛伟红, 等. 红花黄色素临床应用中国专家共识[J]. 中国中西医结合杂志, 2017, 37(10): 1167-1173.
[49] 刘玥, 殷惠军, 史大卓, 等. 活血化瘀中药与抗血小板治疗[J]. 科学通报, 2014, 59(8): 647-655.
[50] 陈可冀, 刘玥. 多效药片与心血管疾病的预防: 证据、评价与思考[J]. 中国循证医学杂志, 2015, 15(7): 745-748.
[51] 吴泰相, 卞兆祥, 商洪才, 等. 从中药复方临床随机对照试验报告规范2017: CONSORT声明的扩展、说明与详述的正式发表谈我国临床试验的变革[J]. 中国循证医学杂志, 2017, 17(9): 993-998.
[52] Tian PP, Li J, Gao J, et al. Efficacy and safety of the Shexiang Baoxin Pill for the treatment of coronary artery disease not amenable to revascularisation: study protocol for a randomised, placebo-controlled, double-blinded trial[J]. BMJ Open, 2018, 8(2): e018052.
[53] Wang PQ, Li DD, Dong W, et al. Danhong injection in the treatment of chronic stable angina: study protocol for a randomized controlled trial[J]. Trials, 2015, 16: 474.
[54] 胡嘉元, 张晓雨, 赵晨, 等. 母方案设计用于冠心病中医药防治方案循证优化的思路和实施方法[J]. 中国循证医学杂志, 2018, inpress.
[55] 姜众会, 孟闫燕, 杨巧宁, 等. 冠心病中西药联用交互作用分析方法的思考[J]. 世界中医药, 2017, 12(12): 3179-3181.
[56] 刘艳飞, 孙明月, 赵莹科, 等. 网络药理学在中药药物重定位研究中的应用现状与思考[J]. 中国循证医学杂志, 2017, 17(11): 1344-1349.

原载：刘玥，高铸烨，付长庚，徐浩，史大卓，陈可冀．活血化瘀药物防治冠心病：循证与展望 [J]. 中国循证医学杂志，2018, 18(11): 1145-1150.

活血化瘀方药延缓衰老的研究进展

刘艳飞　程冰丽　刘　玥　陈可冀

随着社会经济水平的不断发展、医疗保障体系的逐渐完善，人口老龄化现象进一步加重，衰老和抗衰老成为各个领域关注的热点[1-3]。衰老是一种自然的生理现象，组织器官的功能在进行性退化，随着年龄的增长，血液黏稠度增加，机体代谢减慢，体内代谢废物淤积且随年龄增加淤积逐渐增多，因此血瘀现象的出现是增龄带来的必然结果之一，意味着衰老必瘀。中医理论认为人类的生生不息，与气血的作用密切相关，人之气盛则流畅，少则壅滞。随着年龄的增加、内外因素的影响气滞血瘀是很常见的病理现象。血瘀阻碍气机的运行，气机运行不畅，血脉瘀阻，影响新血的生成，血瘀的存在使人体出现失养衰怠、脏腑机能下降等衰老表现[4]。血瘀是衰老过程中的重要一环，既是衰老的必然结果，同时又加剧衰老的进程。基于血瘀致衰的理论探讨活血化瘀方药在延缓衰老中的作用具有重要意义。本文从活血化瘀单味中药及活血化瘀复方两方面阐述其在延缓衰老基础研究的进展。

1 活血化瘀中药与延缓衰老

1.1 丹参

丹参功可活血调经，祛瘀止痛，凉血消痈，除烦安神。有研究分别给予 D- 半乳糖所致的衰老模型小鼠丹参药液 30 g/kg 及 60 g/kg 灌胃连续 30 天，发现丹参 30 g/kg、60 g/kg 的剂量组均能延长衰老模型小鼠的游泳时间及耐缺氧时间，能增加衰老小鼠血浆中超氧化物歧化酶（SOD）及一氧化氮（NO）的含量[5]。刘品月等[6]以 120 mg/（kg · d）的剂量连续 6 周给小鼠注射 D- 半乳糖注射建立衰老小鼠模型，建模成功后，连续 28 天腹腔注射丹参注射液（0.1 ml/d），对照组给予等量的生理盐水。结果提示丹参注射液可显著改善衰老模型小鼠的认知、学习记忆能力，其作用机制可能与增强血液和脑组织中 SOD 及 GSH-Px 的活力，降低海马中 MAO 活性、减少 MDA 含量有关。

1.2 红花

红花具有活血通经、祛瘀止痛的传统功效。羟基红花黄色素（hydroxy safflor yellow A，HSYA）为红花的主要药效活性成分之一[7]。徐慧等[8]采用双侧颈总动脉结扎的方法建立血管性痴呆大鼠模型，术后 1 周按照 10 mg/kg 的剂量给模型鼠灌胃黄花红色素，实验研究发现：空间探索实验中红花黄色素灌胃组痴呆大鼠穿越平台次数较对照组降低，同时发现红花黄色素组可以使痴呆大鼠体内谷胱甘肽过氧化物酶、超氧化物歧化酶含量的含量增加，结果说明红花黄色素可以改善痴呆大鼠的学习记忆能力，其作用机制可能与降低脑组织中氧化应激水平及增加胆碱能神经功能有关。马勤等[9]利用头颅注射 Aβ1-42 的方法建立痴呆大鼠模型，术后 5 天予不同剂量（10、30、100 mg/kg）的红花黄色素灌胃，实验研究发现红花黄色素可以使大脑皮质中 SOD，GSH-Px 含量增加，MDA 含量降低，结论表明红花黄色素改善大鼠痴呆的机制可能与提高脑组织抗氧化能力、改善胆碱能神经系统损伤有关。

1.3 三七

三七具有化瘀止痛、活血定痛的功效，三七总皂苷是三七的主要活性成分之一。谢甦等[10]以 125 mg/（kg · d）的剂量连续 40 天给大鼠皮下注射 D- 半乳糖溶液造成衰老模型，用三七总皂苷混悬液（每只大鼠的剂量为成年人每日剂量的 20 倍）给大鼠连续灌胃 40 天，研究发现三七总皂苷混悬液可降低肝细胞mtDNA及血清MDA的含量，增强血清SOD活性，说明三七总皂苷通过清除氧自由基，防止脂质过氧化达到维持细胞代谢及功能的效果，维持机体平衡从而预防衰老。研究通过分别以不同剂量（100、200、600 mg/kg）的三多糖给ConA诱导的小鼠脾淋巴细胞转化实验和二硝基氟苯诱导的小鼠迟发性变态反应模型的小鼠连续灌胃30天，研究发现三七多糖能增进脾淋巴细胞的增殖转化，加速迟发性变态反应，提高细胞生成抗体的能力，使自然杀伤细胞活性作用增强，从而增强小鼠的免疫功能[11]。

1.4 姜黄

姜黄具有活血行气、通经止痛之效。姜黄素是其主要活性成分。卢婉怡[12]用含有不同剂量（200、500、800 mg/kg）姜黄素的饲料喂养健康雄性罗非鱼，研究发现添加不同剂量的姜黄素与对照组相比均能使罗非鱼GSH-Px和SOD的活性提高，有利于清除H_2O_2、活性氧和脂质氢过氧化物，从而间接降低脂质过氧化物损伤。Moodithaya S等[13]将白化病致衰小鼠分别给予100、200、400 mg/kg的姜黄素灌胃，连续灌胃6个月后研究发现给予200、400 mg/kg的剂量时，CRP水平显著下降，400 mg/kg剂量时MDA水平显著增加，其余的观察指标没有显著的变化，上述研究表明姜黄素在某种程度上可通过抑制炎性因子的变化达到抗衰老的目的。

1.5 牛膝

牛膝具有活血通经、补肝肾、强筋骨等传统功效。李俊丽等[14]采用给小鼠皮下注射D-半乳糖的方法诱导衰老模型，注射D-半乳糖的同时给予川牛膝多糖或维生素C进行干预，连续42天后检测小鼠肝脏、心脏、脑组织抗氧化指标，研究发现给予川牛膝多糖干预时可使小鼠脾脏和肝脏指数明显增加；肝、心、脑总抗氧化能力（T-AOC）、超氧阴离子及羟自由基清除能力显著增强；肝脏总超氧化物歧化酶（T-SOD）、谷胱甘肽过氧化物酶（GSH-Px）和过氧化氢酶（CAT）活性明显提高，结果提示川牛膝多糖具备体内抗氧化活性的作用，在一定程度上可预防衰老。

1.6 川芎

川芎具有活血祛瘀、行气开郁等功效。邓彩霞等[15]用D-半乳糖注射的方法建立衰老小鼠模型，造模成功后灌服川芎提取液12 g/kg，连续灌胃21天，研究发现与衰老模型组相比，川芎提取液可明显升高脑组织中SOD活力、增强抑制羟自由基的能力，降低丙二醛的含量，结果提示川芎具有降低氧自由基，提高机体抗氧化能力的作用，因此具有抗衰老的功效。

1.7 银杏叶

银杏叶可活血止痛、敛肺平喘的传统功效。银杏酮酯是其有效成分。贺改英等[16]用D-半乳糖以100 mg/kg的剂量给大鼠进行腹腔注射，连续腹腔注射42天，建立衰老大鼠模型，将模型大鼠随机分为不同的4组（正常组、模型组、GBE50组和EGB761组），在腹腔注射D-半乳糖的第21天时，GBE50组和EGB761组给予银杏叶提取物，按照60 mg/kg的剂量进行灌胃，连续灌胃21天。研究发现衰老模型大鼠的海马组织中的促炎症细胞因子和抗炎细胞因子出现失调，而银杏叶提取物GBE50和EGB761能够使模型大鼠海马的IL-1βmRNA、TNF-α、IL-1β的表达水平降低，上调IL-10蛋白含量。郝莉等[17]通过抗过氧化氢（H_2O_2）的方法诱导衰老大鼠的海马神经元氧化DNA损伤，予200 μg/mL的银杏酮酯和银杏叶提取物预处理6 h后再加入H_2O_2进行诱导18 h，观察各组神经元中8-羟基脱氧鸟苷（8-OHdG）和SIRT1的表达强度，检测SIRT1、P53和P21的蛋白水平，研究发现予以银杏酮酯和银杏叶提取物进行干预后，可减少8-OHDG及P21蛋白的表达，使SIRT1的表达增加，有研究证实SIRT1表达减少时通过P53/P21途径诱导细胞老化，所以银杏内酯可以上调SIRT1的表达、下调P21蛋白的表达，从而缓解衰老大鼠海马神经元氧化DNA的损伤，达到改善脑衰老的作用。

1.8 赤芍

赤芍具有散瘀止痛，清热凉血的传统功效。赤芍总苷是其主要活性成分之一。张海燕等[18]连续8周皮下注射D-半乳糖的方法建立衰老模型大鼠，连续4周按照300、150和75 mg/kg的剂量给予赤芍总苷进行灌胃，实验发现赤芍总苷可以使衰老模型大鼠迷宫实验中错误次数减少，到岸时间缩短，可增加模型鼠体内TL4mRNA和IL-33mRNA含量，且存在剂量依赖性，300 mg/kg时效果更为显著，赤芍总苷改善衰老大鼠学习记忆能力可能是通过调节TLR4mRNA和IL-33mRNA含量的变化。

2 活血化瘀复方与延缓衰老

2.1 人参三七川芎提取物

人参三七川芎是行气活血化瘀的常用配伍。景晓杨等[19]研究发现，将自然衰老模型大鼠分为低、中、高剂量组（2305.64 mg/kg，1152.82 mg/kg，576.41 mg/kg），并按照上述剂量喂以人参三七川芎提取物3个月，研究发现人参三七川芎提取物可以改善衰老大鼠精神动作迟缓的状态，增强衰老大鼠的空间探索性，使血清活性氧的含量降低，并能够增强其免疫功能。人参三七川芎提取物高、中、低剂量[剂量分别为1.42、1.07、0.71 g/（kg·d）]喂养自然衰老模型小鼠3个月，观察发现人参三七川芎提取物能够明显减少血管组织中活性氧的生成，减少晚期糖基化终末产物，降低基质金属蛋白酶的活性，从而最终改善衰老小鼠血管的僵硬度，减少血管重构，延缓小鼠血管老化的发生[20]。人参三七川芎提取物还能够保持复制性衰老心脏微血管内皮细胞（HCMEC）微丝的正常形态、促进衰老内皮细胞自噬体的产生及自噬蛋白的表达、抑制P53基因表达促进衰老内皮细胞增殖、激活过氧化物酶体增殖物激活受体γ延缓血管内皮细胞衰老、对外膜局部Ang Ⅱ、AT1R等多靶位的干预、改善外膜重构，从而延缓衰老[21-25]。

2.2 当归补血汤

当归补血汤源自李东垣的《内外伤辨惑论》，是益气补血活血的代表方剂，此方由黄芪、当归两味药以5∶1的比例组成，具有益气、生血的传统功效。王培利等采用H_2O_2诱导的方法建立内皮细胞缺氧模型，利用48培养孔，根据黄芪、当归配伍的大、中及小剂量，将内皮细胞分为不同的组别，进行细胞培养，结果显示含有当归补血汤培养药物的各组血管内皮生长因子（VEGF）受体均有不同程度的表达，提示当归补血汤具有体外抗缺氧的作用，可以上调VEGF受体、VEGFmRNA的表达，促进血管新生，一定程度上具有抗衰老的作用。

2.3 补阳还五汤

补阳还五汤出自王清任的《医林改错》，方由黄芪、当归、芍药、川芎、桃仁、红花、地龙等药物组成，具有补气活血通络的传统功效。李伟等分别用生理盐水、补阳还五汤低剂量（含生药7.2 g/kg）、中剂量（含生药21.6 g/kg）、高剂量（含生药36.0 g/kg）、通心络胶囊组（1.0 g/kg）灌胃健康小鼠7天，分别观察末次给药后30 min，采用小鼠耳后2 mm处断头的方法造成小鼠脑死亡，观察小鼠脑死亡前张口喘气持续时间，末次给药后30 min，将小鼠放入装有20 g钠石灰的250 ml广口瓶中，观察小鼠从进入到死亡的时间。结果显示补阳还五汤能明显延长小鼠断头后喘气时间及耐缺氧时间，高剂量组延长时间更加显著，说明补阳还五汤具有明显的抗脑缺血及耐缺氧作用而表现出一定的延缓衰老的作用。

2.4 当归芍药散

当归芍药散是《金匮要略》所载著名活血化瘀方剂，其主要由当归、白芍、川芎、茯苓、白术、泽泻6味药组成，具有养血、活血、止痛等传统功效。马世平等将D-半乳糖所致衰老小鼠以不同剂量的当归芍药散（0.75、1.5、3.0 g/kg）进行灌胃，每日给药1次，连续给药52天，观察触电潜伏期（即为错误潜伏期）和5 min内错误次数，测定SOD、MDA值，结果示D-半乳糖模型组脑SOD活性显著降低，MDA含量显著升高。当归芍药散1.5 g/kg及3.0 g/kg组显著升高D-半乳糖诱导的亚急性衰老小鼠脑、血清中SOD

的活力，3.0 g/kg 组显著降低小鼠脑、血清中 MDA 的含量，该方益智延缓衰老的作用机制可能与其抑制氧自由基的形成有关。

2.5 血府逐瘀汤

血府逐瘀汤出自《医林改错》，由桃仁、红花、当归、生地黄、牛膝、川芎、桔梗、赤芍、枳壳、甘草、柴胡等药物组成。唐汉庆等将 27 月龄老年大鼠每日灌胃 1 次血府逐瘀汤 5 mL，连续 20 天。研究结果显示血府逐瘀汤能够降低全血黏度低切、全血还原黏度、血小板凝聚率，延长体内外血栓形成时间，提示血府逐瘀汤能显著改善衰老大鼠的血液流变性，使血液恢复正常的流动性，达到延缓衰老的目的。

中医理论认为，血是人体进行生命活动的基本物质，血液运行于脉中，周流全身，为全身各脏腑组织的功能活动提供营养，血液运行不畅，不仅不能营养全身脏腑组织，使组织器官功能受损，而且会导致机体发生新的病理变化，从而加速机体的老化。随着年龄的增加，气血流通受阻，瘀血进一步加重，加重衰老的征象，如老年人常见的皮肤色素沉着、舌下脉络粗长、舌质紫暗有瘀斑、脉涩均为血瘀的表现。现代研究也从多个方面证明血瘀对衰老有着重要的影响，随着年龄的增长，体内血栓素合成释放增加，血管扩张功能降低，体内血栓形成风险增加。在外周循环方面，老年人血管内血液黏稠度增高明显，老人血管弹性差，血管内阻力大，易产生动脉硬化，红细胞流动性变低，易聚集。这些都与中医血瘀理论极为相似。血瘀对机体的衰老有着重要的影响，根据方证对应的原则，应用活血化瘀方药开展延缓衰老研究具有重要意义。

1956 年，Harman 发表的“衰老的自由基理论”提出，引起衰老的重要病理因素为体内的自由基产生过多，体内的自由基和氧化剂保持平衡可以达到抗衰老的目的。现代衰老学说认为，机体的衰老机制与自由基及其所诱导的脂质过氧化对细胞和机体的损伤有关。通过观察常用活血化瘀方药对 D- 半乳糖所致衰老小鼠、H_2O_2 诱导衰老鼠及自然衰老小鼠等各种衰老鼠模型体内各指标的变化，发现活血化瘀方药可抑制体内脂质过氧化反应、清除氧自由基，提高抗氧化酶活性、提高机体抗氧化能力达到延缓衰老的目的，表明活血化瘀方药在延缓衰老中具有极大的应用价值。

值得注意的是，本文阐述的活血化瘀方药延缓衰老的研究主要集中于基础研究，临床研究方面，笔者以“衰老”为筛选条件在中国临床试验中心（http：//www.chictr.org.cn）平台检索未发现活血化瘀方药延缓衰老的注册临床试验方案。衰老是一个极为复杂的过程，延缓衰老也应针对导致自然衰老的各个环节和因素，未来期待开展高质量的临床研究，为活血化瘀方药延缓衰老的临床应用提供较为可靠的循证医学依据。

参考文献

[1] Li J, Bonkowski MS, Moniot S, et al. A conserved NAD+ binding pocket that regulates protein-protein interactions during aging[J]. Science, 2017, 355(6331): 1312-1317.

[2] Baar MP, Brandt R M, Putavet DA, et al. Targeted apoptosis of senescent cells restores tissue homeostasis in response to chemotoxicity and aging[J]. Cell, 2017, 169(1): 132-147.

[3] Olshansky SJ. Ageing: measuring our narrow strip of life[J]. Nature, 2016, 538(7624): 175-176.

[4] 宋昊翀, 孙冉冉, 张惠敏, 等. 衰老的中医理论研究[J]. 中华中医药杂志, 2015, 30(6): 1889-1893.

[5] 姜国贤, 杨银盛, 陈霞云, 等. 丹参抗衰老作用的实验研究[J]. 中国实验方剂学杂志, 2008, 14(12). 82.

[6] 刘品月, 晋贞超, 邓小兰, 等. 丹参注射液对D-半乳糖致衰老小鼠学习记忆能力的影响[J]. 中国老年学杂志, 2015, 35(10): 2610-2612.

[7] 陈梦, 赵王文, 孙艳玲, 等. 红花及其主要成分的药理作用研究进展[J]. 环球中医药, 2012, 5(7): 556-560.

[8] 徐慧, 马勤, 王志祥, 等. 红花黄色素对血管性痴呆大鼠学习记忆的影响[J]. 中国药学杂志, 2014, 49(12): 1032-1035.

[9] 马勤, 徐慧, 阮影影, 等. 红花黄色素对Aβ1-42诱导的痴呆大鼠学习记忆能力的影响[J]. 中药药理与临床, 2014, 30(5): 64-66.

[10] 谢甦, 李丽红, 李丽. 三七总皂苷抗衰老的实验研究[J]. 世界中西医结合杂志, 2008, 3(2): 86-88.

[11] 陈新霞, 顾呈华, 杨明晶, 等. 三七多糖对小鼠免疫功能调节的研究[J]. 江苏预防医学, 2007, 18(3): 10-12.

[12] 卢婉怡. 姜黄素的抗氧化研究[J]. 中国实用医药, 2014, 9(2): 34-35.

[13] Moodithaya S, Gowda KM, Suchetha Kumari N. Anti-aging role of curcumin by modulating the inflammatory markers in albino wistarrats[J]. J Natl Med Assoc, 2017, 109(1): 9-13.

[14] 李俊丽, 韩兴发, 刘铁秋, 等. 川牛膝多糖对衰老小鼠模型的体内抗氧化作用[J]. 中国抗生素杂志, 2014, 39(7): 553-559.

[15] 邓彩霞, 蓝贤俊, 农文田, 等. 川芎对衰老小鼠脑组织SOD和MDA及羟自由基的影响[J]. 医学理论与实践, 2012, 25(5): 499-500.
[16] 贺改英, 徐颖, 吴丽莉, 等. 银杏酮酯对衰老大鼠海马炎症相关细胞因子的调节作用[J]. 中国中药杂志, 2012, 37(14): 2130-2133.
[17] 郝莉, 徐玉英, 郭春霞, 等. 银杏酮酯抗H_2O_2诱导衰老海马神经元氧化DNA损伤的作用研究[J]. 中药药理与临床, 2015, 31(3): 83-88.
[18] 张海燕, 刘忠锦, 陈志伟. 赤芍总苷对D-半乳糖诱导衰老大鼠脑组织TOLL受体和IL-33的实验研究[J]. 中国中西医结合杂志, 2013, 33(6): 830-833.
[19] 景晓杨, 雷燕, 修成奎. 人参三七川芎提取物对衰老大鼠免疫器官及行为学的影响[J]. 中国实验方剂学杂志, 2012, 21(22): 184-187.
[20] 雷燕, 杨静, 赵浩, 等. 人参三七川芎提取物延缓衰老小鼠血管老化的实验研究[J]. 中国中西医结合杂志, 2010, 30(9): 946-951.
[21] 王强, 雷燕, 欧阳竞锋, 等. 人参三七川芎提取物对复制性衰老内皮细胞微丝形态学的影响[J]. 中医杂志, 2015, 56(8): 699-708.
[22] 王强, 修成奎, 杨静, 等. 人参三七川芎醇提物对衰老人心脏微血管内皮细胞自噬的影响[J]. 中医杂志, 2017, 58(6): 516-519.
[23] 王铭, 雷燕, 陈连凤, 等. 人参三七川芎提取物抑制p53基因表达促进衰老内皮细胞增殖的研究[J]. 中华中医药杂志, 2015, 30(2): 519-523.
[24] 王铭, 雷燕, 陈连凤, 等. 人参三七川芎提取物激活过氧化物酶体增殖物激活受体γ延缓血管内皮细胞衰老的研究[J]. 中华中医药杂志, 2015, 30(6): 2085-2088.
[25] 王洋, 雷燕, 杨静, 等. 人参三七川芎提取物对自然衰老大鼠血管外膜重构的干预机制[J]. 中国中西医结合杂志, 2015, 35(12): 1474-1480.

原载：刘艳飞，程冰丽，刘玥，陈可冀．活血化瘀方药延缓衰老的研究进展[J]. 医学研究杂志，2018, 47(5): 188-191.

循环 microRNA 在急性冠脉综合征血瘀证轻重判别及预后评估中的意义

贾　敏　蒋跃绒　苗　阳　赵福海　王韶屏　许振业　马彩云　史大卓　陈可冀

现代中医学将急性冠脉综合征（acute coronary syndrome，ACS）归属“胸痹”、“真心痛”等病的范畴，心脉痹阻是该病的主要病机，血瘀贯穿于疾病发生发展的整个过程。基于此，陈可冀院士首先倡导活血化瘀治疗冠心病等疾病，提高了临床疗效[1]。临证将活血化瘀药物按作用强弱分为 3 类：和血药、活血药及破血药。血瘀轻者，用破血逐瘀之品，容易耗伤人体正气，有伤血动血之弊。血瘀重者，单用和血、活血之品，恐药力不足，瘀血除之不尽[2]。故临床用药时当先辨别血瘀轻重，但临床中医师在四诊合参基础上，根据理论知识及个人经验进行轻重鉴别，具有一定的主观性和不可重复性，因此进行血瘀轻重证的客观化研究尤为重要。

microRNAs 是一种小片段（大小约 19-24 个碱基）、内源性、进化上高度保守的单链小分子 RNA[3]，主要功能是通过碱基配对的方式识别靶基因（mRNA），干预其翻译过程，从而阻止或改变蛋白质产物的产生，导致靶基因水平的下降。microRNA 作为系统生物学中功能基因组学一部分，具有时效性、整体性等特点，与中医学的整体观念、恒动观不谋而合。近年来，关于 microRNA 与血瘀证的相关性研究已有初步探索，何铃等[4]采用高通量测序法筛选出了与高血压病血瘀证相关的特异性 microRNA。Wang J 等[5]采用基因芯片技术研究冠心病不稳定性心绞痛血瘀证和非血瘀证患者差异性基因表达谱，也发现了差异性表达的 microRNA。本研究以 ACS 血瘀证患者为研究对象，结合文献报道，进一步研究循环血浆 miR-208a、miR-222、miR-16、miR-198 在 ACS 血瘀证轻重判别及预后评估中的潜在价值。

资料与方法

1 诊断标准

1.1 ACS 诊断标准

参照 2012 年公布的《非 ST 段抬高急性冠脉综合征诊断和治疗指南》[6] 及 2015 年公布的《急性 ST 段抬高型心肌梗死诊断与治疗指南》[7]。

1.2 血瘀证诊断及轻重量化标准

冠心病血瘀证辨证标准参照《冠心病血瘀证诊断标准》[8]。血瘀证轻重计分标准参照《实用血瘀证学》[9] 按纳入指标的比例计算后，32 分及以上者为血瘀重证，13—31 分者为血瘀轻证。

2 纳入标准

①符合不稳定性心绞痛或急性心肌梗死诊断标准；②近期冠状动脉造影证实冠状动脉有显著狭窄（≥50%）；③中医辨证属血瘀证（包括气虚血瘀等复合证型）；④年龄 35-75 岁；⑤签署知情同意书。

3 排除标准

严重感染者；自身免疫性疾病者；心功能不全者（EF＜35%）、未控制的 3 级高血压患者、严重瓣膜性心脏病者；1 型糖尿病者；合并严重肝、肾、造血系统神经系统等原发性疾病及精神疾病恶性肿瘤患者；参加其他临床试验的患者；妊娠期或哺乳期女性。健康志愿者的排除标准：正在参加临床药物试验者。

4 一般资料

60 例患者均来源于 2015 年 6 月—2016 年 2 月因 ACS 就诊于首都医科大学安贞医院心血管科住院的患者。其中血瘀轻证 31 例，血瘀重证 29 例。招募 30 名同期于中国中医科学院西苑医院经体检确定为健康的志愿者为对照组，年龄 35~75 岁，否认高血压病、糖尿病、冠心病等病史，无精神或重大躯体疾病，血、尿、便常规，肝肾功、血脂、血糖、心电图等各项理化指标检查正常。健康对照组与 ACS 血瘀轻证和重证组在年龄、性别、体重指数（body mass index，BMI）方面比较，差异无统计学意义（$P>0.05$）。ACS 血瘀轻证和重证两组在冠心病病程、合并病（高血压病、糖尿病、血脂代谢异常）、吸烟史、饮酒史、ACS 类型方面比较，差异无统计学意义（$P>0.05$），见表 1。本研究经中国中医科学院西苑医院医学伦理委员会批准，批件号：2015XL032-2。

表 1 各组一般资料比较

项目	ACS 血瘀轻证组（31 例）	ACS 血瘀重证组（29 例）	健康对照组（30 例）
年龄（岁，$\bar{x} \pm s$）	58.45 ± 7.89	59.62 ± 8.71	56.73 ± 6.00
男 / 女（例）	20/11	16/13	12/18
BMI（Kg/m^2）	25.59 ± 2.56	26.90 ± 2.90	26.07 ± 2.62
冠心病病程 [月，M（IQR）]	12.00（34.00）	12.00（52.50）	-
合并病 [例（%）]			
高血压	21（67.74）	20（68.96）	-
糖尿病	9（29.03）	13（44.82）	-
血脂代谢异常	13（41.93）	15（51.72）	-
不良嗜好 [例（%）]			
吸烟	19（61.29）	25（86.20）	-
饮酒	18（58.06）	21（72.41）	-
急性冠脉综合征类型（例）			
不稳定性心绞痛	29	27	
非 ST 段抬高性心肌梗死	1	1	
ST 段抬高性心肌梗死	1	1	

5 标本的采集与保存

患者在入组后次日清晨空腹抽取肘静脉血 2 mL，置于真空采血管（EDTA-K3 抗凝管）中。健康志愿者于无菌条件下采集清晨空腹血 5 mL，其中 3 mL 用于肝肾功能、血糖、血脂、血常规检测，2 mL 置于上述的真空采血管中。样品经 4 ℃，3 000 r/min 离心 15 min，取血浆，每 500 μL 分装至无核糖核酸酶的 EP 管中，−80 ℃冰箱储存，用于 microRNA 检测。

6 循环 miR-208a-3p、miR-222-3p、miR-16、miR-198 的检测

采用荧光定量 qRT-PCR 技术进行检测，具体过程为：依据 miRBASE（http：//www.mirbase.org/）数据

库 4 种 microRNA 的序列，设计特异性 PCR 扩增引物；采用 Qiagen 公司的血清试剂盒，对血浆总 RNA 进行提取；利用 NanoDrop2000 分光光度计（Thermo Scientific，USA）测定浓度及 OD260/OD280 配；制逆转录反应体系，利用 miScriptII Reverse Transcription Kit 将待测 RNA 逆转录成 cDNA。利用 SYBR Green I Master 试剂盒在 Light Cycler480II 型荧光定量 PCR 仪上进行荧光定量 PCR 检测。具体过程：配制 PCR 反应体系；预变性：95 ℃ 10 min；高温变性：95 ℃ 10 s；低温退火与延伸：60 ℃ 30 s；高温变性、低温退火与延伸进行 40 个循环；从 60 ℃缓慢升温至 97 ℃，每摄氏度采集 5 次荧光信号。记录测定达到所设定的阈值时所经历的循环数即 ct 值；利用熔解曲线检测引物的特异性。表达量的计算采用 $2^{-\triangle\triangle Ct}$ 法 [10]。△ Ct=Ct 目的基因 -ct 内参基因，△△ Ct= △ Ct 实验组样品 - △ Ct 对照组样品，相对表达量 $=2^{-\triangle\triangle Ct}=2^{(-\triangle Ct\text{实验组样品}-\triangle Ct\text{对照组样品})}=2^{-\triangle Ct\text{实验组样品}}/2^{-\triangle Ct\text{对照组样品}}$。具体计算时以对照组表达量为 1，则比值即为实验组的相对表达量。

7 GRACE 预测积分

使用全球急性冠脉事件注册（Global Registry of Acute Coronary Events，GRACE）[11]ACS Risk Model 计算器计算患者在院全因死亡 GRACE 预测积分、6 个月全因死亡 GRACE 预测积分，将所得积分参照 GRACE 危险分层得出患者所属的危险级别。

8 主要不良心脏事件

于入组后 3、6 个月进行门诊或电话随访，记录有无主要不良心脏事件（major adverse cardiovascular events，MACE），包括非致死性心肌梗死、再次血运重建、全因性死亡及不稳定性心绞痛的发生。

9 统计学方法

采用 SPSS21.0 软件进行统计分析。计量资料符合正态分布者，采用 $\bar{x} \pm s$ 描述；两组间比较采用 t 检验；多组间比较采用方差分析。不符合正态分布者，多组间的比较采用非参数 K-W 检验；两组间的比较采用秩和检验。计数资料的比较采用 χ^2 检验，$P < 0.05$ 为差异有统计学意义。两组计量资料进行相关性分析时，符合正态分布者，采用 *Pearson* 秩相关系数 r 来说明两者相关程度及相关方向；不满足正态分布者，采用 *Spearman* 秩相关系数说明两者相关的密切程度及相关方向。

结　果

1 各组人群循环 miR-208a-3p、miR-222-3p、miR-16 及 miR-198 相对表达水平比较（表 2，图 1）

与健康对照组比较，血瘀轻证组和血瘀重证组 miR-208a-3p 相对表达量上调，血瘀重证组 miR-222-3p 相对表达量下调和 miR-198 相对表达量上调（均 $P < 0.05$）；与血瘀轻证组比较，血瘀证重证组 miR-222-3p 相对表达量下调（$P < 0.05$），血瘀重证组 miR-198 有进一步上调趋势（P=0.07）。

表 2　各组人群 miR-208a-3p、miR-222-3p、miR-16 及 miR-198 相对表达水平比较（$2^{-\triangle\triangle ct}$，$\bar{x} \pm s$）

组别	例数	miR-208a-3p	miR-222-3p	miR-16	miR-198
健康对照	30	1.00 ± 0.03	1.00 ± 0.49	1.00 ± 0.05	1.00 ± 0.10
血瘀轻证	31	11.72 ± 0.17*	0.54 ± 0.34	0.98 ± 0.10	1.54 ± 0.06
血瘀重证	29	11.25 ± 0.28*	0.38 ± 0.09*△	0.85 ± 0.11	2.19 ± 0.31*

注：与健康对照组比较，*$P < 0.05$；与血瘀轻证组比较，△$P < 0.05$

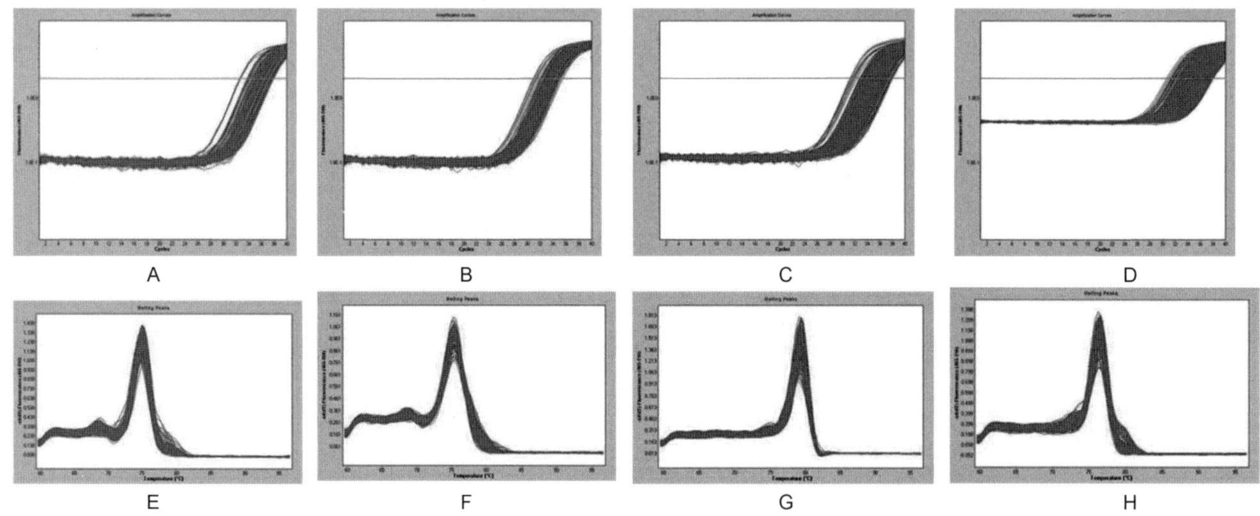

注：A为miR-208a-3p的扩增曲线；B为miR-222-3p的扩增曲线；C为miR-16扩增曲线；D为miR-198的扩增曲线；E为miR-208a-3p的熔解曲线；F为miR-222-3p的熔解曲线；G为miR-16的熔解曲线；H为miR-198熔解曲线

图1　4种循环microRNAs的扩增曲线和熔解曲线

2 ACS 血瘀轻证和血瘀重证组 GRACE 危险分层比较（表 3）

与血瘀轻证组比较，血瘀重证组在院全因死亡 GRACE 危险分层方面差异无统计学意义（P=0.144），6 个月全因死亡 GRACE 危险分层方面差异有统计学意义（P=0.023）。血瘀轻证组低危所占比例最高为 80.65%（25/31），中危为 16.12%（5/31）；血瘀重证组低危和中危所占比例分别为 51.72%（15/29）和 44.83%（13/29）。

表 3　GRACE 危险分层比较（例）

证型	例数	在院全因死亡 GRACE 危险分层			6 个月全因死亡 GRACE 危险分层		
		低危	中危	高危	低危	中危	高危
血瘀轻证	31	22	8	1	25	5	1
血瘀重证	29	15	13	1	15*	13*	1

注：与血瘀轻证组比较，*$P < 0.05$

3 相关性分析（图 2）

在院全因死亡和 6 个月全因死亡 GRACE 预测积分与 4 种 microRNA 的相关性分析显示：在院全因死亡和 6 个月全因死亡 GRACE 预测积分与 4 种 microRNA 相对表达量均无明显相关性（r=0.11、0.14、−0.09、−0.05、−0.04、0.09、−0.17、−0.07，$P > 0.05$）。血瘀证计分与 GRACE 预测积分的相关性分析显示：在院全因死亡 GRACE 预测积分、6 个月全因死亡 GRACE 预测积分与血瘀证计分呈正相关（r=0.31、0.33，$P < 0.05$）。

4 MACE 的发生情况

两组均无失访病例，3 个月随访时，血瘀轻证组和重证组均各有 1 例患者行再次血运重建，1 例患者因不稳定性心绞痛入院，两组比较，差异无统计学意义（χ^2=0.00，P=1.00）。6 个月随访时，血瘀轻证组有 1 例患者，重证组有 3 例患者因不稳定心绞痛入院，两组比较，差异无统计学意义（χ^2=0.34，P=0.35）。

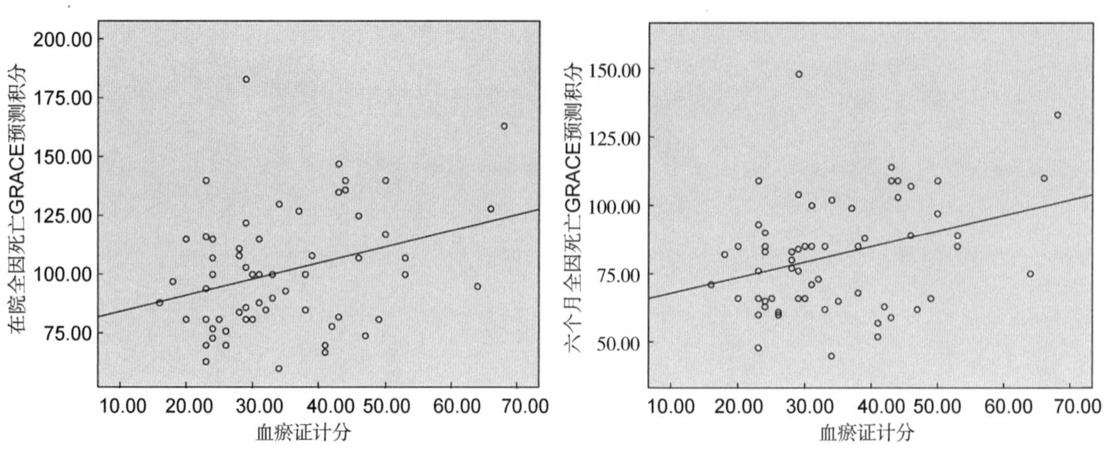

注：A 为血瘀证计分与在院全因死亡 GRACE 预 测积分的相关性分析；B 为血瘀证计分与6个月全因死亡GRACE预测积分的相关性分析

图2 血瘀证计分与全因死亡GRACE 预测积分的相关性分析图

讨 论

miR-208a-3p 是心肌富集的 microRNA 之一，仅存于心肌细胞中，故有高度的特异性 [12]。cTnl 是目前诊断心肌梗死的最特异最敏感的标志物之一 [13]。近年来研究发现，ACS 患者中 miR-208a-3p 表达水平明显升高，且与 cTnl 比较，能更早期快速的诊断 ACS[14]。Widera C 等 [15] 证实 ACS 患者包括心肌梗死患者或不稳定心绞痛患者均会出现因心肌损伤导致的 miR-208a-3p 表达水平增加，且两者表达水平无明显差异，可用于鉴别心源性胸痛和非心源性胸痛。本研究亦证实，ACS 患者存在该基因表达水平的明显上调。虽然轻证和重证组的相对表达量无差异，但血瘀轻证组和重证组 miR-208a-3p 较之健康志愿者均出现表达水平的明显升高，该指标今后可能用于指导鉴别 ACS 血瘀证与健康者。

有研究发现 miR-222-3p 参与了动脉粥样硬化进程，其靶基因为 PGC-1，它们通过抑制该因子 mRNA 的表达来减少体内过氧化物酶增殖物激活受体 γ 激活蛋白 -α（PGC-α）的产生，而 PGC- 伍是心血管系统重要的保护因子，可以增加抗氧化系统对血管内膜的保护 [16-18]。本研究结果发现血瘀重证组 miR-222-3p 表达较健康对照组和血瘀轻证组明显下调，提示该指标可能用于协助判别血瘀轻证和重证，也提示血瘀轻证和重证可能存在动脉粥样硬化严重程度的区别。

microRNA 在调节斑块稳定性中有重要作用。如有研究发现，较之钙化斑块组，非钙化斑块组 miR-16 表达上调。RECR（reversion-inducing-cysteine-rich protein with kazal motifs）是 miR-16 的靶点，RECK 是 MMPs 的抑制剂。MMPs 分泌增加可以使纤维帽变薄，进而导致斑块破裂出血 [19-21]。miR-16 过表达通过抑制巨噬细胞中的 RECK 基因来促进 MMPs 的分泌，导致斑块的破裂及出血 [22]。本研究中血瘀轻证与血瘀重证组 miR-16 表达与健康对照组比较，差异无统计学意义，提示该指标尚不能用于血瘀证轻重的判别。

关于 miR-198 在心血管领域中的作用，目前的研究比较少，仅 Hoekstra M 等 [23] 在外周血单核细胞中进行检测时，发现不稳定性心绞痛患者组 miR-198 相对表达量为稳定性心绞痛患者组 12 倍。指出该指标可用于心绞痛的分型。本研究发现血瘀重证组 miR-198 较血瘀轻证组和健康对照组上调，提示 miR-198 可用于血瘀轻重证的判别。

GRACE 评分是 ACS 患者住院死亡率及出院后 6 个月死亡率的强预测因子 [11]。本研究发现，ACS 血瘀轻证患者 6 个月全因死亡 GRACE 危险分层以低危为主，重证患者较之轻证患者，低危组比例明显下降，而中危组比例明显增加。提示重证患者预后更差。相关性分析显示 GRACE 预测积分与 4 种 microRNA 相对表达量无明显相关性，提示单凭单一某种 microRNA 相对表达量尚不能评估 ACS 患者预后的评估。但本研究发现血瘀证计分与 GRACE 预测积分呈正相关，随着血瘀证计分的增高，患者在院全因死亡 GRACE 预测积分、6 个月全因死亡 GRACE 预测积分亦增高。这与中医学的疾病预后观一致。既往研究亦指出血瘀证计分越高，预后越差，出现心血管事件的可能性越大。如焦阳等[24]采用前瞻性队列研究设计对稳定性心绞痛患者进行 1 年的随访，发现血瘀证计分方面，再发事件组较未发事件组高。说明血瘀程度越重，再发心血管事件的可能性越大。

综上，本研究发现循环 miR-222-3p、miR-198 等 microRNAs 可能用于 ACS 患者血瘀轻重的识别，同时发现血瘀程度越重，预后越差。该研究对识别参与 ACS 血瘀证发病过程的候选 MicroRNA，发现新的可能的诊断标识和预后评估指标，指导血瘀证这一复杂病理状态的防治等均具有一定的探索意义。需要指出的是，本研究存在样本量偏少的不足，今后研究中将进一步扩大样本量，以增强论证强度。

参考文献

[1] 陈士奎. 我国开创的中西医结合科研及其启示(一)——著名中西医结合医学家陈可冀院士与血瘀证 及活血化瘀研究[J]. 中国中西医结合杂志, 2016, 36(9): 1029-031.

[2] 陈可冀, 李连达, 翁维良. 血瘀证与活血化瘀研究[J]. 中西医结合心脑血管病杂志, 2005, 3(1): 1-2.

[3] Bhaskaran M, Mohan M. MicroRNAs: history, biogenesis, and their evolving role in animal development and disease[J]. Vet Pathol, 2014, 51: 759-774.

[4] 何铃, 方梅霞, 陈利国, 等. 高血压病血瘀证相关microRNA 的筛选[J]. 中国病理生理杂志, 2015, 31(5): 817-822.

[5] Wang J, Yu G. A systems biology approach to characterize biomarkers for blood stasis syndrome of unstable angina patients by integrating microRNA and messenger RNA expression profiling[J]. Evid Based Complement Alternat Med, 2013, 2013: 510208. doi: 10. 1155/2013/510208.

[6] 中华医学会心血管病学分会, 中华心血管病杂志编辑委员会. 非ST段抬高急性冠状动脉综合征诊断和治疗指南[J]. 中华心血管病杂志, 2012, 40(5): 353-367.

[7] 中华医学会心血管病学分会, 中华心血管病杂志编辑 委员会. 急性ST段抬高型心肌梗死诊断和治疗指南[J]. 中华心血管病杂志, 2015, 43(5): 380-393.

[8] 付长庚, 高铸烨, 王培利, 等. 冠心病血瘀证诊断标准研究[J]. 中国中西医结合杂志, 2012, 32(9): 1285-1286.

[9] 史载祥, 陈可冀主编. 实用血瘀证学[M]. 北京: 人民 卫生出版社, 1999: 17 -23.

[10] Benes V, Castoldi M. Expression profiling of microRNA using real-time quantitative PCR, how to use it and what is available[J]. Methods, 2010, 50(4): 244-249.

[11] Gray HH, Henderson RA. The grace score's performance in predicting in-hospital and 1-year outcomet J]. Heart, 2011, 97(18): 1461-1462.

[12] van Rooij E, QuiatD, Johnson BA, et al. A family of microRNAs encoded by myosin genes governs myosin expression and muscle performance[J]. Dev Cell, 2009, 17(5): 662-673.

[13] Vasan RS. Biomarkers of cardiovascular disease: molecular basis and practical considerations[J]. Circulation, 2006, 113(19): 2335-2362.

[14] Oyunbileg O, 李广平, 王兴华, 等. 循环microRNA208a和208b在急性心肌梗死早期诊断中的价值[J]. 中国心血管杂志, 2015, 20(1): 13-17.

[15] Widera C, Gupta SK, Lorenzen JM, et al. Diagnostic and prognostic impact of six circulating microRNAs in acute coronary syndrome[J]. J Mol Cell Cardiol, 2011, 51(5): 872-875.

[16] Szmitko PE, Wang CH, Weisel RD, et al. New markers of inflammation and endothelial cell activation: part I[J]. Circulation, 2003, 108(16): 1917-1923.

[17] Xue Y, Wei Z, Ding H, et al. MicroRNA-19b/221/222 induces endothelial cell dysfunction via suppression of PGC-1a in the progression of atherosclerosis[J]. Atherosclerosis, 2015, 241(2): 671 -681.

[18] Zhang X, Shao S, Geng H, et al. Expression profiles of six circulating microRNAs critical to atherosclerosis in patients with subclinical hypothyroidism: a clinical study[J]. J Clin Endocrinol Metab, 2014, 99(5): E766-774.

[19] Galis ZS, Sukhova GK, Lark MW, et al. Increased expression of matrix metalloproteinases and matrix degrading activity in vulnerable regions of human atherosclerotic plaques[J]. J Clin Invest, 1994, 94(6): 2493-2503.

[20] Dimmeler S, Zeiher AM. Circulating microRNAs: novel biomarkers for cardiovascular diseases? [J]. Eur Heart J, 2010, 31(22): 2705-2707.

[21] 范雪松. 循环microRNA作为冠脉不稳定斑块生物标志物及其机制的研究[D]. 北京: 北京协和医学院, 2015.

[22] Small EM, Frost RJ, Olson EN. MicroRNAs add a new dimension to cardiovascular disease[J]. Circulation, 2010, 121(8): 1022-1032.

[23] Hoekstra M, van der Lans CA, Halvorsen B, et al. The peripheral blood mononuclear cell microrna signature of coronary artery disease[J], Biochem Biophys Res Commun, 2010, 394(3): 792-797.

[24] 焦阳. 冠心病稳定期中医症候特点与再发心血管事件相关性研究[D]. 北京: 北京中医药大学, 2014.

原载：贾敏，蒋跃绒，苗阳，赵福海，王韶屏，许振业，马彩云，史大卓，陈可冀．循环 microRNA 在急性冠脉综合征血瘀证轻重判别及预后评估中的意义 [J]. 中国中西医结合杂志，2018, 38(3): 300-305.

基于陈可冀院士血瘀证辨证方法治疗冠心病稳定性心绞痛的实用性随机对照研究

王安璐 罗 静 于美丽 高 翔 张 贺 寇 娜
车方远 陈 卓 李金根 徐 浩 史大卓 陈可冀

国医大师陈可冀院士是我国当代著名中西医结合医学家，在血瘀证与活血化瘀研究领域具有很深的造诣，其主持的“血瘀证与活血化瘀研究”获得了国家科技进步一等奖。通过数十年的临床实践，陈可冀院士形成了自己独特的血瘀证辨证方法和论治体系，对临床具有重要的参考价值。本试验在国家十二五科技支撑计划课题“名老中医辨证方法传承研究”资助下，系统总结了陈可冀院士血瘀证独特辨证方法，在既往血瘀证诊断标准基础上，制定了“实用血瘀证诊断标准”[1]，并通过诊断性试验验证了其可靠性和真实性[2]。在临床实践中，该标准指导下的血瘀证辨治方药临床疗效如何？本研究采用实用性随机对照试验（pragmatic randomized controlled trail，PRCT）的方法，共纳入 300 例冠心病稳定性心绞痛患者，通过与常规血瘀证辨证方法相比，评价基于“陈可冀院士血瘀证独特辨证方法”论治冠心病稳定性心绞痛的临床疗效和安全性，现将结果报道如下。

资料与方法

1 诊断标准

冠心病诊断标准参照国际心脏病学会及世界卫生组织临床命名标准化联合专题组报告《缺血性心脏病的命名及诊断标准》[3]。慢性稳定性心绞痛诊断标准参照中华医学会心血管病学分会，中华心血管病杂志编辑委员会 2007 年制定的《慢性稳定性心绞痛诊断与治疗指南》[4]。血瘀证诊断标准参照“实用血瘀证诊断标准”[1] 和 1986 年中国中西医结合学会制定的“血瘀证诊断标准”（1986 血瘀证诊断标准）[5] 冠心病血瘀证轻重分级判断参照课题组前期定性研究形成的“冠心病血瘀证量化分级标准”进行，瘀毒辨证诊断参照 2011 年陈可冀院士牵头制订的“冠心病稳定期因毒致病辨证诊断及量化标准”[6]。

2 纳入标准

①符合西医冠心病诊断标准（符合以下任意一项）：a. 明确的陈旧性心梗病史，或经皮冠状动脉植入术（percutaneous coronary stent implantation，PCI）史，或冠脉搭桥史者；b. 冠脉造影或冠状动脉血管成像（coronary CT angiography，CTA）结果提示至少一支冠脉狭窄且管腔狭窄 ≥ 50% 者；c. 负荷核素心肌扫描检查提示冠心病心肌缺血者；d. 运动平板心电图阳性（限男性患者）。②符合西医慢性稳定性心绞痛诊断标准，且心绞痛症状每周发作 ≥ 2 次；③“实用血瘀证诊断标准”或“1986 血瘀证诊断标准”诊断为血瘀证者；④ CCS 心绞痛分级为Ⅰ～Ⅲ级者；⑤年龄 30～70 岁；⑥受试者自愿签署知情同意书。

3 排除标准

①重度心肺功能不全者（心功能Ⅳ级、肺功能重度异常）；②高血压控制不良（治疗后收缩压 ≥

160 mmHg 或舒张压 ≥ 100 mmHg）者；③合并肝肾功能损害，ALT 或血肌酐（creatinine，Cr）> 正常上线 1.5 倍者；④合并造血系统等严重原发性疾病、精神病者；⑤妊娠期、哺乳期女性或有妊娠计划者；⑥参加其他临床研究者。

4 脱落及剔除标准

脱落标准：所有填写了知情同意书并筛选合格进入随机化分组试验的受试者，无论何时何因退出，只要未完成方案所规定的观察周期，或随访时间逾期 1 周，均记为脱落病例。剔除标准：①病例选择违反了纳入 / 排除标准，本不应随机化入组；②受试者不配合随机化入组，或入组后未配合辨证治疗，或用药极少（< 10%）；③试验期间使用了其他有活血化瘀作用的中药治疗等，影响有效性和安全性判定者；④在随机化入组之后未采集到任何数据；⑤必须在盲态审核时由主要研究者、数据管理员、统计分析专家和课题申办者共同讨论后，判断病例是否剔除。

5 随机方案的产生及隐匿

本研究为 PRCT，采用分层区组随机的方法，运用 SAS 9.3 软件生成随机数字表，随机方案共分两层，区组数 50，区组长度 6。随机序列由专人保管，采用中心随机的方法实施随机化方案。由经过培训的病例采集者确定合格的研究对象后，通过电话将研究对象的基本信息传递给序列号保管员，并由该人集中给予随机序列的发放，从而确定分组和相应的治疗方案。

6 一般资料

300 例均为 2014 年 6 月—2016 年 4 月就诊于中国中医科学院西苑医院门诊的冠心病稳定性心绞痛患者，随机分为试验组和对照组，每组 150 例。本研究已通过中国中医科学院西苑医院医学伦理委员会伦理审查（批号：2014XL023-3）。试验组完成患者共 127 例，男性 79 例（62.2%），年龄的中位数及四分位间距为 61.0（55.0，66.0）岁；对照组完成患者共 126 例，男性 72 例（57.1%），年龄的中位数及四分位间距为 61.0（54.0，66.0）岁。两组患者均为汉族，性别、年龄、心脑血管病史、心脑血管病家族史、吸烟史、饮酒史、基础用药等方面比较，差异无统计学意义（$P > 0.05$，见表 1）。且患者在试验期间均停服长效硝酸酯用药，符合试验方案规定。

表 1 两组患者一般资料比较 [例（%）]

项目	试验组（127 例）	对照组（126 例）
吸烟史	62（48.8）	63（50.0）
饮酒史	49（38.6）	42（33.3）
CCS 分级Ⅰ级	96（75.6）	88（69.8）
CCS 分级Ⅱ级	31（24.4）	35（27.8）
CCS 分级Ⅲ级	0（0.0）	3（2.4）
心梗病史	61（48.0）	49（38.9）
冠脉血运重建治疗	76（59.8）	71（56.3）
冠心病家族史	58（45.7）	67（53.2）
高血压家族史	73（57.5）	77（66.1）
脑卒中家族史	29（22.8）	32（25.4）
糖尿病家族史	32（25.2）	32（25.4）
高血压病病史	75（59.1）	79（62.7）

续表

项目	试验组（127 例）	对照组（126 例）
高脂血症病史	107（84.3）	99（78.6）
糖尿病病史	30（23.6）	32（27.0）
脑卒中病史	15（11.8）	20（15.9）
外周 AS 病史	74（58.3）	76（60.3）
性格急躁	98（77.2）	93（73.8）
A 型性格	86（67.7）	77（61.1）
阿司匹林	110（86.8）	109（86.5）
氯吡格雷	60（47.2）	54（42.9）
降糖药	27（21.3）	29（23.0）
硝酸酯类	32（25.2）	29（23.0）
β 阻滞剂	72（56.7）	75（59.5）
抗心律失常药	1（0.8）	0（0.0）
钙拮抗剂	39（30.7）	35（27.8）
地高辛	0（0.0）	1（0.8）
ACEI	11（8.7）	15（11.9）
ARB	22（17.3）	27（21.4）
利尿剂	3（2.4）	4（3.2）
他汀类	110（86.6）	104（82.5）
血瘀证（轻）	6（4.7）	9（7.1）
血瘀证（中）	35（27.6）	36（28.6）
血瘀证（重）	86（67.7）	81（64.3）
气虚证	102（80.3）	105（83.3）
阳虚	9（7.7）	7（5.6）
阳脱	0（0.0）	0（0.0）
阴虚	21（16.5）	28（22.2）
痰浊证	96（75.6）	88（69.8）
气滞证	59（46.5）	72（57.1）
寒凝证	49（38.6）*	29（23.0）
瘀毒证	47（37.0%）	—

注：加拿大心血管学会（CCS）；动脉粥样硬化（AS）；血管紧张素转化酶抑制剂（ACEI）；血管紧张素受体拮抗剂（ARB）；与对照组比较，$^{*}P < 0.05$

在完成的 253 例患者中，两种血瘀证辨证方法均诊断血瘀证 196 例（占 77.5%），实用血瘀证标准诊断为血瘀证且 1986 年血瘀证标准诊断非血瘀证 57 例（试验组 26 例，对照组 31 例）。根据入组血瘀证计分，两组患者的血瘀证轻、中、重度患者分布比较，差异无统计学意义。其他兼证出现频率由高到低依次为：气虚证＞痰浊证＞气滞证＞寒凝证＞阴虚证＞阳虚证。两组患者寒凝证出现频率比较，差异有统计学意义（$P < 0.05$），其余兼证两组间比较，差异无统计学意义（$P > 0.05$）。试验组患者诊断瘀毒证患者 47 例，对照组未进行瘀毒证诊断。

7 治疗方法

两组患者冠心病西药治疗均参考《慢性稳定性心绞痛诊断与治疗指南》[4] 进行。试验期间停用长效硝酸酯类药物，出现心绞痛发作时，可含服硝酸甘油。患者合并高血压病、糖尿病等其他疾病时，由研究者根据患者具体情况选择药物及使用剂量。

试验组患者接受陈可冀血瘀证传承人（均为主任医师）的辨证诊疗，并且根据传承人的临床经验判定血瘀证的轻重，具体处方由以下四种方案加减：（1）轻度血瘀证：和血方（当归 10 g、丹参 15 g、赤芍 10 g、鸡血藤 30 g、牡丹皮 15 g）；（2）中度血瘀证：活血方（川芎 15 g、红花 10 g、丹参 15 g、延胡索 15 g、姜黄 10 g）；（3）重度血瘀证：破血方（川芎 15 g、延胡索 15 g、桃仁 10 g、三棱 10 g、莪术 10 g）；（4）瘀毒证：清瘀方（虎杖 15 g、黄连 10 g、银花 15 g、丹参 15 g、牡丹皮 15 g）。对照组同样由陈可冀血瘀证传承人（均为主任医师）进行诊治，接受以下处方加减治疗。通脉方（川芎 15 g、赤芍 10 g、丹参 15 g、红花 10 g、牡丹皮 15 g）。两组患者如有其他兼证，加用预先规定的临床常用药物治疗。具体兼证与药物如下：痰浊证（偏寒）：薤白 10 g；痰浊证（偏热）：栝蒌 15 g；气滞证：香附 10 g；寒凝证：桂枝 10 g；气虚证：炙黄芪 15 g；阳虚证：黑附片 10 g（先煎）；阴虚证：麦冬 15 g。两组中药均为中国中医科学院西苑医院颗粒药房配方颗粒，所有患者中药连续服用 4 周，可在入选 2 周时根据证候变化进行调方。试验期间不能服用任何有活血化瘀作用的其他中药制剂。

8 观察指标及检测方法

指标由经过专门培训的具有硕士以上学历的中医师评价，评价全过程中医师不能获知患者的分组情况。同时制定了统一的血样采集及送检流程，所有血样由专人采集和送检。血液流变性于采样后 4 h 内检测，血脂于采集当天检测。患者入选 2 周时进行门诊或电话随访，入选 4 周时进行门诊随访，研究的全过程只有保管随机序列人员知晓患者分组情况。通过组内治疗前后比较和组间比较评价实用血瘀证辨证方法论治稳定性心绞痛的疗效与安全性。

8.1 主要评价指标

①血瘀证计分：参照文献方法[7]对患者的血瘀证症状、体征包括心绞痛、舌质、口唇、舌下脉络、脉象等进行评分，并计算血瘀证计分减少值（血瘀证计分减少值 =4 周后血瘀证计分 − 入组血瘀证计分）。②心绞痛计分：参考中华人民共和国卫生部药政司颁布的《中药新药临床研究指导原则》[8]制订评分表，心绞痛计分分级标准：轻度 ≤ 8 分，中度 9~16 分，重度 ≥ 17 分，并计算心绞痛计分减少值（心绞痛计分减少值 =4 周后心绞痛计分 - 入组心绞痛计分）。

8.2 次要评价指标

①硝酸甘油停减情况；②西雅图心绞痛量表评分：参照文献[9]，主要对患者躯体活动受限程度、心绞痛稳定状态、心绞痛发作情况、治疗满意度以及对疾病的认识程度进行评分，同时计算西雅图量表评分增加值（增加值 = 治疗后评分 - 治疗前评分）；③血液流变性各指标及其降低值。

8.3 安全性指标

记录观察期间的不良反应，重点观察试验期间有无出血的不良反应，包括脑出血、胃肠道出血、肾脏出血、皮肤黏膜出血等。对出现不良反应者根据情况及时停药，给予对症处理，并进行血常规、肝肾功能等相关化验检查。

9 统计学方法

采用 SPSS 16.0 进行统计分析。首先对数据进行描述性统计分析：计数资料用频数、百分率或构成比描述；计量资料以中位数及四分位间距 [M（IQR）] 描述。计数资料采用 χ^2 验、一致性检验；计量资料符合正态分布用 t 检验或者配对 t 检验，方差不齐用校正的 t 检验；计量资料不符合正态分布及等级资料用 *Wilcoxon* 秩和检验；$P < 0.05$ 为差异有统计学意义。评价指标缺失数据采用意向性分析（intent-to-treatanalysis，ITT），将上一次评价结果结转进行分析。

结 果

1 试验完成情况图

治疗过程中共脱落 26 例，试验组 14 例，对照组 12 例。患者中 18 例患者超过随访时间 7 天以上完成了 4 周随访，3 例患者在中心随机分配随机号时出现失误，导致随机号错误。最终采用符合方案分析纳入 253 例患者进行最终分析，其中试验组 127 例，对照组 126 例。

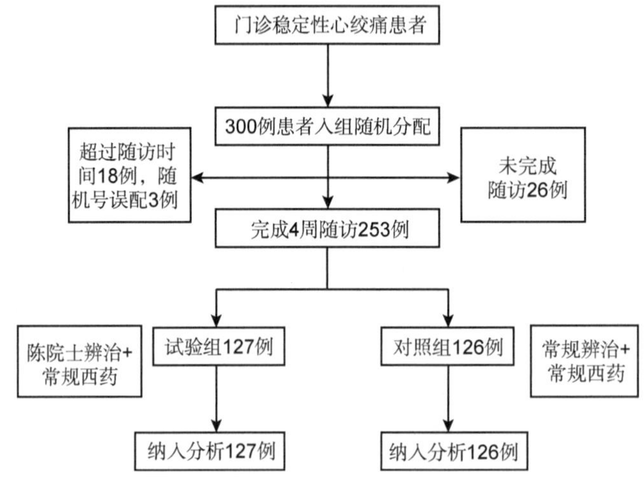

图1 受试者流程图

2 两组血瘀证计分比较（表 2）

两组血瘀证计分入组前比较，差异无统计学意义，与本组治疗前比较，两组治疗后 M（IQR）均降低（$P < 0.05$）。与对照组同期比较，治疗 4 周后试验组血瘀证计分及减少值差异均无统计学意义（P=0.24、0.06）。

表 2 两组血瘀证计分比较[分，M（IQR）]

组别	例数	时间	血瘀证计分
试验	127	入组	17（14，20）
		治疗 4 周	14（8，17）*
		减少值	-3（-7，0）
对照	128	入组	17（14，20）
		治疗 4 周	14.50（8，17）*
		减少值	-3（-6，0）

注：与本组治疗前比较，*$P < 0.01$

3 两组心绞痛计分比较（表 3，图 2）

入组时试验组与对照组心绞痛计分比较，差异无统计学意义（$P > 0.05$）。与本组治疗前比较，治疗 2、4 周后两组心绞痛计分均降低（$P < 0.05$）。与对照组同期比较，治疗 4 周后试验组心绞痛计分降低（$P < 0.05$）。

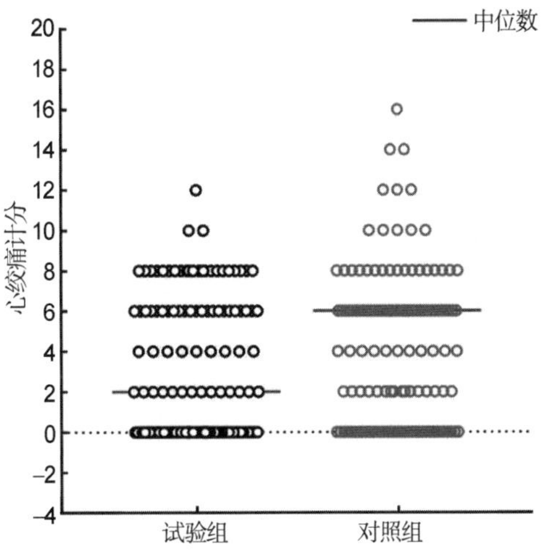

图2 治疗4周两组心绞痛计分散点图

表 3 两组心绞痛计分比较 [分，M (IQR)]

组别	例数	时间	心绞痛计分
试验	127	入组	6（6，8）
		治疗 2 周	6（4，8）*
		治疗 4 周	2（0，6）*△
		减少值（2 周）	-2（-4，0）
		减少值（4 周）	-4（-6，-2）
对照	128	入组	8（6，10）
		治疗 2 周	6（2，8）*
		治疗 4 周	6（0，6）*
		减少值（2 周）	-2（-4，0）
		减少值（4 周）	-2（-6，0）

注：与本组治疗前比较，*$P < 0.01$；与对照组同期比较，△$P < 0.05$

4 两组硝酸甘油减停情况及停减率比较（表 4）

两组患者治疗 2 周后，有 2 例（试验组 0 例，对照组 2 例）缺失硝酸甘油减停率资料，根据 ITT 分析原则，采用前一次（入组）结果结转，结转（入组时“使用”则结转为“不变”，入组时“未使用”则结转为“上一访视未用”，下同）。治疗 4 周后，有 4 例（试验组 1 例，对照组 3 例）缺失硝酸甘油停减率资料，根据 ITT 分析原则，采用前一次（2 周）结果结转。治疗 2、4 周后两组硝酸甘油减停率组间比较，差异无统计学意义（$P > 0.05$）。

表 4 两组患者硝酸甘油停减率比较 [例（%）]

组别	例数	时间		硝酸甘油停减率
试验	127	治疗 2 周	停药	35（27.6）
			减量	16（12.6）
			不变	9（7.1）
			增量	1（0.8）
			上一次访视未用	66（52.0）
		治疗 4 周	停药	30（23.6）

续表

组别	例数	时间		硝酸甘油停减率
			减量	17（13.4）
			不变	4（3.1）
			增量	0（0.0）
			上一次访视未用	76（59.8）
对照	126	治疗 2 周	停药	32（25.4）
			减量	13（10.3）
			不变	17（13.5）
			增量	0（0.0）
			上一次访视未用	64（50.8）
		治疗 4 周	停药	28（22.2）
			减量	14（11.1）
			不变	10（7.9）
			增量	1（0.8）
			上一次访视未用	73（57.9）

5 血液流变学指标

各组血液流变学指标比较（表 5） 试验组治疗 4 周后 6 例患者缺失血流变指标，采用 ITT 对上一次数据结转。入组时，试验组血小板聚集率、血液黏度（120 s^{-1}）高于对照组（$P < 0.05$）。与本组治疗前比较，治疗 4 周后，试验组血小板最大聚集率、血小板黏附率、红细胞聚集率、血液黏度（1.0 s^{-1}）、血液黏度（5.0 s^{-1}）、血液黏度（10.0 s^{-1}）、血液黏度（35.0 s^{-1}）、血液黏度（120.0 s^{-1}）均降低（$P < 0.05$）对照组血小板最大聚集率、血小板黏附率、红细胞聚集率、血液黏度（1.0 s^{-1}）、血液黏度（5.0 s^{-1}）、液黏度（10.0 s^{-1}）、血液黏度（120.0 s^{-1}）均较降低（$P < 0.05$）。治疗 4 周后，试验组和对照组血液流变性各指标差异无统计学意义（$P > 0.05$）两组血液流变学指标降低差值比较，试验组血液黏度（120.0 s^{-1}）降低程度大于对照组（$P < 0.05$）。

两种血瘀证辨证方法诊断结果相异患者的血液流变性情况对 57 例实用血瘀证标准诊断为血瘀证而 1986 血瘀证标准诊断为非血瘀证患者的入组血液流变性指标进行分析。参照各项指标的正常值范围，49 例患者（占 85.96%）的血液流变性指标（血小板最大聚集率、血小板黏附率、红细胞聚集率、血液黏度（1.0 s^{-1}）、血液黏度（5.0 s^{-1}）、血液黏度（10.0 s^{-1}）、血液黏度（35.0 s^{-1}）、血液黏度（120.0 s^{-1}）中至少 1 项高于正常值范围，存在高血凝状态。经过 4 周治疗，比较上述 49 例患者血液流变学指标，发现治疗后血小板最大聚集率、血小板黏附率、红细胞变形率、血液黏度（1.0 s^{-1}）、血 液黏度（5.0 s^{-1}）、血液黏度（10.0 s^{-1}）、均较治疗前降低，以方测证，提示该 49 例患者存在一定程度的血瘀状态。

6 两组西雅图心绞痛量表评分比较（表 6）

两组入组时西雅图心绞痛量表评分比较，差异无统计学意义 （$P > 0.05$）。与本组治疗前比较，两组治疗后西雅图量表评分明显升高（$P < 0.05$），治疗 4 周后试验组后西雅图心绞痛量表评分、评分差值均优于对照组（$P < 0.05$）。

表 5　两组血液流变学指标比较

血液流变学指标	试验组（N=127）			对照组（N=126）			P		
	入组	4 周	差值	入组	4 周	差值	P（入组）	P（4 周）	P（差值）
血小板最大聚集率（%）	57.4（47.90，63.50）*	47.80（41.70,56.48）△	-7.69 ± 13.21	55.55 ± 11.74	47.60（41.90,54.70）△	-6.65 ± 15.38	0.021*	0.650	0.000*
血小板黏附率（%）	29.65（28.47,30.63）	27.30（25.59,28.89）△	-2.86（-4.04,-0.17）	29.64（28.6,30.65）	26.53（25.69,28.64）△	-2.61（-4.64,-0.49）	0.949	0.508	0.000*
红细胞聚集率（%）	17.30（13.3,21.6）	15.60（12.00,20.40）△	-1.50（-6.30,2.60）	16.95（14.30,20.90）	15.70（13.30,19.60）△	-0.50（-4.3,1.89）	0.770	0.331	0.044*
红细胞变形率（%）	53.90（51.90,57.60）	55.30（51.30,58.50）	0.20（-3.00,4.90）	53.50（50.20,56.70）	54.60（51.30,57.60）	0.55（-2.50,5.10）	0.305	0.399	0.117
血液黏度 1.0 s^{-1}（mpa.s）	19.06（17.25,21.23）	17.54（15.67,19.81）△	-1.49（-4.19,1.01）	18.68（16.81,20.53）	17.64（15.32,20.18）△	-0.88（-3.10,1.01）	0.293	0.862	0.009*
血液黏度 5.0 s^{-1}（mpa.s）	14.32（12.28,16.33）	13.01（11.01,15.32）△	-0.72（-3.21,0.83）	13.99（12.24,15.62）	12.91（11.42,14.78）△	-0.57（-2.49,0.69）	0.477	0.778	0.003*
血液黏度 10.0 s^{-1}（mpa.s）	10.12（9.26,11.41）	10.12（9.26，11.41）△	0.34（-0.53,1.83）	9.84（9.23,11.29）	9.52（8.62,11.42）△	0.11（-0.60,1.21）	0.273	0.842	0.020*
血液黏度 35.0 s^{-1}（mpa.s）	6.48（5.84,7.22）	6.17（5.51,7.04）△	-0.01（-1.11,0.62）	6.27（5.59,7.12）	6.23（5.59,6.88）	0（-0.68,0.52）	0.111	0.993	0.446
血液黏度 120.0 s^{-1}（mpa.s）	5.06（4.66,5.60）*	4.82（4.53,5.35）△	-0.20（-0.83,0.36）▲	4.89（4.44,5.42）	4.78（4.47,5.27）△	-0.06（-0.11,0.01）	0.047*	0.754	0.318

注：与对照组治疗前比较，$^{*}P < 0.05$；与本组治疗前比较，$^{\triangle}P < 0.05$；与对照组同期比较，$^{\blacktriangle}P < 0.05$

表 6　两组西雅图心绞痛量表评分比较 [分，M（IQR）]

组别	例数	时间	血瘀证计分
试验	127	入组	71.80 ± 7.97
		治疗 4 周	81（77，84）**
		增加值	8（4，13）*
对照	128	入组	70.46 ± 8.57
		治疗 4 周	78（73，83）*
		增加值	6（3，10）

注：与本组治疗前比较，$^{*}P < 0.01$；与对照组同期比较，$^{\triangle}P < 0.05$

7 安全性评价

患者共脱落 26 例，试验组 14 例，对照组 12 例。在 2 周随访时，试验组脱落 5 例，其中 2 例患者分别于服药的第 5 天和第 7 天出现腹泻，可自行缓解，在服药 2 周后在随访时要求退出试验。3 例患者服药后出现心悸，可自行缓解，在 2 周随访时退出试验；对照组脱落 5 例，其中 2 例自觉服药后头晕，停药后可缓解，在 2 周随访时退出试验，1 例患者因个人原因要求退出，2 例患者出现腹泻，可自行缓解。在 4 周随访时，试验组共 9 例，对照组共 7 例患者因个人原因未能完成随访而脱落。无患者出现出血现象。试验组与对照组比较，差异无统计学意义（$P > 0.05$）。

讨　论

本研究发现，基于“陈可冀院士血瘀证辨证方法”论治冠心病稳定性心绞痛，在改善心绞痛计分、西雅图心绞痛量表评分、血液流变学血液黏度（120.0 s^{-1}）指标等方面优于常规血瘀证辨治方法，治疗过程中未发现明显不良反应。本研究入组患者均停用长效硝酸酯类 药物，故提示常规治疗配合陈可冀院士血瘀证辨证方 法指导中药治疗，可以帮助患者在停用长效硝酸酯类药物的基础上，减少硝酸甘油使用量，间接说明了该联合治疗可以改善患者心绞痛症状（降低了心绞痛计分）。同时，在减少硝酸甘油使用量方面，陈可冀院士血瘀证辨证方法指导中药治疗同常规血瘀证辨证方法 指导中药治疗的作用相似。既往研究提示，冠心病心绞痛患者血液的黏滞性常增高，血小板聚集性常增加，血液处于高凝状态[10,11]。同时，不同低剪切率下的血液黏度可以反映红细胞聚集条件下的血液黏度。本研究结果显示，常规治疗配合陈可冀院士独特血瘀证辨治方法与常规血瘀证辨治方法相比，对冠心病稳定性心绞痛患者血液黏度改善效果更佳，两种辨治方法联合常规治疗均可降低冠心病稳定性心绞痛患者的血液黏度。西雅图心绞痛量表对患者活动耐力、心绞痛发作次数、症状轻重、服用硝酸甘油情况以及对于治疗的满意程度方面均进行了评估。治疗 4 周后，陈可冀院士血瘀证辨证方法指导下的处方用药较常规血瘀证辨证方法指导下的处方用药相比，西雅图心绞痛量表评分降低更明显，差异有统计学意义，表明前者在改善患 者活动耐力、心绞痛发作次数、症状轻重、服用硝酸甘油以及患者对于治疗的满意程度方面优于后者。综上所述，本研究提示基于“陈可冀院士血瘀证辨证方法”论治冠心病稳定性心绞痛安全有效，较常规血瘀证辨治方法具有一定优势。

本课题组在既往血瘀证标准基础上，结合陈院士辨证经验，建立了“实用性血瘀证诊断标准”[1]。该标准与既往血瘀证诊断标准相比较具有条目简洁、涵盖面广、判断标准简单、临床可操作性强的特点。同时，该标准对判定条目赋分，使得诊断结果得以量化，能够判断血瘀证的程度，兼顾了科学研究和临床实用性。另一方面，陈可冀院士在临床实践过程中提出了冠心病稳定期“瘀毒致变”理论。他认为冠心病稳定期急性心血管事件发生当存在瘀毒转化的病因病机，进而制定了冠心病稳定期因毒致病的辨证诊断量化标准（以下简称“瘀毒证量化标准”）[6]。基于陈可冀院士的学术思想和临床实践经验，本研究中试验组患者接受陈可冀院士血瘀证辨证方法指导下的处方用药，根据患者血瘀证的轻重不同采用相应的方药，轻、中、重血瘀证患者分别对应和血方、活血方及破血方，对于满足“瘀毒证量化标准”的患者给予清瘀方，体现了陈院士的辨治特点，较常规血瘀证辨治方法更有针对性。

既往名老中医经验的传承中，大多是对个体病案的回顾性研究或横断面分析，总结出一些症状证候特点及方药应用规律，缺乏对名老中医经验临床疗效的评价，导致名老中医临床经验成果的临床显示度不足。本研究采用随机对照研究方法，根据患者不同诊次间的证治信息及随访情况，客观评价基于陈可冀院士血瘀证辨治方法的有效性及安全性。在试验设计上，由于评价的是辨证方法指导下的辨证论治，因此采用了 PRCT 的试验设计方案。在干预方案中允许各组在固定方药的基础上根据患者的兼证进行规定范围内的加减用药，这样使得本试验的干预措施更接近于临床实践条件下的治疗措施，得出的研究结果具有较大的外部真实性和可推性。另外，以辨证方法的不同作为随机分层的要素，并在层内进行区组随机，保证了试验组和对照组组间和组内良好的可比性[12]。另外，在今后的研究中如有条件应当做平板负荷试验进一步比较治疗前后患者的心功能。

本研究为探索性研究，缺乏既往相似研究作参考，样本量估算主要根据专家经验和课题要求，故纳入 300 例患者可能存在样本量不足。但本研究具有以下特点：①辨证是中医诊治疾病的核心和基础，不同于既往多数中医临床研究，本研究评价的是陈可冀院士血瘀证辨证方法指导中药治疗的疗效与安全性（而非一方一药），在研究内容上具有一定的创新性；②本研究有预先设计的研究方案和研究流程，并通过伦理委员会的伦理审查，研究设计、实施规范，并有严格的质量控制措施，提高了研究的合理性和结果的可靠性；③本研究采用了实用性分层随机对照试验的方法，PRCT 对干预措施的控制相对宽松，较传统的解释性随机对照试验方法更适宜于评价中医复杂干预的疗效，试验结果也更接近临床实际。

参考文献

[1] 徐浩, 陈可冀. 实用血瘀证诊断标准[J]. 中国中西医结合杂志, 2016, 36(10): 1163-1163.

[2] 罗静, 王安璐, 赵维, 徐浩. 实用血瘀证诊断标准及其可靠性与真实性评价[J]. 中国中西医结合杂志, 2015, 35(8), 950-956.

[3] 徐济民. 缺血性心脏病诊断的命名及标准——国际心脏病学会和协会/世界卫生组织临床命名标准化专题组的联合报告[J]. 国际心血管病杂志, 1979, 6(6): 365-366.

[4] 中华医学会心血管病分会, 中华心血管杂志编辑委员会. 慢性稳定性心绞痛诊断与治疗指南[J]. 中华心血管病杂志, 2007, 35(3): 195-206.

[5] 中国中西医结合学会活血化瘀专业委员会. 血瘀证诊断标准[J]. 中西医结合杂志, 1987, 7(3): 129.

[6] 陈可冀, 史大卓, 徐浩, 殷惠军, 张京春. 冠心病稳定期因毒致病的辨证诊断量化标准[J]. 中国中西医结合杂志, 2011, 31(3): 313-314.

[7] 陈可冀主编. 陈可冀. 活血化瘀研究与临床[M]. 北京医科大学, 1993.

[8] 郑筱萸主编. 中药新药临床研究指导原则(试行)[M]. 北京: 中国中医药科技出版社, 2002: 40.

[9] Spertus JA, Winder JA, Dewhurst TA, et al. Development and evaluation of the Seattle Angina Questionnaire: a new functional status measure for coronary artery disease[J]. J Am Coll Cardiol, 1995, 25(2): 333-341.

[10] 陈可冀, 薛梅, 殷惠军. 血小板活化与冠状动脉粥样硬化性心脏病和血瘀证的关系[J]. 首都医科大学学报, 2008, 29(3): 266-269.

[11] 陈永斌. 血瘀证与血小板活化关联的研究进展[J]. 中国中医基础医学杂志, 2004, 10(11): 70-72.

[12] 费宇彤, 杨红, 刘建平. 实用性随机对照试验及其在中医药领域的应用[J]. 中医杂志, 2008, 49(2): 116-118, 122.

原载：王安璐，罗静，于美丽，高翔，张贺，寇娜，车方远，陈卓，李金根，徐浩，史大卓，陈可冀. 基于陈可冀院士血瘀证辨证方法治疗冠心病稳定性心绞痛的实用性随机对照研究 [J]. 中国中西医结合杂志，2017, 37(10): 1174-1180.

从“因瘀致毒”谈冠心病的病因病机

刘龙涛　陈可冀　付长庚　徐　浩　史大卓

冠状动脉粥样硬化性心脏病（coronary atherosclerotic heart disease，CAHD）简称冠心病，是目前我国成人心脏病住院和死亡的主要原因。冠心病属 中医学“胸痹”“心痛”“真心痛”等范畴，古今文献论述颇丰，其病因病机多归纳为本虚标实：本虚为阴阳气血之不足，标实则以血瘀、痰浊、寒凝、气滞多见，但“瘀阻血脉”往往贯穿于冠心病发病的整个过程。随着冠心病炎症反应病理机制研究的不断深入，其中医病因病机亦不断得到新的阐释。笔者在总结古代文献及现代医学研究进展的基础上，结合前期研究成果，进一步探讨冠心病“因瘀致毒”的病因病机，以期为中医药防治冠心病的研究提供可靠的思路。

1 “瘀”、“毒”的含义与关系

“瘀”字最早见于《楚辞》，有“形销铄而瘀伤”描述；许慎《说文解字》曰：“瘀，积血也”。瘀血在中医文献中有“凝血”“着血”“留血”“恶血”“衃血”“干血”及“蓄血”等名称。历代文献对瘀血形成的基本病理过程可概括为 3 种：一是指瘀滞内结之血，二是指离经之血，三是指污秽之血。综合古代文献对瘀血的认识，结合冠心病发生的病理机制，笔者认为冠心病的瘀血病机即为“瘀滞内结之血”，可表现为血液流变性异常、血栓形成及冠状动脉管腔狭窄等。《说文解字》对毒的解释为：“毒，厚也；害人之艸（草），往往而生，从中从毒”。毒在中医学中的含义除有毒药物、某些病症外，一般认为毒是能够对机体或组织器官产生损伤的致病因素的统称。毒可分为外毒及内毒，外毒以外感六淫为主；内毒是机体在各种致病因素作用下，脏腑功能失调、气血运行失常使体内的生理病理产物不能正常分布及时排出，蕴结体内，转化为毒。在冠心病发生过程中，内皮素 / 一氧化氮平衡失调、氧化应激异常、炎性介质合成增加等，在一定程度上均可认为具有“内生毒邪”致病的特点。

“瘀”和“毒”在冠心病发病发展过程中的关系，可概括为“瘀可致毒、毒可致瘀”，其中“因瘀致毒”导致瘀毒互结是冠心病病情发展和恶化的关键所在。冠心病多发生于中老年人，其多存在脏腑功能衰退、气机不利、血行不畅，虽为本虚标实之证，但病机变化多端，瘀血贯穿疾病发生发展的始终。正如叶天士云：“久病入络”、“久痛入络”，“大凡经主气，络主血，久病血瘀”。随着病情发展，瘀血蕴结日久，导致体内病理性代谢产物生成增加，且不能及时排除，则凝聚蕴化为毒；毒邪进一步壅塞气机，耗阴伤络，煎熬血液，则导致心脉瘀血内阻加重，形成恶性循环。

2 “因瘀致毒”是冠心病发展恶化的关键

现代研究表明，冠心病稳定性心绞痛基本病理改变为动脉粥样硬化稳定斑块造成的冠状动脉固定性狭窄，临床多表现为心绞痛痛有定处、舌下静脉曲张、舌质紫暗或有瘀斑、瘀点、脉涩或结代等，属中医学的“瘀血内阻”之象[1]。冠状动脉内稳定性斑块一旦转变为不稳定性斑块，则易发生裂隙、糜烂、溃疡和破裂，继发血栓形成，导致病情急剧变化，临床表征可表现为心绞痛剧烈、疼痛持续时间长、舌质紫绛或舌苔垢腻、脉弦滑或弦紧而数等，病情“凶险多变”。在“瘀血内阻”基础上，出现“毒”邪致病的症状，表现为“热毒蕴结”的病机特点。

在微观病理方面，冠心病患者早期可出现动脉血管内皮功能与微循环障碍、血液流变学异常、血小板聚集性增高、血液凝固性增高或纤溶活性降低等，一般认为这些病理改变属于“血瘀”的范畴[2]；另一方面，冠心病发生发展过程中，机体还可出现炎性介质、血管活性物质过度释放、超氧化物增加、自由基和代谢物质堆积、钙离子超载或兴奋性氨基酸神经毒堆积等[3]，这些病理改变则与"毒邪"致病特点较为吻合，也与病情的轻重密切相关。

瘀血有形，毒无形。在许多慢性心血管疾病过程中，毒邪常依附血瘀而致病。隋・巢元方《诸病源候论》在胸痹的病机转归方面提出："因邪迫于阳气，不得宣畅，壅瘀生热"；清・柳宝诒《温热逢源》亦云："因病而有蓄血，温热之邪与之纠结，热附血而愈觉缠绵，血得热而愈形胶固"。毒邪致病具有依附性、酷烈性、秽浊性、顽固性等特点，易坏血损脉、腐肌伤肉。在慢性稳定性冠心病的基础上，毒邪胶结依附于瘀血，则可损伤心络、败坏心肌，导致不稳定性心绞痛、急性心肌梗死甚或休克、心源性猝死等的发生。可见，"瘀"和"毒"在冠心病发生发展中，其病机互为前提，相互化生，其中瘀血滞久蕴化生毒，毒瘀互结，是导致冠心病发展恶化的病机关键。本课题组前期通过 1503 例冠心病稳定期患者的前瞻性队列研究，对"毒"致病组（发生血栓性终点事件组）和非"毒"致病组（未发生血栓性终点事件组）的临床表征特点和理化指标进行生物信息学指标的比较和分析，将中、重度心绞痛，口苦，老舌，舌青或青紫，剥苔，舌下络脉紫红或绛紫归纳为冠心病稳定期患者因"毒"致病的主要指标，超敏 C 反应蛋白（Hs-CRP）升高（>3 mg/L）、纤维蛋白原及 P 选择素短期内显著升高等作为次要指标。结果表明：符合"毒"病因致病组发生心血管事件危险度明显高于不符合组（$P<0.01$）[4]。

3 活血解毒治疗冠心病显示良好前景

近年来在以往活血化瘀治疗冠心病研究的基础上，解毒活血或活血解毒应用于冠心病及动脉粥样硬化（AS）等治疗的研究逐渐增加[5]。笔者临床发现，冠心病稳定性心绞痛患者发展为急性冠脉综合征，多具有发病急骤、病情重的特点，伴有胸痛加剧、烦躁不安、大便不畅，舌质暗红、舌苔黄腻垢浊或黄燥，脉象滑数或弦数等热毒内蕴的症状，在常规活血化瘀治疗的基础上加黄连、虎杖或酒大黄等解毒中药，初步显示疗效有所提高[6]。在此基础上，课题组小样本临床研究表明，在常规西药治疗基础上，加活血解毒中药可进一步降低血清炎症标记物 Hs-CRP 水平，改善血瘀状态，并有一定的辅助调脂作用，其综合疗效优于单纯加用活血中药[7]。陈浩等[8]通过随机对照研究，将介入治疗后不稳定性心绞痛患者 61 例随机分为活血解毒组（30 例）与活血组（31 例）。6 个月观察结果表明，活血解毒组治疗后可显著降低冠心病不稳定性心绞痛患者的 Hs-CRP 水平（$P<0.05$），而活血组治疗后效果不显著（$P>0.05$）。基础研究方面，张京春等[9,10]以清热解毒中药虎杖的有效组分虎杖苷配伍活血化瘀中药芎芍胶囊干预载脂蛋白 E 基因敲除 [apoE（-/-）] 小鼠易损斑块的作用，并与单纯解毒（虎杖苷）或活血（芎芍胶囊）比较，结果亦显示两者配伍在稳定动脉粥样硬化易损斑块、降低主动脉核因子 -κB（NF-κB）和基质金属蛋白酶 -9（MMP-9）表达及血清 Hs-CRP 方面，皆较单用虎杖苷或芎芍胶囊具有显著优势。周明学[11]等探讨了具有活血解毒作用的中药有效部位、虎杖提取物、大黄醇提物干预 ApoE（-/-）敲除小鼠 AS 炎症反应及稳定斑块的作用及机制，研究结果显示，具有解毒活血作用的虎杖提取物和大黄醇提物能够显著降低模型血清炎性标志物 Hs-CRP 及 Scd40L 水平，其效果优于单用三七总皂苷或黄连提取物（$P<0.05$ 或 $P<0.01$）。张文高等[12]观察了具有解毒作用的虎杖苷配伍具有活血作用的山楂提取物对 apoE（-/-）小鼠腹腔巨噬细胞源性泡沫细胞 Toll 样受体 4（TLR4）、NF-κB、白细胞介素 1β（IL-1β）、肿瘤坏死因子 α（TNF-α）的影响，从炎症方面探讨其干预 AS 泡沫细胞形成的可能机制。结果表明解毒活血中药配伍能减少氧化低密度脂蛋白（ox-LDL）和脂多糖（LPS）诱导的 apoE（-/-）小鼠腹腔巨噬细胞源性泡沫细胞内 TLR4 的表达，抑制 NF-kB 激活，进而减弱 TLR4/NF-κB 信号途径及 IL-1β、TNF-α 的合成与释放，抑制炎症反应，干预巨噬细胞泡沫化，延缓 AS 的发生与发展，其作用优于单纯解毒组或活血组（$P<0.05$ 或 $P<0.01$）。

综上所述，古代文献关于胸痹、心痛等疾病的记载虽然涉及"毒"和"瘀毒"致病的论述不多，但通过对"瘀"、"毒"和"瘀毒"等文献的挖掘，结合现代相关临床与基础研究，均可从不同角度印证冠心病发生发展过程中确实存在"因瘀致毒、瘀毒互结"的病因病机，这也是冠心病病情转变和恶化的关键所在，为进一步发挥传统中医药在冠心病防治领域"既病防变"的特色提供了一定理论基础。在今后的研究工作中，临床方面应结合流行病学的病因学研究，建立完善的冠心病瘀毒互结致病的指征体系，进一步明确活血解毒治法的特征人群；同时，按照现代循证医学理念，通过多中心、大样本、随机对照的临床试验，科学评价活血解毒中药干预冠心病的安全性和有效性。基础研究方面，应进一步探讨基于“因瘀致毒、瘀毒互结”病机理论的相关动物模型的建立方法，研究瘀毒互结、转化的指标体系及不同活血解毒药物的作用环节与靶点差异。在此基础上，利用现代生物信息和计算机智能技术，逐步完善冠心病因瘀致毒病因病机学说，这对创新冠心病病因病机学、提高临床防治水平，具有重要意义。

参考文献

[1] 付长庚, 高猛, 王培利, 等. 冠心病血瘀证诊断标准研究[J]. 中国中西医结合杂志, 2012, 32(9): 1285-1286.

[2] 陈可冀, 史大卓, 徐浩, 等. 冠心病稳定期因毒致病的辨证诊断量化标准[J]. 中国中西医结合杂志, 2011, 31(3): 313-314.

[3] 史大卓, 徐浩, 殷惠军, 等. “瘀”、“毒”从化——脑血管血栓性疾病病因病机[J]. 中西医结合学报, 2008, 6(11): 1105-1108.

[4] 陈可冀, 史大卓, 徐浩, 等. 冠心病稳定期因毒致病的辨证诊断量化标准[J]. 中国中西医结合杂志, 2011, 31(3): 313-314.

[5] 徐浩. 活血解毒中药抗炎及稳定易损斑块的探索与思考[J]. 中国中西医结合杂志, 2008, 28(5): 393-394.

[6] 刘龙涛, 史大卓, 陈可冀. 心血管血栓性疾病“瘀毒”致病临床表征初探[J]. 世界中医药, 2012, 7(2): 152-154.

[7] 郑峰, 周明学, 徐浩, 等. 活血解毒中药对稳定期冠心病患者血清炎症标记物及血脂的影响[J]. 中华中医药杂志, 2009, 24(9): 1153-1157.

[8] 陈浩, 高铸烨, 徐浩, 等. 活血解毒中药配伍干预介入后不稳定型心绞痛的临床研究. 中西医结合心脑血管病杂志[J]. 2009, 7(10): 1135-1137.

[9] 张京春, 陈可冀, 郑广娟, 等. 解毒活血中药配伍对载脂蛋白E基因敲除小鼠主动脉NF-kB与MMP-9表达的调控作用[J]. 中国中西医结合杂志, 2007, 27(1): 40-44.

[10] 张京春, 陈可冀, 刘剑刚, 等. 解毒活血配伍方药对载脂蛋白E基因敲除小鼠血清超敏C反应蛋白的影响[J]. 中国中西医结合杂志, 2008, 28(4): 330-333.

[11] 周明学, 徐浩, 陈可冀, 等. 活血解毒中药有效部位对ApoE基因敲除小鼠动脉粥样硬化斑块炎症反应的影响[J]. 中西医结合心脑血管病杂志, 2007, 5(12): 1202-1205.

[12] 张文高, 刘美霞, 刘龙涛. 解毒活血中药配伍干预载脂蛋白E基因敲除小鼠巨噬细胞泡沫化的炎症机制[J]. 中国动脉硬化杂志, 2009, 17(7): 585.

原载：刘龙涛，陈可冀，付长庚，徐浩，史大卓. 从“因瘀致毒”谈冠心病的病因病机 [J]. 中国中西医结合杂志, 2015, 35(11): 1378-1380.

实用血瘀证诊断标准的可靠性与真实性评价研究

罗　静　王安璐　赵维　车方远　冯　倩　易丹辉　徐　浩　陈可冀

陈可冀教授是我国当代著名的中西医结合医学家，在血瘀证与活血化瘀研究方面具有丰富的经验，有自己独特的血瘀证辨证体系，其主持的“血瘀证与活血化瘀研究”也荣获国家科技进步一等奖。“十二五”国家科技支撑计划“陈可冀血瘀证独特辨证方法传承研究”课题组在前期论著整理、病例分析及定性访谈的基础上，总结了陈可冀教授的血瘀证辨证经验。在充分参考既往血瘀证诊断标准基础上，建立了“实用血瘀证诊断标准（草案）”。该草案经陈可冀教授审阅修订后形成“实用血瘀证诊断标准”（以下简称 A 标准），不仅是其多年临床辨证经验的总结，一定程度上也是既往血瘀证诊断标准的延续与发展。

在一个新的诊断标准应用于临床之前，需要评价其可靠性（reliability）和真实性（validity）。可靠性又称可重复性（repeatability），即一个诊断标准在相同条件下进行重复诊断所获得结果的稳定性。良好的可靠性是评价真实性的前提和基础。测量变异（measurement variation）是影响诊断试验研究结果可靠性的主要因素，可能来源于研究者的变异（个体间和个体内）、研究对象的变异（个体间和个体内）、测量仪器/方法间的变异等。对于短期内变化较小的血瘀证，测量变异主要来自于研究者间的变异。因此，为评价 A 标准的可靠性，本研究采用一致性检验的方法分析不同研究者用该标准诊断相同患者结果的一致性。

真实性是指使用待评价诊断标准进行诊断的结果与实际情况的符合程度，其评价的基本指标是灵敏度和特异度。传统诊断试验方法评价真实性需要有可靠的“金标准”。由于中医证候诊断标准缺乏可靠的“金标准”，故用传统诊断试验方法难以对其做出正确的评价。1995 年，Joseph 等人便提出用贝叶斯（Bayes）预测分析方法估计无“金标准”情况下诊断试验的灵敏度、特异度等[1]。而后，国内外研究者对贝叶斯方法进行了相关研究[2-5]，结果提示在无“金标准”情况下，可以用贝叶斯方法对诊断试验的灵敏度和特异度进行有效估计。因此，本研究选择有代表性的两个血瘀证诊断标准[6,7]作为参考标准，对同一批患者用 A 标准和两个参考标准进行诊断，采用贝叶斯方法估计 A 标准的灵敏度和特异度。

资料与方法

1 样本量估算

1.1 可靠性评价

根据 Flack 等提出的两个评定者 *Kappa* 统计量的样本量计算公式[8]，在假设检验 H0：Kappa ≤ 0.40，H1：*Kappa* > 0.40，判定结果为两类且出现频率为 40% 和 60%，a 单侧 =0.025 时，观察 85 例患者有 90% 的把握度检出真实的 *Kappa*=0.7。考虑观察过程中可能出现信息不全的无效调查表，在原样本量基础上增加 10%，则至少需要观察患者 94 例。

1.2 真实性评价

根据传统诊断试验方法中的样本量估算公式[9]，假设 A 标准的灵敏度为 90%，特异度为 85%，容许误差 δ=0.05，α=0.05 时，评价 A 标准灵敏度和特异度所需样本量至少为 334 例。由于本研究是在缺少“金标准”的情况下对量表的灵敏度、特异度进行估计，故在有“金标准”情况下预估的样本量的基础上，增大样本量至 600 例。

2 病例来源

“陈可冀血瘀证独特辨证方法传承研究”已通过中国中医科学院西苑医院医学伦理委员会伦理审查，批件号为 2014XL023-3。

2.1 可靠性评价

采用横断面调查的方法，选择 2014 年 11 月上旬中国中医科学院西苑医院 14 个科室（心血管科、消化科、呼吸科、脑病、肾内科、内分泌科、风湿免疫科、妇科、血液科、肿瘤科、皮肤科、骨科、外科、周围血管科 / 肛肠科）的住院和门诊患者，每个科室均从第一个床位号或第一个就诊号开始顺序调查一天内的连续病例 8 例，患者拒绝接受调查或不在场时顺延，共计调查 112 例患者。

2.2 真实性评价

采用横断面调查的方法，选择 2014 年 11 月下旬中国中医科学院西苑医院 15 个科室（上述 14 个科室加眼科）的住院和门诊患者，每个科室均从第一个床位号或第一个就诊号开始顺序调查连续病例 40 例，患者拒绝接受调查或不在场时顺延，共计调查 600 例患者。

3 调查方法与内容

3.1 可靠性评价

采用面对面观察询问的方式，由两名经过培训的研究者（一名陈可冀教授传承人和一名非传承人）在同一天内对 112 例患者用 A 标准独立进行血瘀证诊断。所有调查均经患者口头同意后进行。调查内容包括患者基本信息、患有疾病以及 A 标准涵盖的内容。

3.2 真实性评价

采用面对面观察询问的方式，每个科室均由两名经过培训的研究者分别对 20 例不同的患者用三个诊断标准独立进行血瘀证诊断，同时采集舌象和面象。所有调查均经患者口头同意后进行，调查内容包括患者基本信息、患有疾病、目前用药及三个诊断标准涵盖的内容。

三个诊断标准分别为 A 标准（表 1）、1986 年中国中西医结合学会活血化瘀专业委员会制订的“血瘀证诊断标准”（以下简称 B 标准）[6] 及 2011 年中国中西医结合学会活血化瘀专业委员会制订的“血瘀证中西医结合诊断标准”（以下简称 C 标准）[7]。

表 1　实用血瘀证诊断标准

主要标准
（1）舌质紫暗或有瘀斑、瘀点
（2）面部、口唇、齿龈、眼周及指（趾）端青紫或暗黑
（3）不同部位 * 静脉曲张或毛细血管异常扩张
（4）离经之血（出血后引起的脏器、组织、皮下或浆膜腔内瘀血、积血）
（5）间歇性跛行
（6）腹部压痛抵抗感
（7）闭经或月经暗黑有块
（8）影像学显示血管闭塞或中重度狭窄（≥50%）**，血栓形成、梗死或栓塞，或脏器缺血的客观证据

续表

次要标准
（1）固定性疼痛，或刺痛、绞痛，或疼痛入夜尤甚
（2）肢体麻木或偏瘫
（3）痛经
（4）肌肤甲错（皮肤粗糙、肥厚、鳞屑增多）
（5）精神狂躁或善忘
（6）脉涩或结代，或无脉
（7）脏器肿大、新生物、炎性或非炎性包块、组织增生
（8）影像学等检查显示有血管狭窄（＜50%）
（9）血液流变性、凝血、纤溶、微循环等理化检测异常，提示血循环瘀滞
（10）近 1 月有外伤、手术或人工流产

注：符合主要标准 1 条、或次要标准 2 条即可诊断血瘀证。

按主要标准每条 2 分，次要标准每条 1 分，可作为血瘀证量化诊断标准。

*：如舌下、结膜、眼底、口腔黏膜、腹壁、下肢、消化道等。

**：行介入治疗或外科手术后不满足该条件者除外。

4 质量控制

收回的所有调查表均由课题组专人进行信息完整性检查，信息不全超过 30%者视为无效的调查表，予以剔除。真实性评价调查表和采集的图像信息由中医专家进行诊断准确性检查修订。

采用 EpiData 3.1 软件进行数据录入，由两名研究者独立录入后进行核对，不一致内容查阅原始调查表进行修订。

5 统计学方法

5.1 一致性检验

应用 SPSS16.0 软件进行统计学分析。率的比较采用卡方检验，分别计算血瘀证诊断的一致率（Kappa 值）。Kappa=P_o-P_e/（1-P_e）（P_o 为观察一致率，P_e 为机遇一致率），Kappa＞0.7 为一致性良好，0.4~0.7 为一致性一般，＜0.4 为一致性不佳。假设检验使用双侧检验，$P \leqslant 0.05$ 为检验结果有统计学意义，$P \leqslant 0.01$ 为检验结果有显著统计学意义。

5.2 灵敏度与特异度估计

本研究采用贝叶斯方法同时对两两诊断标准的灵敏度、特异度进行估计。

5.2.1 似然函数构建

假设两个诊断标准的下标分别为 1、2，诊断结果在给定真实患病情况下条件独立，则两个诊断试验中共有 9 个待估参数：灵敏度 S_1、S_2，特异度 C_1、C_2，人群患病率 π 及 Y_1、Y_2、Y_3、Y_4；Y 为实际真阳性人数，Y_1 为两个诊断均为阳性人数，Y_2 为 1 诊断阳性 2 诊断阴性人数，Y_3 为 1 诊断阴性 2 诊断阳性人数，Y_4 为两个诊断均为阴性人数。构建的似然函数如（1）式。

$$
\begin{aligned}
& l(u,v,w,x,Y_1,Y_2,Y_3,Y_4 \mid \pi,S_1,C_1,S_2,C_2) = [\pi S_1 S_2]^{Y_1}[\pi S_1(1-S_2)]^{Y_2}[\pi(1-S_1)S_2]^{Y_3}[\pi(1-S_1)(1-S_2)]^{Y_4} \\
& [(1-\pi)(1-C_1)(1-C_2)]^{u-Y_1}[(1-\pi)(1-C_1)C_2]^{v-Y_2}[(1-\pi)C_1(1-C_2)]^{w-Y_3}[(1-\pi)C_1C_2]^{x-Y_4} \\
& = \pi^{Y_1+Y_2+Y_3+Y_4}(1-\pi)^{N-Y_1-Y_2-Y_3-Y_4} S_1^{Y_1+Y_2}(1-S_1)^{Y_3+Y_4} S_2^{Y_1+Y_3}(1-S_2)^{Y_2+Y_4} C_1^{w+x-Y_3-Y_4}(1-C_1)^{u+v-Y_1-Y_2} C_2^{v+x-Y_2-Y_4}(1-C_2)^{u+v-Y_1-Y_2}
\end{aligned}
\quad (1)
$$

其中，u 是试验中 1 和 2 均诊断为阳性人数，v 是 1 诊断阳性 2 诊断阴性人数，w 是 1 诊断阴性 2 诊断阳性人数，x 是 1 和 2 均诊断为阴性人数，可以根据数据算得。

5.2.2 先验分布

结合临床实际以及既往文献研究[1,2,10,11]，可假设患病率 π、灵敏度 S、特异度 C 均服从 Beta（α，β）

分布，Beta（α，β）分布中参数 α、β 的计算方法如（2）式。

$$\alpha = \pi[\frac{\pi(1-\pi)}{\sigma^2} - 1] \ \beta = (1-\pi)[\frac{\pi(1-\pi)}{\sigma^2} - 1] \quad (2)$$

其中 π 为先验均数，由于假设服从 Beta 分布，本研究以中位数表示其估计值，为对应 95% 置信区间（confidence interval，*CI*）的中间位置，σ 为先验标准差，为对应 95% *CI* 的 1/4 大小 [11]。本研究先验信息主要根据既往研究结果 [12-15] 和专家经验确定，Beta 分布参数值由上述公式计算得出。

5.2.3 后验分布

根据贝叶斯原理 [1]，联合后验分布是先验分布与似然函数的乘积形式，各参数的条件后验分布如（3）式。

$$\begin{aligned}
&Y_1|u,\pi,S_1,C_1,S_2,C_2 \sim Binomial(u,\frac{\pi S_1 S_2}{\pi S_1 S_2 + (1-\pi)(1-C_1)(1-C_2)})\\
&Y_2|v,\pi,S_1,C_1,S_2,C_2 \sim Binomial(v,\frac{\pi S_1(1-S_2)}{\pi S_1(1-S_2) + (1-\pi)(1-C_1)C_2})\\
&Y_3|w,\pi,S_1,C_1,S_2,C_2 \sim Binomial(w,\frac{\pi(1-S_1)S_2}{\pi(1-S_1)S_2 + (1-\pi)C_1(1-C_2)})\\
&Y_4|x,\pi,S_1,C_1,S_2,C_2 \sim Binomial(x,\frac{\pi(1-S_1)(1-S_2)}{\pi(1-S_1)(1-S_2) + (1-\pi)C_1C_2})\\
&\pi|u,v,w,x,Y_1,Y_2,Y_3,Y_4,\alpha_\pi,\beta_\pi \sim \mathrm{Beta}(Y_1+Y_2+Y_3+Y_4+\alpha_\pi, N-Y_1-Y_2-Y_3-Y_4+\beta_\pi)\\
&S_1|Y_1,Y_2,Y_3,Y_4,\alpha_{S1},\beta_{S1} \sim \mathrm{Beta}(Y_1+Y_2+\alpha_{S1}, Y_3+Y_4+\beta_{S1})\\
&C_1|u,v,w,x,Y_1,Y_2,Y_3,Y_4,\alpha_{C1},\beta_{C1} \sim \mathrm{Beta}(w+x-Y_3-Y_4+\alpha_{C1}, u+v-Y_1-Y_2+\beta_{C1})\\
&S_2|Y_1,Y_2,Y_3,Y_4,\alpha_{S2},\beta_{S2} \sim \mathrm{Beta}(Y_1+Y_3+\alpha_{S2}, Y_2+Y_4+\beta_{S2})\\
&C_2|u,v,w,x,Y_1,Y_2,Y_3,Y_4,\alpha_{C2},\beta_{C2} \sim \mathrm{Beta}(v+x-Y_2-Y_4+\alpha_{C2}, u+w-Y_1-Y_3+\beta_{C2})
\end{aligned} \quad (3)$$

5.2.3 模拟算法及软件

采用 Gibbs 抽样技术，构建马尔科夫链，通过对每个待估参数的条件后验分布反复抽样，求得参数的估计值和 95% *CI*。在数据分析中设定迭代次数为 20 000 次，为了保证估计结果的稳定性，舍弃前 5000 次预迭代，用后 15000 次迭代结果进行参数估计。由于参数分布服从 Beta 分布，故以中位数表示其估计值的平均水平。整个估计过程采用 Winbugs1.4.3 软件 [16] 实现。

结　果

1 一般资料

1.1 可靠性评价

本研究共观察患者 112 例，完成有效诊断调查表 224 份。其中男 53 例（47.3%），女 59 例（52.7%），年龄 12~90 岁，年龄中位数及四分位间距为 64（4777）岁，出现频率排在前六位的疾病依次为高血压病 61 例（54.5%）、冠心病 29 例（25.9%）、糖尿病 28 例（25.0%）、高脂血症 17 例（15.2%）、脑卒中 15 例（13.4%）、混合痔 7 例（6.3%）。

1.2 真实性评价

本研究共观察患者 600 例，完成有效诊断调查表 600 份。其中男 228 例（38.0%），女 372 例（62.0%），年龄 1590 岁，年龄中位数及四分位间距为 56（4067）岁，出现频率排在前六位的疾病依次为高血压病 194 例（32.3%）、高脂血症 148 例（24.7%）、糖尿病 116 例（19.3%）、冠心病 73 例（12.2%）、脑卒中 69 例（11.5%）、月经不调 67 例（11.2%）。

2 A 标准可靠性评价（表 2）

甲乙两名研究者分别采用 A 标准诊断，112 例患者血瘀证分别为 78 例（患病率 69.6%）、71 例（63.4%），诊断符合率为 91.96%（Kappa=0.82，$P < 0.001$），一致性良好。

表 2 A 标准一致性检验结果

甲医生	乙医生			Kappa
	非血瘀证	血瘀证	符合率	
非血瘀证	33	1	91.96%	0.82*
血瘀证	8	70		

注：*$P < 0.001$

3 三个血瘀证诊断标准一致性比较（表 3）

采用 A、B、C 标准诊断，600 例患者中血瘀证分别为 540 例（90.0%）、421 例（70.2%）、477 例（79.5%）。A 与 B 的诊断一致性一般（$P < 0.01$）；A 与 C 的诊断一致性一般（$P < 0.01$）；B 与 C 的诊断一致性良好（$P < 0.01$）。

表 3 三个血瘀证诊断标准两两一致性检验结果

诊断标准	例数	符合率	诊断标准	例数	符合率	诊断标准	例数	符合率
A（+）B（+）	420	79.8%	A（+）C（+）	476	89.2%	B（+）C（+）	421	90.7%
A（+）B（-）	120		A（+）C（-）	64		B（+）C（-）	0	
A（-）B（+）	1		A（-）C（+）	1		B（-）C（+）	56	
A（-）B（-）	59		A（-）C（-）	59		B（-）C（-）	123	
Kappa	0.405*			0.590*			0.755*	

注：*$P < 0.01$

4 三个血瘀证诊断标准的真实性评价

4.1 先验分布（表 4）

A、B、C 三个血瘀证诊断标准的灵敏度、特异度及调查人群患病率的先验分布参数如下。

表 4 三个血瘀证诊断标准先验分布参数

诊断标准	参数	先验信息	
		95% *CI*	分布
A 标准	灵敏度	0.90-0.98	Beta（131.60，8.40）
	特异度	0.85-0.93	Beta（216.94，26.81）
B 标准	灵敏度	0.86-0.94	Beta（201.60，22.40）
	特异度	0.86-0.94	Beta（201.60，22.40）

续表

诊断标准	参数	先验信息	
		95% *CI*	分布
C 标准	灵敏度	0.87-0.95	Beta（185.41，18.34）
	特异度	0.85-0.93	Beta（216.94，26.81）
患病率		0.50-0.70	Beta（57，38）

4.2 贝叶斯估计结果（表 5、6）

贝叶斯分析发现，对调查的 600 例患者而言，A、B、C 三个标准诊断的人群血瘀证患病率相似，均约为 93%；A 标准的灵敏度估计值最小为 91.1%，特异度估计值最小为 76.2%；三个标准的灵敏度按高低排序依次为 A＞B＞C，对任意两个标准的灵敏度之差做检验，95% *CI* 不包含 0，各标准间灵敏度差异有统计学意义；特异度差异无统计学意义。

表 5　无金标准情况下三个血瘀证诊断标准的灵敏度、特异度、患病率估计

诊断标准		患病率		灵敏度		特异度	
		中位数	95% *CI*	中位数	95% *CI*	中位数	95% *CI*
A 与 B	A 标准	0.936	[0.913，0.954]	0.911	[0.888，0.930]	0.875	[0.826，0.915]
	B 标准	0.936	[0.913，0.954]	0.762	[0.731，0.790]	0.902	[0.858，0.936]
A 与 C	A 标准	0.936	[0.913，0.954]	0.912	[0.889，0.932]	0.880	[0.833，0.919]
	C 标准	0.936	[0.913，0.954]	0.831	[0.804，0.857]	0.892	[0.848，0.926]
B 与 C	B 标准	0.939	[0.919，0.957]	0.824	[0.797，0.850]	0.890	[0.841，0.929]
	C 标准	0.939	[0.919，0.957]	0.759	[0.728，0.788]	0.892	[0.849，0.927]

表 6　无金标准情况下三个血瘀证诊断标准间灵敏度、特异度差值的估计

	A-B		A-C		B-C	
	中位数	95% *CI*	中位数	95% *CI*	中位数	95% *CI*
灵敏度	0.149	[0.112，0.184]	0.081	[0.047，0.114]	0.065	[0.025，0.105]
特异度	-0.026	[-0.085，0.033]	-0.011	[-0.070，0.046]	-0.002	[-0.060，0.056]

讨　论

本研究采用横断面研究的方法，首先利用 Kappa 一致性检验分析两名研究者用 A 标准对相同患者诊断血瘀证的一致性，以了解 A 标准的可靠性；其次，比较了 A 标准与另外两个有代表性的血瘀证诊断标准的诊断一致性；最后，采用贝叶斯方法估计三个血瘀证诊断标准的灵敏度和特异度，以评价 A 标准的真实性。

对 112 例患者调查分析发现，不同研究者应用 A 标准诊断一致性良好。该结果表明 A 标准在不同研究者间的测量变异较小，可靠性高。分析其原因，考虑与该标准的条目简洁，表述清楚，判断标准简单而临床可操作性较强有关。对另外 600 例患者调查分析发现，A 标准与 B、C 标准比较，诊断一致性尚类同。

采用贝叶斯方法，对 600 例患者调查结果分析发现，A 标准灵敏度比另外两个标准更高，而特异度三者间无明显差异；A 标准灵敏度估计值最小为 91.1%，特异度估计值最小为 76.2%。提示：A 标准对血瘀证诊断在不明显降低特异度情况下显著提高了敏感性，具有重要的临床意义。分析其原因，考虑与该标准条目涵盖面广且表述清楚有关。

值得注意的是，贝叶斯分析发现本研究调查的人群血瘀证患病率高达 93%，且三个诊断标准之间无

明显差异，高于既往相关研究结果[12,13]。在核查了原始数据和数据分析步骤无误后，考虑该结果可能与以下原因有关：①研究人群大多为医院就诊的中老年患者，血瘀证患病率本身可能较高；②既往诊断标准非“金标准”，诊断患病率时存在误差。未来可选择不同人群扩大样本量研究，验证该研究结果。

既往血瘀证诊断标准在临床应用中发挥了重要作用。但是，也显露出一些问题，如条目或判定比较繁琐、表述欠清楚、诊断敏感性不够、部分条目欠合理、缺乏量化而难以满足科研需求等。如B标准条目无赋分，判定较复杂，主要依据第4条“血管痉挛，唇及肢端紫绀，血栓形成，血管阻塞”和实验室依据第7条“特异性新技术显示有血管阻塞”均有血管阻塞，但二者的阻塞程度表述欠清楚；C标准中所有条目权重相同，符合“舌质紫黯或舌体瘀斑、瘀点，舌下静脉曲张瘀血”或“精神、神志异常”任意一条均可以诊断血瘀证，似与临床实际不符。此外，对于冠脉狭窄已行血运重建术者，凭借血管狭窄的影像学表现还能否诊断血瘀证？等等。这些问题均有待修订完善，以使诊断标准更好地适应临床科研的需求。

与国内外大多数血瘀证诊断标准[6,17,18]比较，A标准主要具有条目简洁，涵盖面广，判断标准简单，临床可操作性强的特点。例如，与B标准比较，A标准不仅条目少、判断标准简单，且条目表述更清楚，临床实用性更好。此外，简单的条目赋分也是A标准的一大特点，赋分可以将诊断结果量化，为证候轻重判定提供可能，有利于科研分析，而赋分简单又大大增加了标准的实用性。1988年，血瘀证研究国际会议提出了“血瘀证诊断参考标准”[19]，与C标准相似，均只有12个条目，内容简洁，临床可操作性强。然而，二者与A标准相比，条目缺少主次之分，无赋分，且缺乏一些常见的血瘀证判定内容，如间歇性跛行，近期外伤与手术史等。血瘀证诊断标准从1982年制订至今，虽取得了一定的成绩，但时隔多年，已难以满足现代临床的需要，应该进行修订[20]。尽管具有诸多优点，A标准作为普适性的血瘀证诊断标准，应用于临床各科时仍可能存在缺陷，未来还需在实践中不断完善。

本研究主要具有以下特点：①本研究在临床采集病例之前进行了样本量估算，且严格按照预先研究方案实施，减少了选择性偏倚（selection bias）和测量偏倚（measurement bias）的发生；②本研究利用EpiData进行双人双录入核查，保证了录入数据的准确性；③本研究先评价了待评价诊断标准的可靠性，再评价其真实性，研究设计合理；④本研究评价可靠性时比较了传承人与非传承人的测量变异，得出的一致性结果更为可靠；⑤“金标准”缺乏一直是困扰中医诊断试验的主要问题之一，本研究采用贝叶斯方法对A标准灵敏度和特异度进行估计，是无“金标准”条件下进行中医诊断试验的一次探索，可为未来相关研究提供方法学的参考；⑥本研究的真实性评价结果可以作为今后相关研究的先验信息。未来，A标准在真实世界人群中应用的可靠性和真实性还有待大样本、多中心的调查研究，进一步扩大验证。

辨证诊断是中医诊断疾病重要的传统模式，也是中医治疗疾病的思辨基础，体现了中医学的理论特点和优势。中医临床要发展，其诊断标准亦应在实践中不断更新和完善。A标准条目简洁，表述清楚，临床可操作性强，不仅可靠性高，且在不明显降低特异度情况下具有更高的灵敏度，未来或可作为血瘀证诊断标准更新的蓝本，为更新提供参考和依据。近几十年来，中医证候诊断标准相继建立。然而，由于缺乏客观可靠的“金标准”，限制了传统诊断试验评价方法的运用，影响了中医诊断标准的真实性评价。本研究作为无“金标准”情况下中医证候诊断标准真实性评价的一次探索，值得进一步研究与推广。

参考文献

[1] Joseph L, Gyorkos TW, Coupal L. Bayesian estimation of disease prevalence and the parameters of diagnostic tests in the absence of a gold standard[J]. Am J Epidemiol, 1995, 141(3): 263-272.

[2] Dendukuri N, Rahme E, Bélisle P, et al. Bayesian sample size determination for prevalence and diagnostic test studies in the absence of a gold standard test[J]. Biometrics, 2004, 60(2): 388-397.

[3] Branscum AJ, Gardner IA, Johnson WO. Estimation of diagnostic-test sensitivity and specificity through Bayesian modeling[J]. Prev Vet Med, 2005, 68(2-4): 145-163.

[4] 顾海雁, 陈启光. 无金标准情况下诊断试验的评价方法[J]. 中国卫生统计, 1999, 16(4): 204-205.

[5] 刘沛, 史志旭, 陈炳为, 等. 无金标准条件下诊断试验评价贝叶斯相关模型构建及应用[J]. 中国卫生统计, 2012, 29(2): 187-190.

[6] 中国中西医结合学会活血化瘀专业委员会. 血瘀证诊断标准[J]. 中西医结合杂志, 1987, 7(3): 129.

[7] 中国中西医结合学会活血化瘀专业委员会. 血瘀证中西医结合诊疗共识[J]. 中国中西医结合杂志, 2011, 31(6): 839-844.

[8] Flack VF, Afifi AA, Lachenbruch PA, et al. Sample size determinations for the two rater Kappa statistic[J]. Psychometrika, 1988, 53(3): 321-

325.
[9] 李立明主编. 临床流行病学[M]. 北京: 人民卫生出版社, 2011: 83-84.
[10] Joseph L, Bélisle P. Bayesian sample size determination for case-control studies when exposure may be misclassified[J]. Am J Epidemiol, 2013, 178(11): 1673-1679.
[11] 王显红, 周晓农, 李远林, 等. 用贝叶斯方法对日本血吸虫感染两种检测方法进行评价[J]. 中国卫生统计, 2007, 24(4): 361-363.
[12] Gao ZY, Xu H, Shi DZ, et al. Analysis on outcome of 5284 patients with coronary artery disease: the role of integrative medicine[J]. J Ethnopharmacol, 2012, 141(2): 578-583.
[13] 李鸥, 徐浩, 高铸烨. 1072例冠心病住院患者中医证候分布特点的多中心横断面研究[J]. 中西医结合心脑血管病杂志, 2011, 9(4): 385-386.
[14] 付长庚, 高铸烨, 王培利, 等. 冠心病血瘀证诊断标准研究[J]. 中国中西医结合杂志, 2012, 32(9): 1285-1286.
[15] 郗瑞席, 陈可冀, 史大卓, 等. 介入术后冠心病中医证候诊断标准的评价[J]. 中国中西医结合杂志, 2013, 33(8): 1036-1041.
[16] Lunn DJ, Thomas A, Best N, et al. D. WinBUGS-A Bayesian modelling framework: concepts, structure, and extensibility[J]. Stat Comput, 2000, 10(4): 325-337.
[17] 小川新. 国际血瘀证诊断标准试行方案[J]. 桑滨生译. 临床荟萃, 1987, 2(12): 558.
[18] 王阶, 陈可冀, 翁维良, 等. 血瘀证诊断标准的研究[J]. 中国中西医结合杂志, 1988, 8(10): 585-589.
[19] 血瘀证研究国际会议. 血瘀证诊断参考标准[J]. 中西医结合杂志, 1989, 9(2): 111.
[20] Li SM, Xu H, Chen KJ. The diagnostic criteria of blood-stasis syndrome: considerations for standardization of pattern identification[J]. Chin J Integr Med. 2014, 20(7): 483-489.

原载：罗静，王安璐，赵维，车方远，冯倩，易丹辉，徐浩，陈可冀．实用血瘀证诊断标准及其可靠性与真实性评价研究 [J]. 中国中西医结合杂志，2015, 35(8): 950-956.

活血化瘀法防治糖尿病血管病变作用机制的研究进展

王景尚　殷惠军　陈可冀

糖尿病是继肿瘤、心血管疾病之后发病率居世界第3位的慢性病，严重威胁人类的健康和生命[1]。2007—2008年，中华医学会糖尿病学分会（Chinese Diabetes Society，CDS）组织进行的糖尿病流行病学调查结果估计我国20岁以上成年人糖尿病发病率为9.7%，总数达9240万，我国可能已成为世界上糖尿病患病人数最多的国家[2]。血管病变是糖尿病的主要并发症之一，分为微血管病变与大血管病变，前者主要包括糖尿病性视网膜病变和糖尿病性肾病；后者以冠状动脉疾病和外周血管疾病为主，是导致糖尿病患者高病死率、致残率的重要原因[3]。我国CDS慢性并发症调查组报告及相关研究显示，在三甲医院中住院的2型糖尿病患者并发症发病率分别为：视网膜病变7%、糖尿病肾病病34.7%、脑血管病12.6%、高血压病34.2%、心血管病17.1%、下肢血管病5.2%，防治糖尿病血管疾病所需的医疗支出，已成为糖尿病医疗费用的最主要部分[4]。如何更加有效遏制糖尿病患者血管并发症的发生和发展，已成为国内外亟待解决的重大科学问题。现代医学对于糖尿病血管病变的防治策略，主要强调生活方式改善及早期筛查，强化降糖、控制危险因素（高血压、高血脂等）、抗血小板以及其他相关对症治疗，尽管取得一定成效，但是仍然存在诸如患者症状改善不佳、医疗费用过高等问题。中医药在糖尿病防治方面具有自己的优势，而且这种优势更多地表现在其对于糖尿病并发症的防治及临床症状的改善，尤其是在血管并发症方面[5]。

辨证论治的中医学特色决定了证候研究的核心地位，而病证结合的临床诊疗特色是中西医结合发展的必然趋势。糖尿病血管病变的临床表现以及以“浓、黏、凝、聚”为特点的血液流变性改变和血管功能异常与中医学“血瘀证”极为相似。因此，基于辨证论治法则和病证结合理论，活血化瘀法广泛应用于糖尿病血管病变的预防与治疗。本文就糖尿病血管病变与血瘀证的病机渊源、两者病理基础及活血化瘀中药防治糖尿病血管病变的相关研究进行如下综述。

1 糖尿病血管病变与血瘀证的病机渊源

糖尿病属中医学“消渴”范畴，基本病机为阴虚燥热，以阴虚为本，燥热为标。随着病程延长，阴虚可致阳伤、可致气耗，最终形成气阴两伤、阴阳俱虚的病理局面，其病理结局必然是气血运行失调，脉络瘀阻，筋脉失养，脏腑受损，进而出现一系列痹症、痿症、中风、胸痹等合并症。因此，由气阴两伤所致的脉络瘀阻是消渴后期血管并发症的基本病机[6]。

血瘀证是中医临床常见证型，见于多种疾病。在《黄帝内经》血脉理论的基础上，清末医家王清任对血瘀证的病因、病机、症状及治疗进行了详尽阐述，为血瘀证理论的形成奠定了坚实基础。血瘀证的形成与“血”“脉”密切相关，血与脉互为依存、密切相关、共同构成血行，“血行失度”或“血脉不通”则成“血瘀”。目前，血瘀证被认为是一种由各种病因所引起的临床综合征，其共同的病理生理学特点在于“血行失度”与“血脉不通”，即血在脉中的循行失去其正常之度，使身体组织和器官或得不到足够的血液灌注，或形成全身或局部瘀血，从而引起全身或局部组织和器官的代谢紊乱和功能活动障碍。

消渴与血瘀关系密切。早在《黄帝内经》就有相关论述，认为五志过极、情志失调是糖尿病的发病原因之一，而情志不畅、气郁不达，日久血行涩滞而成血瘀。之后，唐容川在《血证论》中明确提出“瘀血发渴，瘀血去则不渴”的论断，为消渴病“从瘀论治”提供了理论基础。随着消渴病与血瘀证相关性研究的深入，瘀血不仅被认为是一种病理产物，根于阴虚燥热，贯穿于消渴病始末；同时，也是一种致病因素，使血行不畅、经脉失养，进而导致血管病变的发生。由此可见，血瘀是消渴病慢性血管并发症的重要病理机制[7]。

2 糖尿病血管病变血瘀证病理基础

血瘀证一直是中西医结合领域的研究热点之一。不少学者对血瘀证证候实质进行了大量有益探索。近 40 年来，陈可冀院士领导的课题组对血瘀证和活血化瘀进行深入研究，不仅发展了血瘀证理论，而且还揭示了血瘀证的科学内涵。血瘀证不等同于西医学某方面指标的变化，而具有其相对特定的规律与特征，具体包括血液流变性异常、微循环障碍、血流动力学障碍、血小板聚集活化、凝血及纤溶活性异常等。而糖尿病血管病变发生、发展的病理机制与血瘀证科学内涵极为相似。特别表现在与血瘀证形成密切相关的“血”和“脉”两方面，即以血液流变性、血流动力学和血液成分异常为表现的“血的异常”以及血管功能紊乱和血管狭窄为表现的“脉的异常”。

2.1 血的异常

2.1.1 血液流变性和血流动力学

血液流变学和血流动力学异常在糖尿病微血管并发症的发展过程中起重要作用，前者主要表现为血液高凝状态、血流速度减慢和微血栓形成；后者以微血管血流量增加、压力增高为特征，突出表现为微血管基底膜增厚和血管壁滤过屏障功能受损，进而影响血管内皮功能。随着微循环结构的不断破坏，最终发生微循环缺血缺氧，微循环功能衰竭[8]。有学者发现糖尿病患者存在四高状态，即：高凝状态 -- 纤维蛋白溶解酶活性减低；高聚状态 -- 血沉加快，低切变速度下全血黏度升高；高浓度状态 -- 血浆纤维蛋白原增加；高黏状态 - 血黏度、全血黏度升高。并且这“4 种状态”使微血流状态出现明显障碍，血液中易形成网状结构，易于形成血瘀及血栓倾向，进而导致血管并发症发生[9]。糖尿病视网膜病变者红细胞聚集指数、全血比黏度、血浆比黏度、纤维蛋白原及血沉均明显增加，视网膜中央动脉的收缩峰值血流速度、加速度、舒张末期血流最大速度均减慢，提示 2 型糖尿病视网膜病变存在血流动力学的改变[10]。这种糖尿病高糖情况下的“凝、聚、黏、浓”状态正是血瘀证的外在表现。

2.1.2 血小板活化

血小板黏附、聚集于内皮损伤部位，释放生长因子，促进平滑肌增殖，导致动脉粥样硬化的发生，从而引起糖尿病大血管病变。同时，血小板的高黏附、高聚集状态可以造成微循环瘀滞，进而导致组织缺氧引起糖尿病的微血管病变。高糖状态下血小板功能异常具体表现在：①内皮细胞损伤后释放血管假性血友病因子（vWF）和内皮下暴露的胶原纤维增加了血小板的黏附性；②血小板对各种诱聚剂敏感性增加而对抗血小板聚集的前列环素和一氧化氮反应性降低导致血小板聚集功能亢进；③血小板释放反应增强；④血小板促凝活性增强[11]。有学者以 2 型糖尿病血瘀证患者为研究对象，从血小板聚集性、血小板活化标志分子两方面对糖尿病血管并发症血瘀证实质进行了研究，发现血瘀证患者血小板聚集率较无血瘀证患者显著升高[12]；血瘀证患者血小板膜糖蛋白 CD62P 和 CD63 高表达，提示 2 型糖尿病血瘀证患者血小板处于高活化状态[13]；并发现 CD62P 在 2 型糖尿病血管病变患者呈高表达[14]。P 选择素与血小板活化、内皮细胞与白细胞黏附密切相关，血小板活化因子（PAF）是迄今发现的最强血小板聚集诱导剂，参与血栓形成病理生理过程。有研究者以血清可溶性 P 选择素和 PAF 为靶点，观察其在 2 型糖尿病患者大血管病变中的表达，结果发现，两者在 2 型糖尿病大血管病变组均高表达，且呈正相关[15]。

2.1.3 凝血与抗凝功能以及纤溶平衡失调

凝血及抗凝功能异常以及由此引起的血栓形成亦是糖尿病大血管并发症的主要病理机制之一。正常情况下血液的凝血、纤溶系统及各种激活和抑制因子保持着动态平衡。而高糖状态下血小板活化，血液中与瘀血相关的因子含量或活性增高，与抗凝有关的因子含量或活性降低，最终导致血液呈高凝状态。血小板与内皮细胞在促凝与抗凝调节方面起着重要作用，两者功能失调是血瘀证形成的内在机制之一。

2.2 脉的异常

2.2.1 血管内皮细胞功能紊乱

内皮功能异常是糖尿病血管病变的病理生理学基础[16]。正常的内皮细胞通过生成NO和前列环素等介质，降低血管紧张性，减少血小板的聚集和抑制炎症细胞的招募及活性对维持血管壁的健康发挥了重要作用[17]。然而，在高血糖状态下内皮细胞功能异常主要表现为：损伤内皮祖细胞分化，进而影响内皮型一氧化氮合酶（eNOS）磷酸化、减少NO生物利用度，最终损伤内皮细胞[18]；受损的内皮细胞可释放出多种血管活性物质，通过改变血管张力及血流动力学，激活凝血系统和血小板活化，增加血管通透性进而造成一系列病理变化[19]；另外，内皮细胞凋亡不仅造成血管内皮结构的损害，还严重影响内皮细胞的正常功能，促进血管病变的发生，是引起糖尿病大血管病变的始动因素[20]。这种内皮细胞损伤以及由此引起的生物活性物质释放、血流动力学异常是对血瘀证形成理论中脉异常的阐释。

2.2.2 血管狭窄

血管狭窄是糖尿病血管病变终末期的主要病理表现，同时也是导致糖尿病患者下肢疼痛、生活质量下降以及致死、致残的重要原因。动脉粥样硬化的发生是糖尿病心血管并发症发生发展的重要病理生理基础。随着动脉血管内粥样硬化斑块的不断形成、增长，管腔内径逐渐缩小，血管狭窄程度逐渐加重，造成血流动力学改变，出现血流“不通”，导致脏腑器官及远端供血不足，进而出现瘀阻疼痛的表现，该过程契合“不通则痛”的中医学理论。

3 活血化瘀与糖尿病血管病变防治

血瘀证是糖尿病血管病变的重要中医证型，根据辨证论治法则及病证结合理论，现代许多医家基于前人的经验总结及自身的临床实践，在“从瘀论治”糖尿病血管病变方面取得了重要进展，活血化瘀疗法获得良好疗效。近代名医祝谌予教授将修瑞娟教授的血液微循环研究理论用于观察糖尿病患者，最先明确提出“用活血化瘀为主治疗糖尿病”，提倡采用活血化瘀法治疗糖尿病尤其是合并慢性血管、神经病变者[21]。实验研究表明，活血化瘀中药具有扩张血管、加快血流、增加血流量，抑制纤维组织增生、纠正并改善血液流变性、消除微循环障碍作用，广泛应用于改善糖尿病患者糖脂代谢、预防或减轻多种血管并发症并取得良好疗效[22]。

3.1 调节内皮细胞功能

内皮细胞是血液和血管平滑肌之间的重要屏障，其分泌的多种活性物质处于精密的平衡状态，维持着血管正常的生理功能。而高糖状态使内皮细胞功能紊乱、分泌活性物质失调进而造成血管病理改变。实验研究表明，活血化瘀复方、单体或单味中药可不同程度改善高糖状态下内皮细胞损伤。活血化瘀中药姜黄可通过调节血浆内皮素、血浆血栓素和前列腺素水平，减轻血管痉挛，改善血管舒张与收缩状态，进而达到保护实验性糖尿病大鼠血管内皮细胞功能的作用[23]。

3.2 改善胰岛素抵抗

胰岛素抵抗是2型糖尿病的病理生理基础，也是糖尿病血管并发症发生发展的机制之一。大量临床和基础研究证实，活血化瘀中药可通过调节脂质代谢、抑制炎症反应，进而改善高血糖状态下的胰岛素抵抗。有学者通过分析糖尿病时胰岛素水平与无症状性心肌缺血的病理关系，探讨了活血化瘀中药复方开心胶囊（由川芎、蒲黄、五灵脂、香附、山楂等组成）的有关机制。结果显示，糖尿病合并心肌缺血的大鼠血浆胰岛素水平明显升高；而开心胶囊可降低模型大鼠的全血浆胰岛素水平[24]。应用加味桃核承气汤能降低糖尿病及正常大鼠空腹血糖浓度，促进B细胞分泌内源性胰岛素，抑制胰及胰外组织分泌胰高血糖素，对胰岛素内分泌细胞有一定的修复功能，同时能够增加胰岛B细胞的分泌颗粒，刺激肝糖元合成，抑制肝糖元分解[25]。借助2型糖尿病大鼠模型，研究发现活血化瘀复方制剂速效救心丸、地奥心血康和复方丹参滴丸灌胃治疗，均可不同程度降低大鼠空腹血糖水平、改善糖耐量、降低血清胆固醇和甘油三酯水平，进而改善糖脂代谢、纠正胰岛素抵抗[26]。

3.3 抑制血小板活化

高糖状态下出现的血小板活化以及由此引起的细胞因子分泌与释放，不仅加剧炎症级联反应，同时引起血管内皮损伤，两者均是糖尿病心血管并发症的始动环节。既往研究表明，活血化瘀中药具有抑制血小板黏附、聚集和释放功能，预防和溶解血栓，从而改善血液循环和微循环的效应[27]。全胜麟等[28]观察了丹红注射液对糖尿病血管病变患者血小板活化标志物 P- 选择素的影响，结果发现，糖尿病合并血管病变患者的血小板呈高凝状态，而丹红注射液能使血小板活化功能显著降低。

3.4 改善血液流变性及微循环

全血高切黏度反映了红细胞的变形能力与刚性指数，人体血浆黏度与血浆纤维蛋白原的浓度呈正比。研究表明，复方血栓通胶囊能显著改善高血糖引起的视网膜血流量的变化，从而改善因微循环异常所致的视网膜病变[29]。葛根素和灯盏细辛注射液对糖尿病肾病血液黏稠度具有明显改善作用，其中灯盏细辛注射液在降低全血低切黏度和降低血小板聚集率方面作用显著[30]。脉络宁能够显著改善老年糖尿病患者的血流变指标和甲皱微循环，同时还可降低血清 C 反应蛋白水平[31]。

展　望

糖尿病是严重影响人类健康和生命的慢性病之一，其血管并发症是糖尿病致死、致残的重要原因。然而，目前现代医学尚无针对血管并发症的特效药物，手术治疗适应范围较小且复发概率较高是困扰临床治疗的主要问题。中医药以其独特优势在几千年的临床诊疗中积累了丰富的经验，认为糖尿病早期就有血瘀证的表现，并随着病程延长，尤其在糖尿病并发症阶段表现更为突出。瘀血既是糖尿病血管病变过程中的病理产物，同时也是致病因素，对糖尿病的发展及转归具有重要作用。同时，基于活血化瘀防治糖尿病及其血管并发症指导思想，提出并运用大量有效的活血化瘀复方、单味药和单体制剂，为临床治疗糖尿病提供了有力的指导。因此，以中医理论为出发点，充分利用现代分子生物学先进技术，从基因、蛋白及分子水平佐证活血化瘀中药的有效性，开展防治糖尿病血管并发症中药新药的研发以及糖尿病血瘀证证候指标群的建立将是未来研究方向。

参考文献

[1] Tuomilehto J, LindstromJ, Eriksson JG, et al. Pre-vention of type 2 diabetes mellitus by changes in lifestyle among subjects with impaired glucose tolerance[J]. N Engl J Med, 2001, 344(18): 1343-1350.

[2] Yang WY, Lu JM, Weng JP, et al. Prevalence of diabetesamong men and women in China[J]. N Engl J Med, 2010, 362(12): 1090-1101.

[3] Skyler JS, Bergenstal R, Bonow RO, et al. Intensive glycemic control and the prevention of cardiovascular events: implications of the ACCORD, ADVANCE, and VA Diabetes Trials: a position statement of the American DiabetesAssociation and a Scientific Statement of the American College of Cardiology Foundation and the American Heart Association[J]. J Am Coll Cardiol, 2009, 53(3): 298.

[4] 中华医学会糖尿病学分会. 中国 2 型糖尿病防治指南(2010 年版)[J]. 中国糖尿病杂志, 2012, 20(1): S1-S36.

[5] 喻秀兰. 中医对糖尿病微循环障碍的认识和治疗[J]. 微循环学杂志, 2013, 23(2): 5 -6, 9.

[6] 闰景漠, 缠双鸾. 活血化瘀法在糖尿病治疗中的作用[J]. 河南中医, 2010, 30(7): 716-717.

[7] 李振中, 尹翠梅. 痰浊瘀血与糖尿病血管病变理论探讨[J]. 中西医结合心脑血管病杂志, 2005, 11(3): 983-985.

[8] 袁申元, 武宝玉. 微循环障碍与糖尿病慢性并发症[J]. 中国微循环, 2002, 4(2): 73-75.

[9] 许成群. 活血化瘀治疗糖尿病的机理[J]. 陕西中医学院学报, 2001, 24(4): 13-15.

[10] 徐刚. 糖尿病微血管病变血瘀证病理和活血化瘀疗法探析[J]. 湖北中医学院学报, 2001, 62(3): 10-12.

[11] Stratmann B, Tschoepe D. Pathobiology and cell interactions of platelets in diabetes[J]. Diabetes Vasc Dis Res, 2005, 2(1): 16-23.

[12] 职小飞, 吴敏, 卞茸文, 等. 2 型糖尿病血瘀证与血流动力学改变的相关性研究[J]. 辽宁中医药大学学报, 2007, 9(3): 10-11.

[13] 姜兆顺, 张胜兰, 寇天芹, 等. 2 型糖尿病血瘀证患者血小板 CD62P、CD63 测定意义探讨[J]. 中国中西医结合杂志, 1999, 19(9): 527-528.

[14] 高桂琴, 李敬会, 黄明炜, 等. 超敏 C 反应蛋白、血小板活化与 2 型糖尿病血管并发症的关系[J]. 中国微循环, 2005, 5(9): 349 -350.

[15] 王芳, 赵学礼. 2 型糖尿病大血管病变与 P-选择素、血小板活化因子及超敏 C 反应蛋白的相关性研究[J]. 北京医学, 2010, 32(1): 60-61.

[16] Ajjan R, Grant PJ. Coagulation and atherothrombotic dis ease[J]. Atherosclerosis, 2006, 186(2): 240-259.
[17] Cines DB, Pollak ES, Buck CA, et al. Endothelial cells in physiology and in the pathophysiology of vascular disorders[J]. Blood, 1998, 91(10): 3527-3561.
[18] Chen YH, Lin SJ, Lin FY, et al. High glucose impairsearly and late endothelial progenitors cells by modifying nitric oxide-related but not oxidative stress-mediated mechanisms[J]. Diabetes, 2007, 56(6): 1559-1568.
[19] Festa A, D' Agostino R, Howard G, et al. Inflammation and micro-albuminuria in non-diabetic and type 2 diabetic subjects: the insulin resistance atherosclerosis study[J]. Kidney Int, 2000, 58(4): 1703-1710.
[20] Tedgui A, Mallat Z. Apoptosis as a determinant of atherothrombosis[J]. Thromb Haemost, 2001, 86(1): 420-426.
[21] 祝谌予. 历史的使命 - 我看中西医结合研究[J]. 上海中医药杂志, 2001, 22(3): 4-6.
[22] 王秀芝. 活血化瘀法治疗糖尿病慢性并发症浅析[J]. 河北中医, 2010, 32(3): 368-369.
[23] 孙鸿郎, 褚伟, 陈晓峰, 等. 中药姜黄对实验性糖尿病大鼠血管病变的影响[J]. 湖北中医杂志, 2008, 30(4): 9-10.
[24] 李学军, 杨叔禹. 从瘀论治胰岛素抵抗的研究现状[J]. 中国中医基础医学杂志, 2001, 7(7): 79-80.
[25] 熊曼琪. 加味桃核承气汤治疗Ⅱ型糖尿病的临床和实验研究[J]. 中国中西医结合杂志, 1992, 12(2): 74.
[26] 郭建茹, 李焕彬, 梁楚燕, 等. 3 个活血化瘀复方治疗 2型糖尿病大鼠的实验研究[J]. 中国实验方剂学杂志, 2012, 20(18): 220 -223.
[27] 柳吉玲. 活血化瘀药抗血栓作用的研究进展[J]. 中国当代医药, 2013, 20(35): 15-17.
[28] 全胜麟, 屈晓雯. 丹红注射液对糖尿病血管病变患者GMP-140 及血液流变学的干预作用[J]. 中西医结合心脑血管病杂志, 2010, 8(11): 1318-1319.
[29] 何伟珍, 王洁婷, 蔡晓华, 等. 复方血栓通胶囊对糖尿病视网膜病变眼动脉血流动力学的影响[J]. 临床医学, 2005, 25(2): 51-52.
[30] 李瑞娟, 王燕, 马继伟, 等. 葛根素和灯盏细辛注射液对糖尿病肾病血液流变学的影响[J]. 中医研究, 2010, 7(23): 39-41.
[31] 宁静. 活血化瘀在老年糖尿病患者的临床应用[J]. 中国血液流变学杂志, 2004, 14(3): 356-357.

原载：王景尚，殷惠军，陈可冀．活血化瘀法防治糖尿病血管病变作用机制的研究进展 [J]. 中国中西医结合杂志，2014, 34(11): 1397-1400.

血瘀理论在皮肤病临床中的应用

王　宁　庄国康　陈可冀

中医学理论中，瘀血既是临床上最常见的人体病 理产物之，又是引起诸多临床病证的重要因素之，以瘀血为核心的血瘀理论是中医学说的重要组成部分[1]。既往研究证明，血瘀证与血液循环和微循环障 碍、血液高黏滞状态、血小板活化和黏附聚集、血栓形成、组织和细胞代谢异常、免疫功能障碍等多种病理生理改变有关，涉及感染、炎症、组织异常增殖、免疫异常和代谢异常等病理生理过程[1]。这些病理生理变化在皮肤科疾病中也占有重要地位[2]。因此，血瘀证在皮肤病中的适用范围也十分的广泛，许多皮肤病均可出现不同程度的血瘀证表现，运用活血化瘀法治疗皮肤病可有效提高治愈率[3]。根据笔者的临床实践经验，对血瘀理论在皮肤科临床的应用作如下探讨。

1 血瘀证在皮肤病临床的表现

皮损在皮肤病的诊断中占有极其重要的地位。以皮损的不同类型为主要参考进行辨证论治，也是中医皮肤科的临床医疗特色之一。血瘀证的皮肤病临床的表现具体包括以下几类：①出血性皮损：血液溢于脉络（血管）之外即“离经之血”为瘀血，主要表现为皮肤的瘀点、瘀斑、皮下出血，以及水疱或大疱出血；皮肤中血管以及皮肤整体结构破坏所形成的糜烂、溃疡、抓痕等皮损，也都有不同程度的出血，应视为血瘀证的表现；②充血性皮损：血管扩张与局部血液淤积可互为因果，使血液无法进行有效循环，不具备濡养功能，可视为“瘀血”充血性皮损既包括较大血管扩张所表现出的毛细血管扩张（红血丝）、静脉曲张及血管瘤等，也包括细微血管扩张所表现出的皮肤潮红、紫红和黯红等肤色改变；③炎症性皮损：中医学理论认为炎症是热邪或毒邪所致，热邪炽盛，迫血妄行于脉外，或热邪入血，熬炼阴血致固缩凝滞均可形成血瘀证；污秽邪气等毒邪入血可令血液丧失濡养功能，甚则损伤机体，故污秽之血亦是瘀血。因此炎症性丘疹、结节、斑块、水疱、溃疡、坏死等也属血瘀证的表现；④增生性皮损：皮肤肥厚增生及新生物、赘生物均需血液滋养，病理切片中可见其内血管增生扩张，血入其中则不能濡养正常机体，也应视为血瘀证表现，增生性皮损主要包括皮肤的肥厚、增生，赘生物、新生物及皮肤附属器如毛囊、爪甲的增多、肥厚；⑤色素性皮损：瘀血阻滞，邪毒蕴积于肌肤，日久则可见皮肤黧黑、棕褐等颜色加深的改变，或因瘀而致虚，肌肤失养出现肌肤枯槁无华，颜色减淡或变白等色素减少性改变；⑥肌肤顽痹症状：瘀血阻络，肤腠、肌肉、爪甲、毛发失养，日久可出现结构及机能的改变。临床中可见皮肤肌肉萎缩、变薄、发硬，毛发、爪甲枯槁、脱落，以及皮肤麻木，感觉减退或异常等表现。需要指出的是，这些症状均属血瘀证日久的表现，辨证属虚实夹杂，血瘀血虚；⑦实验室和辅助检查结果：现代医学检验检查结果可为中医的辨证提供更客观、直观的依据，是中医皮肤科辨证论治的重要补充，根据对紫癜类、血管炎类等典型血瘀型皮肤病检验检查结果的归纳总结，以下病理、检验检查改变可视为血瘀证表现[2,4]：①血小板聚集及血栓形成；②红细胞外溢；③血管狭窄、扩张、增生；④血管周围及血管壁炎细胞浸润、血管结构改变；⑤局部纤维组织异常变性、增生；⑥血流变及微循环障碍；⑦理化指标提示血液中炎症因子、内毒素或病理性代谢产物增加。

2 活血化瘀法的特殊应用

具有上述皮损及症状体征的皮肤病均可辨为血瘀证，根据血瘀程度可对症选用养血活血法、活血化瘀法和破血逐瘀法进行治疗，以改善瘀血状态，缓解临床症状。除此以外，结合笔者经验及前期研究（北京市科委科技计划重点项目《名老中医临床诊疗信息采集及经验挖掘研究》子课题《庄国康教授临床诊疗信息采集及经验挖掘研究》）病历资料分析，活血化瘀法在皮肤科临床上还有以下特殊配伍及应用：

2.1 活血消风法治疗风邪引起的皮肤病

根据“治风先治血，血行风自灭”的理论，风邪所引起的皮肤病可采用活血化瘀法治疗。如荨麻疹因营卫失和，外感或内生风邪而发，风邪阻于经络，气滞血瘀，可在行气祛风方药（如《太平惠民和剂局方》消风散）的基础上配伍养血活血药物，如当归、丹参、鸡血藤等，使风邪随气血通畅而解，也可以桃红四物汤为主方加减治疗。临床应用中也证实，单纯应用中药患者中，部分经活血化瘀治疗后症状显著减轻，少数病例服药时症状完全消失，停药则又复发。现代医学研究表明，过敏性皮肤病外周血循环及皮损局部往往出现抗原抗体复合物或相关炎症因子、血管活性物质等水平升高，活血化瘀药物可有效改善血液循环，降低上述物质血中浓度而缓解过敏症状[5-8]。此外，实验证实部分活血化瘀药物如丹皮[9]、赤芍[10]、当归[11]、桃仁[12]等药物具有免疫调节、抗过敏的药理作用。因此，活血化瘀法也是治疗过敏性皮肤病的思路之。

头面胸背部的皮脂溢出性皮肤病，如寻常痤疮和脂溢性皮炎，中医学将之称为“肺风粉刺”、“白屑风”、“面游风”、“纽扣风”等，认为是由阳明胃经湿热蕴积，与风邪相合，循经上传而发，多以清热消风或疏风清肺类方剂进行治疗，笔者等则在此基础上加用归尾、川芎、丹参、降香等活血化瘀药物，前期研究中收录此类病例 20 余例，症状改善至 50%时间均在 6 周以内。

此外，在斑秃、脂溢性脱发等（中医称油风）患者的病理切片中，可发现毛囊周围血管狭窄现象，其局部存在血液循环障碍，可视为瘀血状态，临床中口服或外用活血化瘀药，或以梅花针叩刺等外治法使血管扩张、改善局部循环，可促进毛发生长。因此风邪引起的皮肤病可在祛风法的基础上配伍活血法进行治疗。

2.2 重镇活血法治疗瘙痒性皮肤病

瘙痒性皮肤病对生活质量影响较大，易引起患者的精神情志异常，中医辨证多与心、肝、脾三脏有关。患者常因顽固而剧烈的瘙痒影响情绪和作息，日久则心神失养，甚则举止失度，采用反复搔抓、烫洗、割刺皮肤等损害性方法止痒，加速了血瘀证的生成，如神经性皮炎、结节性痒疹等病，在症状上既有剧烈瘙痒、不得安眠，紧张急躁等精神情志症状，又继发有皮肤肥厚、增生、结节等血瘀证表现，因此在治疗上应当以重镇安神止痒法配伍活血化瘀法，使瘙痒减轻，心神安复，瘀血得除，皮疹平伏。此外，重镇药物多为金石和介壳类药物，如龙骨、牡蛎、代赭石、石决明、珍珠母、磁石等，其质沉降下行，主入厥阴，具有镇纳潜阳、宁心安神等作用。然而本类药物沉降收敛作用太过，配伍活血药物升扬发散之性，则降中蕴升，互为佐制，相得益彰。

2.3 活血止血法治疗出血性皮肤病

紫癜等出血性皮肤病由于血热妄行，逼迫血液外溢于孙脉络道，或因脾虚不能统血，血不归经而引起的气滞血瘀所引起，故可认为本病是出血为本，瘀血为标的类疾病，在治疗时应标本兼治，不可昧运用止血法。若单用止血法治疗，固然可以减少血溢脉外，减轻出血症状，然而已离经之瘀血则更难消退，且临床所用之止血药物多为寒凉之品，过用亦可导致寒凉太过而血行不畅，反而加重血瘀症状，故治疗紫癜等出血性皮肤病配合活血法可加快瘀点瘀斑的消退，恢复正常皮肤。

紫癜类皮肤病的病因包括血热迫血妄行和脾虚、气虚失于统摄血液而发病两类，可对证选用凉血活血药（丹参、丹皮、生地、紫草等）或配伍健脾益气药（党参、山药、白术等）进行治疗。其他出血性皮损也可参照此原则治疗。

2.4 凉血活血法治疗热性皮肤病

热邪是皮肤病的主要病邪之，热蕴肌肤血脉之中，熬炼阴血，化生毒邪，易成血瘀，现多以寒凉药物直泻热毒，但局部脉络阴血本已耗伤，血行不畅，再加寒凉药物凝滞收引，因此更易加重血瘀症状，因此治疗热邪所致皮肤病时，活血法的运用应贯穿治疗始终，以预防瘀血形成，改善血瘀症状。如治疗银屑病过程中，血热证（急性期）患者在清热凉血的基础上应配伍丹参、生地、紫草等凉血活血药物以防凉血留瘀；血瘀证（静止期）患者则以活血化瘀法为主，以桃仁、红花、三棱、莪术等活血峻剂配伍凉血解毒药物进行治疗；血燥证（消退期）则以丹参、鸡血藤、当归尾、川芎等养血活血药物配伍滋阴润燥药物进行治疗，可有效提高疗效。

2.5 活血法为辅治疗顽固性皮肤病

根据“久病入络”的理论，皮肤病病程较长时易合并血瘀证，因久病之下，邪盛正衰，气血虚耗，痰、浊、毒等病理产物与血相合而成瘀血，阻塞脉络，血脉不通，药力难以随血通达病所，一般治疗难以见效，使得病程进一步延长。因此治疗顽固性皮肤病时，在原有辨证治疗的基础上佐以活血化瘀治法，使络脉通畅，药力随血畅达病所，可快速改善症状。

如扁平疣等慢性病毒感染性皮肤病，因正气不足，免疫功能低下而发，一般以清热解毒散结法治疗即可获效，但少数病例皮损顽固难消，数年不退，以外洗、腐蚀、灼烧、冷冻等外治法治疗，则皮损很快又复发，甚至加重。笔者治疗此类难治性扁平疣时，在原有药物基础上加用桃仁、红花、鸡血藤等活血化瘀药物，并适当佐以黄芪白术等补气药物或丝瓜络、路路通及藤类通络药物，皮损可在较短时间内好转，较少复发。

3 体会

活血化瘀药物按其功效大致可分为3类：养血和血类药物作用温和，多有补益作用，如当归、丹参、生地、鸡血藤、赤芍等，可在预防性治疗或存在阴血亏虚时应用；活血化瘀类药物力量更强，具有活血、行血、通瘀、止痛作用，包括川芎、红花、三七、牛膝等，多用治各种出血、充血及色素改变性尚无器质性改变者；破血逐瘀药物药力峻猛，多用于重证，常用药物有大黄、水蛭、三棱、莪术等，在出现肥厚性斑块、结节、囊肿及皮肤硬化萎缩等血瘀较重征象时方可运用，使用时还需严格控制用量，并关注是否出现出血倾向等不良反应。活血化瘀及破血逐瘀药物在妇女行经时、月经量过多、孕妇及本身具有出血倾向者应忌用。同时对于体虚者用量不宜过大，也不可过久使用，或适当佐以党参、白术等健脾益气药。此外，活血化瘀药久服可致气阴两伤，故临床使用时应中病即止，或适当配伍益气养阴类药物。

总之，血瘀证在皮肤病临床中十分常见，具有重要地位，充分地运用瘀血理论可有效地提高皮肤病诊断及治疗的准确性、有效性，治疗一些难治或顽固性皮肤病时，转换思路，灵活运用活血化瘀法，往往可奏良效。

参考文献

[1] 陈可冀. 实用血瘀证学[M]. 第2版, 北京: 人民卫生出版社, 2013: 1-5, 51-124.

[2] 赵辨. 中国临床皮肤病学[M]. 南京: 江苏科学技术出版社, 2009: 6-12, 105-149.

[3] 庄国康. 活血化瘀法在皮肤科的应用[J]. 中国医药学报, 1987, 2(4): 32-33.

[4] 朱学骏, 涂平. 皮肤病的组织病理诊断[M]. 北京: 北京大学医学出版社, 2001: 163-164, 173-187.

[5] 郑益志, 余十根, 贾丽莹, 等. 特应性皮炎血清瘦素及白细胞介素-6水平与中医证型的相关性研究[J]. 中华中医药杂志, 2013, 28(12): 3669-3671.

[6] 王建国. 养血消风饮治疗血虚风燥证慢性湿疹的临床观察及对ILHL-4、IL40、IFN-y、IgE、LTB4水平的影响[D]. 长沙: 湖南中医药大学, 2012.

[7] 李燕娜, 李咏梅. 除湿止痒合剂治疗湿疹疗效观察及其对血清IL-4水平的影响[J]. 上海中医药杂志, 2007, 41(10): 53-54.

[8] 郭静. 当归饮子加减方对慢性荨麻疹抗过敏作用及机理研究[D]. 成都: 成都中医药大学, 2012.

[9] Liu KY, Hu S, Chan BC, et al. Anti-inflammatory and antiallergic activities of Pentaherb formula, Moutan Cortex(Danpi)and gallic acid[J]. Molecules, 2013, 18(3): 2843-2500.

[10] 刘晓天, 汤汉芬, 须育方. 中药成分芍药甙、苦参碱及氯化苦参碱对膜酶作用的实验研究[J]. 中国药学杂志, 1993, 28(11): 658-60.

[11] 孙文平, 李发胜, 侯殿东, 等. 当归、白术、制白附子多糖对小鼠免疫调节作用的影响[J]. 中国中医药信息杂志, 2008, 15(7): 37-38.

[12] 许惠玉, 运晨霞, 王雅贤. 桃仁总蛋白对荷瘤鼠T淋巴细胞亚群及细胞凋亡的影响[J]. 齐齐哈尔医学院学报, 2004, 25(5): 487.

原载：王宁，庄国康，陈可冀．血瘀理论在皮肤病临床中的应用[J]. 中国中西医结合杂志，2014, 34(11): 1379-1381.

活血化瘀中药与抗血小板治疗

刘　玥　殷惠军　史大卓　陈可冀

心脑血管事件已成为危害全球人类健康的重大杀手，《中国心血管病报告 2012》指出，我国心脑血管病现患人数为 2.9 亿，估计每年我国约有 350 万人死于心血管病，占总死亡原因的 41%，居各种疾病之首[1,2]。临床发生急性冠脉综合征（acute coronary syndrome，ACS）和患者死亡的主要原因是动脉粥样硬化易损斑块的突然破裂和继发血栓形成，血小板活化在其中扮演了极为重要的角色。临床上抗血小板药物的使用目前成为心脑血管疾病防治的重要手段，在心脑血管疾病的一级预防及二级预防中，都获得极为广泛的应用。研究表明，有效的抗血小板治疗可以使各种心血管疾病的死亡率下降 25%左右[3]，多项临床研究证明，阿司匹林（环氧化酶抑制剂）和氯吡格雷（二磷酸腺苷 P_2Y_{12} 受体拮抗剂）双重抗血小板治疗可显著减少 ACS 及行经皮冠状动脉介入治疗（percutaneous coronary intervention，PCI）患者术后心血管事件的发生，因此，其亦成为介入术后临床治疗的标准组合药物。

随着双重甚至三重抗血小板治疗时间的延长，其有效性与安全性问题备受临床关注。近年来发现，部分患者即使及时、足量、规律地使用抗血小板药物治疗，仍无法减少严重心血管事件的发生率，体外血小板功能检测发现其存在血小板功能抑制不全的现象，即发生了“抗血小板药物抵抗”[4]，尽管医学界对其定义与机制还存在争议[5,6]，但不可否认其重要的临床意义。另一方面，还发现目前使用的抗血小板药物存在的诸多不良反应，也限制了其在临床上的广泛应用，具体表现为可能导致严重的出血风险（消化道或神经系统出血）以及与质子泵抑制剂[7]、他汀类等药物合用时对其疗效的影响等[8]。因此，探索更加安全、高效的抗血小板治疗药物一直是预防血栓及心血管疾病基础与临床研究的热点领域。

中医血瘀证患者存在血小板活化现象，冠心病、血瘀证与血小板功能状态三者之间存在密切关系[9,10]，活血化瘀中药是中医临床治疗血瘀证的常用药物，早在 20 世纪 70 年代，我国学者就对活血化瘀中药作用于血小板的功能调节机理做了初步探索[11]。活血化瘀中药研究一直是传统中医药学和中西医结合研究中最为活跃的领域之一，取得了许多重大进展[12]，基本阐明了活血化瘀的治疗规律与作用原理，活血化瘀理念在国内外医学界已获得广泛共识。中西医学在对动脉粥样硬化易损斑块的防治方面，有着稳定病变、“通其血脉”的共同看法，使得应用传统活血化瘀方药在降低心血管风险可能性的探索具有实际意义[13]。

正因为目前的抗血小板治疗的药物存在有效性和安全性的诸多问题，所以从传统活血化瘀中药中筛选出高效、低副作用的抗血小板药物引起了全球学者的极大关注，开展活血化瘀中药（包括单体和复方）作用机制或靶点的实验研究及其对心脑血管疾病治疗效用的随机对照的临床试验正日益成为研究热点领域。

1 活血化瘀中药抗血小板的作用机制

1.1 抑制血小板聚集

血小板聚集（platelet aggregation）是指血小板之间相互黏着、聚集成团的现象，是血小板的主要功能之一，在生理性止血和病理性血栓形成中均占重要地位。当血小板黏附于血管破损处或受到活化剂作用后即被活化，在 Ca^{2+} 的参与下，活化的血小板膜 Gluco Protein（GP）Ⅱ b/ Ⅲ a 暴露出纤维蛋白原受体。1 个纤维蛋白原分子可以同时和至少 2 个 GP Ⅱ b/ Ⅲ a 结合，因此血小板能通过各自表面的 GP Ⅱ b/ Ⅲ a 与纤维蛋白原结合而聚集成团。典型的聚集是由各种诱导剂诱导的血小板聚集，可由两类不同机制诱发：①各种化学诱导剂，如二磷酸腺苷（adenosine diphosphate，ADP）、胶原、凝血酶、花生四烯酸（arachidonic acid，AA）、血小板活化因子（platelet activating factor，PAF）等；②由流动状态下的剪切变应力作用所致，聚集的强度与速度用血小板聚集率表示。1962 年，Born 采用比浊原理设计的血小板聚集仪大大加速了人们对血小板聚集的理解，成为评价血小板功能及抗血小板药物疗效的一个客观指标，被广泛采用[14]。研究结果表明，绝大部分活血化瘀中药及复方如芎芍胶囊[15]、复方丹参滴丸[16]、补阳还五汤[17]、血塞通[18]、大黄蛰虫丸[19]和通心络胶囊[20]等能明显降低血栓性疾病患者或动物模型的血小板聚集率；有效成分或单体如阿魏酸[21]、川芎嗪[22]、赤芍 801（棓丙酯）[23]、白藜芦醇[24]、莪术二酮[25]、血竭总黄酮[26]、丹酚酸 B[27]、水蛭肽[28]和红花黄素[29]等能不同程度地抑制体外由 AA，ADP，PAF，胶原或凝血酶等诱导的血小板聚集反应，降低血小板聚集率。

1.2 抑制血小板的释放反应

血小板释放反应（platelet release reaction）是指在各种诱导剂的作用下，储存在血小板内的颗粒包括 α- 颗粒、致密颗粒或溶酶体内的许多物质通过血小板特有的开放管道系统被释放到血小板外的过程。这些物质包括 P- 选择素（cluster of differentiation 62 platelet，CD62P）、GP Ⅱ b/ Ⅲ a 复合物、蛋白激酶 C（protein kinase C，PKC）、β- 血小板球蛋白（β-thromboglobulin，β-TG）、血小板因子 -4（platelet factor 4，PF-4）和 Ca^{2+} 等，这些已经成为筛选活血化瘀中药及其抗血小板治疗机制研究的常用评价指标。

1.2.1 CD62P

CD62P 为血小板膜糖蛋白之一，它在静息血小板中仅分布在颗粒上，当血小板被激活时，随着血小板脱颗粒与释放反应，CD62P 重新分布至血小板膜表面，且其只能在脱颗粒的血小板表面表达，因而被认为是血小板活化金指标[30,31]。临床上，在冠心病的不同类型患者（稳定性心绞痛及急性冠脉综合征）中均观察到 CD62P 显著升高的现象[32-34]，临床研究亦发现 CD62P 水平与冠心病血瘀证呈正相关[35]，因此降低活化后的 CD62P 的表达也成为活血化瘀方药抗血小板治疗的机制之一。CD62P 目前是评价活血化瘀方药抗血小板治疗临床疗效的最常用指标之一。如丹红注射液[36]、川芎嗪针剂[37]、复方丹参滴丸[38]、桃红四物汤[39]和通心络胶囊[40]等均可明显降低血小板活化后 CD62P 的水平，明显抑制体内血小板活化，显示出很好的抗血小板疗效。

1.2.2 GP Ⅱ b/ Ⅲ a 复合物

血小板膜糖蛋白 GP Ⅱ b/ Ⅲ a 复合物纤维蛋白原受体（platelet activated complex1，PAC-1）检测被公认为检测血小板活化的重要方法，其是一种特异性激活型单克隆 IgMK，它只结合激活的血小板 GP Ⅱ b/ Ⅲ a 复合物，对静息的 GP Ⅱ b/ Ⅲ a 无识别能力。血小板膜 GP Ⅱ b/ Ⅲ a 的激活依赖血小板活化，当血小板活化时，GP Ⅱ b/ Ⅲ a 被激活而改变构型，与受体的亲和力大大增加。因此，抗体 PAC-1 是评价血小板活化的重要指标，可作为血小板活化的分子检测物[41]。利用 PAC-1 抗体流式细胞术进行血小板活化分析，可以特异、快速、灵敏地检测，在抗血小板活化药物筛选中有着良好的应用前景。大黄蛰虫丸是活血化瘀组方，广泛用于血栓性疾病，有研究显示其抗血小板聚集作用明显优于阿司匹林[42]。进一步研究发现，大黄䗪虫丸能明显降低体外 ADP 诱导的血小板活化后 PAC-1 的水平，同时临床研究亦证实了其能明显降低冠心病及脑梗死患者的 PAC-1 水平，其抑制血小板活化效果优于阿司匹林[19]，是一个理想的抗栓药物。亦有学者[43]对血府逐瘀汤的抗血小板聚集机制进行了研究，发现它能明显抑制 ADP 诱导的 GP Ⅱ b/ Ⅲ a 复合物的分子表达，从而抑制 ADP 对血小板的激活，为冠心病稳定型心绞痛、无症状心肌缺血等疾病的长期治疗提供了一定的依据。

1.2.3 PKC

PKC 是细胞信息传递中起重要作用的一种钙和磷脂依赖性蛋白激酶，广泛存在于各种细胞中。PKC 的激活是血小板活化的标志，PKC 在血小板聚集、血栓形成及凝血止血机制中起重要作用[44]。在血小板激活过程中，血小板内 PKC 的“转位”与血小板功能密切相关。PKC 是一种 Ca^{2+}、磷脂依赖性蛋白激酶，在跨膜信号传递过程中起着重要作用 . 在静止血小板中 PKC 主要存在于细胞浆中，当血小板受到刺激后，PKC 以 Ca^{2+} 依赖形式从胞浆中移位到胞膜上，此过程称为“转位”，一般将 PKC 的“转位”作为 PKC 激活的标志[45]。白藜芦醇（resveratrol，Resv）是活血化瘀中药虎杖的主要有效成分之一，研究显示其对心血管具有广泛的保护作用。研究显示[46]，Resv 可能通过抑制血小板胞浆 PKC 向胞膜的“转位”而使血小板膜结合纤维蛋白原、血小板胞膜蛋白激酶 C（M-PKC）的活性受到抑制，发挥明确的抗血小板作用。

1.2.4 PF–4 和 β–TG

目前认为 PF-4 和 β-TG 是体内血小板释放的特异性指标[47]。两者的增高反映血小板释放功能增强[48]，常见于各种血栓栓塞性疾病及血栓前状态。相反，两者含量减少，则反映血小板释放功能受到抑制。β-TG 可以使内皮细胞合成前列环素（prostacyclin，PGI_2）减少，使腺苷酸环化酶活性降低，进而使环磷酸腺苷合成减少，其对血小板聚集的抑制作用减弱，使血小板聚集反应增强[49]。PF-4 能降低内皮细胞表面硫酸乙酰肝素的抗凝作用，并使膜磷脂及花生四烯酸代谢增强，产生血栓素 A_2（thromboxane A_2，TXA_2），PF-4 还通过促进纤维蛋白单体沉淀，加速纤维蛋白单体的聚合，促进血小板聚集[50]。研究发现，丹参粉针[51]能明显降低冠心病患者血液中 β-TG 和 PF4，有效抑制血小板聚集。

1.2.5 钙离子

钙离子在血小板活化过程中起到了关键作用，血小板的变形、聚集、释放反应都可由血小板胞浆游离钙离子浓度增高触发，其增高一方面可激活肌球蛋白轻链酶，使肌球蛋白轻链磷酸化而导致肌球蛋白聚合，并促进肌动蛋白（actin）的聚合，导致肌动蛋白微丝（F-actin）含量增高，因而改变血小板的细胞骨架结构；另一方面可促进包括磷脂酶 A_2 等多种钙依赖蛋白酶的作用，调节血小板脂质代谢和糖原分解代谢，使 TXA_2 的生成增加及血小板释放反应增强。因此血小板胞浆游离钙离子浓度的增高是血小板参与血栓形成的重要机制之一[52]。已有研究发现，冠心病患者存在血小板胞浆游离钙离子浓度增高的现象；同时发现钙离子拮抗剂在明显降低冠心病患者血小板胞浆游离钙离子浓度的同时，还显著抑制血小板聚集[53]。研究表明，冠心Ⅱ方中的丹参、川芎、红花、赤芍以及有效单体川芎嗪、丹参酮Ⅱ A 均有一定的钙拮抗作用，对抗血小板聚集以及抑制血小板活化方面均有良好效果[54]. 亦有研究发现[55]，红花黄色素（红花的主要水溶性成分）能有效抑制血小板 5- 羟色胺（5-hydroxytryptamine，5-HT）的释放及血小板内 Ca^{2+} 含量的增加，与公认的 PAF 受体拮抗剂银杏内酯作用相似，提示红花黄色素可能通过抑制 PAF 致 Ca^{2+} 内流作用以抑制血小板活化。研究发现，赤芍川芎组分配伍中药芎芍胶囊大剂量能够明显抑制心肌梗死模型大鼠（Rattus norvegicus）血小板钙离子内流，其程度与维拉帕米无明显差异，表现出一定的钙拮抗效应[56]。

1.3 影响血小板代谢过程

1.3.1 影响花生四烯酸代谢

TXA_2 和前列环素（PGI_2）均是花生四烯酸（AA）的代谢产物，二是前列腺素（PG）中生物活性最强的一对，两者的半衰期均很短，很快分别降解为血栓素 B_2（thromboxane B_2，TXB_2）和 6-keto-PGF1，后者在肝脏中进一步代谢为 6-keto-PGE。目前认为，动脉粥样硬化血栓形成、冠脉痉挛、急性心肌梗死、高血压等多种心血管疾病的发生都与 TXA_2/PGI_2 平衡失调密切相关[57]。TXA_2 主要由血小板微粒体合成并释放、具有促进血小板聚集和诱发血栓形成的作用，是一种很强 血小板聚集诱导剂和缩血管物质之一。TXA_2 能促使致密管系统中 Ca^{2+} 的游离，引起致密体收缩，并释放出 ADP 和 5-HT，使附近的血小板发生聚集。PGI_2 是血管壁中 AA 代谢的主要产物，是一种对血小板聚集强有力的内源性抑制剂，具有抗血小板聚集和舒血管的作用，被认为是血管保护因子。在正常生理状态下，TXA_2 和 PGI_2 在体内处于平衡状态，维持血小板内环境稳定，血浆或组织中 TXA_2 和 PGI_2 的失衡是造成血小板聚集、血管痉挛收缩或血栓形成的原因之一。研究发现，活血化瘀方药抗血小板治疗的机制可能与干预 TXA_2/PGI_2 及其代谢产物相关。如研究表明，赤芍总苷[58]能降低 ADP 诱导的血小板最大聚集强度，降低大鼠血浆中 TXB_2 的浓度，同时升高血浆中 6-keto-PGF1 的水平，即可促进 PGI_2 的合成或释放，抑制 TXA_2 的生成，可以改善 TXA_2/PGI_2 的平衡，抑制血小板聚集，达到抗血栓的作用。在冠心Ⅱ号[59]、桃红四物汤[60]、三七皂甙[61]、丹酚酸 A[62]和红花注射液[63]等的抗血小板活化的机制研究中亦发现同样的研究结果。

1.3.2 影响环核苷酸代谢

血小板内环磷酸腺苷（cAMP）和环磷酸鸟苷（cGMP）是细胞内信号传递的第二信使，各种诱导剂作用于血小板时首先与其特异的受体作用，通过第二信使的作用，促使血小板聚集导致血小板活化。研究表明[64,65]升高 cAMP 和 cGMP 的药物能抑制诱导剂诱导的血小板聚集，具体机制与促进 Ca^{2+} 摄取、抑制其释放、降低细胞内 Ca^{2+} 水平、影响血小板肌球蛋白磷酸化等密切相关。因此是否能够影响环核苷酸代谢系统亦成为活血化瘀中药抗血小板治疗机制研究的重要内容之一。研究表明，补阳还五汤全方及其生物碱[17]可抑制 ADP 诱导的大鼠血小板聚集，同时可抑制血小板聚集后血小板内 cAMP 和 cGMP 的下降，提示其抗血小板聚集作用是通过抑制聚集后血小板内环核苷酸降低而实现的 . 具有同样抗血小板作用机制的活血化瘀中药还有复方丹参滴丸[66]、三七[67]等。

1.4 影响血小板内的信号转导及相关差异蛋白表达

1.4.1 影响血小板内的信号转导

血小板内存在一系列的信号转导机制，它与血小板的活化有着密切关系。在激动剂的作用下，膜上特异性的受体和配体结合，发生构象改变，激活细胞内的关键酶反应，产生或释放胞内的一些信号分子，经过一系列生化反应，导致黏附、聚集、释放反应，最终形成血栓。血小板的跨膜信号转导机制至今未能明确阐述。血小板主要包括以下几个信号转导通路[68]：磷脂酰肌醇 -3 激酶（phosphatidylinositol 3-kinases，PI3-K）通路、磷脂酶 C-β（phospholipase Cβ，PLCβ）通路、酪氨酸蛋白激酶（protein tyrosine kinase，PTK）通路、丝裂原激活的蛋白激酶（mitogen-activated protein kinase，MAPK）通路、环磷酸腺苷 - 蛋白激酶 A（cAMP-protein kinase A，cAMP-PKA）通路和磷脂酶 A2（phospholipase A2，PLA2）- 花生四烯酸通路等。目前研究较多的是 PI3-K 通路。PI3-K 是血小板活化过程中的关键细胞内信号转导分子，其家族可以分成 3 个亚型（Ⅰ，Ⅱ和Ⅲ），第Ⅰ亚型还可以再分为ⅠA（PI3Kα，PI3Kβ，PI3Kγ）和ⅠB（PI3Kδ），其中 PI3Kβ 和 PI3Kγ 在血小板信号转导中起着关键作用[69]，而 Akt 的磷酸化是 PI3-K 信号通路激活的标志[70,71]。

随着对活血化瘀方药抗血小板机制研究的逐步深入，有研究从血小板内信号转导角度阐明活血化瘀中药抗血小板及抑制血栓形成的作用机理。丹酚酸 A 是活血化瘀中药丹参的一种主要的水溶性成分。研究显示[72]丹酚酸 A 可以抑制血小板在固定的纤维蛋白原上的铺展，这说明丹酚酸 A 可以抑制血小板从外到内的信号通路。免疫印迹分析显示，丹酚酸 A 抑制了血小板 Akt 的磷酸化，因此它的作用靶点可能是 PI3-K。通过应用 PI3-K 的抑制剂 LY294002 和 TGX-221 进行对比和叠加实验，证实了丹酚酸 A 的作用靶点是 PI3K 的亚型。在体内动脉血栓模型中，丹酚酸 A 可以显著延长野生型小鼠（Mus musculus）和低密度脂蛋白受体敲除的小鼠肠系膜动脉血管堵塞的时间，而且还纠正了因为低密度脂蛋白受体敲除导致的高血脂所引起的促血栓表型，首次明确了丹酚酸 A 是通过抑制 PI3-K 途径抑制血小板活化和体内动脉血栓形成[72]。

1.4.2 影响血小板相关差异蛋白的表达

蛋白质组学着眼于从不同层次“整体”蛋白质功能活动的特征来探究机体活动的内在规律，与传统中医学整体观及中药多靶点整合调节的特性多有相似之处[73]。随着蛋白组学技术被引入血小板研究中来，已发展成为血小板蛋白组学研究领域。由于二维凝胶电泳技术以及基质辅助激光解析质谱技术的飞速发展，对血小板差异蛋白的鉴定及功能分析变得更为便利和准确，使其研究取得较大进展[74-76]。2012 年发表在国际著名期刊 Blood 上的一项研究采用定量质谱技术，首次全面、定量地建立了包含有 4000 种人血小板蛋白的功能蛋白质组[77]。本实验室利用血小板差异蛋白组学的研究方法，筛查了冠心病血瘀证、冠心病非血瘀证患者和健康对照人群的血小板差异功能蛋白，鉴定出冠心病血瘀证特异性血小板差异蛋白[78,35]。本实验室选择其中的血小板骨架蛋白 gelsolin 对其进行规模临床验证及功能分析，结果表明，其含量与冠心病血瘀证及血小板活化水平明显正相关。根据中医“方证相应”或“方证相关”[79]的原理，本实验室以活血化瘀中药川芎、赤芍有效部位配伍为干预药物，通过体内及体外一系列实验研究证实血小板骨架蛋白 gelsolin 可能既是冠心病血瘀证的一个标志分子，也是活血化瘀中药的一个有效的作用靶点[80]。

2 活血化瘀中药对心血管疾病治疗作用的临床评价研究

自循证医学方法被引入中医药临床疗效的评价以来，国内众多学者尝试采用这一国际金标准，通过严格设计的随机双盲安慰剂对照的临床试验或 meta 分析来评价活血化瘀中药对心血管疾病干预效应，为活血化瘀中药临床扩大使用提供了一系列的循证医学证据。

XS0601 是一种由川芎和赤芍有效部位配伍的活血化瘀中药制剂。为评价其在冠心病介入术后再狭窄防治方面的安全性和有效性，学者们设计了一个纳入 355 名冠心病患者的随机、双盲、安慰剂对照的临床试验 [81]，初级临床终点为经冠脉造影证实的介入术后再狭窄。研究结果表明，服用 XS0601 超过 6 个月可以显著降低冠心病患者冠脉介入术后再狭窄的发生率。为了评价益气活血中药结合西医常规治疗对介入术后急性冠脉综合征（ACS）患者预后的疗效，设计了一个经国际注册的、多中心、区组随机、平行对照的临床研究 [82]。研究纳入 805 例介入成功的 ACS 患者，分为西医常规治疗组（401 例）及加益气活血中药组（西医常规治疗 + 心悦胶囊、复方川芎胶囊，404 例），研究涉及中国 13 家临床研究中心，横跨南北 6 个地区，完成 805 例随访观察。研究结果显示，在西医常规治疗基础上，加用益气活血中药可明显改善介入术后 ACS 患者的预后及生存质量。

通心络胶囊为具有益气活血、通络止痛功效的中成药制剂，为了评价其对冠心病患者治疗的有效性和安全性，国内学者们对通心络胶囊治疗冠心病的临床随机对照试验（randomized controlled trials，RCTs）做了一个 meta 分析 [83]，一共纳入 13 项研究，共涉及冠心病患者 1496 例。结果表明，与消心痛或单硝酸异山梨酯相比，在对冠心病患者心电图指标的改善方面，通心络胶囊并不显示出优势，但通心络胶囊的不良反应发生率很低，但还需要设计时间更长的随访研究来评估其远期疗效和安全性。为系统评价通心络胶囊与复方丹参滴丸治疗冠心病心绞痛的临床疗效，有学者检索 CNKI 等电子数据库并筛选出符合纳入标准的 RCT，用 Jadad 评分量表进行质量评价。该研究共纳入 65 个 RCT，合计 6969 例患者，通心络胶囊对比消心痛的总体疗效 odd ratio（*OR*）为 3.66（95% confidence interval，*CI*）(2.67，5.02)，复方丹参滴丸对比消心痛的总体疗效 *OR* 为 2.38 [95% *CI*（1.90，2.99）]。两者总体疗效 OR 有显著差别（Wilcoxon 检验值 W=521.5，P=0.04945）。复方丹参滴丸和通心络胶囊不良事件发生率分别为 2.37% 和 2.11%。研究结果显示，虽然纳入 RCT 的质量不高，但通心络胶囊和复方丹参滴丸治疗心绞痛的疗效均显著好于硝酸异山梨酯片，且有较弱的证据表明通心络胶囊的疗效优于复方丹参滴丸 [84]。

3 思考与展望

由上可知，近 30 年来，活血化瘀中药抗血小板治疗研究方面虽然取得了很大进展，但同时也存在一些问题。临床研究方面，绝大部分研究多局限于小样本的疗效观察，鲜有规范的前瞻性、多中心、大样本、随机对照研究，使活血化瘀中药抗血小板治疗的临床疗效评价尚缺乏高级别的证据。值得指出的是，近年来国内学者已经在此方面做出了一些尝试 [82]，希望未来有更多的活血化瘀中药治疗心血管疾病的临床研究发表在国际顶尖心血管期刊上，为其扩大应用提供更多的循证医学证据。但需要说明的是，在临床实际应用中，还应该强调中医辨证论治的原则，避免滥用，并适当配伍其他治法方药，以提高临床实际疗效。实验研究方面，活血化瘀中药单体或有效成分具有化学结构明确的优势（图 1），多年来学者对其抗血小板作用的机制进行了较为广泛和相对深入的研究。活血化瘀中药复方具有多靶点、多效应的整体干预优势，但因组成药味较多，有效成分复杂，作用机制不易阐明，也是研究的难点所在。目前对于活血化瘀中药复方的研究多集中在观察其在某一方面的抗血小板作用机制（表 1），缺乏特异性，少有同时具备体内及体外实验的研究设计，研究结果说服力不强。众所周知，血小板活化是一个复杂的多因素过程，其中涉及黏附、聚集、释放等各个方面，比如引起血小板聚集的诱导剂就有多种，每一种引起血小板聚集的机制和信号通路各不相同，既然临床存在“抗血小板药物抵抗”效应，除去基因多态性的因素，提示血小板活化可能存在别的通路或靶点，未来需要对活血化瘀中药复方对不同诱导剂引起的血小板聚集的抑制效应进行系统研究，进一步对其抗血小板活化信号通路方面开展深入研究，随着血小板蛋白质组学研究的不断深入，相信未来活血化瘀中药抗血小板及抗栓机制及靶点群的不断阐明，必然会为抗血小板中药新药的研发提供坚实技术平台，进而为降低心脑血管疾病的死亡率做出新的贡献。

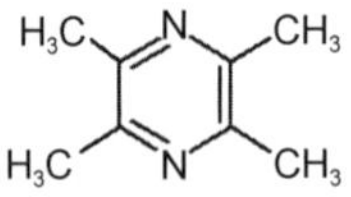

川芎嗪（Ligustrazine）

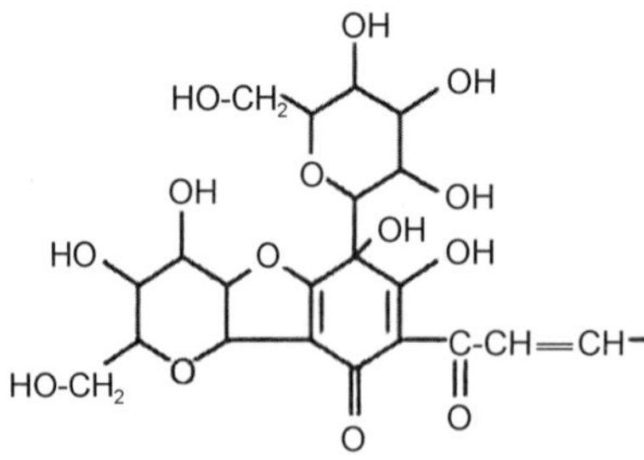

红花黄色素A（Saffionin A）

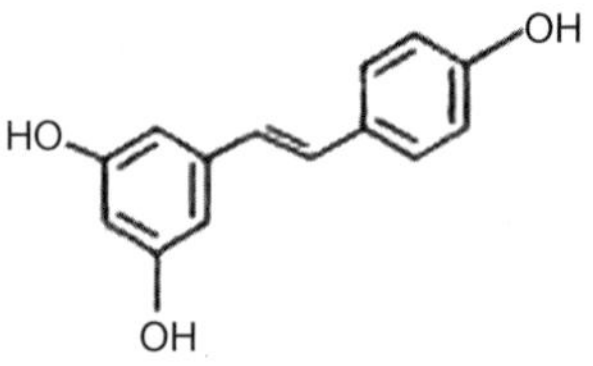

白藜芦醇（Resveratorl）

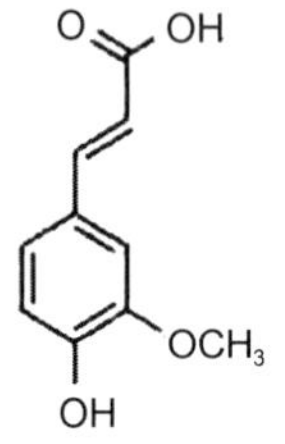

阿魏酸（Lerulicacid）

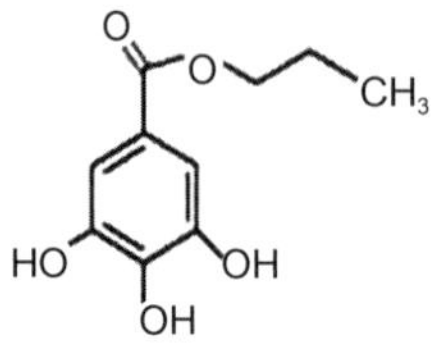

棓丙酯（Propylgallate）

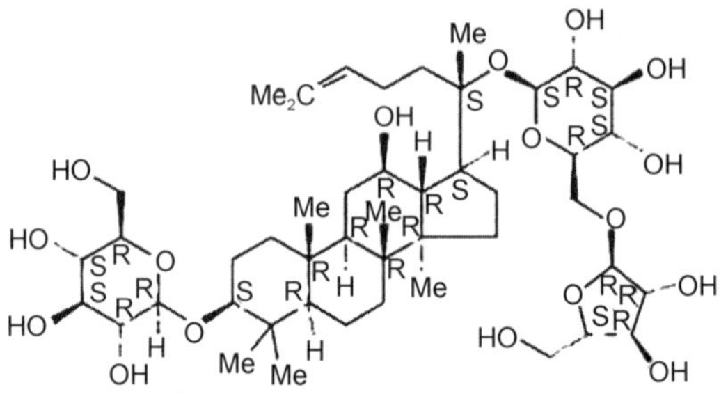

三七总皂甙（Notogunseng triterpenes）

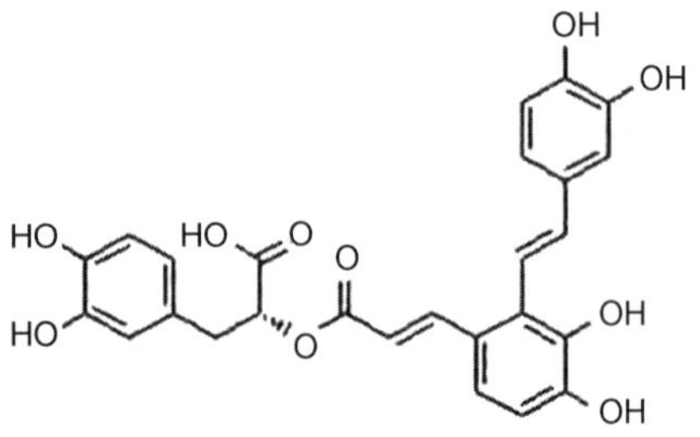

丹酚酸A（Salvianolic acid A）

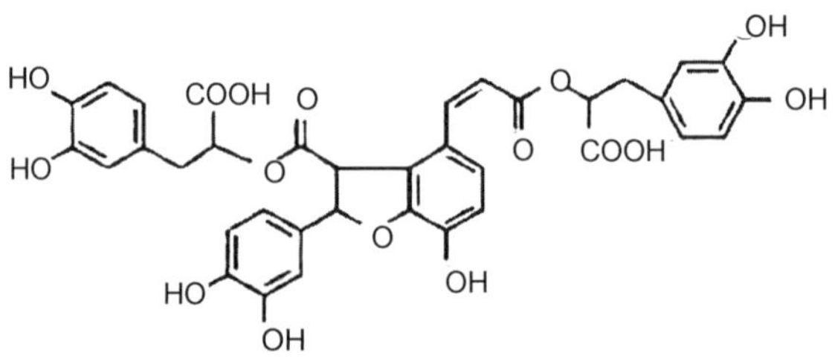

丹酚酸B（Salvianolic acid B）

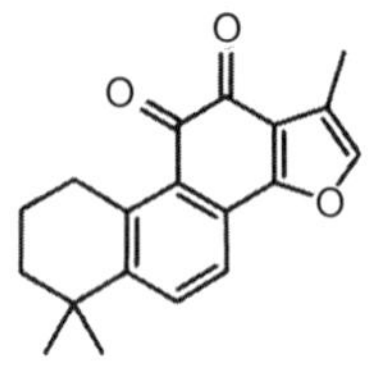

丹参酮IIA（Tanshinone IIA）

图1　主要活血化瘀中药有效成分的名称及化学结构

表 1　主要活血化瘀中药复方抗血小板作用机制研究

序号	复方名称	组成	抗血小板作用机制	文献来源
1	血府逐瘀汤	川芎、赤芍、当归、牛膝、柴胡、桃仁、红花、枳壳，等	抑制血小板聚集率，抑制 ADP 诱导的 GP Ⅱ b/ Ⅲ a 复合物的分子表达	[43]
2	补阳还五汤	黄芪、桃仁、红花、川芎、当归、芍药、地龙，等	抑制血小板聚集率，抑制血小板聚集后血小板内 cAMP 和 cGMP 的下降	[17]
3	大黄䗪虫丸	熟大黄、土鳖虫（炒）、水蛭、虻虫、桃仁，等	抑制血小板聚集率，降低体外 ADP 诱导的血小板活化后 PAC-1 的水平	[19，42]
4	桃红四物汤	桃仁、红花、川芎、当归、芍药、地黄	抑制血小板聚集率，降低血小板活化后 CD62P 的水平，降低血浆中 TXB2 的浓度，同时升高 6-keto-PGF1α 的水平	[39，60]
5	冠心Ⅱ号	丹参、川芎、赤芍、红花、降香，等	抑制血小板聚集率，有一定的钙拮抗作用，降低血浆中 TXB2 的浓度，同时升高 6-keto-PGF1α 的水平	[54，59]
6	芎芍胶囊	川芎、赤芍有效部位配伍	抑制血小板聚集率，降低血小板活化后 CD62P 的水平，有一定的钙拮抗作用，抑制血小板活化后血小板骨架蛋白 gelsolin 的升高	[15，56]
7	复方丹参滴丸	丹参、三七、冰片，等	抑制血小板聚集率，降低血小板活化后 CD62P 的水平，抑制血小板聚集后血小板内 cAMP 和 cGMP 的下降	[16，38，66]
8	通心络胶囊	人参、水蛭、全蝎、檀香、土鳖虫、蜈蚣、蝉蜕，等	抑制血小板聚集率，降低血小板活化后 CD62P 的水平	[20，40]
9	丹红注射液	丹参、红花，等	抑制血小板聚集率，降低血小板活化后 CD62P 的水平	[36]

参考文献

[1] 卫生部心血管病防治研究中心. 中国心血管病报告2012[M]. 北京: 中国大百科全书出版社, 2013.
[2] 陈可冀, 刘玥. 2013年中美心血管病报告要点对比解读及启示[J]. 中国中西医结合杂志, 2013, 33: 293-297.
[3] Antithrombotic trialists'collaboration. Collaborate meta-analysis of randomized trials of antiplatelet therapy for prevention of death, myocardial infarction, and stroke in high-risk patients[J]. Brit Med J, 2002, 324: 71-86.
[4] Gergely F, Andrea F, Gabriella P, et al. Clinical importance of aspirin and clopidogrel resistance[J]. World J Cardiol, 2010, 2: 171-186.
[5] Pena A, Collet J P, Hulot J S. Can we override clopidogrel resistance? [J]. Circulation, 2009, 119: 2854-2857.
[6] 李永健, 党群, 陈康寅, 等. 抗血小板药物抵抗真的缺乏临床意义吗? [J]. 实用心脑肺血管病杂志, 2010, 18: 1352-1354.
[7] Juurlink D N, Gomes T, Ko D T, et al. A population-based study of the drug interaction between protonpump inhibitors and clopidogrel[J]. Can Med Assoc J, 2009, 180: 713-718.
[8] 王宇玫. 常用抗血小板药物临床应用中值得关注的问题[J]. 医学研究杂志, 2010, 39: 115-119.
[9] 陈可冀, 薛梅, 殷惠军. 血小板活化与冠状动脉粥样硬化性心脏病和血瘀证的关系[J]. 首都医科大学学报, 2008, 29: 266-269.
[10] Xue M, Chen K J, Yin H J. Relationship between platelet activation related factors and polymorphism of ralated genes in patients with coronary heart disease of blood-stasis syndrome[J]. Chin J Integr Med, 2008, 14: 267-273.
[11] 汪钟. 活血化瘀中药对血小板功能调节的机理[J]. 中国中西医结合杂志, 1992, 12: 567-570.
[12] 陈可冀, 李连达, 翁维良, 等. 血瘀证与活血化瘀研究[J]. 中西医结合心脑血管病杂志, 2005, 3: 1-2.
[13] 陈可冀. 活血化瘀方药降低心血管风险可能性的探索[J]. 中国中西医结合杂志, 2008, 28: 389.
[14] 李家增, 贺石林, 王鸿利. 血栓病学[M]. 北京: 科学出版社, 1998. 24-27, 169.
[15] 徐凤芹, 陈可远, 马晓昌, 等. 芎芍胶囊治疗冠心病心绞痛的临床观察[J]. 中国中西医结合杂志, 2003, 23: 16-18.
[16] 冯洁, 王嗣岑. 复方丹参滴丸对大鼠血小板聚集功能的影响[J]. 中国误诊学杂志, 2006, 6: 2261-2263.
[17] 江劲波, 杨静, 邓常青. 补阳还五汤及有效组分生物碱和苷对大鼠血小板聚集及血小板环核苷酸的影响[J]. 中南药学, 2008, 6: 388-391.
[18] 王阶, 许军, 衷敬柏, 等. 三七总苷对高黏血症患者血小板活化分子表达和血小板聚集的影响[J]. 中国中西医结合杂志, 2004, 24: 312-316.
[19] 王东生, 陈方平, 贺石林, 等. 大黄䗪虫丸抗血小板活化的机制研究[J]. 中国中医药杂志, 2008, 23: 818-821.
[20] 刘芳, 李金, 王新德. 通心络胶囊对脑梗死患者血小板聚集功能的影响[J]. 中国中西医结合杂志, 2008, 28: 304-306.
[21] 李家明, 赵永海, 钟国琛, 等. 阿魏酸衍生物的合成及抗血小板聚集活性[J]. 药学学报, 2011, 46: 305-310.
[22] 舒冰, 周重建, 马迎辉, 等. 中药川芎中有效成分的药理作用研究进展[J]. 中国药理学通报, 2006, 22: 1043-1047.
[23] 陈可冀. 棓丙酯的抗栓作用[J]. 中国处方药, 2003, 9: 38-39.
[24] 陈鹏, 杨丽川, 雷伟亚, 等. 白藜芦醇甙对血小板聚集功能及内钙水平的影响[J]. 天然产物研究与开发, 2005, 17: 21-25.
[25] 夏泉, 董婷霞, 詹华强, 等. 莪术二酮对ADP诱导的兔血小板聚集的抑制作用[J]. 中国药理学通报, 2006, 22: 1151-1152.
[26] 马建建, 宋艳, 贾敏, 等. 血竭总黄酮对血小板聚集、血栓形成及心肌缺血的影响[J]. 中草药, 2002, 33: 1008-1010.
[27] Yao Y, Wu W Y, Liu A H, et al. Interaetion of salvianolic acids and notoginsengnosides in inhibition of ADP-induced platelet aggregation[J]. Am J Chin Med, 2008, 36: 313-328.
[28] 姜宗文, 赵丽娟, 张海, 等. 水蛭肽注射液抗大鼠血栓形成作用[J]. 吉林大学学报(医学版), 2003, 29: 417-418.
[29] 秦晓娟, 魏宗德. 红花黄色素对心血管作用的研究进展[J]. 临床荟萃, 2009, 24: 263-265.
[30] Hsu-Lin S, Berman C L, Furie B C, et al. A platelet membrane protein expressed during platelet activation and secretion: Studies using a monoclonal antibody specific for thrombin-activated platelets[J]. J Biol Chem, 1984, 259: 9121-9126.
[31] Michelson A D, Furman M I. Laboratory markers of platelet activation and their clinical significance[J]. Curr Opin Hematol, 1999, 6: 342-348.
[32] Ikeda H, Takajo Y, Ichiki K, et al. Increased soluble form of P-selectin in patients with unstable angina[J]. Circulation, 1995, 92: 1693-1696.
[33] Shimomura H, Ogawa H, Arai H, et al. Serial changes in plasma levels of soluble P-selectin in patients with acute myocardial infarction[J]. Am J Cardiol, 1998, 81: 397-400.
[34] Furman M I, Benoit S E, Barnard M R, et al. Increased platelet reactivity and circulating monocyte-platelet aggregates in patients with stable coronary artery disease[J]. J Am Coll Cardiol, 1998, 31: 352-358.
[35] Liu Y, Yin H J, Jiang Y R, et al. Research on the correlation between platelet gelsolin and blood-stasis syndrome of coronary heart disease[J]. Chin J Integr Med, 2011, 17: 587-592.
[36] 何勇, 谭智艳, 胡大军, 等. 丹红注射液对急性冠脉综合征患者介入术后血小板活化的干预[J]. 中国现代药物应用, 2008, 2: 43-44.
[37] 陈章强, 洪浪, 王洪, 等. 川芎嗪对急性冠脉综合征患者介入术后血小板活化因子及血管内皮功能影响[J]. 中国中西医结合杂志, 2007, 27: 1078-1081.
[38] 熊攀, 周莉. 复方丹参滴丸对不稳定型心绞痛患者血浆内皮素和血小板A2膜颗粒蛋白的影响[J]. 中西医结合心脑血管病杂志, 2009, 7: 510-511.
[39] 韩岚, 彭代银, 许钒, 等. 桃红四物汤抗血小板活化作用及机制研究[J]. 中国中药杂志, 2010, 35: 2609-2612.
[40] 罗海明, 符德玉, 任敏之, 等. 通心络胶囊对冠心病人血小板 GPⅡb/Ⅲa 复合物活性影响的临床研究[J]. 中成药, 2005, 27: 181-183.
[41] Kasirer-Friede A, Cozzi M R, Mazzucato M, et al. Signaling through GP-IX-V activates αIIbβ3 independently of other receptors[J]. Blood, 2004, 103: 3247-3606.
[42] 王东生, 陈方平, 贺石林, 等. 大黄䗪虫丸血浆药理学与血清药理学作用的比较研究[J]. 血栓与止血学, 2005, 11: 5-8.
[43] 李艳丽. 血府逐瘀汤治疗心血管疾病的研究进展[J]. 北京中医药, 2008, 27: 228-230.
[44] Yacoub D, Théorêt J F, Villeneuve L, et al. Essential role of protein kinase C δ in platelet signaling, aIIbβ3 activation, and thromboxane A2

release[J]. J Biol Chem, 2006, 281: 30024-30035.
[45] Nishizuka Y. Intracellular signaling by hydrolysis of phospholipids and activation of protein kinase C[J]. Science, 1992, 258: 607-614.
[46] Yang Y M, Wang X X, Chen J Z, et al. Resveratrol attenuates adenosine diphosphate-induced platelet activation by reducing protein kinase C activity[J]. Am J Chin Med, 2008, 36: 603-613.
[47] Kaplan K L, Owen J. Plasma levels of β-thromboglobulin and platelet factor 4 as indices of platelet activation in vivo[J]. Blood, 1981, 57: 199-202.
[48] Pumphrey C W, Dawes J. Plasma beta-thromboglobulin as a measure of platelet activity: Effect of risk factors and findings in ischemic heart disease and after acute myocardial infarction[J]. Am J Cardiol, 1982, 50: 1258-1261.
[49] Slungaard A. Platelet factor 4: A chemokine enigma[J]. Int J Biochem Cell Biol, 2005, 37: 1162-1167.
[50] Hope W, Martin T J, Chesterman C N, et al. Human β-thromboglobulin inhibits PGI2 production and binds to specific site in bovine aortic endothelial cells[J]. Nature, 1979, 282: 210-212.
[51] 孔月琼, 姚震, 云美玲, 等. 丹参粉针治疗冠心病心绞痛患者的临床疗效及对血小板功能的影响[J]. 高血压杂志, 2002, 10: 451-453.
[52] Kato M, Kambe M, Kajiyama G. Increased cytosolic free Mg2+ and Ca2+ in platelets of patients with vasospastic[J]. Am J Physiol, 1998, 274: 548-554.
[53] Fujinishi A, Takahara K, Ohba C, et al. Effects of nisoldipine on cytosolic calcium, platelet aggregation, and coagulation/fibrinolysis in patients with coronary artery disease[J]. Angiology, 1997, 48: 515-521.
[54] 张荣新, 连秀峰, 连娜. 中药钙拮抗剂治疗心血管病的研究进展[J]. 陕西中医学院学报, 1999, 22: 52-54.
[55] 陈文梅, 金鸣, 吴伟, 等. 红花黄色素抑制血小板激活因子介导的血小板活化作用的研究[J]. 中国药学杂志, 2000, 35: 741-744.
[56] Liu Y, Yin H J, Jiang Y R, et al. Correlation between platelet gelsolin and platelet activation level in acute myocardial infarction rats and intervention effect of effective components of Chuanxiong rhizome and red peony root[J]. Evid Based Complement Alternat Med, 2013, 2013: 98574.
[57] 陈春, 杨天伦. TXA2/PGI2与心血管疾病[J]. 现代生物医学进展, 2008, 8: 2166-2172.
[58] 徐红梅, 刘清云, 戴敏, 等. 赤芍总苷对大鼠血小板功能的影响[J]. 合肥工业大学学报(自然科学版), 2003, 26: 141-144.
[59] 高会丽, 李贻奎, 仝燕, 等. 冠心Ⅱ号系列组方对犬急性心肌缺血保护作用的比较研究[J]. 中药药理与临床, 2007, 23: 1-4.
[60] 蓝肇熙, 王万智, 马忆南, 等. 桃红四物汤对大鼠损伤血淤证中TXB2、6-keto-PGF1α的影响[J]. 华西药学杂志, 2008, 23: 687-688.
[61] 武源, 郭宏宝, 王铁军, 等. 几种中药组分对家兔体外血小板聚集作用的比较[J]. 中国临床药理学与治疗学, 2007, 12: 1047-1051.
[62] 吁文贵, 徐理纳. 乙酰丹酚酸A对血小板功能的影响[J]. 药学学报, 1994, 29: 412-416.
[63] 袁淑娟 张志伟, 高天红, 等. 红花注射液抗血栓作用机制研究[J]. 中国中药杂志, 2011, 36: 1528-1529.
[64] 王振义, 李家增, 阮长耿. 血栓与止血基础理论与临床[M]. 上海: 上海科学技术出版社, 2004. 63-71.
[65] 许澍淮. 环核苷酸与血小板功能[J]. 生理科学进展, 1992, 23: 318-322.
[66] 祝国光, 罗瑞芝, 郭治昕. 复方丹参滴丸抗血小板活化及聚集性研究进展[J]. 中国心血管杂志, 2007, 12: 149-151.
[67] 杨佳, 秦彩玲. 复方丹参方及丹参、三七对血小板功能影响的研究概况[J]. 中国实验方剂学杂志, 2003, 9: 59-62.
[68] 卢建, 余应年, 徐仁宝. 受体信号转导系统与疾病[M]. 济南: 山东科学技术出版社, 1999.
[69] Cosemans J M, Munnix I C, Wetzker R, et al. Continuous signaling via PI3K isoforms βand γ is required for platelet ADP receptor func- tion in dynamic thrombus stabilization[J]. Blood, 2006, 108: 3045-3052.
[70] Li Z, Zhang G, Le Breton G C, et al. Two waves of platelet secretion induced by thromboxane A2 receptor and a critical role for phosphoinositide 3-kinases[J]. J Biol Chem, 2003, 278: 30725-30731.
[71] Kroner C, Eybrechts K, Akkerman J W. Dual regulation of platelet protein kinase B[J]. J Biol Chem, 2000, 275: 27790-27798.
[72] Huang Z S, Zeng C L, Zhu L J, et al. Salvianolic acid A inhibits platelet activation and arterial thrombosis via inhibition of phosphoinos itide 3-kinase[J]. J Thromb Haemost, 2010, 8: 1383-1393.
[73] 刘玥, 殷惠军, 陈可冀. 血小板蛋白质组学及其在血瘀证与活血化瘀中药研究中的探索应用[J]. 中国科学: 生命科学, 2013, 43: 619-625.
[74] García A. Clinical proteomics in platelet research: Challenges ahead[J]. J Thromb Haemost, 2010, 8: 1784-1785.
[75] Senzel L, Gnatenko D V, Bahou W F. The platelet proteome[J]. Curr Opin Hematol, 2009, 16: 329-333.
[76] Banfi C, Brioschi M, Marenzi G, et al. Proteome of platelets in patients with coronary artery disease[J]. Exp Hematol, 2010, 38: 341-350.
[77] Burkhart J M, Vaudel M, Gambaryan S, et al. The first comprehensive and quantitative analysis of human platelet protein compo sition allows the comparative analysis of structural and functional pathways[J]. Blood, 2012, 120: e73-e82.
[78] 李雪峰, 蒋跃绒, 吴彩凤, 等. 冠心病血小板功能蛋白与证候相关性研究[J]. 中国分子心脏病学杂志, 2009, 9: 326-331.
[79] 谢鸣. “方证相关”逻辑命题及其意义[J]. 北京中医药大学学报, 2003, 26: 11-12.
[80] 刘玥. 血小板骨架蛋白 gelsolin 在冠心病血瘀证中的作用及赤芍川芎有效组分的干预效应研究[D]. 北京: 中国中医科学院, 2012.
[81] Chen KJ, Shi DZ, Xu H, et al. XS0601 reduces the incidence of restenosis: A prospective study of 335 patients undergoing percutaneous coronary intervention in China[J]. Chin Med J, 2006, 119: 6-13.
[82] Wang SL, Wang CL, Wang PL, et al. Combination of Chinese herbal medicines and conventional treatment versus conventional treatment alone in patients with acute coronary syndrome after percutaneous coronary intervention(5C trial): An open -label randomized controlled multicenter study[J]. Evid Based Complement Alternat Med, 2013, 2013: 741518.
[83] 周忠冉, 唐海沁, 李结华, 等. 通心络胶囊治疗冠心病疗效及安全性的系统评价[J]. 中国循证医学杂志, 2011, 11: 1078-1083.
[84] 贾永亮, 张时开, 鲍菲飞, 等. 通心络胶囊与丹参滴丸治疗冠心病心绞痛间接比较的系统评价[J]. 中国循证医学杂志, 2011, 11: 919-931.

原载：刘玥，殷惠军，史大卓，陈可冀．活血化瘀中药与抗血小板治疗 [J]. 科学通报，2014, 59(8): 647-655.

血小板蛋白质组学及其在血瘀证与活血化瘀中药研究中的探索应用

刘 玥 殷惠军 陈可冀

血小板是从骨髓成熟的巨核细胞胞质裂解继而脱落下来的具有生物活性的微小胞质，在止血、炎症反应、血栓形成及器官移植排斥等病理生理过程中均扮演了极其重要的角色。血小板活化及继发炎症反应介导的动脉粥样硬化易损斑块破裂和急性血栓形成是急性血管事件发生的重要病理生理基础。抗血小板药物的临床应用成为心脑血管疾病治疗学领域的里程碑事件[1]。目前阿司匹林及氯吡格雷等已成为预防和治疗动脉粥样硬化血管性疾病的基石药物。但随着双重甚至三重抗血小板药物应用时间的延长，出现了血小板反应的多样性，具体表现为低反应性和高反应性，前者表现为即使临床及时、足量应用抗血小板药物但血栓风险仍未降低，又称为“抗血小板药物抵抗”[2,3]，后者主要表现为消化系统或神经系统出血风险的增加。这些都限制了抗血小板药物的临床应用，同时也提示血小板可能还存在其他的活化通路或途径，因此寻找新的安全有效的抗血小板药物或者能改善抗血小板药物抵抗的方法，成为心脑血管疾病治疗领域的国际性关注点。

1 血小板蛋白质组学

蛋白质组学从整体水平上研究生物体蛋白质的组成及其变化规律，为全面揭示重大疾病发生发展的分子机制及干预药物的作用靶点提供了全新的研究思路和策略。血小板是无核细胞，但具有丰富的胞内颗粒，主要包括 α- 颗粒、致密体和溶酶体等，其继承于巨核细胞的转录本和一些蛋白质合成结构，使血小板具备一定的蛋白质合成和修饰功能，是蛋白质组学理想的研究对象。以血小板为基础，通过鉴定血小板在静息或活化状态时表达的特殊蛋白质及血小板代谢的相关信号通路，进而分析血小板蛋白质在正常与病理状态下的功能变化，可以丰富对血小板生物学功能的理解[4]。近年来不断发展的高通量蛋白质组学技术为筛选新的抗血小板作用靶点提供了可能。荧光差异显示二维凝胶电泳（two-dimensional fluorescence difference gel electrophoresis，2-D DIGE）技术，是进行蛋白质差异表达分析的理想技术平台，在检测和分析复杂蛋白质样品的蛋白质表达差异或变化时，它良好的重现性有利于获得可靠的实验结果，克服了传统二维凝胶电泳不同胶之间的不可重现性和严重的系统变异，为不同胶或 / 和生命系统不同状态之间变化的研究提供了完善的解决方案。与 2-D DIGE 相衔接的基质辅助激光解析 / 电离飞行时间串联质谱（MALDI-TOF-TOF）技术同样具有高灵敏性与特异性。血小板蛋白质组学技术目前广泛用于人类重大疾病如血液病、冠心病等的早期诊断（疾病标志分子）和新药研发（药物干预靶点）等的研究当中，其研究设计模式通常分为筛选—鉴定（定性及定量）—功能分析 3 个阶段[5-7]。2012 年发表在国际著名期刊 Blood 上的一项国外学者的研究采用定量质谱（quantitative massspectrometry）技术，首次全面、定量地建立了人血小板功能蛋白质组[8]，鉴定出超过 2 500 个磷酸化位点，共包含有 4 000 种血小板蛋白。同时采用比较蛋白质组学方法，在 4 个健康志愿者血样之间鉴定出 1 500 种血小板蛋白，在同一个健康志愿者的 3 份不同血样之间鉴定出 1 500 种血小板蛋白。同时发现即使存在一定的正常变异，总体来说，85% 被鉴定出的健康志愿者血小板蛋白具有恒定性，该研究为后续血小板蛋白的功能分析奠定了良好的基础。

2 血小板蛋白质组学与血瘀证实质研究

蛋白质组学着眼于从不同层次“整体”蛋白质功能活动的特征来探究机体活动的内在规律，与传统中医学整体观及中药多靶点整合调节的特性不谋而合，近年来临床医学也逐渐从片段化特征回归到整体整合模式[9]。随着中国中医药学与西医药学的碰撞、发展及两种医药学在真实医疗环境中的相互交融、渗透，中西医结合医学应运而生，成为我国独具特色的医疗体系。目前中西医结合医学界最为普遍采取的是西医辨病与中医辨证论治相结合的现代“病证结合”研究模式，这也是中西医结合医学的重要发展方向之一[10]。在中医证候理论的指导下，运用功能蛋白质组学的方法，研究典型中医证候差异蛋白质组的表达，分析与某一中医证候形成相关的所有蛋白质及其特征，并进行功能研究，在整体蛋白质表达水平上阐明中医证候的本质，以期为中医证候的科学化提供实证依据[11]。

中医血瘀证存在血小板活化现象，研究表明，冠心病、血瘀证、血小板功能状态三者之间存在极其密切的内在联系[12]。在早期建立血瘀证诊断标准的基础上，近年来又建立了冠心病血瘀证的诊断标准[13]，为开展血瘀证实质的系统研究提供了良好的基础。血小板是冠脉血栓形成的中心环节，激活的血小板不但参与形成血栓，还释放多种血管活性物质、细胞因子和生长因子，参与动脉粥样硬化的形成和发展。血瘀证与血液循环和微循环障碍、血液高黏滞状态、血小板活化和黏附聚集、血栓形成等多种病理生理改变密切相关，血瘀证是冠心病临床最常见的中医证型，既往研究报道冠心病血瘀证存在血小板活化状态[14]。

本实验组在国内外较早地将血小板蛋白质组学技术引入中医证候实质和中药作用机制研究，以冠心病血瘀证与活血化瘀中药为切入点，在国家自然科学基金的连续资助下遵循筛选—鉴定—验证—功能分析的模式开展了一系列创新性探索研究。前期采用差异蛋白质组学的研究方法，借助荧光差异显示 2-D DIGE 技术及 MALDI-TOF-TOF 技术筛选到冠心病血瘀证与非血瘀证组有 45 个血小板差异蛋白质点（图 1）[15]，又根据每个点的三维图、等电点、分子质量和在胶上实际位置对应信息匹配程度，确定 23 个点，切胶。质谱成功鉴定 14 个差异蛋白质（表 1），去除 4 个冗余，找到 10 个有可靠数据支撑的血小板差异表达功能蛋白质点。从中可以发现除血小板膜蛋白外，还包括了许多血小板骨架蛋白。血小板活化不但可引起其膜蛋白的改变，亦可导致一系列形态学变化，即从无黏性的、盘状的循环血小板变成有黏性的、有突起的血小板胶状物，而这种形态学变化依赖于血小板细胞骨架蛋白的调控。通过文献调研，本研究选择其中功能相对清楚的血小板骨架蛋白凝溶胶蛋白（Gelsolin）进行了规模临床验证，结果证实冠心病血瘀证患者血小板 Gelsolin 的含量较冠心病非血瘀证患者及健康对照人群显著升高[16]，提示 Gelsolin 与冠心病血瘀证的发生相关，推测血小板骨架蛋白含量异常在冠心病血瘀证的发生中发展扮演了重要角色。同时又将血小板 Gelsolin 含量与冠心病不同分型（稳定型冠心病、急性冠脉综合征）之间的相关性开展了临床研究，结果表明其水平与急性冠脉综合征（acute coronary syndrome，ACS）的发生高度正相关[17]。

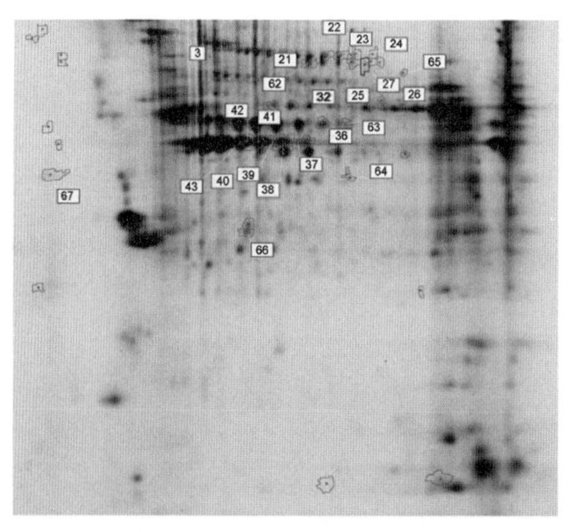

图1 冠心病血瘀证组与非血瘀证组患者差异表达蛋白质胶图（经DeCyder 2D™分析后）[15]

表 1 冠心病血瘀证与非血瘀证组血小板差异蛋白质搜库鉴定成功果[15]a）

蛋白质编号	蛋白质名称	蛋白质相对分子质量	蛋白质等电点	蛋白质评分	蛋白质评分置信区间（%）	总离子评分	总离子评分置信区间（%）	差异蛋白质点在胶图中的编号
IPI00218628	Gene_Symbol=ITGA2B Isoform 2 of Integrin alpha-IIb	109518.5	5.17	751	100	651	100	3
IPI00877792	Gene_Symbol=FGG 50 kDa protein	50290.4	5.71	141	100	62	99.929	32
IPI00739539	Gene_Symbol=A26C1B ANKRD26-like	121292.7	5.86	170	100	143	100	36
IPI00894365	Gene_Symbol=ACTB cDNA FLJ52842,	39200.5	5.4	321	100	252	100	37
IPI00021439	Gene_Symbol=ACTB Actin, cytoplasmic 1	41709.7	5.29	445	100	330	100	38
IPI00021439	Tax_Id=9606 Gene_Symbol=ACTB Actin, cytoplasmic 1	41709.7	5.29	342	100	274	100	39
IPI00021439	Gene_Symbol=ACTB Actin, cytoplasmic 1	41709.7	5.29	440	100	379	100	40
IPI00021440	Gene_Symbol=ACTG1 Actin, cytoplasmic 2	41765.8	5.31	602	100	480	100	41
IPI00021439	Gene_Symbol=ACTB Actin, cytoplasmic 1	41709.7	5.29	588	100	478	100	42
IPI00894365	Gene_Symbol=ACTB cDNA FLJ52842, highly similar to Actin, cytoplasmic1 Tax_Id=9606 Gene_Symbol=ACTG1 cDNA	39200.5	5.4	442	100	326	100	43
IPI00794523	FLJ43573 fis, clone RECTM2001691, highly similar to Actin, cytop	28193	5.2	236	100	189	100	66
IPI00298497	Gene_Symbol=FGB Fibrinogen beta chain	55892.3	8.54	80	99.924	59	99.903	23
IPI00009865	Gene_Symbol=KRT10 Keratin, type I cytoskeletal 10	59474.9	5.13	141	100	56	99.903	23
IPI00796316	Gene_Symbol=GSN cDNA FLJ53327, highly similar to Gelsolin	77741.1	5.47	83	99.958	40	95.153	62

近年来 Gelsolin 在心血管疾病发生发展中的作用越来越得到国内外学术界的重视，研究发现其可能在冠心病、心律失常、心肌梗死后心室重构等心血管疾病中均发挥了重要作用[18,19]。Gelsolin 是细胞骨架的重要组成部分，其分泌受到钙离子浓度的调节，当胞内钙离子浓度升高时可激活血小板 Gelsolin 的分泌。梗死后心肌组织释放大量肌动蛋白微丝（F-actin）入血对内皮细胞及微血管产生毒害作用，而血浆中存在肌动蛋白清除系统（extracellular actin scavenger systern，EASS）[20]，其中血浆 Gelsolin 能够切割过多的 F-actin，使其解聚成肌动蛋白单体（G-actin），维生素 D 结合蛋白（vitamin D binding protein，VDBP）能够和 G-actin 结合形成复合物，通过肝脏内皮网状系统被清除体外而阻止这种细胞毒效应。研究发现[16]，冠心病血瘀证血小板活化过程中，细胞骨架蛋白含量也出现了不同程度的变化，集中体现在血小板 Gelsolin 和其靶蛋白 F-actin 的异常变化上，推测血浆 Gelsolin 含量降低与其因切割、清除 F-actin 而大量消耗有关，这种消耗引起血小板上的 Gelsolin 病理性重组而含量增加，同时引起血小板钙离子内流增加，导致血小板变形能力增强而参与冠心病血瘀证的形成，因此血小板 Gelsolin 可能是冠心病血瘀证的特异性分子靶标之一。

3 血小板蛋白质组学与活血化瘀中药研究

活血化瘀方药是中医临床治疗血瘀证的主要药物，50 多年来，国内学者在继承传统中医理论思维的基础上，从理论、实验及临床等方面对其进行了较为深入的现代科学化研究，取得了一系列重大进展[21]，系统阐明了活血化瘀中药的基本治疗规律与作用原理，活血化瘀的治疗理念在国内外医学界已得到广泛共识。中西医学在对动脉粥样硬化易损斑块的防治方面，有着稳定病变、“通其血脉”的共同看法，东西方这种理念上的一致性，使得应用传统活血化瘀方药对降低心血管风险可能性的探索具有实际意义[22]。对活血化瘀方药开展的系列研究表明，丹参、丹皮、当归、赤芍、蒲黄、川芎、三七等活血化瘀中药和血府逐瘀汤、冠心Ⅱ号、桃红四物汤等活血化瘀复方均有抗血小板和抗炎作用，并已发现的活血化瘀中药抗血小板有效成分包括黄酮类（如葛根素、红花黄色素）、生物碱类（如川芎总碱、川芎嗪等）、萜类（如丹参酮、三七总皂苷等）、有机酸类（如丹参素、丹酚酸、木脂素类等）等，但其研究多局限于血小板聚集率、血小板受体等表面现象的药理学观察，对血小板活化后蛋白质表达的影响涉及很少，且作用靶点及信号通路研究不够明确和深入[23]。采用血小板蛋白质组学研究方法，可以为基于中医“方证对应”的活血化瘀中药及复方药理作用机制的阐明提供许多潜在的作用靶点[24]。

3.1 赤芍与川芎

赤芍和川芎均是传统的活血化瘀中药，药理研究表明，均有较好的抗血小板聚集及抗血栓形成的作用。芎芍胶囊（川芎、赤芍的有效组分川芎总酚、赤芍总苷配伍，XSC）是在传统活血化瘀名方血府逐瘀汤的研究基础上，结合现代药理研究，采用其主要药物川芎、赤芍的有效组分组成的Ⅱ类中药新药复方制剂．实验研究发现，XSC 具有扩张冠状动脉、改善心肌缺血缺氧、抑制血小板聚集及平滑肌细胞增殖、抗脂质过氧化及保护血管内皮细胞、促进缺血心肌血管新生等作用[25-27]，临床研究发现，其亦可明显减少冠心病介入治疗后患者再狭窄的发生率[28,29]。血小板活化是动脉粥样硬化形成、不稳定斑块破裂及血栓形成的关键病理环节，而 XSC 对血小板功能的调节作用及其作用靶点的深入研究将为临床抗血小板药物治疗提供新的思路。

研究如前所述，冠心病血瘀证血小板活化状态下循环中聚集的大量 F-actin 在消耗血浆中 Gelsolin 的同时是否可以直接刺激血小板分泌 Gelsolin 而导致血小板 Gelsolin 含量升高？血小板 Gelsolin 是否是活血化瘀方药抗血小板及血栓形成的有效分子靶点？针对这些推测，又以 Gelsolin 为研究对象分别建立了离体血小板活化实验体系及在体心肌梗死大鼠模型。离体研究发现，中高浓度的 F-actin 体外能够直接激活血小板导致其聚集、活化，且能够刺激血小板大量分泌 Gelsolin. 赤芍、川芎有效成分芍药苷、川芎嗪体外联合应用对聚集、活化后的血小板具有明显抑制作用，同时能够明显降低活化后血小板 Gelsolin 的含量[30]。体内研究发现结扎前降支的心肌梗死模型大鼠贫血小板血浆中 Gelsolin 含量显著降低而富血小板血浆中 Gelsolin 含量明显增高，伴随有血浆 F-actin 和钙离子浓度显著上升。芎芍胶囊能明显降低心肌梗死大鼠血小板 Gelsolin 水平，增强血浆肌动蛋白清除系统活性，抑制血小板活化，同时具有一定的钙拮抗效应[31]。通过以上一系列研究证实，血小板骨架蛋白 Gelsolin 可能是活血化瘀中药的一个有效作用靶点。

3.2 三七与丹参

三七药用已有超过 500 年的历史（据《本草纲目》记载），其中主要含有皂苷、黄酮、蛋白质氨基酸及非蛋白质氨基酸等，其中皂苷类成分是三七活血化瘀功效应用的物质基础，且含量较其他组分高。有研究[32]建立了三七水溶性成分总提物三七总皂苷温浴的大鼠血小板和正常大鼠血小板的二维电泳图谱，识别并鉴定了两不同组别血小板蛋白质之间的 12 个差异蛋白，这些差异蛋白质中有 3 个表达上调，9 个表达下调，说明三七总皂苷在抗血小板聚集过程中对部分蛋白质的表达起促进作用，而另外一些蛋白质的表达则起抑制作用。鉴定的 12 个差异表达蛋白按其生物学功能大致可分为血小板激活相关蛋白（Grb2 蛋白、凝血酶敏感蛋白 1）、氧化应激相关蛋白（硫氧还蛋白、核糖核酸酶抑制因子等）、细胞骨架蛋白（肌球蛋白调节轻链 9、微管蛋白 α6）及其他蛋白（层黏连蛋白受体 1）。

丹参始载于《神农本草经》，历代本草多有收载，具有良好的活血化瘀功效，其主要化学成分主要为脂溶性二萜醌类（如丹参酮Ⅰ，ⅡA，ⅡB 等）和水溶性酚酸类化合物（如丹酚酸 B、丹参素等）。有学者建立了丹酚酸 B 温浴的大鼠血小板和正常大鼠血小板的二维电泳图谱，识别并鉴定了两不同组别血小板蛋白质之间的 20 个差异蛋白，鉴定的 20 个差异表达蛋白按其生物学功能大致可分为血小板聚集与血液凝固相关蛋白（PAF 乙酰水解酶 Ib-β，FGL2 凝血酶原酶等）、细胞跨膜信号转导相关蛋白质（电压依赖性钾离子通道，14-3-3 ε，Copine J 等）、与物质能量代谢相关的蛋白质（醛缩酶 A）、细胞骨架蛋白（冠蛋白、原肌球蛋白等）及其他蛋白质（热休克蛋白 70-2、硫氧还原蛋白过氧化物酶 2、锌指蛋白等）[33]。

4 思考与展望

中西医结合医学作为全球补充与替代医学（complementary and alternative medicine）的重要组成部分，涌现出的诸如三氧化二砷治疗白血病、青蒿素及其衍生物治疗疟疾，以及活血化瘀中药治疗心血管疾病等一系列原创性成果越来越受到国内外医学界的重视和认同[34]。传统中医药学的发展需要接受现代科学的洗礼[35]，利用现代科学技术对中医药现有的临床治疗学经验或药物进行探索研究是中西医结合医学发展的重要方向之一。

中医证候是中医药学理论体系的核心，对其实质进行科学化阐述不仅是中医药学发展的要求，也是中医药现代化的必然选择。血小板在动脉粥样硬化血栓形成中扮演了关键角色，而后者又是多种心脑血管疾病共同的病理基础，血小板蛋白质组学的出现及不断发展完善为基于“病证结合”深入探讨中医证候实质提供了良好的技术平台。通过对同一疾病不同中医证候患者的血浆样品中血小板蛋白质表达谱的比较分析，可以筛选出相关证候的潜在标志分子群。同时通过对中医“方证相应”或“方证相关”[36]的理论指导下的临床方药的干预前后的血小板蛋白质表达谱的分析，有助于识别、发现某一治法或方药的干预靶点，获得对中药复方作用机制的理解，同时也可为抗血小板中药新药筛选及临床疗效评价提供实证依据．但需要注意的是，目前对于重大疾病的血小板蛋白质组学研究多停留在不同病理生理状态下血小板蛋白表达谱的筛选和鉴定阶段，极少涉及对其功能的后续分析。目前研究中对血小板低丰度蛋白鉴定率不高及如何对获得的海量数据进行合理分析等，都是有待解决的问题．相信未来随着血小板蛋白质组研究成果的不断丰富及其在血瘀证与活血化瘀中药研究中的运用，人们将会获得更多令人惊喜的新发现和新成果，为降低心脑血管疾病的发病率和死亡率做出贡献。

参考文献

[1] Michelson A D. Antiplatelet therapies for the treatment of cardiovascular disease[J]. Nat Rev Drug Discov, 2010, 9: 154-169.

[2] Gergely F, Andrea F, Gabriella P, et al. Clinical importance of aspirin and clopidogrel resistance[J]. World J Cardiol, 2010, 2: 171-186.

[3] Pena A, Collet J P, Hulot J S. Can we override clopidogrel resistance? [J]. Circulation, 2009, 119: 2854-2857.

[4] 杨义玲, 刘文君. 血小板蛋白质组学的研究进展[J]. 中国实验血液学杂志, 2012, 20: 777-781.

[5] di Michele M, van Geet C, Freson K. Proteomics to unravel platelet-related diseases and identify novel anti-platelet drugs[J]. Curr Med Chem, 2012, 19: 4662-4670.

[6] van der Meijden P E, Heemskerk J W. Platelet protein shake as playmaker[J]. Blood, 2012, 120: 2931-2932.

[7] di Michele M, van Geet C, Freson K. Recent advances in platelet proteomics[J]. Expert Rev Proteomics, 2012, 9: 451-466.

[8] Burkhart J M, Vaudel M, Gambaryan S, et al. The first comprehensive and quantitative analysis of human platelet protein composition allows the comparative analysis of structural and functional pathways[J]. Blood, 2012, 120: e73-82.

[9] 陈可冀, 刘玥. 临床医学本来就是整体[J]. 医学与哲学, 2013, 3A: 12-13.

[10] 陈可冀. 病证结合治疗观与临床实践[J]. 中国中西医结合杂志, 2011, 31: 1016-1017.

[11] 周红光, 陈海彬, 周学平, 等. 蛋白质组学是中医病机研究的重要技术平台[J]. 中国中西医结合杂志, 2012, 32: 990-993.

[12] 陈可冀, 薛梅, 殷惠军. 血小板活化与冠状动脉粥样硬化性心脏病和血瘀证的关系[J]. 首都医科大学学报, 2008, 29: 266-269.

[13] 付长庚, 高铸烨, 王培利, 等. 冠心病血瘀证诊断标准研究[J]. 中国中西医结合杂志, 2012, 32: 1285-1286.

[14] Xue M, Chen K J, Yin H J. Relationship between platelet activation related factors and polymorphism of related genes in patients with coronary heart disease of blood-stasis syndrome[J]. Chin J Integr Med, 2008, 14: 267-273.

[15] 李雪峰. 冠心病血瘀证血小板差异功能蛋白的分析及药物干预研究[D]. 北京: 中国中医科学院, 2010.
[16] Liu Y, Yin H J, Chen K J. Research on the correlation between platelet gelsolin and blood-stasis syndrome of coronary heart disease[J]. Chin J Integr Med, 2011, 17: 587-592.
[17] Liu Y, Yin H J, Jiang Y R, et al. Correlation between platelet gelsolin level and different types of coronary heart disease[J]. Chin Sci Bull, 2012, 57: 631-638.
[18] Li G H, Shi Y, Chen Y, et al. Gelsolin regulates cardiac remodeling after myocardial infarction through DNase Ⅰ -mediated apoptosis[J]. Circ Res, 2009, 104: 896-904.
[19] 刘玥, 蒋跃绒, 殷惠军, 等. 凝溶胶蛋白与心血管疾病[J]. 中国分子心脏病学杂志, 2011, 11: 50-53.
[20] Lee W M, Galbraith R M. The extracellular actin scavenger systern and actin toxicity[J]. N Engl J Med, 1992, 326: 1335-1341.
[21] 陈可冀, 李连达, 翁维良, 等. 血瘀证与活血化瘀研究[J]. 中西医结合心脑血管病杂志, 2005, 1: 1-2.
[22] 陈可冀. 活血化瘀方药降低心血管风险可能性的探索[J]. 中国中西医结合杂志, 2008, 5: 389.
[23] Liu Y, Yin H J, Shi D Z, et al. Chinese herb and formulas of promoting blood circulation and removing blood stasis and antiplatelet therapies[J]. Evid Based Compl Alt Med, 2012: 184503.
[24] 陆洁, 刘静, 申秀萍. 蛋白质组学在中药药理研究中的应用[J]. 中药药理与临床, 2012, 28: 243-247.
[25] 徐浩, 文川, 陈可冀, 等. 川芎、赤芍及其有效部位配伍对载脂蛋白*E*基因缺陷小鼠动脉粥样硬化斑块稳定性影响的研究[J]. 中国中西医结合杂志, 2007, 27: 513-518.
[26] 李立志, 刘剑刚, 马鲁波, 等. 芎芍胶囊对兔动脉粥样硬化模型脂质代谢及血小板聚集的影响[J]. 中国中西医结合杂志, 2008, 28: 1100-1103.
[27] 徐凤芹, 徐浩, 刘剑刚, 等. 芎芍胶囊对动脉粥样硬化兔血管平滑肌细胞增殖的影响[J]. 中国中西医结合杂志, 2008, 28: 912-917.
[28] 鹿小燕, 史大卓, 徐浩, 等. 芎芍胶囊干预冠心病介入治疗后再狭窄的研究[J]. 中国中西医结合杂志, 2006, 26: 13-17.
[29] Chen K J, Shi D Z, Xu H, et al. XS0601 reduces the incidence of restenosis: a prospective study of 335 patients undergoing percutaneous coronary intervention in China[J]. Chin Med J(Engl), 2006, 119: 6-13.
[30] 刘玥. 血小板骨架蛋白gelsolin在冠心病血瘀证中的作用及赤芍川芎有效组分的干预效应研究[D]. 北京: 中国中医科学院, 2012.
[31] Liu Y, Yin H J, Jiang Y R, et al. Correlation between platelet gelsolin and platelet activation level in acute myocardial infarction rats and intervention effect of effective components of Chuanxiong rhizome and Red peony root[J]. Evid Based Complement Alternat Med, 2013: 985746.
[32] Yao Y, Wu W Y, Guan S H, et al. Proteomic analysis of differential protein expression in rat platelets treated with notoginsengnosides[J]. Phytomedicine, 2008, 15: 800-807.
[33] Ma C, Yao Y, Yue Q X, et al. Differential proteomic analysis of platelets suggested possible signal cascades network in platelets treated with salvianolic acid B[J]. PLoS ONE, 2011, 6: e14692.
[34] Xu H, Chen K J. Complementary and alternative medicine: is it possible to be mainstream? [J]. Chin J Integr Med, 2012, 18: 403-404.
[35] 王台. 中医需要接受科学洗礼[J]. 中国中西医结合杂志, 2012, 32: 1014-1022.
[36] 谢鸣. “方证相关”逻辑命题及其意义[J]. 北京中医药大学学报, 2003, 26: 11-12.

原载：刘玥，殷惠军，陈可冀. 血小板蛋白质组学及其在血瘀证与活血化瘀中药研究中的探索应用 [J]. 中国科学：生命科学, 2013, 43(8): 619-625.

心血管血栓性疾病“瘀毒”致病临床表征初探

刘龙涛　史大卓　陈可冀

血栓性疾病包括动脉血栓性疾病、静脉血栓性疾病和微血管血栓性疾病，几乎涉及临床各科，不仅发病率高，而且死亡率与致残率亦高。近年来大量流行病学和临床研究发现，感染和炎症为血栓性疾病发病的重要危险因素[1-2]。传统中医认为，微生物感染、内毒素损伤及炎症反应等多与“毒邪”密切相关。本课题组在既往“血瘀证与活血化瘀研究”基础上，通过长期临床观察发现，许多血栓性疾病（如急性心肌梗死、急性脑梗死、外周动脉血栓性疾病、不稳定性心绞痛等）的发病或恶化阶段，多表现为发病急骤、病情危重、局部剧烈疼痛，同时伴发热、烦躁、大便秘结、舌质紫红或绛、舌苔垢腻或黄燥、脉沉弦有力等一派实邪壅盛、内蕴化热化毒的征象，具有此类证候患者的理化检查常伴有炎症因子（如超敏C反应蛋白、肿瘤坏死因子等）、坏死组织标记物（如心肌酶等）升高及凝血和纤溶系统的激活，与现代中医对“毒邪”致病特点（损伤性、破坏性）的认识颇为一致，而与普通血瘀证患者血液流变学、血小板功能异常等改变有诸多不同。临床辨证施治心血管血栓性疾病也发现，在活血化瘀治法的基础上，合理配伍清热解毒或活血解毒药，多可提高疗效。鉴于此，在传统中医文献研究的基础上，病证结合，科学总结和归纳心血管血栓性疾病的临床表征，并参照现代流行病学方法加以规范，对于提高中医药防治心血管血栓性疾病的疗效，具有重要意义。现将其常见临床表征初步归纳如下。

1 骤发性剧痛

疼痛，是中医“瘀血”致病最常见的临床表征之一。在心血管血栓性疾病中，“瘀毒”所致疼痛，具有发作突然、疼痛剧烈、部位不固定且持续时间长的特点。其发生机制多由瘀血蕴阻日久，酿热化毒，或热毒直中血分，煎熬血液而致瘀毒互结，“不通则痛”。如明・张觉人编《外科十三方》[3]云：“大凡恶毒瘀血成，不曾发散致痛疼。”急性冠状动脉综合征特别是心肌梗死发作时，多伴有较为剧烈的胸痛，并放射至咽、肩、上肢、背或上腹部，性质可为压迫感、紧缩感或窒息感，常规扩冠治疗难以获效，病情极为危重。正如《灵枢・厥病》曰：“真心痛，手足青至节，心痛甚，旦发夕死，夕发旦死。”其他外周动脉血栓性疾病如血栓闭塞性脉管炎、动脉硬化性闭塞症病情恶化以及较大栓子引起的急性肺栓塞等多以骤发剧烈疼痛作为最常见的临床表现，与传统中医“瘀血”疼痛所表现出的固定性刺痛、昼轻夜重、痛势缠绵的特点亦有不同之处。因此，在心血管血栓性疾病临床辨证过程中，可考虑将骤发性剧痛作为“瘀毒”证候的临床表征之一。

2 发热

传统中医认为，发热原因可分为外感、内伤两类。外感发热，因感受六淫之邪及疫疠之气引起；内伤发热则由于气、血、水等郁结壅遏化热或阴阳失衡，阳气外浮所致。血栓性疾病“瘀毒”证候患者常可伴有不同程度的发热，其机制多为正气亏虚，热毒、疫毒直中血分，煎熬津血成瘀，瘀毒互结引起；或瘀血阻滞脏腑经络日久，酿生内毒，逼迫心营，而致体温升高。正如《疫疹一得》云“热即毒火也，毒火蕴于血中”[4]，《血证论》亦云“瘀血在经络脏腑之间，必见骨蒸劳热”[5]。急性肺动脉栓塞、急性心肌梗死患者起病后可出现体温升高，常在38 ℃左右，持续约1周，与坏死组织的吸收有关，伴白细胞计数升高。外周血管血栓性疾病晚期合并严重感染时，多伴高热、神昏等全身中毒症状，亦为瘀毒炽盛之危候。正如喻昌撰《生民切要》[6]所云："毒壅于内，瘀血在里不能发越，遂至火毒内攻。"因此，发热亦可作为血栓性疾病"瘀毒"证候的常见临床表征。

3 皮肤发斑

血栓性疾病"瘀毒"证候有时可出现皮肤紫红斑，为圆形或椭圆形斑片，或互相连接成片，不高出皮面，颜色紫红，与"瘀血"证候所常表现的青紫斑明显不同。瘀毒发斑之病机多由于血瘀酿毒，瘀毒伤络，致血不循经，溢于肤下而发。外周动脉血栓性疾病如血栓闭塞性脉管炎、动脉硬化性闭塞症等均可因肢体动脉严重缺血，致局部瘀血性改变而发生皮肤紫绀。急性下肢动脉栓塞、心血管血栓性疾病出现右心衰竭亦可在不同部位出现紫斑或紫绀，病情较为严重。清·张璐《张氏医通·身痛》篇认为"若遍身如啮而色紫者，瘀毒壅滞，最危之兆"[7]，指出"瘀毒"致病可出现皮肤紫斑，而且病情危重。清·吴坤安《伤寒指掌·杨梅瘟》亦曰"遍身紫块，忽然发出，此症毒瘀血分"[8]，认为皮肤突然出现紫斑多为"瘀毒"侵入血分的临床表征。可见，血栓性疾病"瘀毒"致病所引起的发斑具有发作突然、颜色紫红、部位不固定、病情危重的特点，临床应引起广泛重视。

4 溃疡或坏疽

溃疡是指皮肤或黏膜表面组织的限局性缺损、溃烂，其表面常覆盖有脓液、坏死组织或痂皮，可由感染、外伤等所致，其大小、形态、深浅、发展过程等也不一致。坏疽具有的特征性黑色，是皮肤与皮下肌肉及骨骼已经坏死的一个迹象。溃疡或坏疽是外周血管血栓性疾病如血栓闭塞性脉管炎或闭塞性动脉硬化症发展至晚期最为严重的临床表现之一；10%～15%肺栓塞患者可由于栓塞后血流减少而致肺组织坏死，原有心肺疾病者更易发生。另外，冠状动脉易损斑块在血流冲击、炎细胞浸润、交感神经兴奋等因素作用下，亦可引起斑块表面的糜烂、溃烂或破裂，继发斑块出血和血栓形成，导致急性冠脉综合征。分析其病机多为瘀血阻滞脉络，郁久化热，热极成毒，或热毒、疫毒之邪侵入血分或心脉，瘀毒之邪共同伤筋腐肉，发为溃疡或坏疽，即所谓"热盛则肿，毒盛则烂"。正如《洞天奥旨·疮疡开住论》[9]云："烂肤坏肉一发而不住者，皆毒气奔心之变也。"因此，溃疡与坏疽不仅是外周血管血栓性疾病"瘀毒"致病的常见表征，对于冠心病易损斑块的辨证客观化以及治则治法研究亦有切实的指导价值[10]。

5 出血

出血是指血不循经，溢于脉外，外出于肌肤口鼻诸窍的症状，包括呕血、咯血、衄血、便血等。张昶《小儿诸证补遗》曰"热毒瘀积，肠中下血"[11]，杨时泰《本草述钩元》曰"热毒瘀血，在小便为淋痛，在大便为肠风"[12]。"瘀毒"所致出血预示病情极为严重，其病机常为血脉瘀阻，蕴久化毒或毒邪直中血脉，瘀毒互结，导致脉络损伤或血液妄行，引起血液溢出脉外。正如清·郭志邃《痧胀玉衡》[13]曰："毒瘀肝经，损坏内溃，吐血数发，势极多危；毒瘀肾经，腰脊疼痛，嗽痰咯血。"门静脉系统血栓形成因常累及肠系膜上静脉与肠系膜上动脉，引起急性小肠出血性坏死，患者在出现上腹部剧烈疼痛的同时，常伴有血便与血性腹水。肺梗死患者常伴有较重的咳嗽与咯血，提示栓子栓塞后导致的肺血管破裂。另外，冠状动脉粥样硬化易损斑块破裂引起的出血亦为急性冠脉综合征最主要的发病机制。因此，"瘀毒"所致出血具有发病急骤、部位广泛、病情危重的特点，临证时应注意与其他内外因素所引起的出血进行鉴别。

6 便秘

血栓性疾病患者出现"瘀毒"证候时，亦可表现为大便干燥，秘结难排，非常容易诱发其他变证而加重病情。其机制多因瘀毒结于胃肠，伤津耗液而成，若治疗不及时，"瘀毒"[14]之邪可侵犯他脏，变证丛生。急性心肌梗死患者常伴有植物神经调节功能紊乱，且需绝对卧床，导致肠蠕动频率降低，肠道中的水分相对减少，出现大便秘结，影响病情的恢复甚至可以诱发心肌再梗死。临床研究发现，缺血性中风急性期的证候转归与大便秘结有密切的关系，且随着大便不通程度的加重，导致病程延长、病情加重、疗效降低[15]。《医学入门·痈疽总论》曰：“便秘因热毒入脏，呕哕心逆，发热肿硬秘结，固宜通之”[16]，《奇效良方》曰：“若毒瘀血聚则黑色……其大小便秘”[17]，认为便秘的发生与“瘀毒”侵袭密切相关。

7 腹胀满

上腹胀满为血栓性疾病“瘀毒”证候的常见表征之一，往往症状较明显，多伴有腹痛、便秘、烦躁等症状，常规治疗方法难以取效。其病机多为瘀毒相搏，横犯中焦，枢机不利，中焦气机逆乱或升降失常所致。下壁心肌梗死患者发病早期常伴有频繁恶心、上腹胀满的症状，为迷走神经受坏死心肌刺激和心排血量降低组织灌注不足等有关；脑血管血栓性疾病中的椎-基底动脉系统短暂脑缺血发作、脑梗死（椎-基底动脉闭塞）常伴有恶心、呕吐，若缺血影响迷走神经，亦可出现上腹胀满等消化系统症状。外周动脉血栓栓塞性疾病患者（如内脏血栓闭塞性脉管炎）若影响消化道动脉供血，亦能出现腹胀、腹痛、恶心呕吐等症状。正如《金匮要略》云“患者腹不满，其人言我满，为有瘀血”[18]；《奇效良方》曰“若毒瘀血聚则黑色……其大小便秘、腹胀满”[17]；清·钱敏捷《医方絜度》指出“杉木汤”主治“湿毒瘀血，脘腹痞硬欲死”[19]，对“瘀毒”所致“腹胀满”的临床表现和治疗等方面进行了论述。

8 烦躁或狂躁

烦躁是指心中烦热不安，手足躁扰不宁；狂躁是指神志失常，狂乱无知，喧扰不宁而言。血栓性疾病“瘀毒”致病极易影响及心，引起心主神志的功能异常，多表现为烦躁或狂躁。其病机多因气滞血瘀，瘀阻不化，酿生热毒，毒携瘀血上扰心神或蒙蔽清窍而致烦躁或狂躁，甚则昏迷。心血管血栓性疾病出现左心功能不全时心脏排血量减少以及呼吸困难，若脑缺血缺氧严重，则常伴有嗜睡、烦躁、神智错乱等精神神经症状；另外，急性心肌梗死出现心源性休克时，亦可表现为血压下降、烦躁不安等症状。如《诸病源候论·伤寒心痞候》云“若热毒气乘心，心下痞满，面赤目黄，狂言恍惚者，此为有实，宜速吐下之”[20]，《伤寒直格》云“小便自利，如狂者，瘀血证也”[21]，《伤寒总病论·阳毒证》“阳毒……其病腰背痛，烦闷不安，狂言欲走……宜葛根龙胆汤”[22]，《伤寒论辑义》（日·丹波元简著）记载“……甚则发躁狂忘，亦有哑不能言者，皆由败毒瘀心，毒涎聚于脾所致”[23]，以上文献对“瘀毒”致病所致精神症状进行了较为详细的论述。

9 舌脉

血栓性疾病瘀毒证候舌质多为紫红或红绛少津，伴瘀点瘀斑，舌苔黄腻而干或为黑苔，如清·沈金鳌《杂病源流犀烛》[24]云：“舌全黑刺，鼻黑煤，此邪毒瘀胃也。”脉象以沉紧、弦数或伴结代为主，如清·李延昰《脉诀汇辨》[25]云：“数紧者，因毒气盘郁而搏击也。”

10 小结

“有诸内者，必形于外”，围绕疾病证候的相关表征进行辨证治疗是中医临床诊治过程中不可缺少的一个环节。血栓性疾病“瘀毒”证候的临床症状可涉及疼痛、溃疡或坏疽、出血、便秘、腹胀满、烦躁或狂躁等方面；体征可包括发热、皮肤发斑、舌质紫红或红绛，伴瘀点瘀斑，舌苔黄腻而燥或为黑苔，脉象沉紧、弦数等。由于患者血栓性疾病的类型和疾病发展阶段不同，以上临床表征未必同时出现，但抓住疾病证候的主要表征审证求因，将有助于提高心血管血栓性疾病“瘀毒”证候辨证的准确性并指导临床用药。

参考文献

[1] Nieminen MS, Mattila K, Valtonen V. Infection and inflammation as risk factors for myocardial infarction[J]. Eur Heart J, 1993, 14(suppl): 12-16.

[2] Pussinen PJ, Tuomist oK, Jousilahti P, et al. Endotoxemia, immune response to periodontal pathogens, and systemic inflammation associate with incident cardiovascular disease events[J]. Arterioscler Thromb Vasc Biol, 2007, 27(6): 1433-1439.

[3] 明・张觉人. 外科十三方考[M]. 上海: 千顷堂书局, 1955, 7: 50.

[4] 清・余霖. 疫疹一得[M]. 南京: 江苏科学技术出版社, 1985, 7: 43.

[5] 清・唐容川. 血证论[M]. 上海: 锦华书局, 1955, 5: 118.

[6] 清・喻昌. 生民切要[M/CD]//中华医典. 长沙: 湖南电子音像出版社, 2006.

[7] 清・张璐. 张氏医通[M]. 上海: 上海科学技术出版社, 1963, 8: 670.

[8] 清・吴坤安. 伤寒指掌[M]. 上海: 上海科学技术出版社, 1959, 8: 32.

[9] 清・陈士铎. 洞天奥旨[M]. 北京: 中医古籍出版社, 1992, 2: 27.

[10] 张京春, 陈可冀. 瘀毒病机与动脉粥样硬化易损斑块相关的理论思考[J]. 中国中西医结合杂志, 2008, 28(4): 366-368.

[11] 明・张昶. 小儿诸证补遗[M/CD]//中华医典. 长沙: 湖南电子音像出版社, 2006.

[12] 清・杨时泰. 本草述钩元[M]. 上海: 科技卫生出版社, 1958, 11: 337.

[13] 清・郭志邃. 痧胀玉衡[M]. 上海: 上海卫生出版社, 1957, 11: 29.

[14] 清・吴谦. 医宗金鉴・外科心法要诀[M]. 北京: 中国中医药出版社, 1994, 5: 1600.

[15] 李澎涛, 王永炎, 黄启福. "毒损脑络"病机假说的形成及其理论与实践意义. 北京中医药大学学报, 2001, 24(1): 1-6.

[16] 明・李梴. 医学入门[M]. 南昌: 江西科学技术出版社, 1988, 9: 1017.

[17] 明・董宿辑录, 方贤续补. 奇效良方[M]. 北京: 商务印书馆, 1959, 9: 1575-1576.

[18] 汉・张仲景. 金匮要略[M]. 北京: 人民卫生出版社, 2005, 8: 48.

[19] 清・钱敏捷. 医方絜度[M/CD]//中华医典. 长沙: 湖南电子音像出版社, 2006.

[20] 隋・巢元方. 诸病源候论[M]. 上海: 上海卫生出版社, 1958, 1: 46.

[21] 金・刘完素. 伤寒直格[M]. 北京: 人民卫生出版社, 1982, 11: 55.

[22] 宋・庞安时. 伤寒总病论[M]. 北京: 人民卫生出版社, 1989, 7: 46.

[23] 日・丹波元简. 伤寒论辑义[M]. 上海: 上海中医学院出版社, 1993, 12: 117.

[24] 清・沈金鳌. 杂病源流犀烛[M]. 上海: 上海科学技术出版社, 1962, 12: 313.

[25] 清・李延昰. 脉诀汇辨[M]. 上海: 上海科学技术出版社, 1963, 3: 97.

原载：刘龙涛，史大卓，陈可冀. 心血管血栓性疾病"瘀毒"致病临床表征初探 [J]. 世界中医药，2012, 7(2): 152-154.

冠心病稳定期“瘀毒”临床表征的研究

徐 浩 曲 丹 郑 峰 史大卓 陈可冀

20 世纪 90 年代以来，随着对动脉粥样硬化（AS）危险因素的深入了解和积极控制，冠心病的一级预防取得了令人鼓舞的进展。然而，急性心血管病事件的一级预防仍缺乏确切有效的措施，全球每年约 1900 万人突发急性心血管事件。这不得不迫使我们在现有认识的基础上，对心血管病的中西医结合病因病机进行更为深入的分析和思考。以导师陈可冀院士为首的课题组[1-4]在既往研究基础上明确提出“瘀毒致变”引发急性心血管事件的假说，对于冠心病急性心血管事件的中医防治研究具有重要的理论指导意义。本研究即采用前瞻性研究方法，结合临床心血管事件随访，探索稳定期冠心病患者“瘀毒”临床表征，以期早期识别和干预冠心病高危患者，这对于我国国情下的冠心病二级预防及进一步降低急性心血管事件的发生率具有重要意义。

资料与方法

1 诊断标准

冠心病诊断标准：参照国际心脏病学会及世界卫生组织（WHO）临床命名标准化联合专题组报告《缺血性心脏病的命名及诊断》制定标准[5]。冠心病辨证分型标准参照中国中西医结合学会心血管专业委员会 1990 年 10 月修订的“冠心病中医辨证标准”[6]。

2 纳入标准

符合 WHO 缺血性心脏病诊断标准，并且选择性冠状动脉造影至少有 1 支冠脉血管狭窄 ≥ 50% 者；临床表现为无症状、稳定劳累性心绞痛或急性冠脉综合征（ACS）超过 1 个月病情稳定者；年龄 ≤ 75 岁；签署知情同意书。

3 排除标准

近 1 个月内感染、发热、创伤、烧伤、手术史；活动性结核病或风湿免疫疾病患者；严重心衰患者，EF ＜ 35%；合并严重瓣膜疾病或心肌病；合并严重慢阻肺、肺心病或呼吸衰竭患者；已知的肾功能不全，血清肌酐（Cr）男性 ＞ 221 μmol/L，女性 ＞ 177 μmol/L；已知的肝功能不全，谷丙转氨酶（ALT）＞正常值的 3 倍或合并肝硬化；严重造血系统疾病；严重精神病患者；恶性肿瘤患者；脏器移植患者；患者的预期寿命小于 3 年。

4 临床资料

2007 年 9 月 — 2008 年 3 月期间，入选中日友好医院全国中西医结合心血管病中心经冠状动脉造影检查确诊的冠心病稳定期患者 254 例，男 184 例，女 70 例，年龄 32~75 岁，平均（61.9 ± 9.9）岁；病程 1.5 个月 ~20 年，平均 4.5 年。有高血压病史 156 例（61.4%）；糖尿病病史 92 例（36.2%）；高脂血症病史 188 例（74.0%）；心肌梗死病史 115 例（45.3%）。冠脉造影单支病变 75 例（29.5%），双支病变 71 例（28.0%），3 支病变 108 例（42.5%）。

5 研究方法及观察指标

对入选的患者在病历报告表（CRF）中详细记录体质特点、个人史、既往史、家族史、目前症状、体征、舌象、脉象和辨证分型情况，并取血检测。信息采集、录入人员均为心血管科专科医师并接受过统一培训考核，所有录入信息由课题组主要研究人员进行核查确认后，方为有效。数据录入采用双人录入，确保资料的准确可靠。中医的辨证分型由两名副高以上中西医结合心血管医师确认。血常规采用仪器法测定，总胆固醇（TC）采用氧化酶法测定，甘油三酯（TG）采用酶法测定，高密度脂蛋白 - 胆固醇（HDL-C）采用直接法测定，低密度脂蛋白 - 胆固醇（LDL-C）采用酶法测定，载脂蛋白 A（ApoA）、载脂蛋白 B（ApoB）和脂蛋白 a[LP（a）] 采用免疫透视比浊法测定，纤维蛋白原（Fib）采用定量法测定，空腹血糖（FBG）采用葡萄糖氧化酶法测定，丙氨酸氨基转移酶（ALT）采用 IFCC 推荐法测定，Cr 采用苦味酸法测定，hs-CRP 采用免疫比浊度法测定。患者均于清晨空腹静脉采血，由中日友好医院化验室统一检测以上各项指标。所有患者均随访 1 年，记录心血管事件发生情况。随访心血管事件定义为：①心源性死亡；②复苏成功的心脏骤停；③非致命性心肌梗死；④需行介入治疗（PCI）或搭桥（CABG）；⑤因不稳定性心绞痛住院。

6 统计学方法

计数资料的假设性检验使用 χ^2 检验。计量资料用均数 ± 标准差（$\bar{x} \pm s$）表示，两样本均数的比较采用 *t* 检验，方差不齐者用 *t'* 检验。资料不服从正态分布采用 *Mann-Whitney* 检验。对随访心血管事件发生的相关因素首先进行单因素分析，对差异有统计学意义的变量进一步采用 *Logistic* 回归分析，变量进入回归模型的检验水准为 0.05，剔除水准为 0.10。

结　果

1 随访心血管事件情况

254 例患者中有 246 例患者到医院复查，8 例患者进行电话随访，失访 2 例（0.8%）。随访期间无死亡及急性心肌梗死患者，3 例（1.2%）行 PCI 治疗；25 例（9.8%）因不稳定性心绞痛住院。

2 冠心病稳定期患者心血管事件的单因素分析

2.1 基本临床资料与心血管事件单因素分析

28 例有心血管事件的患者年龄平均为（61.93 ± 9.88）岁，无事件患者年龄平均为（60.19 ± 9.72）岁，两组比较差异无统计学意义（$P > 0.05$）；184 例男性患者中 19 例（10.3%）出现心血管事件；70 例女性患者中 9 例（12.9%）有心血管事件发生，两组比较差异无统计学意义（$P > 0.05$）；体重指数、腰围（cm）有心血管事件患者平均分别为 25.61 ± 3.46 和 90.89 ± 9.02，无事件患者分别为 25.47 ± 3.05 和 91.34 ± 8.15，两组比较差异均无统计学意义（$P > 0.05$）。

2.2 个人史资料与心血管事件的单因素分析

对 254 例患者，就个人史信息 [有无吸烟、饮酒、性格急躁、A 型性格、职业特点、工作劳累、紧张、平素饮食习惯（嗜辛辣、嗜油腻、嗜咸食、嗜甜食）、家庭是否和睦、平素是否锻炼身体] 在发生心血管事件患者与未发生心血管事件患者间进行比较，结果发现，两组差异均无统计学意义（$P > 0.05$）。

2.3 合并病与心血管事件的单因素分析

本研究比较了发生心血管事件与无心血管事件患者在合并病，如心肌梗死、高血压、糖尿病、高脂血症、脑血管病和周围血管病方面的差异，两组均无统计学意义（均 $P > 0.05$）。

2.4 心绞痛发作的诱因与心血管事件的单因素分析

本研究比较了患者发生心绞痛诱因在出现心血管事件的患者与无心血管事件患者中的差异，结果发现，劳累、情绪、饱餐、平卧、吸烟和受寒在两组中差异均无统计学意义（$P > 0.05$）。

2.5 心绞痛发作的部位与心血管事件的单因素分析

有 52 例患者心绞痛部位在胸骨后，其中有 11 例（21.2%）出现心血管事件，202 例无胸骨后疼痛患者中，有 17 例（8.4%）有心血管事件，两组比较，差异有统计学意义（P=0.009）；心绞痛部位在心前区、剑突下、左胸、背部及其他部位者在有心血管事件和无事件两组中比较，差异均无统计学意义（$P >$ 0.05）。

2.6 心绞痛性质与心血管事件的单因素分析

254 例患者心绞痛的性质有多种，最多的是闷痛，后依次是绞痛、压迫痛和隐痛，胀痛和烧灼痛较少，仅有 1 例心绞痛发作表现为牙痛。本研究比较了多种心绞痛发作的性质在心血管事件发生与未发生患者之间的差异，结果发现，差异均无统计学意义（$P > 0.05$）。

2.7 血液指标与心血管事件的单因素分析

本研究将患者血常规、FBG、血脂、Fib、hs-CRP、ALT、Cr 与心血管事件发生进行了比较。有心血管事件患者 TG 为（1.21 ± 0.60）mmol/L，无事件患者为（1.66 ± 1.15）mmol/L，两组比较差异有统计学意义（P=0.009）；有心血管事件患者 TC/HDL-C 为 3.48 ± 0.99，无事件患者为 4.04 ± 1.49，两组比较差异有统计学意义（P=0.025）；FBG 在有心血管事件的患者中为（6.36 ± 1.59）g/L，无事件患者为（5.97 ± 1.83）g/L，两组比较差异有统计学意义（P=0.024）；hs-CRP 在有心血管事件患者为（2.55 ± 2.03）mg/L，无事件患者为（2.20 ± 2.19）mg/L，两组比较差异无统计学意义（P=0.249）；但将 hs-CRP 分为 ≥ 3 mg/L 和 < 3 mg/L 两类比较，没有发生事件的 226 例患者中，hs-CRP ≥ 3 mg/L 者 50 例，占 22.1%，随访发生事件的 28 例患者中，hs-CRP ≥ 3 mg/L 者 11 例，占 39.3%，两组比较差异有统计学意义（P=0.045）。其他指标比较，两组差异无统计学意义（均 $P > 0.05$）。

2.8 冠状动脉病变部位、范围与心血管事件的单因素分析

对冠脉病变部位分析结果显示，左主干、左前降支、左回旋支、右冠状动脉病变在随访有无心血管事件组间差异均无统计学意义（均 $P > 0.05$）。对病变范围的分析结果发现，单支病变、双支病变和 3 支病变对心血管事件的发生均无明显影响（$P > 0.05$）。

2.9 中医兼症与心血管事件的单因素分析

254 例患者以眼花、头晕、口干欲饮、耳鸣、腰酸和肢麻症状多见。有头痛症状患者 52 例，其中 11 例（21.2%）有心血管事件发生；无头痛者有 202 例，17 例（8.4%）有事件发生，两组比较差异有统计学意义（P=0.009）；有耳鸣症状者 99 例，17 例（17.2%）有心血管事件；155 例无耳鸣者 11 例（7.1%）有心血管事件，两组比较差异有统计学意义（P=0.012）；平素经常咽痛者 45 例，其中 10 例（22.2%）有心血管事件，209 例平素无咽痛者 18 例（8.6%）有心血管事件，两组比较差异有统计学意义（P=0.015）；其他兼症（发热、手足心热、自汗、面红、头晕、眼花、口干欲饮、口苦、口黏、口疮、胃痛、浮肿、咳嗽、

咯痰、畏寒、盗汗、头胀、口臭、脘痞、肢麻、腰酸、气喘）有心血管事件和无事件患者比较，差异均无统计学意义（$P > 0.05$）。

2.10 中医辨证分型与心血管事件的单因素分析

254 例患者中医辨证以血瘀证最多（245 例），1 年内出现心血管事件者 27 例（11.0%），9 例无血瘀证患者 1 例（11.1%）出现，两组比较差异无统计学意义（$P > 0.05$）；其余证型（气虚、痰浊、气滞、寒凝、阴虚、阳虚）有心血管事件和无事件患者比较，差异均无统计学意义（$P > 0.05$）。

2.11 脉象与心血管事件的单因素分析

患者脉象总体分布以弦脉、沉脉和滑脉为多，结脉、缓脉和涩脉为少。7 例有涩脉或结代脉患者中有 4 例（57.1%）出现心血管事件，247 例无涩脉或结代脉患者 24 例（9.7%）有心血管事件，两组比较差异有统计学意义（P=0.003）；其他脉象有心血管事件和无事件患者比较差异均无统计学意义（$P > 0.05$）。

3 冠心病稳定期患者心血管事件相关危险因素的多元回归分析（表 1）

选择单因素分析有显著性差异的因素，采用 *Logistic* 多元逐步回归方法分析随访心血管事件影响因素，结果表明：可升高心血管事件发生率的影响因素有（以危险度从高到低排序）脉涩或结代、胸骨后疼痛、平素经常咽痛、头痛（$P < 0.05$）。尽管 *Logistic* 多元逐步回归分析提示 hs-CRP 对心血管事件的影响未达到统计学差异（P=0.094），但已显示明显趋势（hs-CRP ≥ 3 mg/L 较 < 3 mg/L 者更易发生心血管事件）。

表 4　心血管事件相关危险因素的 Logistic 多元逐步回归分析

影响因素	*B*	*SE*	*Wald*	*Sig.*	*Exp*（*B*）	95% *CI* for *Exp*（*B*）
胸骨后疼痛	1.118	0.491	5.180	0.023	3.058	1.168-8.007
头痛	0.994	0.501	3.942	0.047	2.702	1.013-7.207
耳鸣	0.635	0.469	1.831	0.176	1.886	0.752-4.729
平素咽痛	1.033	0.520	3.939	0.047	2.808	1.013-7.785
脉涩或结代	3.096	0.966	10.283	0.001	22.119	3.333-146.792
hs-CRP	0.846	0.505	2.809	0.094	2.331	0.866-6.272
TG	-0.712	0.481	2.192	0.139	0.490	0.191-1.260
TC/HDL-C	-0.386	0.254	2.300	0.129	0.680	0.413-1.119
FBG	0.163	0.119	1.864	0.172	1.177	0.931-1.448

讨　论

冠心病病因病机的认识目前逐渐趋于统一，认为本病属于本虚标实之证，本虚为气、血、阴、阳亏虚，病位在心，涉及肺、脾、肾；标实为气滞、血瘀、痰浊、寒凝，而尤以血瘀被公认为最重要的病因病机之一。随着炎症致 AS 学说的兴起，认为炎症反应在 AS 发生、发展及造成斑块不稳定引发急性心血管事件中扮演了重要的角色。而炎症反应与中医“毒”的认识不谋而合。在此基础上，以陈可冀院士为首的课题组[1-4]明确提出“瘀毒致变”引发急性心血管事件的假说，对于深化冠心病发生发展过程的演变规律和病因病机的认识，进一步提高急性心血管事件中医药防治水平无疑具有重要意义，而探索冠心病稳定期“瘀毒”临床表征显得尤为关键。

本研究从冠心病稳定期患者个人史、体质特点、既往史、家族史、症状、体征、证候、理化检查指标等多方面，分析随访心血管事件发生的相关影响因素，以期探索随访发生心血管事件的这部分患者的临床特点，而这可能正是在“瘀毒致变”理论指导下冠心病稳定期患者的“瘀毒”临床表征。结果显示，胸骨后疼痛、平素经常咽痛、头痛和脉涩或结代是稳定期冠心病患者随访发生心血管事件的独立危险因素。hs-CRP 作为炎症反应标记物，是不稳定斑块的一个敏感的预测指标[7]，并可独立预测冠心病患者临床不良心血管事件的发生[8]，2003 年 1 月，美国心脏协会和疾病控制中心发表声明，推荐 hs-CRP 作为临床检测指标在一级预防人群中用于对心血管疾病，以及在稳定性冠脉疾病或急性冠脉综合征患者复发心血管事件的危险评价（Ⅱa，证据强度 B）[9]，本研究结果显示 hs-CRP ≥ 3 mg/L 随访心血管事件发生率明显升高，尽管没有达到差异有统计学意义，但鉴于 hs-CRP 目前公认的预测急性心血管事件的价值，hs-CRP ≥ 3 mg/L 无疑可作为“瘀毒”微观表征之一。

冠心病“瘀毒”病机既有冠心病“瘀”的共性，也具有起病急骤、传变迅速、病变复杂、病势酷烈等“毒”的特点，这在 ACS 患者中表现较为突出和典型。但基于“瘀毒致变”假说所立活血解毒治疗大法，其干预靶人群的重点绝不是已发生急性心血管事件的患者，而是在冠心病稳定期的“瘀毒内蕴”高危患者，这也是中医“未病先防”、“既病防变”的优势所在，因此如何辨识冠心病稳定期的“瘀毒”临床表征显然具有更重要的临床意义。从临床实际来看，在“瘀毒致变”引发急性心血管事件之前的量变过程中，传统“毒”的临床表征如高热神昏、疮疡红肿热痛、舌质红绛、苔焦或起芒刺等，在冠心病稳定期患者中并不多见。在本研究显示的心血管事件重要影响因素中，胸骨后疼痛、头痛、脉涩或结代为血瘀征象，而平素经常咽痛和 hs-CRP 增高提示机体有慢性炎症反应，是“毒”的表征之一，这些症状、体征和实验室指标无疑可以考虑作为稳定期冠心病患者“瘀毒”临床表征，为早期辨治高危患者提供依据。除临床事件随访外，本研究在入选后 6 个月、1 年两个时间点均进行了临床随访，内容包括主症、兼症及生化检查，与入选时一致，但由于本研究为阶段性结果，仅对入选时相关指标进行了随访心血管事件相关因素的多元 *Logistic* 逐步回归分析，因此所发现的“瘀毒”表征还只是初步的。随着样本数的扩大，结合是否发生心血管事件而进行不同时间点的对比分析，无疑将更有助于把握其动态变化规律，冠心病稳定期患者“瘀毒”临床表征会进一步完善，其敏感性和特异性也会进一步增加。在此基础上，对这部分冠心病高危患者及早给予活血解毒中药干预，可望进一步降低心血管事件发生，值得深入研究。

参考文献

[1] 徐浩. 活血解毒中药抗炎及稳定易损斑块的探索与思考[J]. 中国中西医结合杂志, 2008, 28(5): 393-394.

[2] 周明学, 徐浩, 陈可冀, 等. 活血解毒中药有效部位对ApoE基因敲除小鼠血脂和动脉粥样硬化斑块炎症反应的影响[J]. 中国中西医结合杂志, 2008, 28(2): 126-130.

[3] 徐浩, 史大卓, 殷惠军, 等. “瘀毒致变”与急性心血管事件: 假说的提出与临床意义[J]. 中国中西医结合杂志, 2008, 28(10): 934-938.

[4] 史大卓, 徐浩, 殷惠军, 等. “瘀”、“毒”从化——心脑血管血栓性疾病病因病机[J]. 中西医结合学报, 2008, 6(11): 1105-1108.

[5] 陈灏珠. 实用内科学[M]. 第12版. 北京: 人民卫生出版社, 2005: 1472-1473.

[6] 中国中西医结合学会心血管专业委员会. 冠心病中医辨证标准[J]. 中西医结合杂志, 1991, 11(5): 257-258.

[7] Virmani R, Burke AP, Farb A, et al. Pathology of the vulnerable plaque[J]. J Am Coll Cardiol, 2006, 47(8Suppl): C13-18.

[8] Goldstein JA, Chandra HR, O'Neill WW. Relation of number of complex coronary lesions to serum C-reactive protein levels and major adverse cardiovascular events at one year[J]. Am J Cardiol, 2005, 96(1): 56-60.

[9] Pearson TA, Mensah GA, Alexander RW, et al. Markers of inflammation and cardiovascular disease: application to clinical and public health practice: a statement for healthcare professionals from the Centers for Disease Control and Prevention and the American Heart Association[J]. Circulation, 2003, 107(3): 499-511.

原载：徐浩，曲丹，郑峰，等．冠心病稳定期“瘀毒”临床表征的研究 [J]. 中国中西医结合杂志，2010, 30(2): 125-129.

汉族人血小板膜糖蛋白Ⅲ a PLA 基因多态性与冠心病血瘀证的相关性

薛　梅　陈可冀　殷惠军

血小板活化在冠心病等血栓性疾病的发生发展过程中起重要作用。血瘀证是冠心病最常见的证候之一，血瘀证患者多存在血小板活化现象，血小板膜糖蛋白在血小板黏附、聚集和释放反应中起关键作用，是血小板活化的特异性分子标志物[1]。多项研究[2,3,4,5]证实某些血小板膜糖蛋白Ⅰ b（glycoprotein Ⅰ b，GP Ⅰ b）、GP Ⅱ b- Ⅲ a 和 GP Ⅰ a- Ⅱ a 的基因多态性增加了冠状动脉血栓形成和冠状动脉事件发生的危险性。但冠心病血瘀证是否与上述基因多态性有关尚未见报道。GP Ⅱ b- Ⅲ a 在血小板聚集和血栓增长中起关键作用[6]，本研究正是以 GP Ⅲ a 多态性为研究切入点，观察 PLA1/PLA2 基因多态性在汉族人中的分布状况，分析该多态性与冠心病和冠心病血瘀证易感性的相关性。

资料与方法

1 临床资料

1.1 研究对象的选择

所收集病例为北京、河北地区无血缘关系汉族人，全部来源于 2005 年 3 月至 2007 年 5 月就诊于北京西苑医院和安贞医院者。据入选标准将所收集病例分为冠心病血瘀证组和冠心病非血瘀证组，并设健康对照，健康人群为来自西苑医院体检中心的本院职工或其他查体者，均经病史调查，体格检查，以及血常规、肝功能、X 线胸部透视、心电图等检查，排除精神及重大躯体疾病，本人及家庭无精神病史，告知检查内容并自愿参加。所有入选者皆签署知情同意书。

1.2 诊断标准

冠心病的诊断均符合 1979 年世界卫生组织临床命名标准化联合专题组报告《缺血性心脏病的命名及诊断》[7]标准，选择有心绞痛症状和（或）心肌缺血的客观证据，且冠状动脉造影证实冠状动脉有显著狭窄（＞50%）者。中医辨证标准参照中国中西医结合学会冠心病中医辨证标准[8]。

1.3 纳入标准

缺血性心脏病，中医辨证分型不限；患者有心绞痛症状和（或）心肌缺血的客观证据；近期冠状动脉造影证实冠状动脉有显著狭窄（＞50%）；年龄在 35～75 岁。凡同时具备以上 4 条者，均纳入试验范围。

1.4 排除标准

严重感染；严重心功能不全（射血分数＜35%）；未控制的Ⅲ级高血压患者；严重瓣膜性心脏病；1 型糖尿病；合并严重肝、肾、造血系统、神经系统等原发性疾病及精神病、恶性肿瘤患者；患者拒绝签署知情同意书，或估计依从性较差；参加其他临床试验的患者；妊娠期或哺乳期妇女。

2 观察指标及方法

2.1 基因多态性主要检测仪器及试剂

高速冷冻离心机（Sigma 3k-30、SORVALL RT 7）；美国生物科学公司 ABI 9700 型聚合酶链反应（polymerase chain reaction，PCR）仪；ABI 7700 HT 型荧光定量 PCR 仪；DNA 提取试剂盒 Wizard Genomic DNA Purification Kit（Promega）；普通 PCR 试剂 Ex Taq DNA 聚合酶（P/N：DRR100B；Lot：CKA1801A；大连宝生物工程有限公司）；荧光定量试剂为 ABI TaqMan 2×PCR master mix（P/N：4326614；Lot：G15502）。

2.2 基因多态性检测位点确认

GP Ⅲ a 存在多个基因位点的变异，从美国国家生物技术信息中心（National Center for Biotechnology Information，NCBI）网站可以确认 GP Ⅲ a PLA1/PLA2 多态位点位于 GP Ⅲ a 的第 3 外显子。见表 1。

表 1 GP Ⅲ a PLA1/PLA2 多态位点

Amino acid pos	HPA classification	Personal name classification	dbSNP allele	dbSNP rs#cluster ID
GP Ⅲ a	HPA-1a	PLA1	T	
Leu 33 Pro	HPA-1b	PLA2	C	

HPA：human platelet antigen；dbSNP：single nucleotidepoly morphism database.

2.3 基因多态性检测方法和步骤

按 Wizard Genomic DNA Purification Kit 试剂盒说明提取全基因组 DNA[9]，−20 ℃存放备检。

GP Ⅲ a PLA1/PLA2 多态位点探针和引物采用 ABI Primer Express 2.0 软件设计：XM-rs5918-FAM（t），FAM-CCCTGCCTCTGGGCTCACCTC-TAMRA，Tm = 66.3，GC % = 71.4，Length=21；XM-rs5918-VIC（c），VIC-CCTGCCTCCGGGCTCA CCT-TAMRA，Tm = 65.6，GC% = 73.7，Length = 19；XM-rs5918-FP，CAGGAGGT AGAGAGTCGCCATAG，Tm = 58.2，GC% = 56.5，Length = 23；XM-rs5918-RP，TATCCTTCAGCAGATTCTCCTTCA，Tm=58.2，GC% =41.7，Length=24；Amplicon：Tm=82，GC% =55，Length=118。

GP Ⅲ a 的多态性检测采用 TaqMan 探针技术。Taqman 探针技术包括普通 TaqMan、TaqMan MGB 和 TaqMan LNA，虽然后两者灵敏度和特异性较前者要高，但由于所检测的序列 GC 含量较高，所以采用更为适合的普通 TaqMan 探针。按文献方法[9]检测 PCR 产物荧光强度变化，用 ABI 7700 HT 型荧光定量 PCR 仪，按 7700 用户手册操作。

3 统计学方法

统计分析采用 SPSS 11.5 统计软件，α=0.05 为检验水准。计数资料用卡方检验，计量资料用 t 检验或方差分析。

结 果

1 一般资料

入选对象中，冠心病血瘀证组 110 例，男性 79 例，女性 31 例，平均年龄（61.0±9.0）岁，体质量指数（25.7±2.8）kg/m2，心肌梗死 11 例，非心肌梗死 99 例，有心肌梗死病史者 22 例，有高血压病史者

49 例，有高脂血症病史者 29 例，有糖尿病病史者 24 例，有吸烟史者 40 例；冠心病非血瘀证组 102 例，男性 75 例，女性 27 例，平均年龄（60.0 ± 9.4）岁，体质量指数（25.7 ± 2.7）kg/m^2，心肌梗死 11 例，非心肌梗死 91 例，有心肌梗死病史者 23 例，有高血压病史者 46 例，有高脂血症病史者 21 例，有糖尿病病史者 27 例，有吸烟史者 37 例。经统计学分析，两组间比较，差异无统计学意义（$P > 0.05$）。健康对照组年龄、性别、体质量指数与冠心病血瘀证组和冠心病非血瘀证组比较，差异均无统计学意义，具有可比性（$P > 0.05$）。

2 PLA1/PLA2 多态位点分型

所有入选病人 TaqMan 探针检测图谱表明，rs5918 多态位点分型皆为纯合子 TT 型，即 PLA1/PLA1 型。见图 1。

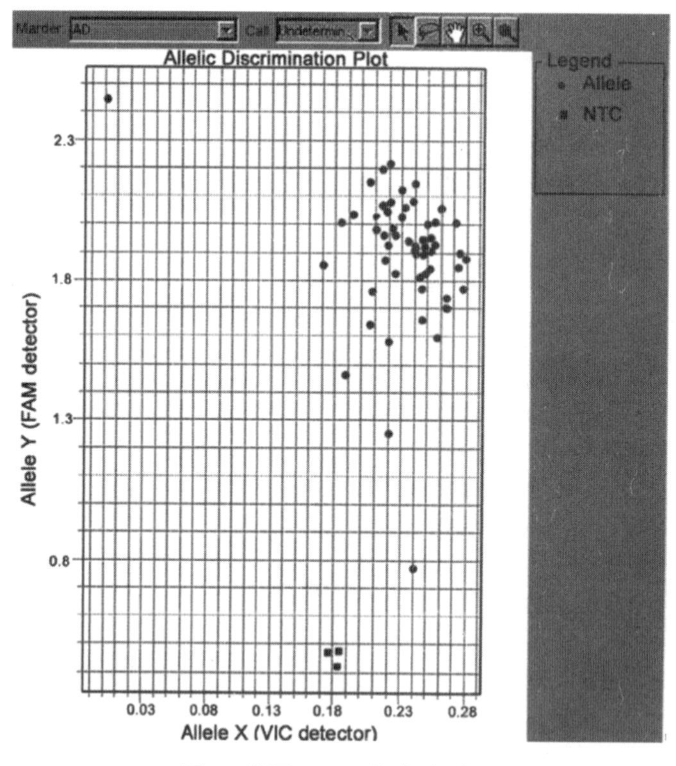

图1　基因rs5918位点分型图

3 PLA1/PLA2 多态位点基因型分析

冠心病血瘀证组、冠心病非血瘀证组和健康对照组 GP Ⅲ a 基因多态性均呈 PLA1/PLA1（TT）型，而 PLA1/PLA2（TC）型和 PLA2/PLA2（CC）型缺如，未再进一步作统计学分析。

讨　论

GP Ⅱ b- Ⅲ a 的基因编码定位于第 17 号 q21-22 带一个约 260 kb 大小的片段内，GP Ⅱ b 基因长约 17 kb，含有 30 个外显子，GP Ⅲ a 基因长约 60 kb，含有 14 个外显子。二者不能单独表现于细胞膜表面，需先在内质网形成复合物再表达于胞浆膜上，形成完整的功能单位。GP Ⅱ b- Ⅲ a 有多个多态位点，本研究选取发现最早的 PLA1/PLA2 基因多态位点为研究对象。

既往研究显示美国和英国人群中 PLA2/PLA2（CC）型等位基因约占 15%，芬兰和澳大利亚各占 11%

和14%[10]。对于该基因多态性是否与冠心病的易感性和严重程度有关，各相关研究[11,12]得到了不同结论。本研究所有入选病例（冠心病血瘀证组110例、冠心病非血瘀证组102例和健康对照组39例）GP Ⅲ a基因多态性均呈PLA1/PLA1（TT）型，PLA1/PLA2（TC）型和PLA2/PLA2（CC）型缺如，该基因多态位点不是汉族人冠心病和冠心病血瘀证的危险因素，与国内外近年研究报道[13,14,15]结果一致。可见GP Ⅲ a的PLA1/PLA2多态表型因地域种族的不同而存在显著差异。

PLA1/PLA2基因多态性与冠心病之间的关系尚有争议。本课题组分析认为，地域分布和种族差异是产生差别的客观原因，所以对不同地域、人群分别进行研究比较，对阐明多态性与冠心病之间的关系，实现临床病人的个体化诊疗具有重要意义。实验设计、诊断标准和样本含量等研究方法的不同，是产生结果差异的另一重要原因，也是后续研究中需要尽量完善、改进的部分。

冠心病、血小板功能状态、血瘀证三者之间存在密切的内在联系。中医的证既与致病因素的性质、强弱有关，更与患者个体的体质因素有关，而正是基因的差异表达决定了个体的差异，推测冠心病血瘀证与某些相关基因的多态性之间存在内在联系[9]。本研究选择在血小板聚集和血栓增长中起关键作用的GP Ⅱ b-Ⅲ a作为切入点，结果显示PLA1/PLA2多态位点在我国人群中突变率极低，与冠心病血瘀证并无相关性。由于GP Ⅱ b-Ⅲ a具有数个多态位点，与血瘀证具有相关性的位点也可能存在于其他位点，或是多个位点的共同作用。在进一步研究中，扩大样本量并对多个目标基因的不同多态位点进行分析，对阐释冠心病血瘀证的部分发病机制具有积极作用。

参考文献

[1] 陈可冀, 薛梅, 殷惠军. 血小板活化与冠状动脉粥样硬化性心脏病和血瘀证的关系[J]. 首都医科大学学报. 2008；29(3): 266-269.

[2] Melus V, Pullmann R, Hybenova J, et al. Is PLA1/PLA2gene polymorphism of platelet membrane glycoprotein Ⅲa a risk factor for myocardial infarct[J]? Bratisl Lek Listy. 1999；100(11): 593-597.

[3] Mikkelsson J, Perola M, Penttila A, et al. Platelet glycoprotein Ⅰ balpha HPA-2Met/VNTR B haplotype as a genetic predictor of myocardial infarction and sudden cardiac death[J]. Circulation. 2001；104(8): 876-880.

[4] Beer J H, Pederiva S, Pontiggia L. Genetics of platelet receptor single-nucleotide polymorphisms: clinical implications in thrombosis[J]. Ann Med. 2000；32(Suppl1): 10-14.

[5] Bray PF, Howard TD, Vittinghoff E, et al. Effect of genetic variations in platelet glycoproteins Ⅰbalpha and Ⅵ on the risk for coronary heart disease events in postmenopausal women taking hormone therapy[J]. Blood. 2007；109(5): 1862-1869.

[6] Jackson SP, Schoenwaelder SM. Antiplatelet therapy: in search of the magic bullet[J]. Nat Rev Drug Discov. 2003；2(10): 775-789.

[7] 陈灏珠. 实用内科学[M]. 第12版. 北京: 人民卫生出版社. 2005: 1472-1473.

[8] 中国中西医结合学会心血管专业委员会. 冠心病中医辨证标准[J]. 中国中西医结合杂志. 1991；11(5): 257.

[9] 薛梅, 陈可冀, 马晓娟, 等. 血府逐瘀口服液对冠心病血瘀证患者血液流变学的影响及其与人类血小板抗原3基因多态性的相关性[J]. 中西医结合学报. 2008；6(11): 1129-1135.

[10] Di Castelnuovo A, de Gaetano G, Benedetta Donati M, et al. Platelet glycoprotein GP Ⅱ b-Ⅲ a polymorphism and coronary artery disease: implications for clinical practice[J]. Am J Pharmacogenomics. 2005；5(2): 93-99.

[11] Lagercrantz J, Bergman M, Lundman P, et al. No evidence that the PLA1/PLA2polymorphism of platelet glycoprotein Ⅲa is implicated in angiographically characterized coronary atherosclerosis and premature myocardial infarction[J]. Blood Coagul Fibrinolysis. 2003；14(8): 749-753.

[12] Abu-Amero KK, Wyngaard CA, Dzi miri N. Association of the platelet glycoprotein receptor Ⅲa(PLA1/PLA1)genotype with coronary artery disease in Arabs[J]. Blood Coagul Fibrinolysis. 2004；15(1): 77-79.

[13] Pegoraro RJ, Ranjith N. Plasminogen activator inhibitor type1(PAI-1)and platelet glycoprotein Ⅲa(PGⅢa)polymorphisms in young Asian Indians with acute myocardial infarction[J]. Cardiovasc J S Afr. 2005；16(5): 266-270.

[14] 油红文, 高东升, 等. 血小板糖蛋白Ⅱb-Ⅲa的PLA基因多态性与心肌梗死关系的研究[J]. 济宁医学院学报. 2004；27(4): 25-26.

[15] 杨胜利, 何秉贤, 何作云, 等. 乌鲁木齐地区维汉两民族中糖蛋白Ⅲa基因多态性与冠心病危险性的关系[J]. 中国微循环. 2003；7(3): 136-139.

原载：薛梅，陈可冀，殷惠军．汉族人血小板膜糖蛋白Ⅲ aPLA 基因多态性与冠心病血瘀证的相关性 [J]. 中西医结合学报，2009, 7(4): 325-329.

“瘀”“毒”从化——心脑血管血栓性疾病病因病机

史大卓 徐 浩 殷惠军 张京春 陈可冀

传统中医病因学，不仅用直接观察病因的方法来认识病因，更重要的是根据中医传统理论从疾病临床表征推绎病因，从而为临床辨证施治提供依据。如《灵枢·本脏》云：“视其外应，知其内脏，则知所病矣。”病因作用于人体，致机体产生病理变化，临床必出现相应的症状和体征（证候）。临床证候是果，由机体病变产生；病因是病机变化的原因。病因、病机和证候三者之间有必然联系。病因不同，所致疾病的证候表现亦不同，通过分析症状、体征，即可辨识疾病的原因。在传统中医临床发展过程中，病因认识学的每次发展，都会带来治疗方法学的改变和相应疾病治疗效果的提高，如温病学、疫病论及现代血瘀理论的认识等。随着现代医学的迅速发展，基因、蛋白、生物信号转导通路等在疾病过程中的作用逐渐被认识和发现，现代中医病因学的研究也逐渐向微观深入——尝试在传统中医理论指导下认识疾病的病理生理变化，形成和发展了一些疾病病因的认识，由此导致了现代一些疾病传统治疗模式的改变，提高了临床疗效和研究水平。这在心脑血管血栓性疾病病因学的认识方面表现得尤为突出。

1 中医病因学发展促进了心脑血管病疗效的提高

对于冠心病（胸痹、心痛）和中风等心脑血管血栓性疾病病因的认识，从古到今经历了一个逐渐发展和深入的过程。如对冠心病（胸痹、心痛）病因病机的认识，20 世纪 60~70 年代以前，多遵循《金匮要略》上焦阳虚，阴寒闭阻，采用宣痹通阳或芳香温通方药治疗。此后，以陈可冀院士为代表的中医或中西医结合专家根据传统中医关于血瘀致病特点的认识和冠心病的病理生理改变，倡导活血化瘀为主治疗冠心病[1]，创制冠心Ⅱ号等系列活血化瘀方药用于临床。同时围绕冠心病血瘀致病的微观病理生理改变和临床特点，制定冠心病血瘀证病证结合诊治规范，提高了冠心病的中医治疗效果，促进了心脑血管血栓性疾病治疗方法学的创新。有关中风病病因的认识，唐宋以前，多以外风立论，强调“正虚邪中”，主张用“风引汤”和“大秦艽汤”治疗；其后，逐渐认识到中风为“内风”所致，提倡采用平肝熄风或补肝肾熄风方药治疗；清·王清任则强调半身元气亏虚，血脉瘀滞不利，并创制补阳还五汤进行治疗；20 世纪 70~80 年代以后，以王永炎院士为代表的中医专家，根据中风病急性期患者神志不清、昏迷、大便干结等临床症状及组织坏死、水肿、过氧化脂质积聚等病理改变，提出毒损脑络的病理概念[2]，认为病因为“风”“火”“痰”“毒”“瘀”互结，并创制清开灵、醒脑静等方药用于临床治疗，提高了临床疗效。可见，中医病因学的研究深入、发展和创新，是中医临床防治疾病疗效提高的基础。

2 心脑血管血栓性疾病病因不仅为“血脉瘀阻”，还有“毒损血脉”

我国缺血性心脑血管病的发病率约 170/10 万 ~390/10 万，心脑血管病死亡率由“八五”期间第二位升至“九五”期间第一位[3]。心脑血管血栓性疾病多是在动脉粥样硬化（atherosclerosis，AS）基础上形成血栓，造成动脉管腔狭窄或阻塞，影响组织供血。AS 基础上的血栓形成与炎症密切相关，两者相互促进，互为因果：一方面，炎症因子释放可以诱发血小板黏附聚集和血栓形成；另一方面，血栓形成也是炎症激活的主要因素。以往认为血小板主要参与凝血止血和血栓形成，新近则发现血小板本身也是一个炎症细胞，血小板的活化可介导炎症细胞趋化、黏附和浸润，致组织损伤[4,5]。心脑血管血栓性疾病发病过程中的血小板活化、黏附、聚集和血栓形成，传统中医药学多将其病因病机归于“血脉瘀阻”，在此认识指导下，形成了理气活血、益气活血和温阳活血等系列治法和有效方药；但组织坏死、过氧化应激损伤、炎症反应等病理改变，远非单一"血瘀"病因所能概括。结合传统中医有关"毒"邪病因的认识和心脑血管血栓性疾病发病的临床特点，应当存在"毒"邪致病或"瘀"、"毒"从化联合致病的病因病机。

高度敏感性 C 反应蛋白（high sensitive C-reactive protein，hs-CRP）是目前检测炎症反应的一个代表性生物标记物，2003 年 1 月美国心脏协会和疾病控制中心推荐 hs-CRP 为心血管疾病二级临床检测指标（证据 B 级）[6]。炎性反应在血栓性疾病尤其是在心脑血管血栓性疾病的发病过程中具有重要地位。心脑血管血栓性疾病血液致病因素包括低密度脂蛋白、血糖、同型半胱氨酸及病原微生物刺激等，上述病理因素作用于血管内膜使血管内皮发生结构和功能改变，继而脂质沉积、血小板活化聚集和血栓形成，诱导大量炎性因子产生，促进炎性细胞活化，造成血管内膜发生慢性修复性炎症反应[7,8]；而炎症又是诱发 AS 斑块不稳定和斑块破裂的一个主要原因。斑块破裂，激发血栓形成，堵塞动脉管腔，可导致急性冠状动脉综合征、脑梗死及周围动脉血栓栓塞等严重临床心脑血管病事件的发生[8]。

针对心脑血管血栓性疾病，现代医学采用抗血小板、静脉溶栓、动脉溶栓、经皮动脉介入和冠状动脉搭桥等方法治疗，虽多数能达到开通堵塞及狭窄血管和恢复缺血区域血流的目的，但目前仍存在许多无法真正解决而又必须面对的问题：①上述方法仍是心脑血管事件发生后的补救措施，即使治疗及时，罪犯血管的堵塞已不同程度地损伤了机体组织[9]；②目前介入治疗方法针对的是较大的主干血管，无法真正解决"组织无复流"和"缓慢复流"现象[10,11]；③动脉血栓形成致组织变性坏死、炎症细胞浸润、氧自由基爆发和细胞凋亡等连锁病理反应，皆可严重影响相关脏器的功能和临床预后。可见，炎症反应、氧化应激和组织变性损伤是动脉血栓性疾病的必然结果，贯穿整个病理过程的始终。

心脑血管血栓性疾病发病的临床特点和血栓闭塞引发的组织损伤坏死、炎症瀑布反应、氧化脂质沉积和细胞凋亡等病理损害，与中医"毒"邪致病起病急骤、传变迅速、直中脏腑和腐肌伤肉等特点多有相似之处。因此，将"瘀"、"毒"两种病因结合，可更全面地诠释心脑血管血栓性疾病的中医病因病机，更有利于指导心脑血管栓塞性疾病的中医治疗。一些小样本临床观察表明，清热解毒方药在防治不稳定性心绞痛和脑卒中方面具有一定临床疗效[12,13]。我们采用不同活血化瘀中药配伍干预 ApoE 基因缺陷小鼠 AS 不稳定斑块形成，证明活血解毒中药消减和稳定 AS 斑块的作用优于单纯的活血化瘀中药[14,15]，以效析因，从实验角度也证实了"瘀毒"病因兼夹在动脉血栓性疾病发病中的作用。

3 瘀毒病因在心脑血管血栓性疾病过程中的互结

"瘀"、"毒"作为病因，皆具有兼夹性和依附性，它们既可是疾病的病理产物，也可是致病的病因。毒邪致瘀原因可归纳为以下几个方面：①毒邪煎熬血液，血凝成瘀；②毒邪伤络，血溢成瘀；③毒邪伤津耗阴，阴伤血滞为瘀；④毒壅气机，血脉凝滞；⑤热毒损脏，血行失司。另一方面，瘀血阻滞脉络，血行缓滞或不循常道，溢出脉外，瘀久不消，组织器官变性坏死，则蕴化成毒。由此可知，"瘀""毒"在疾病发生发展过程中可相互从化，互为因果，形成恶性循环。其中，"瘀"为有形之灶，"毒"为病情转变和恶化的关键。如冠心病稳定性心绞痛，基本病理改变是 AS 造成冠状动脉固定性狭窄，其心绞痛发生的诱因、疼痛性质、部位和缓解方式在相当一段时间维持不变；冠状动脉内一旦由稳定性 AS 斑块（固定性狭窄）转变为不稳定斑块，继发血栓形成，则病情发生急剧变化，心绞痛程度加重，持续时间延长，甚至出现心肌梗死、猝死等严重心脏事件，病情转为"凶险多变"。综合"瘀""毒"互结致病在心血管血栓性疾病的临床表现，主要有疼痛剧烈、固定性刺痛、出血、厥脱、昏迷，舌紫绛而暗有瘀斑或紫黑、舌苔厚腻或垢腻，脉涩、结代或无脉等；其次可见面色黧黑、肌肤甲错、唇萎甲紫、口气臭秽、青筋暴张等。从相关文献资料中归纳"瘀""毒"致病的临床表征，审症析因，也可发现心脑血管血栓性疾病大多有"瘀""毒"致病的临床症状，且二者常交互存在，"瘀"中有"毒"，"毒"中有"瘀"。见表 1。

注重"瘀""毒"病因在心脑血管血栓性疾病致病过程中的互结、从化，在传统中医病因学理论指导下认识心脑血管血栓性疾病的病理生理改变，采用现代流行病学和信息生物学方法，总结归纳中医宏观临床表征变化和微观病理生理变化的相关性和演变规律，从"毒""瘀"互结从化角度研究总结心脑血管血栓性疾病新的治法和方药，进而按照现代循证医学要求客观评价不同活血解毒配伍中药的临床疗效，反证“瘀”“毒”在心脑血管血栓性疾病发病中的作用，对丰富中医心脑血管血栓性疾病病因病机理论，进而提高临床疗效，是一非常值得探索的工作。

表 1 心脑血管血栓性疾病“瘀”“毒”病因的临床表征和微观病理改变

	瘀	毒
致病特点	广泛性、兼夹性、久病入络、久病成瘀	依附性、酷烈性、从化性、秽浊性、兼夹性、顽固性
临床症状	痛有定处、固定性刺痛或绞痛、皮下瘀斑、精神狂躁或健忘、唇及肢端紫绀、唇和齿龈及眼周紫黑、舌下及其他部位静脉曲张等	发病急骤，见症多端，变化迅速，神志昏迷或谵妄、烦躁不安和疼痛剧烈等
舌象	舌质紫暗或舌体瘀斑、瘀点	舌质紫绛或舌苔垢腻、焦燥、起芒刺
脉象	脉涩或结代、无脉	脉浮大或弦滑而数或六脉沉细
微观病理	微循环障碍、血液流变学异常、血小板聚集性增高、血管栓塞、血液凝固性增高或纤溶活性降低等	炎性介质、血管活性物质过度释放、超氧化物释放、自由基和代谢物质堆积、钙离子超载或兴奋性氨基酸神经毒堆积等

参考文献

[1] 陈可冀, 李连达, 翁维良, 等. 血瘀证与活血化瘀研究[J]. 中国中西医结合心脑血管病杂志, 2005, 3(1): 1-2.

[2] 李澎涛, 王永炎, 黄启福. “毒损脑络”病机假说的形成及其理论与实践意义[J]. 北京中医药大学学报, 2001, 24(1): 1-6.

[3] 池明宇. 中西医结合血栓病学[M]. 北京: 人民卫生出版社. 2004: 1-5.

[4] Wagner DD, Burger PC. Platelets in inflammation and thrombosis[J]. Arterioscler Thromb Vase Biol, 2003, 23(12): 2131-2137.

[5] Ruggeri ZM. Platelets in atherothrombosis[J]. Nat Med, 2002, 8(11): 1227-1234.

[6] Pearson TA, Mensah GA, Alexander RW, et al. Markers of inflammation and cardiovascular disease: application to clinical and public health practice: A statement for healthcare professionals from the Centers for Disease Control and Prevention and the American Heart Association[J]. Circulation, 2003, 107(3): 499-511.

[7] Kovanen PT, Kaartinen M, Paavonen T. Infiltrates of activated mast cells at the site of coronary atheromatous erosion or rupture in myocardial infarction[J]. Circulation, 1995, 92(5): 1084-1088.

[8] Feinbloom D, Bauer KA. Assessment of hemostatic risk factors in predicting arterial thrombotic events[J]. Arterioscler Thromb Vase Biol, 2005, 25(10): 2043-2053.

[9] 李家增. 关注动脉血栓栓塞性疾病[J]. 中华内科杂志, 2006, 45(1): 2-3.

[10] Porter TR, Li S, Oster R, et al. The clinical implications of no reflow demonstrated with intravenous perfluorocarbon containing microbubbles following restoration of Thrombolysis In Myocardial Infarction(TIMI)3 flow in patients with acute myocardial infarction[J]. Am J Cardiol, 1998, 82(10): 1173-1177.

[11] Kenner MD, Zajac EJ, Kondos GT, et al. Ability of the no-reflow phenomenon during an acute myocardial infarction to predict left ventricular dysfunction at one- month follow-up[J]. Am J Cardiol, 1995, 76(12): 861- 868.

[12] 魏江磊. 中风热毒论[J]. 北京中医药大学学报, 2003, 26(1): 7-11.

[13] 卢笑辉. 黄连解毒胶囊治疗不稳定型心绞痛临床疗效及作用机制研究[J]. 山东中医药大学学报, 2005, 29(6): 457-460.

[14] 文川, 徐浩, 黄启福, 等. 6种活血中药及芎芍胶囊对ApoE基因缺陷小鼠动脉粥样硬化斑块胶原沉积及其代谢的影响[J]. 中国病理生理杂志, 2005, 21(8): 1640.

[15] 文川, 徐浩, 黄启福, 等. 活血中药对ApoE基因缺陷小鼠血脂及动脉粥样硬化斑块炎症反应的影响[J]. 中国中西医结合杂志, 2005, 25(4): 345-349.

原载：“瘀”“毒”从化——心脑血管血栓性疾病病因病机 [J]. 中西医结合学报, 2008, 6(11): 1105-1108.

"瘀毒致变"与急性心血管事件：假说的提出与临床意义

徐　浩　史大卓　殷惠军　张京春　陈可冀

20世纪90年代以来，随着对动脉粥样硬化（AS）危险因素的深入了解和积极控制，冠心病的一级预防取得了令人鼓舞的进展。然而，急性心血管病事件的一级预防仍缺乏确切有效的措施，全球每年约1900万人突发急性心血管事件。这不得不迫使我们在现有认识的基础上，对心血管病的中西医结合病因病机进行更为深入的分析和思考。在传统中医药学发展的历程中，病因认识学上的每一次发展和创新，都会带来治疗方法学的改变和相应疾病防治效果的进步，如温病学、疫病论及现代血瘀理论的认识等，便是实例。而现代医学日新月异的发展和中医药学研究的不断深入，无疑都为这种创新病因学说的提出提供了良好的发展机遇。

1 中医药学对冠心病的理解——"血瘀"机制的认识有待深化

20世纪60年代以前，中医药临床治疗冠心病最常应用的是宣痹通阳法，但疗效并不十分理想。随着研究的逐渐深入，近二三十年来对冠心病病因病机的认识逐渐趋于统一，认为本病属于本虚标实之证，本虚为气、血、阴、阳亏虚，病位在心、涉及肺、脾、肾，标实为气滞、血瘀、痰浊、寒凝，而尤以血瘀被公认为最重要的病因病机之一，贯穿于冠心病发生发展的全过程，临床上以活血化瘀法为主治疗冠心病，明显提高了疗效，在此基础上衍化而成的理气活血法、益气活血法、益气养阴活血法、化浊活血法等，使活血化瘀治疗方法得到不断拓展，临床疗效进一步得到提高。然而，急性心血管事件的高发率和严重危害性却提醒我们不可以满足现状，裹足不前。从现代病理生理学实验研究基础来理解，血瘀及活血化瘀机制虽涉及血小板聚集、活化、血液黏稠度、凝血活性、血栓形成等诸多方面，但却不能很好地解释冠心病病理过程中的炎症介质、内皮损伤、氧化应激、组织坏死等现象；更为重要的是，血瘀同样作为该病主要病因病机，为什么有的冠心病患者长期病情稳定，而有的患者却发生了急性心血管事件、甚至猝死，其原因何在？由此可见，对冠心病发生发展过程的演变规律和病因病机显然需待进一步深化，急性心血管事件中医药防治水平的进一步提高，有待于对血瘀证及活血化瘀认识的进一步深化。

2 动脉粥样硬化、冠心病观念革新引发的思考

AS发病机制过去主要围绕3种学说：脂质浸润学说、血栓形成学说和损伤反应学说。近年来研究[1]发现，AS具有慢性炎症病理的基本表现形式：变性、渗出和增生。随着炎症细胞和炎症介质的不断检出，AS通常已不再被认为是单纯的动脉壁脂质堆积的疾病，而是进展性炎症反应，无论在AS的启动、病变之进展、还是血栓性并发症形成中，炎症始终起着中心作用。在人体的AS病变斑块中，亦发现肺炎衣原体、巨细胞病毒、疱疹病毒、幽门螺杆菌等病原体存在的证据。1999年，Ross[2]在其损伤反应学说的基础上，明确提出"AS是一种炎症性疾病"，这已是大多数专家的共识。

冠心病是冠状动脉粥样硬化性心脏病的简称，既往多强调冠脉AS病变所造成管腔的狭窄程度，把治疗重点放在及早发现血管的严重狭窄并给予介入治疗。然而，越来越多的研究表明，硬化的斑块由原来的稳定状态进入一种不稳定状态，在这种不稳定斑块（又称易损斑块）破裂的基础上合并血栓形成是造成急

性心血管事件最重要的病理基础。易损斑块除具有脂质中心大、纤维帽薄、平滑肌细胞和胶原含量少等的特点外，炎性细胞和炎症介质水平亦较高，并且可能是引发斑块破裂的重要因素之一[3]。

动脉粥样硬化及冠心病观念革新为中医药学创新病因学说的提出带来了治疗理念更新的契机[4]。传统认为脂质沉积造成AS管腔狭窄是冠心病稳定期的主要病理改变，与中医药学有关“瘀血”“血脉不通”的认识有相似之处。但急性心血管事件发生的病理基础多为易损斑块破裂合并血栓形成，而炎症反应与AS斑块不稳定及斑块破裂密切相关，AS病变内或病变外的炎症均可加速或触发急性心血管事件的发生，这显然似又非独“瘀血”认识所可以完满解释。那么，在“瘀血”认识基础上是否应该有新的、进一步的中医药学病因病机认识？其机制又是什么？与既往的“瘀血”认识有何联系？这些理解与本病临床表征、特点以及微观生物学基础又有何相关性，需要进一步分析。

3 “毒”的传统认识与现代理解

毒的本意是指毒草，《说文解字》释：“毒，厚也，害人之草。”在中医药学中，其含义主要包括以下几类：一是指药物或药性（偏性、毒性、峻烈之性）；二是指病症，如丹毒等；三是致病因素或病理产物，它不单指某个致病因素，而且包含了诸多致病因素相互作用的结果，代表病因与病理相结合的一种概念。毒有外毒、内毒之分，外袭之毒有邪化为毒及邪蕴为毒两种变化方式，前者常由六淫之邪转化，后者多由外邪内侵，久而不除，蕴积而成。古代医家倾向于对外来之毒的研究，认为毒乃邪之深者，如清·尤在泾认为“毒乃邪气蕴结不解之谓”。或认为毒乃邪之甚者，如唐·王冰认为毒邪乃“标行暴戾之气”。现代医家则多倾向于对内毒的研究，多认为内毒是指由内而生之毒，系因脏腑功能和气血运行失常，使机体内的生理产物或病理产物不能及时排出，蕴积体内过多，以致邪气亢盛，败坏形体而转化为毒。内毒常在长期七情内伤、饮食不节、劳逸失调及年老体衰或久病基础上形成，它既是疾病之因，又是疾病之果，还是病情发展变化的病理因素；既能加重原有病情，又能产生新的病证。

从现代医学角度讲，多数学者认为各种致病微生物可认为是中医外毒的一部分，而氧自由基、兴奋性神经毒、酸中毒、微生物毒、过敏介质、钙离子超载、凝血及纤溶产物、微小血栓、新陈代谢毒素、突变细胞、自身衰老及死亡细胞、致癌因子、炎性介质和血管活性物质的过度释放等，均可看成是中医的毒邪，这些疾病过程中形成的“内生毒邪”，直接影响着疾病的病理变化、预后和转归。在中医“毒”的概念基础上综合现代医学观点不难发现，AS炎症反应及在此基础上导致易损斑块破裂合并血栓形成过程中所涉及的血管内皮损伤、组织坏死及炎症介质等病理产物，均与中医毒邪学说的内毒或外毒密切相关。那么，作为AS和冠心病发病过程中心环节的“瘀”与“毒”是否相关呢？

4 活血解毒中药“抗炎、稳定斑块”的类效应与启示

活血化瘀方药已成为中医药治疗冠心病最主要的方法，解毒方药也早已有类似应用的记载。如清代名医陈士铎治疗心痛时，每用大剂量贯众以清火解毒收效。解毒方六神丸也具有较好的强心止痛作用。现代学者还有采用四妙勇安汤、黄连解毒汤治疗冠心病心绞痛获效的。我们在复制ApoE基因缺陷小鼠AS模型基础上，从病理形态学、细胞成分、胶原、炎症介质等方面，观察和血（丹参、赤芍）、活血（川芎、三七）及破血中药（桃仁、酒大黄）稳定斑块的效果及作用机制。结果表明，不同活血药可作用于AS的不同环节，包括降脂、影响胶原代谢、干预炎症反应、影响血管活性因子等，其稳定斑块作用亦有所差别，以破血药酒大黄稳定斑块综合作用最佳，几乎达到辛伐他汀类似的效果，三七次之。并观察到几组中药的降血脂作用与稳定斑块效果并不平行[5,6]。由于酒大黄兼有清热解毒功效，现代研究注意到其具有抗炎作用，与近年来“AS是一种炎性病变”的认识不谋而合，提示活血解毒药可能具有潜在的“抗炎、稳定斑块”作用，因此我们首先提出“活血解毒—抑制AS炎症反应—稳定斑块”的设想，进一步观察常用活血解毒中药稳定斑块的作用，并与单纯活血、解毒中药比较，研究结果[7]显示，兼具活血解毒作用的大黄醇提物、虎杖提取物均具有较好的作用，优于单纯活血、解毒中药（三七总皂苷和黄连提取物），提示活血解

毒中药"抗炎、稳定斑块"可能是一种类效应。我们随后进行的临床小样本研究初步结果表明，在他汀类降脂药基础上加用活血解毒中药可进一步降低冠心病患者升高的炎症因子水平，而加用单纯活血药效果却不明显，也反证了"瘀""毒"在冠心病发生发展中有内在的关联性，为"瘀毒"致病理论提供了依据。

5 冠心病"毒""瘀毒"致病目前认识的局限性

近年来，"毒""瘀毒"致病理论在心血管疾病中取得一定进展，如结合"AS为炎症性疾病"的新认识，有学者提出从"毒"或"痰瘀毒"论治AS[8,9]，并认为毒邪特性（广泛性、从化性、兼夹性、骤发性、酷烈性、火热性、趋内性、善变性、趋本性、顽固性）与AS的致病特点非常契合，但作为AS发生、发展过程中不同阶段和不同疾病，其中医病因病机有何区别？有何演变规律？是否所有AS患者都要并用"解毒"方药？还有学者探讨了"热毒学说"在心系疾病中的构建与应用，从病因病机、临床表现、治法及应用等方面进行了阐述[10]，理论较为系统，有助于提高临床医生对"热毒"在心系疾病中作用的重视程度，如能结合目前公认之"瘀"，探讨二者在冠心病发生、发展及病情变化过程中的地位、相互作用及因果关联，同时兼顾"热"以外的病理因素（如浊毒、痰毒、寒毒等），显然更有针对性，也会更加完善。再有从"痰瘀蕴毒"[11]"热毒"[12]论治急性心肌梗死、急性冠脉综合征的报道，可以说理论联系实际，证治相应，但此时由于已有冠脉闭塞、心肌坏死，临床"毒"象已很明显，这种"解毒"治疗在目前再灌注治疗大行其道、病死率明显下降的时代，其实际应用价值如何？如能突出中医药学"治未病"特色和优势，结合"瘀"、"毒"发展规律和临床表征，探索高危患者的早期识别和干预时机，对于防治急性心血管事件无疑具有更为重要的现实意义。

6"瘀毒致变"与急性心血管事件——假说的提出

基于以上认识，针对急性心血管事件的严重危害性和发病特点，我们紧密结合临床实践，明确提出心血管血栓性疾病"瘀毒"病因学说和"瘀毒致变"病理机转，以期创新中医治法，明确干预时机，为急性心血管事件的早期识别和防治水平的提高提供新的思路。

6.1 假说内容

血瘀是贯穿于冠心病发展过程的中心环节，也是稳定期患者的基础病理状态。若瘀久化热、酿生毒邪，或从化为毒，可致瘀毒内蕴，如迁延日久、失治误治，则正消邪长，一旦外因引动、蕴毒骤发，则蚀肌伤肉，进而毒瘀搏结、痹阻心脉，导致病情突变，出现不稳定性心绞痛、急性心肌梗死、心源性猝死等急危重症，这是稳定期冠心病发生急性心血管事件的主要病因和关键病理机转。

6.2 病因病机及演变规律

在整个发病环节中，内毒起到了至关重要的作用，它既是由瘀血（可兼有其他诸邪）日久不化转变所导致的"果"，更是蚀肌伤肉、引发急性心血管事件的关键之"因"。在瘀毒转化过程中，瘀久化热、酝酿而生之"热毒"为毒的主要存在方式之一，但并非仅限于此，痰、湿、浊、寒等兼夹之邪日久不去，正衰邪盛，亦可从化为毒。应当指出的是，毒的存在并不一定就会引发急性心血管事件，"瘀毒致变"是一个由量变到质变的过程，瘀毒内蕴达到一定程度是发生质变的基础；同时，外因引动也是不可忽视的触发因素，甚至少数情况下可成为主导因素，使"瘀毒致变"缺乏一个量变渐进的过程。在此基础上，蕴毒骤发，蚀肌伤肉、毒瘀搏结、痹阻心脉是最终病理环节，即所谓"变从毒起，瘀从毒结"。瘀可化毒、毒可致瘀，互为因果，交结凝滞，内外引动，相互促进 形成恶性循环，最终坏血伤脉，变证丛生（图1）。

6.3 发病特点及临床表征

同其他疾病中"毒"邪致病特点一样，冠心病"瘀毒"也具有起病急骤、传变迅速、病变复杂、病势酷烈、凶险多变、顽固难愈等特点。但从临床实际来看，在“瘀毒致变”引发急性心血管事件之前的量变过程中，传统“毒”的临床表征如疮疡红肿热痛，舌质红绛、苔焦或起芒刺，舌苔垢腻等在冠心病患者中并不多见，故可称之为“潜毒”，这和现代医学的“易损患者”相类似，也是早期辨识“瘀毒内蕴”高危患者的难点。现代医学对AS冠心病的观念革新给我们带来了新的启示。美国著名心脏病专家Libby在*Scientific American*杂志上形象地把AS炎症反应称为“A Fire With in...”（内火）[13]，我们是否也可以将AS易损斑块联想为“脉痈”呢？值得庆幸的是，热敏成像拓展了我们的视野，让我们看到了冠脉内壁“红色”的易损斑块和“蓝色”的稳定斑块，也为“瘀毒内蕴”提供了最好的注解。从目前研究结果看，血液中多种炎症血栓相关因子可能是较为切合实际（既与急性心血管事件发生相关，又便于检测、适于对患者的筛查）的“瘀毒内蕴”微观表征，如超敏C反应蛋白（hsCRP）、肿瘤坏死因子-α（TNF-α）、单核细胞趋化蛋白-1（MCP-1）、血栓调节蛋白（TM）、血栓前体蛋白（TpP）、氧化型低密度脂蛋白（ox-LDL）、基质金属蛋白酶-1/9（MMP-1/9）、CD40配体（CD40L）等，但哪种因子或其组合更为敏感、特异，还有待于进一步研究。

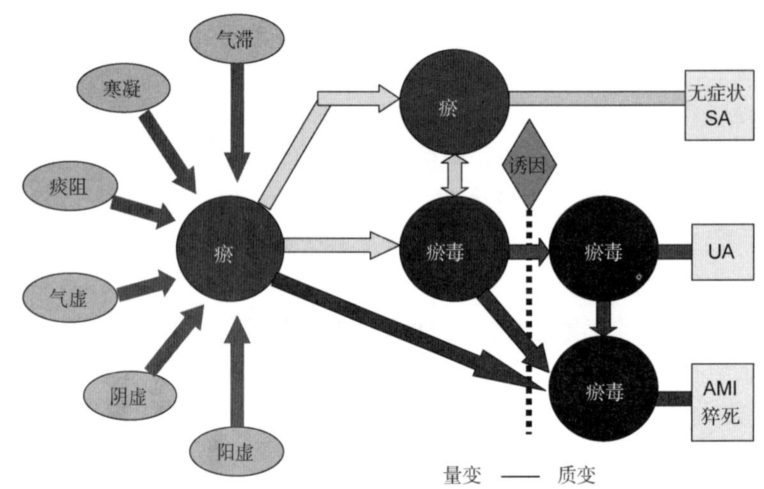

注：SA：稳定性心绞痛；UA：不稳定性心绞痛；AMI：急性心肌梗死

图1 “瘀毒致变”与冠心病临床表型模式

6.4 治法方药及配伍特点、干预时机

针对以上病因病机，我们认为活血解毒为冠心病稳定期“瘀毒内蕴”高危患者的治疗大法，结合我们前期研究工作，兼有活血解毒作用的虎杖、酒大黄可作为主要药物；亦可采用活血化瘀药与清热解毒药（如黄连、栀子、金银花等）配伍，或应用兼具清热、凉血、活血作用的生地、丹皮、玄参、赤芍等，四妙勇安汤、黄连解毒汤为代表方。对于兼夹痰、湿、浊、寒诸邪，从化为毒者，邪盛为化毒之因，治疗当在活血化瘀基础上，加强祛痰、利湿、化浊、散寒等祛邪之力，邪祛亦有助于毒化。而对于本虚标实者，尚需注重扶正固本，正盛自可托毒外出，不解毒而毒自祛矣。需要说明的是，基于“瘀毒致变”假说所立活血解毒治疗大法，其干预靶人群的重点绝不是已发生急性心血管事件的患者，而是在冠心病稳定期的“瘀毒内蕴”高危患者，这也正是中医“未病先防”“既病防变”的优势所在。

7 “瘀毒致变”假说的临床意义

既往临床多注重对已发生心血管事件患者的治疗，造成卫生资源的极大浪费。中医认为“上工不治已病治未病”，如果对整个人群进行广泛干预（一级预防），或从“瘀毒致变”理论假说入手，将心血管病防治重点放在“防急性血栓事件”上（二级预防），无疑将进一步降低全人口心血管病死率，取得更大的社会效益。当然，根据我国国情，后者更具有目前现实的可操作性。

尽管现代医学已进入“强化降脂”时代并取得显著的临床获益，但急性心血管事件的高发率和严重危害性仍是我们面临巨大的挑战。根据传统中医对“瘀”“毒”的认识，结合现代医学AS冠心病理念的更新，我们建立了心血管血栓性疾病“瘀毒”病因学说，提出“瘀毒致变”引发急性心血管事件的关键病理机转，探讨了其病因病机、演变规律、发病特点、临床表征、治法方药及配伍特点、干预时机。同时，为验证这一病因学说，我们已开展基于临床流行病学的大样本、前瞻性研究，计划结合随访急性心血管事件发生情况对稳定期冠心病患者个人史、体质特点、症状、体征、证候、理化检查指标等进行多因素分析，同时比较分析发生事件与未发生事件患者血清蛋白质组学差异，其结果无疑将为探索早期识别冠心病稳定期“瘀毒内蕴”高危患者较为敏感、特异血清学指标，构建其临床表征和辨证规范提供重要依据。

总之，在心血管血栓性疾病“瘀毒”创新病因学说和“瘀毒致变”理论指导下，早期辨识冠心病稳定期“瘀毒内蕴”的高危患者，并在辨证治疗基础上，及早给予活血解毒干预，可望起到“既病防变”的作用，这对于进一步降低急性心血管事件的发生，提高中医药及中西医结合防治心血管血栓性疾病的临床疗效无疑具有重大意义。

参考文献

[1] Lindner J. New morphological and biochemical aspects of atherosclerosis[J]. Pathol Res Pract, 1985, 180(4): 329-335.

[2] Ross R. Atherosclerosis: an inflammatory disease[J]. N Engl J Med, 1999, 340(2): 115-126.

[3] Shah PK. Pathophysiology of plaque rupture and the concept of plaque stabilization[J]. Cardiol Clin, 2003, 21(3): 303-314.

[4] 徐浩, 陈可冀. 从对动脉粥样硬化认识转变看中西医结合的优势与切入点[J]. 中国中西医结合杂志, 2007, 27(1): 5-7.

[5] 文川, 徐浩, 黄启福, 等. 活血中药对ApoE基因缺陷小鼠血脂及动脉粥样硬化斑块炎症反应的影响[J]. 中国中西医结合杂志, 2005, 25(4): 345-349.

[6] 文川, 徐浩, 黄启福, 等. 几种活血中药对ApoE缺陷小鼠动脉粥样硬化斑块影响的形态学研究[J]. 中国病理生理杂志, 2005, 21(8): 864-867.

[7] 周明学, 徐浩, 陈可冀, 等. 活血解毒中药有效部位对ApoE基因敲除小鼠动脉粥样硬化斑块炎症反应的影响[J]. 中西医结合心脑血管病杂志, 2007, 5(12): 1202-1205.

[8] 范砚超, 张国平, 唐明. 从毒论治动脉粥样硬化初探[J]. 山东中医杂志, 2004, 23(5): 261-263.

[9] 于俊生, 陈兆昌. 动脉粥样硬化从痰瘀毒论治探讨[J]. 山东中医杂志, 2002, 21(8): 451-453.

[10] 丁书文, 李晓, 李运伦, 等. 心系疾病中的热毒学说[J]. 中国医药学报, 2004, 19(10): 592-594.

[11] 钟敬柏. 从“痰瘀蕴毒”论治急性心肌梗死[J]. 中国中医药信息杂志, 2001, 8(3): 3-4.

[12] 卢笑辉. 论热毒在急性冠脉综合征发病中的作用[J]. 中国中医急症, 2005, 14(8): 750-751.

[13] Libby P. Fire within inflammation’s link to heart attacks. Atherosclerosis: The new view[J]. Sci Am, 2002, 286: 46-55.

原载：徐浩，史大卓，殷惠军，张京春，陈可冀．“瘀毒致变”与急性心血管事件：假说的提出与临床意义[J]. 中国中西医结合杂志，2008, 28(10): 934-938.

瘀毒病机与动脉粥样硬化易损斑块相关的理论思考

张京春　陈可冀

斑块破裂前后出现血小板黏附聚集，血栓形成，形成包括心绞痛、急性非 Q 波及急性 Q 波心肌梗死在内的这一心血管病的急危重症急性冠脉综合征（acute coronary syndrome，ACS），是最为常见的具有代表性的心血管血栓性疾病之一。ACS 作为一种急危重症，在临床上我们观察到患者发病时常见胸痛、发热、口干、便干，舌暗红、苔色黄或褐或黑、苔质腻或干，脉数等血瘀兼夹热毒的征象。现代医学认为炎性反应贯穿于易损斑块形成破裂及血栓出现 ACS 的全过程[1,2]。考虑到现代医学对于动脉粥样硬化（AS）易损斑块炎性反应及血栓形成的病因学认识与中医学之“毒”、“瘀”之病因病机和临证特点的相似性，加之临床表征方面的毒瘀特点，似应扩展中医学以“瘀血”为 ACS 的主要病因病机的传统认识，有必要在“瘀毒”致 AS 易损斑块的中医病机、治则理论方面进行创新性探讨。

1 瘀与易损斑块

以往多数中医学者将包括 ACS 在内的冠心病（coronary artery heart disease，CHD）归于《黄帝内经》及《金匮要略》等古医籍中“真心痛”、“厥心痛”、“胸痹”等范畴。《素问・痹论篇》曰：“心痹者，脉不通”。认为 CHD 病机特点为本虚标实，本虚为阴阳气血的亏虚，标实为气滞、血瘀、痰、寒凝，亦可交互为患而出现心脉不通，心血瘀阻的病症。一般认为血瘀心脉是 CHD 的主要病机。对于 ACS 的中医病机则缺乏进一步结合临床表征的更新的探讨。

AS 是慢性进展性的血管内膜病变，其病位在血脉，传统中医学认为，“久病多瘀”，清・王清任论述“久病络为瘀”，叶天士亦云：“久病入络”“久痛入络”“大凡经主气，络主血，久病血瘀”“凡久病从血治者多”，故中医学将本病归于“瘀血”“癥结”范畴。

现代医学研究认为 AS 是一种以细胞增殖为主要病变的疾病，内皮损伤和平滑肌细胞（smooth muscle cell，SMC）增殖在 AS 形成过程中起着关键的作用，易损斑块是在 AS 基础上、在某些因素作用下发生裂隙、糜烂、溃疡和破裂，继而使斑块内高度致血栓形成物质暴露于血流中，引起血流中血小板在受损斑块表面黏附、活化和聚集，形成不同类型的血栓，从而出现 ACS。而血小板在受损斑块表面黏附、活化和聚集、纤溶系统的抑制，从而导致的血栓形成是血瘀证的病理基础。因此毋庸置疑，瘀血阻滞心脉不仅是 AS 和 CHD 的基本病机，也是易损斑块及其所致 ACS 的重要病机，都是贯穿于病变全过程的病理基础。引起 ACS 的主要危险因素如吸烟、糖尿病、高血压病及脂质代谢失调等在临床上也通常见到明显的血瘀征象。

然而，既往在强调血瘀心脉的同时，却忽视了 ACS 作为 CHD 的特殊类型，其具有的起病急骤、病情变化多端、一些心肌组织坏死、进展迅速、易于恶化等特点，当然有异于一般的血瘀证，而应考虑其兼挟因毒致病的特点。近年来 AS 易损斑块的炎症反应学说更是让我们有必要重新审视其临床及病理改变特点，思考其中医学因毒致病的病机认识。

2 毒与易损斑块毒

毒作为一种致病因素，在古代医籍中早有论述，《内经》中多处出现对毒的论述，且主要集中于《素问》部分，认为偏盛之气为毒，提出了“寒毒”“热毒”“湿毒”“燥毒”及“大风苛毒”等概念；汉代张仲景

《金匮要略》之“百合狐惑阴阳毒病证治第三”篇则载有“阴毒”“阳毒”之病名；唐代《千金方》载：“毒病之气”可致“时气瘟毒”；宋·庞安时之《伤寒总病论》认为“假令素有寒者，多变阳虚阴盛之疾，或变阴毒也”，强调一切外来的共同病因多是“毒”，“毒”分寒热，外感病宜首重“解毒祛邪”；金元四大家之一刘河间的“火热论”及张从正之“攻邪论”，则为毒热理论进一步奠定了理论基础；温病学派的创立，更是将毒热的病因学理论加以深化，如吴又可《温疫论》提出了“杂气说”，即“毒”不仅指六淫之甚，还包括六淫之外的一些特殊致病物质；雷丰《时病论》中认为“温热成毒，毒邪即火也”；喻昌《寓意草》谈到疮疡的内因时认为：“内因者，醇酒原味之热毒，郁怒横逆之火毒也”；尤怡《金匮要略心典》云：“毒，邪气蕴结不解之谓也”，于毒之作为疾病的外因或内因，均有所评述。

中医学认为血脉艰涩，瘀滞日久，则为“败血”、“污血”，邪为之甚，蕴久生热酿毒，“毒邪最易腐筋伤脉”，这与AS易损斑块溃烂、糜烂，炎症细胞浸润、出血等系列病理改变有可通约之处。考虑到中医学因毒致病理论与现代医学炎症反应学说存在一定的可通约性或相关性，有必要从因毒致病理论对易损斑块及其所致ACS的中医病因病机进行新的探讨。晚近有研究发现存在动脉硬化易损斑块血管较健康血管温度升高，其温度与巨噬细胞数量的增多和纤维帽厚度的减少有关[3]，似对炎症反应与毒热相通理论的一个较为恰当的支持。病证结合、宏观微观结合，AS过程的一系列慢性炎症变化如淋巴细胞、巨噬细胞等炎症细胞浸润，炎症反应标志物、炎症介质水平增高等当和传统中医学的因毒致病学说相关。

随着对毒的研究日趋深入，认为致病因素作用于机体导致阴阳失衡的过程中，任何对机体不利的外界或体内因素，概可统称为“毒”。因毒致病已不仅限于外感热病，对于心脑血管病的研究亦逐渐被重视。毒既有因六淫侵袭入里，蕴积伤及脏腑，此即外袭之毒致病，各种致病微生物均可内涵其中又有因气血逆乱、脏腑功能紊乱而可致内生之毒。有研究证实清热解毒法不仅对于细菌、病毒和内毒素之外源性毒致病有效，而且对于氧自由基、炎症介质和组织因子之内源性毒，均可能起效[4]。临床上心脑血管病大都是内毒和外毒相互作用于人体而致的一系列病理变化，且由内生之毒引发的趋势更为突出。炎症分子在动脉粥样斑块发生、进展、破裂中起重要作用。用抗炎治疗可减少动脉血管粥样硬化的发生[5]及改善ACS的预后[6]。目前认为CHD可能是一种慢性炎症疾病，炎症刺激可以是感染因素，可以是非感染因素[7]。感染、炎症在一定程度上反映了中医学所谓的毒之病理变化，从而显示出毒与AS的相关性。

导致斑块不稳定的炎性因子、细胞因子均可归属于中医学之“毒”的范畴。基于中医学有关毒的性质及毒与AS易损斑块形成和破裂过程中炎症反应机制的一定的相关性，毒之损害当可能属AS易损斑块的重要中医病机之一，但尚需实际临床证效相应研究的进一步确证。

3 毒之致病特点与易损斑块破裂之ACS

因毒致病具有广泛性、兼夹性、趋内性、趋本性、骤发性、酷烈性、善变性、从化性、火热性及顽固性等特点。易损斑块的形成及进一步破裂和形成血栓所导致的ACS即具有因毒致病的特点。

毒淫于心，则耗伤心气，损伤心络，导致心失所养，心络不通可发为猝痛。ACS的病变基础是AS，常可累及全身的大、中动脉，病变范围广；其病理机制为富含脂质的软斑块的破裂及进一步导致血栓的形成，其中富含脂质的软斑块中医学常以痰浊辨治，血栓的形成则与凝血系统的激活及血小板的聚集等相关的血瘀证的表现。所有这些可与毒伤及气血，壅滞气机，败伤血分，又善入津液聚集之处，酿化成浊，而兼夹浊瘀；易损斑块破裂的病位在冠状动脉，具有毒伤脏腑从而导致疾病迅速恶化的趋内特点；炎性细胞的浸润，炎性介质的大量释放，进一步产生的炎症反应是导致易损斑块形成与破裂的原因，与毒热的本性特点相似，现代医学研究证实的ACS患者中的炎症因子水平的升高也许可作为毒损心络的客观辨证指标。AS自身的临床表现可能并不突出，一旦有诱因激发AS易损斑块破裂出现ACS，则尽显其起病急骤、病情危重的骤发性的特点，可见疼痛剧烈，进展迅速，伴有发热、心烦、大便干燥、苔黄、脉数促或不齐等临床症状，需监测生命体征，采取紧急措施对症处理及内科溶栓、冠脉介入或外科旁路手术等抢救治疗。本病常可见心力衰竭、心律失常、休克等可危及生命的多种合并症而呈急、危、复杂等酷烈善变之象；ACS在其临床症状的演变过程中常见大便干结，且舌苔变化无论病情逆顺均多见有黄腻苔，恢复期舌质多见红绛、无苔，反映患者挟有毒热瘀浊证型演变之象；ACS 因冠脉病变导致的心肌细胞缺血或永久性坏死，从而出现心律失常、心功能不全等并发症，将对患者以后的生活质量造成严重的不良影响，具有治疗难度大的顽固性特点。针对以上改变的稳定斑块的干预措施，当是急需我们进行探寻的。

4 毒与斑块不稳定的危险因素

毒在涉及斑块不稳定的危险因素的诸多疾病中起着非常重要的作用。糖尿病作为一种代谢性疾病亦是造成冠状动脉粥样硬化患者易损斑块破裂的重要原因之一，常毒瘀交夹为患。糖尿病患者普遍存在胰岛素抵抗问题，可否称为“糖毒”，可以商榷。脂质代谢失调主要原因是患者过食肥甘厚味化生湿浊，可否称为“脂毒”，学者们多有讨论。AS 斑块中富含脂质极易为炎症反应诱导从而出现斑块的破裂，发生 ACS 这一急危重症。高血压病是造成 AS 基础上易损斑块破裂最为常见的危险因素。高血压病患者往往素体阴虚阳旺，气火偏亢可致火热毒内生，导致 AS 斑块不稳定。

现代医学认为炎性反应贯穿于易损斑块形成、破裂及形成血栓的全过程。根据现代医学有关炎性反应引发 AS 易损斑块破裂进而出现血小板聚集和血栓形成的系列病理演变过程，结合中医学有关瘀毒致病的病因病机学说，提出“毒、瘀致易损斑块”的新观点，对于易损斑块及其作为病理基础的 ACS 这一心血管血栓性疾病的防治将具有积极的意义。本课题组曾选用了国际上公认的不稳定斑块模型 ApoE 基因敲除小鼠，进行了运用解毒活血法稳定动脉粥样硬化易损斑块的探索性研究，从调脂、抑制 NF-κB 和 MMP-9 表达[8]、降低 hs-CRP 和 MCP-1 及 CD40L 炎性因子水平、改善动脉斑块的病理形态学及保护动脉内皮及平滑肌超微结构等方面，初步证实了其在稳定动脉粥样硬化易损斑块的效果。为进一步证实 ACS 这具有代表性的心血管血栓性疾病的临床表征，并为形成相关疾病的“瘀毒”病因病机的临床诊疗规范，并提供实验性证据，本课题组已着手在国家 973 计划支持的基础上，进一步开展多中心随机对照试验临床研究，以期为进一步论证和构建心血管血栓性疾病“瘀毒”病因病机学说提供临床诊疗方面具有说服力的证据。

参考文献

[1] Liuzzo G, Santamaria M, Biasucci LM, et al. Persistent activation of nuclear factor kappa-B signaling pathway in patients with unstable angina and elevated levels of C reactive protein evidence for a direct proinflammatory effect of azide and lipopolysaccharide-free C-reactive protein on human monocytes via nuclear factor kappa-B activation[J]. J Am Coil Cardiol, 2007, 49(2): 185-194.

[2] Hung MJ, Cherng WJ, Cheng CW, et al. Comparison of serum levels of inflammatory markers in patients with coronary Vasospasm without significant fixed coronary artery disease versus patients with stable angina pectoris and acute coronary syndromes with significant fixed coronary artery disease[J]. Am J Cardiol, 2006, 97(10): 1429-1434.

[3] Madjid M, Willerson JT, Casscells SW. Intracoronary thermography for detection of high-risk vulnerable plaques[J]. J Am Coil Cardiol, 2006, 47(8): 80-85.

[4] 陆付耳, 李鸣真, 叶望云. 清热解毒治法研究的思路与方法[J]. 中国中西医结合杂志, 2004, 24(12): 1124-1129.

[5] Ziegler D. Type 2 diabetes as an inflammatory cardiovascular disorder[J]. Curr Mol Med, 2005, 5(3): 309-322.

[6] Yang J, Li XP, Zhao SP, et al. The effect of different doses of fluvastatin on inflammatory marker, 8 in the early phase of acute coronary syndrome[J]. Clin Chim Acta 2006, 368(12): 183-187.

[7] 惠汝太. 炎症反应与动脉粥样硬化及急性冠状动脉综合征[J]. 中国循环杂志, 2000, 15(5): 259-260.

[8] 张京春, 陈可冀, 郑广娟, 等. 解毒活血中药配伍对载脂蛋白E基因敲除小鼠主动脉NF-κB和MMP-9表达的调控作用[J]. 中国中西医结合杂志, 2007, 21(1): 40-44.

原载：张京春，陈可冀．瘀毒病机与动脉粥样硬化易损斑块相关的理论思考 [J]. 中国中西医结合杂志，2008, 28(4): 366-368.

汉族人血小板 GPIb HPA-2 基因多态性与冠心病血瘀证的相关性研究

薛 梅 陈可冀 殷惠军

血瘀证是冠心病最常见的证型之一，目前研究多采用辨病与辨证相结合的模式。冠心病、血小板功能状态、血瘀证三者之间存在密切的内在联系。冠心病是多基因疾病，随着人类基因组计划的迅速发展，冠心病相关基因的定位与识别已成为研究的热点。有证据表明 GP Ⅰ b、GP Ⅱ b- Ⅲ a、GP Ⅰ a- Ⅱ a 的基因多态性增加了冠脉血栓形成和冠脉事件发生的危险性[1-4]。但冠心病血瘀证是否与上述基因多态性有关尚未见报道，因此，我们选择冠心病形成过程中，与血小板黏附能力密切相关的 GP Ⅰ b 为研究的切入点，观察其 HPA-2（Ko^b/Ko^a）基因多态性在汉族人中的分布状况，分析该多态性与冠心病、冠心病血瘀证易感性的相关性。

材料与方法

1 研究对象的选择及分组

所收集病例为北京、河北地区无血缘关系汉族人，全部来源于 2005 年 3 月至 2007 年 1 月就诊于西苑医院和安贞医院者，据入选标准分为冠心病血瘀证组、冠心病非血瘀证组、健康对照组。健康对照组来自西苑医院体检中心查体者及本院职工查体者，为经病史调查，体检、血常规、肝功能、胸透、心电图等检查，排除精神及重大躯体疾病，本人及家庭无精神病史，告知检查内容并自愿参加者。所有入选病例皆签署知情同意书。

冠心病的诊断均符合 1979 年世界卫生组织临床命名标准化联合专题组报告《缺血性心脏病的命名及诊断》标准，选择有心绞痛症状和 / 或心肌缺血的客观证据，且冠状动脉造影证实冠状动脉有显著狭窄（＞50%）者。中医辨证标准参照中国中西医结合学会冠心病中医辨证标准[5]。血瘀证计分标准，参考中国中西医结合学会活血化瘀专业委员会制定的血瘀证诊断标准[6]，并结合冠心病患者的发病特点，按文献方法[7]进行评分。症状（心绞痛）一项补加心肌梗死 1 条，积分为 15 分。

纳入病例标准：缺血性心脏病，中医辨证分型不限；患者有心绞痛症状和 / 或心肌缺血的客观证据；近期冠状动脉造影证实冠状动脉有显著狭窄（＞50%）；年龄在 35~75 岁。凡同时具备以上 4 条者，均纳入试验范围。排除标准：严重感染；严重心功能不全（EF＜35%）；未控制的Ⅲ级高血压患者；严重瓣膜性心脏病；1 型糖尿病；合并严重肝、肾、造血系统、神经系统等原发性疾病及精神病、恶性肿瘤患者；患者拒绝签署知情同意书，或估计依从性较差；参加其他临床试验的患者；妊娠期或哺乳期妇女。

2 实验材料及方法

2.1 主要实验仪器及试剂

高速冷冻离心机（sigma3k-30、SORVALL RT7）；ABI 9700 型 PCR 仪；ABI 3700 型 DNA 测序仪；DNA 提取试剂盒 Wizard Genomic DNA Purification Kit（Promega）；普通 PCR 试剂：Ex Taq DNA 聚合酶，P/N：DRR100B，Lot：CKA1801A（大连宝生物工程有限公司）；PCR 扩增试剂盒 *TaKaRa Ex Taq*TM，DRR01CM.（Takara）；DNA Marker DL2000，Code D501A，Lot CD3401.（Takara）；TIANgel Midi_ 普通 _

琼脂糖凝胶 DNA 回收试剂盒（天根生物）。

2.2 基因组 DNA 提取

入选病例皆空腹抽取静脉血 2 ml，EDTA 抗凝。将 300 μl 血样加入含 900 μl Cell Lysis Solution 的离心管中，室温放置 10 分钟，13，000～16，000 × g 离心 20 秒，移弃大部分上清液，剩余约 10～20 μl。震荡离心管 10～15 秒后，加入 Nuclei Lysis Solution 300 μl，并吹吸 5～6 次后，加入 RNase Solution 1.5 μl，37 ℃水浴 15 分钟，冰上冷却 5 分钟。加入 Protein Precipitation Solution 100 μl 震荡 10～20 秒，13, 000～16 ,000 × g 离心 3 分钟。取上清液加入含 300 μl 异丙醇的离心管中，摇动直至出现大量白色 DNA 沉淀，离心 1 分钟，弃上清液，加入 75% 乙醇翻转冲刷管壁，离心 1 分钟，吸去上清液，室温干燥 10～15 分钟，加入 DNA Rehydration Solution 100 μl 4 ℃过夜，−20 ℃存放。

2.3 基因多态性检测

2.3.1 检测位点确认

GP Ⅰ b 存在多个基因位点的变异，关于 HPA-2（ Ko^b/Ko^a ）基因多态位点描述如下。

表 1　GP Ⅰ b HPA-2（ Ko^b/Ko^a ）多态位点描述

糖蛋白定位	HPA 分类法	人命分类法	等位基因类型	Ncbi 网站序列命名
GP Ⅰ b	HPA-2a	Ko^b	C	Rs6065
Thr 145 Met	HPA-2b	Ko^a	T	

2.3.2 基因多态性检测方法和步骤

GP Ⅰ b HPA-2 多态位点基因序列引自 http：//www.ncbi.nlm.nih.gov，采用直接测序法。

GP Ⅰ b HPA-2（ Ko^b/Ko^a ）多态位点引物采用 ABI PRIMER EXPRESS 2.0 软件设计：

XM-PF：GTCTCCTTCAACCGGCTG　Length：18 bp TM：55.7 ℃

XM-PR：GCCAGCGACGAAAATAGAG Length：19 bp TM：56 ℃

Product length：340 bp

（1）PCR 扩增 表 2～3。

表 2　GP Ⅰ b 多态性检测 PCR 反应体系

Reaction Component	Concentration	Volume（μl）
10 × PCR buffer	10 ×	2.5 μl
dNTP	2.5pmol/μl	2 μl
forward primer	20pmol/μl	0.5 μl
reverse primer	20pmol/μl	0.5 μl
Ex-Taq		0.25 μl
H_2O		19.25 μl
Total		25 μl

表 3　GP Ⅰ b 多态性检测 PCR 循环条件

B	Times and Temperatures					
	Initial Steps	Each of 40 cycles			Final Steps	
		Melt	Anneal	Extend		
ABI 9700 型 PCR 仪	HOLD	CYCLE			HOLD	HOLD
	5 min	30 s	30 s	45 s	10 min	∞
	95 ℃	94 ℃	53 ℃	72 ℃	72 ℃	4 ℃

（2）将 PCR 产物进行凝胶电泳，按 TIANgel Midi——普通——琼脂糖凝胶 DNA 回收试剂盒说明进行纯化。

（3）纯化产物采用紫外分光光度计检测浓度和纯度，选取 OD260/OD280 比值为 1.7~1.9 者，采用 ABI 3700 DNA 测序仪检测，按 3700 用户手册操作。测序所用的方法是基于双脱氧链终止法测序原理基础上的四色荧光法，如果样品为纯合子，该位点将显示单一峰形；如果为杂合子，将在该位点显示“N”字样，具体杂合碱基（C/T or G/A）可由重叠的峰形判读出来。

3 统计学方法

统计分析采用 SPSS11.5 统计分析软件进行计算，$P < 0.05$ 为差异有统计学意义。计数资料用卡方检验，两组计量资料采用 t 检验，多组均数间的显著性检验采用方差分析。对冠心病与基因多态性相关性进行非条件 *Logistic* 回归分析。

结　果

1 一般临床资料

入选对象中，年龄、性别、体重指数经统计学分析，冠心病血瘀证组、冠心病非血瘀证组和健康对照组有显著性差异（$P < 0.05$），冠心病血瘀证组和冠心病非血瘀证组两组间比较无显著性差异（$P > 0.05$）。冠心病血瘀证组和冠心病非血瘀证组患者 LDL-C、TG 、TC、HDL-C、心肌梗死病史、高血压病史、高脂血症病史、糖尿病病史、吸烟史等方面基本相似，具有可比性（$P > 0.05$）。冠心病类型和劳累型心绞痛分级，在冠心病血瘀证组和冠心病非血瘀证组两组间分布无显著性差异（$P > 0.05$）。表 4~6。

表 4　各组年龄、性别、体重指数比较

	冠心病血瘀证组	冠心病非血瘀证组	健康对照组
例数（n）	110	102	106
年龄（y）	61.0 ± 9.0*	60.0 ± 9.4*	52.5 ± 8.8
男性 n（%）	79（71.8）*	75（73.5）*	48（45.3）
体重指数（kg/m^2）	25.7 ± 2.8*	25.7 ± 2.7*	24.3 ± 2.9

* 较健康对照组 $P < 0.05$

表 5　冠心病危险因素组间比较

	冠心病血瘀证组	冠心病非血瘀证组	P
例数（n）	110	102	
LDL-C（mmol/l）	2.69 ± 0.79	2.52 ± 0.74	0.137
TG（mmol/l）	1.50 ± 0.82	1.68 ± 0.87	0.151
TC（mmol/l）	4.47 ± 0.88	4.39 ± 0.81	0.542
HDL-C（mmol/l）	0.98 ± 0.22	0.99 ± 0.23	0.641
心肌梗死病史 n（%）	22（20.0）	23（22.5）	0.650
高血压病史 n（%）	49（44.5）	46（45.1）	0.898
高脂血症病史 n（%）	29（26.4）	21（20.6）	0.745
糖尿病病史 n（%）	24（21.8）	27（26.5）	0.428
吸烟史 n（%）	40（36.4）	37（36.3）	0.989

表6 冠心病类型、心绞痛分级组间比较

		冠心病血瘀证组		冠心病非血瘀证组		P
		n	%	n	%	
冠心病类型	稳定型心绞痛	6	5.5	7	6.9	0.890
	不稳定型心绞痛	93	84.5	84	82.4	
	急性心肌梗死	11	10.0	11	10.8	
劳累性心绞痛分级	1级	19	36.5	11	26.8	0.627
	2级	25	48.1	20	48.8	
	3级	5	9.6	7	17.1	
	4级	3	5.8	3	7.3	

2 HPA-2（Rs6065）多态位点分型图略

3 GP Ⅰ b的HPA-2多态位点基因型和等位基因频率分析

3.1 基因型分布Hardy-Weinberg平衡检验

如表7所示，318例受检者中，CC型289例，CT型28例，TT型1例，C等位基因频率95.28%，T等位基因频率4.72%，经卡方检验，HPA-2基因型分布频率观测值与预计值无显著性差异（P=0.584），符合Hardy-Weinberg平衡。说明样本来自一个较大的、处于随机婚配平衡状态的群体，具有一定代表性。

表7 Hardy-Weinberg平衡检验

	CC	CT	TT	合计
实际数	289	28	1	318
预期频率	318×0.95^2	$2 \times 318 \times 0.95 \times 0.05$	318×0.05^2	318
预期数	287	30	0	318

经x^2检验，$P>0.05$

3.2 各组基因型分布比较

冠心病组和健康对照组比较，冠心病血瘀证组和冠心病非血瘀证组比较，基因型构成无显著性差异（$P>0.05$）。表8。

表8 HPA-2多态位点基因型构成比较

组别	例数（n）	基因型n（%）		P
		HPA-2a/2a	HPA-2a/2b+HPA-2b/2b	
冠心病患者	212	192（90.6）	20（9.4）	0.783
健康对照组	10697（91.5）9（8.5）			
冠心病血瘀证组	110	97（88.2）	13（11.8）	0.217
冠心病非血瘀证组	102	95（93.1）	7（6.9）	

3.3 冠状动脉病变支数与基因型分布比较

冠心病患者不同病变支数，基因型构成无显著性差异（P=0.220）。表9。

表 9　冠状动脉病变支数与基因型分布比较

组别	病变支数	例数（n）	基因型 n（%）	
			HPA-2a/2a	HPA-2a /2b+HPA-2b/2b
冠心病患者（n=212）	单支病变	80	76（95.0）	4（5.0）
	双支病变	78	69（88.5）	9（11.5）
	三支病变	54	47（87.0）	7（13.0）

3.4 冠心病血瘀证组各基因型血瘀证证候计分比较

冠心病血瘀证各基因型患者的血瘀证症计分各组间比较无显著性差异（$P > 0.05$）。表 10。

表 10　冠心病血瘀证组各基因型血瘀证证候计分比较

	HPA-2a/2a	HPA-2a/2b+HPA-2b/2b	P
例数（n）	97	13	
血瘀证计分	26.20 ± 6.39	27.31 ± 6.84	0.560
95%可信区间	24.91~27.48	23.18~31.44	

3.5 根据年龄分层基因型比较

因为 HPA-2b 基因型表达较少，所以在保证有统计学意义的基础上，对 HPA-2 基因多态性年龄分层，分为 > 45 岁和 > 50 岁两组进行比较。在年龄 > 45 岁的人群中，基因型在冠心病组和健康对照组，冠心病血瘀证组和冠心病非血瘀证组比较，基因型分布无显著性差异（$P > 0.05$）。表 11。

表 11　年龄 > 45 岁者基因型比较

组别	例数（n）	基因型 n（%）		P
		HPA-2a/2a	HPA-2a/2b+HPA-2b/2b	
冠心病组	203	183（90.1）	20（9.9）	0.932
健康对照组	84	76（90.5）	8（9.5）	
冠心病血瘀证组	106	93（87.7）	13（12.3）	0.228
冠心病非血瘀证组	97	90（92.8）	7（7.2）	

在年龄 > 50 岁的人群中，基因型在冠心病组和健康对照组，冠心病血瘀证组和冠心病非血瘀证组比较，基因型分布无显著性差异（$P > 0.05$）。表 12。

表 12　年龄 > 50 岁者基因型比较

组别	例数（n）	基因型 n（%）		P
		HPA-2a/2a	HPA-2a/2b+HPA-2b/2b	
冠心病组	173	159（91.9）	14（8.1）	0.562
健康对照组	67	60（89.6）	7（10.4）	
冠心病血瘀证组	94	85（90.4）	9（9.6）	0.436
冠心病非血瘀证组	79	74（93.7）	5（6.3）	

3.6 校正年龄、性别、体重指数的冠心病 *Logistic* 回归分析

以是否患冠心病为因变量（赋值：健康 1，冠心病 2），以年龄、性别、体重指数、Rs6065 多态位点基因型为自变量（计数资料赋值：性别：男 1，女 2；GP Ⅰ b 等位基因：含有至少一个 HPA-2b 为 1，不含

有 HPA-2b 为 2）建立回归模型，进行 Binary *Logistic* 回归分析。似然比卡方检验 P =0.000，说明自变量中至少有一个的作用是有统计学意义的，模型有意义。本研究结果显示（表 13），校正年龄、性别、体重指数对冠心病的影响后，Rs6065 多态位点基因表型与冠心病发病无相关性。年龄、性别、体重指数与冠心病发病密切相关（P＜0.01），年龄、体重指数与冠心病呈正相关，性别（男 1，女 2）呈负相关。

表 13　校正年龄、性别、体重指数的冠心病 Logistic 回归分析

变量	*B*	*S.E.*	*P*	*Exp*（*B*）	*95%CI*
年龄	0.112	0.017	0.000	1.118	1.082~1.156
性别	-1.294	0.290	0.000	0.274	0.155~0.484
体重指数	0.239	0.053	0.000	1.270	1.145~1.408
Rs6065 多态位点基因型	0.158	0.481	0.743	1.171	0.456~3.004

讨　论

冠心病是由遗传和环境因素共同作用所致的一种多基因疾病，冠心病的发生、发展过程中，动脉粥样硬化与血栓形成是两个重要的病理因素。一方面，血流动力学的异常改变、内皮损伤、高脂血症、炎症反应等致动脉粥样硬化因素，激活机体的血小板和凝血系统，诱导血栓形成。另一方面，在血栓形成过程中，发生的血小板活化和释放反应，以及活化血小板与血液、血管细胞之间的相互作用均参与和促进动脉粥样硬化的形成和发展。血小板在动脉血栓形成过程中起着十分重要的作用，它的黏附、聚集和活化反应是通过血小板膜糖蛋白的功能实现的。其中重要的血小板膜糖蛋白有 GP Ⅰ b- Ⅸ，GP Ⅰ a- Ⅱ a，GP Ⅰ c- Ⅱ a，GP Ⅱ b- Ⅲ a，GP Ⅳ等。

GP Ⅰ b 有数个多态位点，目前研究主要集中于 HPA-2、Kozak 序列 -5T/C 和 VNTR 三个位点。国内有关研究报道较少，关于 HPA-2 与冠心病相关性的研究尚未见报道。Mikkelsson 等 [8] 发现芬兰人群中中年人 GP Ⅰ bαHPA-2 甲硫氨酸 /VNTRB 单倍型与冠状动脉血栓形成、急性心肌梗死和心源性猝死有关，这种单倍型可能是中年人动脉粥样硬化致死性并发症的预测因素，而 Ito 等 [9] 作了结果相反的报道，认为这两个位点与冠心病无相关性。Candore 等 [10] 在进行亚组分析后报道 HPA-2 多态性在男性或女性患者中，与 46 岁以下早发急性心梗均无相关性。

本研究中，289 例表达 HPA-2a/2a 基因型，28 例表达 HPA-2a/2b 基因型，仅 1 例表达 HPA-2b/2b 基因型，各占 90.9%，8.8% 和 0.3%，为该位点的研究提供了北京地区汉族人的初步资料。在合并含有 HPA-2b 基因型病例后，分别比较冠心病组和健康对照组、冠心病血瘀证组和冠心病非血瘀证组的基因型构成，无显著性差异（P＞0.05）。冠心病患者不同病变支数基因型构成，冠心病血瘀证各基因型患者的血瘀证症计分，各组间比较均无显著性差异（P＞0.05）。在年龄＞45 岁或＞50 岁的人群中，冠心病组和健康对照组，冠心病血瘀证组和冠心病非血瘀证组比较，基因型分布无显著性差异（P＞0.05）。GP Ⅰ b HPA-2 多态位点不是冠心病、冠心病血瘀证的独立危险因素。

冠心病、血小板功能状态、血瘀证三者之间存在密切的内在联系。中医的“证”既与致病因素的性质、强弱有关，更与患者个体的体质因素有关，而正是基因的差异表达决定了个体的差异，因此我们推测冠心病血瘀证与某些相关基因的多态性之间存在着内在的联系。我们选择与血小板黏附能力密切相关的 GP Ⅰ b，作为我们研究的切入点，研究显示 GP Ⅰ b HPA-2 多态位点不是冠心病、冠心病血瘀证的独立危险因素。推究原因，冠心病发病涉及多条基因，冠心病和冠心病血瘀证的发生可能与若干个基因的数个多态位点的表达和相互影响有关。由于地域分布、种族差异是产生基因多态性差别的客观原因之一，所以对我国不同地域、人群分别进行研究比较，对阐明多态性与 CHD 之间的关系，实现临床病人的个体化诊疗具有重要意义。由于时间、经费所限，我们对 HPA-2 多态位点进行了初步研究，而该基因多态位点野生型表达率很低，有待于进一步扩大样本研究。

参考文献

[1] Melus V, Pullmann R, Hybenova J, et al. Is PLA1/PLA2 gene polymerphism of platelet membrane glycoprotein Ⅲa a risk factor for myocardial infarct? [J]. Bratisl Lek Listy, 1999, 100(11): 593-597.

[2] Mikkelsson J, Perola M, Penttila A, et al. Platelet glycoprotein Ⅰbalpha HPA-2 Met/VNTR B haplotype as a genetic predictor of myocardial infarction and sudden cardiac death[J]. Circulation, 2001, 104(8): 876-880.

[3] Beer JH, Pederiva S, Pontiggia L. Genetics of platelet receptor single- nucleotide polymorphisms: clinical implications in thrombosis[J]. Ann Med, 2000, 32 Suppl 1: 10-14.

[4] Bray PF, Howard TD, Vittinghoff E, et al. Effect of genetic variations in platelet glycoproteins Ⅰbalpha and Ⅵ on the risk for coronary heart disease events in postmenopausal women taking hormone therapy[J]. Blood, 2007, 109(5): 1862-1869.

[5] 中国中西医结合学会心血管专业委员会. 冠心病中医辨证标准[J]. 中国中西医结合杂志, 1991, 11(5): 257.

[6] 中国中西医结合学会活血化瘀专业委员会. 血瘀证诊断标准[J]. 中西医结合杂志, 1987, 7(3): 129.

[7] 王阶. 活血化瘀研究与临床[M]. 北京: 北京医科大学中国协和医科大学联合出版社, 1993: 7.

[8] Mikkelsson J, Perola M, Penttila A. Platelet glycoprotein Ⅰbalpha HPA-2 Met/VNTR B haplotype as a genetic predictor of myocardial infarction and sudden cardiac death[J]. Circulation, 2001, 104(8): 876-880.

[9] Ito T, Ishida F, Shimodaira S, et al. Polymorphisms of platelet membrane glycoprotein Ⅰbalpha and plasma von Willebrand factor antigen in coronary artery disease[J]. Int J Hematol, 1999, 70(1): 47-51.

[10] Candore G, Piazza G, Crivello A, et al. Association between platelet glycoprotein Ib-alpha and myocardial infarction: results of a pilot study performed in male and female patients from Sicily[J]. Ann N Y Acad Sci, 2006, 1089: 502-508.

原载：薛梅，陈可冀，殷惠军．汉族人血小板 GPIb HPA-2 基因多态性与冠心病血瘀证的相关性研究 [J]. 中国分子心脏病学杂志，2008, 8(4): 196-202.

中医“瘀毒”理论的文献研究概述

刘龙涛 张京春 陈可冀 史大卓

“瘀”和“毒”均为中医学的重要概念，经常被用来解释某些疾病的发病，并指导临床治疗。古代文献有关“瘀”和“毒”的论述较多，但对“瘀毒互结”共同致病的相关文献论述较少，仅见少量将“瘀毒”“毒瘀”作为病因和病理产物以及“解毒活血”治则方药的记载，有关其发病机理、致病特点等未见较为系统的论述。随着中医理论研究的不断深入和现代医学的发展，“瘀毒”致病理论日益得到广大中医及中西医结合研究者的重视。然而由于缺乏“瘀毒”作为病因病机理论指导临床的深入研究和阐发，给理解应用带来困难。本文通过对中医“瘀毒”理论相关的古籍文献研究进行论述，以期为中医“瘀毒”病因学理论的发展提供支持。

1 不同时期中医古籍文献对“瘀毒”的论述

1.1 先秦时期

此时期对“瘀”和“毒”有了较为详细的描述，我国发现的最古老的医书《五十二病方》中就有了活血化瘀法治疗“蛊”病的记载和两处治疗箭毒的处方。《黄帝内经》先后曾以“血脉凝泣”“血凝泣”“恶血”及“脉不通”等多种名称论述血瘀证。虽然《黄帝内经》对于“毒”的论述亦较多，并首次提出了寒毒、热毒、湿毒、清毒、燥毒、大风苛毒的概念，但论述并不深入，也未涉及毒邪治病的机理等问题。

1.2 汉晋时期

东汉时期张仲景在《内经》理论的基础上，立“瘀血”病名，并在《金匮要略·惊悸吐衄下血胸满瘀血病脉证治第十六》中作了专论。在《伤寒论》太阳病及阳明病篇中也较多地阐述了“蓄血证”的证治。《金匮要略·百合狐惑阴阳毒脉证并治第三》根据证候的属性把毒邪分为阳毒和阴毒，较为详细地论述了阳毒、阴毒致病的症状、预后及其证治方药，对后世颇有启发。晋代王叔和《伤寒例》在继承《内经》“冬伤于寒，春必病温”的理论基础上，提出“寒毒藏于肌肤，至春变为温病”的伏寒化温说对后世医家影响很大。

1.3 隋唐时期

隋唐时期代表性医书《诸病源候论》《千金方》《外台秘要》以及一些本草学著作，其论瘀血与毒邪，皆在祖述《内经》《伤寒论》《金匮要略》的基础上有所发挥。巢元方《诸病源候论》在腕伤病诸候、妇人杂病诸候、妇人妊娠病诸候及妇人产后病诸候等对瘀血的原因、所致病证及其机理进行了论述，并根据毒邪性质及来源不同，结合证候表现，对毒邪进行命名，同时还对其所致疾病进行了较为详细的论述，使相关病因学理论得到发展。《千金方》引用《小品方》认为“时行瘟疫是毒病之气”，其中“犀角地黄汤，治伤寒及温病，应发汗而不汗之，内有蓄血者，及鼻衄吐血不尽，内有瘀血，面黄，大便黑，消瘀血方”。此方后来成为温病瘀血、热入营血的祛瘀生新、凉血解毒的名方。

《外台秘要》所列从高坠下瘀血及折伤内治方 16 首，及折腕瘀血方 4 首，均为活血化瘀方，并论述“白虎风”是“血气凝涩”所致，其卷十九治水气肢肿方中就用了川芎、丹参、牛膝、五加皮等。另外，《外台秘要》还对“热毒”所致疾病进行了详细论述，如“若热毒在胃外，未入于胃而先下之者，其热乘虚便入胃，则烂胃也”，还列举了若干毒物致病及解毒之方。

1.4 宋金元时期

宋金元时期，各医家对“瘀”“毒”致病及其治疗均做了深入探讨，失笑散仍为目前常用的活血化瘀方剂。刘河间、张从正治疗疾病都以解毒攻邪著称。刘河间在《内经》病机十九条的启示下，从理论上揭示了火热致病的病变机理。张从正倡导“攻邪”治法，提出“先论攻其邪，邪去而元气自复”的新观点，为后世“热毒”相关疾病的解毒祛邪治疗提供了理论依据。庞安时著《伤寒总病论》在王叔和寒毒说的基础上，认为患者的体质与“阴毒”或“阳毒”的发病密切相关，如“凡人禀气各有盛衰，宿病各有寒热。假令素有寒者，多变阳虚阴盛之疾，或变阴毒也。素有者，多变阳盛阴虚之疾，或变阳毒也”，并对犀角地黄汤治疗“内热瘀血”的疗效给予了肯定。

1.5 明清至民国

明清至民国时代，形成了比较系统的“瘀”“毒”病因理论体系，《景岳全书》详细论述了血瘀证的用药，如“血有蓄而结之，宜破之逐之，以桃仁、红花、苏木、玄胡、三棱、蓬术、五灵脂、大黄、芒硝之属”，“血有涩者，宜利之，以牛膝、车前……木通……益母草……之属”，“血有虚而滞者，宜补之活之，以当归、牛膝、川芎、熟地、醇酒之属”等，认为“补血行血无如当归”，“行血散血无如川芎”。同时指出，治疗“热毒之痛”应“以寒凉之药折其热，而痛自止也”。吴又可《温疫论》提出了“杂气说”，使毒邪的含义进一步明确，即毒不仅指六淫之甚，还包括六淫之外的一些特殊致病因素。王清任对瘀血诸病证论述颇详，丰富和发展了补气活血和祛瘀活血等治法，同时对因毒致瘀进行了阐述，如《医林改错》“温毒在内烧炼其血，血受烧炼，其血必凝”。经统计，《医林改错》中以活血为主的方剂有33首，主治各类瘀血病证50余种，并创立了“解毒活血汤”以治疗“瘟毒吐泻转筋”。明清以后“解毒活血”或“活血解毒”治则多应用于外科及五官科疾病，如明代董宿辑录《奇效良方》云：“疮疹之为目翳者，毒气自脏里而达外，治之要法，但活血解毒而已”，孟继孔《幼幼集》亦曰：“内毒太盛，疮必稠密，急宜投以解毒活血、消导清凉之剂”，并以活血解毒汤治疗“痘后余毒”。近代张锡纯对王清任活血化瘀治法颇有研究和体会，其创制的活络效灵丹（当归、丹参、乳香、没药）为后世广为传用的有效方剂，《医学衷中参西录》还记载了他用解毒活血汤治疗鼠疫的病案。鲍相璈《验方新编》对“毒瘀”的致病特点进行了论述，如“毒瘀肝经，损坏内溃，吐血数发，势极多危。毒瘀心包络，更加凶险，不待时日”，说明“瘀毒”对于心脏的影响尤为严重。

2 讨论

近50年来，随着“血瘀证与活血化瘀理论”以及近年“毒邪学说”研究的不断深入，“瘀毒致病”理论不断受到重视，解毒活血治则在恶性肿瘤、病毒性肝炎、心血管疾病以及免疫性疾病的治疗过程中得到应用，并取得较好疗效[1-2]。然而由于古代文献中相关“瘀毒”理论论述较少，缺乏对二者之间的关系、发病机理以及致病特点的研究，成为“瘀毒”病因学理论创新的瓶颈。根据现代文献报道，心血管血栓性疾病“瘀”的现代理化相关指标体系涉及血小板黏附、聚集、活化，血液黏稠度增加，凝血，血栓形成等方面；而“毒”的现代理化指标可能涉及炎症介质、过氧化脂质、组织损伤坏死等方面。本课题组将在国家973计划支撑的基础上，通过传统中医文献有关“毒”及“瘀”病因学的认识，结合心血管疾病特点，通过临床循证医学研究以及深入的实验研究，构建心血管血栓性疾病“瘀毒”病因学说，促进中医学有关病因病机理论的发展和创新，并应用现代科学方法丰富其内涵。

参考文献

[1] 陈可冀, 张之南, 梁子钧, 等. 血瘀证与活血化瘀研究[M]. 上海: 上海科学技术出版社, 1990: 2.

[2] 陆拯. 毒证论[M]. 北京: 人民卫生出版社, 1997.

原载：刘龙涛，张京春，陈可冀，史大卓. 中医“瘀毒”理论的文献研究概述[J]. 世界中医药，2008, 3(2): 106-107.

中医脂毒、瘀毒与易损斑块关系的理论探讨

周明学　徐　浩　陈可冀

易损斑块是指所有易于发生血栓形成，以及可能快速进展为罪恶斑块的粥样病变[1]，其特点是脂质池大，纤维帽薄，斑块表面或内部有大量炎性细胞聚集。活动性炎症是易损斑块的最重要特征。笔者认为，中医毒邪致病理论，尤其是脂毒、瘀毒与易损斑块的形成及破裂有较密切关系，具体如下。

1 毒邪与易损斑块

动脉粥样硬化是病理机制十分复杂的一种慢性疾病，对其发病机制的研究已近百年。20 世纪 90 年代，Ross 动脉粥样硬化炎症假说渐成为当前研究的主流学说，认为炎症反应贯穿于动脉粥样硬化起始、进展及斑块破裂血栓形成的全过程，尤其是斑块不稳定发生破裂的中心环节。西医的炎症反应在一定程度上符合中医的毒邪致病学说，对于中医毒的认识，目前研究倾向认为它是诸多致病因素相互作用的结果，代表病因与病理相结合的一种概念。毒有外毒、内毒之分，现代医家倾向于对内毒的研究，如姜良铎等[2]认为内生之毒是由生理物质或代谢废物蓄积，或生理物质易位形成的。王永炎[3]认为邪气尤盛，败坏形体即转化为毒。在易损斑块的形成过程中，脂质代谢紊乱、平滑肌细胞凋亡、胶原纤维的合成或降解失衡等病理过程均与炎症反应密切相关，而易损斑块的组织学结构本身就以大量的炎性细胞在其表面或内部聚集为最主要特征。而毒邪又与炎症关系密切，这说明易损斑块的形成实质上是中医内毒致病的结果。易损斑块有别于稳定性斑块在于其没有完整的内膜内皮细胞覆盖，且中心的坏死区有坏死细胞、钙化、血脂沉着、出血、血栓碎片及表层溃疡等。从发生学角度来看，这些损伤性的改变都可看成是病变日久，内毒损伤组织结构，由常达变的结果。此外，外毒同样会对易损斑块起到不可忽视的作用，存在于易损斑块中的肺炎衣原体、幽门螺杆菌、巨细胞病毒等病原体均属中医“起居传染之秽毒”范畴[4]。现代医学研究表明，流感可能通过多种途径引发心血管事件，包括：①流感病毒可直接加重 AS 斑块的炎症或促发其他感染，如激活斑块内的单纯疱疹病毒或巨细胞病毒，可导致斑块的破裂；②流感病毒可引起内皮功能障碍或内皮细胞凋亡，感染使血糖及三酰甘油浓度降低也可引起内皮功能障碍；③感染引起白细胞的激活及 C 反应蛋白的增加。深入研究如注射流感疫苗、应用抗生素等抗感染措施对不稳定斑块的保护作用可能具有非常重要的临床意义[5]。这说明无论是外毒还是内毒，均对易损斑块的形成及进展有着重要作用。毒邪致病与易损斑块形成与破裂有密切关系。

2 脂毒与易损斑块

动脉粥样硬化这种只局限于血管水平的慢性炎症疾病，有一般慢性炎症反应所没有的特殊现象，如脂质沉积和血栓形成。炎症反应可促进脂质的沉积，其结果是胆固醇及胆固醇酯在斑块内的大量聚集，形成脂质核心；而脂质（如 oxLDL）也可促进炎症反应，推动 AS 的病变进程。脂质与炎症反应之间相互作用，形成恶性循环，即脂质核心越大，炎症反应越强，最终导致易损斑块的形成，使病变趋于不稳定。斑块从稳定状态到不稳定状态的转变过程中，脂质核心增大，其内的主要成分也由胆固醇结晶（胶状）转变成胆固醇酯（液态），同时在脂质池内可见坏死的泡沫细胞、钙化、血栓碎片、出血、血脂沉着及表层溃疡等。出现这种斑块内形态改变与血脂代谢紊乱密切相关。在这一过程中，炎症细胞尤其是巨噬细胞起到重要参与作用。而反过来，脂质也可促进炎症反应，最终形成恶性循环。此脂质代谢紊乱过程与中医脂毒

的致病理论十分相似，渊源于《黄帝内经》的膏脂学说是中医脂毒致病理论的重要依据。《灵枢·卫气失常论》说："人有脂，有膏，有肉。"而若脂膏过多则有形体变化，此《内经》称为"膏人"、"脂人"，少则"体无膏泽"。膏脂与津液同出一源，是津液之稠浊者，并能化入血中，若摄入过多，利用、排泄失常，则生痰浊[6]。脾运失司，水谷不能正常化生，精微失运，变生膏脂，脂浊停聚，日久生毒，脂毒壅滞脉络，导致气血津液循行不畅，气机失调进一步化生膏脂，如此循环往复，脂毒积聚、黏附经久不去，最终化生有形之灶。国内有学者认为，脂毒是AS发病的始动环节[7]，其实脂毒对于AS病变晚期易损斑块的形成也起到重要作用。胆固醇及胆固醇酯在斑块内大量沉积，最终形成大的脂质核心就是脂质代谢紊乱和炎症反应相互促进的结果，这也可看作是中医脂毒致病的结果。脂毒形成的源头与冠心病较为常见的病理产物痰浊不无关系，故它在整个冠心病进程中的重要作用也可见一斑。临床上公认的具有稳定易损斑块作用的他汀类药物不仅能通过调节血脂来减少急性冠脉事件的发生，而且更重要的是，它还通过其高效的抗炎作用来稳定易损斑块。这也为脂毒导致易损斑块形成的理论提供了一定的佐证。

3 瘀毒与易损斑块

血小板作为AS病灶中脂质的来源之一，在斑块表层的聚集已被看成是判定易损斑块的主要特征之一[1]。此外，这些表层糜烂的斑块还通常伴有纤维蛋白的沉积（残留血栓）、内皮脱落，这说明瘀毒可能在一定程度上参与了易损斑块的形成过程。斑块内出血，作为易损斑块的复合病变，多由于斑块内坏死物质的腐蚀，促使基底部毛细血管破裂而致，出血后可形成内膜血肿，此过程可看作中医"毒可致瘀"理论的一种现代诠释。易损斑块内的脂质具有高度的致血栓性，存在于斑块内的胶原是最强的血小板激活剂之一，所以斑块破裂后会迅速继发血栓形成[8]。而血液的动力学状态是触发斑块破裂的外界因素。血液的高凝状态即易损血液也为斑块破裂后继发血栓形成提供了土壤。此外，炎症因子的释放可诱发血小板黏附聚集和血栓形成，因此瘀毒可能与易损斑块的形成、破裂及继发血栓形成均具有较密切关系。在AS的病程中随着内毒的化生，以瘀血为主的代谢产物不断堆积。血瘀与毒胶结瘀滞血络，一方面可使邪毒顽恶难解、病邪深伏、病势缠绵；同时又可加重对正气的损伤，形成恶性循环。正是瘀毒导致本病顽恶深伏，最终出现变证如急性冠脉综合征，而这一变证的病理基础便是易损斑块的破裂故瘀毒与易损斑块有较密切联系。我们通过研究几种不同类型活血药物对ApoE基因缺陷小鼠AS斑块稳定性的影响时发现，酒大黄作为兼有活血和解毒作用的药物，具有良好的稳定易损斑块的作用，其机制与抑制炎症反应有关[8,9]。这为瘀毒导致易损斑块形成及进展提供一定的实验依据。

综上所述，中医毒邪致病理论，尤其是脂毒、瘀毒致病理论与易损斑块的形成及进展颇有共通之处。值得一提的是，现代研究表明血脂异常与血栓形成的各个环节均有密切关系，包括血栓的引发（血小板的聚集、沉淀在受损动脉）、血块形成的大小（凝血因子）、血凝块的稳定性（纤溶因子）和组织缺血的范围（血黏滞度）[10]。这说明在易损斑块形成、破裂到继发血栓形成的全过程中，脂毒与瘀毒往往联合致病，它们相互促进，在病程发展的不同阶段各自起着不同的作用。因此，采用活血解毒兼有调脂作用的中药单体或提取物对易损斑块进行干预研究，是一条可行的研究道路。为此，我们提出"活血解毒调脂-抑制炎症反应-稳定易损斑块"的假说，拟进一步研究活血解毒兼有调脂作用的中药单体及提取物干预ApoE基因缺陷小鼠易损斑块的作用，并在此基础上进一步探索最佳中药组分配伍组合，从形态和功能两个角度探索该类药物对易损斑块的作用靶点和干预环节，这将对ACS等血栓性疾病的防治具有重要意义。

参考文献

[1] Naghavi M, Libby P, Falk E, et al. From vulnerable plaque to vulnerable patient: a call for new definitions and risk assessment strategies: Parti[J]. Circulation, 2003, 108: 1664-1672.

[2] 姜良铎, 张文生. 从毒论治初探[J]. 北京中医药大学学报, 1998, 21(5): 2.

[3] 王永炎. 关于提高脑血管疾病疗效难点的思考[J]. 中国中西医结合杂志, 1997, 17(4): 196.

[4] 卢笑晖. 论热毒在急性冠脉综合征发病中的作用[J]. 中国中医急症, 2005, 14(8): 751.

[5] 于俊生, 陈兆昌. 动脉粥样硬化从痰瘀毒论治探讨[J]. 山东中医杂志, 2002, 21(8): 451.

[6] 杨永宗. 动脉粥样硬化性心血管病基础与临床[M]. 北京: 科学出版社, 2004. 578.
[7] 王筠, 张军平. 冠心病之络脉虚滞论[J]. 中医药学刊, 2006, 24(4): 629.
[8] 文川, 徐浩, 黄启福, 等. 几种活血中药对ApoE缺陷小鼠动脉 粥样硬化斑块的影响[J]. 中国病理生理杂志, 2005, 21(5): 864-867.
[9] 文川, 徐浩, 黄启福, 等. 活血中药对ApoE缺陷小鼠血脂及动脉粥样硬化斑块炎症反应的影响[J]. 中国中西医结合杂志, 2005, 25(4): 345-348.
[10] 叶平. 血脂的基础与临床[M]. 北京: 人民军医出版社, 2002. 381.

原载：周明学，徐浩，陈可冀．中医脂毒、瘀毒与易损斑块关系的理论探讨 [J]. 中国中医基础医学杂志，2007, 13(10): 737-738.

血瘀证与炎症相关性的研究进展

马晓娟 殷惠军 陈可冀

近年来，血瘀证一直是中医学和中西医结合研究中较为活跃的领域，基础研究主要集中在血瘀证与炎症、血流动力学、血小板功能、微循环等相关性方面。关于瘀血，早在《内经》中就有“恶血”“留血”“血凝泣”的记载，现代研究认为，瘀血可分为瘀滞内结之血为瘀、离经之血为瘀、污秽之血为瘀，而污秽之血又可分为：外源性，是指生物性致病因素和理化因素所致；内源性，是由于重要脏器衰竭引起自身代谢产物的堆积；复合性，是指外源性与内源性先后并存[1]。瘀血是传统医学多种疾病共同存在的病因及病理产物，而炎症反应是现代医学多系统疾病研究中的热点环节，大量研究表明炎症和血瘀证在病理、病机及治疗方面存在密切的关系。本文就两者相关性的研究进展综述如下。

1 血瘀证相关的炎性因子

现代医学的炎症是指组织细胞发生形态结构不同程度的损伤、充血、肿胀、渗出、变性、血管破坏坏死或增生栓塞、局部缺血、缺氧伴有代谢机能改变、循环障碍、血流变异等过程。近年来，大量实验研究发现以上许多过程都与血瘀证有着密切的关系，在不同疾病过程中，发挥着致病作用的炎性因子体现出了与血瘀证的相关性。

1.1 C 反应蛋白

C 反应蛋白（CRP）是由 Tillett 等发现能和肺炎双球菌细胞壁 C- 多糖结合的蛋白质，由肝细胞合成和分泌，血中 CRP 浓度与炎症和组织损伤程度成正比。近年大量研究表明，动脉粥样硬化是一种动脉内膜慢性炎症性病变，CRP 与急性冠脉综合征等心血管疾病密切相关，而超敏 CRP 可对心血管病的危险做出可靠的预测[2-4]。CRP 水平高者，炎症局部释放的某些血管收缩因子较多或血栓形成过程中血小板释放的血栓素 A2 较多，并且 CRP 本身可以促进单核细胞释放组织因子，该因子是外源性凝血途径的重要启动因子，其释放增加势必加强局部血栓的形成[5]。但也有学者持不同观点，Khera[6] 研究发现，CRP 升高人群有发生亚临床动脉粥样硬化的趋势，但这个相关性并不是独立于传统的冠脉危险因素单独存在的，他认为 CRP 不能作为动脉粥样硬化的独立预测因子。王强等[7] 研究发现，冠心病血瘀证患者超敏 C 反映蛋白水平远高于正常对照组，并对了解冠心病血瘀证患者血管内皮功能治疗、转归有一定意义。

1.2 血清白介素 –6

血清白介素 -6（IL-6）主要由单核巨噬细胞、活化 T 细胞、纤维母细胞和内皮细胞合成分泌，是由一条单链多肽组成的糖蛋白，IL- 6 的增高使免疫球蛋白增多，形成免疫复合物也相应增多，通过经典和旁路途径大量激活补体，引起炎症反应和靶细胞损伤，具有广泛生物活性，在炎性反应、抗感染及损伤等过程中发挥多种生物学作用[8, 9]。IL-6 作为一个重要的炎性因子，它的致炎作用与 JA K/STAT 信号通路有着密切关系[10]。近年研究显示[11]，JA K/STAT 通路与多种心血管疾病关系密切，心力衰竭、缺血预处理诱导的心肌保护，以及缺血再灌注引起的心功能障碍都与该通路相关。Takayoshi 等也提出 IL-6 可以作为心衰病人预后的独立预测因子。孙丰雷[12] 等的研究显示，同健康对照组相比，糖尿病血瘀证和非血瘀证病人血清 IL-6 水平明显升高，血瘀证病人血清 IL-6 水平明显高于非血瘀证组，认为糖尿病时，炎症反应可能参与了血瘀证的形成，血清 IL-6 水平升高可能是糖尿病血瘀证的病理生理之一。吕勇等也发现[13]，慢性肾衰竭血瘀证患者的血清 IL-6 含量水平与血瘀证呈明显的正相关线性关系，并且丹参片能改善肾功能和血瘀证的同时，还能降低血清 IL-6 水平。

1.3 肿瘤坏死因子

肿瘤坏死因子（TNF-α）主要是由激活的单核巨噬细胞产生的一类具有多种生物活性的前炎症细胞因子，也是重要的生长负调节因子。TNF-α 能促进内皮细胞黏附白细胞，刺激内皮细胞分泌炎性介质，激活凝血系统，抑制纤溶，增加炎性渗出及氧自由基的产生，促进单核巨噬细胞释放白细胞介素 -1、白细胞介素 -6 和白细胞介素 -8 等，这些功能促使炎症的发生与发展[14, 15]。TNF-α 是触发和"级联放大"而诱导过度炎症反应的关键促炎因子，在心肌缺血再灌注损伤的病理生理发展过程起到重要作用[16]。近年研究表明[17, 18]，TNF-α 也可由成熟的心肌细胞分泌，血管内皮是 TNF -α 作用的重要靶细胞之一，由 TNF -α 引起的血管内皮的损伤在很多心血管疾病的发病中有重要意义。心脏毒理学方面的研究发现 TNF-α 过度产生可以诱导心肌细胞凋亡及心室重构，参与了缺血性心脏病、心肌炎、心肌病、心力衰竭、原发性高血压等疾病的发生发展过程。贺运河等人发现[19]，气虚血瘀型脑梗死患者血清中 TNF-α 水平显著增高，并且通过益气活血治疗后有所下降，说明 TNF-α 与脑梗死的气虚血瘀证有一定相关性，并可以通过益气活血以抑制单核 - 巨噬细胞及脑组织分泌 TNF-α，减轻 TNF-α 激活炎性介质的致炎作用，以缩小脑梗死面积，促进神经功能恢复。

1.4 黏附分子

近年来，对黏附分子的研究日益受到关注，黏附分子具有广泛而重要的生物学功能，参与细胞的信号转导与活化、细胞的伸展和移动、细胞的生长及分化、炎症、血栓形成、肿瘤转移、创伤急救等一系列重要生理和病理过程。目前已基因克隆成功的黏附分子多达几十种，形成了一个庞大的黏附分子大家族，主要有：黏合素家族、免疫球蛋白家族、选择凝集素家族、钙离子依赖的细胞黏附素家族，以及一些未归类的黏附分子：整合素超家族、免疫球蛋白超家族、选择素超家族、钙依赖黏附分子超家族等[20,21]。目前相关研究多集中在细胞间黏附分子 -1（ICAM-1）、血管细胞黏附分子 -1（VCAM-1）及血小板 - 内皮细胞黏附分子（PECAM- 1）等。ICAM-1[22] 是免疫球蛋白超家族的单链跨膜球蛋白，是介导细胞间黏附的黏附分子，其膜外区具有淋巴细胞功能相关蛋白 1（LFA-1）的结合部位。VCAM – 1[23] 是介导白细胞向血管内皮附壁游走和向内膜下浸润的主要炎症递质之一，与其他黏附分子共同参与白细胞或淋巴细胞与其他细胞间的相互作用，引导白细胞或淋巴细胞穿过血管壁进入组织，发挥炎症性损伤作用。PECAM-1[24] 在炎症过程及血管生成中发挥作用。研究表明冠心病发生中 PECAM-1 通过参与复杂的配体间相互作用而介导白细胞与内皮细胞间黏附及黏附反应，导致冠状血管内皮损伤，加重冠状动脉缺血及再灌注损伤。陈利国等[25] 运用免疫组织化学和 RT-PCR 的方法研究发现，血瘀证大鼠模型组血管内皮细胞胞间黏附分子（ICAM-1）、血管细胞黏附分子（VCAM -1）、血小板 - 内皮细胞黏附分子（PECAM- 1）的表达均明显高于对照组。袁肇凯等[26] 研究发现，可溶性细胞间黏附分子（sICAM-1）和可溶性血管细胞黏附分子（sVCAM-1）等血管活性物质的异常程度均呈冠心病心血瘀阻证组＞冠心病非血瘀证组＞健康人对照组的趋势（$P < 0.05$ 或 $P < 0.01$）；而冠心病心血瘀阻证组和非冠心病心血瘀阻证组之间差异无显著性（$P > 0.05$）。以上研究表明血瘀证与血管内皮细胞黏附分子表达具有一定相关性。CD11b、CD18 是黏附分子 β_2 整合家族中的一员，其性质为糖蛋白。正常情况下仅在单核细胞和中性粒细胞膜上呈低水平表达，当这些细胞被激活后，其表达增加，通过与其配体 - 内皮细胞表达的细胞间黏附分子 -1（sICAM - 1，CD54）相互作用而介导白细胞和内皮细胞黏附，继而损伤组织。尹克春等[27] 通过实验研究发现，急性心肌梗死患者的中性粒细胞和单核细胞 CD11b、CD18 的表达，血瘀证组明显高于非血瘀证组（$P < 0.001$），提示单核细胞和中性粒细胞的活化程度与血瘀证有密切的关系。

还有一些与血瘀证相关的内皮因子，虽然不直接参加炎症反应，但可以间接的影响炎症因子的释放，如 ET-1 可以通过刺激单核细胞而产生 IL-6、TNF-α 等炎性细胞因子，从而间接产生炎症反应。

2 活血化瘀法在炎性疾病中的运用

近年大量实验研究表明，炎症多瘀，且炎症多表现有疼痛的症状，所以活血化瘀法在各种炎症的治疗中发挥着重要的作用。

2.1 消化道炎症

董桂红等[28]通过临床观察发现活血化瘀法对慢性丙型肝炎具有治疗作用，以活血化瘀为主的中药组与干扰素组对 HCV-RNA 的转阴率均为 20.00 %，抗 HCV 的转阴率分别为 33.33 %和 26.66 %，在症状、肝功能的改善方面，中药组明显优于干扰素组，中药组抗病毒远期疗效与干扰素组比较更为稳定持久，病理检测结果证实中药组有改善肝细胞充血水肿、汇管区的炎症细胞浸润和肝细胞坏死的作用。

2.2 呼吸道炎症

于酩[29]在临床运用中西医常规方法治疗呼吸道炎症的同时，根据辨证，加入活血药配合治疗，在缩短病程、减轻症状、促进炎症恢复、防止并发症方面取得了较满意的效果。袁颖[30]指出，变应性鼻炎其病因病机主要在于瘀血，治疗应以活血化瘀为主，多选用当归、川芎、茜草、丹参、三棱、莪术、牡丹皮等活血化瘀药物，这些药物大多具有改善微循环，加快炎症的吸收，并能降低 TXB_2 与 PGE_2 的比值，减少炎性介质的释放，增加膜稳定性等作用。

2.3 妇科及男科炎症

朱惠敏[31]用血府逐瘀汤为主方治疗 36 例输卵管炎症不孕，服药 1 个月怀孕 10 例，2~3 个月怀孕 15 例，总有效率达 88.89%。女金丹为清代武之望《济阴纲目》中治疗女性月经不调、不孕症的主方，全方由香附、当归、川芎、白芍、人参、茯苓、延胡索、牡丹皮等组成，具有疏肝理气，益气养血，活血散瘀，调经助孕的作用，临床沿用多年，疗效显著。吴清和等[32]通过实验研究证实，女金丹能降低炎症动物毛细血管通透性，对大鼠蛋清性、甲醛性足肿胀及棉球性肉芽肿，均有明显的抑制作用，提示女金丹具有抗炎作用。明代王肯堂《重订灵兰要览》云："今茎中疼痛，乃血瘀为患，用血药获效，是治其源也。" 张亚强等[33]用活血化瘀药为主组成的前列腺方治疗慢性前列腺炎，效果显著。

2.4 其他

徐伯平等[34]研究发现，活血化瘀中药流浸膏对化疗引起的局部组织药物性炎症有良好的治疗作用，其止痛和消肿的速度明显快于喜疗妥，可作为化疗引起的药物性炎症的治疗用药。何锐等[35]采用线栓法制备大鼠大脑中动脉阻塞，研究证实活血化瘀药物组神经功能损伤程度及病理损伤较对照组轻，血清免疫球蛋白 IgG、脑匀浆、血清 C 反应蛋白、补体均低于对照组，提示活血化瘀汤可拮抗大鼠局灶脑缺血 - 再灌注后的炎症反应，有益于神经功能的恢复。

3 炎症和血瘀证动物模型

血瘀证动物模型是血瘀证本质研究和活血化瘀药物疗效研究的重要手段。一个良好的血瘀证动物模型，不仅要紧扣传统中医理论，具备血瘀证的证候表现，还须具备较高的科学性，符合研究已明确的病理生理改变。目前，血瘀证动物模型的制作一般有两种方法：一是根据血瘀证病因病机建立模型；二是根据血瘀证研究发现的病理生理异常制作血瘀证模型。第二种方法就包括炎性因子介导的微生物感染或毒素致血瘀模型。梁爱华等[36]以细菌内毒素（LPS）与角叉菜胶（Ca）两种因素联合造模，制备一种方法简便、稳定的血瘀证和血栓形成病证结合动物模型。该模型表现出微循环障碍以及全血黏度增高、血小板聚集率异常等血液流变学指标的改变，同时还由于血栓形成消耗了大量凝血因子和血小板，而表现出凝血指标延长。并在造模早期，血液炎性因子 TNFa 和 IL-6 浓度一过性显著增高，其变化均早于其他指标的变化时间，表明炎症反应可能是启动血瘀证变化和血栓形成的重要因素，本模型是由炎性因子介导的血瘀证动物模型。卞慧敏等[37]通过金葡菌、大肠杆菌内毒素、地塞米松加内毒素等三种不同的攻毒方法复制了“热毒血瘀证”的动物模型，结果提示三种模型在血凝学指标上均表现为KPTT、PT明显缩短，而在血液流变学指标上则有不同，金葡菌所造模型表现为明显的高粘状态，内毒素模型则表现为明显的低粘状态，地塞米松加内毒素模型则改变不明显。从而说明了，热毒血瘀证动物模型存在的炎症过程。

4 展望

血瘀证与炎症相关性的研究，反映了中医辨证诊断研究的一个侧面，是证的实质研究的具体体现。近年来，大量学者对血瘀证与炎症、血流动力学、血小板功能、微循环等的相关性进行了研究，进一步深入了对血瘀证实质的认识，确立了血瘀证客观化诊断标准体系，但这些客观化诊断指标缺乏特异度和敏感度，同时与血瘀证相关的几个方面缺乏横向系统比较，彼此之间真正联系和相互作用的本质还有待挖掘。

大量血瘀证与炎症相关性研究显示，血瘀证在某些活性因子、临床治疗及动物模型方面与炎症存在着密不可分的关系，炎症反应从一个侧面揭示了血瘀证的实质。而血瘀证本质的全面阐释，尚需在免疫组化、病理生理、细胞生物学等多领域综合研究，并立足于临床，从多方位、多层次、多系统的变化及相互影响来揭示证的实质。

现代医学分子生物学的迅猛发展，为血瘀证进一步深入研究提供了有利的工具。我们应充分利用基因组学技术，总结血瘀证发生的基因组学特征，建立血瘀证基因诊断基础，并同时以生命活动执行者——蛋白质为切入点，进行基因组学与蛋白组学的平行研究，可望从分子水平为血瘀证实质研究提供更科学的理论依据。

参考文献

[1] 陈可冀, 史载祥主编. 实用血瘀证学[M]. 北京: 人民卫生出版社, 1999: 5-8.

[2] 赵显能, 郑文武. CRP、cTnI在急性冠脉综合征中的表达及临床意义[J]. 现代医药卫生, 2006, 22(2): 180-181.

[3] Pearson TA, Mensah GA, Alexander RW, et al. Markers of inflammation and cardiovascular disease: application to clinical and public health practice: A statement for healthcare professionals from the Centers for Disease Control and Prevention and the American Heart Association[J]. Circulation, 2003, 107(3): 499-511.

[4] Horne BD, Muhlestein JB, Carlquist JF, et al. Statin therapy, lipid levels, C-reactive protein and the survival of patients with angiographically severe coronary artery disease[J]. J Am Coll Cardiol, 2000, 36(6): 1774-1780.

[5] 杨胜利, 何秉贤. C-反应蛋白与冠心病[J]. 中华心血管病杂志, 2001, 29: 187-188.

[6] Amit K, James A, Ronald M, et al. Relationship between C-reactive protein and subclinical atherosclerosis[J]. Circulation, 2006, 113: 38-43.

[7] 王强, 黄绍湘, 刘钧超, 等. 冠心病血瘀证与超敏C-反应蛋白关系的临床探讨[J]. 广西中医药, 2005, 28(3): 7-8.

[8] 李丽红, 黄艳智, 刘愉. 先天性心脏病体外循环术后急性肺损伤患儿磷脂酶A2 和白细胞介素6 的变化及相关性研究[J]. 中国实验诊断学, 2006, 10(2): 150-153.

[9] Kishimoto T. Interleukin-6: from basic science to medicine-40 years in immunology[J]. Annu Rev Immunol, 2005, 23: 21.

[10] Jee SH, Chu CY, Chiu HC, et al. Interleukin26 induced basic fibroblast growth factor-dependent angiogenesis in basal cell carcinoma cell line via JA K/ STAT3 and PI3-ki- nase/ Akt pathways[J]. J Invest Dermatol, 2004, 123(6): 1169.

[11] Bolli R, Dawm B, Xuan YT. Role of the JA K/STAT pathway in protection against myocardial ischemia/ reper2 fusion injury[J]. Trends Cardiovasc Med, 2003, 13(2): 72.

[12] 孙丰雷, 郎江明, 魏爱生, 等. 糖尿病血瘀证病人血清IL-6和SIL2R水平的研究[J]. 中西医结合心脑血管病杂志, 2004, 2(12): 683-684.

[13] 吕勇, 王亿平, 李文娟, 等. 慢性肾衰竭血瘀证患者血清NO、ET、IL-6的水平变化及雷氏丹参片干预作用的临床研究[J]. 中成药, 2006, 28(1): 63-67.

[14] 陈莉, 李建军. 肿瘤坏死因子与慢性充血性心力衰竭[J]. 微循环学杂志, 2004, 14(1): 56-58.

[15] 陈白玉, 李熙芹, 陈晓利. 肿瘤坏死因子-α、白细胞介素-1β、-6水平与充血性心力衰竭关系的临床研究[J]. 临床内科杂, 2006, 23(3): 184-185.

[16] Ke JJ, Wang YL, Li JG, et al. Pret reatment effect of adenosine on activation of NF-kappaB and level of TNF-a during myocardial ischemia and reperfusion in rats[J]. Chin J Traumatol, 2004, 7(1): 25.

[17] 吕俊萍, 王树人, 马增春, 等. 运用蛋白质组学技术研究TNF-α对血管内皮细胞的作用机制[J]. 中国病理生理杂志, 2004, 20(7): 1121-1125.

[18] Kang YJ. Molecular and cellular mechanisms of cardiotoxicity[J]. Environ Health Perspect, 2001, 109: 27-34.

[19] 贺运河, 葛金文, 成战鹰, 等. 脑泰方对气虚血瘀型脑梗死患者血浆TXB2、6-Ke to-PGF1α及血清TNF-α含量的影响[J]. 中国中医药信息杂志, 2002, 9(4): 16-17.

[20] Wu Y, Zhu BD. Effect of danggui buxue decoction on proliferation and expression of intercellular adhesion molecule -1 in human umbilical vein endothelial cells[J]. J West Chin Med Univ, 2001, 32(4): 593-595.

[21] Hao Y, Qiu QY, Wu J. Effect of astragalus polysacchar in(APS)on lymphocyte - endothelium adhesion and the molecular mechanism[J]. Immunological J, 2000, 16(3): 206-209.

[22] 王爱军, 郑宝军, 吴敏兰, 等. 可溶性细胞间黏附分子-1与胃癌关系的研究[J]. 中国综合临床, 2006, 22(4): 345-346.

[23] 张海英, 陆春风, 张兰英, 等. 慢性心力衰竭患者血清sVCAM-1及TN F-α的测定与临床意义[J]. 黑龙江医药科学, 2006, 29(1): 26-27.

[24] 全锦花, 张新超. 血小板内皮细胞黏附分子-1基因多态性与冠心病的关系[J]. 中国动脉硬化杂志, 2006, 14(4): 366-368.

[25] 陈利国, 屈援, 胡小勤, 等. 犀角地黄汤对肾上腺素与低温处理大鼠血管内皮细胞黏附分子表达的影响[J]. 中国病理生理杂志, 2006, 22(3): 547-550.

[26] 袁肇凯, 黄献平, 谭光波, 等. 冠心病血瘀证血管内皮细胞功能的检测分析[J]. 中国中西医结合杂志, 2006, 26(5): 407-410.

[27] 尹克春, 罗翌, 曾星. 冠心病血瘀证病人血白细胞CD11b/ CD18 表达的研究[J]. 中西医结合心脑血管病杂志, 2003, 1(7): 381-383.

[28] 董桂红, 王奕, 王雨依, 等. 活血化瘀为主治疗慢性丙型肝炎的临床研究[J]. 上海中医药杂志, 2000, 14(2): 24-26.

[29] 于酩. 浅析活血法在急性呼吸道炎症中的应用[J]. 中国中医药信息杂志, 2001, 8(5): 91.

[30] 袁颖. 瘀血与变应性鼻炎的证治[J]. 中国中医基础学杂志, 2005, 11(3): 217-219.

[31] 朱惠敏. 血府逐瘀汤治疗输卵管炎症不孕36例[J]. 中国中医药信息杂志, 1999, 6(12): 66.

[32] 吴清和, 李育浩, 梁颂名, 等. 女金丹抗炎和对血液流变学影响的实验研究[J]. 广州中医药大学学报, 1996, 13(1): 41-44.

[33] 张亚强, 刘猷枋. 前列腺方治疗慢性前列腺炎血瘀证的临床与实验研究[J]. 中国中西医结合杂志, 1998, 18(9): 534-536.

[34] 徐伯平, 黄丽源, 丘惠娟, 等. 活血化瘀中药外敷治疗局部组织化疗药物性炎症36例疗效观察[J]. 新中医, 2001, 33(10): 22-23.

[35] 何锐, 王慕真, 邓婉清, 等. 活血化瘀汤对大鼠脑缺血-再灌注后免疫炎症反应的影响[J]. 中国神经精神疾病杂志, 2003, 29(4): 287-289.

[36] 梁爱华, 丁晓霜, 李文, 等. 血瘀证与血栓形成病证结合动物模型的研究[J]. 中国中药杂志, 2005, 30(20): 1613-1616.

[37] 卞慧敏, 杨进, 陈德宁, 等. 不同造模方法所致“热毒血瘀证”模型家兔血液流变学改变的比较研究[J]. 微循环技术杂志, 1996, 4(2): 99-101.

原载：马晓娟，殷惠军，陈可冀．血瘀证与炎症相关性的研究进展 [J]. 中国中西医结合杂志，2007, 27(7): 669-672.

血瘀证及其兼证与冠脉造影所示病变及介入治疗后再狭窄的相关性研究

徐 浩 鹿小燕 陈可冀 史大卓

近40多年来，血瘀证与活血化瘀研究取得显著进展，尤其在血瘀证诊断标准、血瘀证实质、活血化瘀疗法的临床拓宽应用、新药开发和作用机理研究方面硕果累累。目前公认，血瘀证与冠心病关系密切，血脉瘀阻贯穿于冠心病的整个发病过程。但血瘀证及其兼证与冠脉造影所示冠脉病变及介入治疗后再狭窄的关系如何，临床报道较少，尤其缺乏大样本的研究。再狭窄形成的病理过程与中医之“心脉痹阻”、“血脉瘀滞”较为类似。我们在八五攻关期间，采取经典活血化瘀复方血府逐瘀汤制剂，证实其对再狭窄形成有一定干预作用[1-3]。在此基础上，我们选择方中两味主药川芎和赤芍，提取其有效部位制成芎芍胶囊，在国家九五期间进行干预冠状动脉介入治疗后再狭窄的研究，临床和实验皆显示有一定的效果[4-8]。本研究按照循证医学原则，采用多中心、随机双盲、安慰剂对照的方法，在进一步评价活血化瘀中药芎芍胶囊预防冠心病介入治疗后再狭窄疗效的同时，探讨血瘀证及其兼证与冠脉造影所示病变及介入治疗后再狭窄的相关性，以期为血瘀证实质赋予新的内涵。

资料与方法

1 诊断标准

1.1 冠心病诊断标准

参照国际心脏病学会及世界卫生组织临床命名标准化联合专题组报告《缺血性心脏病的命名及诊断》制定标准[9]。冠状动脉病变分型标准：参考1988年美国心脏病学会和美国心脏协会（ACC/AHA）制定的标准，见表1。为评价血瘀证与冠脉病变程度之间的关系，自拟病变计分和病变负荷值作为评价指标。病变计分计算方法：A、Bl、B2、C型病变分别计1、2、3、4分，某一患者病变计分为其所有病变（狭窄≥50%）计分之和。病变负荷值为病变计分 / 病变支数而得。

1.2 中医辨证标准

参照1990年中国中西医结合学会冠心病中医辨证标准[10]。

表1 冠状动脉病变分型标准

病变特征	A型病变	B型病变	C型病变
病变范围	局限，＜10 mm	管状，10~20 mm	弥漫，＞20 mm
病变形态	同心性	偏心性	
病变是否容易接近	容易	近端血管中度弯曲	近端血管极度弯曲
病变节段弯曲度	不成角（＜45°）	中度成角（＞45°，＜90°）	重度成角＞90°
病变外形	光滑	不规则	
钙化	无或轻度	中至重度	
血管闭塞程度	非完全闭塞	完全闭塞＜3个月	完全闭塞＞3个月

续表

病变特征	A 型病变	B 型病变	C 型病变
病变部位	不在血管开口部	在血管开口部	
分支血管受累	无	分叉病变需导丝保护	有不能保护的大血管分支受累
血栓	无	有	
静脉旁路移植血管	—	—	有脆性退行性病变

注：B 型又分两个亚型，仅有 1 个 B 型病变特征为 B1 型，有 2 个或 2 个以上的 B 型病变特征为 B2 型

1.3 血瘀证诊断标准

参考中国中西医结合学会活血化瘀专业委员会制定的血瘀证诊断标准[11]，并结合冠心病患者的发病特点，对心绞痛、舌质紫暗或有瘀斑、口唇及齿龈紫暗、舌下脉络曲张、脉涩或结代等血瘀症状和特征，按文献方法[12]进行评分。由于本研究部分患者为心肌梗死患者，症状（心绞痛）一项补加心肌梗死一条，积分为 15 分。

2 病例选择

2.1 入选标准

①年龄在 35~70 岁；②缺血性心脏病，有心绞痛症状和（或）心肌缺血的客观证据；③近期冠脉造影证实冠状动脉有显著狭窄（＞50 %）；④行经皮冠状动脉腔内成形术（PTCA）及冠脉内支架植入术成功的冠心病患者。凡同时具备以以上 4 条者，均纳入试验范围。

2.2 排除标准

①再狭窄病变或移植血管病变；②慢性完全闭塞病变（＞3 个月）；③严重左主干病变；④严重心功能不全（EF＜35 %）；⑤未控制的Ⅲ级高血压患者；⑥严重瓣膜性心脏病；⑦胰岛素依赖性糖尿病；⑧合并严重肝、肾、造血系统、神经系统等原发性疾病及精神病、恶性肿瘤患者；⑨患者拒绝签署知情同意书，或估计依从件较差，或伴有疾病进行冠脉造影随访可能性较小；⑩参加其他临床试验的患者；⑪妊娠期或哺乳期妇女。

2.3 一般资料

本试验为多中心试验，由首都医科大学附属安贞医院、同仁医院、中日友好医院、广州中医药大学第二附属医院和中国中医科学院西苑医院 5 家医院共同完成，采用随机双盲、安慰剂对照方法。治疗组病例数不少于 165 例，对照组病例数不少于 165 例，按 1 ∶ 1 比例进行试验对照。按照病例脱落率不超过 20%的原则，借助 SAS 统计分析系统产生 396 例受试者所接受处理（试验药和对照药）的随机安排，即列出药物流水编号 001 - 396 所对应的治疗分配，各中心按受试者的就诊顺序发给相应编号的药。受试者均为住院病人。自 2002 年 6 月—2003 年 12 月，共有 335 例冠心病介入治疗成功患者入选，随机分为治疗组 166 例，对照组 169 例。在 6 个月左右的临床观察过程中，治疗组脱落 3 例，剔除 9 例（3 例随访资料不完全，6 例违反研究方案以及治疗依从性差）；对照组脱落 3 例，剔除 12 例（3 例随访资料不完全，9 例治疗依从性差），最终符合方案数据两组各 157 例。两组患者在一般情况、既往病史、诊断、冠脉病变部位及冠脉病变类型等方面基本相似，具有可比性（$P > 0.05$），见表 2、3。

表 2　治疗前两组一般资料比较〔例（%）〕($\bar{x} \pm s$)

项目	治疗组	对照组
例数	157	157
年龄（岁，$\bar{x} \pm s$）	58.52 ± 10.30	58.74 ± 9.91

续表

项目	治疗组	对照组
男性（例）	124	123
身高（cm，$\bar{x} \pm s$）	167.38 ± 7.21	167.66 ± 6.94
体重（kg，$\bar{x} \pm s$）	72.44 ± 10.78	71.07 ± 10.09
心率（次 /min，$\bar{x} \pm s$）	74.34 ± 9.65	74.17 ± 12.43
收缩压（mm Hg，$\bar{x} \pm s$）	130.97 ± 18.47	130.70 ± 19.70
舒张压（mm Hg，$\bar{x} \pm s$）	79.81 ± 10.34	80.30 ± 11.44
高血压病史	72（54.1）	73（53.5）
高脂血症病史	112（28.7）	119（24.2）
糖尿病病史	129（17.8）	125（20.4）
术前心梗病史	88（56.1）	87（55.4）
稳定型心绞痛	4（2.5）	6（3.8）
不稳定性心绞痛	94（59.9）	87（55.4）
急性心肌梗死	59（37.6）	64（40.8）

3 治疗方法

临床试验严格按照《赫尔辛基宣言》原则和 GCP 要求进行，并经所在医院伦理委员会的批准。冠心病介入治疗采用股动脉径路按常规标准方法进行。术前、术中及术后常规应用阿司匹林、抵克力得、合心爽、硝酸甘油、肝素等药物。治疗组与对照组在西药常规治疗的基础上，于手术日分别开始加服芎芍胶囊（由川芎和赤芍的有效部位组成，由北京国际生物制品研究所制备）和安慰剂（外观及包装与芎芍胶囊完全相同，由北京国际生物制品研究所制备），每粒胶囊 0.25 g，每次 0.5 g，每日 3 次。两组疗程均为 6 个月。参加研究的患者均签署知情同意书，停用其他中药及中成药制剂。每个月门诊复查时，通过患者提供的服用完的药瓶监测患者服药的依从性。

表 3　治疗前两组冠脉造影资料比较 [例（%）]

累及血管			治疗组	对照组
LAD	患者例数		129	131
	病变数目		169	190
	狭窄程度（%，$\bar{x} \pm s$）		81.12 ± 17.20	81.81 ± 16.11
	病变类型	A	45（27.95）	44（23.78）
		B1	64（39.75）	88（47.57）
		B2	22（13.66）	34（18.38）
		C	30（18.63）	19（10.27）
LCX	患者例数		78	75
	病变数目		106	92
	狭窄程度（%，$\bar{x} \pm s$）		80.11 ± 20.47	78.90 ± 19.13
	病变类型	A	23（22.77）	15（17.24）
		B1	40（39.60）	44（50.57）
		B2	22（21.78）	17（19.54）
		C	16（15.84）	11（12.64）
RCA	患者例数		81	77
	病变数目		101	94

续表

累及血管			治疗组	对照组
	狭窄程度（%，$\bar{x} \pm s$）		78.06 ± 20.59	79.84 ± 17.30
	病变类型	A	31（31.31）	27（30.68）
		B1	44（44.44）	36（40.91）
		B2	15（15.15）	11（12.50）
		C	9（9.09）	14（15.91）

注：LAD= 左前降支；LCX= 左回旋支；RCA= 右冠状动脉；两组之间比较差异均无显著性（$P > 0.05$）；病变分类参照 1988 年美国心脏病学会和美国心脏协会（ACC/AHA）制定的标准

4 临床和冠脉造影研究终点

主要研究终点为冠脉造影所示再狭窄，表现为血管成形术后残余狭窄＜50%，随访时冠脉造影显示管腔直径狭窄＞50%。临床研究终点为术后 6 个月内患者死亡、病变血管出现非致命性心肌梗死、重复血管成形术或冠状动脉搭桥术。

5 临床随访

每月 1 次门诊复查或电话随访，了解患者有无心绞痛复发及药物不良反应。术前及术后 0.5 年（或达到研究终点时）分别进行血瘀证计分评价，并计算血瘀证计分差值，术后 0.5 年进行冠状动脉造影复查。

6 统计学方法

统计分析采用 SAS6.12 统计分析软件进行计算，$P \leqslant 0.05$ 被认为所检验的判别有统计学意义，$P \leqslant 0.01$ 作为有高度显著性统计学意义。组间等级资料用 *Ridit* 检验，组内等级资料用 Wilcoxon 符号秩和检验。计数资料用 χ^2 检验，计量资料用 t 检验。对冠脉造影所示再狭窄发生的相关因素进行多元 *Logistic* 逐步回归分析。

结　果

1 冠脉不同病变血瘀证计分比较

见表 4。血瘀证计分有 B2 及 C 型病变的患者明显高于无 B2 及 C 型病变患者（$P < 0.01$）；双支及三支病变患者明显高于单支病变患者（$P < 0.01$）。但有无钙化病变、有无弥漫病变或长病变（≥20 mm）的患者之间比较差异无显著性（$P > 0.05$）。

表 4　冠脉不同病变血瘀证计分比较（分，$\bar{x} \pm s$）

病变分类	例数	血瘀证计分
有 B2 及 C 型病变	158	36.30 ± 7.64*
无 B2 及 C 型病变	176	32.36 ± 8.71
单支病变	161	32.48 ± 8.76
双支及三支病变	173	35.84 ± 7.81$^{\triangle}$
有钙化病变	11	37.45 ± 5.91
无钙化病变	323	34.11 ± 8.50
有弥漫病变或长病变	54	33.81 ± 8.62
无弥漫病变或长病变	280	34.30 ± 8.42

注：与无 B2 及 C 型病变者比较，$^{*}P < 0.01$；与单支病变者比较，$^{\triangle}P < 0.01$

2 血瘀证与病变最重狭窄程度、病变计分及病变负荷值的相关性分析

血瘀证计分与冠脉病变最重狭窄程度和病变计分均明显相关（$P < 0.01$），但相关系数较小，分别为 0.28 和 0.28。年龄≥65 岁的患者，血瘀证计分与冠脉病变最重狭窄程度和病变计分的相关系数分别为 0.33 和 0.34；年龄≥70 岁的患者，血瘀证计分与冠脉病变最重狭窄程度和病变计分的相关系数分别达到 0.37 和 0.45；病程≥1 年的患者，血瘀证计分与冠脉病变最重狭窄程度和病变计分的相关系数分别为 0.44 和 0.39，以血瘀证计分 32 分为界点，比较不同血瘀证计分患者病变最重狭窄程度、病变计分及病变负荷值。结果表明，血瘀证计分＞32 者，其病变计分、最重狭窄程度和病变负荷值均明显高于血瘀证计分≤32 者，两组比较差异有显著性（$P < 0.05$ 或 $P < 0.01$）。见表 5。

表 5 血瘀证计分不同患者冠脉病变程度比较（$\bar{x} \pm s$）

患者分类	例数	病变计分（分）	最狭窄程度（%）	病变负荷（分）
血瘀证计分≤32 者	120	4.10 ± 2.81	89.6 ± 9.53	2.57 ± 1.15
血瘀证计分＞32 者	214	5.20 ± 3.25**	93.2 ± 7.86**	2.94 ± 1.31*

注：与血瘀证计分≤32 者比较，$^{*}P < 0.05$，$^{**}P < 0.01$

3 两组患者治疗前后血疾证计分比较

见表 6、7。两组治疗前血瘀证计分总分及各单项分值差异无显著性（$P > 0.05$），6 个月随访时两组血瘀证计分皆较治疗前有明显降低（$P < 0.01$）。组间比较，治疗组明显低于对照组（$P < 0.01$），治疗前后血瘀证计分差值治疗组亦明显大于对照组（$P < 0.01$）。各单项血瘀证指标如心绞痛的程度、舌质紫暗、口唇及齿龈暗红等，治疗组治疗后各指标的计分均较对照组明显改善（$P < 0.01$）。

表 6 两组治疗前后血瘀证计分总分的比较（分，$\bar{x} \pm s$）

组别	例数	血瘀证计分		
		治疗前	随访	差值
治疗	154	34.08 ± 8.65	15.28 ± 7.39*△	18.79 ± 8.47*
对照	154	34.57 ± 8.31	21.33 ± 9.29△	13.24 ± 9.04

注：与对照组同期比较，$^{*}P < 0.01$；与本组治疗前比较，$^{\triangle}P < 0.01$

表 7 两组治疗前后各分项血瘀证计分比较（分，$\bar{x} \pm s$）

组别	时间	例数	血瘀证计分				
			心绞痛	舌质紫暗	口唇齿龈暗	舌下脉曲张	脉涩或结代
治疗	疗前	154	10.38 ± 4.81	5.37 ± 2.36	4.67 ± 1.48	8.47 ± 2.32	5.21 ± 4.87
	随访	154	0.70 ± 1.92**	3.38 ± 1.66**	3.19 ± 1.46**	6.71 ± 3.45*	1.31 ± 3.34**
对照	疗前	154	10.28 ± 5.06	5.69 ± 2.37	4.68 ± 1.41	8.50 ± 2.20	5.45 ± 4.91
	随访	154	2.04 ± 2.75	4.76 ± 2.24	3.98 ± 1.63	7.59 ± 3.09	3.03 ± 4.55

注：与对照组随访比较，$^{*}P < 0.05$，$^{**}P < 0.01$

4 再狭窄相关因素的多元回归分析

术后心绞痛复发与随访时血瘀证计分总分是冠脉造影所示再狭窄与否的重要影响因素（$P < 0.01$，$P < 0.05$），见表 8。

表 8　冠造所示再狭窄相关因素的 Logistic 多元逐步回归分析

变量	B	S.E	P	Exp（B）	Exp（B）	95% CI
术后心绞痛复发（X1）	2.12	0.67	0.002	8.33	4.07	48.06
随访血瘀证计分总分（X2）	0.09	0.14	0.223	1.10	2.23	31.12
常数	-3.72	0.97	0.000	0.024	1.01	1.19

在此基础上，得到 *Logistic* 回归的分类概率方程为：

$$P = \frac{e^{2.12xl+0.09x2-3.72}}{1+e^{2.12xl+0.09x2-3.72}}$$

该方程分类能力（预测发生再狭窄的概率）达到 82.4%，方程有效性经 χ^2 检验，χ^2=27.61，$P < 0.001$。

147 例患者中，随访时血瘀证计分 ≤ 20 分者 90 例，再狭窄 19 例，再狭窄率 21.1%，血瘀证计分 > 20 分者 57 例，再狭窄 35 例，再狭窄率 61.4%，两者对比差异有显著性（$P < 0.01$）。147 例患者中，无再狭窄 93 例，平均血瘀证计分为 16.06 ± 8.43，再狭窄 54 例，血瘀证计分为 24.94 ± 10.00，二者比较差异亦有显著性（$P < 0.01$）。

5 中医兼证与冠脉造影所示病变的相关性

痰浊辨证和冠脉造影所示病变有无钙化有关，辨证无痰浊型者，钙化病变为 11/235 例，而辨证痰浊型者，钙化病变为 0/99 例，二者差异有显著性（$P < 0.05$），阳虚辨证和有无 B2 及 C 型病变、病变最狭窄程度有关，无阳虚者 285 例，病变最狭窄程度（91.40 ± 8.69）%，有 B2 及 C 型病变者 125 例；有阳虚者 49 例，病变最狭窄程度（95.00 ± 7.85）%，有 B2 及 C 型病变者 33 例，两组比较差异均有显著性（$P < 0.01$）。辨证气滞、寒凝、气虚、阴虚等证型未发现与冠脉造影所示病变有明显相关性。各种兼证与冠造所示再狭窄发生与否亦未发现差异有显著性。

6 中医兼证与冠脉造影随访再狭窄的相关性

见表 9。各种兼证的有无与再狭窄发生率之间差异无显著性（$P > 0.05$），各兼证证型之间再狭窄发生率之间差异亦无显著性（$P > 0.05$），气滞、阴虚组再狭窄率似有偏低趋势，尚有待于进一步研究。

表 9　中医兼证与冠脉造影随访再狭窄（例）

兼证		例数	再狭窄	无再狭窄	再狭窄率（%）
痰浊	有	46	15	31	32.61
	无	101	39	62	35.64
气滞	有	57	17	40	29.82
	无	90	37	53	41.11
寒凝	有	5	2	3	40.00
	无	142	52	90	36.62
气虚	有	80	31	49	38.75
	无	67	23	44	34.33
阴虚	有	21	6	15	28.57
	无	126	48	78	38.10
阳虚（脱）	有	11	4	7	36.30
	无	136	50	86	36.76

讨 论

近年来，血瘀证实质研究取得显著进展，其内涵逐渐扩展，血瘀证的主要病理改变表现为血液循环障碍（全身、局部，特别是微循环障碍），以心脑血管病为主，也涉及感染、炎症、组织异常增生（良性及恶性）、免疫性疾患等多种病理生理改变的一系列疾患。随着现代医学的飞速进展，为血瘀证研究带来了新的机遇和挑战。冠脉造影检查目前已广泛应用于临床，被公认为冠心病诊断的“金指标”；介入治疗也已在全国普及开展，并成为冠心病治疗的主要有效方法之一，但术后再狭窄仍然是临床亟待解决的问题。目前公认，血瘀证与冠心病关系密切，血脉瘀阻贯穿于冠心病的整个发病过程。但血瘀证与冠脉造影所示冠脉病变及介入治疗后再狭窄的关系如何，临床报道较少，尤其缺乏大样本的研究。

我们既往曾选择经冠脉造影证实为冠心病的患者 73 例，对其血瘀证计分、中医辨证和冠状动脉病变的内在相关性进行比较研究，结果表明，血瘀证计分越大，冠脉血管病变支数越多，狭窄程度越重；寒凝证患者的血管病变支数最多，阴虚证患者血管病变支数较少；气滞证和阴虚证患者的冠脉狭窄程度较轻，阳脱证和阳虚证冠脉狭窄程度较重[13]。本研究结果表明，血瘀证与病变最重狭窄程度、病变计分、病变支数及有无 B2 及 C 型病变均明显相关，血瘀证计分越高，病变复杂程度及严重程度越明显，与上述研究结果一致，提示血瘀轻重可作为反映冠脉病变轻重程度的参考指标之一。由于血瘀贯穿于冠心病病机的整个环节，是冠心病的基本证型，但临床常合并其他兼证，因此我们同时分析了中医兼证与冠脉病变的相关性，结果显示，阳虚（含阳脱）辨证和有无 B2 及 C 型病变、病变最狭窄程度有关，与我们既往研究结果亦较为一致，但寒凝、气滞、气虚、阴虚等证型未见与冠脉病变有相关性。痰浊辨证与冠脉病变有无钙化相关，有钙化的病变似乎不易被辨证为痰浊型，钙化病变多病程较长，是否提示痰浊辨证多见于冠心病早期以标实为主，值得进一步探入研究。

我们在八五攻关期间，对 73 例 PTCA 成功的冠心病患者进行了观察，结果显示所有患者均有不同程度的舌暗、脉弦细或脉涩或胸痛等血瘀症状，PTCA 后复发心绞痛患者上述血瘀症状仍然存在或更为明显，而未复发心绞痛患者多血瘀征象不明显或血瘀征象消失，复查冠脉造影显示冠造所示再狭窄与心绞痛复发有较好的一致性，提示血脉瘀阻是冠心病的主要病机，再狭窄的发生与中医血瘀证有一定关系[1]。九五攻关期间，我们进一步通过 *Logistic* 回归方法对 42 例冠造复查患者分析发现，血瘀证的轻重程度是术后再狭窄发生与否的重要影响因素，术前血瘀证积分＞25 分患者发生再狭窄的机率远大于血瘀证积分≤25 的患者（再狭窄发生的比数比为 6.5），提示血瘀证积分＞25 可考虑作为冠状动脉介入治疗后再狭窄发生的预测因子之一[6]。在此基础上，本研究进一步扩大样本数，对 147 例冠脉造影随访患者进行分析的结果表明，术后心绞痛复发与随访时血瘀证计分是冠脉造影所示再狭窄与否的重要影响因素，随访时血瘀证计分≤20 分者再狭窄率（21.1%）明显低于血瘀证计分＞20 分者的再狭窄率（61.4%）；随访无再狭窄的患者平均血瘀证计分（16.06 ± 8.43）明显低于有再狭窄患者的血瘀证计分（24.94 ± 10.00），与我们既往研究结果一致，提示冠心病介入治疗后患者的血瘀状态与再狭窄的发生密切相关。在本研究中，合并中医兼证的不同对再狭窄的发生率未显示有明显的影响，似乎提示血瘀可能是再狭窄发生过程的主要环节。治疗组随访时血瘀证计分及治疗前后血瘀证计分差值与对照组相比差异均有显著性，也提示改善患者血瘀状态可能是中药发挥作用的重要途径，为我们选用活血化瘀中药干预冠心病介入治疗后再狭窄提供了依据。

参考文献

[1] Shi DZ, Xu FQ, Ma XC, et al. The experimental study of Xue Guan Tong on preventing restenosis after percutaneous transluminal angioplasty[J]. Chin J lntegr Tradit West Med, 1995, 1(4): 284-287.

[2] Chen KJ, Li J. The effect of XFZY Tang on restraining aortic smooth muscle cell and PDGF-A, c-myc gene expression in atherosclerosis rabbits[J]. Prog Clin Dis Res(Japan), 1995, 16: 114-117.

[3] 史大卓, 李静, 马晓昌, 等. 血府逐瘀浓缩丸预防冠心病病人经皮冠状动脉腔内成形术后再狭窄的临床观察[J]. 中医杂志, 1997, 38(1): 27-29.

[4] Xu H, Shi DZ, Chen KJ, et al. Effect of Xiongshao Capsule vascular remodeling in porcine coronary balloon injury model[J]. Chin J lntegr Med,

2000, 6(4): 278-282.

[5] 徐浩, 史大卓, 陈可冀, 等. 用血清药理学方法观察芎芍胶囊对兔胸主动脉平滑肌细胞增殖凋亡的影响[J]. 中国中西医结合杂志, 2000, 20(10): 757-760.

[6] 徐浩, 史大卓, 陈可冀, 等. 芎芍胶囊预防冠状动脉介入治疗后再狭窄的临床研究[J]. 中国中西医结合杂志社, 2000, 20(7): 494-497.

[7] 徐浩, 史大卓, 陈可冀. XS0601对猪冠脉球囊损伤后内膜细胞凋亡及bcl-2、p53基因表达的影响[J]. 中国介入心脏病学杂志, 2001, 9(3): 152-154.

[8] 徐浩, 史大卓, 陈可冀, 等. XS0601对猪冠状动脉球囊损伤后内膜增殖及平滑肌细胞表型转变的影响[J]. 中华医药卫生杂志, 2004, 12: 1.

[9] 陈灏珠编. 实用内科学[M]. 第12版. 北京: 人民卫生出版社, 2005: 1472-1473.

[10] 中国中西医结合学会心血管专业委员会. 冠心病中医辨证标准[J]. 中西医结合杂志, 1991, 11(5): 257.

[11] 中国中西医结合学会活血化瘀专业委员会. 血瘀证诊断标准[J]. 中西医结合杂志, 1987, 7(3): 129.

[12] 陈可冀主编. 活血化瘀研究与临床[M]. 北京: 北京医科大学, 中国协和医科大学联合出版, 1993: 7.

[13] 马晓昌, 陈可冀, 尹太英, 等. 冠心病中医辨证分型与状动脉造影所见相关件的比较研究[J]. 中国中西医结合杂志, 2001, 21(9): 654-656.

原载：徐浩，鹿小燕，陈可冀，史大卓．血瘀证及其兼证与冠脉造影所示病变及介入治疗后再狭窄的相关性研究 [J]. 中国中西医结合杂志，2007, 27(1): 8-13.

活血化瘀功效的生物力药理学诠释

廖福龙　陈可冀

活血化瘀治法是中医临床关于血瘀证的重要治疗原则之一。为了规范其临床诊疗评估，中国中西医结合学会于 1986 年曾制定了血瘀证的辨证诊断标准，包括主要临床表现、辅助临床表现和实验室指标 3 个方面，得到国际同行的认同。一般地说，中医药学术语的内涵往往难以被西医学术界所理解；但是，“血”的概念在中西医之间是大致相通的，它主要是指体内循环流动的血液。正因为如此，血瘀证诊断中的实验室客观指标基本都是血液循环的相关指标，由微循环、血液流变学、凝血与纤维蛋白溶解、血小板聚集、血流动力学、组织病理观察及血管阻塞等 7 个方面来评价。这些客观指标都涉及血管、血液和血流及其相互间的作用。众所周知，血液流变学是研究血液和血管流动与变形的一门学科。因此，从广义上讲，上述实验室指标都与血液流变学密切相关。所以，血液流变学已成为血瘀证诊断与活血化瘀研究的重要而实用的手段之一。

20 世纪 90 年代以来，现代医学逐步认识到血管内皮细胞的多方面功能，它在血管运动状态、血栓形成与溶解、血管新生、炎症反应和免疫反应方面，都具有重要调节作用。因此，血管内皮细胞的损伤与功能失调，参与了多种疾病过程的发生和发展机制，例如高血压、动脉粥样硬化、血栓形成、糖尿病、心脑血管病等，可以考虑为共同的土壤之一部分。因此，血管内皮的保护与调节，倍受医学界关注。血液流变学与生物力学的研究发现，血流剪应力（血流对于血管壁的摩擦力）可影响内皮细胞分泌一氧化氮（NO）、内皮素（ET）、组织型纤溶酶原活化剂（t-PA）、血管性血友病因子（vWF）、前列环素（PGI_2）、血管细胞黏附分子 -1（VCAM-1）、细胞间黏附分子 -1（ICAM-1）及内皮细胞生长因子（ECGF）等的水平。所以，血流剪应力参与了血管收缩与舒张、血栓形成与溶解、细胞黏附与运动以及血管新生等多方面的病理生理过程。从药理学视角看，剪应力既然具有多种生物学调节功能，可考虑相当于一个多靶点药物。从另一个角度看，活血化瘀药物既然可以影响血流状态，也必然改变血流剪应力，从而产生一系列相应的生物效应。因此，从生物力学角度观察，活血化瘀方药已经具有多靶点性质。它的作用靶点与强度需要通过细致的量效研究来确定。

近年来，国内外开始采用调节血流剪应力作为临床治疗途径，例如用强化体外反搏（EECP）以提高冠心病的疗效，有研究认为其作用机理与提高血流剪应力促进血管新生有关。EECP 仅是一种被动调整血流剪应力的方法。运动则是一种可由人主动控制的调整血流剪应力的方法。不论采用何种方法，如何定量化地调整血流剪应力，无疑是一个需要认真研究的课题。现代生理学认为，运动使体内血液重新分布，肌肉血流增快，毛细血管扩张、血管阻力降低以及氧的供应量增加。同时，由于回心血流量增加，心输出量增多；从生物力学与流变学角度看，运动可以使血流剪应力增加，从而调整血管内皮细胞多方面的功能。实验研究也表明，定量运动可以调控糖尿病大鼠的血管内皮细胞功能，支持了运动作为糖尿病保健方法之一的观点。显然，运动是促进血液流动与调整血流剪应力的有效手段，具有活血化瘀特点与功效。对于中医运动保健的现代诠释中，我们需要充分考虑运动可改变血流剪应力，从而以生物力学因素调整血管内皮细胞功能这一重要思路。

从维护内皮细胞正常功能以修正病理状态为切入点，一门新的边缘学科正在兴起，即生物力药理学〔Liao FL，Li M，Han D，et al.Biomechanopharmacology：a new borderline discipline.Trends Pharmacol Sci 2006；27（6）：287-289〕。这一学科考虑药物与体内生物力学因素（包括血流剪应力）的联合作用。一方面药物具有药效，同时也可能调整体内的生物力学环境。另一方面，生物力学因素可能具有生物学功能，也可能影响药物代谢与药效。在血循环系统，药物与生物力学因素的联合应用，可能达到对血管内皮细胞的保护及其功能的调节，以更好地行使药物的扩血管、抗血小板聚集、抗血栓形成和溶解血栓等作用。所以，从生物力药理学途径诠释活血化瘀作用机制，是一个亟待开展的新领域。

回顾我国中医古代实践经验，活血化瘀药与保健运动早已结合在一起。基于“流水不腐，户枢不蠹”的朴素认识，中医学在保健防病治病方面一向主张“动以养生”的理念。当然，对于保健与治病而言，中医认为运动量要适度，即量体力而行，所谓“动而不劳”，勿令心慌短气，气乏气喘。秦汉时期及以后，太极运动、八段锦、五禽戏及动功等，也广泛用于健身防老。马王堆汉墓出土的《导引图》，彩绘了导引动作 44 种，包括模仿熊、猿、鸟等动物形态，在相关文字中则阐述了导引运动与治病的对应关系。同时出土的药物中，不乏活血化瘀医药用品。可见当时对医药与运动是并重的。华佗认为运动使“血脉流通，病不得生”，并发展出前述的五禽戏；这无疑是运动具有活血化瘀功效的一个经典注释。这也使后人认识到，运动之效可与药物相当。唐代孙思邈在《千金方》中指出：“一身动则一身轻”，强调经常性的肢体主动运动和被动运动，不但要出庭散步，摇动肢节，导引行气，而且要采用全身按摩等，也符合这一思路。在糖尿病治疗中，中医不仅采用药物治疗，还提出体育疗法；《外台秘要》主张消渴患者应“食毕即行步，稍畅而坐”。尽管古人并不了解药物与运动和血管内皮细胞功能的关系，但内皮细胞的生物学效应已不期而至。因此，从效果来看，朴素的生物力药理学实践古已有之。展望未来，用药物与运动的定量结合，调整血管内皮细胞功能，将是生物力药理学的有效途径之一。当然，药物与剂量以及运动的形式与运动量都有待今后的研究来确定。我们相信，采用生物力药理学途径研究活血化瘀机理和本质，在缺血性心脑血管疾病、糖尿病和肿瘤等重大疾病的防治中，将取得一种具有创新意义的进展。

原载：廖福龙，陈可冀．活血化瘀功效的生物力药理学诠释 [J]. 中国中西医结合杂志，2006, 26(10): 869-870.

血瘀证基础研究的若干思考

蒋跃绒　殷惠军　刘　颖　陈　强　陈可冀

1 目前证相关基因研究的几种思路

1.1 不同证候状态下基因表达的比较研究

1.1.1 针对某一已知基因的差异表达研究

既往人们从超微结构、生化、病理生理及细胞生物学等方面探讨证的实质，已认识到某一证候状态下存在着某些活性肽类、酶、受体、细胞因子等的改变，深入研究编码这些蛋白的基因在不同证型及正常状态下的表达情况，有助于进一步在分子基因水平揭示证的实质。如多数认为内皮素（ET）和一氧化氮（NO）与血瘀证有关。陈云波[1]等用半定量 RT-PCR 方法研究发现，血瘀证模型兔血清可致体外培养的内皮细胞 ET-1mRNA 表达升高，组成型 NO 合成酶（cNOS）mRNA 表达下降，提示血管内皮细胞 ET 基因高表达及 cNOS 基因低表达导致的二者平衡失调在血瘀证形成和发展中起重要作用。但是，该类型的研究多建立在以往对证候状态下某一基因产物（细胞因子、酶、受体、蛋白等）的改变有一定认识的基础上，只能针对已知的基因进行研究，且每次只能进行一个或少数几个基因的研究。

1.1.2 从基因组水平研究差异表达基因

目前，研究不同状态下（正常状态、发育、衰老、损伤及疾病）差异表达基因的方法[2-4]，主要有 mRNA 差异显示反转录 PCR（DDRT-PCR）、cDNA 消减杂交（SH）和正性选择、基因表达序列分析（SAGE）、cDNA 微阵列杂交及综合性基因鉴定程序（IPGI）等。证候，作为疾病发生发展中某一阶段病理本质的概括，可看作是与遗传因素有关的、在环境因素影响下的基因随时空变化而有选择性差异表达的结果。早在 1993 年，日本荻田氏[5]即应用差减杂交法进行了小鼠肾虚证的研究，结果认为在有记忆、学习障碍和老年白内障的早衰小鼠（肾虚证小鼠）SAM-P/8 系中存在比正常对照小鼠 SAM-R/1 系高表达的基因。国内田道法[6]等采用 cDNA 阵列技术分析发现，单纯气虚证动物鼻咽组织凋亡相关蛋白基因表达活性下调，其凋亡信号传导通路发生异常。但是，现有的大部分从基因组水平研究基因表达的方法都各有优缺点：SH 不能分离全部改变的基因；DDRT-PCR 不能直接提供序列信息且假阳性率较高；高通量的微点阵杂交技术可同时分析大量样本，但只能用于已知基因的研究；SAGE 技术能较完整地获得基因组表达丰度的数量信息且可鉴别新的转录本，但规模较大；作为上述几种技术组合的 IPGI 相对高效、简单、花费少但较费力。因此，要得到翔实、全面的证候 - 基因表达谱，尚有赖于对不同方法所得结果的综合分析及现有技术的不断完善。

1.2 中医证型与基因多态性的相关研究

基因多态性是指群体中正常个体的基因在相同位置上存在差别（如单碱基差别或单基因、多基因以及重复序列数目的差别），这种差别出现的频率大于 1%[7]。现已知不同人群中存在着基因多态性差异，可表现为不同个体对疾病的不同易感性及疾病临床表现和药物治疗反应的多样性，提示同一疾病不同证型间除存在基因表达差异外，也可能存在基因多态性差异。

利用与疾病基因关联的 DNA 标记，对病例组和对照组、某一证型组与相关证型组之间标记的等位基因频率进行统计学比较，如果某一等位基因能增加患某病某证的风险，那么该病该证患者中含此等位基因的频率应高于正常者，即这一等位基因与该病该证有关联。成玉斌[8]等采用序列特异性 PCR 方法，检测 240 例不同证型 2 型糖尿病患者的 ACE 基因型。结果发现，肾虚型患者 ACE DD 型的频率和 D 等位基因的携带率明显增高，而 ACE II 型基因的频率和 I 等位基因的携带率明显降低。谌兵来[9]等应用 PCR-SSCP 方法对酪氨酸羟化酶相关微卫星 D11S4046、单胺氧化酶 A 相关微卫星 DXS6810 和单胺氧化酶 B 相关微卫星 DXS993 多态性与证候关系进行分析。结果发现，高血压肝阳上亢证酪氨酸羟化酶微卫星 D11S4046 中 A1 型明显高于健康人组和肝肾阴虚组。

1.3 基因突变型与中医证型的相关性研究

也有学者认为，由于基因突变点的不同，致基因产物的结构和功能发生不同的改变，进而导致患者的中医证型不同。杨斌[10]等采用 PCR 技术分别扩增 90 例不同证型 Wilson 病患者和 30 名健康人 ATP7B 基因的第 8 外显子，对其 PCR 产物行限制性内切酶 Msp1 酶切分析，结果认为 Arg778Leu/Glu 点突变可能与中医肝风内动证型有关。

1.4 以方测证，结合药物干预反证证实质

根据“有是证所以有是方”的方证对应原则，以方测证，通过分析某一方剂作用于相应证型患者前及取效后两种状态下靶基因的表达差异来探寻证的相关基因，也不失为一种可取的途径。李静[11]等采用斑点印迹杂交方法发现，血管通（活血化瘀方剂血府逐瘀汤的颗粒制剂）可使实验性动脉粥样硬化家兔血管壁血小板衍化生长因子 A 链（PDGF-A）、B 链（PDGF-B）和 c-myc 基因的 m-RNA 表达水平较模型组表达水平下降，因而推测 PDGF-A、PDGF-B 和 c-myc 不仅是活血化瘀方药作用的靶基因，也可能是动脉粥样硬化血瘀证的相关基因。

2 血瘀证基础研究的两大困惑和误区

近 50 年来，血瘀证基础研究的内容涉及血流动力学、微循环、血小板功能、凝血功能、血管内皮细胞损伤、组织氧供、炎症与结缔组织代谢研究等方面，取得了较大进展，但也存在许多问题。

2.1 无证不血瘀、无病不血瘀的错误倾向

造成这种现象的原因可能有几方面：①对一些中医症状体征等“软指标”缺乏准确及操作性强的定量分级；②客观化指标的特异性较低；③以单一客观指标的变化判断血瘀证的发生。多项研究表明，血瘀证患者血浆 ET、TXB2、GMP140、PAI、Tpa、6-keto-PGF1α 等指标发生变化[12]，但如果仅见单一指标变化的变化就认定是血瘀证，就会导致无病不血瘀的倾向。血瘀证作为一种复杂的病理生理变化，往往涉及多系统、多器官的改变，企图将其归结为某一种物质实体是不符合实际的。

2.2 实验室指标与临床辨证的相互割裂

总结既往研究资料，可发现血瘀证时发生异常改变的实验室检测指标不下数十种，某些指标可重复性差，而指标正常又不能排除该证。研究所得只是成百上千的实验数据，尚不足于指导中医临床辨证。如何从这些纷杂的指标中找出其中可能的规律性，也是摆在面前的一个问题。人们已认识到，单纯奉行分析还原论，寻找证的单一“金指标”是不现实的。应从中医理论出发，立足于临床实际，将整体论与分析论、微观与宏观紧密结合，选择有代表性的指标群，重视多指标相互合参，从多方位、多层次、多系统的变化及相互影响来阐发血瘀证本质。

3 血瘀证基础研究的发展态势

3.1 开展同病异证、异病同证血瘀证的比较学研究

目前，学术界对证的研究趋向于辨病与辨证相结合的模式。已有不少学者[13,14]对于不同病种血瘀证及同一病种血瘀证和其他证型之间的客观化指标进行了比较研究，为寻找血瘀证具有的普遍性指标和特异性指标做了一些尝试，但这些客观化诊断指标的特异度和敏感度有待于进一步衡量。同时，加强异病同证、同病异证及相关证、类似证的横向对比研究，才能找到既能反映血瘀证实质又能区别其他证型的综合评判指标。

3.2 进一步优化完善血瘀证诊断标准及建立可靠的动物模型

证候实质的研究有赖于证候分型诊断标准的进一步规范化、客观化和量化及对疾病证候分布特点和演变规律的深入认识。因此，只有建立在准确的血瘀证证类诊断或可靠的血瘀证动物模型的基础上，所做的血瘀证实质研究才是可信的。反过来，血瘀证实质的研究也有助于丰富和完善血瘀证证候诊断标准。

3.3 开展血瘀证体质、证候、疾病与基因多态性的相关研究

证作为机体对致病因素作出反应后所处的一种功能状态，既与致病因素的性质、强弱有关，更与患者个体的体质因素有关，中医所谓同病异证、异病同证也与体质有关[15]。体质因素影响着疾病的发生与证型，以及证候的转归和疾病的预后。人群基因多态性差异也表现为不同个体对疾病的不同易感性及临床表现和治疗反应的多样性。体质、证候与基因多态性三者之间存在着内在的联系。因而，研究瘀血体质、血瘀证与基因多态性的相关性有着重要的意义。

3.4 开展血瘀证基因组学研究

在优化血瘀证诊断标准的基础上，深入研究血瘀证状态下基因在时空上的特异表达及其复杂调控网络，总结血瘀证发生的基因组学特征，建立血瘀证基因诊断基础，将是血瘀证基础研究的一个重要方向。但是，目前利用分子生物学和基因组学研究证候相关基因的工作尚处于探索阶段和初级比较阶段。如何进一步分析、鉴定及验证所得证相关基因尚需时间。

3.5 开展血瘀证蛋白质组学研究

蛋白质是机体各种生物功能的最终体现者。开展血瘀证与其他证候的比较蛋白质组学研究，获取与证候相关的蛋白表达群，也是证实质研究的一个切入点。

基因组和蛋白质组学研究从整体水平上反映了疾病过程中不同阶段基因 / 蛋白质随时空变化表达的动态演变过程，这与中医辨证论治的认识方法具有极大相似性。充分利用基因组和蛋白质组学的研究成果和新技术新方法，结合中医药理论，必将有利于证实质这一中医药现代化关键科学问题的最终阐明。

参考文献

[1] 陈云波, 侯孟君, 王奇, 等. 血瘀证兔血清对培养的血管内皮细胞活性因子基因表达的影响[J]. 广州中医药大学学报, 2001, 18(2): 100-103.

[2] 赵勇, 丁金凤. 寻找差异表达基因[J]. 国外医学・遗传学分册, 2000, 23(2): 76-78.

[3] Peng Liang. A decade of differential display[J]. Biotechniques, 2002, 33: 338-346.

[4] Velculescu VE. Tantalizing transcriptomes—SAGE and its use in global gene expression analysis[J]. Science, 1999, 286: 1491-1492.

[5] 荻田善一. らサブトラクション法を用いた新しい和汉药效果解释法の开发[A]. 第10回和汉药医学会大会要旨集[C]. 富山: 第10回和汉药医学会大会, 1993, 25-26.

[6] 田道法, 周小军, 唐发清. 气虚证模型大鼠鼻咽组织cDNA阵列C区基因表达谱特征及其对治疗的反应[J]. 中国中西医结合耳鼻咽喉科杂志, 2003, 11(1): 8-10.

[7] 华允芬, 明震寰, 张铭. 药物基因组学研究进展[J]. 药学学报, 2002, 37(8): 668-672.

[8] 成玉斌, 罗仁, 薛耀明, 等. 肾虚型DN与ACE基因多态性相关研究[J]. 中国中医基础医学杂志, 2002, 8(5): 29-30.

[9] 谌兵来, 唐发清, 金益强, 等. 高血压病肝阳上亢证酪氨酸羟化酶及单胺氧化酶微卫星多态性分析[J]. 湖南中医学院学报, 2000, 20(1): 37-38.

[10] 杨斌, 胡纪源, 洪铭范, 等. 中国人Wilson病ATP7B基因Arg778Leu/Gln点突变与中医证型的相关性研究[J]. 中国中西医结合杂志, 2002, 22(4): 280-282.

[11] 李静, 陈可冀, 张静溥. 血管通对实验性动脉粥样硬化血管壁血小板衍化生长因A、B及c-myc基因表达的影响[J]. 中国中西医结合杂志, 1995, 15(1): 33-35.

[12] 吴建武, 杜建. 血栓前状态指标检测与血瘀关系的探讨[J]. 福建中医学院学报, 2000, 10(3): 11-13.

[13] 石志芸, 李晓明, 陈剑秋. 血小板α颗粒膜蛋白140检测在病与证的特异性联系[J]. 中国中医基础医学杂志, 1997, 3(1): 35.

[14] 陈建鸿, 杜建. 冠心病中医辨证与内皮素及降钙素基因相关肽关系的临床研究[J]. 中医杂志, 1998, 39(2): 108-109.

[15] 陈家旭. 辨析证、病、体质关系, 开展证候研究[J]. 中国中西医结合杂志, 2002, 22(6): 408.

原载：蒋跃绒，殷惠军，刘颖，陈强，陈可冀. 血瘀证基础研究的若干思考 [J]. 中国中医基础医学杂志，2005, 11(8): 561-563.

活血复脉注射液对急性血瘀大鼠的血管活性物质和血小板活化表达及聚集性的影响

刘剑刚 张红霞 王 巍 马鲁波 戴梅芳 陈可冀

活血复脉注射液是由延胡索（*corydalis yanhusuo* W.T.Wang）生物碱制备的中药注射剂，具有活血化瘀、行气止痛的作用，主要用于治疗急性心肌梗死（acute myocardial infarction，AMI）后的心律失常、急性的心肌缺血等。前期实验表明其具有缩小动物的心肌梗死面积，改善血液的流变性和心肌微循环[1]。然而，其对抗心肌缺血作用后血管活性物质的作用、体内神经介质的变化和血小板功能的实验研究较少。作者以往研究结果证实，延胡索总碱注射液（活血复脉注射液）对氯化钙、乌头碱、哇巴因所致药物性心律失常及结扎冠脉所致心肌梗死有明确的保护作用，并可减少心肌酶的漏出，改善血液的流变性[2]。本实验拟通过制备应激急性血瘀大鼠模型，进一步探讨活血复脉注射液对动物血管活性物质、血小板功能的药理作用，以及对神经肽类物质去甲肾上腺素（noradnephrin，NE）、肾上腺素（adnephrin，AD）与血管活性物质的关系，阐明其作用机理，为活血复脉注射液在临床上治疗 AMI 等缺血性心脏病提供药理学依据。

材料与方法

1 药物制剂与试剂

活血复脉注射液（延胡索总碱），由中国医学科学院药用植物研究所提供，含生药浓度：5.5 g/ml，批号：20011204；盐酸利多卡因注射液，北京益民制药厂生产，20 mg/mL，批号：20020326；盐酸肾上腺素注射液由北京永康制药厂生产，1 mg/mL，批号：20010103。二磷酸腺苷（adenosine diphosphate，ADP），0.2 mmol/L，批号：704N02，美国 Biopool Internationgal 公司生产；血小板活化 CD62p 一抗（Rabbit anti-rat），批号：MO63261，二抗（anti-rabbit-FITC），批号：MO48707，由美国 BD Pharmingen Technical Data Sheet 公司生产，深圳晶美生物工程公司北京分公司提供。心钠素（atrial natiuretic polypeptide，ANP）试剂盒、内皮素（endothelin，ET）试剂盒由北京解放军总医院放射免疫研究所提供。

2 模型制作与实验分组

Wister 大鼠，雄性，体重 180~220 g，由中国科学院实验动物研究所提供，许可证编号：京 SCXK1100-0006。动物适应饲养 1 周后，随机分成正常对照组（空白组）、模型组（注射生理盐 1 mL/kg）、利多卡因组（利多卡因注射液 15 mg/kg）、活血复脉小剂量组（延胡索总碱 0.2 g/kg）、活血复脉中剂量组（延胡索总碱 0.5 g/kg）、活血复脉大剂量组（延胡索总碱 1.0 g/kg）。模型制备按以下过程制备：下午模型组和给药组大鼠尾静脉注射盐酸肾上腺素注射液（0.1 mg/kg），用生理盐水稀释，第 2 d 早晨 8 时，再次注射盐酸肾上腺素注射液（0.1 mg/kg），15 min 后，冰敷 15 min，给大鼠尾静脉注射各组药物，1 h 后，用 2%戊巴比妥钠（0.1 ml/100 g）腹腔麻醉，大鼠腹主动脉取血。检测下列指标：质量分数为 3.8%枸橼酸钠抗凝，测定血小板聚集性和血小板黏附性；质量分数为 2%的乙胺四乙酸 2（EDTA）K_3 和抑肽酶抗凝，测定血小板活化表达率（CD62p）和血管活性物质；质量分数为 1%肝素（lithium heparin）抗凝，测定去甲肾上腺素、肾上腺素等各项指标。

3 检测指标及方法

3.1 血小板功能检测

血小板聚集率测定采用比浊法，仪器自动计算血小板 1、3、5 min 及最大聚集率，仪器为 LBY-NJ2 型血小板聚集仪，北京普利生公司生产。血小板黏附性采用玻球法，计算血小板黏附前后的比率，仪器为 SCH-II 型血小板黏附仪，江苏省无锡电子仪器二厂生产。血小板活化表达率（CD62p）采用多参数流式细胞术测定，流式细胞仪型号为 ELITE 型，美国 BECKMAN-COUITER 公司生产。

3.2 血管活性物质检测

血浆 ET、ANP 的测定采用免疫非平衡法测定，SN-682 型放射免疫 r 计数仪检测（仪器由上海核辐射仪器有限公司生产）。

3.3 神经肽类物质的测定

血浆 NE、AD 的测定采用高压液相色谱的方法。

4 统计学处理方法

全部数据均以平均数 ± 标准差 $\bar{x} \pm s$ 表示，采用 SPSS（10.0 版本）软件统计，F 检验，组间采用 q 检验。

结　果

1 活血复脉注射液对应激血瘀模型大鼠血小板活化表达和黏附、聚集的影响（表 1）

造模后大鼠血小板聚集性和血小板黏附性显著升高，血小板活化表达增强，与空白组比较差异均有显著性（$P < 0.05$，$P < 0.01$）。活血复脉注射液 3 个剂量组可显著抑制大鼠的血小板聚集性，与模型组比较差异均有显著性（P 均 < 0.05），而活血复脉注射液大剂量组还可显著抑制大鼠的血小板黏附性，与模型组比较差异也有显著性（$P < 0.01$）；对 CD62p，活血复脉注射液中剂量组有降低的趋势，统计学处理尚不显著。

表 1　活血复脉注射液对急性血瘀模型大鼠血小板 CD62p 和黏附性、聚集性的影响（$\bar{x} \pm s$）

组别	n	血小板最大聚集率（%）	血小板黏附率（%）	CD62p（%）
空白	10	70.55 ± 13.28*	32.20 ± 3.41**	43.43 ± 9.87**
模型	10	80.73 ± 12.74	37.83 ± 6.06	84.39 ± 6.84
利多卡因	10	79.86 ± 21.61	36.18 ± 4.37	89.82 ± 5.23
活血复脉小剂量	10	64.94 ± 12.51*	37.65 ± 3.33	85.04 ± 3.03
活血复脉中剂量	10	63.97 ± 19.61*	34.26 ± 4.28	82.50 ± 6.45
活血复脉大剂量	10	64.70 ± 22.92*	30.86 ± 3.03**	88.06 ± 5.38

注：与模型组比较，*$P < 0.05$，**$P < 0.01$

2 活血复脉注射液对急性血瘀模型大鼠血浆 ET、ANP 的影响（表 2）

制模后大鼠血浆中 ET 含量明显升高，与空白组比较差异有显著性（$P < 0.05$）；血浆中 ANP 含量有

下降趋势，但与空白组比较差异无显著性。活血复脉注射液 3 个剂量组均可显著减少大鼠的血浆中 ET 含量，与模型组比较差异均有显著性（P 均 < 0.01）；利多卡因组对大鼠血浆中 ET 的水平也有显著降低的作用，与模型组比较差异有显著性（P < 0.01）。但与空白组比较差异无显著性。活血复脉小、中剂量组还可显著升高大鼠血浆中 ANP 含量，与模型组比较差异也有显著性（P < 0.01，P < 0.05）；利多卡因组对大鼠血浆中 ANP 含量也有升高的作用，与模型组比较差异有显著性（P < 0.01）。

表 2　活血复脉注射液对急性血瘀模型大鼠血浆 ET 和 ANP 的影响（$\bar{x} \pm s$）

组别	n	ET（ng/L）	ANP（ng/L）
空白	10	144.58 ± 18.37*	250.11 ± 76.04
模型	10	162.89 ± 24.79	218.74 ± 77.51
利多卡因	10	146.70 ± 14.82*	381.87 ± 175.08**▲
活血复脉小剂量	10	148.21 ± 14.68*	410.20 ± 159.39**▲▲
活血复脉中剂量	10	144.87 ± 6.64*	361.09 ± 137.69*
活血复脉大剂量	10	145.03 ± 8.76*	284.98 ± 133.71

注：与模型组比较，*P < 0.05，**P < 0.01；与空白组比较，▲P < 0.05，▲▲P < 0.01

3 活血复脉注射液对急性血瘀模型大鼠血浆 NE、Ad 的影响（表 3）

制模后由于应激外源性刺激，使大鼠血浆中去 NE 和 AD 水平明显升高，与空白组比较差异均有显著性（P 均 < 0.01）。活血复脉中剂量组可显著减少大鼠的血浆中 NE 的水平，与模型组比较明显差异有显著性（P < 0.05）；利多卡因组对大鼠血浆中 NE 的水平也有显著降低的作用，与模型组比较差异有显著性（P < 0.05）。而活血复脉小、大剂量组对大鼠血浆中的 NE 水平有降低趋势，与模型组比较差异无统计学意义。

表 3　活血复脉注射液对急性血瘀模型大鼠血浆 NE 和 AD 的影响（$\bar{x} \pm s$）

组别	n	AD	NE
空白	10	5.17 ± 1.98**	17.85 ± 3.94**
模型	11	9.13 ± 3.14	29.47 ± 15.44
利多卡因	12	5.26 ± 1.06**	25.76 ± 14.48*
活血复脉小剂量	13	5.95 ± 2.29*	28.40 ± 16.30
活血复脉中剂量	14	7.63 ± 1.88	17.07 ± 7.79*
活血复脉大剂量	15	6.11 ± 2.69*	23.45 ± 10.50

注：与模型组比较，*P<0.05，**P<0.01

讨　论

精神情绪因素和疾病的发生发展密切相关，历代学者医家明确阐述了情志异常、肝郁气滞和血瘀三者之间的密切关系。中医学的血瘀证是与全身或局部的血液循环障碍有密切的关系。《景岳全书·郁证》曰：“凡病之起，多由于郁，郁者滞而不通之义”，表明肝的疏泄正常与否十分重要，正常则血行循脉，若异常则血溢脉外或缓慢、停滞成血瘀。情志不畅，可使气机紊乱、失调，《临证指南医案·郁证》记载：“情怀失畅，肝脾气血多郁”，并进一步指出，其滞或在形躯，或在脏腑，其心脉不通，诱发心痛；或气滞导致血瘀。给大鼠注射肾上腺素后，可出现交感神经系统活性增强和血浆儿茶酚胺浓度升高，广泛的微动脉收缩、血流减慢，血液流变性发生改变。而《内经》表述：“寒独留则血凝泣，凝则脉不通，寒则凝，凝则成瘀，故寒邪导致寒凝血瘀”由于冰水刺激，使交感神经兴奋，引起反射性血管收缩，皮肤的毛细血管收缩，皮肤温度下降，刺激大鼠丘脑下部缩血管中枢，引起全身外周血管的收缩。研究表明，心脏泵血功能的突然损害危及血流动力学的稳定，机体应激性的通过多种信息途径使神经 - 内分泌系统的调节活动发生改变[3]；同时实验也表明，给动物注射肾上腺素造成应激后，可出现交感神经系统活性增强和血浆儿茶酚胺浓度升高，广泛的微动脉收缩、血流减慢，血液流变性发生改变，微循环障碍等类似血瘀证的变化。

根据中医关于血瘀证因“暴怒”、“寒邪”而致病的病因、病机，给大鼠注射肾上腺素模拟“暴怒”状态，以冰水浸泡模拟“寒邪”侵袭，使大鼠迅速形成血瘀状态。并导致大鼠血小板活化和黏附聚集性增高，外源性注射肾上腺素后，大鼠血浆肾上腺素含量亢进，与对照组有明显差异。AD 和 NE 都是肾上腺髓质的主要分泌物，受交感神经控制，给予 AD 后可使血液循环功能发生变化，使血浆中的 ET 水平显著升高、ATP 水平显著降低。ET 具有强烈的收缩血管作用，对心脏具有很强的正性肌力作用，与 NE 比较，起效较慢，但作用强，时间长，可被 ANP 所拮抗，而 ANP 主要通过拮抗 NE、5- 羟色胺（5-HT）等缩血管效应，表现为强大的扩张血管、降低血压、利尿利钠的作用。活血复脉注射液小、中剂量组可抑制注射 NE 后大鼠血浆 ET 的水平，使之维持正常水平；但同时刺激 ANP 的释放，ANP 的升高幅度明显高于空白组，而大剂量组作用却不明显，是否活血复脉注射液大剂量抑制了 ANP 的释放，有待今后进一步实验观察。

本实验结果还显示，活血复脉注射液可抑制外源性和体内的分泌 AD，中剂量可显著降低大鼠血浆 NE 的含量，而大、小剂量则无显著变化，表明活血复脉注射液的剂量与体内神经肽类物质的关系至关重要。血小板膜表面具有多种整合素（integrin）家族，它们是由糖蛋白构成的受体，其中 CD62p（P 选择素）主要存在于血小板的 α 颗粒膜上，在静止血小板表面上没有或少有表达。外源性的应激刺激导致血小板活化表达增强，而活血复脉注射液对血小板活化表达抑制作用不显著，可能和应激反应较强和时间较短有关，但对血小板活化后的黏附、聚集有显著抑制作用。

延胡索生物碱主要由叔胺生物碱和季胺生物碱以盐的形式存在，现已有方法对其的主要含量进行测定[4]。实验表明，由延胡索生物碱制成的活血复脉注射液，可对抗应激所致的 AD 和 NE 亢进，降低大鼠血浆中的 AD 水平，并抑制大鼠的血小板聚集性和黏附性升高，降低大鼠血浆 ET 含量、升高 ANP 的血浆水平，有效作用指标优于利多卡因注射液，体现中医药治疗疾病的多靶点、整体性优势，为中医临床用药提供了药理依据。

参考文献

[1] 陈可冀, 廖家桢, 张之南. 心脑血管疾病[M]. 上海: 上海科学技术出版社, 1998, 578-581.

[2] 刘剑刚, 刘立新, 马晓斌, 等. 延胡索注射液对大鼠实验性急性心急梗死和红细胞流变性的作用[J]. 中药新药与临床药理, 2000, 11(3): 76-79.

[3] 石湘云, 姚松朝, 杨晔主编. 血管活性物质与临床[M]. 北京: 北京医科大学中国协和医科大学联合出版社, 1993: 180-191.

[4] 程志红, 陈国强, 王昊阳, 等. 延胡索季胺生物碱的高分辨基质辅助激光解吸电离质谱研究[J]. 中国天然药物, 2004, 3: 99-102.

原载：刘剑刚，张红霞，王巍，马鲁波，戴梅芳，陈可冀．活血复脉注射液对急性血瘀大鼠血管活性物质和血小板活化表达及聚集性的影响 [J]. 中国中西医结合急救杂志，2005, 12(3): 131-134.

老年医学研究

浅谈老年人的合理用药问题

陈可冀

1 中美两国老年人用药一些问题

老年人的合理用药问题是全球医药学界关注的热点，我国和其他国家都不同程度地存在若干老年人不合理用药的状况。美国著名医学期刊 *Archives of Internal Medicine* 于 2004 年 8 月 10 日载文指出，美国 65 岁以上的老年人虽仅占全国人口的 15%，但这组人群消耗处方药的数量却占 33%，通常每位老年人一般均服用数种药物。美国的一项调查研究还表明，在 65 岁以上的 765 423 位门诊老年病人中，有 162 370 位病人存在不合理用药的情况，占 21%。其中不合理应用阿米替林（amitriptyline）和地西泮（diazepam）等抗焦虑药尤为常见。因老年人海马神经元减少 20% ~40%，对催眠药及抗焦虑药所致的记忆障碍很敏感，所以更应引起注意。

我国卫生服务研究报告也曾指出，在 60 岁以上老年人群中，慢性病人的总患病率和死亡率上升明显，其患病率为全人群的 2.5~3 倍，如城市全人群患病率为 285.5‰，而老年人则为 789.3‰，农村全人群为 130.7‰，老年人则为 398.2‰；在北京市的一组 3000 名老年人队列前瞻性研究中，注意到身患两种以上疾病者为 410‰，因而老年人通常每天服用 5~6 种药物是很多见的，有的老年人每次服一大把药。根据北京市统计，老年人医疗费用远大于职工平均医疗费用，离退休人员占公费医疗对象的 18.3%，而医疗费用则占 41.2%，为在职人员的 3 倍。但由于老年人一般服药的依从性差，造成不规则或不合理用药，更由于对药物作用敏感，药物不良反应频率也较高。

2 老年人临床合理用药原则

老龄时期因为各器官结构和功能的改变、内脏血流量减少、功能性肝细胞总数减少、血浆蛋白结合力的改变，药物在体内的生物转化不同于非老年人，药物代谢、药效和毒性也明显不同。因而临床医生及老年人自己都应注意审慎用药。老年人临床合理用药的原则主要有以下几点。

（1）不应当动不动就加服药物。例如有些老年人因情绪不稳定，或过度紧张 / 过度疲劳，或睡前用脑过度，影响睡眠，出现失眠的情况，可以通过改变生活制度、心理慰藉，以改善睡眠障碍，不应滥用安眠药。

（2）减少用药数量和剂量。美国霍普金斯大学医院的一项报告指出，60 岁以上老年人一般同时服用 6.1 种药物，其中 4.9 种为医师处方药，此外则是病人自己从药肆购得的。由于药物种类多，相互作用，增加了不良反应发生率。例如利尿酸盐和速尿的应用可明显增加氨基糖苷类抗生素的耳毒性。《中国药典》规定 60 岁以上老年人用药剂量为成年人的 3/4，中枢神经系统抑制药应当以成年剂量的 1/2 或 1/3 作为起始剂量。老年人的用药剂量宜偏小，例如老年人服用阿替洛尔，剂量减半应用为宜，即 6.25~12.5 mg，年轻人则可加倍。

（3）加强对老年人的合理用药宣传教育。据调查，老年人中约有 25% ~30% 自行购买药物服用，报刊广告常驱使他们谋求加速取得疗效，因而自购用药种类及剂量常不合理，应劝告老年人及其亲属做到按医师嘱咐合理用药。

（4）必要的血药浓度监测指导用药。一些安全范围很窄的药物，或不易观察到药效的药物，应当做血药浓度监测，以调整用药剂量或更换药物治疗，并做到给药方案的个体化。例如抗心律失常药普鲁卡因胺的乙酰化代谢，个体差异很大，有时不好掌握。

（5）老年人感染性疾病患病率及病死率都很高，抗菌素应用频率很高，但由于老年人肾功能呈生理性退行性改变，药物排出减少，血药浓度易在体内增高，易有不良反应，一般用正常治疗剂量的2/3～1/2为宜，包括头孢菌素、青霉素及有关β-内酰胺类，一般地说应尽量减少用毒性大的抗菌素如万古霉素及氨基糖苷类等品种。

（6）传统医药的应用。老年人常服用补虚扶正中成药，这类补虚药也不应太过，不应随意服用，一般提倡应用调补药品，不过用峻补药。剂量也不应过大；我国老年人通常喜用西洋参补益，海外归客也多馈赠西洋参，长期服用者每日剂量应小于10 g。俗话说："是药三分毒"，老年人用中药也宜从小剂量开始，因人因时因地不同而辨证论治。

（7）中西药相互作用问题。现在临床配合应用中西药物的很多，但对其相互作用（interaction）研究不多；例如在中药汤药中，传统习用号称"国老"的甘草加入方中以调和诸药，如果病人同时用速尿/双氢氯噻嗪等利尿药，血钾浓度可能下降；并用降糖药者，其效用可能减低。

类似的例子很多，这是一个新问题，应当作为一个专题深入探究！

原载：陈可冀．浅谈老年人的合理用药问题[J]. 中国处方药，2005, 4(1): 8-9.

老年学研究中的重大问题和对策

陈可冀

人的自然寿命有多长，自然寿限推算方法有以人的生长期的5—7倍、性成熟期的8—10倍及胚胎细胞分裂次数和周期来估算的，比较公认的是120岁左右。人的自然寿命的极限研究难度在于较难进行跨代际的、纵向的、大样本的、长时间的跟踪观察。

1 长寿基因的是是非非

科学家发现，第4号染色体D4S1565位点上一条狭长的区域可能包括几个长寿基因，且纳入研究的90岁以上老人普遍没有apoE-4基因。

英国老年医学家柯克伍德（Kirkwood）持不同意见，认为该结论缺乏统计学显著性。美国的海弗里克（Hayflick）等著名老年学家认为，动物和人体不存在可直接控制衰老的长寿基因，其影响应是间接的。

2 人类衰老能否延缓

美国发育生物学家罗斯（Rose）认为人类应当能够延缓衰老，称抗衰老是对人体众多生化进程的调控。海弗里克认为社会和生物医学的进步可以使人们更健康长寿。延缓衰老或抗衰老的科学内涵应着眼于提高人们的生命质量或生活质量，即提高人们的活力。各类传统或现代的延缓衰老的方法或药物都应有科学的、实事求是的论据。

3 激素替代疗法还做不做

美国医学会的杂志上有一篇论文报告，接受激素替代疗法治疗的妇女与安慰剂组对比，服药组卒中增加41%，心脏病发作增加29%，静脉血栓形成率加倍，总的心血管病增加22%，乳腺癌增加26%，但髋关节骨折减少1/3，总的骨折减少24%，大肠癌发生率减少37%，总死亡率无差异。因此美国的有关医疗研究组织宣布建议停用此疗法。

英国医学界对此持不同看法，认为其数据95%可信限范围太大，做出结论为时过早。美国的医疗研究组织宣布停止此项为期3年的研究之后，近期又决定继续跟踪。关于老年男性激素的替代治疗，医学界也有不同意见，有待进一步观察研究。

4 老年学发展中高新技的切入问题

人类基因组学和蛋白质组学的进步将推进老年学科学的进步。生物技术、新药、组织工程技术等的发展，都将对提高老年人生活质量做出贡献。分子生物学与微电子技术结合的产物DNA芯片、各种蛋白质芯片等将被广泛用于老年病的诊断学、药效学及毒理学研究等方面；生物材料和组织工程技术的发展，将加速生物型人工器官的发展。

5 老年医学包括的问题

在老年临床方面，应贯彻“预防胜于治疗”的思想，有计划地动态监测健康信息，防患于未然，减少合并症与并发病。防治重点应放在老年心脑血管病事件、感染性疾病、肿瘤、糖尿病、骨、肌肉、关节疾病、视力及听力方面疾病，以及前列腺病、抑郁症、痴呆、失眠及肥胖等常见病方面。

改善老年人卫生行为，包括合理膳食和营养的指导，戒烟少酒，注意工作和家庭中的安全性、适当的体力活动、精神卫生及合理应用中西药等。

6 发展老年学的对策与思考

我国应建立全面发展老年学科学技术研究的总体规划，包括重视衰老进程和机制的基础理论研究；完善我国老年健康标准、衰老指标和国人生命、生活质量表；普及老年人合理膳食、营养及体力活动指南；研究老年人精神卫生状况及干预措施；研究老年人信息检测（诊断）方法学及开发相关产品；研发老年生物医学材料、功能性生物材料及康复保健器具；研究新药及研发传统医药；构建老年学、衰老、老年生物学、老年医学中心；普及老年人自我保健知识；实施卫生部门、社区、家庭结合的健康保障工程；建设老年学研究队伍；加强国际合作、政策制定和资金保障。

原载：陈可冀．老年学研究中的重大问题和对策 [J]. 科学咨询，2004, 5(11): 19.

我国老年学研究中的若干重大问题和思考

陈可冀

老年潮（coming age wave）是全社会都十分关切的事，何况“黑发当思白发时”，人们无论如何都会在闲暇时想到“我还有多少日子好活？”（How many years are left？）。至于老年学学术界，则更应思考为占全人口 10%的老年人作出贡献，为将要走向老年变成白发的人们做出贡献，这里有人口学问题，有社会学问题，也有自然科学问题和具体的医药问题；而且它还同时是全球性的问题，有一个全球性的战略（global strategy）问题。

1 中国人的自然寿命（寿命极限，lifespan）究竟多长?

人类个体自然寿命究竟多长？东西方都有不少传说，如中国古代传说东方朔寿至 3 万 8 千岁，彭祖 880 岁等。西方《圣经》传说 Methuselah 寿 969 岁，Noah 寿至 950 岁，Enoch 寿至 365 岁，Abraham 寿至 175 岁等。这些都是人们的愿望，当代也有报告寿命长达 160 岁的，但未被人口学家及老年学家所认同。

自然寿限推算方法有以人的生长期（20~25 年）的 5~7 倍，性成熟期（14~15 年）的 8~10 倍，及胚胎细胞分裂次数（50 次）及周期（每次分裂周期 2.4 年）来估算的，也有以人的怀孕期与发育结构改变来推算的，认为人的寿命最高点为 167 岁。大家比较公认的是 120 岁左右，很有意思的是这和我国古典著作《尚书·洪范》：“以百二十岁为寿”的记载及《内经》：“尽终其天年，度百岁乃去”等的记述相似。

人的自然寿命的极限研究难度在于较难进行跨代际的、纵向的、大样本的、长时间的跟踪观察，中国应该有自己的科学的自然寿命或《内经》所谓的“天年”的真实数据。黑发变白发终究是自然规律，但四代同堂还是有的，真正的科学调查的数据现仍付诸阙如，应该有科学的回答。

2 长寿基因（longevity genes）的是是非非

多数老年生学家认为每个个体的自然寿限是由遗传决定的（The clocks that time us），如将各类意外早死事件排除，人的生存年限当与个体遗传学衰老变化休戚相关。

长时期以来，老年学界用了很多时间对现实社会中确实在某些家庭中存在相当长寿的人群的真实机理争论不休，不少实验研究证实，人类基因及线粒体 DNA 上的某些区域对于延长寿命及预防衰老或病痛确实有益，实验并证明某些单个基因可以戏剧性地延长某些动物的寿命，这就提出了一个十分严峻和现实的问题，究竟是否存在长寿基因？有没有衰老基因？

美国波士顿儿童医院分子遗传学家 Kimkel 和哈佛大学老年学家 Perls 等 2001 年 8 月在美国科学院学报（PNAS）报告对 137 对 90 岁以上的同胞兄妹的基因组学特点作了研究，在其染色体上共设置 400 个标记，通过 DNA 鉴定，发现在第 4 号染色体 D4S1565 位点上，有一条狭长的区域似有这种功能，其中可能包括几个长寿基因，Peris 说：“这一区域可能含有一个或几个遗传火箭推进器（即长寿基因），”使衰老延缓，降低与年龄相关的易感性。Kimkel 认为长寿基因如何延缓衰老进程尽管不清楚，但确有此定位。

英国老年医学家 Kirkwood 持不同意见，认为该结论似缺乏统计学上的显著性。Olshansky，Hayflick 及 Carnes 等 51 位美国著名老年学家及生物科学家联合撰文“No truth to the fountain of youth”，发表在 2002 年 6 月“Scientific American”上，认为动物和人体不存在可直接操控衰老的长寿基因。认为生物在成功地进行繁衍之后，细胞和细胞产物内部分子产物无序状态不断累积而终于导致死亡，不保证其长寿。指出生物种进化说明，不存在单一的衰老程序，衰老应是进化机制疏忽的结果，绝非刻意安排，不认为有什么“长寿基因”，其影响是间接的。

老年生物学界通常认为：一般生活方式，行为习惯及环境因素对寿命和健康会有影响，可能只影响大约 10 年，使人们活到 85 岁；若能再活 15~20 年，则基因是决定作用中的重要方面。

长寿基因和衰老基因的是是非非是老年学界应该面对的现实问题，我国科技界尤其是老年学界也应当从人类基因组学、蛋白质组学等多层面筛查和研究这一重大问题。

3 人类衰老能否延缓

人类的整个一部文明史都在寻求能否延缓衰老，能否“返老还童”或“长生不死”，实际一点则是增强生命活力。它几乎困扰了整个人类的昨天和今天。20 世纪 70 年代以后，中外老年科学家进行了数量很大的在动物身上进行的抗衰老试验，一些果蝇实验证明其与同龄相比，可以增强其活力和寿限。美国加州大学尔湾分校发育生物学家 Rose 认为人类应当能够延缓衰老，然而却没有任何一种灵丹妙药能完成人体这一使命。在批判形形色色的怪异方法煽起“希望之火”之后称抗衰老只能是对人体众多生化进程的调控。Havflick 认为社会和生物医学的进步可以使人们更健康长寿，但我们不应当为商界的谎言喝彩。但目前一个危险倾向是商业的谎言和种种推销，标榜所谓“新的发明”，其实大半是有害的。他认为生物医学并不是什么“万金油”，所谓“无往而不胜”。至于用基因工程技术强求提高寿命年限，则可能是危及正常发育发展过程：指出人们的核心器官大脑是无法复制和替换的，凡认为大脑可移植之论均系科学上的幻想；认为抗氧化剂可以抗衰老之说也缺乏足量的科学证据。“节食延寿多不能忍受，不会能人喝彩”。

延缓衰老或抗衰老的科学内涵应该着眼在提高人们的生命质量 / 生活质量（quality of life，QOL）上，即提高人们的活力（add life to years）；2002 年世界卫生组织（WHO）的口号是提倡“运动有益于健康”（Physical Activity，Move for Health），是延缓衰老、增强活力的途径。关于体力活动，也要有正确的理解和适度，以避免产生“运动越激烈，老化越快”的现象。还应正确理解“人为什么不和乌龟一样长寿”，及有些“懒人长寿”（Why lazy people live longest）的问题。各类传统的或现代的延缓衰老方法或药物，都应有科学的、实事求是的论据，至于对人体衰老进程（aging process）本身的实际影响如何，更不应任意作出没有依据的所谓有效的结论来。抗衰老药物目前比较受重视的有褪黑激素（melatonin），脱氢表雄酮、维生素 E 及维生素 C，这些药物有一定的保健功能，但不等同于能抗衰老。中药方面也有很多制剂，理论上有作用，市面上宣传力度甚大，但大多数缺乏有严格的设计的证据，不可以盲目提倡。

4 激素替代疗法（hormone replacement therapy，HRT）还做不做

雌激素（estrogen）用于治疗妇女绝经期潮热、阴道干燥、夜间出汗等症状已有半个世纪的历史，以后又被用于骨质疏松症、抑郁症、尿失禁，智力减退和冠心病的预防等。到了世纪之交，美国大约有 38% 停经期妇女长期接受 HRT，中国也普遍应用，只是剂量和疗程有所差别。证明对绝经症状如潮热（3~6 月可消失），阴道干燥和夜间出汗有效，并减少妇女髋关节骨折。1975 年“The New England Journal of Medicine”文章认为雌激素可增加妇女患宫颈癌，乃提倡加用孕激素（progestin）以抵消其影响。1998 年，美国 *JAMA* 载文公布 HERS（心脏和雌激素 / 孕激素替代疗法研究）的结果，认为不能减少冠心病的发作。但由于肥胖及年龄较大的妇女服用者多，仍在应用。美国大约 38% 停经妇女长期接受 HRT，600 万人服用混合品，800 万人服用孕激素，基本都用 Wyeth 药厂出品的 Prempro（混合品）及 Premarin（雌激素），其 2001 年营业额为 21 亿美元。

美国女性健康学会（Womens Health Initiative，WHI）一直对此疗法持争议意见。2002 年 6 月美国医学会杂志（JAMA）发表了一篇论文，报告接受此项治疗的 16608 名 50~79 岁绝经后有完整子宫的妇女，采用混合品（每日结合雌激素 0.625 mg，醋酸甲羟孕酮 2.5 mg）与安慰剂组对比，证明服药组卒中增加 41%，心脏病发作增加 29%，静脉血栓形成率加倍，总的心血管病增加 22%，乳腺癌增加 26%，但髋关

节骨折减少 1/3，总的骨折减少 24%，大肠癌发生率减少 37%，总死亡率无差异。因此 NIH 于 2002 年 7 月 9 日宣布建议停用此疗法在公众中引起很大震动。

英国医学界一度对此持不同看法，认为其对中风、乳腺癌及冠心病发作的危险数据经校正处理，其 95% 可信限范围太大，作出结论为时过早。认为与当年美国对治疗艾滋病的 AZT 药物所作的宣布可延长寿命的不适当结论也与观察时间太短有关，后来英法合作研究表明 AZT 单用并无降低死亡率的作用。所以英国继续其 WISDOM（Women's International Study of Long Duration Oestrogen after Menopause）的研究。我国医生认为在联合用药时，孕激素可削弱雌激素对内皮细胞介导的冠脉扩张效应，抵销了雌激素延缓动脉粥样斑块形成及血管重建作用，而且还增加乳腺上皮增生和乳腺癌的风险。北京协和医院于 1996 年在去势后雌性大鼠动物模型上加用孕激素，其雌孕激素比例为 1 ∶ 8 时，尚未能抑制增殖，加用孕激素 10 d，雌孕激素比例为 1 ∶ 4 时，即可抑制内膜增殖。二者比例为 1 ∶ 0.5 时，即能抑制内膜增殖。并认为雌激素 0.3 mg/d 即可，不必达 0.625 mg/d。因而认为问题并不那么严重。麻省总医院妇产科医生认为短期应用没问题，不可一概而论。只是美国 NIH 对此为期 3 年的研究宣布停止之后，近又决定继续跟踪。我国学者认为美国临床应用的雌孕激素比例不当，不能一概而论。关于老年男性激素的替代治疗，医学界也有不同意见，有的专家认为，如血清睾酮低下，有相应靶器官或组织的改变，而血浆前列腺抗原（PSA）不增高时，为改善免疫力、体力、造血功能和性功能，调节脂质代谢可以应用，但有争议，需进一步观察研究

5 老年学发展中高新技术的切入问题

人类基因组学和蛋白质组学的进步无疑将推进老年学科学的进步包括衰老机理研究和疾病防治等各个方面。生物技术和新药，以及组织工程技术等的发展，都将对提高老年人生活质量作出贡献。

PET 及功能性 MRI 的影像学方面的研究表明，老年人和青年人间最大的代沟是在大脑的活动能力方面。并在早期诊断老年智力 / 记忆障碍和 Aβ 沉积等方面的诊断方面取得了进展。

分子生物学与微电子技术的结合，其产物为 DNA 芯片 / 各种蛋白质芯片等将被广泛用于老年病的诊断学、药效学及毒理学研究等方面。生物材料和组织工程技术的发展，将加速提高生物型人工器官的发展，包括人工血管、人工骨、人工关节、人工晶体、人工角膜及人工皮肤等。人工晶体移植术已使全球数以千万计的老年人得以重见光明，其产品也在不断改进中。干细胞生物工程可能对癌症及神经退行性病（包括震颤麻痹等）有改进作用。

组织工程是 1984 年 Wolter 首先提出，特指血管组织的体外结构，现在广义的概念是应用细胞生物学和工程学的原理，研发修复和改善操作组织和功能的生物替代物的一门新科学。这门新兴学科对细胞生物学、分子生物学、材料科学等众多学科都提出了很高的要求，是当代发展生命科学包括老年科学的重要方面。美国 NIH 已建立 4 个组织工程研究中心，我国于 1994 年开始起步“863”“973”项目中都有相关的课题。

除了软骨组织工程有进展外，近年来，在心脑血管病介入治疗中所用的涂层血管支架，给冠状动脉和颈动脉血管成形术后再狭窄的预防，带来了新的希望，因为当今从事这类医疗的医生和病人都有相当的数目，颈及腰椎间盘突出病人采用胶原酶溶合术、激光气化术等介入微创技术，已取得成功，效果显著。

衰老不等于疾病，但老了就容易得病，如何做到“老得好”（aging well），需要各有关高新技术的切入。因为“灯亮但电压低”（The lights may be on，but the voltage is low）。

6 老年医学问题

一切针对衰老表现和老年病的临床措施都应立足于改善老年人的健康生命质量上，预防减少与增龄相关的疾病及残疾，维持健康和功能，并进而全社会合作，为增进老年人在社会进步中的作用，减少被社会孤立等现象作出努力。

在老年临床方面，应贯彻预防胜于治疗的思想，有计划地动态监测健康信息，早期诊断，早期治疗，

防患于未然，减少合并症与并发病。防治重点应放在维护老年脑功能和健康行为上。老年心脑血管病事件、感染性疾病、肿瘤、糖尿病、骨、肌肉、关节疾病、视力及听力方面疾病以及前列腺病、抑郁症、痴呆、失眠及肥胖等常见病方面。

美国国立老年研究所（NIA）所关注的老年疾病为：老年性痴呆（AD）及其他神经变性疾病、衰弱与跌倒、谵妄、尿失禁、睡眠障碍、严重抑郁症，多种疾病状态，心血管病、肿瘤、糖尿病、运动系统病，视听等感觉障碍、前列腺病、感染性病，可供我们结合国情作为参考。

改善老年人卫生行为，包括合理膳食 / 营养的指导，戒烟少酒，注意工作和家庭中的安全性、适当的体力活动、精神卫生及合理应用中西药等，卫生部门需要和社区及家庭结合改进。

7 中医药在老年潮中的应用

我国历史悠久，老年医药学理论和经验丰富，宋代陈直撰写的《养老奉亲书》是一本代表作，我曾作了评注，由上海科技出版社于 20 世纪 80 年代出版。我国著名老中医岳美中也总结有老年症状之“八大怪”，如“只记远事”，“笑时有泪”，“喜欢孙子”，“喜欢硬食”，“好打听闲事”，“尿不到远处”等。《黄帝内经》更有老年元气不继，五脏渐损，症状纷至等恰当描述。关于老年辨证，也强调八纲、气血、脏腑辨证并重，认为老年病特点虚损居多，兼浊阻及血瘀者常见。老年病施治原则：药量要偏小，药宜平和，首重脾胃，方法宜多样。我在调补中喜欢以资生丸加减，参苓白术散、温胆汤和逍遥散也喜欢用。老年冠心病温通药可用心痛丸及宽胸丸，冠心 2 号方及血府逐瘀汤，老年高血压常用天麻钩藤饮、半夏白术天麻汤及温胆汤加减；老年感冒常用参苏饮、补中益气汤加苏叶、小柴胡汤加减，预防用玉屏风散小量频服；老年便秘用补中益气加肉苁蓉，润肠丸或麻仁丸；老年骨质疏松症补肾为主；女性更年期综合征常用牛黄清心丸、二至丸及二仙汤化裁等等辨证治疗。

8 若干思考

①我国应该有一个全面发展中国老年学科学技术研究的总体规划。当然，结合我国国情，不同阶段各有“有所为，有所不为”的问题。②衰老进程和机理（How and why we age？）的基础理论研究应得到合理的重视。③我国老年健康标准及衰老指标的完善。④国人生命 / 生活质量量表的完善。⑤老年人合理膳食 / 营养及体力活动指南的普及教育。⑥老年人精神卫生状况及干预措施研究。⑦老年人信息检测（诊断）方法学及相关产品开发研究。⑧老年生物医学材料、功能性生物材料及康复保健器具的研发。⑨新药研究及传统医药研发。⑩构建老年学 / 衰老 / 老年生物学 / 老年医学中心。⑪老年人自我保健知识的普及教育。⑫卫生部门 / 社区 / 家庭结合的健康保障工程。⑬老年学研究队伍的建设。⑭国际合作，政策和资金保障。

原载：陈可冀 . 我国老年学研究中的若干重大问题和思考 [J]. 中国老年学杂志 , 2004, 24(1): 1-3.

老年人更应避免药害

陈可冀

根据国内外的有关统计资料，老年人常常是药害（drug misadventures）的主要受害人群。这是因为老年人通常患有多种疾病，用药种类多，平均每天服用5~10种药品，有的老人每天甚至服用达10~25种药物，其中包括中西药物以及保健品，一顿吞一大把药。美国的一些汇总分析表明，65岁以上老人住院患者中，约1/4是因药害而住院。我国的一些医院在回顾性分析中，注意到老年人住院也约有1/5归因于药害。这些药害包括不合理用药，剂量不当，服用时间过长，以及个体的一些过敏等因素；也有的是因为医护人员的疏忽，指导或交代不清，以及不合格药品和伪劣的保健品所引起；虚假宣传的误导也是原因之一。

老年人随着年岁的增长，疾病的治愈率低，病残率高，合并病或并发症多，所以常常难免用药种类多而杂。但由于老年人各器官功能的减退，尤其是肝脏血流量减少，肝微粒体的药物氧化酶活力下降，药物经过肝脏时代谢能力低，使得血液中药物浓度会有不同水平的增高而引起不良反应。肾脏是人体最重要的排泄药物的器官，但遗憾的是老年人较年轻人肾功能大约降低46%左右，肾小球滤过率和肾小管分泌和重吸收率均下降，也使老年人药物代谢动力学水平呈降低情况，药物清除的半衰期延长，机体组织及血液中药物浓度会有不同水平的增高，因而也就容易招致不良反应或毒性反应。所以老年人常用的地高辛、普奈洛尔、吲哚洛尔、氨基糖甙抗生素等，如果剂量应用不当，极易引发药害。一些药物联合应用时，更应注意。例如医生常常给心房纤颤患者处方胺碘酮和地高辛联用，由于前者可使后者在结合蛋白中置换出来，使得后者在血浆中的浓度增高，这就可能引发毒性反应，这类药害至为多见。老年高血压病、冠心病以及其他心脑血管患者常用阿司匹林以预防血栓栓塞性并发症，但剂量大和疗程长时，常有消化道出血等药害，有患者自身的原因，也有医生的监测不周的可能性。

所以，为了避免老年人在老衰的基础上又雪上加霜，遭受不应有的药害之苦，对于老年人来说，应注意加强自我保健，不要滥用药物，应有的放矢，治疗或预防用药尽可能简化；要减少用药的种类，不要随意增减剂量，通常以服用3~4种药物为好，剂型最好选择方便服用者。一般地说，65~70岁的老年人，方药用量要减半，《中国药典》也规定60岁以上用药量应为通常成人的1/2~3/4。中药也是这样，发汗的解表中药不宜超过10 g，泻下药不宜超过3~6 g，苦寒药如黄连、龙胆草等一般不要超过3 g。不要认为凡中药都好，都安全，实际上“是药三分毒”，即使大枣是调补脾胃安神的，过量也会“中满”（胀肚）。西洋参是当今大学常用的补益保健药，长期服用者每天量不宜大于10 g，否则长期应用可出现人参滥用综合征，出现烦躁、易激惹、睡眠障碍等表现。我曾见到一些老年人补药用得很多，但却越补越虚，病状并无改善，即所谓“虚不受补”。

此外，并不是所有贵重的药都好，对于老年人，有时滥用贵重药可能招来横祸，应谨慎为好。传统医药学主张对老年人“用药宜平和”，说的就是这个意思。我曾见到一些老年人阴虚失眠，自服安宫牛黄丸治疗，此药虽然功能开窍镇惊安神，但内含雄黄、朱砂，常服并不合适。

传统认为老年人功能低下，易虚易实，易生寒热，心理状态也有类似儿童者，故世有“老小孩”之谓，应采取药物与非药物疗法综合治疗为当。总之，老年人应注意防范药害。

原载：陈可冀．老年人更应避免药害[J]. 中国中西医结合杂志, 2002, 22(2): 92.

积极应对我国老龄问题的建议

陈可冀　张亚群　洪国栋　桂世勋　杜　鹏　陶立群　程上哲　邬沧萍

从 20 世纪 70 年代到 21 世纪上半叶，我国人口日趋老龄化。老年人口数量大，人口老龄化发展速度快，成为我国经济和社会发展中一个重大的带有战略性的问题。经济发达国家治理人口老龄化带来问题的做法和经验固然可以借鉴，但是，我们更应当从我国的经济发展水平和历史文化传统出发，寻找一条符合我国国情的解决老龄问题的正确途径。

近年来，随着我国经济的快速发展，社会的巨大进步，国力的增强，使人口老龄化面临的客观形势发生了根本性变化，需要以科学发展观为指导，本着解放思想、实事求是、与时俱进的精神，在对以往实施的国内外重大科学研究项目成果进行认真回顾、总结、吸收和借鉴的基础上，对我国老龄问题进行再认识和再探讨。

1 我国的人口老龄化

经济的发展，人民生活水平的提高，医疗条件的改善，使人口的出生率和死亡率迅速下降，在世纪之交我国人口年龄结构进入了老年型。从现在开始，我国人口老龄化进程将加快，老龄化程度逐步加深，到 21 世纪中叶达到老龄化的峰值期，60 岁及以上老年人口将超过 4 亿人，占总人口 30%以上；65 岁及以上老年人口将超过 3 亿人，占总人口 20%以上[1]。根据联合国公布的最新预测资料显示，2050 年全世界 60 岁及以上老年人口占世界总人口 22%以上[2]，日本和欧洲一些国家 60 岁及以上老年人口将达到总人口 40%左右[3]；2050 年日本 65 岁及以上老年人口占总人口比重超过 38%（2055 年达到 40%），韩国达到 38.2%[4]，意大利、西班牙达到 30%以上[5,6]，欧洲 27 国 65 岁及以上老年人口平均占总人口的 28%[7]。与各国相比我国人口老龄化程度属于中等偏上水平。

20 世纪 70 年代后，由于出生率下降较快，使老年人口占总人口比重持续上升，这是我国人口老龄化初期的主要特征。同时，按《中国统计年鉴》提供的历年总人口数和人口出生率进行计算，1962~1975 年我国每年出生人口超过 2 000 万人，特别是其中有 10 年每年出生人口超过 2 500 万人。上述人口出生高峰时期存活下来的人口群，是促成 21 世纪二三十年代我国老年人口急剧增加的重要原因。其中，2022~2031 年，我国老年人口年均增长都在 1 000 万以上，9 年间老年人口增加 1 亿多人，是老年人口增长速度最快的时期[8]。

社会发展和进步，健康生活方式的普及，老年人健康状况也得到改善，处在一个不断增龄的过程中。各年龄组老年人口死亡率的下降，老年人口存量将加大，高龄老年人口占老年人口比重也会逐渐增加，人口平均预期寿命将进一步提高。根据中国科学院 2007 年《中国可持续发展总纲（国家篇）》提供的资料，我国人口平均预期寿命将从 2011 年的 73.5 岁上升到 2050 年的 85 岁，老年人口高龄化特征将日益显现[9]。

工业化、城镇化、信息化的发展，必然促成农村人口向城镇迁移。从 2001 年开始，每年新增城镇人口都在 1 000 万以上[10]，2011 年，我国城镇人口已达 69 079 万人，占总人口的比重达到 51.27%，首次超过农村人口[11]。我国将经历一个相当长时期的人口迁移过程，变农村人口为城镇人口，变农业人口为工业人口。根据中国科学院《2005 年中国可持续发展战略报告》揭示，到 21 世纪中叶，我国城镇化率将达到 75%左右[12]。大量农村年轻劳动力向城镇迁移，使农村人口老龄化进程加速、老龄化程度加深；大中城市老龄化将持续发展；新兴城镇人口相对年轻；形成我国人口老龄化分布的新格局。

与先期进入人口老龄化的发达国家不同，我国人口老龄化是处在高科技时代、经济全球化时代，经济发展程度要好一些。根据美国人口咨询局提供的资料，20 世纪 50 年代中期，美、欧、澳等 16 个国家人口老龄化和经济发展数据表明：从人口老龄化发展的程度看，在16个国家中人口老龄化程度与我国目前的水平不相上下，英法德等主要发达国家60岁及上老年人口占总人口的比重达16%以上；从经济发展水平看，只有4个国家人均国民生产总值超过1 000美元，最高的美国为2 080美元，最低的意大利只有353美元[13]。2011年我国60岁及以上老年人口占总人口134 735万人的比重为13.7%[14]，国民生产总值达到471 564亿元人民币（约为74 800亿美元），人均约为5 500美元[14]，财政收入达到10万亿人民币[14]，外汇储备超过3万亿美元[14]，与刚刚从两次世界大战恢复过来的先期进入老龄化国家当时相比，我国境况要好得多[14]。但作为新兴的经济体，我国底子薄，城乡之间、地区之间、群体之间，在经济和社会发展上存在的巨大差异，会给老龄事业发展带来困难。我们坚信，经济的发展、社会的进步，会为解决我国老龄问题打下良好的物质基础。同时，先期进入人口老龄化国家应对老龄问题的经验教训，将为人口老龄化后来者提供有益的启示，作为老年人口的大国，我国一定会将老龄问题解决得更好。

2 人口老龄化带来的主要问题

人口年龄结构的老龄化所带来的问题不单是人口自身的问题，也不仅仅是老年人的问题，还会对我国经济和社会发展产生深刻的影响，成为一个重大的社会问题。其表现主要有：由于老年人口增加，老年人作为被抚养人口占总人口比重上升，会加重劳动年龄人口的负担。2010年我国老年抚养系数是18.9%，大约是每5.3个劳动年龄人口要负担1个老年人。据预测，2025年，老年抚养比上升到32.4%，大约每3.1个劳动年龄人口就要负担1个老年人；到2050年，老年抚养比为58.7%，差不多每1.7个劳动年龄人口就要赡养1个老年人[1]。老年抚养比日渐上升，社会只有不断创造更高的劳动生产率，才能应对人口老龄化带来的挑战。

劳动年龄人口减少、劳动力老龄化，会影响到劳动生产率的提高。劳动力的老龄化是同人口老龄化相伴随而产生的。据测算，1950—2050年的100年间，我国15~29岁劳动年龄人口占总劳动年龄人口的比重要减少13.6%；45~59岁劳动年龄人口占15~59岁劳动年龄人口总数的比重要增加14.14%[8]。因此，如何使各年龄组的劳动力都能在生产中更好地发挥作用，是我们要研究的着力点。在人口老龄化的过程中，我们不仅要研究劳动力的技术构成，同时，还要研究劳动力年龄构成对劳动生产率的影响。

由于老年人口占总人口比重的增加，老年人成为社会上一个重要的消费群体。要求社会生产和供应老年人所需要的特殊产品，如衣、食、住、行、用等产品和保健品，需要调整现有的产业结构和产品结构，政府要加大这方面的投入。为了适应老年人在体能下降的情况下，减少障碍，能参与社会发展，商店、银行、邮局、医院、道路、住宅、交通工具等公共设施，都要进行功能性的改造，政府和社会要投入更多的资金。

为了满足老年人对养老、医疗、福利和服务的需求，要建立和完善覆盖城乡社会基本保障体系，构建社会的安全网络。随着人口老龄化的发展，老年人口数量的增加，预期寿命的延长，会加大社会保障资金的支出；而劳动年龄人口数量的减少及其占总人口比重的下降，又会相对甚至绝对减少社会保险的缴费收入。据原劳动和社会保障部发布的信息，1998年，全国企业退休职工退休金年支出为1 512亿元人民币，2006年，增加到4897亿人民币；据人力资源和社会保障部统计，2011年五项社会保险总支出已达到1.8万亿元人民币[15,16]。社会保障费用支出不断增加，必然要调整国民收入的分配和再分配。

工业化、城镇化的发展，人口迁移，必然会带来家庭的小型化。平均每个家庭户均人口呈逐渐下降趋势。1990年第四次全国人口普查时，我国家庭户均人口为3.96人，据2010年第六次全国人口普查数据，我国家庭户均人口为3.10人，20年间下降了0.86人[17,18]。多代户家庭的减少，空巢家庭的增加，传统的家庭养老功能在削弱，需要大力发展社会养老事业，要建设一定数量不同类型的各种养老设施等等。

对人口老龄化带来的社会问题，在1982年联合国维也纳老龄问题世界大会通过的《国际行动计划》中作过精辟的论述，即“人道主义和发展方面的问题”。《国际行动计划》中将老年人赡养、医疗、住房、就业、照护服务和闲暇生活等，称为人道主义方面的问题；将老年人口占总人口比重增加而产生的社会生产、消费、分配、投资和储蓄等宏观问题，称为发展方面的问题。综上所述，人道主义方面的问题与发展方面的问题之间存在一种连带关系。解决老年人问题要以经济发展为基础，经济和社会发展，可以为解决老年人问题创造必要的条件。所以，我们应当从两者相结合的角度来探讨老龄问题，提出解决老龄问题的战略对策，才是唯一正确的方向。

3 对策建议

从我国人均经济发展水平低和老年人口数量大、老龄化发展速度快的实际出发，在借鉴先期进入人口老龄化国家经验的基础上，我们应该走出一条具有中国特色解决老龄问题的正确道路。

3.1 大力发展经济，实现人口老龄化与经济的协调发展

经济发展是解决一切社会问题的物质基础，人口老龄化带来的养老、医疗、福利、服务等各项保障问题的解决，也有赖于经济发展。

2000 年，我国 60 岁及以上老年人占总人口 10%，当年国民生产总值为 95 933 亿元人民币[19]。2011 年我国 60 岁及以上老年人口占总人口比重为 13.7%，国民生产总值为 471 564 亿元人民币[14]，11 年间国民生产总值增长近 5 倍，老年人口比重只增加 3.7%，经济增长大大快于人口老龄化的发展。所以，我国有经济实力，出台一系列惠及城乡人民的养老、医疗、住房等各项保障政策，逐步改变社会发展相对滞后的状况。

从现在开始到 2050 年，我国处在工业化、城镇化快速发展时期，保持经济平稳较快发展的总体态势没有改变，只要认真贯彻中央关于加快转变经济发展方式的重大决策，按照世界银行等国际经济组织和专家的推测，2025 年，我国国内生产总值有可能超过美国目前经济发展的水平，即国民生产总值达到（14~15）万亿美元，人均国民生产总值达到 1 万美元左右[20]。那时，我国 60 岁及以上老年人口占总人口的比重大约比 2010 年增加 7% ~8%。欧洲理事会常设主席范龙佩提出欧盟各国年均国民生产总值应当达到 2%的增长目标，才能应对人口老龄化的挑战。我们不仅要看到这样低的增长指标，我国在今后很长时期内完全可以达到，又要看到我国在 21 世纪上半叶老年人口数及其占总人口比重的增长速度要比欧洲各国快得多，进一步增强老龄意识和忧患意识，不断完善积极应对老龄问题的对策，实现人口老龄化与经济社会协调发展的总目标。

为了应对人口老龄化的挑战，我们还应当根据抚养比变化状况，利用各个时期人力资本不同态势，大力发展经济。

3.1.1 把握低抚养比时期的历史机遇，加快经济发展

根据最新统计资料显示，从现在起我国还有 25 年“人口红利”期，总抚养比始终处于较低水平（2013 年达到历史最低值 38.3%），是发展经济极为有利的“黄金”时期[21,22]。这段时期劳动力资源充足，劳动力年龄结构相对年轻，我们要抓住发展机遇，努力把经济搞上去，为迎接人口老龄化高峰挑战打好一定的物质基础。为此，要改革劳动制度、就业制度，建立阶段性就业制度，发展弹性就业形式，将劳动年龄人口中要就业的人口充分变为经济活动人口，变为实际的生产力。同时要调整我国的工业结构和产业结构，大力发展劳动密集型产业、商业和服务业，使到达劳动年龄的人口能够及时广泛就业。

3.1.2 随着劳动年龄人口减少，要加大能节约劳动力的技术密集型产业的发展

我国劳动年龄人口占总人口比重从 2010 年开始逐步下降，2020 年达到峰值后数量开始减少。同时劳动年龄人口结构也在老龄化，中、老年劳动力比重逐步上升[8]，会影响到劳动生产率的提高。在这种情况下，更要注重调整经济结构，发展技术含量高、用人少的战略性新兴产业。

3.1.3 努力将劳动力资源的优势变为人力资本优势

从现在开始到 2050 年，我国 15~64 岁总劳动年龄人口始终保持在 9 亿人上下，不会发生发达国家出现的劳动力短缺现象，这是我国有别于发达国家的一个重要特征和发展的优势。在知识经济时代，要特别重视劳动者自身素质的提高。前世界银行常务副行长章晟曼认为，目前全世界人力资本、土地资本和货币资本三者的构成比约为 64 ：20 ：16[23]，这就是说，人力资本是全球国民财富中最大的财富。现代经济说到底就是人力加科技，要高度重视加大人力资本的投入。未来的劳动者应当是知识和技能武装起来的劳动者，要重视教育，重视人才培养，大力发展中高等职业技术教育，重视提高劳动者的素质，提高劳动生产

率，是应对人口老龄化挑战最根本最有力的措施。

3.1.4 重视发挥老年人才的作用

退休制度实施以来，退下来的人员中不乏一批具有丰富经验、知识和才能的人才，可以继续在社会主义建设中施展才干，仍然是社会生产力的一个重要组成部分。他们又不同程度经历了退休生活，了解老年人和老龄社会的需求，在促进社会建设和管理向老龄社会转型的过程中，他们会关注老年产业和老年服务业的发展，会将老年人的食品、用品、保健品和医疗器械产品的发展作为新兴产业提到议事日程上，形成老年人宜居的社会环境。有关部门应当制定政策，创造条件，使老年人才“老有所为”。

3.2 构建完善的社会保障体系，让老年人享有充分的保障

早期工业化国家，从 19 世纪以来，将建立、完善社会保障体系作为解决包括老龄问题在内的社会问题的最基本、最普遍的措施。

改革开放以来，为了适应社会主义市场经济体制改革的需要和人口老龄化发展形势的要求，我国开始建立由国家、企业（单位）和个人三方共同出资的社会保险制度。在总结 20 世纪 80 年代试点经验的基础上，1991 年 6 月国务院颁布了《关于企业职工养老保险制度改革的决定》; 1998 年 12 月国务院颁布了《关于建立城镇职工基本医疗保险的决定》，两项决定初步解决了城镇职工养老和医疗的保障问题[24]。

由于我国农村人口占总人口的比重仍较高，经济不富裕，农民个人承受能力有限，农村社会保障制度如何突破，既成为建立覆盖城乡社会保障工作的重点，又是一个难点。从 21 世纪开始，我国着手进行覆盖城乡各项社会保障的改革工作。2009 年 3 月中共中央、国务院颁布了《关于深化医药卫生体制改革的意见》[25]，2009 年 9 月国务院颁布了《关于开展新型农村社会养老保险试点的指导意见》，2011 年 6 月国务院决定启动城镇非从业居民养老保险试点工作[26]。由中央财政出资，为参保城乡居民建立每人每月 55 元的基础养老金，地方财政每人每年至少补贴 30 元。同时有关部门出台了养老保险关系异地转移接续办法，解决了农民工的养老保险接续问题；出台了医疗费异地报销办法，解决退休人员异地养老和农民工异地报销医疗费的问题。这一系列政策出台使社会保险制度获得突破性进展，在一个 13 亿多的人口大国，用了 20 年时间初步搭建起覆盖城乡社会保障体系的基本框架。到 2011 年底，全国各项社会养老保障制度覆盖面已达 60%，享受新农保和城居保达 3.64 亿人[27]。参加新农合、城镇居民医保、城镇职工医保三项保险的覆盖率已达 95%，参保人数已达 13 亿以上[28]。

现行的我国社会保障水平体现了“保基本”的思想。与有关国家相比，虽然老年人口众多，但保障水平低，未对社会构成大的负担和压力。2011 年企业退休职工的退休金月均只有 1 531 元人民币[27]，退休金的总支出相当国民生产总值的比重不到 3%；医疗卫生支出 2011 年人均 200 元人民币（约 30 美元）[28]，与全球 2008 年人均 802 美元，发达国家人均 4 405 美元相比，差距甚远[29]。根据现有经济能力，提高养老、医疗、住房、福利、服务等各项保障，仍有余力。

3.2.1 在提高老年人保障水平的前提下逐步缩小群体间待遇水平的差距

在实现社会保障制度全覆盖以后，要继续加强社会保障制度的建设，使之日益完善。要看到目前我国老年人养老、医疗、福利保障水平偏低的状况没有改变，享受新农保和城居保的人群中也没有达到“保基本”的水平。在经济快速发展、社会保障金积累增加的情况下，要让老年人退休金水平能上一个台阶，生活有较大幅度改善。要解决制度上的缺陷，逐步缩小社会保障制度中各类人员待遇水平的差距，使机关、事业、企业及新老退休人员待遇上的差别能保持在一个合理水平上。同时，要根据各地生活费用的不同，建立最低退休金标准。要特别关注老年人医疗保障，在国家逐年增加医疗费用财政投入的情况下，要逐步减轻自费负担的比重，实行随年龄增长提高报销比例的政策，发挥医疗救助“兜底”的作用，减轻老年患者看病的负担。

3.2.2 将老年特殊群体保障纳入到完善社会保障制度体系的框架内

要关注有困难的高龄、生活不能自理的老年人的养老照护问题，建立困难高龄老年人“津贴”。要关心丧偶老年人（特别是女性丧偶老年人）的社会保障，制定“遗属保险法”。对响应中央号召实行计划生育的老年人家庭，应当继续享受计划生育津贴。老年人自理能力和照护能力的下降，要在调查研究的基础

上，积极稳妥地出台覆盖城乡的社会长期护理保险的政策和实施办法。要在城乡继续实施“制度统一，标准有别”的最低生活保障制度和医疗救助制度，解决特殊困难老年人群问题。

3.2.3 建立退休金增长的正常调整机制

近年，我国退休人员收入水平有所提高，生活有了较大改善，但老年人的保障状况不容乐观，随着物价上涨，老年人生活水平与社会平均水平差距大。为使退休金调整机制更加科学化，更具有可操作性，应该建立退休金与经济发展和物价指数挂钩的同步增长机制，让广大老年人不会因物价上涨导致生活水平下降，同时和社会其他人群一样享受到社会发展的成果，使退休人员收入有较大幅度提高，实现联合国提出的“不分年龄人人共享”的目标。

3.2.4 努力做好养老金储备工作

为了应对老龄化高峰时期的挑战和解决历史欠账问题，早在2000年11月，我国成立了全国社会保障基金理事会，采取从国有企业资产变现和年度财政转移支付的办法积累养老基金，2009年财政部等有关部门决定转持部分国有股充实社会保障基金，已有7765亿元储备金，预计到2015年储备金规模达到1.5万亿元[30]。要通过各种办法，千方百计增加养老金储备，迎接人口老龄化高峰时期的挑战。

3.3 将实现健康老龄化，作为一项长期奋斗的目标

联合国将健康老龄化纳入了《2001年全球解决人口老龄化问题方面的奋斗目标》中，将健康老龄化运动界定为从整体上促进老年人健康，从而使老年人在体力方面、才能方面、社会方面、感情方面、脑力和精神方面得到平衡发展，阐明健康老龄化“具有广义性质”，为研究老年人健康问题提供了重要参考[31,32]。

老年人口增加，老年期的延长，因疾病、伤残、衰老而丧失能力的老年人增加，给国家、社会和家庭带来沉重负担。特别值得关注的是，近年来，我国疾病模式、死因模式逐渐从急性传染疾病向慢性非传染疾病转变，其进程相当迅速，心脏病、脑血管病和癌症提到死因前3位的时间快于日本，日本这3种疾病死亡率占总人口死亡率62%的时间用了26年，我国仅用了16年[33]。根据卫生部20世纪90年代的调查，老年人中60%～70%患有慢性病，患病率是总人口的2.5～3倍[34]。据2006年第二次全国残疾人抽样调查数据显示，1987～2006年，我国60岁及以上老年人口占总人口比重增长2.5%，同期老年残疾人数增加2365万人，占全国残疾人新增总数的75.5%[35]。老年病多为肿瘤、心脑血管病、糖尿病、慢性支气管炎、骨关节病和精神抑郁症等慢性病，致残率高，带病时间长，占用社会医疗资源多，会影响到一个国家的生机和活力。提高老年人的健康期，缩短带病期、伤残期，尽可能延长老年人的生活自理能力，改善身心状况，是我们长期奋斗的目标。

3.3.1 实现健康老龄化目标必须贯穿人的一生

包括：提倡优生优育，减少先天疾病和伤残；从人群日常生活方式和行为方式管理入手，加强健康教育和健康干预；认真实施2009年国务院发布《全民健身条例》[36]，积极开展全民健身活动；开展重点人群的预防和检测工作，对45岁以上人群定期体检、建立健康档案；完善重大疾病防控和突发公共卫生的应急机制，做好对传染病、慢性病和职业病的防控。少儿人口、劳动年龄人口都是老年人口的后备军，做好他们健康促进和疾病防治工作，实现健康老龄化，改善老龄化社会的整体形象，创建一个积极的、充满活力、文明进步的老龄（长寿）社会。

3.3.2 加强老年期健康教育与指导

充分利用各种媒体，加强医药卫生知识的传播；加强老年期健康生活的指导，提倡科学养生，延长健康生命的时限；推进各项有益老年期健康的文娱活动，发展适合老年人特点的体育活动；重视康复医学在促进健康、提高生活自理能力中的作用；关注老年人心理健康，开展健康咨询，增强自我心理调适能力；重视老年人膳食结构的指导，不抽烟、少饮酒，养成健康生活方式；提高老年人自我保健能力，减少疾病、伤残和依赖，提高生命质量[37]。

3.3.3 调整卫生资源投入和卫生资源配置

要整合现有卫生资源，改变卫生资源过分集中在大城市、大医院的状况。根据“强基层”的原则，要重视农村乡镇和城市社区基层卫生的投入，健全服务体系，壮大医务人员队伍，完善服务功能，方便老

年人就医；要调整预防和医疗投入的比例，加大预防投入，减少老年病的发生率。以日本为例，日本厚生省根据国民死因图谱的转变，以预防心脏病和脑卒中为主，对重点人群进行健康检查和生活方式的指导，1971至1991年的20年间，日本高血压死亡率下降四分之三，脑血栓病死亡率下降三分之二[33]，除医学的进步外，预防在其中起到重要作用。

3.3.4 加强老年病基础理论的研究和技术支持

要加大投入，深入开展对重点疾病的病因和疾病机制基础理论的研究，积极探索早期发现，早期诊断重点疾病的方法及防治的策略。要重视科学技术进步对医学发展的影响，努力发展医学领域对外交流，引进国外先进技术，为人类健康提供技术支持。目前，国际上利用生物学和工程学的理论和方法，促进机体的自我修复和再生，替代受损的组织和器官，解决因疾病、创伤、衰老或遗传因素造成组织器官的缺损和功能障碍，使人类实现延长寿命的梦想，为健康长寿时代的到来迎来了曙光[38]。

3.3.5 健全和完善卫生服务体系建设的投入

与发达国家相比，我国医疗卫生资源不足，人员配置不合理。我国医务人员短缺，远达不到世界每千人拥有9.3个医务人员水平[39]，同时，医护人员比例严重失调。据2011年统计，我国13亿多人口中，只有执业医师和助理执业医师251万，注册护士224万人[14]，医护人员的比例仅为1∶0.89，远低于1952年1∶2.26，也未达到卫生部规定的1∶2水平。人口老龄化的发展，高龄老年人增加，对护理工作会提出更高的要求。同时，根据国际经验，还需要一批懂得基本护理知识的护工，配合护理人员工作。

3.4 建立家庭、社区和设施相结合的老年人照护服务支持体系，造就一个与人口老龄化相适应的环境

在人口老龄化发展的进程中，老年人照护问题成为各国应对老龄问题的一个突出问题。先期进入人口老龄化国家在解决照护问题上走过一段弯路，建立了大批的养老设施将老年人集中起来照护，给政府在财政上带来巨大负担，也导致老年人与家人、社会相脱离。在实践中他们认识到必须“回到家庭中”去，这个决策是符合联合国老龄问题《国际行动计划》中提出的要尽可能长时间地将老年人留在社区和家中生活的原则[40]。从20世纪80年代末起，有关国家逐渐地形成家庭、社区和设施相结合的养老照护新模式，在这模式中，发展社区服务是关键。社区如果不能提供居家养老所需要的各种专业化服务，居家养老得不到社区帮助，老年人只能求助于设施养老。所以，发展社区为老服务，是建立家庭、社区和养老相互支持为老照护服务体系的核心。

近年来，随着政府倡导，社会组织的参与，社区为老服务有了较大发展。例如，上海市以社区为依托，以专业服务组织机构为载体，通过上门、日托和邻里互助形式，为居家的老年人提供助餐、助洁、助急、助浴、助行、助医等服务。他们在社区成立居家养老服务指导中心，已建立居家养老服务社233家，助老服务员2.6万人，每天为13万多名老年人提供服务，受到人们的好评[41]。但也要看到社区为老服务发展不平衡，有的地区相对滞后，当前和今后一段时间，要努力培育和壮大为老服务事业和产业，将发展以社区为依托的养老照护服务体系建设作为重中之重的任务。

3.4.1 将加强社区为老服务功能建设作为拓展社区服务工作重点

社区的生命力在于它要有丰富的为老服务资源，能为老年人提供各种帮助。要在政府帮助下，尽快地建设社区文化、教育、卫生和服务等设施，配备适当专业服务人员，组织志愿服务人员参与，使社区服务工作能够开展起来。2009年财政部和商务部发布关于在城市建设5万个“社区家政服务网络中心”，为社区成员提供各种对接服务。2009年商务部还决定要加密商业网点，在城市增设“便利店”，在农村开办“农家店”，方便老年人购物，这些做法值得提倡和推广。要大力发展社区为老服务产业，将它作为拉动内需、促进就业的一项重大举措。社区要有日托中心，解决白天子女上班老年人无人照顾问题；社区要实行上门服务，使在家不能外出的老年人能够得到及时帮助；社区要关心和支持民间钟点工、全保姆，使更多的生活不能自理的居家老年人能够得到帮助。要转变社区发展方式，引进民间资本，参与社区服务业建设，尽快改变社区为老服务的面貌。加强社区为老服务，还要整合社区现有的资源。社区有丰富资源可以为老年人提供各种帮助，利用便利店实行送货上门，利用饭店开办老年人食堂并提供外卖，利用理发店上

门为老年人理发等，经过资源的整合使原来只有单一功能的载体，转变成具有多种功能的服务组织，成为社区为老服务的提供者和参与者，努力建成为老服务型的功能性社区。

3.4.2 实施有利于居家养老的政策并提供技术方面支持

为了实施居家养老，各地也出台了一些措施，做法不统一，标准也不尽相同。依据国外的经验，有两项政策可以借鉴：一是实行带薪休假制度，让家庭成员有更多的时间处理家务和照顾老年人；二是对符合入住养老院条件的老年人，由家庭成员照护的，可按规定将护理补贴发给家庭成员。这些措施使居家养老建立在更加坚实的基础上，也克服了老年人与家庭相脱离的弊端。为了做好对老年人照护工作，社区应当对照护老年人家庭成员进行培训，减缓心理压力，提供技术指导，教他们如何为老年人喂饭、翻身、洗澡、换床单等方法，提高居家养老的老年人护理质量。实行居家养老使传统家庭养老功能继续得到发挥，配偶、子女、亲友仍可承担起赡养和照护老年人的责任，老年人也能得到亲情的关怀。

3.4.3 建立一批布局合理并适合不同老年人需求的养老设施

机构养老是构建家庭、社区和设施相互支持的照护体系不可缺少的一个载体和支撑。要加强公益性养老设施建设，根据人口老龄化发展的需要有步骤地加以实施，逐步增加收养床位。养老设施要调整布局，尽可能建在人口比较集中交通方便的城区、居民集中区，便于家人定期前往看望。要根据老年人不同需求，建设形式多样的老年公寓、养老院、护理院，并逐步提高收养生活较严重不能自理老年人的介护型床位在养老床位总数中的比重。要制定合理的收费标准，对有困难的老年人，福利部门要出台补贴办法。发展社区服务目的是让老年人尽可能留在家中生活，节约下来的经费是为了极少数需要在院舍养老的老年人能住上设施完备、服务周到、能得到人性化关怀的设施中安度晚年，不要把养老院办成收容所。大型养老机构要配备医师和护士；小型养老机构应与附近医院挂钩，定期派医师巡诊。要制定优惠的政策，鼓励大型国有企业、民间组织、社会团体和个人，创办不同形式的养老设施，进行市场化运作。要制定养老机构的准入标准，加强护理人员的培训，提高他们的业务水平和工资待遇。要制定养老机构服务和管理的考核量表，定期上门让老年人打分，办得好的要予以鼓励。

3.4.4 根据我国农村的实际做好老年人照护工作

农村老年人照护工作，应以家庭和亲属照护为主。随着城镇化的发展，年轻劳动力向城镇的转移，要出台老年人随迁政策，不能将孤老留在农村无人照顾。要办好农村敬老院，加大投入，扩充床位，改善设施和服务条件，接纳“五保”、“低保”、生活不能自理的老年人入住，建设费用应由地方财政支出。要改变农村为老服务事业相对滞后的状况，将它作为社会主义新农村建设的一项重要内容，列入考核指标。

3.4.5 造就一个与人口老龄化相适应的生活和居住环境

近年来，这方面工作得到了各级政府的重视，取得了较大进展。许多城市公共设施大多经过了无障碍改造，一些公共场所和道路两旁增加了座椅，在银行、邮局、大型超市配备了老花镜，公共环境有了很大改善。要将这项工作长期持久地开展下去，例如，居民小区内的道路改造，让小巴士进社区，方便老年人出行；对旧住房进行改造，外墙刷上保温涂层，楼梯间增设扶手，居室内减少障碍，增设助老功能等等，将改善老年人生活的社会的环境作为应对人口老龄化重要对策，加以对待[42]。

3.5 丰富老年人精神文化生活，让他们安享幸福的晚年生活

我国政府十分关注老年人的闲暇生活，早在20世纪80年代就提出将“老有所养、老有所医、老有所为、老有所学、老有所乐”作为解决老年人问题的奋斗目标，“老有所乐”被提到政府的议事日程上来。近年来，老年人精神文化生活得到了社会各方面的重视。1999年2月，文化部下发了《关于加强老年文化工作意见》[43]，提出要将加强老年文化机制和老年设施建设作为重点，加快文化场所、设施的开辟和建设的步伐，建立健全群众性文化三级网络，同时提出要发挥文化馆、图书馆、博物馆等现有公益性文化单位在老年文化生活中的作用。各级政府重视开辟老年人活动场所，对部分景区和公园实行免费开放。体育部门从彩票收益中拿出相当一部分资金建起群众体育设施。广电部门开展了广播电视“村村通”工程。文化部还开展了送戏、送电影下乡活动。这些举措大大丰富了城乡人口包括老年人口的文化生活，开阔人们的视野。新科技手段的运用，网络、光盘进入了千家万户，城乡老年人的闲暇生活有了很大改善。

上述情况反映了近年来老年人精神文化生活日益丰富和充实。随着人的寿命延长，老年期占到人生五分之一、四分之一，甚至更长时间，关注老年期的闲暇生活问题，不只是如何打发和填补过多的闲暇生活时间，还要更多地关注老年人在精神方面、心理方面、社会参与方面的满足，安享幸福的晚年。

3.5.1 帮助临退休老年人做好退休生活的设计

退休对一个人来说是人生的一个重大转折，要有一个适应过程。在退休前请前期退休的老年人讲一讲自己退休生活安排和体会，根据个人知识、专长、爱好、经济收入状况，做好退休生活规划，过平民百姓生活，在家写写画画，还是著书立说，每个人都是不一样，要选好自己的角色，尽快地适应退休生活。要帮助老年人过好退休生活的每一天，把读书、看报、料理家务、上街购物、文体生活和社会交往等作一个合理安排，使晚年生活得更加充实，更加科学。进入老年期后老年人会遇到疾病、衰老和死亡，这是生物体的自然规律。对健康不要过分地期待，对疾病不要过分地恐惧，不要因病乱投医、乱吃药，也不要过分忧虑，病上加病，要引导老年人正确地应对[44,45]。

3.5.2 鼓励老年人积极参与社区群众性文体活动

近年来，社区内文体设施条件有了一定改善。随着经济发展和老年人口增加，还要建设更多的可供老年人闲暇生活的场所。要努力把社区群众性文体活动开展起来，依靠社区内文体活动的骨干和积极分子，组织大家唱歌、跳舞、打太极拳等，让更多老年人参与进来。要利用节假日，开展各种文艺表演，做游戏、猜谜语、举办书法展览等活动，优胜者发给小奖品，予以鼓励。对成绩突出的可参加比赛、表演，让他们有成就感。通过社区日常文体活动，达到健身娱乐的目的。

3.5.3 利用社会各种文化资源满足老年人不同的精神生活需求

目前，城乡电视、网络十分普及，已经成为老年人文化生活的“伴侣”。老年人退休后相当长的时间是在看电视、玩网络游戏中度过每日时光。要办好电视节目，增设更多电视频道是很有必要的。现在电视内容丰富，不仅有好看的电视剧，还教人烹调、调整饮食结构、保健养生、投资理财等，是一本活的“声像百科全书”，可录制成光盘，供老年人选用。与人口老龄化相伴随而诞生的老年大学、老年学校，集教育、娱乐、健身和休闲于一体，深受老年人欢迎。现在全国有不同形式的老年大学和老年学校 4 万余所，在校学员 400 多万人。各主办单位要依靠当地的老龄组织、社会力量和政府部门解决好办学场所、师资和经费方面的问题，使之有大的发展。老年人口中每年到国内国外旅游的不在少数，过去他们喜欢观光游，见见世面，但节奏太快老年人跟不上。近年来逐渐开始注重休闲游，冬天北方的老年人想到气候温和的南方，夏天南方的老年人愿意到相对凉爽的北方，住上一段时间，避暑驱寒，调整一下生活，放松一下心情，“候鸟式”的养老方式，有利于健康长寿，可作为老年产业大力加以发展。

3.5.4 发展为老年人提供精神食粮的文化出版业

办好现有的老年报刊。鼓励作家、艺术家深入生活，了解我国老年人社会生活的状况、诉求和积极向上的精神面貌，创造出反映老年人生活的小说、戏剧和影视作品。要出版老年人口学、老年社会学、老年经济学、老年心理学、老年生命科学、老年环境科学、老年营养与保健、老年政策等方面的系列丛书，在全社会普及老年学知识。要编写老年人实用手册，如退休生活指南、老年病急救和护理指南等常备书籍，使老年文化出版业成为我国文化出版产业一个重要组成部分。

3.6 加强老年学的教育和研究，重视人才的培养

迎接人口老龄化的挑战，迫切需要大力发展老年学的科研和教育，培养一批理论根基深厚、具有多学科专业知识、能站在学科前沿、有丰富经验的研究人员和专门人才。与国外相比，我国这方面工作相对滞后。美国在 20 世纪 30 年代，就开展了老年学的研究，20 世纪 40 年代国际老年学学会就已经成立，说明老年学研究早就引起世界各国的重视[37]。我国是老年人口的大国，老年学教育 / 和科研十分薄弱，高等院校没有专门设置老年学专业，正规老年病研究机构不足，全科家庭医生奇缺，康复医学发展缓慢，对衰老机制的研究投入严重不足，到目前为止，我们还没有一个研究机构能够承担起老龄问题综合研究的重任。

3.6.1 重视老年学专业人才和医学专业人才的培养

高等医学院校设置老年医学、老年药学专业，在综合性大学设置社会老年学专业。要将老年学人才培

养纳入到全国教育发展的规划中，争取早出人才、快出人才，以满足作为世界第一老年人口大国的需求。为适应人口老龄化发展的需要，要在相关人员中普及老年学专业知识，如在医学院校增设老年病预防、临床、康复等课程，并对在职的医护人员进行培训，更好地为老年人服务。要大力培养全科 / 家庭医生，在美国一个家庭医生要经过四年医学院的学习，毕业后还要再经过三年住院医师的培训，经考试合格，才能独立担负家庭医生的工作。为了加快全科医生的培养，应从现有综合性医院中选拔有多年临床经验的医生经培训后担负家庭医生的工作。国家发改委、卫生部计划在 3 年内培养 6 万名全科 / 家庭医生，到 2020 年使全科 / 家庭医生的人数达到 30 万人的计划，要加紧进行落实[46-48]。

3.6.2 在医学院校和护士学校开设更多的老年护理专业

人口老龄化发展需要大量的护理人员，要在短期内，使医护人员达到规定的 1∶2 标准，实现卫生部提出的在医疗机构实行整体护理的目标。借鉴国外应对老龄问题的经验，要加大护理人员在医护人员中的比重，培养一批技能比较全面的护理人员到第一线工作，并让有条件的老年家庭聘用，担当私人护士，使护理工作能在“家中进行”，真正实现居家养老。

3.6.3 加强老年学的科学研究

要加强老年学基础学科的研究，老年学是一门自然科学和社会科学相交叉的科学，是一组学科群。信息技术、生物技术、生命科学和环境科学的发展，对老年学的进步起到巨大的推动作用，我们要努力推进[49]。国家要建立综合性跨学科的老年学科研组织的规划和指导中心、老年学生物科学研究中心、老年病医疗研究中心、老年政策研究中心等研究机构，以便开展相关的研究工作。当前，要加强老年对策科学的研究，研究的成果应提供给政府的政策制定者和决策者参考，做好“顶层”设计，使老龄事业建立在科学的基础上。要密切注意跟踪世界老年学研究的前沿，现在各国对组织工程技术、干细胞技术、基因技术等组成的现代生物技术的研究突飞猛进，对治疗疾病，促进人类健康起到重大的作用，我们要努力进入这块阵地，为健康老龄化服务。

3.6.4 努力开发老年医学生物用品

当前各种保健品门类繁多，五花八门，充斥市场，使人们无所适从。要加强对老年人保健品的研究、生产和指导，引导人们科学健康消费。由于老年人身患多种疾病，要吃大量药品，甚至吃错药品现象常有发生。国外现在出现多靶点药物，一药多治，极大地方便老年人用药。

3.6.5 利用高科技手段为老龄社会服务

电讯网、电视网、互联网三网合一后，我们可以使用现代通讯工具建立强大的老年救助系统；安装 GPS 定位仪，通过网络电子地图可以准确地确定走失、需要求助老年人的位置；利用可视设施，建立老年人远距离照护系统，为老年人提供医疗和安全服务。高科技与老年人生活关系十分密切。要加大老年科技产品研制、开发资金投入的力度，鼓励广大科技工作者发挥自己的聪明才智，研制更多的科研成果为老龄社会服务。目前，老年人接受新事物的能力较弱，高科技与老年人生活接口还不那么顺畅，他们对“登陆”、“下载”、“网上冲浪”等还十分陌生。要通过媒体加强宣传、教育和培训的力度，使一些老年人也能走进高科技的大门；同时，要根据老年人体能、智能下降的实际，生产出操作简便、服务费用低廉甚至不需专门收取的如“一键通”等紧急呼叫器，方便老年人使用[50,51]。

3.7 营造老龄化社会的新理念，构建和谐的老龄化社会

党和政府历来十分关心和重视老龄问题，注意发挥老年人在社会主义建设中的作用，倡导全社会对老年人要做到政治上尊重、思想上关心、生活上照顾、精神上关怀。1996 年，全国人大常委会制定并通过了《中华人民共和国老年人权益保障法》，从各方面维护老年人的合法权益。但是，在执法过程中，我们也看到随着经济体制改革的深化，社会资源在代际之间分配和转移所带来的矛盾，引发老年人权益受侵害的事件时有发生，这些事件既同法律有关，也同伦理道德有直接的关系，都涉及不同人群之间的利益问题。根据中央精神，要加强代际和谐的老龄社会建设和管理工作。

3.7.1 树立正确的老龄观

要通过宣传教育，弘扬中华民族尊老敬老的传统文化，加强思想道德建设，使社会全体成员能够认识

到：老年人过去为国家、社会和家庭做出了贡献，他们应当得到社会其他成员的尊重和支持；老年人是社会的一个弱势群体，他们应当得到社会更多的关注和帮助；老年人应不受年龄歧视，有参与社会发展的权利。随着老年人健康状况改善，需要我们从观念上改变传统的对老年人的消极看法。发挥老年人的作用，不仅要重视少数老年科学家的作用，更要重视老年群体在经济和社会发展中的积极作用，为他们以各种形式自愿和量力参与社会发展提供方便。上述各方面能得到社会其他成员的认同，构建和谐老龄化社会就有了思想基础。

3.7.2 在人人共享的基础上实现代际互助

少儿人口、劳动年龄人口和老年人口之间的关系本质上是一种经济关系，是代际之间的分配关系。1999 年国际老年人年时，联合国提出要建立“不分年龄人人共享”的社会，成为各国处理各年龄组人口之间关系的一个重要原则。老年人口增加必然导致资源在不同代际之间分配和转移，需要得到全社会成员的认同，这关系到代际和谐、社会安定和可持续发展的问题。要通过制定政策，认真地加以调整，实现共享。在社会各成员享有自己应得公共资源的同时，还应该自愿地让渡一部分属于自己的权利，帮助其他弱势群体，如残疾老人、高龄老人、独居老人、生活不能自理的老人，对他们予以更多的照顾，以体现社会的关怀，实现代际之间的互助，是构建和谐老龄化社会的具体体现。

3.7.3 老年人要自立、自强、自律

应对人口老龄化是一项系统的工程，需要老年人的积极参与[52]。要通过宣传教育使老年人明确自己在构建和谐老龄化社会中的责任。老年人要自立、自强，自己要能够养活自己，自己能够照护自己的生活，不给社会和家庭增添更多的麻烦和负担。老年人随年龄增长，体力智力下降，还要努力做到自力更生，自己能够做的事情尽量自己来完成，发挥潜能，不要有依赖心理。人体各个器官按照进化论的原理都是“用进废退”的，要在保证老年人安全的前提下，通过日常生活的自理，延缓衰老进程，降低依赖率，减轻家庭和社会负担。老年人在力所能及的情况下，也要帮助社会和家庭做些工作，担任志愿者，照看孙子女，操持家务，减轻年轻人的负担，处理好和家人的关系。老年人要“老有所学”，关心天下大事，更新观念，跟上时代，主动融入社会，不被边缘化，在社会主义文明建设中作出自己的贡献。

20 世纪，我们在社会上开展的评选“五好家庭“活动，召开”敬老好儿女金榜奖“、“老有所为精英奖”等表彰活动，效果很好，对在全社会倡导尊老、敬老、助老的民族传统，促进代际和谐起到很好作用，要不定期进行下去，为营造和谐老龄社会创造舆论的氛围。

4 结束语

在今后较长时期中，我国总人口与老年人口规模均为世界之“最”[53]。目前，65 岁及以上老年人口只占总人口的 9.1%，还处于老龄化初期阶段。但是，我国毕竟是老年人口的大国，必须予以早计，从现在开始考虑到未来人口老龄化高峰时期的挑战，做好前瞻性的研究工作，提出正确的对策，供政府部门决策参考，是十分必要的。纵观我国人口与老年人口发展过程，峰值期虽然接踵而至，会对我国经济和社会发展构成很大压力，但从总抚养比的状况看，即使老龄化高峰期总抚养比与 20 世纪六七十年代的水平相当，这给我国应对老龄问题创造了有利的条件。相对和平环境，处在高新科技时代，再经过几十年的拼搏，我们一定能够打造出一个强势经济体，为解决人口老龄化带来的问题奠定坚实的基础。随着我国人口朝着零增长和负增长方向发展，适度人口问题已经引起热议[54]，人口总规模世界之“最”问题有望得到解决，我们可集中人力、物力、财力解决老龄问题，加大老龄事业的投入，加快为老服务产业发展，加强老龄组织机构建设，逐步提高老年人生活水平，改善他们的生活状况，让他们过上幸福安康、有尊严的晚年生活，一个经济繁荣、代际和谐的老龄化社会必将展现在人们面前。

参考文献

[1] 杜鹏, 翟振武, 陈卫. 中国人口老龄化百年发展趋势[J]. 人口研究, 2005, (6): 90-1.

[2] 郑秉文. 居家养老社会化[N]. 人民日报, 2010-01-26(21).

[3] 陈庆修. 老龄化的挑战[N]. 人民日报, 2004-08-31(11).

[4] 寻求发展与人口增长平衡点[N]. 人民日报, 2010-08-16(23).
[5] 韩国西班牙积极应对老龄化[N]. 人民日报, 2010-05-19(22).
[6] 人口增长考验可持续发展[N]. 人民日报, 2011-10-28(21).
[7] 英国将取消强制退休制度[N]. 人民日报, 2011-01-18(22).
[8] 杜鹏. 中国人口老龄化过程研究[M]. 北京: 中国人民大学出版社, 1994: 167-8, 96, 103.
[9] 中国科学院2007年《中国可持续发展总纲(国家篇)》[N]. 人民日报, 2007-02-12(11)
[10] 中华人民共和国国家统计局历年统计公报.
[11] 国家统计局局长马建堂在2012年1月17日国务院新闻发布会上的讲话[N]. 人民日报, 2012-01-18(1).
[12] 中国科学院2005年《中国可持续发展战略报告》[N]. 人民日报, 2005-03-03(14).
[13] 张文范. 21世纪上半叶中国老龄问题对策研究[M]. 北京: 华龄出版社, 2000: 152.
[14] 中华人民共和国2011年国民经济和社会发展统计公报[N]. 人民日报, 2012-02-22(11).
[15] 社保基本情况出炉[N]. 人民日报, 2007-12-05(2).
[16] 社保如何更给力[N]. 人民日报, 2012-01-17(17).
[17] 中国第四次人口普查的重要数据[M]. 北京: 中国统计局出版社, 1991: 42.
[18] 中华人民共和国国家统计局. 2010年第六次全国人口普查主要数据公报(第一号)[N]. 人民日报, 2011-04-29(9).
[19] 中华人民共和国2001年国民经济和社会发展统计公报[N]. 人民日报, 2002-3-2(2).
[20] 华碧云. 金砖四国生机勃勃[N]. 人民日报, 2006-12-22(7).
[21] 我国"人口红利"期仍有25年[N]. 新华每日电讯, 2010-05-19(6).
[22] 有关专家认为人口红利期仍有25年[N]. 人民日报, 2010-5-20(13).
[23] 章晟曼. 人力变资本教育是关键[N]. 人民日报, 2001-05-16(7).
[24] 洪国栋. 人口老龄化与社会保障体系的现状及建议[M]. 见: 陈可冀. 老龄化中国: 问题与对策, 北京: 中国协和医科大学出版社, 2002: 37-9.
[25] 中共中央国务院关于深化医药卫生体制改革的意见[N]. 人民日报, 2009-04-07(1).
[26] 国务院关于开展新型农村社会养老保险试点的指导意见[N]. 人民日报, 2009-09-08(9), 2011-06-02(1).
[27] 新农保城居保覆盖超过六成[N]. 人民日报, 2011-12-30(8).
[28] 基本医保覆盖13亿人[N]. 人民日报, 2012-02-09(15).
[29] 陈竺. 辨证看待"看病难看病贵"[N]. 人民日报, 2011-02-24(17).
[30] 管好老百姓"保命钱"[N]. 人民日报, 2010-03-30(10).
[31] 刘毅强, 王珣. 略论健康老龄化[M]. 见: 邬沧萍, 张亚群. 实现健康老龄化, 北京: 中国劳动出版社, 1995: 65.
[32] 谢联辉, 宋玉华. 全球行动-迎接人口老龄化[M]. 北京: 华龄出版社, 2001: 236.
[33] 王珣, 洪国栋, 刘毅强. 我国人口老龄化宏观政策和法规的现状及建议[M]. 见: 陈可冀. 老龄化中国: 问题与对策. 北京: 中国协和医科大学出版社, 2002: 30.
[34] 洪绍光. 我国老年流行病学特点及医疗保障的建议[M]. 见: 陈可冀. 老龄化中国: 问题与对策. 北京: 中国协和医科大学出版社, 2002: 129.
[35] 2006年第二次全国残疾人抽样调查主要数据公报[N]. 人民日报, 2006-12-02(7).
[36] 全民健身条例[N]. 人民日报, 2009-09-07(16).
[37] 中国科学院. 我国人口老龄化的若干问题和建议的报告. 2002年.
[38] 再生医学说再生[N]. 人民日报, 2010-01-029(22).
[39] 人寿折射的南北差距[N]. 人民日报, 2006-04-29.
[40] 老龄问题研究附"1982年维也纳老龄问题国际行动计划"[M]. 北京: 中国对外翻译出版公司出版, 1983: 253-256.
[41] 上海《居家养老政府埋单》[N]. 人民日报, 2007-11-23(15).
[42] 陶立群. 中国老年人住房与环境状况分析[J]. 人口与经济, 2004, (2): 5-9.
[43] 中国老年学学会. 工作简讯, 2009, (6): 8.
[44] 蔡文媚. 老年生活继续社会化[M]. 见: 洪国栋. 老年社会生活导读. 北京: 新华出版社, 2000: 4-5.
[45] 王珣. 实现健康老龄化, 提高生命质量[M]. 见: 洪国栋. 老年社会生活导读. 北京: 新华出版社, 2000: 126-32.
[46] 国外的社区医院和家庭医生[N]. 人民日报, 2006-02-23(15).
[47] 二年培养六万全科医生[N]. 人民日报, 2010-08-05.
[48] 全科医生队伍建设关系医改全局[N]. 人民日报, 2010-10-22(15).
[49] 陈可冀. 21世纪老年学与老龄问题[M]. 北京: 中国劳动出版社, 2000: 2.
[50] 科技就在身边[N]. 人民日报, 2010-03-22(15).
[51] 斯同. 莫把老年人关在高科技门外[N]. 人民日报, 2010-12-06(20).
[52] 邬沧萍. 社会老年学[M]. 北京: 中国人民大学出版社, 1999: 472.
[53] 邬沧萍, 杜鹏. 我国21世纪人口老龄化的趋势和特点. 见: 中国科学院《我国人口老龄化的若干问题和建议》2001年附件一. 2002: 14.
[54] 宋毕. 百年中国人口[N]. 前沿科学, 2010, (1): 18-9.

原载：陈可冀，张亚群，洪国栋，桂世勋，杜鹏，陶立群，程上哲，邬沧萍. 积极应对我国老龄问题的建议 [J]. 中国老年学杂志，2012, 32(9): 1777-1784.

我国近五年老年医学研究进展

陈可冀　张国玺　吴　青　于普林

自 1999 年 5 月中华医学会第五届老年医学分会成立以来，共组织了全国性的学术会议 14 次，老年医学分会的专家们多次参加国外老年学和老年医学等相关的国际学术会议，并接待来访的国外专家和学者，同时与我国港澳台地区学术交流活动也有新的进展，2004 年在海南召开了有海内外华人参加的华夏老年医学学术会议。近年来，中华医学会老年医学分会专家和我国的老年医学工作者围绕老年医学的热点、难点开展了大量系统的研究工作，在基础研究、流行病学、临床医学等方面取得了较大的成绩，为防治老年性疾病作出了重要贡献，现从三个方面总结如下。

1 老年基础医学研究

1.1 衰老的生物学研究

衰老细胞的 DNA 甲基化改变可能是多种蛋白质参与的复杂过程。人体二倍体成纤维细胞（2BS）在衰老的过程中 P16 基因表达增高，提示细胞周期抑制因子 P16 对 2BS 的衰老起促进作用，并认为 P16 外因子Ⅰ的 SmaI 位点的甲基化水平改变可能与衰老过程中的高表达有一定的关联。在 2BS 衰老表达基因片段的筛选和特征分析的研究中发现，orc 和 yrc0.5kb 转录在维持细胞年轻状态中可能具有调节作用。应用 H2O2 诱发 2BS 衰老样变化的基因表达谱研究结果表明，有 123 种基因参与细胞周期进程、细胞代谢及蛋白质修饰、细胞外基质及细胞骨架蛋白的形成和调节、炎症反应等，并首次报道了 RBM4、FBX07、TOM1、TSSC3、hnRNP-K 等基因在 2BS 细胞衰老时的表达变化。最新建立的热量限制延缓体外细胞衰老模型证实了通过采用限制热量的方法可以延缓 2BS 细胞的衰老。

1.2 老年人神经系统疾病研究

轻度认知损害（MCI）的患者除记忆力显著减退外，定向力、语言能力和注意力也呈下降趋势，MCI 组的载脂蛋白（apo）E ε 4 基因的频率显著高于健康老年组，认为其与认知功能有关。阿尔茨海默（AD）患者海马的不同区神经细胞凋亡的情况有所不同，其海马雌激素受体 a（ERa）表达亦明显减少。AD 患者外周血 T 细胞端粒酶明显升高，巨噬细胞集落刺激因子（MCSF）在外周血清中的含量也明显升高，与痴呆程度呈正相关，提示 AD 患者的 T 细胞衰老加速，脑的免疫功能紊乱，炎症损伤增强，从而加速对神经细胞的损伤。淀粉样前体蛋白肽 17（APP17）具有营养和保护神经细胞的作用，可减轻 β 淀粉样蛋白（Aβ）对培养的人神经母细胞瘤 SY5Y 的毒性，在培养液中加入 APP17 可明显提高培养的神经细胞数量，降低乳酸脱氢酶（LDH）的漏出率，增加神经细胞的轴突长度和胞体面积及提高神经递质 3（NT3）的表达。中药复方调心方能够明显提高氧化损伤 AD 模型大鼠的空间学习记忆能力，并有提高神经细胞存活率，抑制神经细胞凋亡等作用。

1.3 老年人呼吸系统疾病的研究

老年慢性阻塞性肺疾病（COPD）患者并发肺部感染者血清白细胞介素 6（IL-6）、肿瘤坏死因子（TNF-α）研究结果表明 IL-6、TNF-α 和血清白细胞介素 2R（SIL2R）水平与 COPD 合并肺部感染严重程度有关，并且三者之间呈正相关，对其监测有利于疾病的分期和活动情况判断，可作为观察疗效和判断预后的可靠指标。在诱导分化促进肺癌细胞对化疗药诱导凋亡的敏感性研究中发现，维甲酸（RA）在体外能增加抗癌药依托泊苷（VP16）对肺癌细胞的生长抑制，并能促进肺癌细胞凋亡。通过流式细胞仪测定凋亡率，RA+VP16 组分别是单用 VP16 组和 RA 组的 2.8 倍和 2.2 倍，为提高疗效和降低药物毒副作用提供了理论依据。

1.4 老年人消化系统疾病的研究

应用基因芯片技术检测了萎缩性胃炎、非萎缩性胃炎、胃癌及癌旁组织基因表达谱，显示出不同病变有各自的特征和差异表达基因，聚类分析可以根据基因表达谱将病变准确归类，基因芯片证实胃癌的发生、发展涉及包括细胞周期、代谢、运动和信号传递等在内的多种复杂分子机制。应用 DDRT-PCR 方法设计制作了能反映胃癌特征基因变化的 cDNA 芯片，希望找到有价值的肿瘤标记物。一些研究评估了胃癌及癌前病变组织中微卫星不稳定性、survivin、DNA 甲基化酶、细胞间黏附分子、血小板衍生内皮细胞生长因子的表达，结果表明它们与肿瘤的生物学行为和病理分期有一定相关性。结肠癌的发生、发展分别与 Ki67、p53、MVD、TIMP1、VEGFmRNA、Kras 基因突变等相关，DNA 甲基化能对结肠癌相关基因表达产生不同的影响，组蛋白乙酰化能阻断癌细胞在 G1 期，癌基因和抑癌基因甲基化异常为肿瘤的防治提供了新的途径。

1.5 老年人泌尿系统疾病的研究和骨代谢研究

近年来对肾脏衰老相关基因表达谱进行了较为系统的研究，比较了成年大鼠与衰老大鼠肾组织的基因表达，发现 8192 个基因中，有 124 个基因在衰老大鼠的肾组织中表达异常，其中表达增强的基因有 71 个，表达下降的基因有 53 个，并从实验结果表明肾脏衰老与有害基因表达增强、有利基因表达下降有关。国内多家单位还开展了成骨细胞、破骨细胞体外培养的实验研究，建立了培养细胞功能检测指标，与骨质疏松防治药物的细胞药效评价相结合，对推进我国骨质疏松防治药物研究的进展有明显促进作用。已开始应用人体骨标本由松质骨培养成骨细胞，由骨髓诱导培养破骨细胞。细胞因子对骨细胞的调控仍是当前受重视的研究课题。

2 老年流行病学研究进展

2.1 明确了老年流行病学的任务

老年流行病学主要研究任务和范围应包括：①控制构成公共卫生问题的主要老年人常见病、多发病：如研究和确定老年人心脑血管疾病、呼吸系统疾病、恶性肿瘤、2 型糖尿病、原发性骨质疏松症、老年期痴呆、帕金森病等疾病的危险因素和保护因素，在有条件的地区对中老年人进行定期体检，防止某些严重疾病的发生；②积极在社区内倡导老年人健康促进活动；③老年保健及社区卫生服务模式研究：社区卫生服务一般由街道医院、卫生站、街道办事处共同组织，为老年人医疗、护理、康复、健康教育、定期体检、家庭病床等服务，应探索一种适合我国国情的社区卫生服务新模式；④研究提高老年人生活质量的措施并评价其效果：老年学和老年医学的奋斗目标不仅是为了延长老年人的寿命，更重要的是提高老年人的生活质量，对老年人生活质量进行调查、评估、并采取有效措施改善老年人生活质量是老年流行病学的重要课题；⑤积极开展社区综合防治试点研究：在示范社区内对主要的老年人疾病进行监测，通过监测获得较准确的发病率、致残率、致死率和有关危险因素等的资料，在社区内针对主要老年人疾病的危险因素和保护因素开展综合性防治的前瞻性研究；⑥将现代流行病学及卫生统计学方法应用于老年医学研究：如确定老年医学的研究重点，评估老年医学研究课题是否科学、合理、可行，对老年人合理用药、老年人营养保健品、传统的保健方法等进行科学的评价和验证；⑦继续对长寿地区和长寿老人、百岁老人开展长寿调查；⑧积极开展老年人健康教育：老年人健康教育应包括老年人本身及其家属、基层医护人员、高层医护人员以及从事老年卫生工作的行政管理干部、决策者、促进老年人健康方式和健康行为，提高老年人的自我保健水平；⑨协助政府部门和社区决策者们建立老年卫生工作的计划。

2.2 明确了老年卫生服务的重点人群

①高龄老人；②独居老人；③丧偶老人；④新近出院的老人；⑤老年精神障碍者。在社区内积极探索适合老年保健的服务方式，鼓励、引导开展家庭访视、家庭病床、健康教育、生活护理、临终关怀等服务形式。倡导有条件的城市结合本地的需要和可能，开设老年医院、老年病专科门诊、老年保健中心、白天医院、托老院等，以充实老年医疗保健服务内容。

2.3 开展了健康教育和健康促进活动

从老年人已经形成的健康实际出发，做好对慢性病的早发现、早诊断、早治疗；对已患有慢性病的老年人要防止残疾、促进康复，从社会、环境、心理等各方面进行综合干预，开展不同形式健康教育积极鼓励人们在生命的各个时期采取健康的生活方式，以延缓衰老，维持老年人的躯体活动自主，降低残疾率。

2.4 进行了全科医生和社区康复护理人员的培养

随着社区卫生服务向纵深发展，必须加速培养一支名副其实的全科医生队伍，这样才能提高社区卫生服务的内在质量。可依托医学院校和大、中型医院，对有一定学历的在职医生实施全科医学培训；培训高素质的社区卫生人才。对已取得中专、大专文凭的康复护理的护士进行社区康复护理理论学习和实践能力的培养。

2.5 加强了老年疾病的防治研究

特别注重在实践中建立简便易行、切实有效的慢性病预防干预措施的研究，开展心脑血管病、肿瘤和糖尿病等老年常见病的新药研制和先进治疗方法的研究。加强老年心理、精神和康复的研究，重视临终关怀的医学伦理学、政策性研究，推动支持适应老年人口卫生服务需求的政策制定与实施工作。

3 老年临床医学的研究进展

3.1 对老年心血管疾病危险因素集聚的认识及干预

研究表明，心血管疾病危险因素按干预后的效果及证据强度将危险因素分为5类，其中Ⅰ类包括高血压、高胆固醇（TC）、高低密度脂蛋白胆固醇（LDL-C）和吸烟，已被证实并经干预治疗可降低心血管疾病的发生；Ⅱ类包括糖尿病、肥胖、高甘油三酯（TG）和绝经后妇女，经干预治疗后可能降低心血管疾病的发生，但定量关系不明确；Ⅲ类包括高半胱氨酸血症、脂蛋白a（Lpa），干预后可能会降低心血管病；Ⅳ类包括年龄、性别、早发心血管疾病家族史，是不可人为改变的因素；Ⅴ类包括C反应蛋白、血浆纤维蛋白原、高尿酸血症等，是目前受到研究重视的因素。我国多项研究结果显示，危险因素的存在及其在个体的集聚在老年人中普遍存在。我国提出了多种危险因素并重的综合干预的策略，其中尤以控制血压、超重、血糖、血脂异常和戒烟为重，并已初见成效。吸烟、饮酒和不参加体育锻炼等呈下降趋势，但高血压、糖尿病、冠心病等有较大幅度的上升，尚未达到期望的非传染性疾病出现下降趋势的总体目标。

3.2 高血压、高脂血症的治疗与达标

我国的高血压患者数已大于1.6亿，老年人高血压的发病率占高血压患者的60%～70%，我国高血压的知晓率、治疗率与控制率虽在不断提高，但与指南的要求仍有巨大差距。血压的控制模式也已逐渐发生了变化，既往从对舒张压治疗的重视逐渐转变为对高血压患者收缩压及脉压控制的关注。收缩期高血压患者多发生在老年人，而老年人以容量性高血压多见，因此，收缩期高血压的控制常以钙离子拮抗剂及利尿剂为常选的药物。2003年的欧洲高血压指南公布，二氢吡啶类钙拮抗剂（CCB）的适应证为收缩期高血压及老年人高血压。但单种降压药在老年收缩期高血压的达标率仅为50%～70%，许多患者需要两种以上的药物联合应用才能有效地控制血压，其中血管紧张素转换酶抑制剂（ACEI）、血管紧张素Ⅱ受体拮抗剂（ARB）与利尿剂的联合应用，CCB与β-受体阻滞剂的联合及CCB与ACEI、ARB的联合应用均可以

提高血压的控制率，同时具有较好的器官保护作用。目前，对收缩期高血压的治疗及脉压的改善已得到临床上的充分重视。老年人降压目标，按美国国家联合委员会关于高血压预防、检测、评估与治疗第七次报告（JNC7）或欧洲高血压指南要求，应＜140/90 mmHg。要重视收缩压（SBP）的降低，对合并有糖尿病或慢性肾脏疾病的老年患者，血压也以降至 130/80 mmHg 以下为宜。近期也有学者提出对于老年人单纯收缩期高血压的降压目标应为：SB*P*＜140～150/＜90 mmHg、舒张压（DBP）不＜65 mmHg 为宜。无论是 JNC7 还是欧洲高血压指南都强调老年人降压治疗药物应从小剂量开始，缓慢进行，尤其是对衰弱的老年人，以避免快速降压带来的不良反应。在降压过程中要注意老年人的反应，不仅要调整降压的幅度，还要控制降压的速度。

血脂异常与动脉粥样硬化性心血管疾病的关系密切，治疗性生活方式改变仍被认为是最经济、有效地降低 LDL-C 的方法。血脂异常患者是否需要药物治疗应从危险性及收益两方面考虑，危险性越高者药物治疗的收益越大，对只有 0～1 危险因素者，费用高而收益较少。对急性冠状动脉综合征早期开始他汀类药物调脂治疗可明显改善预后，冠心病危险性较高时，药物治疗非常有效。对于冠心病的危险因素分层调脂治疗理想目标值的研究较多，临床上对稳定性冠心病患者积极调脂治疗可减少对血管重建的需求，对已经接受血管重建治疗的患者，强调血管重建后联合强化调脂以全面改善心血管病的预后，确立了调脂治疗在冠心病综合治疗中的地位。

对于老年患者进行冠状动脉造影术和经皮经腔冠状动脉成形术（PTCA），已成为常规诊断手段和相对安全有效且可接受的治疗措施；冠状动脉分流移植术（CABG）已越来越成为有严重心肌缺血症状和有严重冠状动脉病变而左室功能尚好的老年冠心病患者的治疗选择。开始重视周围血管病、老年代谢综合征的临床研究及干预治疗。

3.3 老年人脑血管病

初步规范了急性缺血性脑血管病高血压处理原则，收缩压＜220 mmHg，舒张压＜110 mmHg 不需要降压治疗；收缩压＞220 mmHg，舒张压＞110 mmHg 需要降压治疗。平均血压（收缩压＋舒张压）乘 2 除 3 后，＞130 mmHg 要小心用降压药。患者脑梗死后减少脑梗死体积的治疗原则：①小血管疾病，阿司匹林、噻氯吡啶（ticlopidine）和氯吡格雷；②大血管疾病，肝素、低分子肝素和华法令；③颈动脉狭窄 70%以上，伴有脑血管的症状治疗，应进行内膜切除术＋阿司匹林或噻氯吡啶或氯吡格雷预防治疗，老年人全身情况差时可考虑支架治疗；④颈动脉狭窄 60%以上而无症状的卒中患者进行内膜切除术有利于预防，视健康情况可考虑支架治疗。对于老年痴呆、帕金森综合征的研究正在逐步引向深入。

3.4 老年人呼吸疾病

慢性阻塞性肺病（COPD）仍是老年人的多发病，2002 年重新修订了《中国 COPD 诊治指南》，将以往诊断为慢性支气管炎或肺气肿但无气流受限者列入 COPD 高危人群范畴，同时又指出它是由肺部对有害颗粒或气体对肺部作用而引起的异常炎症反应，强调了 COPD 的气道炎症特性，指出 1 秒钟最大呼气量（FEV1）＜80%预计值和 FEV1/ 最大肺活量（FVC）＜70%是诊断气流受限的敏感指标，并将其作为病情严重程度分级的依据，规范了 COPD 的临床治疗方案。无创机械通气在临床迅速而广泛地应用，在治疗老年 COPD 所致的急、慢性呼吸衰竭起了十分重要的作用。研究表明与有创通气相似，只要使用得当，无创通气对呼吸衰竭患者也可以提供有效的呼吸支持，在 COPD 急性发作引起的呼吸衰竭中，无创通气的应用可显著减少气管插管的使用及并发症的发生，缩短住院时间。结核病发病率的回升再次引起了人们广泛关注，耐多药结核病病例的出现给结核病的控制、治疗及预后带来了新问题，呈现出以化疗为主、多种疗法为辅的状态，并提出加速督导下短程化疗（DOTS）；预防耐药菌株的发生，广泛地推行 DOTS，以减少耐药菌的发生。对睡眠呼吸障碍的治疗仍在探索之中，药物治疗仍不肯定，恢复和增强咽部扩张肌的功能成为治疗阻塞性睡眠性呼吸暂停低通气综合征的新策略，持续气道正压通气的疗效已得到公认。

3.5 老年人消化系统疾病

流行病调查资料显示，我国老年慢性胃炎的患病率达85%，其中慢性萎缩性胃炎占55%以上。老年反流性食管炎检出率是中青年的2倍，约1/3伴有食管裂孔疝。老年人消化功能随增龄逐渐减退，又患有多种其他系统疾病，需口服药物治疗，多种药物相互作用对胃黏膜的损伤和功能的影响不容忽视。对老年胰腺炎、胰腺癌的临床特点及预后研究的结果提示，老年胰腺炎以胆源性为主，临床症状缺乏特异性，伴发疾病多，诊断与治疗的复杂性大，并发症发生率高；胰腺癌的恶性程度高、进展快，绝大多数患者就诊时已属晚期。呼吁重视老年胰腺疾病的早期发现，早期治疗。

3.6 老年人肾脏疾病

随着对肾脏病分子水平及基因水平研究的深入，对许多肾脏病发病机制的认识有了很大提高，各种血液净化技术的进步，明显延长了老年尿毒症患者的寿命，并对内科领域许多疾病，如多脏器功能衰竭、严重水肿等治疗开辟了新途径。有关病因研究，发现缺血性肾病可能是中老年人（尤其老年）慢性肾功能衰竭的重要原因之一。有学者提出，肾内动脉的各级分支狭窄或阻塞所引起的肾脏病变都可以看作缺血性肾病的范畴；另一些学者则认为动脉粥样硬化引起的肾小动脉阻塞，是动脉粥样硬化性肾病的一种表现等。由此可见，缺血在慢性肾脏病变发病机制中有其不可忽视的重要作用。临床上对于对某些有临床线索的患者，则应进行相关的实验室检查以及影像学检查。对于单侧肾动脉狭窄，ACEI类的应用可加速肾萎缩及纤维化，药物性患肾切除；从而保护对侧灌注正常的肾脏功能，并有利于血压的控制；但若还考虑通过手术或介入治疗挽救病肾，则一般禁用ACEI类。其他如控制高脂血症、糖尿病、吸烟等危险因素亦有一定帮助。

3.7 老年人骨质疏松

老年人骨质疏松患病率高于年轻人，尤其老年女性，70岁以上的老年妇女可高达60% ~80%。研究结果显示，青中年的骨矿含量及峰值骨密度的高低直接对老年人骨质疏松的患病率造成影响，提示骨质疏松的防治工作应从青少年开始，对于老年人群进行规范的行之有效的干预措施也是十分重要的。随着对老年骨质疏松症研究的不断深入，对骨质量、骨转换及骨力学在骨质疏松诊断中的意义予以高度关注。我国开展了骨细胞生物学实验研究，先后建立了成骨细胞和破骨细胞体外培养技术及生物学功能检测方法。相关候选基因多肽性与骨质疏松关系的研究也正在逐渐深入。

原载：陈可冀，张国玺，吴青，于普林．我国近五年老年医学研究进展[J]. 中华老年医学杂志，2005, 24(5): 325-328.

《四库全书》中的延年益寿文献探论

李良松　陈可冀

《四库全书》是中国古代规模最大的一部丛书。该书于 1772 年开始编修，至 1782 年才编纂初成，共收录古籍 3 503 种、79 337 卷。全书分经、史、子、集四部，故名四库。在《四库全书》中，论及“延年益寿”有 124 条、论及“延年”有 7 287 条、论及“益寿”有 370 条、与延年益寿有关的内容达 5 万多条，总计约 300 多万字。现就《四库全书》中的延年益寿内容论述如下。

1 儒家之益寿文献

儒家崇尚“礼乐”和“仁义”，提倡“忠恕”和“中庸”之道。主张“德治”、“仁政”，重视伦常关系。在儒家十三经及其注疏、诠释的文献中，收录了大量的“益寿”内容。

1.1 德为长寿之根本

儒家十分重视人的德行，并将之与养生有机地结合起来。《陈氏尚书详解》卷三十五指出：“有德者寿命必长，无德寿命必夭。”《古微书》卷十一亦载：“君臣和，得道叶度，则日月大光明，天下和平。上下俱昌，延年益寿。”

1.2 政通人和才能长寿

《新书》卷一载“晏子曰：唯以政顺乎为神，可以益寿。”《古微书》卷二十四载“行中道天门之间，则天下大安，五谷丰登，人主益寿之兆。”前者指施行仁政者可以长寿，后者讲到了天道与人道。

1.3 寿亲养老是儒家的重要思想

寿亲指让亲人健康长寿，养老指让长辈得到调养。《寿亲养老新书》是儒家有关老年健康与保健的代表作。是书分为 15 个部分，即饮食调治、形证脉候、医药扶持、性气好嗜、宴处起居、贫富分限、戒忌保护、四时养老总序、春时摄养、夏时摄养、秋时摄养、冬时摄养、食治养老序、食治老人诸疾方、简妙老人备急方。该书是一部专门论述老年医学的代表作，对后世老年医学的发展产生了积极的影响。

1.4 诠释五经中的延年益寿思想

《诗缵绪》卷九载“南山有台，北山有莱。乐只君子，邦家之基。乐只君子，万寿无期。南山有桑，北山有杨。乐只君子，邦家之光。乐只君子，万寿无疆……诗凡五章，皆言德寿。”前部分为《诗经》的原文，后半部分为作者对诗文的理解，即“皆言德寿”也。

2 道家之益寿文献

广义的道家包括道家和道教。道家是中国先秦时期的一个思想派别。代表人物有老子、列子、庄子等。道教由张道陵于东汉时期创立，主要是奉太上老君为教主，并以老子的《道德经》等为重要经典。道教的主要宗旨是追求长生不死、得道成仙、济世救人。道教以“道”为最高信仰，认为“道”是化生中原万物的本原。在《四库全书》，收录了大量道家延年益寿之文献，略述如次。

2.1 道家人物与延年益寿

《四库全书》中记载了彭祖、张三丰、安期生、陈抟等道家人物的养生史料，现举彭祖和陈抟为例。《蜀中广记》卷七十四载“彭祖姓籛名铿，帝颛顼之玄孙也。殷末已七百六十七岁而不衰，专好恬静，不卹世务，不营名誉，不饰车服，唯以养生治身为事。”《宋朝事实》卷七载：“抟之炼气养神，颇得其要。……入静炼心，修真积累，其功数盈之后，泥丸百节之神灵通，而自同于圣，天堂妙药，无所不至。”

2.2 道家功法与延年益寿

《四库全书》关于道家延年益寿功法的记载主要体现在《云笈七签》。《云笈七签》有小道藏之称，收录有关道家养生的文献十分丰富。现择《服气胎息诀》而论之。诀曰：“精者，气也；气者，道也。先叩齿三十六通，右转头匝，如龟引颈，其胎息上至咽喉，即咽之，如此三遍。方闭口，以舌内外摩料，取津满口漱流，昂头咽之，上补泥丸。泥丸，即昂头是也；下润五藏。老子曰：甘雨润万物，胎津润五藏。昼夜不寐乃成真人。上致神仙，下益寿考。在身所有疾苦，想气送至，所苦处即愈。真气逐浊气，上冲下泄，觉神清爽，则气自冲和。故圣人有言：夫人在气中，气在人中，人不离气，气不离人，人得气而生，因失气而死。死生之理，尽在气也……”诀中的咽津、引颈、修真、排浊等养生延年之方法，至今仍为道功的最基本内容。对于内丹的修炼，书中也有详尽的记载。

2.3 道家外丹与延年益寿

《抱朴子内外篇·内篇》卷一谓“又康风子丹法：用羊乌、鹤卵、雀血，合少室天雄汁和丸，内鹄卵中漆之，内云母，水中百日，化为赤水，服一合，辄益寿百岁，服一升千岁也。”

2.4 草木精华与延年益寿

道家对于本草与养生延年也有较多的记载，认为草木乃天地之精华，长服可以益寿。《太平御览》卷六百七十一谓：“《上元宝经》曰：子食草木之王，气与神通；子食青烛之津，此之谓也。此太素所传……耳目聪明，行步轻捷，能隐化遁变，长服益寿。”

2.5 以益寿为喻，说明人生、社会和治国的道理

程颐认为，神仙之说，不可全信，也不可不信，就炭火一样，有风则火旺，密闭则火少。《二程遗书》卷十八曰“问：‘神仙之说有诸？’曰：‘不知如何？’若说白日飞升之类，则无。若言居山林间保形炼气以延年益寿，则有之。譬如一炉火，置之风中则易过；置之密室则难过，有此理也。”益寿与治国、做人道理相同，国泰民安则君臣可得长寿。

3 佛家之益寿文献

佛是一个理智、情感和能力都同时达到最圆满境地的人格，能够臻致自觉、觉他、觉行圆满的境界。由于《四库全书》不收录佛教的经籍，故有关佛教养生的内容比较少，归纳起来有如下 4 个方面。

3.1 因果、功德与延年益寿的关系

做功德是善因，必将得长寿之善果。《法苑珠林》卷三十七谓：“唯作功德可以益寿。”

3.2 宏愿、清净与延年益寿的关系

《文宪集》载“唯愿法界有情，或见或闻，证入杂华藏海；证入杂华藏海已，即得六根清净；得六根清净已，即得自性清净；得自性清净已，即得四天下微尘，刹土中一切众生，皆悉清净。”

3.3 诋毁佛法无益于延年益寿

未谙佛理，诋毁佛教，妄言佛教对延年益寿无益、对扶危济困无助，这千古之奇冤，是对佛教最大的误解。佛教认为，凡事都有定数，此乃天意，非人力可为之也。《弘明集》卷一谓“庄周有云：达命之情者，不务命之所无。奈何审期分之，不可迁也。若令性命可以智德求之者，则发旦二子，足令文父致千龄矣……且夫熊经鸟曳，导引吐纳，辍黍稷而御英蘂，吸风露以代糇粮，俟此而寿，有待之伦也！斯则有时可夭，不能无穷者也。沙门之视松乔若未孩之儿耳，方将抗志于二仪之表。延祚于不死之乡，岂能屑心营近，与涓彭争长哉？”

3.4 皈依三宝延年益寿

供养佛、法、僧是古代名人的文化传统。《两宋名贤小集》卷二十一之“赠华山何学士致仕”写道：三峰同鹤住，半俸与僧分。益寿药难得，朝元香自焚。”

4 益寿药物的记载

《四库全书》中记载了大量有关延年益寿的药物。归纳起来有两大方面是子部医家类中的益寿药物，二是子部其他门类及经、史、集部图书中的相关记载。

4.1 本草文献中益寿药物

在历代本草文献，论及益寿功用的重要中药有：忍冬、云实、雄黄、石钟乳、牡丹、马齿苋、人乳汁和秋石等。涉及植物类、矿物类、动物类等。其中秋石属于现代的激素类，在某些方面确有延年益寿之功。《本草乘雅半偈》卷十载：“秋石，气味咸温，无毒。主滋肾水，养丹田，返本还元，归根复命。安五藏，润三焦，消痰欬，退骨蒸，软坚块，明目，清心，延年益寿。”

4.2 方书与医书中的益寿药物

在历代方书和医书中记载了鹿角胶、钟乳粉等益寿之药。《景岳全书》卷四十九云“鹿角胶，味甘咸，气温。大补虚羸，益血气，填精髓，壮筋骨，长肌肉，悦颜色，延年益寿。疗吐血、下血、尿精、尿血及妇人崩淋、赤白带浊，血虚无子，止痛安胎，亦治折跌损伤，疮疡肿毒，善助阴中之阳，最为补阴要药。”

《太平惠民和剂局方》卷五曰：“成炼钟乳粉，主五劳七伤，欬逆上气。治寒嗽，通音声，明目益精，安五藏，通百节，利九窍，下乳汁，益气补虚损，疗脚弱疼冷，下焦伤竭。强阴，久服延年益寿，好颜色，不老，令人有子。”

4.3 其他文献中的益寿药物

4.3.1 荔枝

《式古堂书画汇考》卷十曰“荔支，食之有益于人。《列仙传》称：有食其华，实为荔支。《仙人本草》亦列其功。葛洪云：蠲渴补髓。所以唐羌疏曰：未必延年益寿。盖云虽有其传，岂果能哉？亦谏止之词也。或以其性热，人有日瞰千颗，未尝为疾，即少觉热。以蜜浆解之。”

4.3.2 茯苓

《式古堂书画汇考》，卷五十五云“闻道茯苓能益寿千年，采食以为期”。

4.3.3 五加皮

《御定佩文斋广群芳谱》卷一百云：“五加……能去风湿，壮筋骨，顺气化痰，添精补髓。久服延年益寿，功难尽述。王纶《医论》云：风病，饮酒能生痰火，惟五加皮一味，浸酒日饮数杯，最有益。诸浸酒药，惟五加皮与酒相合，且味美也。”

4.3.4 萃、蘁

《黄氏日抄》卷五十六载，萃与蘁，分为食之杀人，合并食用则能延年益寿。其谓“别类草有萃有蘁，独食之则杀人，合而食之则益寿。”

4.3.5 神桃

《齐民要术》卷十载“《神异经》曰：东方有树，高五十丈，叶长八尺，名曰桃。其子径三尺二寸，小核，味和，食之令人益寿。”

4.3.6 云芝英

据载，与其他草药合并使用或用于炼丹，可令人延年益寿。《云笈七签》卷一百六曰：“凡七种，先取菖蒲根煑浓，作酒使清淳……可先服食众草药：巨胜、茯苓、术、桂、天门冬、黄连、地黄、大黄、桃胶及皮、任择焉。虽服此药，以得其力。不得九转神丹金液之道，不能飞仙矣。为可延年益寿，亦辟其死也。”

5 益寿方剂的记载

在《四库全书》中，记载了100多首延年益寿方剂。这些医方，既有出自宫廷，也有出自民间；既有组方严谨、用药规范，也有言独门偏方、用药独特。现择要而论之。

出自《外台秘要》之方有古今录验曾青丸；出《太平惠民和剂局方》有玉露丸、玉霜丸；出自《传信适用方》有俞山人镇心丹；出自《三因极一病证方论》有窦朝议经进仙酒方、小金丹；出自《世医得效方》有鹿茸大补汤、资生大造丸、延年却病方、十补圆、辟谷凝灵膏；出自《出卫生家宝方》有祛风丸、茯苓人参散；出自《御药院方》有神功七宝丹、二灵丹、何首乌丸、草灵丹、八物肾气丸、巨胜丸（一名乌银丸）；出自《普济方》有菟丝子丸、地仙丸、通神三灵丸、应验打老丹、茯苓丹、何首乌丸、补肝散、菖蒲丸、镇心丹、养老延年服茯苓方、神仙服松柏叶、神仙服菊花延年不老方、神仙延年不老饵菊花方、辟谷山精饼、辟谷山精丸、辟谷仙术丸叶、辟谷枣术丸、辟谷仙术茯苓丸、辟谷驻颜秘妙方、辟穀白术丸、辟谷黄精地黄丸、治卒绝粮饥惫欲死、四壁柜朱砂法；出自《十便良方》有仙茅丸；出自《圣济总录》有草还丹、山芋四倍丸、神仙灵妙丹、神仙益寿二气丹；出自《本事方》有八仙丹；出自《直指方》有补骨丹、延寿丹；出自《瑞竹堂经验方》有：草还丹、金锁丹；出自《经效济世方》有软朱砂延寿水仙丹；出自《如宜方》有人参固本丸；出自《医学切问》有三仙丹；出自《圣惠方》有钟乳酒、淮南王辟谷登仙秘要方、黄精酒、菊花酒；出自《赤水元珠》有益寿地仙丹、班龙丸、御院琼玉膏；出自《先醒斋广笔记》有白蒺藜丸（治聋）；出自《景岳全书》有（青藝仙传班龙丸、还元丹（一名延年益寿不老丹）、七宝美髯丹；出自《兰台轨范》有七宝美髯丹（邵应节）；出自《遵生八笺》有菖蒲酒、金水煎、河上公服芡实散方等。

关于延年益寿之方剂，以文献记载的主要功效为准。凡明确记载具有延年益寿、疗治癖羸弱、秘精坚髓、延年保命、却老还童、安魂定魄、轻身壮阳、益寿住世、添精补髓、益气生血、和血驻颜、补益真元、固精实髓、通畅百脉、驻颜轻身、延年益寿、闭固天癸、延年保命、开益智慧等功效，能治诸虚不足、真气虚惫、下焦伤竭、一切虚损、精神困倦、颜色枯槁、真气虚损、元气虚损、面色黄瘦、多睡少力、精神恍惚、脏腑衰惫、面色萎黄、牙齿疏落、眼目昏暗等病症，而且有令人耳目聪明、筋力强壮、肌肤悦泽、气宇泰定作用的医方。如玉露丸。出见《太平惠民和剂局方》卷五。其曰：“治真气虚惫，下焦伤竭，脐腹弦急，腰脚软痛，精神困倦，面色枯槁……阳事不举。久服续骨联筋，秘精坚髓，延年保命，却老还童，安魂定魄，换肌秘气，轻身壮阳，益寿住世。”

6 益寿诗文的记载

诗以言志，诗歌是灵魂的窗户，是情感的真实流露，好的诗歌能够激励人生、催人奋进，从而达到养生保健、延年益寿的效果。在《四库全书》中，记载了大量有关延年益寿的诗作，现择要而论之。

6.1 楚辞中的益寿内容

屈原的益寿论述，主要表现在《远游》当中，他的养生思想，一是重视“精气”推崇“道”说“内惟省以端操兮，求正气之所由”、“保丰神明之清澄兮，精气入而粗秽除”。其次是主张恬淡虚无、顺应自然，“漠虚静以恬愉兮，澹无为而得”。再次是加强内气功的锻炼，“飡六气而饮沆瀣兮，漱正阳而含朝霞”。

6.2 汉魏六朝诗文中的益寿内容

《东汉文纪》卷三十二载“富贵安宁，子孙蕃昌。增年益寿，与师命长。”《宋书》卷二十一载曹操诗曰：神龟虽寿，犹有竟时。腾蛇乘雾，终为土灰。骥老伏枥，志在千里。烈士暮年，壮心不已。盈缩之期，不但在天。眷怡之福，可得永年。幸甚至哉，歌以咏志。”

6.3 唐代诗歌中的益寿内容

《御选唐诗》卷二十六载“劲节凌冬劲，芳心待岁芳。能令人益寿，非止麝含香。”延年益寿的题材范围十分广泛，有儒家的性、道家的身、佛家的心、医家的术以及山水情怀、音律雅歌、食疗药膳等。所有这些，在唐代的诗作中都有生动的描述。“精气神，不老药。静里全，明中报”这是吕洞宾的见解；“身作医王心是药，不劳和扁到门前”这是白居易的观点；“唯有达生理，应无治老方”，这是刘禹锡的认识。所有这些，构筑了唐诗有关修身养性的思想基础。在养性方面，杜甫曰：“礼宽心有适，节爽病微瘳。”白居易亦谓“儒教重礼法，道家养神气”、“宠辱忧欢不到情，任他朝市自营营”。在医家养生方面，主要有练养生法、服养生药和食养生物。张籍的“案头行气诀，炉里降真香”、白居易的“闭目常闲坐，低头每静思。存神机虑息，养气语言迟”讲的是内气的修炼；权德舆的“体羸谙药性，事简见心源”、刘禹锡“医王有妙药，能乞一丸无”、白居易“合和新药草，寻检旧方书”、张籍“药看辰日合，茶过卯时煎”讲的是养生的方药；李华的“琼浆驻容发，甘露莹心灵”、严维的“药补清羸疾，窗吟绝妙词”、王建的“慎勿多饮酒，药膳愿自强”讲的是饮食的调养。精神因素十分重要，有好的方法、好的药物、好的食品，但如果没有好的心情，也达不到养生的效果。“闲谈胜服药，稍觉有心情”（白居易）说的就是这个道理。

6.4 宋代文集中的益寿内容

《骑省集》卷二十六载“天地之气，宣以名山，阴阳之英，融为温泉，圣人用之，益寿延年。”《梁溪集》卷三载：“绕齿颊之清甘，涤肺腹之埃尘，析酲愈病，益寿延年。”卷九又曰：“紫芝多产白玉峰，服食益寿增明聪，人间采茹未易得，怅望古曲来悲风。”

6.5 金元文集中的益寿内容

《桐江续集》卷三十三载“延年益寿古有之，生而不死决无是也。”《墙东类稿》卷九曰：“金陵城阙势龙蟠，揽镜时时发浩叹。受禅老臣应恨晚，更求益寿饵金丹。”《九灵山房集》卷二十四云“益寿乏丹木，养生疑绛宫。”《御定曲谱》卷二云：“人无百岁人，枉作千年计。将眉间闷锁开，把心上愁绳系，是延年益寿的理。”

6.6 明代文集中的益寿内容

《春草斋集》卷四载：“荡磨保啬勿怠荒，延年益寿至无疆。”《椒邱文集》卷十二云“采青城之芝，饵巴穴之丹，寻金马碧鸡之神，而后能延年益寿也哉。”《东园文集》卷三曰：“自古圣贤，不过修身行法，顺之而不违，庶几可以转祸为福、益寿延年于万一也。自此之外，更无他术。”《檀园集》卷四云“同欢荆树三株老，益寿蒲觞九节香。鹤发如霜颜似玉，疑君肘后有丹方。”

6.7 清代文集中的益寿内容

清代有关延年益寿之要事，当首推康熙皇帝之千叟宴。参加千叟宴有 3000 多人，其中不少为古稀以上的高寿老人，他们有感于皇恩之浩荡，当场赋诗以表达自己内心的喜悦和欢庆。《钦定千叟宴诗》共 36 卷，收集诗作上千首，其中有不少涉及延年益寿之内容。卷二载“启长筵式陈广乐，千叟齐龄万年调。”卷十三载“圣寿无疆还益寿，合龄廿万叟三千。”有清一代，也有的学者对长生不老持谨慎的态度。《陈检讨四六》卷十九云“瑶姬鲜益寿之方，玉女乏长生之术。”

7 益寿的神话与传奇

在《四库全书》中，载录了不少有关延年益寿的神话故事。现择要而论之。

7.1 彭祖与商王论长寿之道

《太平御览》卷六百六十八载“商王闻彭祖有道，拜为大夫。每称疾闲居，不预政事。服云母粉、麋鹿角、水精，常有少容。性深静，不自言。有道士诣问莫之告，王于掖庭立华屋紫阁，使祖居之，问延年益寿之道。”《云笈七签》卷三十四云“彭祖者，殷大夫。历夏至商，比年七百。常食桂，得道导引法。云导引除百病、延年益寿要术也”。

7.2 赤松子的长生之道

《云笈七签》卷三十四曰：“赤松子者，神农时雨师。能随风上下。至高辛氏时犹存。导引术云：导引除百病，延年益寿。朝起布席，东向为之，息极乃止。不能息极，五通止此。自当日日习之，久久知益。”

7.3 汉武帝谈崇神益寿事

《太平御览》卷八百八十二载“《汉武故事》曰：上祀大畤时夜光明，照长安城如月光上。以问东方朔，此何神也？朔曰：此司命之神，总鬼神者也。上曰：祠之能令益寿乎？对曰：皇者，寿命悬于天，司命无能为也。”

7.4 隐士与益寿

《独醒杂志》卷七载“涪陵憔定，字天授。幼学释氏，伊川之贬涪也，始尽弃其学而学焉。伊川教以中庸诸书，多有颖悟。后伊川得归，天授送至洛中而返。靖炎间兵戈扰攘，天授尚无恙。一日忽弃家隐于青城山，莫知所终。方士为余言：今或有见之山中者，不知天授之年又几何矣。伊川尝谓：道家白日飞升之类则无，若山林间保形练气以延年益寿则有之。审如是，则天授诚不死矣。”

8 历代帝王与益寿

历代的封建帝王，对延年益寿都十分注重。在二十四史的帝王纪传中，可以看到许多有关延年益寿的内容。现将《四库全书》的史部文献中有关益寿之文献略述如次。

8.1 更改年号与益寿

《前汉书》卷七十五载：“汉历中衰，当更受命。成帝不应天命，故绝嗣。今陛下久疾变异，屡数天所以谴告人也。宜急改元，易号乃得延年益寿。”

8.2 戒色与益寿

《续资治通鉴长编》卷四百三十六载“历观前世之主，鲜有不以声色为累。至于近之太早，御之无节则，又不能保固真源，增益寿考，圣贤所戒，可为寒心。”

8.3 德政与益寿

《广博物志》卷三十六与《绎史》卷七十七下均载“惟以政与德顺乎，神为可以益寿。”

8.4 康熙之益寿格言

康熙认为，喜庆能驱愁，快乐可益寿。《圣祖仁皇帝庭训格言》曰“今荷朕恩礼归家，各以告其子孙，借此快乐，以益寿考，即养生之道也。”

8.5 祭祀与益寿

在汉代，建有益寿馆延寿馆，以此作为沟通神人之处所。《汉书・郊祀志》：“武帝甘泉作益寿延寿馆，太史公作益延寿观。近岁雍耀间，耕夫有得古瓦，其首作益延寿三字，瓦径尺，字书奇，古即此观当时瓦也冻观余论。”

8.6 饵丹石不能益寿

《资治通鉴》卷二百八十三载：唐主谓璟曰：“吾饵金石，始欲益寿，乃更伤生，汝宜戒之，是夕殂。”

8.7 其他益寿言行

《世宗宪皇帝上谕内阁》卷十三载：“皇考所遗，朕年尚壮，尔等大学士所应为之事，尚可勉力代理。尔等安乐怡养，心力无耗，得以延年益寿，是亦朕之惠也。此等小事，犹非所重。”

9 其他益寿内容

在《四库全书》中，延年益寿涉及经、史、子、集的方方面面，有不少的内容为上述八个方面所难以涵盖。如天文学、食疗、药枕、祭祀、惩恶扬善、姓氏背景等与延年益寿的关系，在《四库全书》中都有较为全面细致的记载和论述。

从上述的延年益寿文献的整理分析可以看出，经、史、子、集诸部文献载录了丰富的延年益寿史料，为研究和探讨老年医学和养生文化奠定了坚实的理论和文献基础。因此，从《四库全书》的视角来探讨古代延年益寿思想，具有积极的文献价值、史料价值和实用价值，值得进一步发掘、整理和研究。

参考文献

[1] 纪昀编纂. 文渊阁四库全书(1～79337卷)[M]. 台北: 台湾商务印书馆股份有限公司, 1986: 3.

原载：李良松，陈可冀．《四库全书》中的延年益寿文献探论 [J]. 天津中医药，2017, 34(8): 505-509.

从老年人冠心病治疗策略演变评价血脂康临床应用前景

刘之椰　徐　浩　陈可冀

冠心病是严重威胁老年人群身体健康和生命的主要疾病之一，老年人冠心病有其独特的临床特点，如不稳定性心绞痛多，预后差；多支血管病变、复杂病变、弥漫和钙化病变较多；陈旧性心肌梗死多；左室功能受累多；并存病较多；不典型心绞痛发生率较高；并存糖尿病多；严重心律失常多；病死率高。老年人冠心病治疗目的主要为缓解症状，改善功能，提高生活质量及降低病死率。近年来，随着医学研究的不断进步，对于老年人冠心病防治策略有了更深入的认识。

1 从重视管腔狭窄到重视易损斑块

血管腔狭窄程度是否能够真正代表冠心病的严重程度，一项相关研究表明，68%冠心病事件发生在管腔狭窄＜50%的血管中，86%冠心病事件发生在管腔狭窄＜70%的血管中。冠心病的形成是一个缓慢的过程，常需要 20~30 年，甚至更长时间。但斑块破裂则是一个很快的过程，一般仅需要 2~3 h 即可导致心脏事件。

1989 年 Muller 等首次提出易损斑块破裂概念，其特点是脂质坏死中心大，纤维帽薄，有大量炎症细胞，多属于富含脂质的软斑块。易损斑块受损破裂合并血栓形成是导致急性冠状动脉（冠脉）综合征（ACS）最重要的发病机制。老年冠心病患者易发生不稳定性心绞痛，而且病死率高，这些均与易损斑块密切相关。如何预防易损斑块破裂是延长老年患者生命的重要课题。

目前，对冠心病慢性心肌缺血症状及防治急性事件发生（二级预防）的措施包括药物治疗和介入治疗。近期发表的一项循证医学研究纳入了 2287 例心肌梗死患者，其中 1149 例接受优化药物治疗联合经皮冠脉介入（PCI）治疗，1138 例接受单纯优化药物治疗，平均随访 4.6 年。结果显示，全因死亡或非致死性心肌梗死人数在单纯优化药物治疗组为 18.5%，优化药物治疗 +PCI 组为 19.0%（$P > 0.05$），提示 PCI 治疗虽然即时缓解效果好，但似乎无助于降低病死率及减少主要心脏事件，而且不能很好地解决斑块不稳定问题。

老年患者常多病共存，因此手术并发症较多，手术死亡率比青、壮年患者高 2~3 倍。因入选介入治疗相关的循证医学研究的老年病例相对较少，尤其是 80 岁以上的老年患者，因此 PCI 对老年患者的远期疗效尚需进一步研究。

对于慢性稳定性冠心病及冠脉管腔临界狭窄患者，药物治疗效果理想且依从性好，单纯用药即可起到良好的稳定易损斑块作用。但也要避免滥用药物，有些患者同时服用同类药物达 2~3 种，不必要的联用，相信游医、保健品的宣传，服用缺少循证医学证据的药品，甚至服用大量的保健品，不仅达不到治疗目的，而且药物副作用还可能带给患者不利影响，同时造成巨大的经济负担。

因此，冠心病防治重点应转变为稳定易损斑块与解决冠脉狭窄问题并重，尤其对于老年患者，应充分考虑患者的整体情况，谨慎评估介入性有创治疗在慢性心肌缺血处理中的益处，提倡在循证医学证据指导下正确使用药物进行防治工作。

2 从脂质浸润学说到炎症反应学说

动脉壁内脂质浸润导致粥样斑块形成的脂质浸润学说提出已有百余年的历史。提出这一理论是基于脂质代谢障碍与动脉粥样硬化（AS）的因果关系，因而长期以来在 AS 发生机制中占主导地位。

近年的研究表明，AS 具有炎症病理的基本表现形式——变性、渗出和增生，其形成过程中也会出现类似类风湿关节炎、慢性胰腺炎和肝硬化等慢性炎症性疾病的细胞间相互作用。随着炎症细胞和炎症介质的不断检出，AS 不再被认为是单纯的动脉壁脂质堆积性疾病，而是进展性炎症反应。无论 AS 启动、病变进展，还是斑块破裂、血栓性并发症形成，炎症始终起中心作用。在人体的 AS 斑块中，亦发现肺炎衣原体、巨细胞病毒、疱疹病毒、幽门螺杆菌等病原体存在的证据。1999 年 Ross 教授在其损伤反应学说的基础上，明确提出 AS 是一种炎症性疾病。

AS 炎症反应学说转变了人们的观念，开辟了 AS 研究的新纪元，也因此更新了冠心病治疗策略，抗炎治疗随即成为研究热点之一，其中他汀类降脂药是一类有前景的药物，除具有降胆固醇作用外，还有较明确的抑制炎症、改善血管内皮功能的作用，而且他汀类药物可阻断或逆转 AS 的发生和发展，对许多与胆固醇代谢相关或不甚相关的疾病产生有益作用。

3 从重视易损斑块到重视易损患者

尽管易损斑块破裂合并血栓形成被认为是 ACS 的主要病理基础，但研究提示其并不是唯一的因素。为此，全球 50 多位著名心血管病学专家于 2003 年 10 月在 *Circulation* 上发表文章，共同指出了预防急性心脏事件的新方向，即提出了从易损斑块到易损患者的新概念。易损患者是基于易损斑块（易破裂）、易损血液（易形成血栓）、易损心肌（易发生致死性心律失常），从整体上定义一个人发生 ACS 或心原件猝死的可能性。易损患者中尤以老年冠心病患者为多。这种按照每种易损成分（斑块、血液、心肌）来定量个体事件危险度的综合性危险分层方法，可预测急性心血管事件，对预防心脏病学非常有意义。

冠心病的治疗方法一直在不断发展，例如针对脂质沉积，可以采用调节血脂的办法；针对冠脉狭窄，可采取介入扩张来改善；通过抗炎、抗栓（抗血小板、抗凝集）治疗稳定斑块，防止易损斑块破裂和血栓形成。而重视易损患者能更充分和早期地发现危险人群，做到预防第一。需要强调的是，在上述 3 个层次的冠心病防治中，调脂治疗具有不可或缺的重要地位。因为他汀类药物具有降脂以外的独特心血管保护作用，不但可以稳定易损斑块，减轻冠脉狭窄，改善冠脉血流，增加心肌供血，同时还可改善血管内皮功能和抗炎，从而全面保护易损患者。

4 从冠心病治疗策略演变看血脂康的临床应用前景

来源于传统中药红曲的血脂康胶囊是具有防治冠心病循证医学证据的调脂中药。以血脂康胶囊为治疗用药的中国冠心病二级预防研究（CCSPS），是首次在东方人群进行的大规模、长期冠心病二级预防研究，也是首次用中药进行冠心病防治的大型临床研究。该研究老年亚组中年龄＞60 岁患者有 2550 例，其中血脂康组 1280 例，服用临床常规剂量血脂康胶囊 1.2 g/d，安慰剂组 1270 例。结果显示，在发生冠心病事件方面，血脂康组为 97 例（7.58%），安慰剂组为 164 例（12.9%），血脂康组冠心病事件较安慰剂组减少 41.3%（$P < 0.01$），其中非致死性和致死性心肌梗死分别减少 53.5% 和 22.0%，冠心病猝死减少 31.1%，其他冠心病死亡减少 44.8%。在老年人群总死亡方面，血脂康组较安慰剂组减少 34.8%（$P < 0.01$）。

研究表明，血脂康除具有良好的调脂作用外，还具有保护血管内皮功能，抑制平滑肌细胞增殖和迁移，抗炎，增加斑块稳定性，降低小而密低密度脂蛋白（smLDL）及氧化低密度脂蛋白（oxLDL）水平，早期消退斑块，改善脉压，调整餐后血脂异常等作用。

值得注意的是，CCSPS 老年亚组研究中，血脂康组的肿瘤死亡风险明显低于对照组，肿瘤发生率也有降低趋势。一项研究结果显示，血脂康胶囊可以保护性抑制结肠癌细胞生长。此外，血脂康胶囊还可以抑制前列腺癌 LNCaP 细胞增长，诱导前列腺癌 LNCaP 细胞株凋亡。血脂康胶囊中含有的过氧化麦角甾醇还能抑制人乳腺癌 MCF-7 和肉瘤细胞株 Walder256 的生长，对人肝癌 PLC/PRF5 和 KB 细胞也有抑制作用；硒作为人体正常生理活动所必需的一种微量元素，在地质环境中含量稀少，而血脂康胶囊中硒含量平均达到 9.4 μg/100 g。有研究表明，硒对某些类型肿瘤具有对抗作用。血脂康对肿瘤的益处值得进一步研究。

血脂康胶囊中他汀以外的多种有效成分与天然他汀相互配合，多途径、多靶点、协同作用，尤其适合老年冠心病患者长期服用，在冠心病一、二级预防中具有广泛的应用前景。

原载：刘之椰，徐浩，陈可冀．从老年人冠心病治疗策略演变评价血脂康临床应用前景 [J]. 中华老年医学杂志，2008, 27(4): 317-318.

益骨胶囊治疗绝经后骨质疏松症的临床研究

张荣华　陈可冀　陆大祥　朱晓峰　马晓昌

我们于 1998 年 11 月—2000 年 10 月期间，进行了为期 6 个月的前瞻性、随机双盲、安慰剂对照和阳性药对照的临床研究，客观评价益骨胶囊治疗绝经后骨质疏松症（postmenopausal osteoporosis，PMO）的临床效果及可能作用机制。现将观察结果报道如下。

临床资料

1 诊断标准

参照 WHO1994 年推荐的标准[1]：骨密度（BMD）低于年轻成人平均正常值 2.5 个标准差（SD），则可诊断为骨质疏松症，结合我国的情况制定如下入选标准：①年龄≥45 岁，绝经 6 个月以上的妇女，有自发性腰痛和（或）负重性疼痛，身体变矮，驼背；②应用双能 X 线 BMD 仪（Hologic QDR2000+）检查，腰椎 L2-4 或股骨上段至少有一个部位 BMD 低于正常同性别年轻人 BMD 峰值 2.5 个 SD；腰椎解剖结构适于进行双能 X 线 BMD 测量，无明显脊柱侧弯或＞1 个腰椎椎体压缩性骨折者。

排除标准：患有可影响骨转换生化指标的其他疾病者，如慢性腹泻、甲状腺功能亢进、甲状旁腺机能亢进、糖尿病、类风湿性关节炎、多发性骨髓瘤、骨肿瘤、Page's 病及 0.5 年内曾使用过可能影响骨代谢的药物如维生素 D、雌激素、钙制剂、二磷酸盐等治疗者以及合并有心血管、肝、肾和血液系统等严重原发性疾病及精神病患者。

2 一般资料

共有 268 例患者入组，排除 58 例后，有 210 例入选，依就诊先后编序，按照由计算机产生的随机号分为 3 组，每组 70 例。6 个月疗程结束后，17 例分别因各种原因中断治疗而退出，占观察病例的 8.10%（17/210）。193 例完成试验，其中治疗组 67 例，骨化醇组 66 例，安慰剂组 60 例。研究前 3 组资料相近，具有可比性（$P>0.05$），见表 1。

表 1　3 组一般资料比较（$\bar{x}\pm s$）

组别	例数	年龄（岁）	绝经年限（年）	体重（kg）	L2-4BMD（g/cm^2）	体重指数（kg/m^2）	骨痛（例）	骨折（例）
治疗	67	62.9±3.8	12.3±4.5	53.42±8.33	0.825±0.113	22.5±2.9	55	10
骨化醇	66	61.7±3.3	12.1±5.1	52.60±7.31	0.813±0.105	21.9±3.8	56	8
安慰剂	60	61.5±3.6	11.9±4.9	54.01±9.05	0.830±0.118	23.1±3.5	54	9

方　法

1 用药方法

各组患者每日口服元素钙 510 mg，同时安慰剂组：加服安慰剂胶囊（暨南大学附属第一医院中药制剂室提供，以淀粉为主要成分），每次 4 粒，每日 3 次，饭后服；骨化醇组：给予阿尔法 D3 胶囊（以色列娣瓦制药工业有限公司产品，中美合资昆明贝克诺顿制药有限公司分装），每日 1 粒，其余用安慰剂胶囊补足胶囊数及服药次数，饭后服；治疗组：口服益骨胶囊（由淫羊藿、枸杞子、当归、牛膝等药物组成，每粒含生药量 10 g，暨南大学附属第一医院中药制剂室提供），每次 4 粒，每日 3 次，饭后服。疗程均为 6 个月。

2 观察项目及检测方法

2.1 临床症状与体征

骨痛，疼痛部位及程度包括平卧痛、静坐痛、行走痛、负重痛等，按协议标准（无疼痛为 0 分；轻度：疼痛较轻，偶尔出现，记 1 分；中度：疼痛时轻时重，反复发作，但不影响生活和工作，记 2 分；重度：疼痛较重，持续，影响正常生活、工作和睡眠，记 3 分）分为无、轻、中、重 4 级。

2.2 实验室指标

包括骨代谢指标、性激素水平及安全性指标。检测血清钙（S-Ca，采用邻甲酚肽络合酮法）、血清磷（S-P，采用比色法）、血清碱性磷酸酶（S-ALP，采用酶动力学方法）、骨碱性磷酸酶（S-BALP，采用琼脂糖电泳法）、骨钙素（BGP，采用放射免疫法），尿钙（U-Ca，采用原子吸收光谱法）、尿羟脯氨酸（U-Hyp，采用改良氯胺丁法）、尿肌酐（U-Cr，采用碱性苦味酸法）等骨代谢指标；测定雌二醇（E2）及睾酮（T）(具体方法按药盒说明)；检测血、尿、粪常规及肝、肾功能等安全性指标。BMD 及椎体楔形指数测定采用 QDR-2000+ 型骨密度仪测定腰椎 L2-4、股骨颈、股骨转子、华氏区（Wards）骨密度，仪器 BMD 测定批间变异为 0.3%，治疗前后测正位或侧位 BMD 应一致；测定椎体楔形指数，采用日本岛津 500 mAX 光机作胸椎 5-12 及腰椎 1-4 侧位片，测量每个椎体前高和后高，楔形指数 = 前高 ÷ 后高，若指数 < 0.80，提示椎体有压缩性骨折发生。上述各项指标的检测，集中在同一医院、采用同一仪器、同一批试剂或药盒，由同一组技术人员统一操作完成。

2.3 疗效判定标准

PMO 的疗效判定标准参考 1992 年第一届国际骨代谢学术会议资料及刘忠厚主编的《骨质疏松症》拟定。显效：腰背疼痛症状显著好转，积分下降 $> 2/3$，所检测的任何一个部位 BMD 值治疗后上升 $\geqslant 0.06\ g/cm^2$；有效：腰背疼痛症状显著好转，积分下降 $> 1/3 \sim 2/3$，而 BMD 值上升 $< 0.06\ g/cm^2$；无效：腰背疼痛症状无明显好转，积分下降 $< 1/3$，BMD 值未上升或下降。

2.4 药物不良反应

记录其症状、程度（按协议标准分为无、轻、中、重 4 级）、发生和持续时间、处理及转归。

2.5 随访

骨痛及药物不良反应每月随访 1 次。血、尿常规及肝、肾功能，于治疗前（0 个月）及治疗后第 3 个月时和第 6 个月时测定。骨代谢血、尿生化指标分别于治疗前（0 个月）及治疗后第 1、2、3、6 个月时测定。性激素、BMD 及椎体楔形指数于治疗前及治疗结束时测定。

3 统计学方法

采用 SPSS10.0 统计分析软件，组间比较采用 F 检验，计数资料比较采用 χ^2 检验；等级资料组间比较采用秩和检验；同组用药前后比较用非参数配对 t 检验。

结　果

1 临床疗效比较

治疗组 67 例，显效 35 例（52.2%），有效 29 例（43.3%），无效 3 例（4.5%），总有效率为 95.5%；骨化醇组 66 例，显效 24 例（36.4%），有效 28 例（42.4%），无效 14 例（21.2%），总有效率为 78.8%；安慰剂组 60 例，无显效病例，有效 8 例（13.3%），无效 52 例（86.7%），总有效率 13.3%。经 $\chi2$ 检验，治疗组总有效率高于骨化醇组（$P<0.05$）和安慰剂组（$P<0.01$）。

2 骨折发生情况

治疗后新发骨折治疗组为 0，骨化醇组 1 例（1.52%），与安慰剂组 [8 例（13.33%）] 比较，差异有显著性（$P<0.05$）。

3 各组治疗前后 BMD 的变化比较

见表 2。治疗组、骨化醇组 L2-4BMD 较治疗前增加 9.83% 及 8.46%，有显著升高（$P<0.01$），与 BMD 仅增加 1.23% 的安慰剂组比较，差异有显著性（$P<0.05$）。治疗组、骨化醇组股骨颈的 BMD 较治疗前增加 4.09% 及 2.04%，差异有显著性（$P<0.01$ 或 $P<0.05$），与治疗后 BMD 下降了 2.75%（$P<0.05$）的安慰剂组比较，差异有显著性（$P<0.01$）。治疗组、骨化醇组 Wards 区的 BMD 较治疗前分别增加 4.60% 及 3.30%（$P<0.01$，$P<0.05$），与 BMD 下降了 1.67%（$P<0.05$）的安慰剂组比较，差异有显著性（$P<0.01$，$P<0.05$）。股骨大转子的 BMD，治疗组在治疗后较治疗前增加 3.00%，显著升高（$P<0.05$）；骨化醇组虽较治疗前增加 1.84%，但差异无显著性（$P>0.05$），两给药组与 BMD 下降了 0.50% 的安慰剂组比较，差异有显著性（$P<0.01$，$P<0.05$）。

表 2　各组治疗前后 BMD 的变化比较（g/cm^2，$\bar{x}\pm s$）

组别	时间	BMD			
		L2-4	股骨胫	Wards 区	股骨大转子
治疗	疗前	0.825 ± 0.113	0.685 ± 0.086	0.543 ± 0.092	0.601 ± 0.089
（67）	疗后	0.906 ± 0.113**	0.713 ± 0.084**	0.568 ± 0.107**	0.619 ± 0.105*
	差值	9.83△	4.09△△	4.60△△	3.00△△
骨化醇	疗前	0.830 ± 0.118	0.687 ± 0.109	0.545 ± 0.107	0.597 ± 0.107
（66）	疗后	0.899 ± 0.108**	0.701 ± 0.108*	0.563 ± 0.112*	0.608 ± 0.112
	差值	8.46△	2.04△△	3.30△	1.84△
安慰剂	疗前	0.823 ± 0.105	0.691 ± 0.110	0.541 ± 0.110	0.599 ± 0.110
（60）	疗后	0.833 ± 0.118	0.672 ± 0.108*	0.532 ± 0.111*	0.596 ± 0.111
	差值	1.23	-2.75	-1.67	-0.50

注：与本组治疗前比较，*$P<0.05$，**$P<0.01$；与安慰剂组差值比较，△$P<0.05$，△△$P<0.01$；（）内数据为例数

4 各组治疗前后 U-Ca/Cr、U-Hyp/Cr 的变化比较

见表 3。U-Ca/Cr 比值治疗组或骨化醇组治疗后与治疗前比较，均有显著下降（$P<0.01$），安慰剂组显著升高；U-Hyp/Cr 比值治疗组或骨化醇组治疗后与治疗前比较有明显下降，而安慰剂组与治疗前比较，差异无显著性。治疗后，治疗组、骨化醇组与安慰剂组比较，差异有显著性（$P<0.01$）。

表 3 各组治疗前后 U-Ca/Cr、U-Hyp/Cr 的变化比较（$\bar{x} \pm s$）

组别	例数		U-Ca/Cr	U-Hyp/Cr
治疗	67	治疗前	0.556 ± 0.444	2.76 ± 1.78
		治疗后	$0.314 \pm 0.163^{*\triangle}$	$2.13 \pm 0.94^{*\triangle}$
骨化醇	66	治疗前	0.597 ± 0.467	2.32 ± 0.83
		治疗后	$0.332 \pm 0.117^{*\triangle}$	$1.66 \pm 0.58^{*\triangle}$
安慰剂	60	治疗前	0.549 ± 0.300	2.97 ± 1.85
		治疗后	$0.669 \pm 0.258^{*}$	3.09 ± 1.75

注：与本组治疗前比较，$^{*}P < 0.01$；与安慰剂组治疗后比较，$^{\triangle}P < 0.01$

5 各组治疗前后血清骨代谢相关指标变化比较

见表 4。S-BGP、S-ALP、S-BALP 经益骨胶囊或骨化醇治疗后，均显著升高，与治疗前比较，差异有显著性（$P < 0.01$）；两组 SBGP、S-ALP 与安慰剂组治疗后比较，差异亦有显著性（$P < 0.05$）。但 S-BALP，骨化醇组与安慰剂组比较，差异无显著性。血磷、血钙，治疗组与骨化醇组、安慰剂组均无明显变化（$P > 0.05$）。

表 4 各组治疗前后血清骨代谢相关指标变化比较（$\bar{x} \pm s$）

组别	例数		S-BGP（μg/L）	S-ALP（U/L）	S-BALP（U/L）	S-Ca(mmol/L）	S-P（mmol/L）
治疗	67	疗前	7.81 ± 2.82	63.55 ± 15.28	24.83 ± 0.04	2.32 ± 0.19	1.21 ± 0.16
		疗后	$10.06 \pm 3.79^{*\triangle}$	$70.32 \pm 21.33^{*\triangle}$	$45.23 \pm 0.03^{*\triangle}$	2.28 ± 0.18	1.22 ± 0.17
骨化醇	66	疗前	7.41 ± 3.98	64.29 ± 14.72	25.76 ± 0.06	2.29 ± 0.17	1.23 ± 0.22
		疗后	$9.33 \pm 4.61^{*\triangle}$	$70.75 \pm 18.72^{*\triangle}$	$33.44 \pm 0.04^{*}$	2.33 ± 0.20	1.18 ± 0.18
安慰剂	60	疗前	7.48 ± 1.01	61.17 ± 17.09	26.33 ± 0.07	2.32 ± 0.19	1.21 ± 0.19
		疗后	7.46 ± 1.38	59.93 ± 15.09	30.55 ± 0.07	2.35 ± 0.17	1.25 ± 0.12

注：与本组治疗前比较，$^{*}P < 0.01$；与安慰剂组治疗后比较，$^{\triangle}P < 0.05$

6 各组治疗前后性激素水平变化比较

见表 5。治疗后，治疗组 E_2 明显上升（$P < 0.01$），T 无变化（$P > 0.05$），E_2/T 比值上升（$P < 0.05$）；骨化醇组的 E_2、T、E_2/T 变化，差异均无显著性（$P > 0.05$）；安慰剂组的 E_2、E_2/T 明显下降（$P < 0.05$），T 差异无显著性（$P > 0.05$）。治疗后治疗组与骨化醇组、安慰剂组比较，E_2、T、E_2/T 差异均有显著性（$P < 0.05$，$P < 0.01$）；骨化醇组与安慰剂组比较，E_2、T、E_2/T 差异均无显著性（$P > 0.05$）。

表 5 各组治疗前后性激素水平变化比较（$\bar{x} \pm s$）

组别	例数		E_2（ng/L）	T（μg/L）	E2/T
治疗	67	疗前	44.68 ± 14.37	0.66 ± 0.27	67.69 ± 29.91
		疗后	$64.48 \pm 30.51^{**}$	0.75 ± 0.70	$85.97 \pm 50.24^{*}$
骨化醇	66	疗前	41.56 ± 7.33	0.64 ± 0.16	64.94 ± 13.52
		疗后	$34.00 \pm 8.00^{\triangle}$	$0.61 \pm 0.24^{\triangle}$	$63.93 \pm 18.55^{\triangle}$
安慰剂	60	疗前	40.25 ± 6.88	0.64 ± 0.18	62.89 ± 20.16
		疗后	$23.63 \pm 4.96^{*\triangle}$	$0.60 \pm 0.24^{\triangle}$	$39.38 \pm 23.51^{*\triangle\triangle}$

注：与本组治疗前比较，$^{*}P < 0.05$，$^{**}P < 0.01$；与治疗组治疗后比较，$^{\triangle}P < 0.05$，$^{\triangle\triangle}P < 0.01$

7 安全性指标检测结果

血常规、血生化在治疗前和服药6个月时复查，结果显示血常规、谷丙转氨酶、肌酐在治疗前后均无明显改变（$P > 0.05$）。尿、粪常规无异常改变。

8 药物不良反应

最初入选的210例患者中有193例（91.9%）完成了治疗，治疗组发现有7.5%（5/67）出现“燥热感”或“口干”或“多梦”等症状；而另两组分别有3%或5%出现一过性血钙增高等，多数在服药1~2天后发生，也有在服药1个月后才发生者，多数持续1周左右，少数持续1个月后才自行消失，因症状轻，无需特殊处理。

讨 论

由于雌激素水平低下，导致骨转换率升高，骨的吸收超过了新骨的形成，骨呈负性平衡，骨量及骨质量下降为PMO的基本特征，所以激素替代疗法成为防治PMO的通行办法，但近年来激素替代疗法的研究一直引起广泛而深入的关注[2]，由于发现一些不良作用，使医患两者的顾虑在加重。寻找安全有效的干预方法一直是近些年研究的热点。

近年来单纯应用中药制剂或中西药合用治疗本症的临床总结报道显示出中医中药防治本症的较好前景[3]；实验室研究也显示中药对骨质疏松（OP）模型动物有较好的作用，并对中药的作用机理有初步探究[4]。我们根据老年人“多虚多瘀”的生理病理特点及“肾主骨”、“肝肾同源”的传统理论，研制出具有补肾壮骨生髓、活血通络止痛的纯中药复方制剂——益骨胶囊。方中淫羊藿补肾壮骨为君药，枸杞子滋阴补肾柔肝为臣药，发挥补肾益精、强筋健骨等治本之作用。方中当归，养血补血，又能活血化瘀，补中有通，行中有补，再配合牛膝，对因虚而致瘀阻者，发挥出治标之用。诸药配合，补中有通，标本兼治，共奏补益肝肾、强筋壮骨、活血止痛之功。

本研究选择钙剂作为基础用药，选用骨化醇作为阳性对照药。结果显示，益骨胶囊能有效地缓解PMO的临床症状，改善骨痛、筋挛拘急和延长活动连续时间等临床症状，尤其是在缓解OP患者的自发性和负重性骨痛方面效果明显。中医学理论认为这一作用与益骨胶囊中配伍有活血化瘀、舒筋通络的药物有关，但其止痛的确切机理仍有待进一步探讨。

本研究选择椎体和髋部的BMD作为观察指标。结果显示，PMO的腰椎L2-4及髋部BMD明显下降，而且髋部各区域的骨丢失高于腰椎，以Wards区最明显，与其他研究结果[5,6]一致。这可能与髋部各部位BMD检测敏感性高于腰椎有关。经过6个月治疗后，腰椎（L2-4）及股骨颈、Wards区和股骨大转子部位的BMD均见不同程度的升高，说明益骨胶囊不仅能有效地预防骨量丢失，而且可以使骨量进一步增加。

当然作为治疗PMO有效性的观察，最好是将研究的终点设为骨折。本研究结果显示，在治疗6个月时复查腰椎侧位X线相与治疗前比较，结果表明益骨胶囊对于防治OP性骨折具有明确的效果，考虑这一作用与益骨胶囊可以增加BMD有密切的关系。

观察益骨胶囊对骨代谢的影响，选用尿Ca、尿Hyp、尿Ca/Cr、尿Hyp/Cr的比值，以及BGP、BALP、总ALP等作为疗效观察及作用机理分析的参考指标。U-Hyp是骨胶原分解的产物，不能重新被机体吸收利用，故能更好地反映骨吸收的状况。本研究结果显示PMO患者经益骨胶囊或骨化醇治疗后，与治疗前比较，U-Hyp/Cr有明显下降，而安慰剂组患者U-Hyp/Cr与治疗前比较无明显差异，提示益骨胶囊对骨吸收有抑制作用[7]。总ALP和骨ALP是成骨细胞活性标志，骨钙素为骨组织的特异性蛋白，S-BGP是由成骨细胞生成，S-BGP的高低直接反映成骨细胞的活性，也直接反映骨形成率或有转换率，是评估骨转换率及骨形成的特异性指标。本研究结果显示经益骨胶囊或骨化醇治疗后，PMO患者S-BGP明显升高，与治疗前比较，差异均有显著性；而安慰剂组患者总 ALP、骨 ALP 及 S-BGP 与治疗前比较，差异无显著性；治疗后，益骨胶囊组及骨化醇组的 S-BGP 与安慰剂组比较，差异均有显著性，从总 ALP、骨 ALP、S-BGP 的变化情况可见益骨胶囊可能有激发成骨细胞、促进骨形成的效能。以上结果说明益骨胶囊对 PMO 的骨代谢失衡有纠正作用，既能抑制骨吸收、又能促进骨形成，也可能是多环节的。而 PMO 本身也是一种多因素、多环节的疾病，治疗中需要标本兼治，整体调节方能奏效，这也是中医药治疗的特色所在。

PMO 的产生与性腺功能的减退及性激素水平的下降有直接关系。本研究结果表明益骨胶囊有升高 PMO 患者体内雌激素水平的作用，而对 T 无明显作用。本研究结果说明在 6 个月的实验研究期间，服用益骨胶囊是安全的，未发现明显的毒副反应。

参考文献

[1] 刘忠厚, 潘子昂, 刘京萍, 等. 原发性骨质疏松症的概述及诊断标准. 见: 刘忠厚. 骨质疏松学[J]. 北京: 科学出版社, 1998: 142-161.

[2] Nelson HD, Humphrey LL, Nygren P, et al. Postmenopausal hormone replacement therapy: scientific review[J]. JAMA, 2002, 288(7): 872-881.

[3] 张荣华. 骨质疏松症及其防治[J]. 暨南大学学报(医学版), 1999, 20(6): 32-37.

[4] 费震宇. 中医药治疗骨质疏松症研究近况[J]. 上海中医药杂志, 1999, (6): 47-49.

[5] Arlot ME, Sornay-Rendu E, Garnero P, et al. Apparent pre-and postmenopausal bone loss evaluated by DXA at different skeletal sites in women: the OFELY cohort[J]. J Bone Miner Res, 1997, 12: 683-690.

[6] Takada M, Grampp S, Ouyang X, et al. A new trabecular region of interest for femoral dual X-ray absorption metry: short term precision, age-related bone loss, and fracture discrimination compared with current femoral regions of interest[J]. J Bone Miner Res, 1997, 12: 832-838.

[7] 张荣华, 陈可冀, 陆大祥, 等. 补肾活血法对去势雌鼠骨质疏松的影响[J]. 中国中西医结合杂志, 1999, 19(10): 614-616.

原载：张荣华，陈可冀，陆大祥，朱晓峰，马晓昌．益骨胶囊治疗绝经后骨质疏松症的临床研究 [J]. 中国中西医结合杂志，2004, 24(8): 680-684.

清宫医药档案研究

清代宫廷医药档案研究与开发

陈可冀

我国现存清代宫廷原始医药档案材料近 4 万件，为当年帝王后妃和王公大臣诊治疾病的原始记录。从顺治到宣统，其“脉案”或书于杏黄册中，或书于大红笺中，翔实完整。有的则逐日记载，一年订成一册。经国家档案局及中央办公厅同意，由中国第一历史档案馆与中国中医科学院合作整理研究。已由中华书局出版的第一册书为《慈禧光绪医方选议》(1981 年)，随后又出版了《清代宫廷医话》《清宫医案研究》《清宫外治医方精华》《清宫代茶饮精华》《清宫药引精华》及《清宫医案集成》等著述 6 种。《清宫医案集成》2010 年获国家新闻出版总署颁发的中国出版政府奖图书。近期与读者见面的两本著作有《清宫配方集成》、《清宫医案精选》。

清宫内廷医疗经验特色在于：崇尚实效，辨证论治；法度谨严，广用经方；借重通腑，驱除积滞；征用温病时方，承先启后；废除金石丹药，侧重调补；重视家常防病，清气化湿；实践归经理论，引药丰富多彩；运用代茶饮法，调治兼顾。

近 30 余年，我们在对清宫医疗经验的医药档案继承整理基础上，进行了若干现代科学研究和开发，包括对清宫寿桃丸延缓衰老作用的临床及实验研究，清宫八仙糕治疗老年人“脾虚”及改善小肠吸收功能的临床及实验研究，古方生脉散对心血管系统效应的临床研究，清宫仙药茶对实验性高脂血症影响的研究，以及清宫平安丹治疗晕动病的研究，等等。

原载：陈可冀 . 清代宫廷医药档案研究与开发 [N]. 中国中医药报 , 2013-05-24(4).

古方清宫寿桃丸及其组成药物相关研究进展

袁 蓉 王 燕 施伟丽 信琪琪 丛伟红 陈可冀

中医药学是中国古代科学的瑰宝[1]，深入挖掘古方、验方有利于中医药更好地造福人类。清宫寿桃丸原名“蟠桃丸”，是“古稀天子”乾隆皇帝的保健养生秘方之一，有“养生臻宝”的美誉。20世纪80年代，国医大师陈可冀院士主持整理清代宫廷原始医药档案时将其公布于众。2011年，清宫寿桃丸传统制作技艺入选国家级非物质文化遗产名录。

清宫寿桃丸除了有保健养生作用外，对临床多种病症也有明确的疗效，可明显改善肾虚所致的七大典型症状，即疲倦头晕、记忆力减退、腰膝酸软、耳鸣耳聋、眼花流泪、夜尿多及尿有余沥等，涉及病种包括冠心病、高血压病、糖尿病、脂代谢异常、脑动脉硬化、老年认知障碍、慢性肾功能不全、前列腺增生、性功能异常等[2-6]，能有效延缓衰老，不仅有养生作用，还有治疗作用。近年来，随着研究的不断深入，清宫寿桃丸的适应证有所增多，更多的患者因此获益。

1 中医理论基础

中医学认为肾与人的生长、发育、衰老等密切相关，肾气强盛则衰老的速度得以延缓，肾气虚衰则易于衰老。《内经》有“七七”“八八”之说，叶天士说到“若子向老，下元先亏”。历代医家如张景岳、赵献可等均强调肾在生命过程中的关键作用[7]，因此衰老与肾虚密切相关。此外，多种因素参与了衰老过程，先天禀赋不足是肾虚衰老的始发因素，肝失疏泄锐化了衰老的特点，脾肾不足加速了衰老的进展，且衰老过程中逐渐积聚的痰瘀产物大大降低了抗衰老能力[8]。因此，仅从单一靶点干预衰老及其相关病症，临床难以获得满意效果，需要考虑多途径、多靶点的协同干预策略。

清宫寿桃丸（国药准字Z12020286）以人参、天门冬、麦冬、地黄、当归、枸杞子、益智仁、蚕沙、酸枣仁、分心木等组成，组方符合《黄帝内经》和《华氏中脏经》“保扶阳气为本”、“阴精所奉其人寿”等延年益寿学说的精髓，有补肾生精、益元强壮的功效。方中地黄、枸杞子补肾滋阴益精，天门冬、麦冬润肺滋肾，人参、当归、酸枣仁补气养血、柔肝舒肝、安神益智，益智仁、分心木固肾健脾，蚕沙活血祛痰湿，诸药合用，补肾生精、舒肝健脾、活血化痰、安神益智，从多途径、多靶点防治肾虚所致的诸多症候及相关疾病，弥补了单一靶点治疗疾病的局限性，有良好的延缓衰老和治疗疾病的作用。

2 基础研究

清宫寿桃丸的基础研究显示了其广泛的治疗作用，主要涉及抗氧化、保护神经、改善记忆、镇静催眠和延长寿命等。

2.1 抗氧化

衰老过程中的退行性变化主要由细胞正常代谢过程中自由基产生和清除失衡造成。已证实清宫寿桃粉的水提取液及方中多种单味药均可抑制过氧化脂质的生成，且呈剂量依赖性关系，其中酸枣仁、当归的抑制作用较强；清宫寿桃粉还有很强的氧自由基清除作用，药物浓度和清除自由基作用呈量效关系，以生地和天门冬作用最强[9]。另外，方中枸杞子、当归等药有明确的抗氧化作用，枸杞多糖具有抗氧化、延缓衰老、提高机体免疫力等作用[10]；当归多糖能显著提高超氧化物歧化酶及谷胱甘肽过氧化物酶的活力，降低过氧化脂质水平[11]。可见，清宫寿桃丸中多药均有抗氧化、清除自由基的作用，其延缓衰老的作用是诸药协同作用的结果。

2.2 保护神经

清宫寿桃丸中，益智仁可能通过磷脂酰肌醇-3-激酶/蛋白激酶B通路对β-淀粉样蛋白或局部缺血所致的神经细胞损伤发挥保护作用[12,13]；人参有效成分人参总皂苷、人参多糖、人参皂苷Rg_1可抑制神经细胞凋亡，减轻脑缺血再灌注损伤，人参皂苷Rg_2还能通过下调β-淀粉样蛋白的表达发挥神经保护作用[14,15]；地黄有效成分梓醇可通过抑制一氧化氮合酶和Bax蛋白活性从而抑制细胞凋亡，同时增加乙酰胆碱含量，延缓胆碱能神经系统功能衰退，进而发挥神经保护作用[16]。

2.3 改善记忆

清宫寿桃丸可改善利血平致获得性记忆障碍、亚硝酸钠致巩固性记忆障碍、乙醇致再现性记忆障碍小鼠的学习记忆能力[17]，方中当归可改善东莨菪碱所致小鼠学习记忆障碍，提高中枢神经递质活性，具有神经保护作用[18,19]；益智仁水提物可改善D-半乳糖所致的小鼠学习与记忆能力的减退[12]；酸枣仁可改善氯苯丙氨酸失眠模型大鼠的学习和记忆能力[20]。

2.4 镇静催眠

清宫寿桃丸中，酸枣仁可减少脑内γ-氨基丁酸的毒性作用，下调大脑皮质及海马部位γ-氨基丁酸A受体的表达，进而发挥镇静催眠作用[21]；酸枣仁还能缩短睡眠潜伏期，延长睡眠时间，缩短失眠的觉醒期时间，延长慢波睡眠期时间，从而治疗失眠，其机理可能与增加下丘脑一氧化氮水平、提高一氧化氮合酶活性有关[22]。

2.5 延长寿命

一项研究观察了清宫寿桃粉对老年鹌鹑的存活率和生存时间的影响，发现0.5%和5%的清宫寿桃粉均有延长老年鹌鹑寿命的作用，0.5%寿桃粉与维生素E的作用相近，实验400天时存活率比维生素E组显著升高；另外，在雌性鹌鹑中，5%寿桃粉的延长寿命作用较维生素E强[23]，证实清宫寿桃丸有延长寿命的作用。

3 临床应用

临床研究也发现，清宫寿桃丸有抗衰老、改善记忆力、改善前列腺功能、增强生殖能力等作用。

3.1 抗衰老

早在1982年，陈可冀院士带领团队进行了一项纳入303例老年前期（45~60岁）及老年期（≥60岁）患者的随机对照试验，观察了清宫寿桃丸延缓衰老的作用，研究发现，清宫寿桃丸可明显改善肾虚衰老所致的疲倦头晕、畏寒肢冷、耳鸣耳聋等症状，降低衰老见证积分，有效率达87.9%，较维生素E组（61.7%）差异显著，同时，清宫寿桃丸对老年前期患者的疗效明显优于老年期患者[24]，提示临床应及早介入老年前期的症状改善。

3.2 改善记忆力

一项随机对照试验证实清宫寿桃丸可提高老年患者瞬时记忆力、记忆广度以及扭转近事遗忘、对复杂指令动作的反应时间等，与维生素E比较，其提高记忆广度的效果更优[24,25]，提示清宫寿桃丸预防记忆减退的效果较好。

3.3 改善前列腺功能

清宫寿桃丸可治疗尿后余沥等症，尿后余沥是疾病的一种临床症状，常见的疾病有前列腺炎、前列腺增生等。研究证实，慢性前列腺炎患者的前列腺液中锌的含量降低，而锌元素可能与前列腺的抗菌机制密切相关[26]。对清宫寿桃丸微量元素研究发现，药中锌、锰等元素含量很高[27]，这可能是其改善前列腺功能的主要物质基础，提示清宫寿桃丸可用于老年前列腺疾病的治疗。

3.4 增强生殖能力

一项纳入 34 例男性勃起功能障碍的随机对照临床研究表明，清宫寿桃丸治疗 16 个月后总有效率达 97%[25]；另一项随机对照研究纳入 16 例男性老年勃起功能障碍患者，发现雌二醇和睾酮治疗后较治疗前分别升高了 70%和 43%[28]，提示清宫寿桃丸对增强生殖能力有较好的疗效。

4 安全性

清宫寿桃丸具有很好的安全性。小鼠给予清宫寿桃丸半数致死量为 11.48 ± 2.06 g 生药 /kg，灌胃的最大耐受量超过 34 g 生药 /kg，远超出人用常规剂量[24]。前期研究证实，大鼠给予清宫寿桃丸 7.5 g 生药 /kg（相当于临床剂量的 60 倍）连续灌胃给药 26 周、停药 4 周，未见明显蓄积性及迟缓性中毒反应。

5 小结与展望

基础和临床研究均证实，清宫寿桃丸不仅有保健养生功效，还对临床多种疾病，特别是老年性疾病有较好的治疗作用。古方清宫寿桃丸的整理和深入研究是发掘中医药宝库的一次成功实践，其中仍有更多的中医药精华亟待发掘、研究，从而更好地为人类健康做贡献。

然而，目前仍存在亟待解决的问题。虽然现有研究已证实清宫寿桃丸的抗衰老作用和可能机制，但临床研究部分证据等级较低，还需针对特定适应证进一步开展大样本、多中心的随机双盲对照研究，更清楚地阐明其作用和特点，以便更好地用于临床。此外，目前已知的清宫寿桃丸所含成分或易于检出的质控成分，尚不能全面、客观代表其在人体内药效物质基础，还需开展清宫寿桃丸给药后入血成分研究、代谢产物定性和定量分析及效应物质及物质群的体内代谢特征研究，从而为该方的作用机制研究及临床推广应用提供更多证据支持。

参考文献

[1] 纪晓梅. 让中医药瑰宝焕发璀璨光彩[N]. 丹东日报, 2018-1-19(3).

[2] 刘签兴, 刘如秀. 国医大师刘志明从“肾虚血瘀”论治冠心病经验[J]. 环球中医药, 2017, 10(12): 1508-1510.

[3] 杨宝, 黄丽娜, 杨传华. 补肾和脉法论治老年高血压[J]. 中西医结合心脑血管病杂志, 2017, 15(14): 1803-1805.

[4] 杨帆. 从肾论治糖尿病脑病浅议[J]. 江苏中医药, 2017, 49(5): 71-72.

[5] 张向伟, 柳红芳, 王养忠, 等. 金匮肾气丸在慢性肾功能不全治疗中应用探讨[J]. 中华中医药杂志, 2017, 32(7): 3106-3108.

[6] 李峰, 谢江平, 郑仿, 等. 补肾化瘀法治疗良性前列腺增生症概况[J]. 湖南中医杂志, 2017, 33(5): 203-205.

[7] 陈可冀, 周文泉, 李春生, 等. 清宫寿桃丸延缓衰老的临床研究——临床效应及其对血浆过氧化脂质水平影响的观察[J]. 中国中西医结合杂志, 1984, 4(11): 642-645.

[8] 王莉, 吕爱平. 肾藏精与中医延缓衰老[J]. 现代中西医结合杂志, 2018, 27(3): 339-342.

[9] 陈文为, 路雪雅, 刘春梅, 等. 清宫寿桃粉剂对大鼠肝匀浆体外生成脂质过氧化物的影响[J]. 中西医结合杂志, 1984, 4(11): 686-688.

[10] 王忠忠, 鲁晓丽, 张自萍. 枸杞子明目作用的研究进展[J]. 中国新药杂志, 2013, 22(14): 1648-1651.

[11] 刘丽花. 当归多糖抗氧化作用的研究[J]. 当代医药论丛, 2014, 12(3): 284-285.

[12] 陈萍, 王培培, 焦泽沼, 等. 益智仁的化学成分及药理活性研究进展[J]. 现代药物与临床, 2013, 28(4): 617-623.

[13] Zhang ZJ, Cheang LC, Wang MW, et al. Ethanolic extract of fructus *Alpinia oxyphylla* protects against 6-hydroxydopamine-induced damage of PC12 cells *in vitro* and dopaminergic neurons in zebrafish[J]. Cell Mol Neurobiol 2012, 32(1): 27-40.

[14] 李亮, 邓文祥, 何军锋, 等. 人参皂苷Rg1对局灶性脑缺血再灌注大鼠的神经保护作用[J]. 神经损伤与功能重建, 2016, 11(2): 95-98.

[15] 韩飞, 荆志伟, 于亚南, 等. 中药有效成分治疗血管性痴呆的研究进展[J]. 中国实验方剂学杂志, 2012, 18(7): 273-276.
[16] 李宏霞, 韦升坚. 地黄化学成分与药理药化研究[J]. 中国中医药现代远程教育, 2012, 10(17): 116-117.
[17] 丛伟红. 老年抑郁共病老年性痴呆及古方清宫寿桃丸的相关研究[A]. 第二届国际抑郁共病暨第十二届中国中西医结合基础理论学术研讨会论文集[C]. 北京: 中国中西医结合学会, 2016: 180-203.
[18] 吴红彦, 李海龙, 王虎平, 等. 大剂量当归对东莨菪碱致痴呆小鼠模型学习记忆及AchE、ChAT活性的影响[J]. 时珍国医国药, 2013, 24(3): 552-554.
[19] 李曦, 张丽宏, 王晓晓, 等. 当归化学成分及药理作用研究进展[J]. 中药材, 2013, 36(6): 1023-1028.
[20] 吴巧敏, 赵艺初, 韩艺凡, 等. 生酸枣仁、炒酸枣仁、酸枣果肉对PCPA失眠模型大鼠学习记忆能力影响的对比研究[J]. 中医药导报, 2016, 22(5): 72-75.
[21] 张舜波, 王平, 田代志, 等. 酸枣仁总皂苷对失眠老年大鼠脑氨基酸类神经递质及受体表达的影响[J]. 中国实验方剂学杂志, 2014, 20(4): 124-127.
[22] 翟旭峰, 肖小春, 娄勇军, 等. 生酸枣仁及其炮制品镇静催眠作用及对失眠大鼠脑电图的影响[J]. 中药药理与临床, 2015, 31(6): 94-97.
[23] 王魏, 林红. 清宫寿桃粉和清宫八仙糕对老年鹌鹑寿命的影响[J]. 中成药, 1990, 12(11): 43.
[24] 陈可冀, 周文泉, 李春生, 等. 清宫寿桃丸延缓衰老的临床及实验研究[J]. 中医杂志, 1985, 26(7): 25-28.
[25] 李春生. 清宫寿桃丸和御制平安丹的研究[N]. 中国中医药报, 2013-5-24(4).
[26] 莫林键, 陈曦, 汪小明, 等. Ⅲ型和Ⅳ型前列腺炎患者前列腺按摩液中锌离子浓度检测和临床价值[J]. 中华男科学杂志, 2016, 22(6): 496-500.
[27] 罗世华, 季国坤, 徐颖璞, 等. 清宫寿桃丸对老年人发中锌铜钠溴的影响[J]. 中西医结合杂志, 1987, 7(4): 216-218.
[28] 徐芳, 金兆祥, 高林善. 清宫寿桃丸抗衰老机制分析[J]. 中草药, 2007, 38(1): 1-2.

原载：袁蓉，王燕，施伟丽，信琪琪，丛伟红，陈可冀．古方清宫寿桃丸及其组成药物相关研究进展[J]. 中国中西医结合杂志，2019, 39(7): 890-892

清宫寿桃丸对记忆障碍小鼠学习记忆的影响

袁 蓉 张业昊 王 燕 丛伟红 陈可冀

学习记忆能力是思维活动的基本环节，伴随全球快速老龄化，受增龄性学习记忆能力减退、记忆障碍、痴呆影响的人群成倍增长，严重危害人类生活质量，成为公共健康的当务之急。WHO 于 2012 年紧急呼吁各国对此高度关注，学习记忆已是当今神经科学和老年医学的热点问题之一[1,2]。老年性痴呆又称阿尔茨海默病（Alzheimer's disease，AD），作为一种常见的神经退行性疾病，临床表现为记忆障碍、认知及语言功能障碍等，发病率高且呈逐年增长趋势，*Neurology* 发表的一项研究显示，AD 患者在发病前约 2~3 年，他们对自身记忆障碍的意识就开始下降[3-5]，因此，改善记忆障碍有助于及时预防和治疗 AD。

清宫寿桃丸源于清代宫廷御用秘方，20 世纪 80 年代由陈可冀院士主持整理清宫原始医药档案时将其公布于众，后被列为非物质文化遗产，该方由人参、生地、当归、枸杞子、益智仁、酸枣仁等中药组成，具有补肾生精、益元强壮等功效，中医学认为“肾主骨生髓”，“脑为髓海”，“肾气通于脑”，肾虚时，肾精不足，脑髓不足，则脑衰健忘，会出现记忆力减退、痴呆等记忆障碍。补肾可以补益脑髓，益智聪明，因此清宫寿桃丸可能有改善记忆的作用。为进一步确证清宫寿桃丸对学习记忆的三个重要过程即记忆获得、记忆巩固和记忆再现的影响[6]。本研究分别以利血平、亚硝酸钠、乙醇干预记忆的三个不同阶段，建立了三种记忆障碍小鼠模型，从而观察清宫寿桃丸对学习记忆的影响。

材料与方法

1 实验动物

SPF 级 ICR 小鼠 252 只，雌雄各半，体重 18~22 g，1 月龄，北京维通利华技术有限公司提供，合格证号：SCXK（京）2006-0009，SPF 级动物房适应性饲养 3 天，动物饲养管理和动物实验操作符合《北京市实验动物管理条例》、《北京市实验动物福利伦理审查指南》的要求。

2 实验药物

清宫寿桃丸原料药粗粉，由人参、生地黄、当归、枸杞子、益智仁、酸枣仁等组成，7 g/ 丸，生药 4.24 g/ 丸，天津中新药业达仁堂制药厂，批号：P004；金纳多（银杏叶提取物片），规格：40 mg/ 片，德国威玛舒培博士药厂，批号：4181212。

3 主要试剂及仪器

利血平，苏州亚科化学试剂股份有限公司，批号：YK2014051601，实验时用生理盐水配成浓度为 5 mg/100 mL 的水溶液；亚硝酸钠（化学纯），国药集团化学试剂有限公司，批号：20140428，实验时用生理盐水配成浓度为 6 mg/mL 的水溶液；无水乙醇（色谱纯），500 mL/ 瓶，Thermo Fisher 公司，批号：140305，实验时用纯水配成浓度为 30 mL/100 mL（30%）的水溶液。TT-2 型小鼠跳台仪、BA-2 型小鼠避暗仪：中国医学科学院药物研究所。

4 分组及干预方法

将小鼠称重后随机分成6组，每组14只。即正常组，模型组，清宫寿桃丸低（0.9 g/kg）、中（1.8 g/kg）、高（3.6 g/kg）剂量组，金纳多（0.12 g/kg）组。清宫寿桃丸中剂量由临床等效用药剂量换算而来，低剂量减半，高剂量加倍。正常组、模型组给予等量的蒸馏水，清宫寿桃丸低、中、高剂量组及金纳多组分别给予相应药物，每日1次，连续给药15天后进行正式实验[7]。

5 造模方法

利血平所致获得性记忆障碍模型[8]：第14天给药后小鼠按0.5 mg/kg背颈部皮下注射利血平溶液，注射60 min后进行跳台训练，训练5 min使获得记忆，第15天进行正式跳台实验；亚硝酸钠所致巩固性记忆障碍模型[8]：第14天给药后进行避暗训练，训练5 min使获得记忆，训练结束后立即按120 mg/kg背颈部皮下注射亚硝酸钠溶液，第15天进行正式避暗实验；乙醇所致再现性记忆障碍模型[8]：第14天给药后进行跳台训练，训练5 min使获得记忆，第15天给药后30 min，小鼠按10 mL/kg灌胃给予30%乙醇溶液，灌胃30 min后进行正式跳台实验。

6 跳台实验

正式实验前一天训练一次使获得记忆。训练时将小鼠头向角落置于橡胶台上，使之适应2 min，随后接通电源。开始时，小鼠一般会自跳台跳下，若不跳下，则使之跳下，从而受到电击数次，产生记忆，实验时间300 s。正式实验时记录小鼠双足接触铜栅的次数（错误次数）及发生时间（潜伏期）。300 s内未跳下者，潜伏期按300 s计算。

7 避暗实验

正式实验前一天训练使获得记忆。训练时将小鼠头向外放入避暗箱明室中，使之适应2 min，随后接通电源。小鼠一般会进入暗室，若不进入，则使之进入，从而受到电击数次，产生记忆，实验时间300 s。正式实验时记录小鼠四肢全部进入暗室的次数（错误次数）及发生时间（潜伏期）。300 s内未进入者，潜伏期按300 s计算。

8 统计学方法

以SPSS10.0软件进行分析，对计量资料首先进行正态性分析，非正态分布资料用M（IQR）表示，非正态分布采用非参数检验。$P<0.05$为差异有统计学意义。

结 果

1 小鼠一般状态比较

各组小鼠毛色光泽，饮食正常，活动自如，均无死亡。

2 清宫寿桃丸对利血平致获得性记忆障碍的影响（图1）

与正常组比较，模型组小鼠5 min内错误次数明显增多，潜伏期明显缩短（$P<0.05$）。给药15天后，

与模型组比较，清宫寿桃丸中、高剂量组小鼠的错误次数明显减少，高剂量组小鼠的潜伏期明显延长，差异均有统计学意义（$P<0.05$），而其他剂量组潜伏期虽有延长的趋势，但差异无统计学意义（$P>0.05$）。

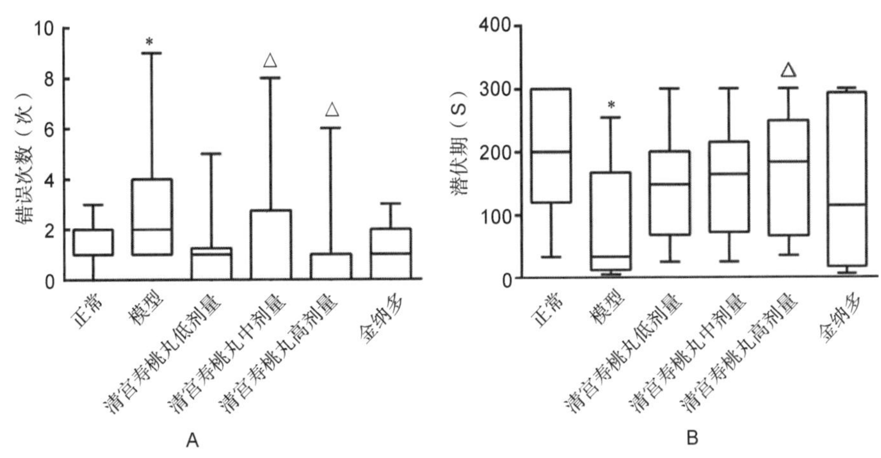

注：A为错误次数；B为潜伏期；与正常组比较，$^{*}P<0.05$；与模型组比较，$^{\triangle}P<0.05$；n=14

图1　清宫寿桃丸对利血平致获得性记忆障碍小鼠错误次数及潜伏期的影响[M（IQR）]

3 清宫寿桃丸对亚硝酸钠致巩固性记忆障碍的影响（图 2）

与正常组比较，模型组小鼠 5 min 内错误次数明显增多，潜伏期明显缩短（$P<0.05$）。给药 15 天后，与模型组比较，清宫寿桃丸低、中、高剂量组及金纳多组小鼠的错误次数均明显减少，差异有统计学意义（$P<0.05$），各给药组潜伏期均有延长的趋势，但差异无统计学意义（$P>0.05$）。

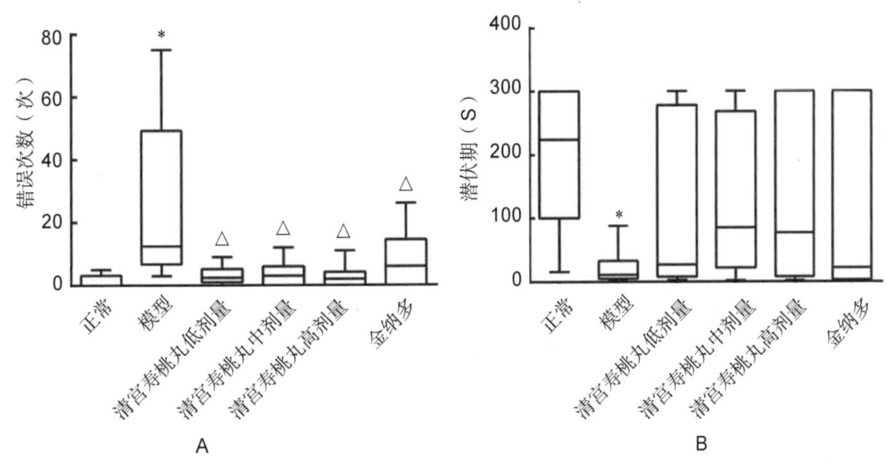

注：A为错误次数；B为潜伏期；与正常组比较，$^{*}P<0.05$；与模型组比较，$^{\triangle}P<0.05$；n=14

图2　清宫寿桃丸对亚硝酸钠致巩固性记忆障碍小鼠错误次数及潜伏期的影响[M（IQR）]

4 清宫寿桃丸对乙醇致再现性记忆障碍的影响（图 3）

与正常组比较，模型组小鼠 5 min 内错误次数明显增多，潜伏期明显缩短（$P<0.05$）。给药 15 天后，与模型组比较，清宫寿桃丸低、中、高剂量组小鼠的错误次数均明显减少，差异有统计学意义（$P<0.05$），各给药组潜伏期均有延长的趋势，但差异无统计学意义（$P>0.05$）。

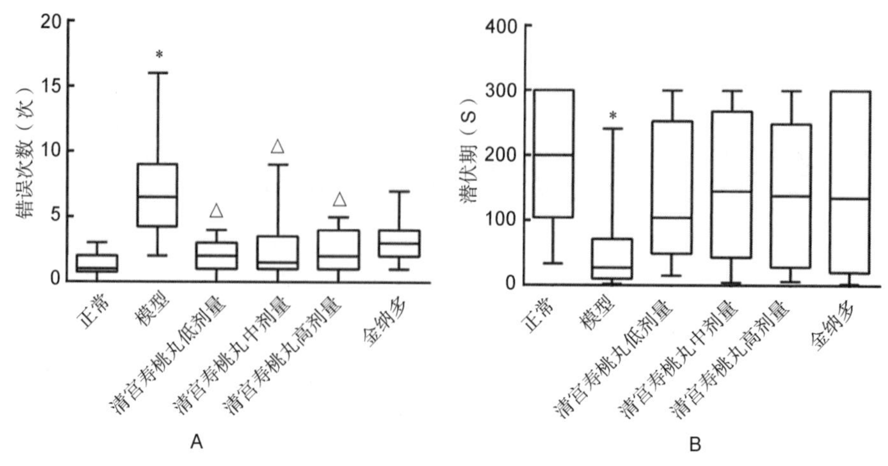

注：A为错误次数；B为潜伏期；与正常组比较，$^{*}P<0.05$；与模型组比较，$^{\triangle}P<0.05$；n=14

图3　清宫寿桃丸对乙醇致再现性记忆障碍小鼠错误次数及潜伏期的影响[M（IQR）]

讨　论

早在20世纪80年代，课题组已证实清宫寿桃丸可提高老年患者瞬时记忆力、记忆广度以及扭转近事遗忘、对复杂指令动作的反应时间等，与维生素E比较，其提高记忆广度的效果更优[9,10]，提示清宫寿桃丸有预防记忆减退的作用。药理学研究也表明，清宫寿桃丸中多味药物及其活性成分对学习记忆和认知障碍均有改善作用：当归可改善东莨菪碱所致小鼠学习记忆障碍，提高中枢神经递质活性，保护神经细胞，其有效成分还可预防β-淀粉样蛋白诱导的小鼠学习记忆障碍[11,12]；益智仁水提物可改善东莨菪碱所致的大鼠记忆障碍，降低海马乙酰胆碱脂酶活性，改善D-半乳糖所致的小鼠学习与记忆能力[13]；酸枣仁可改善氯苯丙氨酸失眠模型大鼠的学习和记忆能力[14]。以往研究提示清宫寿桃丸有良好的改善记忆的作用，本实验通过观察清宫寿桃丸对学习记忆的三个重要过程即记忆获得、记忆巩固和记忆再现的影响，进一步证明其改善记忆的作用和途径。

学习和记忆是一个极其复杂的生理过程，不同的影响因素由于作用途径和靶点不同，所产生的记忆障碍类型也不同。利血平可通过耗竭神经末梢的单胺类递质，破坏记忆的保持，造成获得性记忆障碍；亚硝酸钠可使血红蛋白变性，使脑组织缺血缺氧，损害学习和记忆过程，造成巩固性记忆障碍；乙醇可分层次抑制中枢，可能通过改变脑内胆碱能神经递质、肾上腺素能神经递质和5-羟色胺的水平，造成再现性记忆障碍[7]。本研究发现，三种模型小鼠的错误次数明显增多，潜伏期明显缩短，因而三种模型均有助于较好的评价药物的疗效。

在三种记忆障碍实验中，清宫寿桃丸均可明显减少小鼠5 min内错误次数，中剂量和高剂量效果更佳，在获得性记忆障碍实验中，清宫寿桃丸高剂量还能明显延长潜伏期。研究提示，清宫寿桃丸对化学损伤造成的小鼠获得性、巩固性及再现性记忆障碍均有改善作用，对获得性记忆障碍的改善更佳，且高剂量效果更好，从而证实清宫寿桃丸改善记忆障碍的作用。另外，金纳多可改善巩固性记忆障碍，有改善获得性和再现性记忆障碍的趋势，未来还需要进一步的研究证实。

学习记忆极为复杂，虽然本实验仅证实了古方清宫寿桃丸对获得性、巩固性和再现性记忆障碍有明确的改善作用，但为其临床治疗学习记忆障碍提供了一定的数据支持。同时，已有研究通过数据挖掘发现熟地黄、山茱萸、山药、菟丝子等补肾中药可改善记忆[15]，本研究证实清宫寿桃丸有改善记忆障碍的作用，在改善记忆障碍方面的应用范围较广，从而进一步为补肾中药治疗记忆障碍提供了更有力的证据。另外，就发病机制复杂的AD而言，其引起的学习记忆能力下降会因顺行性和逆行性记忆障碍而加重[16]。因此，未来课题组将从认知行为的其他角度，进一步探讨清宫寿桃丸改善记忆障碍及AD的作用和深层次机制，同时采用临床评价的方法进行验证，使疗效确切的古方成为AD等记忆障碍相关疾病防治的新选择。

参考文献

[1] World Health Organization and Alzheimer's Disease International. Dementia: a public health priority[R]. United Kingdom: Geneva, 2012: 7-10.
[2] 武力勇, 唐毅, 魏翠柏, 等. 防老年痴呆从中青年开始[N]. 健康报, 2017-09-02(4).
[3] 侯雪芹, 张磊, 林雅萍, 等. 4种阿尔茨海默病动物模型行为学改变及凋亡机制的比较[J]. 中国老年学杂志, 2015, 35(12): 3185-3187.
[4] 韩玉梁, 贾建军, 吴卫平. 阿尔茨海默病的情景记忆障碍研究进展[J]. 中华老年心脑血管病杂志, 2017, 19(5): 555-558.
[5] Wilson RS, Boyle PA, Yu L, et al. Temporal course and pathologic basis of unawareness of memory loss in dementia[J]. Neurology, 2015, 85(11): 984-991.
[6] 罗燕, 陈真. 学习记忆障碍动物模型及行为学检测指标的评析[J]. 安徽医药, 2018, 22(2): 204-206.
[7] 徐立, 丛伟红, 魏翠娥, 等. 维脑康对小鼠记忆障碍的影响[J]. 中药药理与临床, 2007, 23(6): 60-62.
[8] 李仪奎主编. 中药药理实验方法学[M]. 上海: 上海科学技术出版社, 1991: 171-172.
[9] 陈可冀, 周文泉, 李春生, 等. 清宫寿桃丸延缓衰老的临床及实验研究[J]. 中医杂志, 1985, 26(7): 25-28.
[10] 李春生. 清宫寿桃丸和御制平安丹的研究[N]. 中国中医药报, 2013-5-24(4).
[11] 吴红彦, 李海龙, 王虎平, 等. 大剂量当归对东莨菪碱致痴呆小鼠模型学习记忆及AchE、ChAT活性的影响[J]. 时珍国医国药, 2013, 24(3): 552-554.
[12] 李曦, 张丽宏, 王晓晓, 等. 当归化学成分及药理作用研究进展[J]. 中药材, 2013, 36(6): 1023-1028.
[13] 陈萍, 王培培, 焦泽沼, 等. 益智仁的化学成分及药理活性研究进展[J]. 现代药物与临床, 2013, 28(4): 617-623.
[14] 吴巧敏, 赵艺初, 韩艺凡, 等. 生酸枣仁、炒酸枣仁、酸枣果肉对PCPA失眠模型大鼠学习记忆能力影响的对比研究[J]. 中医药导报, 2016, 22(5): 72-75.
[15] 沈怡婷, 周颖, 陈霞, 等. 基于数据挖掘的中药改善学习记忆能力组方规律[J]. 中国老年学, 2017, 37(18): 4616-4619.
[16] EI Haj M, Antoine P, Nandrino JL, et al. Autobiographical memory decline in Alzheimer's disease, a theoretical and clinical overview[J]. Ageing Res Rev 2015, 23(PtB): 183-192.

原载：袁蓉，张业昊，王燕，丛伟红，陈可冀．清宫寿桃丸对记忆障碍小鼠学习记忆的影响 [J]. 中国中西医结合杂志，2019, 39(1): 88-91.

基于原始医药档案的清宫医派研究

张京春 赵莹科 刘 玥 谢元华 陈可冀

清宫医案是清代200余年近千名太医临床经验的集中体现。由于所处的特殊环境，清宫医案的诊治对象为至尊之躯，加之皇家数百年的生活环境相对固定，因而涉及的病证具有较明显的特征。此外，清宫医案中的医者同为太医院太医，各自临床与研究的场所大致相同，因而清宫医学又具有类似学派的氛围。清代宫廷医学以崇尚实效为首要特点。御医治病，唯以疗效之良否作为诊治之关键，进而产生了一大批临床上疗效确切、历代延续使用的名方、名药。这些都决定了清宫医派临床经验能够体现出相应的特色。

相对于元、明两代的宫廷医药档案，清宫医案保存相对完好，其医学价值、史学价值均不可轻视。自1980年开始，陈可冀院士与中国中医科学院的同事开展了清宫医案的整理工作，目前已经陆续出版了一系列专著[1-2]。近年课题组通过构建清宫医案分析系统，开展清宫医案病证与方药的关联性数据挖掘，利用先进的数据分析技术，发掘与总结清宫医案的诊治及遣方用药规律。可以说，此工作是对既往清宫医案研究的延伸和继续。对于清宫医派的研究主要从以下几方面进行。

1 清宫医案病证与方药关联性数据挖掘

为了进一步探讨清代宫廷医者辨证施治、遣方用药的规律，由此发现一些临床较为适用的证治经验和方药，我们进行了病证与方药关联性研究。基于病证方药相应的原理，构建清宫医案数据库和数据仓库，利用相应的数据挖掘技术[3]，对具备完整症一证一法一方药的医案进行病证与方药关联性的数据挖掘[4]。经过统计，清宫医案中最常见的病是外感病，内科病中依次以胸痹、胁痛、眩晕、痹病、腹痛、咳嗽、头痛、心悸、呕吐、泄泻、痉病等为常见。清宫医案症状体征的分布基本与疾病的分析一致，头痛、头晕、发热、咳嗽、口渴、胸满、恶寒、咽痛等症状依次最多见。清宫医案中的脉象以弦数、滑数为最多见，结合多发病，可以推测清宫人群外感病常在里证的基础上再得，而里证以热证、气滞、痰饮居多。清宫医案中的证候以外受风凉和气道不畅居首。外感证候还可见于外受风寒、外受风温、外受暑热等。里证依次以肝胃不和、肺胃有热、胃蓄湿饮等最多。可见清宫病证涉及肝、胃最多，这与清宫人群的生活环境相一致，肝胃功能失常，湿热、痰饮、气滞随之侵袭而来。因而不难理解清宫治法以清热、化饮最为主要，其次多见和肝、清肝与调气，之后才是疏解清解、化湿化滞、调中和胃等。

清宫太医用得较多的前3个方名是疏解正气汤、和肝化饮汤、疏解化饮汤。894份清宫医案用药299种，使用最多的前几味中药以行气破气药居多，见表1。主要对应于化饮治法，并非用药平平。以往关于清宫医案中重用通腑治法的认识在这里再次得到验证。

表1 清宫医案主要用药情况

药物	使用频次	使用频率（%）
枳壳	350	39.2
茯苓	346	38.7
黄芩	301	33.7
厚朴	257	28.7
陈皮	246	27.5
香附	243	27.2

2 清宫医疗经验及代表医家学术思想

2.1 清宫医疗经验及特色

中医学延续到清代有较大的发展，除对医学经典著作及金元时期形成的种种医学理论有进一步的探讨分析、融会贯通，作出由博返约的论述，如编纂《医宗金鉴》等书外，医学流派之间的学术争鸣也颇为昌盛，尤为引人注目的有经方时方之争，伤寒温病之争，以及温补与反温补之争等等。这些都深深地影响了清代医学界，使清朝医学形成了自己的学术特色，达到了新的科学水平，这些特色自然也反映到清代宫廷内部医疗活动中来。根据治法方药的数据挖掘结果，我们将清宫医疗特色归纳如下：崇尚实效，辨证论治；法度严谨，广用经方；注重通腑，推陈致新；温病时方，推陈致新；废除金石丹药，侧重调补；家常防病，化湿消导；实践归经，善用药引；广用代茶饮，调治兼顾。

2.2 代表医家学术思想

太医院医务人员大都来自地方，为统治者服务注重实效自不待言，太医的医术水平应当是很高的，但由于太医身居内廷，活动范围狭小，大都不名于世。清宫医案几乎每条记录均有太医姓名。课题组通过“清宫医案分析系统”将所涉及的医案的诊治医生建立数据库，统计有记录的太医共247名。通过整理挖掘，系统查阅文献，发现具有代表性的医家，并从医案中提炼其学术思想和辨治特色。

2.2.1 刘裕铎

作为清太医院太医，乾隆年间曾和吴谦一起担任《医宗金鉴》的总修官。刘裕铎的存世医案不多，但从他仅存的医案中也能对其高超的医术得窥一斑。根据医案记载，将刘裕铎的学术思想概括为如下几点。①善用古方，随证化裁：在清宫医案中，刘裕铎多用古人之验方随证化裁，如应用仓廪散加减治疗庄亲王之痢疾等。②药味精当，量少效佳：作为御医，长期供奉宫廷，故遣方用药之谨慎可想而知。刘裕铎力求药少效佳，在档案所能见到的处方中，最大的单味药用量仅为三钱。③长于调摄：对于清宫医案的统计分析不难发现，刘裕铎对于慢性病、病情恢复期常酌配丸药，正所谓“丸者，缓也”。

2.2.2 力钧

力钧是清末民初杰出的医学家和学者，长期的临床实践以及大量接触西洋医学的经历，使其融会诸家之说，倡导中西汇通，形成了独具特色的学术思想。①重视气血：力钧对内科诸病的论治十分强调气血的变化，从其诊治的脉案中亦随处可见力钧阐释气血盛衰对病情改善的重要性。②善用经方，擅治疫病：诸如用四逆散治疗慈禧太后之泄泻等。③倡导中西医汇通：力钧身处清光绪年间西洋医学大量传入之际，在接触西洋医学的过程中，他以一种开放兼蓄的胸怀，勇于实践、创新，成为中西医汇通的倡导者和践行者。

2.2.3 马培之

马培之，字文植，自幼随其祖父马省三习医16年，尽得其学，后又博采王九峰、费伯雄等医家之说，融会贯通。应召进京为慈禧太后治病，故宫廷有“外来医生以马文植最著”的说法。他是孟河医派四大名医之首，学术思想特点主要有3个方面。①博采众方，内外兼长，外科尤甚：马培之精研古籍，博采众方，在外科方面尤为擅长，著有《外科全生集》《医略存真》《外科传薪集》《外科集腋》等。②简明精要治外证，内外贯通：马培之对于各类疮疡的治法尤其独特，强调内外兼治，刀针结合，疗效极好。③辨证准确，用药平正：他强调深入剖析病情，抓住疾病症结所在；讲究药力，注重药物的性能、专长、配伍、炮制等，以利药效充分发挥。马培之以调养心脾法辨治慈禧之二阳病，以温补固肠饮治疗太后之泄泻等经典医案为临床提供了借鉴。

2.2.4 赵文魁

赵文魁也是清代著名医家，其祖上业医，三代御医。他对《黄帝内经》《难经》《伤寒论》及温病著作皆有精研，尤其擅长内科、温病，对脉学也颇有研究。整理清宫医案，概括其学术思想主要包括3个方面。①辨脉求本：他精研《难经》，深究《濒湖脉学》，合清宫诊疗实际，几经探索，总结出以脉定夺的成功经验。他认为，凡病皆根于内而形诸外，症或有假可凭者，而脉必无假而诊知其本。②宣透达邪：他博采温病各家之论，结合临床实际，总结出凡温热病莫不由内热久郁，复感温邪所致。治疗强调宣透达邪，切不可专进寒凉。③平妥轻灵：细察赵文魁宫中医案，绝大多数立论平妥，立法周全，组方轻灵严密。究其原因，帝后养尊处优，所患以伤风感冒、伤热食积为多，因此，其治疗重在存津保液，用药多轻灵精巧。

太医院作为当时最高的医疗机构，对医学特别是北京地区的医学发展有相当的影响力。对“北京中医药数字博物馆”所列的近代北京名医进行统计，96位中就有29位名医是清宫太医及其传人，如赵文魁及其传人赵绍琴、韩一斋及其传人刘奉五等。以清末御医及御医传人为代表，形成了北京御医学派，对北京中医教育、医疗和学术方面产生了深远的影响。

3 清宫医案名方

清宫医疗经验的精华以及医家学术思想、临证经验的闪光点在于清宫名方的应用。清宫医案名方顾名思义是指清代宫廷医案中使用频率较多、临床疗效较好的一类方剂。清太医院处方集《太医院秘藏膏丹丸散方剂》载方439首，除少量古代名方外，绝大多数尚未见记载，可见清宫方剂之珍贵，可供挖掘空间之大。

3.1 广用经方

所用之经方，包括《黄帝内经》之半夏秫米汤与大量张仲景《伤寒论》和《金匮要略》所载之医方。清宫御医虽亦崇尚时方，但亦多是有真才实学者，故能潜心古训，胸有定见，法古参今，用经方而又符合宫中病人之实际病情，可谓能究文通义，目识心融，化而裁之，推而行之了。清宫医案中用过之经方，方类甚为齐全，涉及《伤寒论》113方及《金匮要略》25个篇章中之大要者。这些医方分别用于外感热病和内伤杂病，似能知其常而尽其变，虽未必尽善尽美，不越毫末，但多能不拘一经二经，单传双传，目有全豹，斟酌施治，间或亦有一些精辟立论者，似不可以寻常之“寒温补泻”窥伺之。

3.2 温病时方之应用

清宫医案中除了大量运用经方治病以外，也广泛征用温病时方，形成了医疗上的又一特点。观清代宫廷医案，正值医学史上温病学派完全形成时期，宫中除了运用明清温病学家的代表方剂外，还大量自制时令新方，并在使用有名的温病代表方剂时，自由心抒，加以变化，这些均显示了清代宫廷的医疗水平和清宫医案中的独特经验，运用时方而又不期师古，承先启后，丰富和发展了温病学说的内容。如对于杏苏饮的广泛应用，清宫早期对于感受风凉，外有寒邪表证，内有饮热里证者，常使用杏苏饮治疗，并且依据症情之偏热偏寒、偏湿偏饮，而有多种变化，用法十分灵活。此外，常用时方如藿香正气散、桑菊饮、凉膈散、香薷饮、人参败毒散、三黄石膏汤、增液汤、五汁饮等均有很好的疗效。

清宫中大量征用温病时方，已说明太医治病并非一味师古，而是看到了疾病的不断发生、发展、变化，因而医学也应不断地向前发展，且这种发展又应是在继承基础上的发展。不仅如此，在时方的运用上清宫也是又有继承又有发展，承先启后，推陈出新。例如前面所举之藿香正气散，本出《太平惠民和剂局方》，而在清宫医疗中，不但吸收了后来温病学家加减正气散的经验，而且发展其用法又有各种正气汤之变化，以致历朝沿用不衰，成为清宫治疗外感、暑湿、腹泻、凝滞等症之效方。此外，有的温病时方还是清宫中先行使用，如雍正朝之用五汁饮，乾隆朝之用青蒿鳖甲汤等，以后才被温病学家所采用，凡此均可见清宫医药在中医学发展中承先启后的重要作用。

3.3 中成药的广泛应用

除中药汤剂外，清宫医案中名方的另一大组成部分为中成药，包括丸、散、膏、丹四大类。丸类包括黄连羊肝丸、朱砂安神丸、六味地黄丸、加减思食丸、御制平安丸等60余种；散类包括金黄散、七厘散、红棉散、八宝红灵散、六一散、九分散等6种；膏类有活血祛风膏、阳和解凝膏、舒筋活络膏近40种，膏剂多以滋补为主，故多为养生抗衰老之用；丹类有紫雪、痧气灵丹、遇仙丹、神效活络丹、水金丹、十香返魂丹、回生丹等 10 种。

4 养生保健医方

清宫医案体现的另一大特色是清代宫廷对于应用中医中药进行养生保健的极大需求。经统计，清代宫廷常用的养生保健医方有 50 多种，功效涵盖种子、长寿等，如养心延龄益寿丹、延龄益寿丹、长春益寿丹、益寿膏、益寿膏又方、保元益寿丹、培元益寿膏、菊花延龄膏、五芝地仙金髓丹、八珍糕、保元固本膏、十全大补丸、扶元和中膏、加减扶元和中膏、扶元益阴膏、加味枇杷膏方、益阴固本丸、益阴治痨方、龟龄集方、琼玉膏方、古方长春益寿广嗣丹、毓麟固本膏等。

数年来，对清宫蟠（寿）桃丸、八仙糕、长春丹、御制平安丹、仙药茶进行的临床和实验研究证实了它们的可靠疗效。康熙帝和乾隆帝均属高寿，清宫中也不乏许多养生美容保健的良好方药和方法，如乾隆朝的长寿医方龟龄集及蟠桃丸等。帝后的养生保健方药方法是清宫医派较为独特的组成部分。

5 小结

课题组利用统计方法和数据挖掘技术，以清宫医案中的方药和病证为主要研究对象，重点研究方药与病证之间相互关联的密切程度。挖掘一定数量较新颖的临床适用或有特色的清宫方剂和药物，一定数量的清宫常治或擅治病种，并对其遣方用药、证治规律进行分析与总结。同时通过清宫医案分析系统，全面提取其中的名医，系统整理清宫医派代表医家学术思想与临证经验，并对清宫名医善用的名方及保健医方进行系统挖掘、整理，以期让神秘的清宫医疗经验得到“解密”。

参考文献

[1] 陈可冀. 清宫医案集成[M]. 北京: 科学出版社, 2009.

[2] 陈可冀, 张京春. 清宫医案精选[M]. 北京: 中国中医药出版社, 2013.

[3] Wang WM, Zhang JC, Cao C, et al. An efficient approach to representing and mining knowledge from Qing court medical records[J]. Front Comput Sci China, 2011, 5(4): 395-404.

[4] 张京春, 陈可冀, 刘玥. 基于关联规则的清宫胸痹医案用药规律研究[J]. 中医杂志, 2013, 54(9): 789-791.

原载：张京春，赵莹科，刘玥，谢元华，陈可冀. 基于原始医药档案的清宫医派研究 [J]. 中医杂志，2014, 55(21): 1818-1821.

基于关联规则的清宫胸痹医案用药规律研究

张京春　陈可冀　刘　玥

胸痹是指以胸部闷痛、甚则胸痛彻背、气短喘息不得卧为主症的一种疾病，其病因多与寒邪内侵、饮食不当、情志波动、年老体虚等有关。中医药有着丰富的胸痹诊疗经验，本文采用关联规则的数据挖掘方法，对清代宫廷治疗胸痹的用药经验进行挖掘、分析，以期对现今临床诊治胸痹疾病提供参考。

资　料

1 医案来源

医案来源于《清宫医案集成》[1]，其中汇集了上启顺治、下至光绪年间清代宫廷诊疗医案。

2 医案纳入及排除标准

纳入以"闷"、"胸膈满闷"、"胸膈堵满"或"胸中刺疼"为主症，并具有完整的症状、证候、治疗方药的胸痹医案（当同一医案中有多个主症时，结合该患者诊疗连续性的侧重点确定病名诊断，每一个医案只确定一个病名诊断）。排除病名判别有歧义的医案及只有外治方法或内服丸药（有方剂名称无组成药物）而无内服药物治疗的医案。

方　法

1 资料处理

采集医案的基本信息，包括：诊治时间、患者、医家、症状、证候、治法、方剂名称、药物组成、特殊煎服法、用药剂量共 10 项，其中症状、证候、治法、药物组成为必备项，将以上医案信息点录入由中国科学院计算技术研究所协助设计的清宫医案分析系统中，所有数据由 2 人 2 机分别录入，最后经审核校对所有信息点与原始医案一致，形成可分析的结构化文本。

2 数据的规范化处理

数据录入完成后，形成清宫胸痹医案数据库，将医案中出现的中药处方名、俗称等统一规范成标准的药名，将《中华本草》[2] 中药物的正名作为标准药名，对中药名进行统一规范，制定标准化文本，同时参照《中药学》[3] 将中药按照功效进行分类，建立中药功效分类标准化文本。

3 数据挖掘方法

运用频数统计方法对胸痹医案的总体用药情况进行分析，统计每味药物的使用频数，找出用药频率较高者进行分析，寻找清宫胸痹医案用药的核心药物；通过关联规则以及频繁项集找出一些已知和未知的药对，同时对清宫胸痹医案治疗方剂的组成药物类别进行分析，以发现其基本组方结构。

结　果

1 清宫胸痹医案常用药物频数统计

共纳入清宫胸痹医案 81 例。清宫胸痹医案常用药物频数具体见表 1，其中最常用的 5 味药依次为青皮、枳壳、栝蒌、香附、厚朴，说明清宫治疗胸痹病主用理气之品，疏肝破气的青皮、理气宽中的枳壳、利气宽胸的栝蒌、理气解郁的香附使用频率都在 50%以上，针对胸痹病常见兼夹的胃蓄湿饮证，青皮还可行滞消胀，枳壳兼能消积化滞；针对肝热证，栝蒌同时可清热化痰，香附疏肝调经止痛。

表 1　清宫胸痹医案主要用药频数统计

序号	药物	频次	频率（%）	序号	药物	频次	频率（%）
1	青皮	57	70	14	橘红	21	26
2	枳壳	56	69	15	木香	20	25
3	栝蒌	52	64	16	茯苓	19	23
4	香附	46	57	17	沉香	17	21
5	厚朴	35	43	18	生地黄	15	19
6	栀子	35	43	19	当归	15	19
7	大黄	33	41	20	牡丹皮	15	19
8	黄连	31	38	21	薄荷	13	16
9	延胡索	27	33	22	赤芍	13	16
10	龙胆草	26	32	23	陈皮	13	16
11	半夏	25	31	24	腹皮子	12	15
12	黄芩	24	30	25	焦山楂	12	15
13	白芍	23	28	26	白术	10	12

2 清宫胸痹医案常用药物关联规则分析

2.1 常用药物二项关联分析

表 2 示，清宫胸痹医案中最常用的 10 个药对依次为：大黄 - 枳壳、龙胆草 - 青皮、沉香 - 青皮、当归 - 香附、赤芍 - 香附、香附 - 青皮、半夏 - 栝蒌、枳壳 - 青皮、枳壳 - 栝蒌及青皮 - 栝蒌，体现清宫胸痹医案治疗中常用行气、活血、化痰治法。

表 2　清宫胸痹医案常用药物二项关联分析（支持度 ≥ 10）

序号	二项关联药物	支持度	置信度（%）
1	大黄—枳壳	29	90
2	龙胆草—青皮	24	90
3	沉香—青皮	16	90
4	当归—香附	14	90
5	赤芍—香附	12	90
6	香附—青皮	35	80
7	半夏—栝蒌	19	80
8	枳壳—青皮	41	70

续表

序号	二项关联药物	支持度	置信度（%）
9	枳壳—栝蒌	38	70
10	青皮—栝蒌	37	70
11	枳壳—香附	32	60
12	栀子—龙胆草	19	50
13	延胡索—沉香	11	40

2.2 常用药物三项关联分析

表3示，清宫胸痹医案中出现最多的三项药物组合均是理气药＋当归或半夏或栀子、龙胆草、延胡索。值得注意的是厚朴、枳壳、大黄这3味药物是小承气汤的组成，半夏、栝蒌、黄连是小陷胸汤的组成，两个经方加起来至少使用了31次，可见清宫胸痹医案证候多为气滞、痰热互结所致，其中胸痹病的清热之品多用栀子、大黄、龙胆草，三者在一起使用的机会也很高，特别是当大黄、栀子一起用时，有80%的可能也会用龙胆草，而龙胆草具有清热、泻肝之功效，更进一步说明了清宫胸痹病治疗中多用理气、清热、清肝、化痰、活血之法。

表3　清宫胸痹医案常用药物三项关联分析（支持度≥10）

序号	三项关联药物	支持度	置信度（%）
1	当归，枳壳—香附	10	100
2	龙胆草，栀子—青皮	18	90
3	半夏，青皮—栝蒌	12	90
4	沉香，延胡索—青皮	10	90
5	半夏，栝蒌—黄连	15	80
6	大黄，栀子—龙胆草	11	80
7	枳壳，青皮—栝蒌	28	770
8	枳壳，青皮—大黄	25	60
9	栝蒌，枳壳—大黄	23	60
10	栝蒌，青皮—大黄	21	60
11	厚朴，枳壳—大黄	16	60
12	枳壳，青皮—厚朴	21	50
13	半夏，栝蒌—香附	10	50
14	栀子，栝蒌—生地黄	11	40

2.3 常用方剂三类药组方结构关联分析

表4示，清宫胸痹医案中常用方剂的三类药组方结构中，关联度最高的前10位组合依次为理气药＋芳香化湿药＋清化热痰药、理气药＋芳香化湿药＋清热燥湿药、理气药＋清化热痰药＋清热燥湿药、理气药＋芳香化湿药＋温化寒痰药、理气药＋清化热痰药＋温化寒痰药、理气药＋芳香化湿药＋消食药、理气药＋活血止痛药＋清热凉血药、理气药＋活血止痛药＋发散风热药、理气药＋补气药＋利水消肿药、理气药＋清热凉血＋清热泻火药。

表 4　清宫胸痹医案三类药组方结构关联分析（支持度 ≥ 10）

序号	关联药物类别	支持度	置信度（%）
1	理气药，芳香化湿药—清化热痰药	21	33.87
2	理气药，芳香化湿药—清热燥湿药	18	29.03
3	理气药，清化热痰药—清热燥湿药	18	29.03
4	理气药，芳香化湿药—温化寒痰药	15	24.19
5	理气药，清化热痰药—温化寒痰药	15	24.19
6	理气药，芳香化湿药—消食药	13	20.97
7	理气药，活血止痛药—清热凉血药	12	19.35
8	理气药，活血止痛药—发散风热药	12	19.35
9	理气药，补气药—利水消肿药	11	17.74
10	理气药，清热凉血药—清热泻火药	10	16.13

讨　论

数据挖掘分析主要采用频繁项集、关联规则和聚类分析等方法，关联规则是寻找同一事件中不同项的相关性，运用关联分析可以挖掘隐藏在数据间的相互关系，探测以前未发现的隐藏着的模式，当其满足一定的可信度时就具有一定的普遍性规则[4]。通常采用支持度和置信度两个术语来表示规则的兴趣度，如药物 A—药物 B，其中支持度为同时包含 A 和 B 的事物数，在本研究中即清宫胸痹医案数据库中 A 和 B 两味药物同时出现在一个医案中的次数；置信度为包含 A 和 B 的事物占只包含 A 的事物的百分比，或者说是在 A 给定情况下关于 B 的条件概率，即 A、B 两味药物同时出现的频数占药物 A 出现的总频数的比例。药物频数越高，则支持度越高；置信度越高，则反映关联分析可信度越高，意义越大。本研究采用频数分析和关联规则方法分析清宫胸痹病的治疗经验，从配伍层次分析清宫胸痹医案的用药规律。

本研究结果发现，清宫胸痹医案中主用理气之品，如青皮、枳壳、香附等，配伍清肝、化痰、清热、活血止痛之品。值得注意的是胸痹医案中多用于活血止痛的延胡索，其性温，味辛苦，入心、脾、肝、肺，是活血化瘀、行气止痛之妙品，尤以止痛之功效而著称，李时珍在《本草纲目》中归纳延胡索有“活血，利气，止痛，通小便”功效，并推崇其“能行血中气滞，气中血滞，故专治一身上下诸痛”，可以看出延胡索在胸痹胸痛症状的缓解上亦有重要作用。

方剂或中药复方是中医临床治疗的主要手段，而配伍组方是中医处方的核心，也是反映临床医生学术思想的精华所在，清宫胸痹医案中常见的中药配伍模式是理气药 + 芳香化湿药的同时配伍清化热痰药或清热燥湿药，同时胸痹医案中经常使用的方剂有小陷胸汤和小承气汤，以方测证表明清宫胸痹病多由气滞肝郁、痰热互结所致。通过对清宫医案中方剂配伍规律的挖掘、分析，可以深刻领会清宫太医对于疾病的治疗经验，把握用药规律，对于进一步指导目前中医临床处方用药具有一定的参考价值。

参考文献

[1]　陈可冀. 清宫医案集成[M]. 北京: 科学出版社, 2009.
[2]　国家中医药管理局《中华本草》编委会. 中华本草[M]. 上海: 上海科学技术出版社, 1999.
[3]　高学敏. 中药学[M]. 北京: 人民卫生出版社, 2004.
[4]　张云涛, 龚玲. 数据挖掘原理与技术[M]. 北京: 电子工业出版社, 2004: 70-75.

原载：张京春，陈可冀，刘玥．基于关联规则的清宫胸痹医案用药规律研究 [J]. 中医杂志，2013, 54(9): 789-791.

第三篇　医　论

倡导大康复医学理念

陈可冀

现代康复医学成就较多地应用生物医学工程，包括各类人工器官、关节，以及其他各类器材辅助运动的应用等。实际上，康复措施还应该更多地结合全科医学知识和措施，尽可能地合理的改善各类病损和残疾，进而提高生活质量，同时也应当中西医结合提高康复质量，合理应用心身协调干预、太极拳、八段锦等自我保健、中药针灸以及理疗的综合简便措施。康复医学与社区医学结合则已被医学界广泛接受，因为只有进入社区，才能使更多民众收益。康复医学同样要结合循证医学，以确认各类病损和残疾的最佳康复干预证据，提高其临床应用价值及重复性；提高康复效果，并制定规范化建议或专家共识。康复医学也应充分结合转化医学的应用，以提高水平及康复措施的科学性和有效力度。所以，应该提倡大康复理念，结合上述各有关医学，以提高康复服务能力和水平。

我国香港称康复医学为复康医学，台湾称复健医学，复与康两字泛指恢复健康，语出战国至西汉著作《尔雅・释诂》。《内经・五常政大论》形神共养理论，是我国传统医学指导康复的理念。世界卫生组织于1981年及1993年先后对康复医学概念做过界定，强调从身体、心理、社会生活、职业、业余消遣、教育等多方面改善潜能，达到自立或回归社会的目的。康复基本的目标是：病损而不残，残而不废。

康复的医疗节点常与急性损伤及慢性病的进程相关，世界各国资料相关分析显示，75岁以上失能者可达30%。心脑血管病后占较大比例。据卫生部门统计，我国心血管病的死亡率在城市和农村分别为293.69/10万与259.40/10万，居各种疾病之首，高于肿瘤及其他疾病。每5例死亡中，就有2例死于心血管病。脑卒中死亡占全部死亡人口的22%以上，新发病150万人/年，患病人数（600~700）万人/年，死亡约100万人/年，3/4存活者残疾，其中以偏瘫、失语、记忆障碍、痴呆及吞咽困难为多见，个人、家庭及社会负担都很重，是康复的重要对象。人口老龄化带来较多因跌倒而致的残疾，据统计，65岁以上每年跌倒率约占30%，其中半数为重复跌倒者，其中导致髋关节骨折者约1%，其中25%半年内死亡，60%活动受限，因此我国的康复任务很重。此外，心肌梗死后、介入治疗后、营养不良、抑郁症、认知缺陷，都是老年人最为多见的问题。因此，融入全科医学及融入社区医学服务，体现大康复理念，尤为必要。2015年世界心脏病年提出的“One World，One Home，One Heart”（世界同心，合家一心），适合中国国情，体现了社会和家庭支持康复的极大重要性。

康复可有三个层次：低水平（尚未能走出家门），中水平（尚有障碍影响回归社会）和高水平（身心恢复，可重返社会）。实际上很小的功能问题即可影响患者回归社会。评估康复的办法最好由患者做出，即患者报告结果（patient reported outcomes，PRO），且最好7~10分钟内可完成，而不仅是来自医生即医生报告结果（doctor-reported outcomes，DRO）。

国外有关康复的循证医学著作已经出版了很多，得到很好的重视，其中也常见补充医学和替代医学办法的采用。我国有关的指南或专家共识，对中医药、针刺和物理治疗已开始被列入，但证据级别不够高，需要加强这方面的医疗水平和研究水平。应该提倡综合康复、个体化康复、人格化照顾、连续性照顾、中西医结合和作业训练等结合的可及性服务，以社区康复为基础、以预防做导向。在心血管疾病方面，心力衰竭急性期好转后的预防再发、血循环重建术后的二级及三级预防，都是重大医疗研究课题，亟待多学科合作干预，在降低复发率和病死率方面，做出新的奉献。

原载：陈可冀．倡导大康复医学理念[J]. 中国医刊，2015, 50(15): 1.

稳步促进中西医结合临床路径的实施

陈可冀

我国正在逐步推进有关各临床学科和有关各病种的临床路径的制定、实施和管理的工作。中医 / 中西医结合临床路径的构建和实施也应当切实稳步做好。吴大嵘、吕玉波教授等对中医 / 中西医结合临床路径研发的关键问题做了较系统的分析，简要回顾了临床路径的发展史，并指出了中医 / 中西医结合临床路径研发应注意的一些基本原则和策略[1]。本期又发表了王磊博士、张敏州教授等关于急性心肌梗死中西医结合临床路径的构建及初步评价研究，其结果认为该病治疗中如能以益气活血法为基础的急性心肌梗死中西医结合临床路径进行处理，临床上可以降低患者的住院时间，控制直接 PCI 的住院费用和缩短该病患者入院时 DTP（door-to-baloon）的时间，提高医疗质量[2]，认为临床路径的构建是十分必要和可行的。本期刘建平教授等[3]也对临床路径的制定与实施作出具体讨论。

其实，临床路径（clinical path 或 clinical pathway），说到底也就是相当于做好单病种的管理，有一个医疗机构和医疗人员共同照顾好患者的医疗及护理规范或标准遵循，控制和改进医疗质量，并实现合理而有效的跨学科服务，降低相应的医院及患者的费用开支。如果已有相应比较成熟的临床诊疗指南、建议或共识，更可以作为临床路径制定的参照，可以更切合实际，提高科学技术水平。

实事求是的临床路径可以为大多数患者提供最有序、最有效的整体医疗管理步骤或模式。但是由于中医 / 中西医结合的医疗措施强调个体化差异较西医要突出得多，在诊疗过程中，有“同病异治”、“异病同治”等辨证思维及处理范例要求医生要特别注意这一点差异性的处理，体现中医 / 中西医结合的临床诊疗技术特色，既要重视路径、标准或规范，又不为其所束缚，提高疗效，减少副反应，并减少不必要的开支，医患应该合作调整并克服这一屏障，以提高有效性，满意度，和时效性；要有质量第一的认识（quality-first attitude）。据一般估计，实际上大约 80% 的患者可比较正常应用所制定的临床路径实施，但还可能有 20% 左右的患者需另按中医传统思维作个例处理（case management）。

为了制定和实施好各有关病种的临床路径，以医院或科室为单位成立临床路径发展或管理小组（clinical path development team）是必要的，这种跨学科或不同职责人员的多元化组织，定期进行研讨，会更有利于发现和解决问题，可以及时处理好各类差异，检查实施情况，不断提高整体服务质量，改善医患关系。

临床路径的制定、实施及管理，也是一个系统工程，涉及医生、护理人员、信息沟通、管理得力、各自的责任心以及仪器设备条件等诸多层面的种种问题；从多个方面看，有时会认为做好临床路径的实施难度较大；但是为了患者的健康，应该不断改进质量。如能如上所述，认真参考各有关病种的临床循证指南和转化医学成就，以之作为桥梁，尊重中医 / 中医结合传统思维，可能有助于进一步克服障碍，合理医疗支出费用，往前走去[4-5]。

参考文献

[1] 吴大嵘, 周罗晶, 张军, 等. 中医、中西医结合临床路径研发的关键问题[J]. 中国中西医结合杂志, 2010, 30(11): 1206-1208.

[2] 王磊, 张敏州, 张军, 等. 急性心肌梗死中西医结合临床路径的构建及初步评价研究[J]. 中国中西医结合杂志, 2011, 31(1): 7-10.

[3] 刘建平, 王思成, 吴大嵘, 等. 循证中医临床路径的制定与实施[J]. 中国中西医结合杂志, 2011, 31(1): 115-119.

[4] Haynes B, Haines A. Bariers and bridges to evidence based clinical practice[J]. BMJ, 1998, 25(7153): 273-276.

[5] Zerhouni E. Medicine. The NIH Road map[J]. Science, 03, 302(5642): 63-72.

原载：陈可冀. 稳步促进中西医结合临床路径的实施 [J]. 中国中西医结合杂志, 2011, 31(1): 6.

关于高血压病的中西医结合研究

陈可冀

2006年中国心血管病年度报告中指出，我国高血压病的患者数已近2亿，是当代我国人口健康和疾病防治中十分严峻的问题和任务；虽然现在人群中高血压病的知晓率和防治率已较往年有明显增加，但控制率仍不甚满意。降压药物的选择虽已有很大的选择余地，包括钙拮抗剂、血管紧张素转化酶抑制剂、血管紧张素受体拮抗剂、利尿剂、β受体阻滞剂、α受体阻滞剂、固定复方制剂，以及中成药珍菊降压片、复方罗布麻片等多种中西药物，但由于大多数患者需要终生用药和联合药物治疗，有心、脑、肾并发症以及合并糖尿病等的患者，更需要结合具体病情进行个体化的治疗，其不同程度的不良反应或不合理用药在很多患者身上常有所表现，增加了治疗的难度和不满意度。

单纯中医药治疗对轻度高血压病患者在降低血压方面表现有一定的治疗效果，但对中等度以上的高血压病患者并不满意。不过在调理眩晕、头痛、烦躁、失眠等症状方面，却显示有一定的治疗功效。因而在减轻患者痛苦，减少并发症的发生方面，以及减少西药降压药的用量，减少不良反应方面，中西医结合治疗有一定的优势，应该加强临床及其研究，总结经验和规律，以进一步改善患者的生活质量，延缓或预防其并发症的发生。

本刊本期刊出一组有关高血压病的治疗和研究文章。“痰湿体质高血压病患者脂联素（adiponectin，APN）异常与脂联素基因多态性的相关性研究”一文指出，痰湿体质高血压病患者血清APN水平明显低于非痰湿体质患者，而且观察到APN基因单核苷酸多态性（SNP）3224的T基因携带者可能是APN单核苷酸多态性异常的遗传特征。鉴于APN与腹内肥胖、代谢综合征以及心血管功能调节有明显的联系，APN水平降低更是代谢综合征的一种特征性标志，结合这一认识，提高对高血压病合并有痰湿证型表现患者的病证结合治疗，具有一定的临床指导意义；这也表明，有关祛除痰湿的方药研究和临床应用，在高血压防治中是值得进一步探索、应用和研究的；同时，它也启示我们，其他相关高血压病的中医证型的研究，也是值得进一步探索的。本期另一篇有关携带SLC6A2基因启动子3-AG/GG型可能是高血压病重度血瘀证易患基因，启动子2-GC/GC，G-C单倍体可能是血瘀证易患因素之一的研究，对于本病血瘀证的认识也是一个进步；这些研究对于高血压患者进一步采用“病证结合，方证对应，降压与证候治疗结合，中西医结合防治”看来应是合理的。

在联合药物治疗方面，本期发表的一项临床研究表明，以动脉顺应性及动态血压平滑性为指标，降压协同血脂康胶囊治疗，表明能降低患者动脉血压的脉压（pulse pressure，PP）和脉压指数（pulsepressure index，PI），并注意到可提高降压药物的血压平滑指数（smooth index，SI）；其治疗后SI与PI、脉搏波传导速度（pulse wave velocity，PWV）和年龄具有明显的负相关性，这一结果提示必要的联合用药在降压之余，对改善证候或症状会有所帮助。

关于降压中药单味药和复方的研究，自20世纪60年代开始就有不少学者进行探索，取得一定进展，其中包括汉防己甲素的口服和血管内应用，以及天麻钩藤饮复方等，我的临床应用也确认汉防己甲素有确切的临床效果，血管内应用对高血压急症有效，起效时间快，该药曾被批准面市，只可惜该药未能实现人工合成，因而限制了其大规模产业化生产而停用。类似药物如莲心碱及钩藤碱等的研究，可惜均未深入下去，多浅尝辄止。希望多学科协作，进一步开展深入的创新性研究，并坚持下去，做出新的业绩，以减少高血压病患者的卒中事件发生率。

原载：陈可冀．关于高血压病的中西医结合研究[J]. 中国中西医结合杂志，2010, 30(5): 453.

倡导西医学习中医的当代意义

陈可冀

距今 50 年前的 1958 年 10 月 11 日，毛泽东同志在卫生部党组关于组织西医离职学习中医经验给中央的报告中作出了如下批示："尚昆同志：此件很好。卫生部党组的建议在最后一段，即今后举办西医离职学习中医的学习班，由各省、市、自治区党委领导负责办理。我看如能在 1958 年每个省、市、自治区各办一个 70～80 人的西医离职学习中医班，以两年为期，则在 1960 年冬或 1961 年春，我们就有大约两千名这样的中西医结合的高级医生，其中可能出几个高明的理论家。此事请与徐远北同志一商，替中央写一份简短的指示，将卫生部的报告转发给地方党委，请他们加以研究，遵照办理。指示中要指出这是一件大事，不可等闲视之。中国医药学是一个伟大的宝库，应当努力发掘，加以提高。指示和文件发出后，可在《人民日报》上发表。毛泽东，十月十一日"。

毛泽东的这一批示，体现了他对中医药事业发展的实事求是的符合中国国情的观点，体现了他关于团结中西医，促进中西医结合的一贯思想。有心人曾经找到毛泽东年轻时代对中医药的感性认识："医道中西，各有所长"，"又各有所偏"（《讲堂录》，1913 年）。井冈山斗争时期，毛泽东还提出"用中西两法治疗"伤病员的措施。近 50 年来的临床实践和理论研究证明，中西医药学的优势互补，是构建我国完美医学，提高临床服务能力的有效举措。

中西医结合医学落地中国，是跨学科发展的需要，更是提高人民健康水平的需要。广大中西医结合医药人员能够理性地认知这一发展规律，风雨兼程，淡化功利意识，取得了一系列重要成就。为了更健康地、更科学地发展中西医结合医学，我们希望：①在发展"中西医并重"和"促进中西医结合"方面，在观念上要更加包容和从容一些；在视野上要更加广阔一些，要在国际医药科学发展的大视野下，追求有我们自身的更高更大的价值观，并提高临床服务能力和科学水平。②进一步落实培养中西医结合人才的措施，有培养计划，有一定规模，有学成后的学位或职称上的政策保障。现在，我们在中西医结合队伍中不论点兵也好，点将也好，其人数之少，是很不适合我国 13 亿人口的泱泱大国医疗保障需求的，也不适合我国中医药事业发展的需求的。要更加得力地倡导和落实西医学习中医的举措。③中西医结合工作者应该看清时代潮流，认清学科前沿和人民健康的需求，以及中医药的优势，优势互补，创新发展，百折不挠，永不言停，为中华民族争光！

原载：陈可冀 . 倡导西医学习中医的当代意义 [J]. 中国中西医结合杂志 , 2008, 28(12): 1061.

关于循证处方用药

陈可冀

循证医学的兴起，增进了临床医生对证据的实用性和科学性的理解和重视。国外医学界对很多疾病如对于高血压病及脂质代谢失常的诊断标准的修订，以及临床用药指南的再认识，基于循证医学的 ALLHAT 及 LIFE 试验，以及 CARE、LIPID 等试验的证据起到了很大的作用，提高了对疾病的认知水平和临床疗效，减少了处方用药的盲目性。一些卫生决策也参考这些证据来制定。

循证处方用药的热情来自于临床医生希望提高疗效和安全保障，但是证据的科学性和可靠性常常是相对的，往往需要不断补充和完善，原来报告非常好的临床效果，其论文被引频率甚高，但也不少出现以多中心 RCT 研究的临床试验所否定，*JAMA*、*NEJM* 及 *Lancet* 等高层次的临床杂志陆续指出存在的这些灰色地带（grey zones）。如 PEPI、CHAOS、Health Professionals、ABC、HERS、BERET 及 WHI 等临床试验证据相继被否定。所以，提高证据的可信度是个大问题，其中有方法学问题，有科学精神问题。

中药注射剂在我国采购金额很高，据 2005 年 1—10 月 21 个省市 1412 家医院调查所得，金额最高的 20 个品种中，注射剂占 16 种，前 5 名均为注射剂。注射剂不良反应占所有中成药不良反应的 75%，这些可怕的数据在临床报告证据中均大部分未涉及。国家药品不良反应监测中心近期再次通报了 2005 年 1—6 月葛根素注射液的不良反应 243 例中 6 例死亡，急性溶血致死的 4 例。过去则报告“没有明显的副反应”“对急性心肌梗死（AMI）病人的总有效率为 91.67%”“对心绞痛疗效显著，总有效率 91.94%”“对缺血性心电图改善的总有效率为 91.67%”，似乎超过国内外任何抗心肌缺血药物的疗效。鱼腥草等 7 种注射剂停产，其他注射剂有的质量标准控制问题尤为严重。

中成药的循证处方用药更应受到关注。其中有辨证应用问题、长期服用问题、毒副反应问题、急症应用问题、应用时间问题等，有不少缺乏严格的临床观察和再评价。

循证处方用药的经验教训很多，注意有效安全循证用药的热情是好的，临床医生应当注意积累临床经验及临床药理学知识的循证处方用药，对于中药的临床应用，还应具备中医理论知识以为指导。

原载：陈可冀．关于循证处方用药 [J]. 中西医结合心脑血管病杂志，2006, 4(9): 753.

充分应用现代科学技术推进中西医学有机结合

陈可冀

中西医结合是我国一贯坚持的卫生工作方针之一，它是根据我国现实存在中西医两种医学的国情而提出的。该方针强调中西医要加强团结合作，相互取长补短，共同提高，为继承发展中医药学，创新医疗模式，丰富现代医学和生命科学，为保障人民健康作出贡献；这也是自然科学史上学科交叉、学术进步的客观性和必然性的又一种体现。医学的目的是要为公众的健康服务，并要为社会需求和繁荣作贡献。我们决不能回避生命伦理学这一普遍性准则来讨论医学科学的发展。医学的重大使命乃是有效地防治疾病和提高人们的生命质量，中西医结合也不可能例外。充分利用现代科学技术包括现代医学知识和方法，继承和发展中医药精粹，提高诊治效果，是中西医结合重要的发展方向。医学的进步模式基本上应当是：临床—基础—临床，经验—理论—经验，医学从起点到终点都应是病人，我们与健康同行。

我们亲身见证了半个世纪中西医结合发展的历程，在提高疗效方面，列举以下一些事例可以归结出一些基本经验：①现代医学诊断明确，中医辨证论治为主，辅以西医一般治疗，病证结合，提高疗效。20 世纪 50 年代著名中医专家蒲辅周治疗流行性乙型脑炎的成功，突显了辨证论治个体化治疗和中医理论的优越性。②现代医学崭新的冠脉介入术（PCI）治疗冠心病、心肌梗死，疗效立竿见影，但还有不少术后出现冠脉再狭窄的，我们按血瘀证论治，在西医常规处理基础上加活血化瘀方药，多中心 RCT 研究证明效果较单纯应用西药可起到增效作用。③针对现代医学诊断明确的难题，在继承中创新药物，因靶标明确，效果优异，如三氧化二砷治疗 APL，青蒿素治疗耐药恶性疟疾，是运用现代科技继承发展中医药的成功体现。④应用现代循证医学方法，创新药物，发展活血消食中药红曲为血脂康，成为冠心病二级预防有效药物；较国外 4S、CARE、LIPID 等试验更有特色，实为现代中药有大宗病例随诊 5~7 年的范例。⑤肿瘤的扶正固本与放 / 化疗结合，完成疗程并提高了生活质量，被誉为中国模式。⑥部分外科病人的减少手术之痛或提高围手术期效果。⑦针刺镇痛 / 戒毒的新发展应属原创性成就。⑧广大城乡采用中西医结合或综合疗法为群众广为接受的治疗实例。

以上进步，各有千秋，具有不同特点，但更多体现了中医精髓而又结合今日科技知识，大都注重中西医的病证结合或证病结合的思维，实用而又可贵！《中华人民共和国中医药条例》要求“推进中医学和西医学两种医学的有机结合”。如果我们能够遵循闪烁着医生智慧光辉的传统中医药理论及历久弥坚的临床经验方面进行探索研究，并同时注意结合当代科技新见，两相牵手，和谐发展，相信会有在国际国内都能立得住的成效面世。当代生命科学发展日新月异，各类“组学”对医学进步启迪良多；基因组学、蛋白质组学、代谢组学、系统生物学、生物物理学、信息科学、分子生物学、各类化学以及病理生理学等都可能对中医学的宏观思维，证候原理，方药配伍，疗效机制等等作出新的解读、发挥和丰富，并发扬光大之！可惜的是，我们今天相关平台还不完善，有的高谈阔论“激情”高得离谱，听不得丝毫不同意见，而提倡实干苦干立足创新却不足。由于我们今天倡导中西医并重、中西医结合和实现中医药现代化是起步于百年半殖民地劫难之后，而且也有些人还不理解中医学的精华，因而业内业外对引进现代科学包括现代医学有的人不免心有“西化”疑惑，陷入“引进—挨打”思维的怪圈，这是可以理解的。但时至今日，不应躲避去充分利用现代科技包括现代医学为我所用，应该有一个良好的社会学术氛围和思考。中医药学博大精深，我们不可能期望几代人就能把它研究清楚，所以中西医并重、中西医结合和实现中医药现代化的方针政策是正路，应该坚持鼓励从不同途径探索和创新，为中华民族争光！

原载：陈可冀．充分应用现代科学技术推进中西医学有机结合 [J]. 医学研究杂志，2006, 35(1): 1-12.

关于传统中医药临床疗效评价问题

陈可冀

传统中医药临床疗效评价的重要性在于：①科学传承中医药优秀的临床实践经验，以代代相传，更好地为病人服务；②探索和建立符合中医药特点的评价参照系，以更加贴切地反映中医药学术特色；③对虚假和不实事求是的评价以及评价不当者予以纠正。

评价医药疗效应强调四性（4R）：①合理性（rationality）：其理论思维、病证结合的评估标准以及统计学要求合理；②重复性（replication）：其疗效结论主客观误差小，经得起他人重复；③随机性（randomlization）：设计 / 观察 / 验证及后续都能体现；④代表性（representativeness）：基本可以反映当代实际医疗水平。

评价疗效的标准要求：①应采用合理的国际及国内统一标准。随着学术进步，标准可能会有调整，也应合理采纳。例如，近年对老年人收缩期高血压的认识以及对动脉粥样硬化病人血浆低密度脂蛋白胆固醇（low-density lipoprotein cholesterol，LDL-C）治疗达标值的新理解等，都是大样本临床随机对照试验（random controlled trial，RCT）结果，应及时采纳。②应采用中医药学术领域的统一标准。例如，关于血瘀证及虚证等已有国内统一标准，应尽量采用。学术上如有进一步的建议，可讨论达到共识并修订。③中医证候标准采用定量 / 半定量方法评价，还应注重动态演变；症状出现频率也是一个值得关注的方面。④应兼顾健康生活质量及疾病生活质量标准的应用，人文精神与科学精神相结合。⑤应考虑相关影响因素（如药材的鉴别、针刺手法及盲法评价设计等）问题。

关于中医药个体化治疗效果的评估：①辨证论治是中医医疗特点，达到可重复性的评价难度很大，应当探讨其循证医学评估方法。②分证型评估目前已有较成熟经验，多年来大家在新药评审中已积累不少经验，可以参考。③动态随访评估问题。这实际上是较长期的疗效评估，以往开展不多。④单病例随机对照试验（RCT in individual patient，即 Single case study），很适于中医药临床观察，便于通过几轮对照观察调整最佳剂量，失访者少；但易得假阳性结论，可受自然波动影响，不易重复。

不良反应的评估不可忽视。《神农本草经》就已很重视不良反应，它涉及合理用药问题、剂量反应问题、个体化用药问题，以及配伍用药和中西药相互作用（drug interaction）等问题。现在大家对中药有可能出现不良反应已不惊讶，但更重要的是应由国家组织进行中药毒理学的系统研究和学科建设，这样才有利于合理评价疗效及进行安全性评估。

在疾病及证候诊断和疗效评价关系方面，要不断完善主客观诊断“证据”的层次，其中有证据的真实性、准确性和可信度问题，应减少可能的偏倚，要主客观指标并重。

新近国外一些重要医学期刊，如 *Archives of Internal Medicine*、*BMJ*、*Cardiology*、*JAMA*、*The American Journal of Medicine*、*Journal of Clinical Oncology* 及 *The Lancet* 等杂志，分别发表了有中医药临床疗效评价的文章，争论很多，很有启迪意义。

上市后药物临床疗效评估应引起关注，其中包括扩大验证评估、特殊对象安全性评估、个例监督研究及药物群体流行病学评估等，这在中医药领域并未得到重视和开展。

近年我国与中医药有关的一项较大规模的循证医学实践是血脂康（红曲相关制剂）对冠心病二级预防临床试验研究，较国际很有影响的计算机化成人及记录评价（computerized adult and records evaluation，CARE）系统临床试验更有一定特点，但也存在一些尚待深入探究的方法学问题。中医药临床观察研究报告确有精彩的，但一般通病较多，主要是方法学上的科学性问题。《中国循证医学杂志》通过一些案例荟萃分析曾有过一些评论，可概见一斑。中医药及中西医结合临床应求进步，以与国际接轨，为丰富世界医学，促进人类健康作贡献！

原载：陈可冀 . 关于传统中医药临床疗效评价问题 [J]. 中西医结合学报，2005, 3(1): 1-2.

团结合作　共存共建

——大力推进中医药现代化和中西医结合事业

陈可冀

中国传统医药学的历史，闪烁着无比智慧的光辉，一种对中医药学信仰的理念极其深入民心。中医药学的发展前景不仅与世界医药学的发展有关，也情牵业内外人士的欢乐和忧虑，这是有中华民族情结和社会责任心的人的共同感受。

外面的世界很精彩，现代医药学日新月异，经济全球化、科学技术全球化以及信息科学全球化的速度之快，使得植根于中国传统文化的中医药学在这样严酷的现实面前，如何构建全局意识，审视自我，正确合理定位，着眼现在，把握未来，以保有旺盛的生命力，成为我们当今必须明确的战略需求。

中医药学的发展方向在我国不同时期的文化中很明确，我的理解可归纳为三句话，即“中西医并重”，“实现中医药现代化”和“促进中西医结合”。我们不应当现在还“找不到北”，或心中还“一团迷雾”。人才建设是关键，我们不仅要做好继承性工作，培养一大批优秀的中医药人才，为我国建设小康社会和传承中医药文化及科学技术，以贡献于全人类；在安排上，还应该以科学发展观加以协调，也注意培养一大批中西医结合人才，协同工作，不可以只顾一头，丢了另一头，中华人民共和国《中医药条例》第3条还明确指出“中医西医两种医学体系的有机结合”。应该培养造就中医药学各个领域、各个层面的方面军和后续队伍，协同奋斗，为实现中医药现代化作贡献。有人问：“中医药现代化和促进中西医结合何时是个头？”我的回答是：“中西医结合没有终点，中医药现代化永不谢幕，应当与时俱进地去不断完善和提高。”

在今天政治多极化和文化多元化的世界里，为了发展中国传统医药学，我们应当营造一种中医药学与其他现代科学包括现代医学之间互相补充，互相交叉，互相整合，取长补短的生态环境或学术氛围。这里没有所谓的“世外桃源”，中西医都不可能“死守一点”。中国传统医学只能在继承、创新、和谐、融汇、发展中去葆有中医药学自己固有的千姿百态的风格和魅力。最主要的对手可能是“自己”，中医药和中西医结合工作者必须保有自信心，不可以盲目自大或自卑。为了领略昔日的灿烂，重塑今日的辉煌，必须适应世界文化和科学技术和中西医学术进步的态势，而不断调整自己，多元创新，有所作为。互补才能双赢和多赢。

在发展中医药学方面，应该面对各种冲击，在传承的基础上，乘时代进步的轻舟，鼓励创新和自我超越，挑战未来，脚踏实地地去从不同方面努力实践，提高疗效，造福人类；这是决定中医药发展命运的杠杆。有了更好的疗效，这种疗效评价符合中医标准和国际公认标准，就能拥有更大的市场和学术上的主动性，所以在刷新疗效水平的前进路上，任何平凡或细小的创新都是有意义的；当然，如果能更大程度地张扬中医药个性，取得大的效果的“标新”或“立异”，尤其是与传统中医药优秀理论结合得更完美者，那更是一种真正的成熟的美和对人类社会的贡献了。在更新疗效或发展理论研究中，要多一些宽容，少一些责难；多一些帮助，少一些“帽子”；大树也有枝叉，毕竟在事业上包括疗效更新上，想要跨越历史打造现代化品牌是很艰难和苦涩的。

什么是“正品”？一切在继承与创新的历程中，发展了临床疗效水平，那就是“正品”。中西医应当团结合作，建立起共生存和共建设的密切关系，铺展出一片广袤的学术的自由天地。我实在想斗胆说一句：没有中西医的真诚团结合作，学术上的互相取长补短，很难创造出高层次的国际认可的成果出来。说穿了，往昔的“经典”也是源自古往的创新。我和大家一样希望我们中医药的足迹走遍全球，希望中医药学的桃李满天下。但为要实现这一美好的愿望，中医药的现代化和中西医结合更是时不我待。中医药学的经典著作常读常新，不可小觑；名老中医的临床经验是创新的不竭源泉，发展中医药和中西医结合的信念更是一种力量的保证；学术上的自我完善与时俱进则是进步的必然要素。不要把继承和创新看成是格格不入的。"青山遮不住，毕竟东流去"，我们应该洗刷掉一切困顿、无奈、疑虑或猜忌，继承优秀传统，建设先进文化，为实现中医药现代化，促进中西医结合，为中医药学堂堂正正地进入世界主流医学领域，为建设富强的中国，充满激情地洒脱前进！

千言万语，最后我还想强调一句，我看应用现代科学包括现代医学和中医药学的理论和方法传承、发展、创新以提高中医药的临床疗效，并为我国及国际医药学界所共同接受，是我们发展中医药学，促进中西医结合，实现中医药现代化的重要评估指标之一，它是构建"风景这边独好"的顶天立地的举措。

原载：陈可冀 . 团结合作共存共建——大力推进中医药现代化和中西医结合事业 [J]. 中国中西医结合杂志 , 2004, 24(12): 1061-1062.

关于复方中成药的临床应用与研究

陈可冀

中药复方的临床应用是中医药及中西医结合临床医疗活动中使用的重要治疗手段之一。复方科学文化的特征和临床实用价值，是中医药宝库中的一个重要组成部分。是一扇充满金色亮光的窗户。复方中药汤剂由于有可以随证进退加减之方便，更适合于个体化和动态化的临床治疗应用，是我们在日常医疗中几乎无日不用者。复方中成药则由于简便实用，形同今日习称之OTC药，走俏千百年，不少有经验的医生在临床上常常满意于其配伍组成的奥妙，以及其分量组合之合理性，而不愿对古方作哪怕是细微的改动，法古遵古之心时常溢于言表。但也有人认为不能“以不变应万变”，不可“刻舟求剑”，否则有悖辨证论治原则。

复方中药品种甚多。千金二方（《千金要方》和《千金翼方》）中就有6500余种，《本草纲目》属本草学著述，但书中所附复方也多达11090种，可谓极丰富多彩了。但是，由于作为复方中成药之既已制备，则其各药配比，固定难变，不如复方汤药之便于增损遣方，故在个体化治疗应用时，动态加减不免不便，其疗效也受到影响，故可能会使一些临床医生体会到了“千方易得，一效难求”的问题，这也许便是一切事物都具有哲学上所称之两重性之至理所在，当然更不可苛求于古人。

西方世界复方西药的临床应用的历史也很久，但不像中医药学之有中医药理论思维作思考，未能代代相传，发展不大。2003年6月，英国伦敦大学玛丽皇后医学院的Wald和Law教授等根据国际上对40余万人750多项研究资料作出荟萃分析（meta-analysis），提出了一项临床应用复方西药的新思路，设计一个命名“Polypill”的复方西药丸（片），该复方药物由6种有效成分组成（阿司匹林75 mg/d；1种降胆固醇的Statins如阿托伐他汀10 mg/d，或辛伐他汀40 mg/d；3种减半剂量的降压药，为1种噻嗪类化合物，1种β受体阻断剂及1种血管紧张素转换酶抑制剂；和叶酸0.8 mg/d），针对4种心血管危险因素（高血压，高血小板黏附性，高血LDL-C和高同型半胱氨酸血症），认为用于心血管病人及55岁以上人群，可使心脏事件和卒中发生率降低80%以上；用药者出现停药概率为2%，出现致死性副作用概率＜0.01%；该项设想以“一项降低心脏血管病80%以上的战略”（A strategy to reduce cardiovascular disease by more than80%）为题撰文发表于《英国医学杂志》（BMJ2003；326：1419—1424）。该文发表后，在英国医学界乃至全球医药界产生了不小的震动，认为这是一项富有挑战性的建议，因为全球每年约有1700万人死于心血管事件，所以很值得研究和实践，还认为其思路也有益于医药市场，两年内可望见于市场。但也有不少专家提出反对意见，认为这是企图“用一个尺码适合于全部”的“过分简单化”的“错误愿望”，是一种企图用“一天一片，远离死亡”（a polypill a day may keep death away）的设想是不够现实的。最重要的一点是认为这种以复方方式简化医疗的想法存在剂量个体化问题，忽略了因人而异作出药物组成和剂量调整的重要原则。

我国西药复方应用方面也有一定经验。20世纪60年代上海邝安堃教授设计的复方降压片（含噻嗪类利尿剂及氯化钾等）及70年代北京的降压0号（以噻嗪类利尿剂为主），各曾风靡一时，的确是方便了病人。当然，也存在不同病例，不同症情增减复方中有关分量困难的问题，是其局限性。现在网络上对“Polypill”的缺乏直接临床证据的指责声调也很高，也是很重要的意见。尽管中西药复方成药大不相同，但也有某些共同的优缺点，对“Polypill”引发出来的各种见解，对于改进和推动复方中成药的完善，不无可以借鉴之处。我想有几点是值得进一步思考的：①首先应对公认最有效的、最常用的复方中成药祖方进行多中心临床验证，从经验性应用发展到有直接科学证据的应用；②避免将明确的毒性较大的药物加入复方中成药作为通用药，以策安全。晚近龙胆泻肝丸中关木通案例足可借镜；③应对复方中成药按照传统“理法方药”“君臣佐使”配伍原则的特点和实际意义给出科学阐明；④有的专家把复方作用的多靶点分为“治标靶点”(可能多个)，和“治本靶点”(可能间接)，并认为是一种天然组合化学库，应是作用机理研究的要点；⑤多数复方中成药的组成药味较多，其中所含化学成分也多，大家了解有限，其所产生新成分更不太了解，与西药复方有明显不同，严格质控及研究均难，应将其有效化学成分及其代谢过程和相关因素，作深入研究，以期在此基础上，中西医结合，病证结合，明确有效性和安全性，并开发新复方，提高临床应用和研究的水平。

原载：陈可冀. 关于复方中成药的临床应用与研究 [J]. 中国中西医结合杂志, 2004, 24(4): 293-293.

浅谈中医翻译

陈可冀

关于中医翻译问题，报刊杂志中有过很多讨论，但看来恐怕远远不够，继续讨论并逐渐深化认识仍属必要。

中医英译是中英双语在中医药学专业方面的语言转换活动，有专业知识层面的问题，也有语言表达水平的问题，更可有中英语使用者文化素养方面的问题，所以要做到译得丝丝入扣，不失原意，而又能为使用英语者所乐于和易于接受，即所谓两相接轨，水到渠成，实非易事。以“三焦”一词言，有译为：triple warmers，triple heaters，triple energizer，tripyrogens及Sanjiao等种种，各有千秋，何时方能得到共识？又如辨证论治的“证”，有诸如以下译法：symptom-complex，pattern，symptoms and signs及syndrome等。由于时代的更替，科学的发展，对中医学认识的深化，何况当前更有宏观与微观结合辨证的“证”，则似乎syndrome较symptom-complex更适宜。辨证则也以syndrome differentiation为个合当了。

现在中医药走向世界，实现中医药现代化的呼声甚高，中医英译正处于生机勃勃发展之时，我相信会日有所进。首先还应当强调准确性，要真正转达中医药学术中的真正信息。中外概念相似的可以直译，也可移植。例如中医学中气血的血，并不等于现代医学中的血，但译为blood，大概大家意见不大。又如，弦脉译为taut pulse，舌苔译为tongue coating（fur）都是八九不离十的。

语言是科学文化的载体，译文中求同易，统异难。由于中医学术语歧义性或模糊性词条较多，翻译时难免难于用一词而祈求表达多意，真正做到准确是有困难的，这就要求在专业范围内多多思索并推理。中医学词条中的“脉三五不调”讲的是心律失常。“釜底抽薪”讲的是一种治法，如同我们日常讲“三天打鱼，两天晒网”，意思知道了，翻译得简明易懂则不易。英语里“writing a sugar report”意谓写一封情书，要说写一份糖业的情况报告，则谬以千里了。其他如银河应是milky way，翻译成牛奶路，就不对了。Clearing hospital是野战医院，译成平静的医院就错了。

中医英译词条中最使国外西医“丈二和尚摸不着脑袋”的是脏象（state of viscera或visceral manifestation）的各个词条，如心、肝、脾、肺、肾等，现代一般都直译为西医的heart，liver，spleen，lung and kidney。但根据我个人在国外参加学术交流的体会，由于多数国外学者并不了解中医药学，此种词条一出，其概念与当代西医知识迥异，他们就不想听了，甚至认为你在胡说什么。我想有人建议音译为Xin，Gan，Pi，Fei和Shen也未尝不可，加一个注脚说明。又如中医学中的“痰”，其概念和现代医学的痰也不同，译为phlegm或sputum，都有不甚了了的情况，需加注脚，不像湿字译为dampness较易被接受。

我对中医英译素养不够，不该侈谈，谨以浅谈应约，以促进大家共同切磋，共同进步。

原载：陈可冀．浅谈中医翻译[J].上海中医药杂志，2002, 36(3): 7-8.

从实验和临床探讨中药作用机理和安全性评价

陈可冀

我国是中药的发源地，是世界上最早使用植物药的国家之一，直至现在，我国超过 50%的人治病时服用过中药；我国人民患病就医时，首选中药治疗者占 24%，几乎 100%的人在一生中使用过中药。中药是我国医疗保健体系的基本保障。中药学的现代化研究应充分利用现代医学的研究成果，开展深入的中西医结合的基础研究、临床研究和中药研究，尽快使中医药学在部分领域与当代科技发展同步。现代中药产业应该被认为是现代医药产业的一个组成部分，因此，中药产业的科技工作首先是必须充分利用西药的化学分析方法、西药的制造方法、西药的药效评价和西药适应范围的临床试验方法；再次是在此基础上，认真考察中药被完全当成西药产业的现实情况，认真分析中医药的特点，总结中药现代产业的关键问题，创造性地研究并解决这些问题。中药药效作用原理和安全性评价研究是制约现代中药产业国际化的瓶颈问题之一，必须充分利用中西医结合研究成果，从实验研究和临床研究两方面开展系统深入的探索。

1 中药药效作用机理研究

随着生物医学的研究进展，药效学研究也得到进一步的深入，主要表现为新的不断涌现的动物模型、筛选靶点、药效评价技术平台、药效结果分析平台，使得药效评价体系从技术上得到一个新飞跃。

指导中药应用的中医理论中有关调整阴阳的概念，中药的多成分特征，中药在治疗以功能失调为主要特征的疾病方面的优势，现代药理研究中针对多成分多靶点的调节机制，需要多种成分参与的网络学说的兴起等均为现代中药的调节作用机理提供了科学依据。

现代药理学研究已经形成了与现代生物医学发展同步的一系列药效评价方法体系和指标体系。但同时也应该注意到中药多成分、多途径、多靶点和多层次的作用特点，在利用现有药效评价方法和指标体系的同时，开展方法学和指标的整合和比较分析研究。

当前，中药药效评价研究中的突出问题是模型问题。由于病和证的动物模型研究和评价体系并不完善，缺少临床数据支持，现阶段仍应该以疾病动物模型作为主要研究对象，再根据中医和西医对证候和疾病病因病机的认识，对疾病动物施加一种或多种处理因素，使之能在模拟人体疾病状态的基础上，能够具有模拟证候的因素。

现代中药的产业化也要注意新药研究的筛选过程，为进一步明确新药的作用靶点提供基础信息，同时也为中药新药药效评价提供可以进一步明确选择的指标体系。由于中药作用的多成分和多靶点特征，在进行中药新药药效筛选时也应该采用多指标评价体系。

方剂配伍是中医药治疗疾病的重要原则。中药的出现形式多数是复方方剂，因此方剂配伍规律研究是现代中药药效评价研究中的重要内容。采用现代生物化学、药理学等多学科的先进技术与方法，进行组成方剂的单味中药与全方的组分及其活性的药效—成分的对应研究，探索方剂配伍的药效学和药物化学基础；以整体实验作为主要药效指标，在分离药效部位的基础上，筛选主要药效物质，分析方剂配伍的变化对全方药效物质的构成影响，分析方剂多组分化学配比与方剂配伍的相关关系。同时，选择具有不同配伍规律的方剂，在一种特定的疾病模型上，开展方剂对比分析研究，探索中医配伍治疗一种特定疾病的配伍规律。

每一味中药的功效有多重性，在不同的方剂中能起不同的作用，说明单味的功效不是局限在一个方面，而是在一个更广泛的“谱”层次，有其专门的功效谱。虽然中药药性中都具有单味中药多种功效的明确记载，但至今仍没有开展单味中药功效谱的现代药效学探索。利用现代药效学技术，研究单味中药的功能谱，为中药复方作用原理提供深层次的科学依据，是中药药效作用原理的又一基础性工作。

中药药效评价的另一个重要方面是中药的临床试验研究。由于西药研究从发现、发展到应用过程的连续性，其作用靶点相对清楚，而中药的发展往往是从初步经验、成熟经验到具体应用，其过程没有重视作用靶点，因此，中药的药效表现更应该重视临床研究结果。同时，中药的多靶点作用特点和现代多靶点研究的复杂性，更要求从临床研究中寻找中药的作用机理。虽然，中药经过了几千年的临床试验，但也并没有给阐明中药药效机理提供足够的可用信息，规范化的、可供所有医务工作者遵循的临床应用中药规律更不多见。

按照规范化临床试验设计方案执行的临床研究不仅能够提供药物的疗效参数，同时也能够提供许多药物作用特点和作用机理信息。中药的疗效和作用机理的许多信息同样也应该能从严格规范的临床研究中获得。因此，应加大力度，开展严格的中药临床试验研究是中药药效作用机理研究的重要内容。在此基础上，应结合中医药特点，考虑中医证候因素。从研究数据中不仅分析中药的临床疗效，同时，认真分析有效和无效病人之间的临床表现、体征和证候因素差别，寻找中药的作用特点和作用机理。目前，国内外开展了许多随机对照盲法中药临床试验研究，在分析有效和无效病人的差别时，参考了许多中医证候因素，并取得了一些成绩。

2 中药安全性评价研究

中药安全性是目前国内外十分关注的问题，开展中药中毒谱研究和中药复方安全性评价研究是当前现代中药研究的重要内容，也是现代中药走向世界的必经之路。安全性评价的基础与核心是毒性病理研究。目前的研究多与其他学科领域紧密配合，共同参与，目的是进一步对于作用的靶器官、靶组织进行分析，使各项评价体系相互渗透，相互结合，力求得到更为全面、确实可靠的安全性情报，提高药物的临床前安全性评价的质量。同时，安全性评价研究过程中应密切结合毒代动力学的检测，进行药物安全性评价并解释任何未预期的毒性反应，了解药物毒性的强度和时间。用新技术新方法进行毒性机理的研究，是国际上一个重要的发展趋势。安全性评价必须在保证检测数据的可靠性的同时，引进先进的分子生物学等新技术和新方法，深入进行毒性机制的研究，来提高安全性评价的技术分析水平。

合理应用中药，对中药的安全性开展系统的评价研究是现代中药的重要研究内容。有毒中药是中药学的重要组成部分，能治疗多种疑难杂症。要使中医药更好地为全人类服务，达到化害为利、化毒为药的目的，就必需对有毒中药的毒性进行系统性的研究。同时，由于中药有毒物质的影响，使我国中药出口受到了极大的限制。因此，对中药毒性进行系统的研究，研究中毒机理及中毒谱已迫在眉睫。

中药安全性评价研究应该充分重视历代应用中药经验，首先应对《药典》记载的有毒中药材进行系统而全面的安全性评价研究，特别是对可能的致毒机理进行研究，进而建立常用单味有毒中药的数据库、中毒谱。进而对含有毒中药的中药复方进行系统而全面的安全性评价研究，找出其毒性规律，为防止中毒发生提供科学依据。

中药安全性评价研究除上述实验研究工作外，更应该注重收集历代应用中药不良反应报道，进行广泛深入的个案分析；特别是注意临床试验研究中不良反应的情况，进行深入的机理探索。在已有的全国性药物不良反应检测网络中，加强中药安全性评价结果知识的共享，减少中药不良反应的发生，确保中药应用安全、有效。

中医药学作为我国特有的传统科学体系，经过现代化研究，有望在国际科学技术界占有制高点，成为我国有优势的科学技术领域。中西医结合学科是我国在中医药学现代研究基础上建立起来的、有中国特色的一门学科，是世界结合医学中的最重要的组成部分。中医药学现代化研究应充分利用现代医学的研究成果，开展深入的中西医结合的基础研究、临床研究和中药研究，尽快使中医药学在部分领域与当代科技发展同步。中药产业是国民经济中发展最快的行业之一。发展中药产业，我国有着得天独厚的资源优势、市场优势和人才优势。经过现代化研究，中药产业将迎来一个大发展的好时机。

原载：陈可冀．从实验和临床探讨中药作用机理和安全性评价[J]. 江西中医学院学报, 2004, 16(2): 5-6.

循证医学与中西医结合临床

陈可冀

循证医学（evidence-based medicine）已提出多年，得到了世界范围内临床家的实践认可。这并不是说我们临床医生的一般经验的积累不可靠，只是进展缓慢而已，并且可能存在局限性；而循证医学方法则可较快地获取信度高的成功或失败疗法的证据，可以事半功倍。为此，在中西医结合临床领域中，也应这么做。是否可称为中西医结合循证医学（evidence-based integrative medicine，E-BIM），用以全面提高中西医结合的临床诊断和治疗质量。

西方医学从循证医学研究中取得很大的成功，信手可以列出若干种成功的案例。以心血管病循证医学研究言，有心律失常抑制试验（CAST，cardiac arrhythmia suppression trial），斯堪的那维亚辛伐他汀生存率研究（4S，Scandinavian simvastatin survival study），以及胆固醇和复发事件研究（CARE，cholesterol and recurrent events trial）等，后者确证了调脂药物在冠心病一、二级预防中的意义。我国学者在红曲制剂血脂康的多中心研究中，也初步取得有益的经验。目前在中西医结合临床试验中，采用多中心随机对照试验（RCTs）资料明显不足，亟待倡导。

我们可以从循证医学方法中取得一致的、肯定的意见，或难以肯定的或否定的意见，最近我就读到有关慢性肝炎中药治疗汇总分析（Meta 分析）的文章，结论是阴性的。我认为这不足为怪。在汇总分析中，由于取材标准的关系，完全可能得到否定的结论，中西医结合医生应当有科学精神面对现实，探究不足，改革治疗方案，以取得成绩，不要采取视而不见的态度。

对于安慰剂的使用，在有些临床病情许可的状况下仍应采用以作对照。新近丹麦哥本哈根大学医学哲学与临床理论部等在“安慰剂无效吗？”（Is the placebo powerless？）〔刊于 NEJM 2001；334（2）：1594〕的临床观察中，指出安慰剂在缓解疼痛方面具有有益作用，所以要实事求是对待；但根据新近修订的《赫尔辛基宣言》精神，似可不必盲目应用。在中西医结合研究和开发中，也是一样的，应度量具体情况及在得到病人同意的情况下应用。

原载：陈可冀. 循证医学与中西医结合临床 [J]. 中国中西医结合杂志, 2002, 22(1): 8.

素食与心血管健康：循证与思考

陈可冀　刘　玥

素食指一种不食肉、家禽、海鲜等动物产品的饮食方式，包括严格素食、乳蛋素食、乳素食及蛋素食等不同饮食模式[1]。一些证据提示素食饮食模式与心血管健康相关，但是这种相关性尚不明确。众所周知高血压病是心脑血管疾病的独立危险因素，寻求降低动脉血压的非药物方法亦成为关注热点之一。为了评估素食饮食模式与血压水平的关系，来自日本国家心脑血管病中心预防医学与流行病学研究室的 Yokoyama 博士及其团队最近进行了一项相关临床试验的 Meta 分析，该研究结果发表在 2014 年 2 月《美国医学会杂志・内科学》（*JAMA Internal Medicine*）上[2]。研究选取的临床试验来源于 Medline（1946 — 2013 年）和 Web of Science（1900 — 2013 年）的检索结果。研究者系统浏览了检索到的 258 篇相关文献，最终有 7 项临床对照试验研究（表 1）和 32 项观察性研究符合该 Meta 分析的纳入标准（研究人群年龄 > 20 岁；素食饮食为暴露 / 干预方式；血压的平均差为结局指标；临床对照试验或观察性研究）。7 项临床对照试验共涉及 311 名参与者，平均年龄 44.5 岁，与杂食者比较，素食者的平均收缩压降低 4.8 mmHg[95% *CI*（–6.6，–3.1），$P < 0.01$]，平均舒张压降低 2.2 mmHg[95% *CI*（–3.5，–1.0），$P < 0.01$]；32 项观察性研究共涉及 21604 名参与者，平均年龄 46.6 岁，与杂食者比较，素食者的平均收缩压降低 6.9 mmHg[95% *CI*（–9.1，4.7），$P < 0.01$]，平均舒张压降低 4.7 mmHg[95% *CI*（–6.3，–3.1），$P < 0.01$]。该 Meta 分析结果显示素食者的血压较同等情况的杂食者明显降低，提示素食饮食方式或可作为降低血压的一种非药物治疗方式。

表 1　素食饮食方式与血压水平纳入的 7 项临床对照研究的特征

研究者 / 国家 / 年份	参与人数	研究方案（周期）	平均年龄（岁）	男性（%）	平均血压（mmHg）		平均 BMI	素食方式[a]
					收缩压	舒张压		
Ferdowsian 等 / 美国 /2010	113	P，O（22 周）	44.4	17.7	117.8	79.7	无	严格素食
Nicholson 等 / 美国 /1999	11	P，O（12 周）[b]	54.3	54.5	141.3	84.7	无	严格素食
Sciarrone 等 / 澳大利亚 /1993	20	P，O（6 周）[b]	41.0	100.0	134.2	77.2	25.3	乳蛋素食
Hakala 等 / 芬兰 /1989	73	P，0（52 周）[b]	38.0	24.7	129.9	85.0	34.4	乳素食
Kestin 等 / 澳大利亚 /1989	17	C，0（6 周）[b]	44.0	100	128	79.0	25.5	乳蛋素食
Margetts 等 / 澳大利亚 /1986	39	C，0（6 周）[b]	49.9	71.8	155.4	99.9	27.6	乳蛋素食
Rouse 等 / 澳大利亚 /1983	38	C，0（6 周）[b]	40.1	50.0	127.7	76.4	23.7	乳蛋素食

注：本表译自文献 [1] 中的表 1，有删减。P 为平行研究；O 为非盲研究；C 为交叉研究；a 严格素食为不食用任何肉食（包括乳、蛋制品）；乳蛋素食为吃乳制品和蛋的素食方式；乳素食为吃乳制品的素食方式；b 为随机对照研究

素食与心血管健康的关系一直备受关注，近 20 年来，全球学者对其进行较多的临床研究，为素食与心血管健康关系的阐明提供了许多循证医学依据。

1997 年《新英格兰医学杂志》（*N Engl J Med*）发表了著名的“DASH（Dietary Approaches to Stop Hypertension）研究[3]”的结果，该研究也是全球第一个研究饮食模式与血压水平的随机对照临床研究。该研究结果表明，蔬菜、水果及低盐、低胆固醇饮食模式可使收缩压降低 5.0 mmHg 舒张压降低 3.0 mmHg。基于该项研究，美国国家卫生研究院国家心肺及血液研究中心（National Heart，Lung，and Blood Institute）

于 1997 年提出一种控制高血压的“DASH 饮食”即以低脂、低饱和脂肪、低胆固醇为主，并强调以含高镁、高钾及高钙、蛋白质和纤维的食物组合而成。

2012 年 6 月中国学者发表在《临床实践营养学》(*Nutr Clin Pract*) 上的一项临床研究 [4] 比较了中国 21~76 岁之间的 169 名乳素食者和 126 名杂食者的 BMI、血压水平、血脂水平、糖代谢水平及颈动脉内膜中层厚度，并计算了其中 24~55 岁人群 5~10 年心血管疾病的发生风险。结果表明，与杂食者比较，乳素者的血压、非高密度脂蛋白胆固醇水平、空腹血糖及颈动脉内膜中层厚度均显著降低，且其 5~10 年心血管疾病的发生风险亦明显降低。

2013 年 1 月发表在《美国临床营养学杂志》(*Am J Clin Nutr*) 的一项前瞻性临床研究 (EPIC—oxford 队列研究) [5]，共涉及 44561 名参与者，平均随访 11.6 年。结果表明：与非素食者比较，素食者 BMI、非高密度脂蛋白胆固醇水平及收缩压均显著降低，其患缺血性心脏病的风险降低约 32%。

2013 年 6 月发表在《美国医学会杂志・内科学》(*JAMA Internal Medicine*) 上一项前瞻性队列研究 [6] 评估了素食饮食模式与死亡率的关系，共涉及 73302 名参与者，在基线通过定量食物频率调查问卷评估饮食，并分为 5 种饮食模式：非素食、半素食、鱼素、乳蛋素食和素食。从国家死亡索引中确定 2009 年前死亡数，评估素食饮食模式与全因和特定病因死亡率之间的关系。该研究结果表明：在平均随访 5.79 年期间，素食与全因死亡率降低有关，且在心血管、肾脏病和内分泌疾病病死率降低显著相关，且这种关系在男性中比在女性中更显著。

2013 年 10 月发表在《环境微生物学报告》(*Environ Microbiol Rep*) 上的一项临床研究对肥胖的 2 型糖尿病或 (和) 高血压患者进行严格素食 1 个月，发现其体重、甘油三酯、总胆固醇、血糖水平明显降低，肠道致病菌群明显降低而有益菌群显著增加，从而抑制了其代谢紊乱水平、降低了炎症反应。

以上临床研究的结果均提示，素食可以促进心血管系统健康，降低心血管疾病的发病风险，降低因心血管疾病的病死率。Yokoyama Y 博士认为素食饮食方式产生的降压效果相当于那些根据建议改善自己生活方式的参与者所达到的效果，如选择低钠饮食或减去 5 kg 的体重等，也大致能达到那些使用诸如血管紧张素转化酶抑制剂等药物进行治疗的参与者一半的降压效果 [2]。虽然目前的所有研究尚未能确定特定食物或营养成分与血压间的内在联系的具体机制，但 Yokoyama Y 博士综合现有的研究证据分析了“素食降压”的机制可能与以下几个方面相关：一是素食富含纤维素、少脂肪，因此素食者体重普遍较杂食者轻 (BMI 也较低)，肥胖风险亦明显降低，而后者正是高血压的危险因素之一；二是素食中富含钾离子，而研究显示富钾饮食可明显降低血压，其机制可能与增加钾摄入能够扩张血管、增加肾小球滤过率同时降低肾素水平等有关；三是素食者通常摄入钠和酒精的量也较杂食者低；四是素食中饱和脂肪酸含量低而不饱和脂肪酸含量丰富；五是有证据表明素食者血压黏稠度也较杂食者明显降低。

值得注意的是，这里提及的“素食”，可能更多的是“乳素食”或“乳蛋素食”的饮食方式，有证据表明严格素食或对心血管健康产生不良影响。笔者曾对年龄 > 63 岁、素食史 > 14 年的北京各寺院中的僧尼的血压、血脂水平及动脉粥样硬化特点进行研究，设有同龄对照组。结果证明，长期过分严格素食和膳食之不平衡，可致内源性脂质代谢障碍，虽形体未必肥胖，但心血管疾病的发生率并不降低 [8]。香港中文大学医学院 2005 年发表在《美国心脏病学会杂志》(*J Am Coll Cardiol*) 的一项研究 [9] 曾对香港地区 30~55 岁、素食史 > 10 年的 50 名男性或女性的血压、颈动脉内膜中层厚度、体内维生素水平进行观察，并设 50 名正常饮食者作为对照。结果发现：> 40% 的素食者的颈动脉内膜中层厚度比正常饮食者增厚，血压较高且体内缺乏维生素 B_{12}。维生素 B_{12} 主要来源于肉类、鸡蛋或牛奶，维生素 B_{12} 的缺乏，使血液中高半胱氨酸水平偏高，引致动脉血管硬化，另一方面，素食者素菜烹调方式常以多油和多盐使味道浓郁，也极易导致血压增高 [9]。后续研究表明：对素食者长期补充维生素 B_{12} (500μg/ 天)，可明显降低素食人群血清高半胱氨酸水平、颈动脉内膜中层厚度，改善肱动脉血流介导的血管舒张功能 (flow-mediated dilation, FMD)，起到延缓动脉粥样硬化的目的 [10]。

根据《中国心血管病报告 2012》[11] 的统计数据，中国有 2.9 亿心血管疾病患者，其中 2.66 亿是高血压病患者，中国人日常饮食中脂肪摄入量增加，每天食盐摄入量平均 > 12 g，而水果和蔬菜摄入量明显不足，这种不健康的膳食方式是中国心脑血管疾病高发的主要原因之一。该项 Meta 分析的研究结论为人们选择素食提供了更有力的循证依据，对大众健康或临床治疗都具有很大现实意义。从公众角度来说，素食饮食模式可以让你保持适中的动脉血压水平；从临床治疗角度来说，素食是一种可供选择的非药物降压方法。当然，该Meta分析的结果亦有一定的局限性，其纳入的随机对照临床试验数量较少，样本量较小，且大部分是观察性研究结果，未来应该设计更加严谨的前瞻性、大样本的临床试验，为素食与心血管健康的关系提供更有力的循证依据，同时进一步研究特定食物或营养成分促进心血管健康的内在机制，可为非药物防治心血管疾病提供参考。

参考文献

[1] Gary E Fraser. Vegetarian diets: what do we know of their effects on common chronic diseases[J]. Am J Clin Nutr, 2009, 89(5): 1607S-1612S.

[2] Yokoyama Y, Nishimura K, Barnard ND, et al. Vegetarian diets and blood pressure t: A meta-analysis[J]. JAMA Intern Med, 2014, 174(4): 577-587.

[3] Appel LJ, Moore TJ, Obarzanek E, et al. A clinical trial of the effects of dietary patterns on blood pressure[J]. N Engl J Med, 1997, 336(16): 1117-1124.

[4] Yang SY, Li XJ, Zhang W, et al. Chinese lacto-vegetarian diet exerts favorable effects on metabolic parameters, intima-media thickness, and cardiovascular risks in healthy men[J]. Nutr Clin Pract, 2012, 27(3): 392-398.

[5] Crowe FL, Appleby PN, Travis RC, et al. Risk of hospitalization or death from ischemic heart disease among British vegetarians and nonvegetarians: results from the EPIC Oxford cohort study[J]. Am J Clin Nutr, 2013, 97(3): 597-603.

[6] Orlich MJ, Singh PN, Sabate J, et al. Vegetarian dietary patterns and mortality in adventist health study 2[J]. JAMA Intern Med, 2013, 173(13): 1230-1238.

[7] Kim MS, Hwang SS, Park EJ, et al. Strict vegetarian diet improves the risk factors associated with metabolic diseases by modulating gut microbiota and reducing intestinal inflammation[J]. Environ Microbiol Rep, 2013, 5(5): 765-775.

[8] 陈可冀, 郭士魁, 张家鹏. 长期素食人动脉粥样硬化及其中医证候特点的研究[G]. 全国第二届心血管病会议论文汇编. 1964: 309-310.

[9] Kwok T, Chook P, Tam L, et al. Vascular dysfunction in Chinese vegetarians: an apparent paradox[J]. J Am Coll Cardiol, 2005, 46(10): 1957-1958.

[10] Kwok T, Chook P, Qiao M, et al. Vitamin B_{12} supplementation improves arterial function in vegetarians with subnormal vitamin B_{12} status[J]. J Nutr Health Aging, 2012, 16(6): 569-573.

[11] 卫生部心血管病防治研究中心. 中国心血管病报告2012[M]. 北京: 中国大百科全书出版社, 2013: 1-2.

原载：陈可冀，刘玥．素食与心血管健康：循证与思考[J]. 中国中西医结合杂志，2014, 34(6): 653-655.

黄芪在心血管疾病中的临床应用

陈可冀　付长庚

黄芪乃补气药之长，在临床上的应用非常广泛，随着对黄芪有效成分及其活性研究的进展，发现黄芪具有改善心脏功能，保护心肌等作用，临床上运用黄芪治疗心血管疾病的范围不断扩大，本文对此做一概述。

1 黄芪药用溯源

《神农本草经》将黄芪列为“上品”，认为可“逐五脏间恶血”。秦汉时期的《名医别录》中记载黄芪可“通调血脉，流行经络”。唐代成书的《药性论》曰黄芪“治发背，内补，主虚喘，肾损，耳聋，疗寒热、生陇西者，下补五脏”。金元时代的《珍珠囊药性赋》记载黄芪“益胃气，去肌热，止自汗，诸痛用之”。明代的《本草纲目》记载：“主太阴疟疾。阳维为病苦寒热，督脉为病逆气里急”。直至清代的《本草备要》也有描述：“生血，生肌，排脓内托，疮痢圣药。痘疹不起，阳虚无热者宜之”。因此黄芪的用药历史贯穿了中医药学学术的整个发展过程。

黄芪在经方、古方中的应用都非常广泛。张仲景所著《金匮要略》中记载了多首以黄芪命名或以黄芪为主药的方剂，如防己黄芪汤，治疗以“脉浮身重，汗出恶风”为主要临床表现的风水证；防己茯苓汤，治疗以“四肢肿，水气在皮肤中，四肢聂聂动”为主要临床表现的皮水证；黄芪桂枝五物汤，治疗以“阴阳俱微，寸口关上微，尺中小紧，外证身体不仁，如风痹状”为特点的血痹证；黄芪建中汤，治疗虚劳里急，诸不足证；黄芪桂枝芍药苦酒汤，治疗以“身体肿，发热汗出而渴，状如风水，汗沾衣，色正黄如柏汁，脉自沉”为特点的黄汗证；桂枝加黄芪汤，治疗以“身重汗出已辄轻者，久久必身瞤。瞤即胸中痛，又从腰以上必汗出，下无汗，腰髋弛痛，如有物在皮中状，剧者不能食，身疼重，烦躁，小便不利”为主要表现的黄汗证；乌头汤，治疗以“不可屈伸，疼痛”为主要表现的历节证。上述方剂均出自《金匮要略》诸篇，不难看出，张仲景运用黄芪主要用于治疗内科杂病。后世李东垣《脾胃论》中治疗“烦劳内伤、中气下陷证”的补中益气汤，《内外伤辨惑论》中用以治疗“血虚阳浮发热证”的当归补血汤，《兰室秘藏》中用以治疗“血虚阳浮发热证”的当归六黄汤；《丹溪心法》中治疗表虚自汗的玉屏风散；《太平惠民和剂局方》中治疗自汗、盗汗的牡蛎散，都是以黄芪为主药的名方。清代王清任所著《医林改错》中列方 33 首，其中以黄芪为君药的方剂就有 10 首，而且黄芪用量都很大，其中黄芪桃红汤黄芪用量高达八两，补阳还五汤、黄芪防风汤、黄芪甘草汤中黄芪用量均为四两。

2 黄芪在冠心病治疗中的应用

冠心病属于中医药学本虚标实之证，本虚为气、血、阴、阳亏虚，病位在心、涉及肺、脾、肾；标实为气滞、血瘀、痰浊、寒凝。其中血瘀被公认为最重要的病因病机之一，贯穿于冠心病发生发展的全过程。临床上以活血化瘀法为主治疗冠心病，明显提高了疗效，在此基础上衍化而成的理气活血法、益气活血法、益气养阴活血法、化浊活血法等，使活血化瘀治疗方法得到不断拓展，临床疗效进一步提高。黄芪为补气之圣药，益气并能活血逐瘀、敛疮生肌，在冠心病治疗中的应用非常广泛。

20 世纪 60 年代，陈可冀和郭士魁教授通过临床观察发现急性心肌梗死的患者常表现出气虚血瘀征象，用黄芪、党参、丹参、黄精、赤芍、郁金、红花、川芎等益气活血方剂治疗，对改善症状，稳定病情，有很好的作用。于是与有关合作单位研究，创立了“抗心梗合剂”，该方以黄芪 30 g 为君药，配伍党参、黄精、丹参、赤芍、郁金，共同起到益气养阴，活血通络的作用。用于治疗急性心肌梗死后气阴两虚，心脉瘀阻，胸闷气短，心前区作痛，舌质紫黯，脉细涩者。由北京地区防治冠心病协作组进行临床研究，将 432 例急性心肌梗死住院患者随机分为两组：甲组用西药联合抗心梗合剂进行治疗，乙组仅用常规西药治疗，结果显示甲组的全因死亡率（6.5%）明显低于乙组（14.8%），具有显著性差异（$P < 0.05$）[1]。通过对急性心肌梗死患者血清酶的观察发现在西药标准化治疗的基础上加用抗心梗合剂，可以显著降低心梗患者的 CPK 及 LDH[2]。而随着使用抗心梗合剂时间的增加，血小板的聚集力可明显下降，说明抗心梗合剂具有抗血小板作用，且使用时间越久效果越好[3]。实验研究也证实，抗心梗合剂可以减小心肌缺血范围，减轻心肌损伤程度；维护心肌细胞膜的完整性及减轻病变程度；对心肌超微结构、特别是线粒体具有一定保护作用[4,5]。

在此基础之上，20 世纪 90 年代，陈可冀又进一步创立了愈梗通瘀汤，方中人参、黄芪并用，扶正益气生肌。当归、丹参并用，调气养血活血，使气血各有所归。延胡索、川芎并用，可增强理气定痛、化瘀抗栓通脉之功。藿香、佩兰、半夏、陈皮合用，芳香化湿、醒脾和胃，健脾燥湿、降逆止呕，治疗浊阻呕吐尤好。加用大黄通瘀化浊，推陈致新，使胃气和顺而五脏安和。选择 83 例冠心病心绞痛患者进行临床观察，要求患者停用所有中西药物，随机分为两组，治疗组服用愈梗通瘀汤治疗，对照组服用消心痛治疗，4 周后比较发现，治疗组的心绞痛疗效和临床症状疗效显著优于对照组（$P < 0.05$）[6]。通过临床研究进一步观察愈梗通瘀汤对急性心肌梗死患者预后的影响，发现服用愈梗通瘀汤的患者在脑卒中、再住院发生率上显著低于单纯服用西药的患者（$P < 0.05$）[7]。

3 黄芪在病毒性心肌炎治疗中的应用

病毒性心肌炎是由于感染病毒引起心肌细胞变性、坏死、间质炎症细胞浸润及纤维渗出为主的疾病，属于中医学的“温病”范畴。《素问·痹论》云：“脉痹不已，复感于邪，内舍于心”，是对病毒性心肌炎发病过程的经典描述。中医认为正气不足，邪毒侵心，是本病发生的关键。《本草新篇》有云：“夫黄芪乃补气药，气虚不用黄芪，又用何药”，所以黄芪在病毒性心肌炎的治疗中应用非常普遍是可理解的。复旦大学附属中山医院对黄芪的有效成分黄芪甲甙进行了深入研究，证实黄芪甲甙能够增强端粒酶活性，上调其催化亚基表达；促进抑制凋亡基因 Bcl-2 表达，抑制促凋亡 Bax 基因表达，具有抗凋亡作用；抑制病毒性心肌炎小鼠心肌组织蛋白酶 L 表达；抑制病毒性心肌炎小鼠心肌组织蛋白酶 BmRNA 的表达；抑制心肌柯萨奇病毒受体基因的表达；减少胶原合成，延缓或逆转病毒性心肌炎心肌纤维化；改善病毒性心肌炎的预后，安全有效。国家“九·五”科技攻关课题协作组进行了临床研究，将 1156 例急性病毒性心肌炎患者随机分为两组：对照组用西药常规治疗，治疗组在西药常规治疗基础上加用黄芪注射液，结果显示治疗组临床疗效、心电图疗效及左心射血分数的改善均明显优于对照组[8]。2014 年 *Chin J Integra Med*（中国结合医学杂志英文版）发表了一篇 Meta 分析，共纳入 6 项随机对照试验，包括 639 例病毒性心肌炎的患者，其中治疗组 334 例，采用黄芪注射液联合常规西药治疗进行干预；对照组 305 例，单纯采用常规西药治疗进行干预。分析结果显示治疗组的总有效率显著高于对照组（OR=3.94，95% CI：2.45～6.33）[9]。

陈可冀总结多年的临床经验，创立了治疗病毒性心肌炎的验方“新补心丹”，该方以西洋参益气养阴清热，生黄芪补益脾肺之气而固表，共为主药；辅以元参、天麦冬、生地协助西洋参滋阴清热，丹参补血活血养心，使心血充足而心神自安，柏子仁、酸枣仁宁心安神，佐以鹅不食草苦寒清热解毒，使热毒清而神明，经临床验证具有很好的疗效。

4 黄芪在扩张型心肌病治疗中的应用

扩张型心肌病是一种以左心室和（或）右心室扩大、心肌收缩功能障碍为主要特征的心肌疾病，属于中医学“心胀”“水饮”“心悸”“怔忡”“水肿”“喘证”“胸痹”等范畴，益气扶正是其重要治则。黄芪作为补气之要药，在扩张型心肌病的治疗用药中，备受众多医者推崇。2013 年《中国医药指南》发表了相关的系统评价，共有 10 项随机对照研究纳入分析，包括 633 例扩张型心肌病患者。10 项研究都对黄芪治疗扩张型心肌病进行了临床疗效分析，其总 *OR* 值为 4.99，95% *CI* 为（3.17~7.85），提示黄芪对治疗扩张型心肌病能产生有效的临床疗效；2 项研究对心率进行了分析，其总均数为 -6.42，95% *CI* 为（–9.44~–3.40），提示黄芪能显著降低扩张型心肌病患者的心率；3 项研究进行了 6 min 步行试验分析，其步行距离的总均数差为 84.92，95% *CI* 为（72.54~97.31），提示黄芪可以显著延长患者的步行距离[10]。

5 黄芪在心力衰竭治疗中的应用

古人用黄芪治疗心力衰竭的经验非常丰富，如《金匮要略》中的黄芪芍药桂枝苦酒汤，用于治疗“身体肿，发热汗出而渴，状如风水”；桂枝加黄芪汤，用于治疗黄汗，都是很好的经验。此外，《备急千金要方》中治疗“奄奄忽忽朝瘥暮剧，惊悸，心中憧憧，胸满不下食，阴阳气衰”的补心汤，《圣济总录》中用于治疗“虚劳惊悸者，心气不足，心下有停水”的柴胡汤，《医学衷中参西录》中用于治疗“大气下陷”的升陷汤，都是目前临床常用的治疗心衰的方剂。近来有人对黄芪注射液对慢性心力衰竭的治疗效果进行观察，将 62 例慢性心衰患者随机分为两组：对照组采用常规西医治疗，治疗组加用黄芪注射液，结果显示黄芪注射可显著地改善慢性心衰患者的心功能状态[11]。中国工程院院士孙燕教授将黄芪、女贞子合用，研发了贞芪扶正颗粒，临床证实可以提高人体免疫功能，对缓解肿瘤患者的心力衰竭症状也具有一定作用。

综上所述，黄芪在多种心血管疾病的治疗中都有着广泛的应用，是临床医生每日不可或缺的常用药，值得我们进一步研究和开发。

参考文献

[1] 翁心植, 赵荔雍, 陈鼎祺. 抗心梗合剂治疗急性心肌梗死的疗效总结[J]. 心肺血管病杂志, 1982, 1(1): 5.

[2] 崔志澄, 李清朗, 姚劲娜, 等. 抗心梗合剂对急性心肌梗死血清酶、血小板聚集活性及血液流变学影响[J]. 中西医结合杂志, 1983, 3(5): 268-269.

[3] 胡国英, 毛燕玲, 王秀君, 等. 抗心梗合剂对心肌梗死病人血小板聚集功能的变化[J]. 心肺血管病杂志, 1983, 2(1): 50-52.

[4] 李连达, 涂新义, 高风辉. 抗心梗合剂对犬心肌梗死作用的进一步研究——心外膜心电图观察[J]. 新医药学杂志, 1978, 1(11): 50-52.

[5] 中医研究院西苑医院基础医学研究室药理组. 抗心梗合剂对犬心肌梗死 作用的进一步研究——心肌含水量及心肌细胞膜完整性的观察[J]. 中医杂志, 1979, 7(445): 61-64.

[6] 廖欣, 罗陆一. 愈梗通瘀汤治疗冠心病心绞痛的临床观察[J]. 中国中西医结合杂志. 1998, 18(10): 594-597.

[7] 李思铭. 愈梗通瘀汤对急性心肌梗死早期预后及生活质量影响的临床研究[D]. 北京中医药大学硕士毕业论文, 2011: 22-24.

[8] 国家“九・五”科技攻关课题协作组. 急性病毒性心肌炎的药物治疗观察[J]. 中华心血管病杂志, 1999, 27(6): 413.

[9] Piao YL, Liang XC. *Astragalus Membranaceus* injection combined with conventional treatment for viral myocarditis: A systematic review of randomized controlled trials[J]. Chin J Integr Med, 2014, 20(10): 787-791.

[10] 陈文江, 陈灿. 黄芪治疗扩张型心肌病的Meta分析[J]. 中国医药指南, 2013, 11(17): 468-471.

[11] 王绪新. 黄芪注射液在慢性充血性心衰中的疗效观察[J]. 中国现代药物应用, 2013, 7(5): 60-61.

原载：陈可冀，付长庚．黄芪在心血管疾病中的临床应用 [J]. 中国循证心血管医学杂志，2014, 6(5): 509-511.

临床医学本来就是整体

陈可冀 刘 玥

国际知名物理学家、量子论的创始人普朗克曾说："科学是内在的整体，被分解为孤立的部分不是取决于事物的本质，而是取决于人类认识能力的局限性。" 科学的发展遵循综合—分化—再综合的规律，医学科学的发展也不例外。综观 20 世纪医学科学发展的轨迹，从宏观到微观、由表型到机制的探求是其重要特征。随着人类对疾病奥秘的不懈探索以及对不同疾病认识的逐渐深入，一方面导致临床专业的分科越来越细，作为疾病载体的人不断被"片段化"，临床各科医生逐渐变成"医疗流水线"上独立的一员，各自为阵，各管一段；另一方面，基础研究与临床医学之间的鸿沟日益增大，临床医生很少涉及生命本质的分子机理研究，而基础科学研究者大多醉心于高深的"分子游戏"，较少关心发生在周围健康或疾病状态下"人"身上出现的具体生命现象 [1]。

21 世纪以来，随着社会经济的不断发展进步以及对于多元价值观的追求，医学科学研究者逐渐认识到人体是一个不可分割的复杂整体，各系统、器官相互影响、相互作用，医学科学发展应具备的大健康视角、大医学观念越来越推动临床医学各分科之间的不断整合和转化，仅关注于局部的研究，想取得突破已举步维艰，因此，临床多学科整合的医学模式应运而生。这种将学科性质相似的临床专科融合在一起，或针对同一系统或器官的不同干预手段的整合，不仅有利于临床医疗、基础科学研究开阔视野，也使临床医生从整体上对疾病本质有更加透彻的理解 [2]，还原临床医学整体性的特征。

随着我国中医药学与西医药学的碰撞、发展以及两种医药学在真实医疗环境中的相互交融、渗透，中西医结合医学应运而生，成为我国独具特色的医疗体系。传统中医药的发展需要接受现代科学的洗礼 [3-4]，中西医结合体现了不同文化包容发展的精神，是传统与现代相结合的整体整合医学的典范 [5]。目前，中西医结合医学界最为普遍采取的是西医辨病与中医辨证论治相结合的现代"病证结合"研究模式，这也是中西医结合医学的重要成果 [6]，其注重研究人体的整体功能状态，关注的重点是不同的生理反应类型（体质）与病理反应状态（证型）在疾病状态下的有机联系。中西医结合医学的实践与探索，已经完成和正在进行的工作都将为全球"整体整合医学模式"的实践与推广提供丰富的素材和研究证据。心血管疾病"病证结合"研究是中西医结合医学研究中最活跃、最有成效的领域之一。中西医学在对冠心病动脉粥样硬化易损斑块的防治方面，有着稳定病变、"通其血脉"的共同看法，东西方这种理念上的一致性，使得应用传统活血化瘀方药在降低心血管风险可能性的探索具有实际意义 [7]。自 20 世纪 90 年代初，中国中医科学院西苑医院心血管病中心根据冠脉介入术后再狭窄发生的病理生理改变的特点，率先提出再狭窄的发生与传统中医"血瘀证"具有密切相关性，探索应用活血化瘀方药血府逐瘀汤制剂防治再狭窄。实践表明，传统活血化瘀方药能够有效防治冠心病介入术后再狭窄和心绞痛复发，使两者的复发率下降了 50%左右，由此也引发全球范围内活血化瘀方药研究的热潮，活血化瘀理念得到国际医学界的广泛认同 [8]。后来笔者发现，血瘀证与血小板功能状态密切相关，又借助基因组学和蛋白组学研究平台，筛选了活血化瘀方药抗血小板治疗的有效靶点，工作已取得一定进展，仍在继续进行中。

相信未来中医学和西方医学可以像"波粒二象性"一样达到系统论和还原论的和谐统一，即能够从整体到局部多维度地解析人体的生理、病理规律，并从中升华出一系列新的医学理论及对疾病的防治经验 [9]，把提高患者的整体生活质量和满意度作为医学科学追求的两个主要价值 [10]，让中西医结合医学为全球人类的健康贡献自己的力量。

参考文献

[1] 叶建伟, 张勇, 徐苓, 等. 医学发展的未来: 从基因组学到整合医学[J]. 中华医学杂志, 2007, 87(27): 1873-1875.
[2] 林曙光. 医学整合与转化: 心血管防治新概念[J]. 心血管病进展, 2012, 33(4): 436-439.
[3] 王台. 中医需要接受科学洗礼[J]. 中国中西医结合杂志, 2012, 32(8): 1014-1022.
[4] 朱少均. 科学化: 中医现代发展的大趋势[J]. 医学与哲学, 2012, 33(2A): 8-10.
[5] 王文健. 关于发展中西医结合医学的共识[J]. 中国中西医结合杂志, 2011, 31(6): 837-838.
[6] 陈可冀. 病证结合治疗观与临床实践[J]. 中国中西医结合杂志, 2011, 31(8): 1016-1017.
[7] 陈可冀. 活血化瘀方药降低心血管风险可能性的探索[J]. 中国中西医结合杂志, 2008, 28(5): 389.
[8] 陈可冀, 李连达, 翁维良, 等. 血瘀证与活血化瘀研究[J]. 中西医结合心脑血管病杂志, 2005, 3(1): 1-2.
[9] 吴敏, 姜宏, 魏国利, 等. 中西医结合的回眸与反思[J]. 中国中西医结合杂志, 2010, (11): 1209-1212.
[10] 李恩昌. 把提高病人的整体生活质量和满意度作为医学追求的两个主要价值[J]. 中国医学伦理学, 2011, 24(3): 271-274.

原载：陈可冀，刘玥．临床医学本来就是整体 [J]. 医学与哲学 (A), 2013, 34(3): 12-13.

病证结合治疗观的过去与现在

陈可冀　蒋跃绒　谢元华

辨证论治是中医临床的特色和优势，也是中医药学诊治疾病的主要原则和方法。但是，纵观中医学的发展，实际上“辨证论治”与“辨病论治”一直是两种主要的思维模式，且“辨病”早于“辨证”。早在《内经》《伤寒论》《金匮要略》中，已确定了观察和处理疾病时，证和病必须结合的原则，对后世医学发展产生了极大的影响[1]。因“病”的含义不同，病证结合可分为古典（或传统）病证结合与现代病证结合。前者指中医辨病与中医辨证相结合，后者指西医辨病（西医疾病诊断）与中医辨证相结合。

1 传统的病证结合治疗观

1.1 传统病证结合治疗观的历代发展

先秦时期《五十二病方》《黄帝内经》等贯穿了辨病论治的原则，并初具病证结合的雏形；东汉张仲景奠定了辨病基础上辨证论治的基础；隋唐时期在辨病论治、专病专方上进一步发展；宋金元及以后的明清时期，逐步形成以辨证论治为主的病证结合论治模式。

1.1.1 先秦时期

以辨病论治为主，初具病证结合的雏形现存最古老的医方书《五十二病方》中载有癫疾、疣、马不痫、蛊、疽病等 52 种病名，均以疾病作为篇目标题，如《疽病》方：“治白蔹、黄芪、芍药、桂、姜、椒、茱萸，凡七物。骨疽倍白蔹，肉疽倍黄芪，肾疽倍芍药”。既列出了疽病通用之方，又因骨疽、肉疽、肾疽的不同，治疗也有倍白蔹、黄芪、芍药之别，为后世提供了中医药学早期辨病和辨证论治的思想依据。《黄帝内经》也以辨病论治为主要治疗形式。其中载有十二方，如《素问・腹中论》以鸡矢醴治臌胀《素问・病能论》生铁落饮治怒狂，泽泻饮治酒风等，以辨病用方为主，初具运用专病专方的规模[2]。《黄帝内经》涉及的病名达 100 余种，其中有许多专“病”的论述，如《疟论》《咳论》《痹论》《痿论》“寒热病”“癫狂病”等，对疾病的病因病机、鉴别诊断、治疗及预后等均作了详细阐述。《黄帝内经》当时已认识到临床上同病异证的问题，如将疟病分为寒疟、热疟、风疟、痒疟等。《素问・至真要大论》并指出：“谨守病机，各司其属”，其实质即强调在临证中当周密地进行辨证论治之意[2]。所论病机十九条，既有对“掉眩”“收引”“肿满”“鼓栗”“呕”等“症”的辨识，也有“疮”“痿”“痉”等“病”的诊断。这种简练的辨证、辨病方式，可看作是后世辨证与辨病相结合的思想雏形。

1.1.2 汉晋时期

首倡“辨病脉证并治”，奠定了病证结合的基础东汉末年，张仲景继承与发展了《黄帝内经》的辨病、辨证论治的思想，重视在辨病的基础上辨证论治，奠定了病证结合论治的基础[3]。《伤寒论》和《金匮要略》大多篇名冠以“辨某病脉证并治”，重视在辨病的基础上辨证论治。其中《伤寒论》倡“六经辨证”，提及病名约 40 种，先按六经病分类，再分析脉证，多为辨证论治，如桂枝汤证、大承气汤证、陷胸汤证等。《金匮要略》倡“脏腑经络先后病脉证治”，提出病名约 160 种，遵循着以病为纲、按病论述、据病立法、病分各类、逐类设证、因证制方、按方用药这样一种较为成熟的理法方药俱备的体例模式[4]。均先讲辨病，后讲辨证，如百合病、疟病、肺痿、胸痹等。并重视疾病鉴别。

专病专证专方或疾病通治方与辨证论治相结合的方法，在汉晋时期也多有体现。如《伤寒论》在具体治疗中，某病以某方“主之”，即为专病专证专方[3]，某病证“可与”或“宜”某方，体现了辨证与辨病结合，随宜治之的思想。《金匮要略》多以专病专证成篇。如百合病责之“心肺阴虚”，主以百合剂，又因见证不同，而有百合地黄汤、百合知母汤、百合鸡子汤、滑石代赭汤、百合滑石散之异。晋代葛洪指出，临床应“分别病名，以类相续，不先错杂”，其《肘后备急方》对卒心痛、伤寒、痢疾、天行疫疠、疟病等的治疗，基本上不以分型论治，而是以通治方，加减施治。

1.1.3 隋唐时期

辨病结合辨证论治进一步发展，专病专方专药得到丰富隋唐时期是我国医学发展承前启后的重要时期，病证结合论治得以继承和发展。唐代孙思邈《备急千金要方·论诊候第四》：“夫欲理病，先察其源，候其病机。”主张积极辨识疾病及其证候产生的机理。

《备急千金要方》、《千金翼方》中既有辨病论治，按病列方，也有辨病基础上辨证，按证列方。如《千金要方·消渴淋闭方》中载消渴方五十三首，其中既有消渴通治方，即辨病用方，如黄连丸、猪肚丸；也有分证列方，如茯神汤，治胃腑实热，引饮常渴。王焘《外台秘要》也是依此体例。唐代《新修本草·诸病通用药》即按病列药，如瘿瘤所列海藻、昆布、文蛤、半夏、贝母等，寸白所列槟榔、芜荑、贯众、狼牙、雷丸等。说明隋唐时期，辨病基础上结合辨证论治有了进一步的发展。《千金方》和《外台秘要》在专病专方专药方面进一步发挥，如治疟用常山，治瘿用羊靥、海藻、昆布方，治消渴用地黄剂、黄连剂，治痢用苦参，治夜盲用羊肝等，极大地丰富了专病专方专药的内容。

1.1.4 宋金元时期

以辨证论治为主的病证结合模式初步形成宋金元时期，一方面由于受理学的影响，思辨、感悟、取类比象的思维方式占一定的主导地位，辨证论治也相应取得了显著进展。另一方面，由于当时科学技术条件的限制，原有的辨病方式没有得到较大的发展，逐渐形成了以辨证论治为主的病证结合模式。南宋陈无择首倡“三因论”主张“断其所因为病源，然后配合诸证，随因施治”与后世“审因论治”相吻合。金元四大家则从不同角度丰富了辨证论治，刘完素主“火”论，倡“六气皆从火化”；张从正力主“邪去则正安”，倡汗、吐、下三法；李杲辨内伤外感，倡“人以胃气为本”，“内伤脾胃，百病由生”之说；朱震亨主相火，谓“阳常有余，阴常不足”，并提出“百病多因痰作祟”的观点，因时代、环境之不同，对证候辨识各有所见。辨病论治渐被忽视。

宋代陈无择《三因极一病证方论·五科凡例》：“故因脉以识病，因病以辨证，随证以施治”。朱肱《类证活人书》：“庶几因名识病，因病识证，如暗得明，胸中晓然，而处病不瘥矣”。皆主张先识病，因病辨证，随证施治，初步形成了以辨证论治为主的治疗模式。

1.1.5 明清时期

以辨证论治为核心，辨病论治在某些方面得到深入明清时期，辨证论治思想得到迅速发展，辨病论治或病证结合论治在某些方面也有了进一步深入，但仍以辨证论治为核心。八纲辨证、卫气营血辨证、三焦辨证等从不同角度扩展了辨证论治的范畴。

明代张景岳集宋金元辨证思想之大成，力主八纲辨证。赵献可辨证重命门；缪希雍倡甘凉滋润、酸甘化阴为治疗脾阴虚之大法；明末清初喻昌论大气与秋燥，更强调八纲辨证施治；清代王清任主张“治病之要诀，在明白气血”等，从不同角度丰富了中医辨证方法学。程钟龄《医学心悟·医门八法》指出：“论病之情，则以寒热虚实表里阴阳八字统之。而论治病之方，则又以汗和下消吐清温补八法尽之”，也强调辨证论治。明清时期的温病学家，如叶桂辨卫气营血，吴瑭倡三焦辨证，薛雪论湿热病证，对外感热病的辨证论治分别做出了重要贡献。

辨病论治在某些方面有了深入，如明代医家孙志宏所著《简明医彀》，对每一病证均列主方，并附加减法；清代王清任治疗中风病、半身偏瘫，专立补阳还五汤，以应常达变。徐灵胎《兰台轨范·序》中指出：“欲治病者，必先识病之名。能识病名，而后求其病之所由生。知其所有生，又当辨其生之因各不同，而病状所由异，然后考其治之之法。一病必有主方，一方必有主药”。说明了病证结合论治的重要性以及先识病后辨证的诊治步骤。

1.2 传统病证结合治疗观的主要形式

历代医家在长期的医疗实践中，逐渐形成以辨证为主结合辨病和以辨病为主结合辨证的两种治疗形式。

1.2.1 辨病为主，结合辨证

“辨病为主，结合辨证”是着眼于病的共性，在解决疾病基本矛盾的基础上，结合辨证论治。如《金匮要略》对胸痹之病，责之于“阳微阴弦”，主以栝蒌薤白剂。又因邪气轻重、病情缓急而有实证之枳实薤白桂枝汤，虚证之人参汤，痰滞重症之栝蒌薤白半夏汤，轻证之茯苓杏仁甘草汤、橘枳姜汤等的不同。《简明医彀》:“医有成法、有活法，成法师古不可悖，活法因时不可拘”。对每一病证皆列主方，随证加减。如治疗怔忡，主方以“当归、人参、黄连、远志、炙草、茯神、石菖蒲（炒，各一钱）加竹叶、龙眼、灯芯煎成，调朱砂（飞一钱，临睡服）。心虚加柏子仁，麦冬；有汗，黄芪、枣仁；痰加半夏、胆星、橘红，痰多，在膈上稀涎散吐之，膈下滚痰丸利之……。”皆为在辨病的基础上随证治之。

1.2.2 辨证为主，结合辨病

辨证论治在病证结合治疗中占有重要地位。辨病是对疾病整个过程变化规律的认识和概括，辨证是对疾病某一阶段病因、病位、病性、病势等方面的辨析和综合。“辨证为主、结合辨病”是着眼于证的共性，在解决机体某一阶段或某一状态下特殊矛盾的基础上，结合辨病论治。如治疗肾阳虚的肾气丸，明《奇效良方》载其“治肾气虚乏，下元冷惫，心火炎上，渴欲饮水。或肾水不能摄养，多吐痰睡，及脾虚不能克制肾水，亦吐痰唾，而不咳者，脐腹疼痛，夜多漩溺，尺脉缓弱，肢体倦怠，面色痿黄或黧黑，及虚劳不足，渴欲饮水，腰重疼痛，小便不利，脚气上攻，小腹不仁，男子消渴，小便反多，妇人转胞，小便不通，并皆治之”。水肿、咳喘、消渴、妇人转胞、癃闭及虚劳诸病在一定阶段均可出现肾阳虚证者，同证异病，皆可用肾气丸，此为辨证为主结合辨病的形式。

2 近代汇通医派的病证结合治疗观

近代汇通医派首开西法断病结合中医辨证的先河，成为后世中西医病证结合诊疗模式的先导。19世纪中叶以后，西医大量传入中国，出现了汇通学派。早期汇通医家朱沛文认为中医“精于穷理，而拙于格物”但“信理太过，而或涉于虚”；西医“专于格物，而短于穷理”，但又“逐物太过，而或涉于固”。主张汇通中西以临床验证为标准求同存异。陆渊雷《伤寒论今释》卷一：“余以为理论当从西医之病名，治疗当宗仲景致审证为宜也[5]。”提出中医辨证当与西医辨病相。

张锡纯《医学衷中参西录》一书，既采用西医辨病，专病专方专药论治，又以衷中为主，体现辨证论治精神。如其“医方”篇中治肺病方、治癫狂方、治霍乱方、治痢方、治消渴方、治黄疸方等，皆为辨病基础上辨证论治。张锡纯善于汇通西医理论，针对病原、病因或病机的侧重点，选用专病专药，并结合辨证论治。如治毒淋，必用鸦胆子于诸辨证方中，认为“鸦胆子味至苦，而又善化瘀解毒清热凉血，其能消毒菌之力，全在于此”。又如他在实践中发现“水蛭破瘀血，而不伤新血”，“其破瘀血者，乃此物之良能”，而妇女月闭癥瘕以瘀为主者，单用水蛭辨病论治。此外，他在实践中尝试运用西法诊病，中医治病。如张锡纯认为西人所谓“脑充血”，“实为类中风之证”，《内经》名之为煎厥、大厥、薄厥。《素问·调经论》曰：“血之与气，并走于上，此为大厥，厥则暴死。气反则生，气不反则死。”并于经文之中悟得此证治法，以镇肝熄风汤主之，多有效验。而西人所谓“脑贫血”，即《灵枢·口问》谓：“上气不足，脑为之不满……。”脑为之不满，其脑中贫血可知用加味补血汤治疗。治疗中常中西药物并用。他认为西医用药在局部，其重在治标，中医用药求其因，重在治本，二者结合，必获良效。

由于历史和时代的局限性“衷中参西”不可避免地存在着中西医简单对应，甚至牵强附会之处，但“中体西用”顺应了当时中医发展的历史性与特殊性，对后世中西医病证结合起到了承前启后的作用。

3 现代的病证结合治疗观

随着现代疾病谱的改变和中医临床实践经验的不断积累，辨病的含义发生了变化。现代医学辨病基础上的病证结合是传统病证结合的进一步发展。

著名中医施今墨先生强调辨证论治，但诊病时也重视参照西医医疗检查结果，并注意采用西医病名。金寿山先生《金匮诠释·自序》中提出应辨病与辨证相结合、辨脉与辨因相结合、通治方与专治方相结合的观点，强调“病”是纲，“证”是目，纲举则目张[7]。著名中医岳美中先生也指出：“若能不停留于辨认证候，还进而辨病、辨病名（包括中医病名与西医病名），论治时注意古今专方专药的结合运用，一定效果更好；同时，也只是在此情况下，因人、因时、因地制方的作用才更有治疗价值[2]。”

3.1 现代病证结合治疗观的主要模式

3.1.1 西医诊病，中医辨证模式

西医诊病、中医辨证的病证结合临床模式源于近半个世纪的中西医结合临床诊疗实践，目前，已被广大中西医结合工作者广泛地应用于临床实践中。病证结合临床诊疗和研究模式是中西医结合的重要模式[8]。西医疾病诊断与中医辨证相结合的病证结合在临床中的广泛应用，充分体现了中西医两种医学的优势互补[9]。中医学强调宏观和整体，西医则比较注重微观和局部，病证结合是两种医学最好的结合模式，只有两者的有机结合才能准确反映疾病及患者的状态，才能更有针对性的治疗病患，以达到最好的治疗目的。病证结合的临床诊疗和研究思想体现了疾病共性规律与患病个体个性特征的有机结合，为在科学层面开展中医药学的研究提供了可能。

3.1.2 辨证论治与专病专方专药论治结合模式

著名中医学家岳美中先生较早提出专病专方专药与辨证论治相结合的主张[2]，曾列举治黄疸之用茵陈剂、硝石矾石剂，治下利脓血之用白头翁汤、马齿苋、鸦胆子、大蒜等，麻风病之用毒蛇剂、大枧子剂等专方专药。姜春华先生认为“既要为病寻药，又不废辨证论治，为医者须识病辨证，才能做到辨病与辨证相结合”。并就如何从《外台秘要》寻找特异方药介绍了经验，认为若能寻找到专病专方专药，治病常有特效[10]。近年来，随着对辨病论治的重视，通过大量的临床实践及药理研究，发掘出许多专病专药，如蒲黄、红曲治血脂异常，五味子降转氨酶，靛玉红治慢性粒细胞白血病，雷公藤治结缔组织病，水蛭用于脑卒中，青皮升压等。专病专方专药治病主要是针对疾病的基本病机，属辨病论治范畴。由于疾病的基本矛盾和各个阶段的主要矛盾有时是不一致的，如果一味固守专方，就会陷入机械化，影响疗效。在专病专方基础上结合辨证论治，就会弥补这一不足。运用专病专方专药结合辨证论治已成为病证结合论治的重要模式之一。

3.1.3 疾病分期分阶段论治模式

疾病分期分阶段论治是指在掌握疾病基本病机和演变规律，确立治疗大法的基础上，根据疾病不同阶段、不同分期的主要矛盾进行辨证论治。著名中医朱良春先生在1962年即提出辨病与辨证相结合的主张[11]，强调谨守病机，分期论治。如治疗泌尿系结石，认为其病机演变规律为下焦湿热，气滞血瘀，湿热久留，每致耗伤肾阴或肾阳。据此确立治疗大法为新病应清利湿热，通淋化石，以通淋化石汤；久病则需侧重补肾或攻补兼施，以增液益气排石汤、济生肾气加三金汤，分别针对久病肾阴虚或肾阳虚证。三方均重用鸡内金化石、金钱草排石，并酌用海金沙、石韦、冬葵子等以通淋，为辨病论治，至于实证清利，虚证补养，则为辨证论治[12]。

3.1.4 辨中医基本病机结合辨证论治模式

辨中医基本病机结合辨证论治，即在中医理论指导下，辨识疾病的基本病机，因机立法，在此基础上结合辨证，随证施治。如糖尿病的中医基本病机是阴虚燥热，临 床以气阴两虚较为常见，著名中医祝谌予先生自创“降糖对药方”针对这一基本病机[13]，临床多数情况下以此方随证加减，每获良效，但若消渴日久，脾虚生湿化热，湿热蕴结脾胃而出现脘腹痞闷，舌苔黄腻，脉濡缓等证，则应改投清热化湿之剂，如黄芩滑石汤。

3.1.5 无病从证，无证从病模式

一般情况下，西医辨病与中医辨证各有所据，辨病与辨证结合治疗，可相互补充，相济为用。但随着现代医学的发展，出现了很多传统中医四诊“无证可辨”或因信息量少“难以辨证”而实验室检查或影像学诊断发现的疾病，如无症状性心肌缺血、隐匿性肾炎、隐性糖尿病等；或者某些疾病经过治疗，“证”消

失，而现代医学检查显示疾病未愈的情况。此时，应无证从病，辨病论治为主。对一些西医无法明确诊断的疾病、病因未明的疾病、功能性疾病等，可无病从证，辨证论治为主。

3.2 现代病证结合治疗观的不同层次

3.2.1 理论层次

①以中医理论辨识现代疾病在中医理论指导下，通过对发病特点、病变部位、疾病表现于外的临床症状、体征等的辨识，并吸收现代医学先进的检测手段，延长和拓宽传统望闻问切四诊的诊断视野，分析、总结疾病的病因、病机和内在规律。如再生障碍性贫血，其病变在骨髓造血干细胞，根据中医“肾主骨生髓”的理论，采用补肾生血法治疗，确有疗效。又如对冠心病介入术后再狭窄，其形成过程中的血栓形成、血管壁炎症、细胞增生等病理改变与中医学“心脉痹阻”、“心脉不通”有类似之处，从“血瘀证”论治，采用血府逐瘀制剂、芎芍胶囊等治疗[14]，经大样本、多中心RCT试验证实疗效可信。②中西医理论合参，病证结合优势互补中医学强调宏观和整体，重哲学思辩，重经验与观察，重表征和过程，动态、个体化辨证论治是其优势。西医学重视定量科学，注重微观和局部，重证据分析，强调结构，重视还原论，应用化学药物及侵入性方法治疗方面有显著优势。根据中西医理论各自优势和不足，中、西医病证结合优势互补，发挥协同作用有助于提高临床疗效。如肿瘤的治疗，常于西医手术、放疗或化疗针对局部肿瘤病灶的同时，结合中医辨证论治、扶正固本祛邪法调节机体免疫功能，减轻不良反应，提高生命质量。③中西医结合基础研究成果的临床转化应用中医学具有数千年的临床经验积累和浩瀚的古典文献记载，这些宝贵经验经过现代研究技术和方法明确其药效物质基础、作用靶标和机制、循证疗效证据等，可收到更大的获益。如从传统抗疟草药黄花蒿中分离出来的抗疟新药青蒿素及其衍生物和复方的研发，从治疗慢性白血病经验方当归芦荟丸中所含的有效中药青黛中分离提取的有效成分靛玉红用于慢性粒细胞白血病，从通过诱导细胞凋亡和分化治疗急性早幼粒细胞白血病的砷制剂的研究，临床转化应用均起到了很好的疗效。

3.2.2 诊断层次

现代病证结合治疗观在诊断层次的体现，即中西医辨病和辨证双重诊断，要求对同一患者既作出中医疾病和辨证诊断，又作出西医疾病诊断，这也是目前中医临床诊治疾病应用最广泛的模式。①西医疾病诊断与中医病证诊断相结合。同一现代医学的疾病可涵盖多种中医学的疾病，如现代医学的充血性心力衰竭，可对应中医学的“喘证”、“水肿”、“胸痹”等多种病名，辨证可以完全相同，也可能完全不同。而同一中医病名，也可对应多种西医学的疾病，如中医学的头痛，可见于现代医学的高血压病、脑血管病、脑膜炎、血管性头痛、神经衰弱、鼻窦炎等多种疾病，其预后各异，中医辨证也可能完全不同。这就要求中西医双重诊断，辨病与辨证相结合，才能更准确地把握病情。②结合疾病病理生理变化分期分阶段辨证。一方面，疾病基本的病理生理变化和演变规律决定了证的特点和转归；另一方面，证又有一定的独立性和自身的发展规律。将疾病病理生理变化和证候演变规律相结合，建立病证结合的分期分阶段辨证体系，有助于更好的处理诊断过程中个体化和共性的问题。③宏观辨证与微观辨证相结合、功能辨证与形态辨证相结合，传统中医辨证论治为宏观辨证，其特点是具有动态性、整体性和灵活性，重功能，轻形态，通过对四诊收集到的各种症状和体征加以分析、综合，判断为某种“证”。其局限性在于带有一定的主观臆测性和不确定性，缺乏定量和客观化。近年来，在传统中医宏观辨证和功能辨证的基础上，提出“微观辨证”“形态辨证”的概念[15,16]。微观辨证是在中医学理论指导下，采用现代先进的检测手段，从器官、组织、细胞、分子、基因等水平辨识证候。形态辨证是以现代解剖和病理形态学为依据辨识证候。前者如将唾液淀粉酶活性下降，尿中D-木糖排泄率降低，作为脾虚证辨证诊断的微观参考指标，后者如以胃镜征象与辨证分型相结合治疗浅表性胃炎。在中医学理论指导下，将现代实验室检查、影像学检查、组织病理学检查等先进技术作为中医传统四诊的延伸，宏观辨证与微观辨证相结合、功能辨证与形态辨证相结合，是病证结合诊疗的重要发展方向之一。

3.2.3 治疗层次

①“同病异治”、“异病同治”与“同证异治”、“异证同治”病与证的关系具体可表现为同病同证、同病异证、异病同证、异病异证等几种形式。从辨证的角度出发“同病异治”和“异病同治”是中医的重要

治则，体现了中医整体观和辨证论治的特点。然从中医辨病的角度出发，中医治则也应有“同证异治”和“异证同治”。一方面，不同疾病虽可表现为相同的“证”，但其治疗也会有较大的差异。如冠心病、脑梗死、慢性肾炎、肝纤维化、痛经、肿瘤等多系统疾病皆可出现“血瘀证”，反映了这些疾病在某一阶段的共性，但因为病位、病性等的不同，其治疗各有其特点。另一方面，就某病而言，临床虽可表现为诸多不同的“证”，但因受疾病本身病理生理改变影响，治疗上也会存在类似性。如消渴病，虽有上、中、下三消之分，以及兼气虚、血瘀之别，但始终贯穿着阴虚燥热这一基本病机，治疗也终不离滋阴润燥清热之法。②辨病论治与辨证论治的有机结合现代病证结合治疗观，并不是西医辨病与中医辨证治疗的简单相加，而在于用中医理论认识现代疾病“以人为本”，实现二者的有机结合、优势互补。对西医辨病与中医辨证均很明确的情况，可以辨病论治与辨证论治相结合或择优治疗；对西医辨病明确，而中医无证可辨的“潜证”、“隐证”，可以辨病治疗为主，处以专病专方或经验方；对中医辨证明确，而西医病因不明或缺乏特异性疗法的情况，可以中医辨证论治为主。

4 辨病、辨证、传统与现代病证结合各自的优势与局限

在现代医学迅猛发展的今天，中医执业者所面对的不仅是一些内涵和外延较为模糊的古代病名，如咳嗽、眩晕、痰饮病等，更多的是诊断明确的现代医学疾病。应注意在中医理论指导下，实现辨证与辨病的有机结合，中西互参，优势互补。

4.1 辨病与辨证各自的优势与局限

辨病有助于掌握疾病整个病理过程的基本矛盾，弥补单纯辨证的不足，解决某些疾病潜伏期、初期或无症状期无证可辨的问题。如无症状性心肌缺血，临床可无任何症状，而核素心肌扫描、冠状动脉造影可发现冠状动脉病变，结合中医对这些病理改变的认识，辨病论治，采用益气活血法治疗，多可延缓或改善病情。如不采用辨病的方法，就无法对这些“隐证”、“潜证”做出早期诊断和治疗。辨病是针对疾病病理生理改变的认识，其局限性在于尚未能从动态的、个体化的和整体的角度去把握病情，重视社会、环境、精神、体质等对疾病的影响。只注重辨病，强调对疾病病理改变治疗的针对性，忽视对患者疾病的动态变化、个体化及整体状态的调节，对一些西医无法明确诊断的疾病（无病可辨）、功能性疾病、甚至复杂的器质性疾病的治疗，就可能无所适从。

中医辨证的局限性在于偏重对疾病外在症状表现的分析、综合，具有一定程度的主观性、经验性、模糊性和不确定性，对疾病内在病理生理改变的重视不足。有时经辨证治疗，症状虽可减轻或消失，但疾病却不一定真正根除。如不与辨病结合，仅满足于症状的改善，则难以获得疾病的真正治愈。只注重辨证，强调整体调节，治疗就会缺乏针对性。对许多无证可辨的情况，如仅有实验室指标的异常，而无明显临床症状（包括舌、脉异常）者，还会增加辨证的困难。

4.2 传统病证结合治疗观与现代病证结合治疗观各自的优势与局限

传统以中医辨病与中医辨证相结合为特点的治疗观，其局限性在于病证诊断和疗效判定多由主观经验判断，缺乏客观指标和可靠的定量标准。许多中医病名和证候诊断与预后并无直接关系。如中医学的“胃痛”，可能包括现代医学的急慢性胃炎、胃痉挛、消化道溃疡、消化道肿瘤、冠心病等疾病，其预后是完全不同的。现代以西医辨病与中医辨证相结合为特点的病证结合治疗观以病统证，可提高中医辨证的确定性，弥补单纯中医辨证缺乏标准化、规范化、客观化和不确定性的不足，使治疗更具针对性，避免只注重症状的改善和功能状态的调整而忽视对疾病病理改变的针对性治疗；其缺陷在于不利于中医辨病体系的自身发展，易导致单纯西医辨病、中医辨证的机械化倾向。对西医无法诊断的疾病，传统中医辨病和辨证则可弥补现代医学的不足。

5 中西医统一的病证结合治疗观

病证结合治疗观在理论上涵盖了传统中医药学与现代医学诊疗实践的原则。由于中西医学对“病”的认识不尽相同“证”又处于动态的变化中，因此“病证结合”在疾病的发生发展过程中应分不同层次与多个阶段予以处置，其统一性存在于整个诊疗过程当中，与患者的需求相一致。当症状或体征出现时，患者有了就医的诉求，医生根据症状、体征及实验室指标进行病证归纳与判别，依照病证相关的诊断处以方药或其他治疗。临床既要重视病证关联，也重视方证关联、药证关联等[17]，实现“法随证立，方从法出，方以药成”的思路，实现病、证、方相应的诊疗原则，解决病与证在具体实际中表现出纷繁复杂的多样性与不确定性问题[18]。也就是说，临床上为了实现医疗目标，需要贯彻病证结合的治疗观，明确与结合病、证的诊断，给予最有效的治疗，即如《伤寒论》所说“病皆与方相应者，乃服之”，“观其脉证，知犯何逆，随证治之”同时也将现代医学所重视的对因、对症治疗统一贯穿起来，体现了灵活性与针对性的高度结合。

日本自江户时代汉方古方派医家提出方证相对的概念，方证相对便成为汉方诊疗体系的指导思想，对现代汉方医学的临床和科研产生了巨大的影响，如将《伤寒论》的古方大量成品化，提取其有效部位或单体制剂作为临床用药，方便使用，对汉方医疗的普及与推广意义重大；但同时也可能由于定证定方僵化的医疗模式，为汉方医学的衰落埋下了伏笔[17]。统一的病证结合治疗观真实地反映了临床实际的诊疗过程，同时也反映了中国中西医并存并重的医疗现实，或可为中西两种医学融会贯通奠定相关的理论基础，对临床产生与发挥重要的指导意义，推进我国医疗体制改革与卫生事业。

参考文献

[1] 欧阳锜. 证病结合用药式[M]. 长沙: 湖南科学技术出版社, 1993: 2.

[2] 岳美中教授原著, 陈可冀等合编. 岳美中医学文集[M]. 北京: 中国中医药出版社, 2000: 3-12.

[3] 童舜华, 童瑶, 段逸山. 张仲景病证结合论治思想探析[J]. 江西中医药, 2003, 34(8): 10-11.

[4] 蒋明. 论以辨病为前提之《金匮要略》病证结合模式[J]. 南京中医药大学学报, 2003, 19(2): 65-68.

[5] 陆渊雷. 伤寒论今释[M]. 北京: 人民卫生出版社, 1956: 1-55.

[6] 张锡纯. 医学衷中参西录[M]. 石家庄: 河北人民出版社, 1980: 111-175.

[7] 金寿山. 金匮诠释[M]. 上海: 上海中医学院出版社, 1986: 1-6.

[8] 陈可冀, 宋军. 病证结合的临床研究是中西医结合研究的重要模式[J]. 世界科学技术-中医药现代化, 2006, 8(2): 1-5.

[9] 张京春, 陈可冀. 病证结合是中西医结合临床的最佳模式[J]. 世界中医药, 2006, 1(1): 14-15.

[10] 单书健, 陈子华. 古今名医临证金鉴: 外感热病(上)[M]. 北京: 中国中医药出版社, 1999: 166.

[11] 朱良春. 辨证与辨病相结合的重要性及其关系的探讨[J]. 中医杂志, 1962, 4(4): 16.

[12] 朱建平, 邱志济. 朱良春治疗泌尿系结石“对药”特色[J]. 辽宁中医杂志, 2000, 27(12): 532-533.

[13] 董振华, 季元. 祝谌予治疗糖尿病慢性并发症的经验[J]. 中医杂志, 1997, 38(1): 12-14.

[14] Chen KJ, Shi DZ, Xu H, et al. XS0601 reduces the incidence of restenosis: a prospective study of 335 patients undergoing percutaneous coronary intervention in China[J]. Chin Med J, 2006, 119(1): 6-13.

[15] 蔡定芳. 论机能辨证与形态辨证相结合[J]. 中国中西医结合杂志, 1999, 19(4): 241-243.

[16] 沈自尹. 微观辨证和辨证微观化[J]. 中医杂志, 1986, 27(2): 55-57.

[17] 谢元华, 张京春, 陈可冀. 病证方药相应及其意义[J]. 中西医结合心脑血管病杂志, 2008, 6(1): 1-2.

[18] 秋葉哲生. 證の歴史現代的課題[J]. 漢方の臨床, 2010, 57(12): 201-2024.

原载：陈可冀，蒋跃绒，谢元华．病证结合治疗观的过去与现在 [J]. 中国中西医结合杂志，2011, 31(4): 437-443.

审慎对待合理应用冠心病介入治疗手段

陈可冀　赵福海

冠心病介入技术的诞生，毋庸置疑对缓解心绞痛症状、挽救急性心肌梗死患者生命，降低病死率起到举足重轻的作用，它代替了部分心脏搭桥手术，减少了患者的创伤和痛苦。可是任何医学技术都是有界限的，一旦超越界限，就会走向反面，因此应该合理地把握其适应证，规范其应用范围。

1 把握介入治疗的适应证

2010 年 11 月，JACC 杂志报道[1]一个 56 岁的男性冠心病患者，在过去的 10 年间接受了 28 次冠脉造影检查，共植入 67 个支架。我们并不清楚该患者的具体病情，但作为心内科介入医生，不应只见病变，而忽视患者整体情况。刘茜倩[2]和胡大一[3]医师分别以“让支架飞”和“关于让支架飞和让 CT 飞”在《医师报》做过评论，很实际。确实，对造影发现的病变应具体分析，是否所有病变都应支架置入？对单支血管多处病变、多支血管病变、临界病变或者侧支循环丰富的慢性闭塞病变，应该进行血流贮备分数测定，寻找“罪犯病变或罪犯血管”，而不应千篇一律，以支架简单覆盖。

因此遵循指南，合理把握指正应时刻牢记在胸。欧洲心脏病学会（ECS）2010 心肌血运重建指南指出：稳定心绞痛患者如药物治疗能很好控制症状，无明确的大面积心肌缺血证据；非 ST 段抬高急性冠脉综合征危险分层中低危者；ST 段抬高心肌梗死患者发病 3~28 天的患者均不建议介入治疗[2]。

2 合理应用辅助检查诊断冠状动脉疾病与心肌缺血

眼下不少心内科医生离开辅助检查寸步难行，以至于不问病史，不进行体格检查便开出一大堆检查单。其实典型冠心病常常通过简单的病史和心电图即可做出诊断。NCDR 研究表明：在 398978 例进行冠脉造影的患者中，仅 37.6% 的患者显示有临床意义的狭窄，其中 39.2% 的患者狭窄小于 20%[3]。试想通过简单仔细的询问病史、危险因素评价、必要的无创检查便可排除冠心病的诊断，为何要用昂贵有创手段，换来如此高的阴性结果？

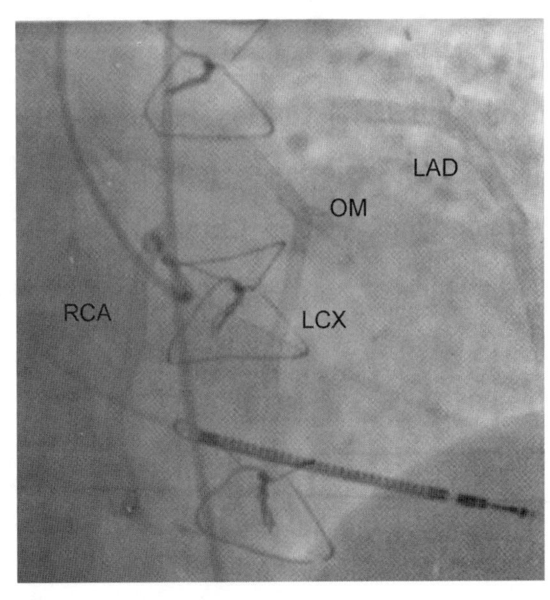

图1　在过去的10余年间，这位56岁的患者，共接受28次冠脉影，置入了67个支架（转引自JACC2010，56：1605）

如果临床医生能更多发挥自己的主观能动性，而不是被检查束缚住手脚，采用定势思维，下面的“医源性”悲剧就不会发生。2010 年 12 月 ArchInternMed 报道 1 位不伴危险因素的女性患者，因不典型胸痛行冠状动脉 CT 造影，发现钙化和动脉硬化斑块，行有创冠脉造影检查时发生严重并发症——左主干夹层，不得已行紧急冠状动脉搭桥术，6 个月后因桥血管退化于桥血管植入了药物洗脱支架，术后不到 8 周又因支架内血栓而发生 ST 段抬高的心肌梗死并难治性心源性休克，最终接受了心脏移植手术[4]。多排螺旋 CT（MDCT）诊断冠状动脉疾病的阴性预测值为 83% ~89%[5]，而阳性患者中仅 50% 为有血流动力学意义的狭窄，因此它并不能准确评价冠脉狭窄病变，且有高估阻塞性冠状动脉疾病严重程度的可能[6]。鉴于此，对胸痛患者应依其疼痛特征，合理应用负荷心电图 / 超声 / 核素心肌扫描判断是否有心肌缺血，再应用 MDCT/MRI 判断是否存在冠状动脉疾病，结合病情及以上检查决定是否有行有创冠脉介入检查的必要。

3 重视中西医结合在冠心病治疗中的价值

现在业界相当多的人对介入治疗顶礼膜拜，忽视了药物在冠心病治疗中的基础作用。COURAGE 研究表明：对有客观心肌缺血证据的稳定心绞痛患者，无论接受强化的药物治疗还是在药物基础上联合介入治疗，长期随访两组在死亡、心肌梗死、中风、因不稳定心绞痛而住院方面并无差异[7]；OAT 研究表明：急性 ST 段抬高心肌梗死发病 3~28 天的患者，如果没有胸痛或可诱发的心肌缺血，尽管开通闭塞的梗死相关动脉，患者并不能从介入治疗中获益[8]。因此笔者体会强化冠心病二级预防策略，包括介入后的并发症等问题，结合活血化瘀等相关方药的合理使用，可使相当部分患者从药物治疗中获益[9]，当然，也需要在这方面做更科学的探讨和研究。

4 在获益与风险之间探寻适合的治疗策略

冠心病治疗要考虑患者全身情况，例如有出血风险的肿瘤患者、近期需要行外科手术的患者，因经济原因无力支付双重抗血小板治疗或对抗血小板药物抵抗的患者，选择金属裸支架可在最大程度上降低支架内血栓的风险；而多支血管病变，左主干分叉等病变，如采用介入治疗，则支架内血栓风险明显增高，而外科搭桥可明显降低再次血运重建的比例，最大程度使患者获益；药物治疗有效地稳定心绞痛患者，则既不需介入，也不需搭桥。

切记介入治疗仅仅是冠心病的一种治疗手段，至少我们不要对患者造成伤害！

参考文献

[1] RamiN Khouzam, Rajvir Dahiya, Richard Schwartz. Aheartwith67stents[J]. J Am Coll Cardiol, 2010, 56(19): 1605.

[2] 刘茜倩. 让支架飞[N]. 医师报. 2011-01-06(20).

[3] 胡大一. 关于让支架飞和让CT飞[N]. 医师报, 2011-01-13(6).

[4] Guidelines on myocardial revascularization: The Task Force on Myocardial Revascularization of the European Society of Cardiology(ESC)and the European Association for Cardio-Thoracic Surgery(EACTS)[J]. Eur Heart J, 2010, 31(20): 2501-2555.

[5] Patel MR, Peterson ED, Dai D, et al. Low diagnostic yield of elective coronary angiography[J]. N Engl J Med, 2010, 362(10): 886-895.

[6] Becker MC, Galla JM, Nissen SE. Left main trunk coronary artery dissection as a consequence of in accurate coronary computed tomographic angiography[J]. Arch Intern Med, 2010.

[7] Miller JM, Rochitte CE, Dewey M, et al. Diagnostic performance of coronary angiography by 64-rowCT[J]. N Engl J Med, 2008, 359(22): 2324-2336.

[8] Sarno G, Decraemer I, Vanhoenacker PK, et al. On the inappropriateness of noninvasive multidetector computed tomography coronary angiography to trigger coronary revascularization: a comparison with invasive angiography[J]. JACC Cardiovasc Interv, 2009, 2(6): 550-557.

[9] Boden WE, O'Rourke RA, Teo KK, , et al. Optimal medical therapy with or without PCI for stable coronary disease[J]. N Engl J Med, 2007, 356(15): 1503-1516.

[10] Hochman JS, Lamas GA, Buller CE, et al. Coronary intervention for persistent occlusion after myocardial infarction[J]. N Engl J Med, 2006, 355(23): 2395 -2407.

[11] Chen KJ, Shi DZ, Xu H, et al. XS0601 reduces the incidence of restenosis: a prospective study of 335 patients undergoing PCI in China[J]. Chin Med J, 2006, 119(1): 6-13.

原载：陈可冀，赵福海．审慎对待合理应用冠心病介入治疗手段 [J]. 中国中西医结合杂志，2011, 31(3): 295-296.

多效药片（polypill）的临床应用与中成药的研发

陈可冀　蒋跃绒

心血管疾病的预防已由单一危险因素的控制转变为多重危险因素的综合控制。全球迅速增加的心血管病负担要求干预措施对广大人群，尤其是具有主要不良事件高危风险的人有效。已经证明许多药物包括阿司匹林、血管紧张素转换酶抑制剂（ACEI）、他汀类、β阻滞剂和钙通道阻滞剂等对心血管病的一级或二级预防有效，但这些药物即使在发达国家也没有得到最佳应用，对多种药物治疗的低依从性是常见原因之一。近年来，一些研究者倡导多效药片（polypill）的概念，即通过多成分组合药物来降低心血管事件发生率，为现代心血管疾病的防治提供了新的启示和模式[1]。

1 Polypill 的由来及临床应用

早在 2002 年，Yusuf[2] 在《柳叶刀》的社论中提出可用一种组合药片来预防心血管事件以方便服用的观点。2003 年，Wald 和 Law[3] 两位教授在《英国医学杂志》（BMJ）上详细阐述了以命名为“polypill”的复方药片预防心血管疾病的战略设想。根据国际上发表的随机对照试验和队列研究的 Meta 分析结果，针对高血压、高血低密度脂蛋白胆固醇、高同型半胱氨酸血症和血小板功能亢进 4 种心血管危险因素，设计了由 6 种药物组成的 polypill，包括 1 种他汀（如阿托伐他汀 10 mg/d，或辛伐他汀 40 mg/d），3 种减半量的降压药（如 1 种噻嗪类利尿降压药，1 种β阻滞剂，1 种血管紧张素转换酶抑制剂），叶酸 0.8 mg/d 和阿司匹林 75 mg/d，认为可使心脏事件和中风发生率降低 80%以上，且有着良好的安全性。建议已有心血管病的患者及年龄在 55 岁以上的人群使用。该设想的创新之处还在于完全抛弃了高血压和高血脂的概念，对那些血压和血脂在正常水平，但年龄、性别属于心血管病高危人群的个体进行干预。

2009 年 4 月，《柳叶刀》发表了 Yusuf 博士及其同事完成的 TIPS（Indian polycap study）研究结果[4]，再次引起了人们对多成分复方药物降低心血管病风险的热烈关注。TIPS 研究是首次针对在中老年健康人群使用 polypill（polycap）的耐受性以及对心血管危险因素影响的Ⅱ期双盲随机临床试验。该试验由印度 50 家临床中心参与，共纳入 2053 例年龄在 45~80 岁、具有 1 种心血管病危险因素的健康受试者，随机分为 polycap 组（412 例，polycap 由低剂量双氢氯噻嗪 12.5 mg、阿替洛尔 50 mg、雷米普利 5 mg、辛伐他汀 20 mg 和阿司匹林 100 mg 组成），及另外 8 个对照组，每组约 200 例，包括单纯阿司匹林组、单纯辛伐他汀组、单纯双氢氯噻嗪组、3 种降压药中任两种降压药组合而成的 3 个治疗组、3 种降压药联合治疗组、或 3 种降压药联合阿司匹林组。观察的主要结局包括低密度脂蛋白水平、血压、心率、尿 11- 脱氢血栓烷 B_2，并以中止治疗的发生率作为安全性指标。采用意向性分析。研究发现，polycap 能降低 62%的心血管疾病发生风险，48%的中风疾病发生风险，其耐受性与其他治疗组相近，且无证据表明随着药片中活性成分的增加不耐受情况增加。认为 polycap 服用方便，能有效降低多种风险因素，降低心血管事件发生率。不过，有关 polycap 所含 5 种药物的组合方案还有待开展更深入的研究，以获得更多的相关数据。另外，该研究仅测试了血压、血脂、血小板等替代指标，而不是主要不良心血管事件。

最近，美国 FDA 刚刚批准了 1 种用于降压的 polypill，名为 Exforge HCT[5]。由 3 种抗高血压药组成，包括钙离子拮抗剂（CCB）氨氯地平、血管紧张素受体拮抗剂（ARB）缬沙坦和利尿降压剂双氢氯噻嗪，氨氯地平 / 缬沙坦 / 双氢氯噻嗪的剂量从 5 mg/160 mg/12.5 mg 到最大量 10 mg/320 mg/25 mg。不过，与五合一的 polycap 不同的是，FDA 批准 Exforge HCT 仅用于高血压的治疗，而没有被批准用于预防，因为制药公司没有进行预防用药的试验。因此，Exforge HCT 仅适用于已服用这 3 种降压药的患者的替代治疗，或者服用 3 种中任何 2 种而血压控制不达标的患者。

2 关于 polypill 的争议

关于能否使用 polypill 来保护和预防心血管疾病的争论由来已久。Polypill 从设想到临床广泛应用，还面临着一系列来自临床医生、患者和药品管理部门等的挑战[6]：①临床医生的认可度：医生们通常喜欢灵活地调整单个药物的剂量，因此，对于固定剂量的组合药片不是很乐于接受。实际上，对于治疗反应不好的患者，医生更倾向于选择其他药物而不是调整剂量。因此，要提高医生对 polypill 的接受度，需对初级保健医生和专科医生进行再教育。②患者的认可度：患者对 polypill 的接受度取决于服用数量、服用时间和间隔，是否易于吞咽，是否可与食物及水同时服用，以及不良反应情况等。非肠溶的阿司匹林与消化不良有关，polypill 中包含阿司匹林可能会导致治疗中断而失去其他药物带来的获益。β 阻滞剂在未识别或病史不明的支气管痉挛或哮喘患者可能会引起严重不良反应。因为对糖代谢的不良反应以及与其他新型抗高血压药相比效果较差，老年高血压病患者应用 β 阻滞剂也越来越受到质疑。③药品注册机构：如果 polypill 中的组成药物均可买到，关于其安全性和效果的证据大部分可从现有的临床试验和 Meta 分析获得。药品管理机构要求至少有应用替代指标的药效和药代动力学的报告，不要求硬性的终点指标。大规模的发病率和病死率的试验非常昂贵且伦理学上也具有争论。④组方问题：不是所有的药物都适合在 polypill 中使用。候选药物应该是安全的、耐受性良好的、次全量时有效的，且物理和化学性质上与药丸中其他药物是可配伍的。组方时，还要考虑可能会影响生物利用度和（或）功效的药物相互作用。⑤价格问题：polypill 的最终价格可能会比每种成分相加的价格更贵一些。

支持 polypill 的观点认为，治疗的简化可提高患者的依从性，并改善获益 / 风险比[6,7]。一般认为减少服用药丸的数量可提高服药的依从性。许多老年患者可能混淆、漏服或随意服用他们的药丸或把剂量弄错，1 天 1 片的 polypill 将会一定程度上给这些患者提供帮助。重要的是，polypill 可能因降低健康人群心血管病风险而具有潜在的巨大的公共健康的获益，从而获得更广泛的应用。polypill 可能通过药物之间的相互作用改善 1 种药物的不良反应谱。组合药物与高剂量的单一药物相比同样有效但安全性更高，或比单一药物更有效，且安全性在可接受的范围内。除减少服用药丸数量外，组合药物可能通过比单一药物治疗更快地达到治疗目标而提高依从性。这一点对那些无症状患者尤为重要，如高血压和血脂异常，他们可能会中断治疗，除非在治疗的最初几个月内取得可测量到的获益。

也有不少学者对 polypill 持反对或怀疑态度[6,8]，比如这样一个药丸是否太大而难以下咽？ polypill 中的每个药物可能对一般人群是最好的，但对个体来说不是最佳的。因此，反对不加甄别的使用 polypill。在很多情况下，需要对个别药物的剂量进行调整，这就需要设计不同的 polypill 以覆盖每个组成药物的所有可能剂量。而决定需要多少这样的 polypill 也是一个重要的挑战。另外，应设计不同种类的 polypill 以适应不同的患者谱，如心肌梗死后、高血压、糖尿病、慢性心力衰竭等。关于组方的问题，争论的焦点之一是 polypill 中是否应该包含阿司匹林？因为阿司匹林可能是组分中耐受性最差的，如果由于消化道症状而中止治疗，可能会失去其他耐受性良好的组分的获益，因此，有学者倾向于单独给予阿司匹林。

3 对中成药研发的借鉴意义

近年来，西方世界正逐渐认识到多成分复方药物治疗的益处。通过使用针对多靶点的多成分组合药物，同时降低多种危险因素而不增加不良反应风险，有助于提高心血管病危险因素的控制，从而减少心血管病的发生。Polypill 的出现，满足了人们希望通过服用一种药物而控制多重危险因素的愿望，为心血管病的预防提供了一种更为方便、安全有效的新选择。

中药复方的临床应用，是中医临床医疗中使用的重要治疗手段之一。由于中药复方大多有效成分不明，作用机理不清，一定程度上限制了其推广应用。尽管中西复方药物大不相同，但也有某些共同的优缺点，从 polypill 引发的各种见解，对于改进和推动复方中成药的完善，不无可借鉴之处[9]：①首先应科学评价复方中成药的临床疗效和安全性。对确有疗效的、常用的复方中成药进行多中心、大样本临床验证，从经验性应用上升到遵循科学证据的应用。重视复方中成药长期用药的安全性评价，尽量避免将明确的毒性较大的药物加入复方中长期使用。②对复方中成药的作用机理按照传统理法方药、君臣佐使的配伍原则给出科学阐明。中药复方是在辨证审因确定治法后，选择合适的药物酌定用量，按照组成原则妥善配伍而成，其药理作用具有多靶点、多层次的特点。有学者在分子水平阐明中药复方黄黛片治疗急性早幼粒性白血病的多成分、多靶点作用机理，并从生化和分子生物学的角度解析了其君、臣、佐、使的配伍机制，为复方中成药作用机理研究提供了很好的范例[10]。③应对复方中成药有效成分、体内代谢过程及有效成分间相互作用，开展深入研究。复方中成药与 polypill 的不同之处，除前者为根据中医学理论辨证组方外，其有效成分的复杂性也远远高于后者，体内代谢过程及相互作用更为复杂。若完全按照西药的标准分析清楚，还有很长的路要走。④在现代药理和药化研究的基础上，优化中成药复方组成，中西医结合，病证结合，开发新复方，明确其有效性和安全性，提高复方中成药临床应用和研究的水平，使复方中成药在心血管疾病等重大疾病的防治中发挥更大作用。

参考文献

[1] Reddy KS. The preventive polypill-much promise, insufficient evidence[J]. N Engl J Med, 2007, 356(3): 212.

[2] Yusuf S. Two decades of progress in preventing vascular disease[J]. Lancet, 2002, 360(9326): 2-3.

[3] Wald NJ, Law MR. A strategy to reduce cardiovascular disease by more than 80%[J]. BMJ, 2003, 326(7404): 1419.

[4] Indian Polycap Study(TIPS), Yusuf S, Pais P, et al. Effects of a polypill(Polycap)on risk factors in middle-aged individuals without cardiovascular disease(TIPS): a phase Ⅱ, double-blind, randomised trial[J]. Lancet, 2009, 373(9672): 1341-1351.

[5] FDA Approves Triple-Drug Antihypertensive Polypill. [2009-5-15]http: //www. medpagetoday. com/ ProductAlert/Prescriptions/14032.

[6] Sleight P, Pouleur H, Zannad F. Benefits, challenges, and registerability of the polypill[J]. Eur Heart J, 2006, 27(14): 1651-1656.

[7] Rastegarpanah M, Malekzadeh F, Thomas GN, et al. A new horizon in primary prevention of cardiovascular disease, can we prevent heart attack by heart polypill[J]. Arch Iran Med, 2008, 11(3): 306-313.

[8] Stirban AO, Tschoepe D. Should we be more aggressive in the therapy against cardiovascular risk factors[J]? Diabetes Care, 2008, 31(Suppl2): S226-S228.

[9] 陈可冀. 关于复方中成药的临床应用与研究[J]. 中国中西医结合杂志, 2004, 24(4): 293.

[10] Wang L, Zhou GB, Liu P, et al. Dissection of mechanisms of Chinese medicinal formula *Realgar-Indigo naturalisas* an effective treatment for promyelocytic leukemia[J]. Proc Natl Acad Sci USA, 2008, 105(12): 4826-4831.

原载：陈可冀，蒋跃绒．多效药片 (polypill) 的临床应用与中成药的研发 [J]. 中国中西医结合杂志，2009, 29(8): 677-679.

中国中西医结合医学发展状况调查报告

陈可冀　吕爱平　陈士奎　危北海　吕维柏　穆大伟　陈小野　王硕仁
史载祥　王学美　刘成起　宋　军　马晓昌　周素云　靳秀琴

中西医结合医学作为一种新的医学模式，自 20 世纪 50 年代建立以来，在我国获得了快速发展，已经成为医疗卫生系统不可或缺的组成部分。国家中医药管理局从 1993 年起对中西医结合医院建设的现状、存在的问题及其对策进行了一系列的调研，但是局限于部分中西医结合医院。2004 年国家中医药管理局又支持中国中西医结合学会组织了一次全国性的调查，其目的在于进一步了解我国结合医学的发展情况和存在的问题，为制订政策和长远规划提供决策依据。

方　法

针对医疗工作者对中西医结合医学的态度、患者对中西医结合医学的态度和对目前所存在的主要问题等问题，设计出被调查人员基本情况、中西医结合医学医疗调查、中西医结合科研调查、医疗方法民意调查等调查表，利用中国中西医结合学会的学术交流网络优势，各省中西医结合医学会分会派专人负责发出、收回问卷调查表。共发出问卷调查表 1.5 万余份，收回 1 万余份。调查范围包括全国 56 个中西医结合医院和 12 个中西医结合科研机构的医疗、科研工作者和患者。

结　果

1 医务工作者对中西医结合医学的态度

从诊断和治疗方法方面调查了从事中医或中西医结合的医务工作者对结合医学、西医和中医的态度。参与者允许选择一个或多个选项。6083 位参与者在被问及最喜欢的诊断方法时，有 112 位选择中医诊断方法，1423 位选择西医诊断方法，而最喜欢中医辨证与西医辨病相结合诊断方法的有 5548 人；对 6932 位医务工作者的调查表明：最喜欢中医治疗方法的有 186 位，最喜欢西医治疗方法的有 363 位，最喜欢中西医结合治疗方法的有 6483 位，占总数的 93.52%。

2 患者对中西医结合医学的态度

所有参与调查的患者都曾经使用过中医、西医和中西医结合治疗。选取“最喜欢的医学”、“最喜欢的医院”和“最喜欢的治疗方法”作为调查指标。结果显示：3747 位患者在回答“你最喜欢中医、西医还是中西医结合”时，有 68.85%（2580 位）的患者选择中西医结合，选择最喜欢西医的患者有 426 位，最喜欢中医的患者有 741 位。3480 位患者被问及“你最喜欢中医院、西医院还是中西医结合医院”时，65.45%（2278 位）的患者认为他们会选择中西医结合医院，13.5%（470 位）患者选择西医医院，而选择中医医院的有 21.03%（732 位）。2748 位患者在回答“你最喜欢中医、西医还是中西医结合的治疗方法”时，超过 71.22%（1957 位）的患者选择中西医结合治疗方法，18.74%（515 位）的患者认为中医治疗方法最好，而 10.04%（276 位）的患者最喜欢西医治疗方法。

3 医务工作者对最佳医学科研方法的态度

问卷调查了6595位中医和中西医结合医学医务工作者。仅有5.07%（335位）的人认为以中医药传统研究方法最佳，14.56%（960位）认为是现代医学研究方法，大多数人（80.36%）认为应该运用现代医学研究方法（2380位）或者现代科学方法（2920位）来研究中医。这种结合现代医学或者现代科学来研究中医的方法可以认为是结合医学形式的一种。

4 结合医学的发展与中医的现代化、西医的发展状况密切相关

结果显示：超过90%的参与者对中西医结合的内涵有很清楚的认识。在7401位参与者中，有91.97%（6807位）的人认为中西医结合和中医的现代化能互相促进，89.56%（6628位）的人认为中医和西医能互相结合，91.12%（6744位）的人认为有必要进行中西医的结合。

5 中西医结合医院的发展前景

在中西医结合医院工作的大多数医务人员都对医院的发展前景持乐观态度。当参与者（37位）被问及“你是否明确医院的建设方向？”“你是否对中西医结合的发展前景持乐观态度？”和“你们医院有没有开展中西医结合的临床科研？”时，36位参与者回答他们对医院的建设方向很清楚，也有信心搞好中西医结合；33位参与者认为他们医院开展了临床科研工作。

6 存在的问题

选取政府政策支持、财政支持、人力资源和学术活动4个方面作为调查指标。在被调查的7401位医疗和科技人员中，1/2以上的人认为“缺乏政府支持”（3952位）和“缺乏财政支持”（3798位），1/3以上的人认为“缺乏人力资源”（2950位）和“缺乏学术活动”（2332位）。

讨　论

中西医结合医学是我国医学的一个重要分支，是我国医学发展的方向之一，与其他国家的补充和替代医学的处境有很多不同之处。虽然国外补充和替代医学近年来获得了很大发展，但常常局限于对慢性疾病的辅助或者替代治疗[1-3]，患者也常常因为某些原因而对医生隐瞒他们曾经使用过或正在使用补充或替代疗法[4,5]。而我国的传统医学—中医的使用已经超过两千年的历史，现在仍然是医疗卫生系统的重要组成部分。因此整合中医和西医优点的结合医学扩大了临床治疗范围。对中医师和西医师的调查结果显示，大部分人对结合医学没有偏见。

这次全国性的调查并没有在结合医学的教育系统大范围展开，但所有中医院校和大部分西医院校都开始了中西医结合课程，而且大多数医学院校都有自己的附属医院。因此开展教育系统的调查，会对结合医学的现状有个更清楚的认识。另一方面，调查人群也仅限于在中医院或中西医结合医院工作的医务人员或在这些医院接受治疗的患者，所以取样限制会不可避免地导致一些误差。

我国的中西医结合医院最早成立于20世纪80年代初期，经过20多年的发展，全国大部分省份已经建立了中西医结合医院，而且呈良好的发展态势。据国家中医药管理局统计，截止到2004年，全国已有15个各具特色的三级甲等中西医结合医院。这次调查结果显示：许多中西医结合医院的管理者都有良好的专业知识和管理经验，学科带头人及有硕士、博士学位的高级科技人员有所增加，重点学科总数增加至94个，部分条件较好的医院已建立中西医结合研究所。

结合医学继承和发展了中医和西医的优势，最大程度的克服了两者的不足。中医治疗反弹少、不良反应小，尤其对多因素致病、病因不明性疾病及慢性病等疾患有其独特优势；但其诊治缺乏效应证据，作用机制也不是很明确。而西医对很多疾病的治疗有靶向特异性，但存在反弹多和不良反应大的不足。而结合医学表现出使不良反应最小化、治疗作用最大化的整合作用。这次调查结果显示，大部分中西医结合医院既有中医院的优势，又有综合性西医医院的雄厚基础，如技术队伍、技术设备等；同时还有综合性西医医院所不具备的中医药治疗手段等。因此在对很多顽固性疾病的临床治疗上，中西医结合医院提供的治疗方案明显优于中医院或者西医院。730 份调查表显示：89.7%的参与者认为有必要多建立更多的中西医结合医院。

这次调查暴露了中西医结合医院发展碰到的 4 个问题：政府支持、财政支持、人力资源和学术活动。中西医结合医院建立以来，尽管归中医局（处）管理，但由于大部分是在原西医综合医院的基础上建立起来的，隶属关系出现了双重领导的局面，给中西医结合医院的建设和发展带来了一系列问题。1993 年的问卷调查显示，有 53.7%（332 位）认为当地中医主管部门对中西医结合工作重视不够（内部资料）。而 2004 年的 7401 份调查问卷仍然有 53.4%的人认为政府支持力度不够。

对这次调查所暴露的问题，我们应该给予高度重视，并积极寻找解决问题的办法。首先要加强政府部门的领导和支持，提高结合医学发展政策的执行能力，制订结合医学发展的具体规划，为中西医结合的发展营造一个良好的政策环境。同时，应加强资助力度，特别是对中西医结合基础医疗设施的建设，鼓励结合医学创新研究，造就一批国际公认的高水平结合医学研究成果。针对人力资源问题，应加强人才培养，完善结合医学人才培养基地的建设和创建吸引结合医学研究人才的机制，扩大结合医学学历教育和继续教育，建议在条件较好的高等医学院校成立中西医结合学院，成立专门机构负责结合医师的注册、结合医学专业职称的评定工作，鼓励多学科人才加入结合医学研究队伍。我们还应该构建中西医结合学术的交流平台，多途径、多渠道地举办国际高水平的结合医学学术研究交流活动。

结合医学的发展已经代表了一种生物医学发展潮流。Barnes 等[2]对结合医学的美好未来持乐观态度，他们调查中显示，54.9%的成年人相信使用结合医学治疗对他们的健康有帮助。越来越多关于结合医学的文章出现在主流医学杂志上。随着研究人员对结合医学独特效应机制评价的明晰，患者对医疗决定的更多自主权，西医医疗费用的提高和其不可避免的不良反应，我们完全有理由相信结合医学将呈良好发展态势。从这次全国性调查获得的证据也表明，结合医学在我国医疗卫生体系中发挥了不可替代作用。

参考文献

[1] Eisenberg DM, Kessler RC, Foster C, et al. Unconventional medicine in the United States. Prevalence, costs, and patterns of use[J]. N Engl J Med, 1993, 328(4): 246-252.

[2] Barnes PM, Powell-Griner E, McFann K, et al. Complementary and alternative medicine about complementary therapies relative to conventional use among adults: United States, 2002[J]. Adv Data, 2004, 27(343): 1-19.

[3] Barnes J. Quality, efficacy and safety of complementary medicines: fashions, facts and the future. Part I. Regulation and quality[J]. Br J Pharmacol, 2003, 55(3): 226-233.

[4] Eisenberg DM, Davis RB, Ettner SL, et al. Trends in alternative medicine use in the United States, 1990-1997: results of a fellow-up national survey[J]. JAMA, 1998, 280(18): 1569-1875.

[5] Eisenberg DM, Kessler RC, Van Rompay MI, et al. Perceptions about complementary therapies relative to conventional therapies among adults who use both: results from a national survey[J]. Ann Intern Med, 2001, 132(5): 344-351.

原载：陈可冀，吕爱平，陈士奎，危北海，吕维柏，穆大伟，陈小野，王硕仁，史载祥，王学美，刘成起，宋军，马晓昌，周素云，靳秀琴．中国中西医结合医学发展状况调查报告 [J]. 中国中西医结合杂志，2006, 26(6): 485-488.

中西医结合优势互补

——对 SARS 治疗的理性回应

陈可冀　张京春

今年入春以来，我国部分地区流行的传染性非典型肺炎（SARS），以其传染性强、殃及面广，死亡率较高，引起全球关注。目前，经过政府及医学界等方面的共同努力，情况已有好转。然而，当前形势依然严峻，为防止疫情向中西部、农村及牧区蔓延，进一步提高治愈率，降低病死率，减少后遗症，巩固目前所取得的成果，亟需总结近几个月的经验和教训。

1 中西医结合治疗应取长补短，优势互补

目前中西医对 SARS 都尚无特异的病原学治疗，故目前使用的多为症状学治疗，也就是所谓支持疗法和对症治疗。从我国内地及港台汇总的临床结果显示，在目前特定的情况下，这类方法仍不失为一种有效的治疗方法。但需注意做到有机地结合。

我国与瘟疫作斗争有着悠久的历史。千百年来，应用传统中医药防治方法，取得了很多有效的经验。从中医药学角度看，SARS 当属温疫范畴，所谓“一人受之谓之温，一方受之谓之疫”，注意到传染病常“病遍于一方，延门合户”。清代温病学家吴又可还指出流行特点的“传染”二字，所谓：“疫气盛行，所行者众，最能传染”。清代温病学家创制和应用的达原饮、三仁汤、甘露消毒丹、蒿芩清胆汤、清瘟败毒饮和升降散等多首有效名方，其他适用于个体化治疗的辨证论治方剂包括伤寒论中的麻杏石甘汤和葛根芩连汤等也不少。在广东、北京等地的实践，初步观察到在退热，改善患者症状，加速血象恢复及肺部炎症吸收方面都有一定的作用。并已初步注意到中西医结合治疗组病死率低于单用西药组。但中药的介入治疗尚应注意以下几方面的问题。

（1）发病初期即应用中药介入治疗，以防其病情传变，“邪陷入里”，可用发表透邪或清透并用的方法退热。

（2）温、热、毒、瘀、虚为本病常见的病机特点。热毒邪气为本病之主线，注意选用消透解毒之品，且注意选用其中有调节免疫功能的药物如黄连、银花等，治湿注意芳香化湿、苦温燥湿及淡渗利湿的适当选用，并注意给邪以出路。早用活血药物通达肺络瘀滞以期对抗肺纤维化的形成。过去已证实川芎嗪对肺纤维化有一定效果，加以选用。正虚邪恋是本病恢复期常见证候，可酌加益气养阴，醒脾开胃之品以防药复或食复。

（3）在类固醇激素使用过程中，辨证加用补益脾肾或养阴清热的药物可能减低激素的副反应并有助于抑停，防止激素停用后症状反弹。

（4）抗病毒药物利巴韦林、阿昔洛韦、达菲等虽可用于其他病毒感染性疾患，似对于本病的效果看法不一。香港经验认为单期酌量应用利巴韦林可以降低病死率。但一项来自香港的尸检报告认为利巴韦林大剂量使用可能引起脾及淋巴结等脏器的损害。

（5）类固醇激素的使用应注意传统指征的把握，重症患者包括有危重重度症状，肺部炎变进展快、急性肺损伤或出现 ARDS 者及早使用激素非常重要，轻中度病例应坚持个体化的原则。

（6）适当使用抗生素对合并细菌性感染非常重要，然而应注意避免过度使用引起的免疫力的降低及相应的二重感染。

（7）根据病情选择无创或有创通气，以及免疫调节剂应用，也十分重要。

（8）在中西医结合治疗中，如能在对照观察中总结出带有共性化效应的中医药复方或单味药，当更便于推广应用。

2 呼唤循证医学方法的介入

公众有用中医药防治 SARS 的强烈愿望，这与医学界某些认识存亦一些差距。应从疗效性，安全性及价效关系等方面来提供依据，让医学界加深理解自然而然地接受其优越性程度，使得中西医结合治疗成为共识。在短短几个月内，目前国外一些重要的临床医学杂志如 *Lancet*、*NEJM*、*JAMA* 及 *Science*、*Nature* 等分别发表了有关 SARS 病原学、流行病学和病理学方面的文章近百篇，似临床治疗方面的只有两篇，然中医药方面的尚缺如。为了验证各种治疗方法的治疗效果，实事求是地在实践中提供效验水平的“证据”（evidence），以供他人借鉴成推广使用，我们提倡用循证医学的原则去做前瞻性 RCT 设计治疗，哪怕是回顾性总结，也要有起码的比较分析，从而使我们的医疗经验更加确实可信。使原本古人及个人的好经验（EBM4-5 级）成为 1~3 级的有科学数据支撑的科学的医疗经验，指导今后，并受医药学术界认可。今后，中医药防治研究在探讨和总结证治规律研究基础上，也应在病原学或免疫学效应方而深入。在伦理学许可的情况下，在可能的条件下希望应用循证医学方法回答以下问题。

（1）在中西医结合治疗中，中西医治疗各自发挥了哪些作用？发热、身痛、气喘等不同方面分别起到什么治疗作用？如何配合应用为佳？在哪些方面可以优势互补？

（2）中西医结合比单纯西医治疗在缩短疗程和降低病死率，提高治愈率方面的多中心重复确证结果如何？

（3）价效关系的分析，等等。这些问题也可以有所分工，在多中心完成。

原载：陈可冀，张京春．中西医结合优势互补——对 SARS 治疗的理性回应 [J]. 中国处方药，2003, (6): 18-19.

“证”“症”“征”与相关医学术语规范用字的意见

陈可冀　董泉珍

编者按 “证”“症”“征”在医学领域是使用频度颇高的三个（字）词，由于其音、形、义相近，因而在取舍时不易辨别。虽然在全国科技名词委公布的《医学名词》中已有规范，但在实际应用上仍然见仁见智、不尽相同。为此，本刊组织中、西医学界一些专家，就此三词据理辨析，以求正本清源，达成一致意见。本栏刊出后，欢迎广大读者来文来函，进一步发表意见。

在中文医学文献中，“证”“症”“征”三个汉字出现的频率颇高，而相关医学术语中这三个字的用法较为混乱，比如，“适应证”与“适应证”，“综合征”与“综合证”等，没有统一的规范词汇，给医学科技读者和图书报刊信息媒体编辑人员带来诸多困惑和麻烦。为此，全国科技名词委事务中心通过《科技术语研究》编辑部邀请有关人员进行书面讨论，召开专题研讨会，希望就此确定比较科学、合理、可行的规范性术语，无疑是一件有意义的事情。

首先，我们有必要考查“证”“症”“征”三个字的有关字义、沿革和演变。“证”的繁体字是“証”字；商务印书馆1915年出版的《辞源》，“証”字的释义之一，“疾病證候也，俗作症。”“症”字，该《辞源》注解为“俗字，读如正，病之徵验也，古皆作証。”商务印书馆于1998年出版的《现代汉语词典》，“证”字并排“証”，“症”字并排“証”，意即“证”是“証”的简化字，“症”字在古时用字；“症”的释义为“疾病：病症、急症、不治之症、对症下药”。“征”字并排（徵），“征”是“徵”的简化字，其释义是：①证明；验证：文献足征、信而有征、有实物可征。②表露出来的迹象；现象：征候、象征、特征。我们查阅《辞源》和《现代汉语词典》知道“证”“症”“征”三个字的读音均为zheng（“证”“症”读去声，“征”读阴平声），三个字的字义既有相通，也有区别。这就可能是形成在医学术语中“证”“症”“征”用法混乱的原因。

新中国成立以来，中医药学者逐渐一致地分别赋予了“症”与“证”的字义和概念，不可混淆使用。“症”指症状，就是病人的主观异常感觉，比如发热、恶寒、头痛、咳嗽、呼吸困难等；“证”指证候，医生运用四诊（望、闻、问、切）收集病人有关资料，根据中医理论进行分析综合，得出疾病发展过程中某一阶段病因、病性、病理和病位的概括，比如风寒感冒、风热犯肺等。现代医学有“症状”术语，而无“证候”概念。因此，在医学文献中，凡是叙述病人异常感觉等临床表现的则为“症状”，简略为“症”；在中医药学文献中，凡是概括病因、病性、病位、病理的诊断术语应作“证候”，简略为“证”。征（徵）字主要用作“指征”“体征”等。

但是，在中医药学文献中，“证”“症”“征”三个字被混淆应用，其常见错误兹举例说明：“主证：头目眩晕，常因烦劳或恼怒而加剧，兼有急躁不安，面色时见潮红，失眠多梦，舌红苔黄，脉弦数。”此处“主证”应该为“主症”，即“主要症状”。又如“舌苔黄腻，脉象濡数，乃暑热夹湿之延。”此处的“证”字，应为“征”字，因为舌苔黄腻，脉象濡数是表明某个证候的征象、体征、特征。又如，“厥脱症的主要临床表现与现代医学各种原因引起的休克相似。”厥证与脱证均属中医的证候，应为“厥脱证”，而不能用症状的“症”。

在中文中西医学书籍文献中，还有一些由“证”“症”“征”三个字构成的术语，使用同样比较混乱。如何将它们统一规范，应该考虑术语的概念界定和词（字）义准确性，还有语言文字的词义演变；但也要注意词语的习惯用法和约定俗成，在不产生误解和歧义的情况下，不一定要改变原来一直沿用至今的惯用词语。这里列举一些常见医学词语进行讨论。

“并发症”，人民卫生出版社第九版《实用内科学》列举麻疹并发症：肺炎、喉炎、心肌炎、脑炎，其他；百日咳并发症：呼吸系统并发症、神经系统并发症、结核病恶化，其他。由此可以看出，并发症不是指并发的一些症状，而是疾病。在因特网上搜索“并发症”有 58300 项，“并发症”仅有 599 项，“并发征”则为 97 项。显而易见，“并发症”是习惯用法，其概念不会产生歧义和误解。

“综合征”，1976 年香港出版《新英汉医学大词典》中 syndrome 一词的汉语释义为“徵候簇，徵状群，综合徵状，复徵，一起发生的一组症状，任何病况徵象之和，症状之复合。”上海科学技术出版社 1997 年第二版《英汉医学辞典》syndrome 词条中文释义为“综合征”。《实用内科学》第九版统一使用“综合征”。因特网搜索“综合征”有 89700 项，“综合证”仅有 801 项。由此可见，“综合征”是一个约定俗成的术语。

“适应证”与“禁忌证”是两个反义词，前者在因特网上被搜索 13400 项，后者为 5540 项；而“适应证”有 33900 项，“禁忌症”为 13600 项；“适应征”有 1150 项，“禁忌征”为 194 项。由此看来，“适应证”与“禁忌症”的使用频率最高。该术语的概念通常可以被理解为某种疗法适应哪些病症，对哪些病症是禁忌。因此，我们建议统一规范使用“适应证”与“禁忌症”，比较科学且合理。

综上所述，我们建议将“症”“证”“征”三个字与其相关医学术语作如下规范使用：症：用于症状、病症、适应证、禁忌症、并发症。例如临床症状、症状鉴别诊断、急症手术适应证、手术禁忌症、麻疹并发症。

证：用于中医学的证候。例如辨证论治、证治准绳、肝阳上亢之证、痹证、阳虚证。循证医学的“证”指的是证据，也可以“证”字通用。

征：用于综合征、征象、指征、体征。例如 QT 间期延长综合征、煤气中毒的征象、手术指征、心力衰竭的体征。

我们参加书面讨论，发表意见，旨在抛砖引玉，供大家参考。不妥之处，请批评指正。

原载：陈可冀，董泉珍．“证”“症”“征”与相关医学术语规范用字的意见 [J]. 科技术语研究，2003, 5(4): 10-11.

党和国家的中西医结合方针的确立和沿革

陈可冀　陈士奎

新中国成立后的半个多世纪，在党和政府的关怀支持下，中国传统医药学得到继承、发展和提高。党中央、国务院一贯主张我国传统医药学与现代医药学相互补充，共同担负起保护和促进人民健康的艰巨任务。因此《中华人民共和国宪法》中明确规定“发展现代医药和我国传统医药”。同时，党中央、国务院也一贯主张“中西医结合”，特别是新中国成立后，长期以来明确提出“坚持中西医结合方针”。并进一步提出“中西医并重，发展中医药”和“中西医要加强团结，互相学习，取长补短，共同提高，促进中西医结合”的方针。

1950年8月，国家卫生部召开第一届全国卫生会议，毛泽东同志亲笔题词：“团结新老中西各部分医药卫生人员，组成巩固的统一战线，为开展伟大的人民卫生而奋斗”。会议制定了“预防为主，面向工农兵，团结中西医，卫生工作与群众运动相结合”的卫生工作四大方针。

但由于新中国成立初期旧中国遗留下来的中西医对立思潮以及对中医药学的歧视现象没有得到及时的批判和纠正，较严重地阻碍了中医药事业的健康发展。1954年6月，中共中央书记处书记刘少奇向中央文委领导传达了毛泽东主席对卫生部歧视中医错误的批评，并对组织西医学习中医提出了“系统学习，全面掌握，整理提高”的方针。此后不久，毛泽东主席在对中药工作的指示中还谈到，中药应当很好地保护与发展，我国中药有几千年历史，是我国极宝贵的遗，如果任其衰落下去，那是我们的罪过。对各省生产药材应加以调查保护，鼓励生产，便利运输，改进推销，对中药研究光做化学分析是不够的，应该进而做药理实验和临床实验，特别是对中药的配合作用更应该注意。同年9月，周恩来总理在一届人大一次会会议的《政府工作报告》中说，我国有十万中医散布在农村和城市，各级卫生部门应当认真地团结、教育和使用他们，并且将他们合作起来，把中国原有医药中有用的知识和经验加以整理和发扬。《人民日报》还发表了题为《贯彻对中医的正确政策》的社论，对于当时卫生行政领导部门轻视祖国医学遗产，忽视中医中药对我国人民的保健作用的严重错误提出批评，并号召团结中西医，做好继承发扬祖国医学遗产工作。当时的中央文委党组，在关于改进中医工作问题给中央的报告中反映了当时中医的基本情况和存在的主要问题，把促进中西医合作，组织西医学习和研究中医，共同整理和发扬祖国医学遗产，当作自己的重要任务，对改进和加强中医工作提出如下建议：①建立和办好中医研究院。②吸收中医参加大医院工作。③扩大和改进中医的业务。④改善中医进修工作。⑤加强对中药产销的管理。③整理出版中医书籍。⑦中华医学会应加以充实和扩大，吸收学识好、经验多的中医参加。中共中央于同年11月批准中央文委党组的报告，并指出：团结中西医，正确地发挥中医的力量为人民保健事业服务，是中央早已明确指示的一项重要的卫生工作方针。当前最重要的事情，是要号召和组织西医学习中医，鼓励那些具有现代科学知识的西医，采取适当的态度同中医合作，向中医学习，整理祖国的医学遗产。

1955年12月，中医研究院正式成立。这是新中国成立后成立的第一所全国性中医科研机构。周恩来总理为该院成立题词：“发扬祖国医药遗产，为社会主义建设服务”。《人民日报》、《光明日报》及《健康报》分别为此发表了题为“加强中医研究工作的重要步骤”、“开展祖国医学的研究工作”及“发扬祖国医学遗产的重要措施”的社论。同时，中医研究院第一期西医学习中医研究班开学，吸收了一批高等医学院校毕业生和具有临床经验的西医师离职学习中医。从此诞生了新中国成立后的第一批中西医结合医学家。

1956年，毛泽东同志就指出“把中医中药的知识和西医西药的知识结合起来，创造我国统一的新医学、新药学”；同年，毛泽东同志对音乐工作者谈话时说：“就医学来说，要以西方的近代科学来研究中国的传统医学的规律，发展中国的新医学”。

1958年10月，毛泽东同志对卫生部首批西医学习中医离职班的情况报告的指示中提出：“将卫生部的报告转发给地方党委，请他们加以研究遵照办理。指示中要指出这是一件大事，不可等闲视之。中国医药学是一个伟大的宝库，应当努力发掘，加以提高”，并对组织西医学习中医，培养中西医结合高级医生做了重要批示。同年 11 月，中共中央对卫生部党组关于组织西医离职学习中医班总结报告中指示：“各省、市、自治区党委，凡是有条件的，都应该办一个七十人到八十人的西医离职学习中医的学习班，以两年为期。学生的条件，应该有大学毕业水平和一、二年的临床经验……。在 1960 年冬或 1961 年春，全国大约就可以有二千名中西医结合的高级医生，其中可能出几个高明的理论家。”为此，《人民日报》发表题为《大力开展西医学习中医运动》的社论。

1960 年 2 月，卫生部党组向中央提交《关于全国西医学习中医经验座谈会情况的报告》，提出三点经验，四点意见。三点经验是：①必须认真地批判轻视祖国医药遗产的思想；②贯彻党的中医政策，必须坚持百花齐放，百家争鸣的方针：③组织西医学习中医必须坚持离职学习与在职学习相结合，理论与实践相结合，并采取多种多样的方式。四点意见是：①加强党对中医工作的领导，认真贯彻执行中医政策：②西医学习中医仍然是目前贯彻党的中医政策的关键；③在进一步开展西医学习中医的同时，要加强用现代科学方法来研究祖国医学的工作：④加强中西医团结合作，交流经验。报告中还讲到“……到处出现了中西医结合、互相尊重，互相学习的融洽景象”。这是在有关文件中第一次提出“中西医结合”概念。从此，“中西医结合”成为我国医学上一个专用术语并广泛应用。

1962 年 10 月，中共中央同意卫生部党组“关于改进祖国医学遗产的研究和继承工作的意见”，这些意见是：①用现代科学方法研究祖国医学遗产；②祖国医学遗产的继承问题，要办好中医学院，继续提倡中医带徒弟；③应避免不加选择地滥用中西医综合疗法；④百家争鸣，继续加强中西医团结。

1963 年 9 月，卫生部提出当前中医工作中若干问题的意见，其要点为：①继续组织西医学习中医。②切实加强中医研究基地和充实研究队伍。③认真做好继承名老中医（包括民族医）学术经验的工作。④积极带好中医学徒。

1965 年 5 月，国家科委中医中药专业组成立，标志着中医药研究和事业发展已进一步纳入国家科学技术研究的规划。国家科委副主席于光远在会上谈到中医中药研究工作的方针方法问题时说，中西医结合大体有四种形式。①在临床用现代科学的方法进行检查诊断，按中医传统的理法方药进行辨证论治。中西医共同观察疗效，做好记录，积累数据，最后进行科学分析总结；②在临床研究过程中，采用中西两套技术，西医和中药一起作用；③医学体系思想有些融合，西医学会了运用中医的理法方法，中医学会用现代科学方法来思考问题，使疗效比单用中医或西医行法有显著提高，在医学理论方面也有新的发展；④在中西医结合的基础上创造更高更新的医药学派。这四种形式，一层比一层高，一层比一层深。

1976 年卫生部召开了“全国中西医结合工作汇报会”。会议制定的《1976—1985 年中西医结合工作十年发展规划》中提出了中西医结合的奋斗目标：以辩证唯物主义思想作指导，团结中西医，应用现代科学的知识和方法，通过广泛实践，把中医中药的知识和西医西药的知识结合起来，逐步提出中西医结合的基本理论，在各个学科都能有所突破，主要学科能初步形成新医学新药学。

1978 年卫生部向各省、市、自治区卫生厅、局和中国医学科学院、中医研究院发出关于举办西医离职学习中医班的通知。同年 9 月，党中央以（78）56 号文件转发了卫生部党组《关于认真贯彻党的中医政策，解决中医队伍后继乏人问题的报告》。批语中强调要抓紧解决中医队伍后继乏人的问题，要培养一支精通中医理论和有丰富临床实践经验的高水平的中医队伍，造就一支热心于中西医结合工作的西医学习中医的骨干队伍。只有这样，才能加快中西医结合的步伐。

1980 年卫生部召开了“全国中医和中西医结合工作会议”，再次重申了党的中医政策和中西医结合方法，强调 30 年来的经验证明，全面地、正确地贯彻执行党的中医政策和中西医结合方针，是发展中西医和中西医结合事业的关键。会议明确指出：“必须团结依靠中医、西医、中西医结合三支力量。这三支力量都要大力发展，长期并存，发展具有我国特点的新医药学，推动医学科学现代化。”标志着中西医结合已成为我国医学科技队伍中一支重要力量。另外，会议形成的给党中央、国务院的《关于加强中医和中西医结合工作的报告》进一步认为，“新中国成立以来大量的临床实践和科研成果表明，中西医结合是适应我国情况，符合医学发展规律的正确方针。”

1983 年 11 月，全国中医、中西医结合科研工作会议在西安召开。会议总结了 34 年的工作，讨论了《中医、中西医结合科研成果评定、奖励办法》(讨论稿)，并提议制定《中医、中西医结合科研工作管理办法》。

1985年中央书记处在关于卫生工作的决定中指出："根据宪法'发展现代医药和我国传统医药'的规定，要把中医和西医摆在同等重要的地位。一方面，中医药学是我国医疗卫生事业的特点和优势，中医不能丢，必须保存和发展。另一方面，中医必须积极利用先进的科学技术和现代化手段，促进中医药事业的发展。要坚持中西医结合的方针，中医、西医互相配合，取长补短，努力发挥各自的优势。"进一步决定"要坚持中西医结合方针"。这一方针是指导我国卫生工作的总方针之一，无论中医、西医、中西医结合都应认真贯彻这一方针。

1991年4月，全国人大七届四次会议上，在《国民经济和社会发展的十年规划和第八个五年计划纲要》中，将"中西医并重"列为卫生工作的基本方针之一。在有24个国家和地区代表参加的"国际传统医药大会"上，李鹏总理代表我国政府重申："我们的政策是中医与西医并重，中医与西医相结合，传统医学与现代医学相结合"。

1996年第八届人大第四次会议通过的《中华人民共和国国民经济和社会发展"九五"计划和2010年远景目标纲要》提出，"继续振兴中医药事业，促进中西医结合"，为经历了近40年的中西医结合医学研究指出了远景发展目标。同年12月，全国卫生工作会议在北京召开。这是新中国成立以来党中央、国务院召开的第一次全国性卫生工作会议。江泽民、李鹏等领导同志出席会议并作了重要讲话。发布了《中共中央、国务院关于卫生改革与发展的决定》。《决定》将"中西医并重，促进中西医结合"列为新时期卫生工作方针之一。江泽民同志在讲话中指出："中西医工作者要加强团结，相互学习，相互补充，促进中西医结合"。李鹏同志在讲话中指出："中医药是我国医学科学的重要组成部分，要正确处理继续与发展的关系，善于学习和利用现代科学技术，促进中医理论和实践的发展，在中西医结合上有新的进展"。

1997年《中共中央、国务院关于卫生改革与发展的决定》提出，"中西医要加强团结，互相学习，取长补短，共同提高，促进中西医结合"。

2001年3月，九届四次人大会议通过《中华人民共和国国民经济和社会发展第十个五年计划纲要》第十九章第三节中提出："大力发展中医药，促进中西医结合"，江泽民同志参加全国政协九届四次会议教育医药卫生界联组会指出："中医药学是我国医学科学的特色，也是我国优秀文化的重要组成部分，不仅为中华文明的发展做出了重要贡献，而且对世界文明的进步产生了积极影响，要正确处理好继承与发展的关系，推进中医药的现代化。中西医并重，共同发展，互相补充，可以为人民群众提供更加完善有效的医疗保健服务"。

综上所述，坚持中西医结合方针，是我国卫生工作方针之一，是我国整个卫生工作的一种基本行动准则，更成为我国医学发展的一种基本行动准则。绝不能理解成只为中西医结合界提出的方针和行动准则。

坚持中西医结合方针，是党中央、国务院从我国国情出发，从我国具有中西医两种医学并存的客观实际出发，根据科学技术发展历史规律和总趋势，以及社会需求等，为我国卫生工作和医学发展制定的方针，充分体现了马克思主义和邓小平理论实事求是精神。

"坚持中西医结合方针"和"促进中西医结合"方针，不仅为我国中西医结合研究与发展指出了明确方向、目标和任务，而且为我国卫生工作和医学发展指出了一个重要的发展方向和目标。

"促进中西医结合"是我国医学科技工作者共同承担的历史性任务。实际上，新中国成立50多年来的中西医结合研究，是我国中医、西医、中西医结合与民族医，乃至其他学科科技工作者团结协作、互相学习、取长补短、共同提高、共同促进中西医结合的50年。从"团结中西医"到"坚持中西医结合方针"，到"促进中西医结合"方针提出，充分体现了我国卫生工作方针中关于"中西医结合"方针的鲜明的连续性、一贯性和毫无动摇性。正因为有了党中央、国务院一贯的"坚持中西医结合方针"和"促进中西医结合"方针的指引和保障，才出现了我国广大科技工作者持续不断的中西医结合研究与发展。

由此可见，党中央、国务院在我国医疗卫生工作中一贯主张中西医结合，强调中西医团结合作．并先后明确提出"坚持中西医结合方针"及"促进中西医结合"这一正确方针的确立、完全符合我国医学科学发展的客观现实和客观规律，在过去的50年，成为指导我国卫生工作和医学科学发展的一个科学方针、一个实事求是的方针和一个正确的方针，今后必然更有力地指导我国医学的发展方向。

原载：陈可冀，陈士奎．党和国家的中西医结合方针的确立和沿革[J]. 科技和产业，2002, 2(5): 24-27.

医学人文——谈叙事医学与中国传统医学

王安璐 徐 浩 陈可冀

现代医学模式已经从单纯的生物医学模式转变为“生物—心理—社会”模式，将疾病与人、心理和社会相结合。医学人文精神存在于医学发展的始终，叙事医学的提出，是医学人文情怀的一种表达方式。笔者旨在通过叙事医学的产生与发展，从中国传统医学视角加以解读，以期为临床实践提供思路和参考。

1 叙事医学的源起

1910 年，卡内基教学促进基金会（The carnegie Foundation for the Advancement of Teaching）起草了 Flexner 报告，开始重新定义医学教育实践，认为医学的目标即“试图打败疾病”[1]。医学院教育课程设置纯粹依赖自然科学，忽略了作为疾病主体的人本身[2]。19 世纪后期，西方国家的批评人士认为很多医学院校培养医学生诊治疾患完全依靠患者的症状而忽视了患者的心理和个人史，他们呼吁“新的医学模式”，一个新的“生物—心理—社会医学模式”，人应当被视为一个整体，并要充分考虑心理和社会因素对疾病的影响[3]，为叙事医学打下了基础。90 年代开始，心理学家开始将叙事引入心理治疗，并且创造了心理治疗的叙事过程和叙事过程的编码系统，应用于心理治疗之中[4,5]。

2001 年，美国哥伦比亚大学医生 Rita Charon 正式提出了叙事医学（Narrative Medicine）的定义。她认为临床医学的叙事是具有医疗价值的，在叙事的过程中有助于患者与医务工作者之间的沟通和交流，以了解被医学忽视的病因、疾病的痛苦和患者的无助[6]。国内外医学院校相继开设了叙事医学的课程[7-10]，国际期刊中越来越多的出现了以叙事医学为题材的文章。如英国医学杂志（British Medical Journal，BMJ）连续发表多篇叙事医学类的文章。区别于传统的医学论文，这类文章详细描绘了患者的内心情感和因患病而面临的各种艰难抉择，而这些同样需要医务工作者去了解和帮助。

2 叙事医学与中医人文情怀

叙事医学的发展是人文情怀在医学中的具体体现。中医药传承千年，具有清晰的文化脉络。中医学作为一门医学，同时，也是一种文化，其基础理论和实践方法上都体现了人文情怀。如《大医精诚》中，“凡大医治病，必当安神定志，无欲无求，先发大慈恻隐之心，誓愿普救含灵之苦……人所恶见者，但发惭愧、凄怜、忧恤之意，不得起一念蒂芥之心，是吾之志也”，充分体现了中医医者的人文情怀。

3 叙事医学为中西医结合科研与临床带来的思考与展望

叙事医学同循证医学结合日渐紧密，不仅仅停留于描绘病情和感受的定性阶段，一部分定性的研究数据可以通过质性的归纳方法将数据量化[11]。

2011 年英国的一项生活质量调查显示，超过 50%的老年人正在经历慢性疼痛的折磨，这是可以引进质性叙事证据，比如通过患者对疼痛的描述和理解，将疼痛进行分类和分级制成量表，与客观的检验数据相结合[12]。Breccia M 等[13]研究慢性粒细胞白血病患者时采用了叙事医学和横断面研究相结合的方法，促进医患之间的沟通，以使医务人员很好地了解患者的诉求。

中医药领域科研成果层出不穷，青蒿素的发现为中西医结合医学的发展增添了又一有力证据。中医理论重视人体生理功能的同时更重视心理与精神的健康，这与叙事医学提出的初衷不谋而合。然而，中医药的全球化和现代化仍然受多方面因素掣肘。其中一个原因在于中医药疗效评价体系尚不健全，暂无一种中医药疗效评价模型得到世界的公认。以心血管系统疾病为例，近年来我国心理疾病与心血管疾病共患的人群越来越多，心血管科门诊以器质性疾病就诊的患者中，多有精神心理方面的共患病。对于这类疾病，中医整体观指导下的辨治具有独特优势。在疗效评价方面，叙事医学与循证医学的有机结合为现代中西医结合科研与临床带来了新的视角。如医患共建式循证病历，改变了单纯以医生为主导的常规医疗模式，将患者的感受与体验纳入进来，这为中医药治疗领域客观全面的评价病情，制定属于中医自己的疗效评价体系带来了可能[14]。

从另一方面来看，中医药全球化同样为叙事医学的发展提供了更多途径。中国传统医学天人相应、形神合一的整体观念重视注重个体化治疗和调护。就目前新兴的心脏康复为例，心脏康复的处方包括了心理、运动、饮食和常规药物处方。而中医药在其中能够发挥重要的作用，如太极、气功和针灸等[15-17]。同时在医患沟通和疾病的诊疗过程中结合中医学观念和理论，对患者的人文关怀、身心方面的共同关注，使得我们制定治疗和康复方案时都能更加有的放矢。

医学的进步和发展离不开人文精神，叙事医学的产生正是人文精神的体现。无论是哪种医学模式，其目的都在于——“有时，去治愈；常常，去帮助；总是，去安慰”[18]。

参考文献

[1] Turner EL, Wiggins WS, Shepherd GR, et al. Medical education in the United States and Canada[J]. JAMA, 1958, 168(11) : 1459-1547.

[2] Johna S, Rahman S. Humanity before Science: Narrative Medicine, Clinical Practice, and Medical Education[J]. Perm J, 2011, 15(4): 92-94.

[3] Engel GL. The need for a new medical model: a challenge for biomedicine[J]. Science, 1977, 196(4286): 129-136.

[4] Angus L, Levitt H, Hardtke K. The narrative processes coding system: research applications and implications for psychotherapy practice[J]. J Clin Psychol, 1999, 55(10): 1255-1270.

[5] Angus L, Hardtke K. Narrative Processes in Psychotherapy[J]. Canadian Psychology, 1994, 35(2): 190-203.

[6] Charon R. The patient-physician relationship. Narrative medicine: a model for empathy, reflection, profession, and trust[J]. JAMA, 2001, 286(15): 1897-1902.

[7] Miller E, Balmer D, Hermann N, et al. Sounding narrative medicine: studying students' professional identity development at Columbia University College of Physicians and Surgeons[J]. Acad Med, 2014, 89(2): 335-342.

[8] 杨晓霖. 美国叙事医学课程对我国医学人文精神回归的启示[J]. 西北医学教育, 2011, 19(2): 219-221.

[9] 于海容, 姜安丽. 国外叙事医学教育发展及其对护理学的启示[J]. 中华护理杂志, 2014, 49(1): 83-86.

[10] 管燕. 现代医学模式下叙事医学的价值[J]. 医学与哲学(A), 2012, 33(11): 10-11.

[11] Kalitzkus V, Matthiessen PF. Narrative-based medicine: potential, pitfalls, and practice[J]. Perm J, 2009, 13(1): 80-86.

[12] Clarke A, Anthony G, Gray D, et al. “I feel so stupid because I can't give a proper answer...” How older adults describe chronic pain: a qualitative study[J]. BMC Geriatr, 2012, 12: 78.

[13] Breccia M, Graffigna G, Galimberti S, et al. Personal history and quality of life in chronic myeloid leukemia patients: a cross-sectional study using narrative medicine and quantitative analysis[J]. Support Care Cancer, 2016, 24(11): 4487-4493.

[14] Li B, Gao HY, Gao R, et al. Joint development of evidence-based medical record by doctors and patients through integrated Chinese and Western medicine on digestive system diseases[J]. Chin J Integr Med, 2016, 22(2): 83-87.

[15] Wise J. T'ai chi benefits some patients with chronic conditions, review concludes[J]. BMJ, 2015, 351: h4968.

[16] Thomas KJ, MacPherson H, Thorpe L, et al. Randomised controlled trial of a short course of traditional acupuncture compared with usual care for persistent non-specific low back pain[J]. BMJ, 2006, 333(7569): 623.

[17] Chan AW, Yu DS, Choi KC, et al. Tai chi qigong as a means to improve night-time sleep quality among older adults with cognitive impairment: a pilot randomized controlled trial[J]. Clin Interv Aging, 2016, 11: 1277-1286.

[18] Kumar A, Allaudeen N. To cure sometimes, to relieve often, to comfort always[J]. JAMA Intern Med, 2016, 176(6): 731-732.

原载：王安璐，徐浩，陈可冀．医学人文——谈叙事医学与中国传统医学 [J]. 中国中西医结合杂志，2019, 39(1): 119-120.

陈可冀院士“动静结合”康复理念在心脏康复中的指导意义

江　巍　姚　萍　周凯欣　吕渭辉　付长庚　陈可冀

心血管疾病是目前全球发病率最高的非传染性疾病之一，同时也是人类致死及致残的主要原因[1]。在低、中等收入国家中，80%以上的死因和心血管疾病相关[2]。心血管疾病所带来的社会负担越来越重，预计到 2030 年，全球每年将有超过 2 300 万人死于心血管疾病[3]。目前我国心血管疾病患病率和病死率持续上升，推算心血管病现患人数 2.9 亿，心血管病病死亡率居首位，占居民疾病死亡构成的 40%以上[4]。

2007 年美国心肺康复协会 / 美国心脏协会将心脏康复定义为综合的、协调的长期计划，涉及医疗评价、运动处方、纠正心血管疾病危险因素、教育、咨询及行为干预等多个方面的内容。世界卫生组织（WHO）在《预防控制非传染性疾病全球行动计划（2013—2020）》中指出心脏康复能够帮助恢复心脏功能，延缓心血管疾病进展，减少住院时间，提高生活质量[5]。临床研究显示，合理的心脏康复能有效改善患者生活质量，降低再住院以及血运重建率，降低病死率，因此发展心脏康复对于心血管疾病的防治具有良好的前景和优势[6]。

1 我国目前心脏康复发展概况

由于心脏康复在我国起步较晚，目前每 1 亿人居民中平均只有 2 个心脏康复中心，明显低于美国（每 1 亿居民平均有 10 个心脏康复中心）[7]。此外，专业的心脏康复人员严重缺乏，康复项目参与者只有医生和护士，缺少运动生理学家、营养学家、物理治疗师的参与。以经济较为发达的广东省为例，省内 25 家大型医院 Ⅰ 期心脏康复设施亟待完善，仅有 8%的医院开展心脏康复专题讲座，心脏康复监护设备缺乏，未建立心脏康复专科及专业人才体系[8]。

近年来人们逐渐认识到心脏康复的重要性，心脏康复事业在我国取得长足进步，呈现蓬勃发展之势。发布多个心脏康复指南，例如《冠心病心脏康复 / 二级预防中国专家共识》[9]、《中西医结合 Ⅰ 期心脏康复专家共识》[10]、《慢性稳定性心力衰竭运动康复中国专家共识》[11]等。

2“动静结合”与心脏康复

中医传统康复医学在我国具有悠久的历史和丰富的内涵，它是以中医学理论为指导，强调辨证康复和整体康复，借鉴西方现代康复学理念，对因损伤、疾病、老龄化导致的功能障碍，采用中医康复手段及技术方法，消除或减轻病损产生的身心障碍，使患者重归家庭及社会[12,13]。中医康复手段包括针刺、艾灸、推拿、按摩、刮痧、中药、药膳、太极拳和八段锦等。研究证实，患者规律坚持练习八段锦、太极拳加常规西医治疗可以更有效地提高患者的 6 分钟步行距离[14,15]。

陈可冀院士十分关注中医传统康复医学的发展。陈院士指出，应将传统中医康复理念的精髓引入现代心脏康复治疗中，提出并强调“动静结合”思想在心脏康复实践中的运用。同中医学理论中的“阴”和“阳”一样，“动”和“静”也是一个相对的概念。动，主要指形体之动，肢体活动可以增强体质、促进气机调畅、筋骨舒展；静，主要指心神之静，人必须保持心神清净才能神藏而体健。陈院士认为，“动以养形，静以养神”是养生康复医学中的核心理念，中医康复应注重“动静结合，形神共养”。

3“动静结合”中医心脏康复的特点及优势

陈院士认为，全程医疗、全程康复与跨学科中西医 结合全程综合管理的康复理念应该贯穿于心脏康复全程。在中西医结合运动处方方面，应针对心脏康复对象的具体特点，采用不同强度的太极拳、不同体位的八段锦、不同程度的呼吸导引等个性化运动方案。对于急性期恢复的心力衰竭（简称心衰）患者，以坐位八段锦、呼吸导引为主要运动形式；对于纽约心功能分级（NYHA）心功能Ⅲ级的患者，以站式八段锦为主要运动形式；对于 NYHA 在Ⅰ ~ Ⅱ级的患者，则将八段锦作为有氧运动前后的辅助运动形式。中西医结合运动处方，具有运动形式多样化、运动安全性高、患者接受度好的特点，有助于提高患者的参与度和依从性。

现代心脏康复医学强调“动”的一面，利用患者的能量代谢当量值（metablic equivalent，MET）或最大摄氧量（VO_2max）或目标心率法，为患者制定个体化的运动处方。有研究认为，运动必须达到一定的强度和时间才会对心血管健康有益，但也有研究证实短时间的轻微运动同样具有心脏保护的作用[16]。

与“以动为主”西方康复观念不同，中医的传统康复医学强调“动静结合、形神共养”。运动时自然调息调心，动于外而静于内，动主练形而静主养神，体现了“由动入静”“静中有动”“以静制动”“动静结合”思想。这一思想贯彻于大部分中医康复项目中，如太极拳中的云手动作就是动静结合的代表：双腿下蹲成马步，双手掌在胸前各自画着各自的圆，这是动；同时，在云手时排除杂念，精力集中，这是静，体现了肢体的动和意念的静的结合[17]。临床研究表明，中医学“动静结合”的养生康复疗法可增强体质，有利于肢体活动协调、气血调和[18]。此外，与目前常用的踏车、跑台等相比，“动静结合”指导下的心脏康复简单易行，不受场地、器械、经济因素的限制，小样本调查显示，患者更愿意选择“八段锦”、“太极拳”等中国传统运动。

4“动静结合”康复理念在心脏康复中的指导意义

4.1 心衰

邝国坚等[19]对 60 例练习 42 式太极拳的慢性心力衰竭患者进行 6 个月临床观察，发现练拳 6 个月后心衰患者的血脂、6 分钟步行试验及心功能均有明显改善。心率变异性（heart rate variability，HRV）是评价自主神经功能比较可靠而简单的指标，心衰患者 HRV 显著降低。谢慧慧[20]研究证实，练习太极拳 6 个月后，中老年人 HRV 呈增高趋势。温爱玲等[21]对 16 名长期练习太极拳老年人的 HRV 进行测试，发现运动后心率能够迅速恢复。

4.2 冠心病

郑景启[22]选取 24 例冠心病患者进行 3 个月 24 式太极拳训练，发现训练后患者舒张压降低，1 分钟储备心率得到改善（$P<0.05$）。此外，冠心病患者由于长期服用药物、大量医疗开销等易产生焦虑、抑郁、恐惧等负面情绪，明显增加冠心病病死率[23]。上述负面情绪属于中医学“神”的范畴。太极拳强调“心与意合、意与气合、气与力合”，八段锦以人自身形体活动、呼吸吐纳、心理调节相结合，使人体精、气、神和谐统一，达到形神共养，均适用于冠心病患者康复。刘亮[24]研究表明，太极拳联合运动康复训练对老年冠心病患者的焦虑自评量表（self-rating anxiety scale，SAS）和抑郁自评量表（self-rating depression scale，SDS）评分改善优于对照组（$P<0.05$）。伍永慧等[25]研究发现，太极拳和八段锦锻炼 3 个月能降低冠心病患者的 SAS、SDS 评分（$P<0.01$）。

4.3 冠状动脉搭桥术后

冠状动脉搭桥术后患者存在胸部以及肢体伤口，使康复训练受到限制。林小丽等[26]将 60 例冠脉搭桥术后患者随机分为对照组和观察组各 30 例，对照组进行西医常规运动方案干预，观察组进行八段锦锻炼，疗程为 23 周，分院内 1~3 周、出院 1~8 周和 9~20 周 3 期进行康复训练。与对照组比较，观察组第 2 康复期冠心病中西医结合生存质量量表症状、生理和心理维度积分升高（$P<0.05$），第 3 康复期西雅图心绞痛量表中心绞痛躯体受限程度和满意程度及冠心病中西医结合生存量表中症候和生理维度积分升高（$P<0.05$）。

4.4 高血压病

药物是高血压病主要治疗方式，但相关研究表明，康复治疗对于高血压病患者也有重要意义[27]，其中太极拳和八段锦等中医传统功法疗效明确。孙峰等[28]将 90 例患有轻、中度高血压病老年患者随机分为试验组与对照组，分别进行为期 8 周的太极拳与健康教育讲座，结果显示试验组在 1、2、3、4、5、6、7、8 周的收缩压、舒张压均低于对照组（$P<0.01$）；干预后试验组焦虑自评量表评分、肾上腺素与去甲肾上腺素水平明显低于对照组（$P<0.01$）。林秋等[29]研究表明，在常规治疗基础上，加用八段锦锻炼 6 个月后，收缩压、舒张压及心率低于干预前（$P<0.05$）；血清一氧化氮（nitric oxide，NO）水平上升（$P<0.05$），血清内皮素（endothelin，ET）水平降低（$P<0.05$）。

5 体会与展望

心脏康复体系发展经历了否定、质疑到普遍接受的过程，但我国心脏康复仍面临参与率低、患者依从性差、成本高等现状。因此，有必要探索出一条符合我国国情的心脏康复之路。

“动静结合”是中医养生康复医学中的核心理念，陈院士将这一概念引入心脏康复领域，提出“动静结合，愉悦康复”的心脏康复思想主旨，强调动以养形，静以养神，形神共养，愉悦心身。实践证明“动静结合”指导下的心脏康复具有良好疗效。同时，以中国传统运动形式为主的心脏康复具有康复设施少、简单易学、易于坚持等特点，有望成为具有中国特色的、中西医结合心脏康复新模式。

在陈院士的带领下，笔者研究团队注册了 BE-SMILE-HF（Baduanjin Eight-Silken-Movement with Self-Efficacy building for Heart Failure）研究[30]，采用随机对照试验镶嵌半结构化定性访谈研究，评估以八段锦为主要运动形式的心衰康复方案的临床疗效、安全性以及对患者自我效能的改善情况。以期为中医传统康复运动形式在心脏康复中的应用提供高级别证据支持，促进中西医结合心脏康复的发展，使其真正具备“本土情怀”和“全球化视野”。

参考文献

[1] Thomas B, Gostin LO. Tackling the global NCD crisis: innovations in law and governance[J]. J Law Med Ethics, 2013, 41(1): 16-27.

[2] 中国心血管疾病多效复方片研发共识与建议专家组. 中国心血管疾病多效复方片研发的共识与建议[J]. 中华心血管病杂志, 2013, 41(2): 91-93.

[3] 杜冰. 主动脉旁脂肪组织释放IL-6 增加 LDL 受体缺陷小鼠动脉僵硬度的研究[D]. 长春: 吉林大学, 2015.

[4] 陈伟伟, 高润霖, 刘力生, 等. 《中国心血管病报告2017》概要[J]. 中国循环杂志, 2018, 33(1): 1-8.

[5] World Health Organization. Global action plan for the prevention and control of noncommunicable diseases 2013-2020[online], http: //www. who. int/nmh/e- vents/ncd_action_plan/en/(2013).

[6] 于美丽, 陈可冀, 徐浩. 心脏康复的未来: 全程管理、多位一体、中 西医结合[J/OL]. 中国中西医结合杂志, 2017-09-06, doi: 10. 7661. j. cjim. 20170804. 331.

[7] Zhang Z, Pack Q, Squires RW, et al. Availability and characteristics of cardiac rehabilitation programmers in China[J]. Heart Asia, 2016, 8(2): 9-12.

[8] 曹小翠. 广东省25家医院 I 期心脏康复开展状况调查分析[J]. 护理学报, 2012, 9(6): 28-30.

[9] 郭兰, 王磊, 刘遂心主编. 心脏运动康复[M]. 南京: 东南大学出版社, 2014: 143-163.

[10] 国家心血管病中心《中西医结合 I 期心脏康复专家共 识》专家委员会. 中西医结合 I 期心脏康复共识[J]. 中华高血压杂志, 2017, 25(12): 1140-1148.

[11] 中国康复医学会心血管病专业委员会, 中国老年学学会心脑血管病专业委员会. 慢性稳定性心力衰竭运动康复中国专家共识[J]. 中华心血管病杂志, 2014, 42(9): 714-720.

[12] 张耀鑫, 方荣. 现代中医康复浅析[J]. 医学美学美容(中旬刊), 2015, 24(5): 705.

[13] 何晓华, 李国徽, 杨立峰, 等. 中医康复学内涵与外延浅析[J]. 中医临床研究, 2014, 6(32): 55-56.

[14] 熊向晖, 邓旭. 八段锦对冠心病慢性心力衰竭患者的疗效观察[J]. 中国现代医药杂志, 2016, 18(5): 55-56.

[15] 魏洪悦, 靳英辉, 谷晓玲, 等. 太极拳对心力衰竭患者作用效果的系统评价[J]. 中国循证医学杂志, 2017, 17(6): 677-684.
[16] 陈可冀. 动静结合与心血管健康[J]. 康复学报, 2016, 26(3): 1-4.
[17] 齐石. 动静结合话云手[J]. 科学养生, 2007, 13(4): 31.
[18] 张时. 中医个体化运动养生体系的构建[D]. 济南: 山东中医药大学, 2011.
[19] 邝国坚, 林道庞. 练习42 式太极拳对60 例慢性心力衰竭患者心功能的影响[J]. 中医研究, 2015, 18(5): 49-50.
[20] 谢慧慧. 太极拳运动对中老年人抑郁与心率变异性的影响研究[D]. 上海: 上海体育学院, 2011.
[21] 温爱玲, 熊开宇, 张猛, 等. 24式陈氏太极拳运动对老年人 HRV 的影响[J]. 吉林体育学院学报, 2013, 29(1): 69-72.
[22] 郑景启. 太极拳对老年冠状动脉性心脏病患者康复效果观察[J]. 中国康复理论与实践, 2004, 10(7): 429.
[23] Bomhof-Roordink H, Seldenrijk A, van Hout H, et al. Associations between lifestress and subclinical cardiovascular disease are partly mediated by depressive and anxiety symptoms[J]. J Psychosom Res, 2015, 78(4): 332-339.
[24] 刘亮. 太极拳联合运动康复训练治疗老年冠心病的疗效及对不良心理和生活质量的影响[J]. 中西医结合心脑血管病杂志, 2016, 14(5): 475-477.
[25] 伍永慧, 陈偶英, 罗尧岳, 等. 太极拳和八段锦在改善冠心病病人焦虑、抑郁情绪中的应用[J]. 护理研究, 2016, 30(11): 4050-4052.
[26] 林小丽, 陈静薇, 张广清, 等. 八段锦运动对冠状动脉搭桥术后患者生存质量的影响[J]. 护理学报, 2012, 19(16): 63-67.
[27] 《中国高血压基层管理指南》修订委员会. 中国高血压基层管理指南(2014 年修订版)[J]. 中华高血压杂志, 2015, 23(1): 24-37.
[28] 孙锋, 孙春锋. 太极拳运动对老年高血压的干预效果[J]. 中国老年学杂志, 2014, 34(24): 6862-6864.
[29] 林秋, 鄢行辉. 健身八段锦对老年高血压患者康复的促进作用[J]. 中国老年学杂志, 2017, 37(12): 3024-3026.
[30] Chen X, Jiang W, Lin X, et al. Effect of an exercise- based cardiac rehabilitation program “Baduanjin Eight-Silken-Movements with self-efficacy building” for heart failure(BESMILE-HF study): study protocol for arandomized controlled trial[J]. Trials, 2018, 19(1): 150.

原载：江巍，姚萍，周凯欣，吕渭辉，付长庚，陈可冀. 陈可冀院士“动静结合”康复理念在心脏康复中的指导意义 [J]. 中国中西医结合杂志，2018, 38(5): 608-610.

精准医学、基因多态性与心血管病证结合研究

薛　梅　史大卓　陈可冀

DNA 双螺旋结构的发现、人类基因组计划可被称之为生命科学的第一次和第二次革命[1]，而其后基因组学与信息学的飞速发展为“精准医学”的提出奠定了基础。2011 年 11 月美国医学院发表了题为“迈向精准医学”（Towards precision medicine）的报告，首次详细阐述精准医学的概念：在疾病新分类基础上循病施治，创建适用于生物医学研究和疾病新分类的知识网络[2]。2015 年 1 月，美国总统国情咨文演讲中奥巴马提出“精准医学计划”，指出该计划将使我们向着治愈诸如癌症和糖尿病等顽症迈进，并使所有人获得可以使我们和家人更健康的个体化信息[3]。

精准医学是生物技术和信息技术在医学临床实践的交汇融合应用，也是医学科技发展的前沿方向和热点内容。今年 3 月 8 日，中国科技部发布了国家重点研发计划“精准医学研究”等重点专项的指南，提出以我国常见高发、危害重大的疾病及若干流行率相对较高的罕见病为切入点，构建百万人以上的自然人群大型健康队列和重大疾病专病队列，建立多层次精准医学知识库体系和安全稳定可操作的生物医学大数据共享平台，研发新一代生命组学临床应用技术和生物医学大数据分析技术，进行疾病防诊治方案的精准化研究。这其中囊括了心血管疾病、脑血管疾病、代谢性疾病、乳腺癌、食管癌、呼吸系统疾病、精神神经类疾病、罕见病等一系列疾病的大规模人群队列研究和个体化治疗靶标研究。

精准医学作为新型医疗模式，是个体化医学的更精确定位与升华，在临床中已有较为典型的以精准医学模式进行的医疗实践，如肺癌、白血病、乳腺癌等疾病的基因诊断与靶向治疗。比如采用克里唑蒂尼对肺癌患者中 EML4-ALK 融合基因携带者进行靶向治疗，取得了非常好的临床疗效[4]。虽然非小细胞肺癌患者携带此基因者比较罕见（携带率 $< 5\%$），但他们对克唑替尼等靶向抑制剂高度敏感[4]，让广大肺癌患者看到了精准医学治疗模式带来的曙光，而且对于并未携带此基因的患者，经过预先筛选后，可以避免盲目使用此类药物带来的巨大经济负担和毒副作用等。再比如伊马替尼治疗携带 BCR-ABL 融合基因的慢性粒细胞性白血病患者[5]，氯吡格雷用于冠心病患者的抗血小板治疗时，由于 CYP2C19 基因多态性而产生不同疗效[6]，均是精准医学用于患者个体化治疗的最典型体现、最直接获益。

心血管疾病因其高发病率、高死亡率和高住院率，一直以来是医学研究领域的重中之重，此次中国国家重点研发计划围绕“精准医学研究”就单独提出了心血管系统疾病的队列研究和个体化治疗靶标研究。多年来，基于基因层面的心血管疾病个体化诊治已取得了不少进展。比如围绕遗传性心脏病——心肌病，全外显子测序相继发现了致心律失常性右室心肌病致病基因 *DSP*、*PKP*、*JUP*、*DSG-2*、*DSC-2* 等，肥厚型心肌病致病基因 *MYH7*、*MYBPC3*、*MYL2*、*TNNT2*、*TNNI3* 等，扩张性心肌病致病基因 *BAG3*、*GATAD1* 等[7-10]。虽然心血管系统疾病的诊断与治疗在精准医学道路上已经取得了较大的进步，但由于心血管疾病如冠心病、高血压、心律失常等多是公认的多基因疾病，找到最特异性、个体化的诊断和治疗的靶点，仍然困难重重。

随着蛋白质组学、代谢组学结合大数据计算机分析技术的迅猛发展，“精准医学”的内涵与范畴也日益深化，而基因组学领域涉及的基因表达、突变或表观遗传学的个体差异等一直是精准医学发展研究的重要内容。其中心血管疾病相关基因的多态性研究，是近年来中西医结合领域的一个热点。基因多态性是指人群中出现的先天的遗传变异，它可表现为高度重复序列拷贝数的不同，如短串联重复序列（STR）；也可表现为单核苷酸多态性（SNP），即单个碱基的不同，如单个碱基的缺失、替换和插入[11]。以“基因多态性”为关键词检索，在万方数据库中近 20 年（1998—2016）有超过 13 000 篇论文发表，近 10 年发表的以“基因多态性”和“心血管”或“冠心病”或“心绞痛”或“高血压”或“心律失常”为关键词的研究成果累计

1 341 篇；PubMed 数据库中近 20 年有超过 130 000 篇论文发表，近 5 年以"心血管"和"基因多态性"为主题词的研究成果有 485 篇。这其中涉及了心血管疾病的疾病易感性、预后、疗效、严重并发症的伴发、药物不良反应等与基因多态性的相关性，而纳入研究的基因多是公认的与疾病病因病理相关的，或与药物作用靶点直接相关的。以基因多态性与高血压的相关性研究为例，涉及的基因包括血管紧张素原、血管紧张素转化酶、醛固酮合成酶、G 蛋白 β_3 亚单位、缓激肽 β_2 受体、低密度脂蛋白受体、转化生长因子 β_1 等，在汉族、高加索、维吾尔族、哈萨克族等不同人群与高血压发病、左心室肥厚的发生、服用 ACEI 制剂是否发生咳嗽等副作用的相关性，进行了系列研究 [12-18]。不同患者群体、不同基因所得到的结果并不一致，且基因多态性的突变率因不同种族人群差异较大。

证候研究一直是中医领域的研究热点，几十年来，国内外众多学者把中医证候现代化的研究作为中医研究的重要方向，寻找可能的特异性基因组学、蛋白质组学标志物，力图使中医证候和辨证施治更加科学化、客观化。证作为机体对致病因素做出反应后所处的一种功能状态，既与致病因素的性质、强弱有关，更与患者个体的体质因素有关，即中医所谓同病异证、异病同证。而基因组学认为基因表达差异及基因序列的多态性又决定了个体的差异，因此，中医领域专家普遍认为证候与基因表达差异及基因多态性之间存在着密切的内在联系 [19]。作为每一种证候，可能包揽上百种以上疾病，而分子模块分型与证候分型也很不同，因此要找到其相关基因位点，需要限定病种，缩小范围，进行病证结合研究。目前，围绕心血管疾病中医不同证型与基因多态性的研究已开展了很多工作。陆续有研究报道，DD 型血管紧张素转换酶基因可能是冠心病血瘀证发病的易感基因 [20]，ApoE 第一内含子增强子 BspLI 位点的 G/G 基因型可能是冠心病痰证及痰瘀互阻证的易感基因型之一 [21]，ApoE ε4 等位基因也与冠心病痰瘀证密切相关 [22]，脂联素基因 rs1063537 基因多态位点与痰湿体质高血压病患者脂联素的水平密切相关 [23]，重度血瘀证与 CYP2C19*2 突变不仅与冠状动脉粥样硬化性心脏病患者氯吡格雷抵抗密切相关，并增加了介入术后再发心血管事件的危险 [24]。

在国家自然科学基金重大研究计划重点项目的支撑下，自 2003 年始，陈可冀院士为首的课题组以在血小板活化、血栓形成过程中起要作用的血小板膜糖蛋白Ⅰb、Ⅱb-Ⅲa（GPⅠb、GPⅡb-Ⅲa）为切入点，研究基因多态性与冠心病、血瘀证的相关性。位于 GPⅡb-Ⅲa 的 PLA1/PLA2 多态是研究最多的位点，不同人群研究结果并不一致 [25-28]，有研究报道美国、芬兰、沙特阿拉伯人群中该位点与冠心病的发病相关，而来自德国、韩国、瑞典人群调查中，该基因型与冠心病发病和严重程度无关。欧美人群中 PLA1/PLA2 的突变型等位基因 PLA2 表达率高达 15%，而我们研究中纳入的 251 例病例中表型均为纯合子原生型 [29]，与冠心病、血瘀证无相关性。*Logistic* 回归分析证实 GPⅡb 的 HPA-3 位点是冠心病独立危险因素 [30]，位于 GPⅠb 的 HPA-2 多态位点与冠心病无相关性，而没有找到与血瘀证相关的基因多态位点 [31]。

具有种族特异性和个体差异的基因多态性研究，具有重要的临床意义，是精准医学研究内容重要的组成部分，而结合学者们和我们的前期研究结果，关于精准医学，包括基因多态性与疾病、证候的研究给了我们很多启示。

1 大数据分析与方法学突破

许多疾病的产生是由多基因与环境相互作用的结果，那么作为复杂的多基因疾病如冠心病、2 型糖尿病，要想获得基于精准医学的个体化诊治，是否能够获得特异性、精准的基因标志物，或者是多个特异性基因共同组成的表达谱，是其关键和难点。全外显子组或基因组测序实际花费已降至 1000 美元，成本的急剧下降为大规模遗传学检测提供了可能，而大规模协作、大生物标本库、大数据库为后续的分析提供了可靠、方便的数据来源，但如何在错综复杂的数据中，进行有效的分析和解释，挖掘出有实践价值的临床线索，需要全新的方法学支撑。这对方法学的突破提出了更高的要求，也是国家层面和科研工作者一直提倡的多学科（包括医学、信息学、计算机科学等）紧密合作的意义所在。

2 病证实质研究与精准医学的有机结合

中医学的"辨证论治"是把四诊（望、闻、问、切）所收集的资料、症状和体征，通过分析、综合，辨清疾病的病因、性质、部位，以及邪正之间的关系，概括、判断为某种性质的证，根据辨证的结果，确定相应的治疗方法。中医治疗的辨证求因、审因论治，同病异治和异病同治观念，实际上正是个体化治疗和精准医学的精髓体现。中医学基于辨证的个体化治疗与西医学基于基因组学的精准治疗，在根本理念上是一致的，但由于完全不同的基础理论体系，目前基于基因组学对中医证候的探索并未取得令人满意、突破性的进展。

比如基因多态性研究，我们既往在GP Ⅰb、GP Ⅱb-Ⅲa的候选多态位点中（全部位于外显子）并未找到与冠心病血瘀证相关的基因多态性表达，推究其原因可能与GP Ⅰb、GP Ⅱb-Ⅲa多达数百个的基因多态位点，未能逐一检测有关，或者是证候与其中的数个多态性的联合表达有关。首先，这其中存在与西医疾病与基因多态性相关性研究的共性问题，那就是不同基因多态性与疾病相关的这种危险性增加，是否就有显著的临床意义，还是仅仅类似于吸烟、过量饮酒、肥胖等危险因素的提示作用？不同基因多态性的危险性是否可以叠加？其次，中医的证候是对四诊（望、闻、问、切）信息表达的疾病病理生理变化整体反应状态的概括[32]，也就是说证候是一种动态变化过程，或者作为偏于某种证候体质的人群，更容易发生某种诸如血瘀证、阴虚证、阳虚证等证候，但这种证候是可以改变和转化的；而对每一个个体而言，其基因多态性是终生不变的。那么临床血瘀证治疗后症状消失，与其相关的基因多态性并未发生改变，该如何理解呢？或者就是如前所设想，基因多态性只是某些多基因疾病、某种证候的危险因素，但并不能作为确诊的标准。证候的这种可变化性，与表观遗传学的动态性具有更好的相容性，可能具有更好的深入研究价值，目前已有学者进行了初步的探讨：如冠心病血瘀证患者与健康人比较，差异基因KLF5和LRP12的启动子甲基化状态比较无明显区别[33]；消痰散结方逆转胃癌细胞系P16基因甲基化发挥抗癌作用[34]。因此，关于理论层面上，证候与基因多态性的相关性研究还有待于进一步思考，以指导后续进一步的研究工作。再次，患者往往是多个疾病、多个证候合并出现，如冠心病合并高血压、冠心病合并糖尿病，证候如气虚血瘀、痰瘀互结、气阴两虚等，这就要求研究过程中谨慎设置对照组。如果只设立健康对照组与疾病组，XX证、非XX证组与健康对照组，进行基因组学、蛋白质组学分析（包括新近较热的micRNA、lncRNA表达谱检测），考虑到合并疾病和合并证候的影响，为增加其结果的可靠性和精确程度，应该严格选择单一疾病或单一证候的典型患者，或者极大的扩大样本量，进行亚组分层分析结合*logistic*分析以排除合并病、证等混杂因素的影响，从而取得更可靠的实验结果。

另外值得一提的是，位于内含子的基因多态性，或者某些只有碱基发生改变而相应编码的蛋白未改变的基因多态性，在目前genebank的报道中，不在少数，那么这些对于疾病的发生有无特殊的价值和意义，还是可以忽略不计？目前尚未有学者进行深入研究或报道，在未来全基因测序技术用于大规模临床研究时，也为这些方向的研究提供了可操作性。

3 中药多靶点干预与更高的方法学要求

中药针对不同疾病多环节、多靶点的治疗优势，实际上也是中医学整体治疗观的体现，尤其针对多基因调控的疾病具有不容忽视的优势。围绕这一观念，中医领域在十几年间做了很多有意义的探索，如三七总皂甙对大鼠心肌缺血基因表达谱的影响[35]，通心络对气虚和气滞型大鼠血管内皮损伤相关基因表达谱的影响[36]，我们课题组在构建了冠心病血瘀证差异基因表达谱基础上，进一步筛选出目标基因Gelsolin、Actin-cytoplasmic2（Actin γ）、Fibrinogenß进行验证，发现活血化瘀药物芍药苷、川芎嗪体外联合应用对聚集、活化后的血小板具有明显抑制作用，同时能够明显降低活化后血小板Gelsolin的含量[37]。从病证实质研究的基因、蛋白差异表达谱构建，到药物多靶点干预后基因、蛋白的特异性改变，同时中医药研究已取得了较多的工作积累，值得关注的是这些通路在所研究的"病""证"中起到了怎样的作用？所占权重如何？哪些是占绝对优势的关键通路？在基于基因组学、蛋白质组学、代谢组学的精准医学大数据时代，这些是中医药进一步深入研究必须要思考的问题，而这其中的原理与机制，比单纯的西医治疗更为复杂，需要更为先进、贴合中医药特点的专用数据分析方法。此前，国内许多知名学者也进行了开创性的研究工作和方法学探讨 [38,39,40]，如中医方剂药物代谢组学 [41,42]，中医证候数据挖掘技术 [43,44]，真实世界中医药效果比较研究 [45]，从中草药中寻找活性化合物的配体垂钓方法 [46]，从主观症状的客观规律探索中医证候分类的科学基础 [47]，等等。在既往坚实的研究基础上，借助精准医学的大数据分析技术，建立基于中医学基础理论，并符合中医学、中西医结合医学临床实际的方法学新体系，也许就是中医药研究取得历史性进展的突破点，而它对推动整个中医药的现代化研究也具有无可替代的重要意义。

纵前所述，我国人口基数大，临床资源丰富，具有开展精准医学研究最丰富的疾病种类和研究资源，而中医药领域也早已建立了相关数据库，更是积累了在世界范围内最全面、规范的中医研究病例资源，这是我国开展精准医学研究的巨大优势。精准医学为我们实现新的医学突破提供了前所未有的最好机会，这是充满挑战、机遇和变革的信息化医学时代，期待我们中医药研究能够与时俱进，为患者的个体化预防、诊断、治疗，为提高人群健康水平作出更大的贡献。

参考文献

[1] Sharp P. Meeting global challenges: discovery and innovation. (2014-02-13)http: //www. aaas. org/page/meeting-global-challenges- discovery-and-innovation

[2] 王欣. “精准医学”变革[J]. 中国医院院长, 2015, 12: 30-34.

[3] The White House Office of the Press Secretary. Remarks by the President in State of the Union. (2015-01-20)https: //www. whitehouse. gov/the-press-office/2015/01/20/remarks-president-state-union-address-january-20-2015.

[4] Perez CA, Velez M, Raez LE, Santos ES. Overcoming the resistance to crizotinib in patients with non-small cell lung cancer harboring EML4/ALK translocation[J]. Lung Cancer, 2014, 84(2): 110-115.

[5] Deadman BJ, Hopkin MD, Baxendale IR, et al. The synthesis of Bcr-Abl inhibiting anticancer pharmaceutical agents imatinib, nilotinib and dasatinib[J]. Org Biomol Chem, 2013, 11(11): 1766-1800.

[6] Zhang L, Yang J, Zhu X, et al. Effect of high-dose clopidogrel according to CYP2C19*2 genotype in patients undergoing percutaneous coronary intervention- a systematic review and meta-analysis[J]. Thromb Res, 2015, 135(3): 449-458.

[7] Roma-Rodrigues C, Fernandes AR. Genetics of hypertrophic cardiomyopathy: advances and pitfalls in molecular diagnosis and therapy[J]. Appl Clin Genet, 2014, 7: 195-208.

[8] Marian AJ, Roberts R. The molecular genetic basis for hypertrophic cardiomyopathy[J]. J Mol Cell Cardiol, 2001, 33(4): 655-670.

[9] Sen-Chowdhry S, Syrris P, McKenna WJ. Role of genetic analysis in the management of patients with arrhythmogenic right ventricular dysplasia/cardiomyopathy[J]. J Am Coll Cardiol, 2007, 50(19): 1813-1821.

[10] Kimura A. Molecular genetics and pathogenesis of cardiomyopathy[J]. J Hum Genet, 2016, 61(1): 41-50.

[11] 陈可冀, 薛梅, 王振华, 等. GPⅡb-Ⅲa基因多态性与冠心病相关性研究[J]. 医学研究杂志, 2006, 35(12): 1-2, 110.

[12] 叶琼, 吴可贵, 谢良地, 等. 血管紧张素原及血管紧张素转化酶基因多态性与高血压之间的关系[J]. 中华医学遗传学杂志, 2000, 17(1): 28-31.

[13] 李庆祥, 张宇清, 靳凤艳, 等. 醛固酮合成酶(CYP11B2)基因T(-344)C多态性与高血压病相关性研究[J]. 高血压杂志, 2003, 11(3): 238-240.

[14] 牛文全, 王建炳, 李素洁, 等. 北方汉族人群醛固酮合成酶基因多态性与高血压的关系[J]. 中国医学科学院学报, 2007, 29(3): 329-335.

[15] 赵丹, 胡清华, 邓峰美, 等. 新疆哈萨克族转化生长因子β1基因多态性及其血浆水平与原发性高血压的关系[J]. 中华医学遗传学杂志, 2010, 27(4): 463-468.

[16] 张明华, 刘国树, 石岩, 等. G蛋白β3亚单位基因C825T多态性与原发性高血压[J]. 高血压杂志, 2001, 9(4): 288-291.

[17] Sawczuk M, Timshina YI, Astratenkova IV, et al. The -9/+9 polymorphism of the bradykinin receptor Beta 2 gene and athlete status: a study involving two European cohorts[J]. Hum Biol, 2013, 85(5): 741-756.

[18] Lahoz C, Peña R, Mostaza JM, et al. Baseline levels of low-density lipoprotein cholesterol and lipoprotein(a)and the AvaII polymorphism of the low-density lipoprotein receptor gene influence the response of low-density lipoprotein cholesterol to pravastatin treatment[J]. Metabolism, 2005, 54(6): 741-747.

[19] 赵丹, 胡清华, 邓峰美, 等. 新疆哈萨克族转化生长因子β1基因多态性及其血浆水平与原发性高血压的关系[J]. 中华医学遗传学杂志, 2010, 27(4): 463-468.

[20] 毛以林, 袁肇凯, 黄献平, 等. 冠心病血瘀证与血管紧张素转换酶基因多态性的相关性研究[J]. 中国中西医结合杂志, 2004, 24(9): 776-780.

[21] 欧阳涛, 宋剑南, 李林, 等. 冠心病痰瘀证候与载脂蛋白E第一内含子增强子基因多态性关系的研究[J]. 中国中医基础医学杂志 2005；11(6): 414-417.

[22] 方祝元, 蒋卫民, 朱长乐. 冠心病痰瘀证患者载脂蛋白E基因测序检测分布[J]. 中国中西医结合杂志, 2011, 31(9): 1021-1204.

[23] 钱岳晟, 张怡, 周晓鸥, 等. 痰湿体质高血压病患者脂联素异常与脂联素基因多态性的相关性研究[J]. 中国中西医结合杂志, 2010, 30(5):

454-457.

[24] 陈慧, 严威, 吴小盈, 等. 血瘀证和CYP2C19基因多态性与氯吡格雷抵抗和PCI术预后的关系[J]. 中国中西医结合杂志, 2010, 30(12): 1245-1249.

[25] Marz W, Boehm BO, Winkelmann BR, et al. The PLA1/PLA2 polymorphism of platelet glycoprotein Ⅲa is not associated with the risk of type 2 diabetes[J]. Diabetologia, 2004, 47(11): 1969-1973.

[26] Park S, Park HY, Park C, et al. Association of the gene polymorphisms of platelet glycoprotein Ⅰa and Ⅱb-Ⅲa with myocardial infarction and extent of coronary artery disease in the Korean population[J]. Yonsei Med J, 2004, 45(3): 428-434

[27] Abu-Amero KK, Wyngaard CA, Dzimiri N, et al. Association of the platelet glycoprotein receptor Ⅲa(PLA1/PLA1)genotype with coronary artery disease in Arabs[J]. Blood Coagul Fibrinolysis, 2004, 15(1): 77-79.

[28] Verdoia M, Cassetti E, Schaffer A, et al. Relationship between glycoprotein IIIa platelet receptor gene polymorphism and coronary artery disease[J]. Angiology, 2015, 66(1): 79-85.

[29] 薛梅, 陈可冀, 殷惠军. 汉族人血小板膜糖蛋白IIIa PLA基因多态性与冠心病血瘀证的相关性[J]. 中西医结合学报, 2009, 7(4): 325-329.

[30] 薛梅, 陈可冀, 殷惠军. 汉族人血小板GPIIb HPA-3基因多态性与冠心病的相关性研究[J]. 中国病理生理杂志, 2009, 25(10): 1898-1902.

[31] 薛梅, 陈可冀, 殷惠军. 汉族人血小板GPIb HPA-2基因多态性与冠心病血瘀证的相关性研究[J]. 中国分子心脏病学杂志, 2008, 8(4): 196-202.

[32] 田金洲, 王永炎, 时晶, 朱爱华, 张伯礼, 黄启福. 证候的概念及其属性[J]. 北京中医药大学学报, 2005, 28(5): 6-8.

[33] 王萍, 王丽萍, 黄献平, 等. 冠心病血瘀证差异表达基因及其启动子甲基化状态的初步研究[J]. 中医杂志, 2013, 54(11): 949-952.

[34] 郭维, 魏品康, 桂牧微, 等. 消痰散结方对胃癌细胞系P16基因甲基化的影响[J]. 中医杂志, 2010, 51(9): 833-836.

[35] 张腾, 盛小禹, 刘亚和, 等. 三七总皂甙对异丙肾上腺素诱导大鼠心肌缺血基因表达谱[J]. 中国药物与临床, 2003, 3(3): 229-233.

[36] 吴以岭, 栗彦宁, 齐锦生, 等. 通心络对气虚和气滞型血管内皮损伤相关基因表达谱的影响[J]. 中国中药杂志, 2007, 32(21): 2268-2272.

[37] Liu Y, Yin H, Jiang Y, et al. Correlation between Platelet Gelsolin and Platelet Activation Level in Acute Myocardial Infarction Rats and Intervention Effect of Effective Components of Chuanxiong Rhizome and Red Peony Root[J]. Evid Based Complement Alternat Med, 2013, 2013: 985746.

[38] 刘平, 季光, 陈凯先. 病证结合与中西医结合医学学科知识理论体系的构建[J]. 中国中西医结合杂志, 2010, 30(6): 565-570.

[39] Jiao Y, Li SW, Shang QHet al. Multifactor dimensionality reduction analysis of the correlation of Chinese medicine syndrome evolvement and cardiovascular events in patients with stable coronary heart disease[J]. Chin J Integr Med, 2014, 20(5): 341-346.

[40] Zhang C, Zhang G, et al. Integration of Chinese Medicine with Western Medicine Could Lead to Future Medicine: Molecular Module Medicine[J]. Chin J Integr Med, 2016, 22(4): 243-250.

[41] 王喜军, 张伯礼. 基于药物代谢组学的方剂配伍规律及配伍科学价值揭示[J]. 中国中药杂志, 2010, 35(10): 1346-1348.

[42] 商洪才, 张伯礼, 李幼平. 中医药临床疗效评价实践中的思路与方法[J]. 中国中西医结合杂志, 2008, 28(3): 266-268.

[43] 龚燕冰, 倪青, 王永炎. 中医证候研究的现代方法学述评(一)——中医证候数据挖掘技术[J]. 北京中医药大学学报, 2006, 29(12): 797-801.

[44] 青雪梅, 房緊恭, 刘保延, 等. 实用性随机对照试验及其方法学特征思考[J]. 北京中医药大学学报, 2008, 31(1): 14-18.

[45] 谢琪, 江丽杰, 刘保延, 等. 开展真实世界中医药效果比较研究的关键问题及对策的探讨[J]. 世界中医药, 2014, 1: 28-31.

[46] 陈凯先, 蒋华良, 罗小民, 等. 后基因组时代的药物发现: 趋势和实践[J]. 中国天然药物, 2004, 2(5)257-260.

[47] 吕爱平, 李梢, 王永炎. 从主观症状的客观规律探索中医证候分类的科学基础[J]. 中医杂志, 2005, 46(1): 4-6.

原载：薛梅，史大卓，陈可冀．精准医学、基因多态性与心血管病证结合研究 [J]. 中国中西医结合杂志，2016, 36(10): 1255-1260.

芳香温通方药在冠心病心绞痛防治中的古今应用

刘龙涛　陈可冀

芳香疗法（Aromatherapy）是将气味芳香的药物制成适当的剂型，作用于全身或局部以防治疾病的一种自然疗法。该疗法历史悠久，早在我国殷商甲骨文中就有应用熏疗及艾蒸等疗法的记载，古埃及、古希腊、古罗马的文献中亦有芳香疗法治疗疾病的记载[1,2]。1928年，现代芳香疗法由法国化学家Rene Maurice Gattefosse正式提出，通过各国科学家长期的研究显示，许多芳香类植物精油具有止痛、抑菌、促进新陈代谢、调节机体免疫力以及中枢神经系统的作用[3,4]。近年来，国外学者围绕芳香疗法的药效药理，开展了部分针对感染性疾病、痛经、老年性痴呆、高血压以及肿瘤[5-9]等疾病的辅助治疗，初步显示了这一传统疗法在调节免疫、改善认知功能、减轻症状、提高治疗效果等方面的优势。同时还有学者对芳香疗法常见的不良反应进行了系统分析总结，包括皮炎、过敏等在内的不良反应在临床应用过程中值得注意[10]。芳香疗法作为中医传统疗法之一，可分为芳香辟秽、芳香解表、芳香化湿、芳香开窍、芳香温通等几个方面。其中芳香温通疗法即以芳香辛散、温经通脉之方药治疗寒邪内闭所致的一系列证候的最常用治法，也是传统中医治疗胸痹心痛的重要法则之一。大量古今文献研究显示，芳香温通方药在治疗胸痹心痛以及冠心病心绞痛等疾病方面具有独特疗效和优势，笔者就此作一探讨，以期为该疗法的进一步研究提供参考。

1 芳香温通方药治疗胸痹心痛的古代文献回顾

1972年和1973年，我国先后在甘肃省武威县及湖南省长沙市的两座汉墓出土了两类古医书，即武威汉墓医简和马王堆汉墓帛书。这两类古医籍是迄今我国发现的最古老的医书。

武威汉墓医简中的《治百病方》共记载医方36首，用药近百种，其中第五个医方为“瘀方”，所列药物为“乾当归二分、弓穷（即今之川芎）二分、牡丹二分、漏芦二分、桂二分、蜀椒一分、虻一分”，并载“以淳酒和饮”。该方中“蜀椒”、“桂”和“淳酒”即寓“芳香温通”之意。第九个医方“治百病膏药方”即以“蜀椒一升、附子二十颗”，“口父咀”（切碎）后，与“猪肪三斤煎之五沸浚去滓”，“与滓捣之丸大如赤豆”，主治“心寒气胁下痛”，并详细记录了其用药方法为“吞五丸，日三吞”。第三十个医方“治千金膏药方”以“弓穷一升，白芷一升，附子三十颗”，“口父咀置铜器中”，“猪肪三斤先煎”，“心腹痛吞之”。以上三方中之桂、蜀椒、淳酒、附子、白芷等，可能为目前所发现的有关芳香温通法治疗胸痹心痛等病证的最早记载。

马王堆汉墓出土的女尸，经证实生前患有陈旧性心肌梗死，随葬有不少芳香温通的中药，如茅香、辛夷、良姜、花椒、干姜等。马王堆汉墓帛书中的《五十二病方》，共载医方283个，用药247种，所涉疾病包括内、外、妇、儿、五官等科，而外科疾病内容最为突出。例如治“疽”病方中，即有以“白敛、黄芪、芍药、桂、姜、椒、茱萸七味药”治疗该病的记载。并载“诸疽物初发者，取大叔（菽）一斗，熬孰（熟）……醇酒一斗淳之……即取其汁尽饮之。”经统计，所有医方中，“桂”出现13次，“椒”或“菽”共出现15次，“姜”出现6次，“茱萸”（原方为“朱臾”）3次。而具有温通作用的“酒”作为治疗药物之一出现更为频繁，达43次之多，如治“颓”病（子宫脱垂）方中即有“炙蚕卵，令篓篓黄，冶之，三指最（撮）至节，入半（杯）酒中饮之”。以上资料表明，我国秦汉之前，对于芳香温通治法及相关药物已有了一定的认识和应用经验，历史久远，至少可追溯至两千年以前。

《黄帝内经》是我国现存医书中最早的典籍之一。它首先在理论层次提出了寒邪致痛之说，“痛者，寒气多也，有寒故痛也”（《素问・痹论》）；“寒气入经而稽迟，泣而不行，客于脉外则血少，客于脉中则气不通，故卒然而痛”，“寒气客于五脏，厥逆上泄，阴气竭，阳气未入，故卒然痛死不知人”（《素问·举痛论》），认为“寒邪”是引起疼痛的主要原因并详细阐述了其发病机制。《黄帝内经》中关于“温通止痛”治法和应用还从理论层次作出阐述，“血气者……寒则涩不能流，温则消而去之”（《素问·调经论》）；“寒气客于脉外，则脉寒……则外引小络，故卒然而痛，得炅（即“热”）则痛立止”（《素问·举痛论》）。说明寒性凝滞，容易引起气血闭阻而致疼痛，而温通治法是治疗因寒所致的疼痛的重要手段。以上论述为芳香温通方药应用于胸痹心痛等病证奠定了理论基础。

《神农本草经》载药 365 种，其中芳香温通药（味辛性温或热）53 种，占 14.5%。上品 13 种，包括菖蒲、木香、细辛、巴戟天、杜若、徐长卿、牡桂（肉桂）、菌桂（官桂）、橘柚、干漆、辛夷、杜仲、麝香等；中品 17 种，包括干姜、川芎、麻黄、白芷、淫羊藿、藁本、女菀、吴茱萸、秦椒、五加皮、蓼实、葱实、薤、假苏、水苏、麋脂、鮀鱼甲等；下品 23 种，包括孔公孽、殷孽、与石、石灰、冬灰、附子、乌头、天雄、半夏、钩吻、茵芋、羊踯躅、芫花、鬼臼、巴豆、蜀椒、皂荚、莽草、药实根、蔓椒、蜈蚣、马陆、萤火等。以上药物中，菖蒲、细辛、巴戟天、肉桂、官桂、橘柚（陈皮）、麝香、干姜、川芎、淫羊藿、五加皮、薤（薤白）、附子、乌头、半夏、蜀椒、蜈蚣等 17 味中药，目前仍常被临床用于胸痹心痛等病证的治疗。《神农本草经》还从四气五味角度阐述了芳香温通中药的性味归经和功效，为后世运用芳香温通药物治疗胸痹心痛类病证提供了重要的依据。

张仲景首在《金匮要略》中提出胸痹心痛的病机为“阳微阴弦”，虽未立芳香温通之法，但多用川椒、茱萸、干姜等驱散沉寒痼冷以疗心痛。《胸痹心痛短气病脉证治第九》所载附方“九痛丸”即由“附子三两（炮），生狼牙一两（炙香），巴豆一两（去皮心，熬，研如脂），人参，干姜，吴茱萸各一两”组成，主治“连年积冷，流注心胸痛”；另外，乌头赤石脂丸以“蜀椒一两，乌头一分（炮）、附子半两（炮），干姜一两，赤石脂一两”，主治“心痛彻背，背痛彻心”。两方均以温通中药为主药，也是芳香温通法治疗胸痹心痛之有效经验总结。

隋唐时期，随着国家疆域的扩拓和对外贸易的加强，药物的互赠和互市大为增加，其中就包括许多芳香类药物。该时期代表性医书包括《诸病源候论》、《外台秘要》、《千金方》及《新修本草》等，这些医书在《黄帝内经》和《金匮要略》的基础上，对芳香温通法治疗胸痹心痛的病机进一步阐释，并增加了部分方药。如《诸病源候论》载：“心痛者，风冷邪气乘于心也”；《千金方》载：“寒气卒客于五脏六腑，则发卒心痛胸痹”；《外台秘要》载有茱萸丸，由吴茱萸、干姜、桂心、白术、人参、陈皮、附子、蜀椒、炙甘草、黄芩和当归组成；《千金翼方》之续命汤由细辛、桂心等组成，主治“心痛彻背，背痛达心”。被誉为唐代国家药典的《新修本草》则补充了许多外来芳香药物，如苏合香、阿魏、安息香、龙脑香等。

宋金元时期，由于经济、文化、交通发达，对外交流频繁，外来香药亦随之大量输入。这一时期，“局方学”逐渐形成并出现了由国家开设的药局，该时期医书以《太平圣惠方》、《圣济总录》和《太平惠民和剂局方》（简称《局方》）等对于芳香温通方药的记载最为丰富。如《太平圣惠方》在《黄帝内经》“寒邪致病”的基础上，提出“心气虚损，邪气冷所乘，胸膈痞塞，心中痹痛”，进一步明确了“心气虚引发邪气乘”的胸痹病机。所记载的治疗心痛类证的诃黎勒丸、川椒散、桂心散、吴茱萸散、沉香丸、荜茇丸及椒附散等均以芳香温通类药物为主药，且部分方药中亦增加了人参、白术等扶正药物。《圣济总录》载：“卒心痛者，本于脏腑虚弱，寒气卒然客之，其状心如寒痛不得息”，并列有吴茱萸丸、吴茱萸汤、胡椒丸、桂心丸及细辛汤、丁香汤、高良姜汤、麝香汤、麝香散等芳香温通类方药。《局方》是我国医药学发展史上第一部由国家颁布的成药专书，宋金元时期曾广为流行。善用辛香行气药是《局方》的一大特长。全书载方 788 首，而使用芳香药物的方剂达 275 首，约占 35%。其中所收录的苏合香丸（原名白术丸）、大已寒丸及安息香丸等，可谓集芳香温通之大成，对后世影响较大。特别是苏合香丸乃芳香药与温通药的综合配伍，在清代宫廷配方中亦有收载（用药剂量减半，删去熏陆香，并易青木香为木香），其用药及组方思路沿用至今，当前许多治疗冠心病心绞痛等疾病的中成药均由该方化裁而来。笔者认为，胸痹心痛虽有不同的辨证分型，且患者体质亦有差异，但寒邪致病是其最常见的诱发因素，因此以使用芳香温通作用的药物作为急救用药以“急则治其标”，多能取效。

明清时期，对芳香温通治法和方药又有新的发挥。李时珍所编撰的《本草纲目》列芳香专篇，收录香药127种，大大丰富了芳香类药物的记录，并详细记载“香木”类35种，“芳草”类56种，还介绍了涂法、擦法、敷法、扑法、吹法、含漱法、浴法等芳香疗法的给药方式。明代董宿所著《奇效良方》将芳香温通药与养血活血药配伍组成却痛散，治疗“心气冷痛不可忍者”，又以神捷丸治疗“急心痛不可忍”，配伍温经定痛药物以增强止痛效果是该书所载治疗胸痹心痛方剂的突出特点。正如《医门法律·申明仲景律书》所言：“诸经心痛……宜亟温其经，诸腑心痛……宜急温其腑”，“厥心痛，急以术附汤温之”。《临证指南医案·心痛》载：“脾厥心痛者用良姜、姜黄、茅术、丁香、草果、厚朴治之，以其脾寒气厥，病在脉络为之辛香开通也”，从理论层面对芳香温通联合温经定痛药物之法治疗胸痹心痛的机理进行了阐释。

2 芳香温通方药应用于冠心病的现代进展

新中国成立后，许多学者在挖掘整理中医学文献中有关芳香温通方药的基础上，开展了一系列芳香温通方药应用于冠心病的疗效评价及作用机制研究。研究表明，芳香温通类方药可能从以下几个方面发挥防治冠心病心绞痛、心肌梗死等心血管病的作用[11-15]：①芳香温通方药多含有挥发油，能够选择性兴奋口腔和呼吸道黏膜的神经末梢的冷觉感受器，使冠状动脉的调节发生反射性变化，而发挥解除血管痉挛、扩张血管、增加冠状动脉血流量的作用；②多数芳香温通药物含有类似异丙肾上腺素等生物活性成分，可以通过解除冠状动脉痉挛以增加心肌血流量；③部分芳香温通类方药能够通过扩张外周血管，抑制心肌细胞自主节律，减少心脏负荷及心肌耗氧量，从而改善心肌供血；④芳香温通类方药还具有降低血液黏稠度以及抑制血小板聚集的作用；⑤新近研究表明，部分芳香温通方药还具有保护血管内皮、促进缺血心肌血管新生的作用，为芳香温通方药作用机制的进一步研究提供了新的思路。在古代文献研究基础上，结合现代药理研究，我国中西医结合领域先后研制成功了一系列防治冠心病心绞痛等心血管疾病的有效复方，如心痛丸系列方药、宽胸丸与宽胸气雾剂、冠心苏合丸与苏冰滴丸、速效救心丸、麝香保心丸等。

2.1 心痛丸系列方药

20世纪60年代，中国中医科学院西苑医院在苏合香丸用药基础上去掉犀角和朱砂，增加了荜茇的用量，制成心痛丸。药物组成如下：荜茇、檀香、沉香、公丁香、香附、乳香、白胶香、麝香、冰片、苏合香。该药价格较苏合香丸显著降低，而疗效却相当，5 min心绞痛缓解率达59.7%。之后研究人员通过从心痛丸配方中提取挥发油研制成心痛丸乳剂，进一步缩短了其缓解心绞痛的起效时间。1966年，研究人员通过进一步探索与论证，将心痛丸中的麝香替换为另一味辛温通阳开窍药蟾酥，制成的心痛丸2号，通过针对冠心病心绞痛的临床观察，亦显示了满意的治疗效果[12,16]。

2.2 宽胸丸与宽胸气雾剂

哭来笑去散是民间中医治疗牙痛的有效方剂，最早见于宋朝洪氏的《集验方》，明朝的《古今医鉴》亦有收录，配方是雄黄、乳香、胡椒、麝香、荜茇、良姜、细辛各等分研碎入药。在该方组方思路的启示下，中国中医科学院西苑医院郭士魁教授、陈可冀院士等对该方进行了加减化裁，研制出宽胸丸，由荜茇、良姜、元胡、檀香、细辛和冰片组成。该药的用药特点在于“温重于辛，善于内攻而走里”，对心脉阻滞、寒凝气滞在里的心绞痛疗效显著。之后中国中医科学院中药所根据药物所含荜茇、檀香和良姜的挥发油和浸膏的比例差异，将宽胸丸制成3种不同制剂，即宽胸丸Ⅰ号方、宽胸丸Ⅱ号方和宽胸丸Ⅲ号方。1971年，西苑医院联合天津韶山医院，选择43例典型心绞痛症状的患者，采用宽胸丸Ⅰ、Ⅱ、Ⅲ号方治疗，研究发现，宽胸丸对于改善心电图有一定作用，心绞痛缓解率在50%~75%，硝酸甘油减停率90%，临床取得较好的疗效[17]。之后，陈可冀院士、郭士魁教授等通过改变药物剂型及吸收途径，提取挥发油后研制了宽胸气雾剂。该气雾剂于1972年开始应用于临床，经西苑医院、广东省心血管病研究所、北京医学院第一附属医院、北京同仁医院等全国16所医院临床交叉验证，认为该药对于中止冠心病心绞痛急性发作有较好的止痛作用，先后临床观察317位患者2924例次，中止冠心病心绞痛急性发作的有效率（3 min以内止痛）为47.60%~58.07%[18]。

2.3 冠心苏合丸与苏冰滴丸

冠心苏合丸也是由古方苏合香丸经改制而成，用于防治冠心病心绞痛和心肌梗死的有效复方丸剂。该方在苏合香丸组方基础上，减去麝香、沉香、犀角等一些贵重和稀缺药材，最终处方由苏合香、冰片、乳香、檀香、青木香、朱砂6味中药组成。20世纪70年代，经上海第一医学院、华山医院、上海曙光医院、上海市胸科医院、上海药品检验所等单位的协作，对该方的临床疗效、药理作用、剂型和质量控制等方面进行了一系列研究。结果显示冠心苏合丸对冠心病心绞痛具有较好的临床疗效，动物实验亦表明该药可以延长小鼠耐缺氧时间、增加心肌梗死犬模型冠状窦血流量、减慢心率和减少心脏动-静脉血氧差的作用[19]。之后，研究人员根据冠心苏合丸各组分作用的比较研究，精简原方中檀香、青木香、乳香和朱砂等药，采用固体分散技术，制成苏冰滴丸，显著缩短了缓解心绞痛的起效时间[20]。

2.4 麝香保心丸

麝香保心丸亦源于《太平惠民和剂局方》所记载苏合香丸，是治疗冠心病的常用中成药之一。20世纪70年代，以上海医学院附属华山医院戴瑞鸿教授为首的科研攻关小组，在苏合香丸的基础上进行组方及剂型的优化改良，去除了青木香、朱砂等毒性成分，增加人参等补益成分，经过系列动物实验和临床研究，成功研制出麝香保心丸。该药由麝香、苏合香脂、蟾酥、牛黄、肉桂、冰片及人参提取物组成，其组方特点是在芳香温通的基础上加用补益药人参，有效弥补了久服芳香温通药物耗伤正气的不足，适宜于长期服用。文献研究显示，麝香保心丸可能从保护血管内皮、抑制血管炎症反应、促进血管新生、促进血管平滑肌细胞表型的转换、抑制心肌纤维化、减轻心脏炎症反应等多个方面发挥改善血管以及心脏功能的作用[21]。

2.5 速效救心丸

速效救心丸为《中华人民共和国药典》第一个纯中药滴丸制剂，由我国药学专家章臣桂教授开发研制，功能活血化瘀、宣通脉络、行气止痛，具有用量小、起效快、服用方便的特点，亦是治疗冠心病、心绞痛的常用药物。现代药理研究显示，该药具有保护缺血心肌、抗心肌缺血-再灌注损伤、抗动脉粥样硬化、稳定斑块、抗凝血和血栓形成及改善微循环等作用[22]。除了心血管系统药理作用外，速效救心丸还可根据中医辨证情况应用于血管性头痛、胃肠痉挛、肾绞痛、痛经等疾病的治疗。

2.6 其他

心宝系20世纪80年代广东省药物研究所等单位在活血化瘀理论、芳香温通理论和微循环理论的指导下所研制，由人参、附子、肉桂、洋金花、麝香、鹿茸等中药组成。药理研究显示，该药具有改善微循环、兴奋窦房结功能、提高心肌收缩力、提高机体耐缺氧能力及改善冠脉流量等作用，可用于慢性心功能不全、病窦综合征、心肌缺血和心律失常等心血管疾病的治疗[23]。另外，心灵丸（麝香、牛黄、熊胆、蟾酥、珍珠、冰片、三七、人参、水牛角干浸膏）、复方丹参滴丸（丹参、三七、冰片）等中成药均为目前临床常用的芳香温通或芳香通脉制剂。

3 小结

综上所述，芳香温通方药具有温通经脉、畅达气血、缓解疼痛的功效，应用于胸痹心痛类疾病的治疗历史悠久，源远流长。随着中医学理论和实践发展的不断丰富和完善，近年来芳香温通治法及其相应中药制剂在冠心病心绞痛等疾病的防治过程中愈来愈受到重视并得到新的拓展，特别是该类制剂为亚硝酸盐类药物不耐受者及难治型心绞痛患者提供了更多的选择。笔者认为，芳香温通治法在冠心病心绞痛治疗中的应用还应注意以下几点：①辨证论证是中医药防治疾病的精髓，在应用芳香温通疗法治疗冠心病心绞痛的同时，应根据患者的体质、兼夹证候等采取不同的加减和侧重，如阴寒较盛可用大辛大热之附子、干姜等；血瘀明显选川芎、丹参等；痛甚选延胡索、乳香、没药等；气虚明显可加用人参、党参、白术等；

②应进一步开展多中心、随机、对照临床试验，从循证医学角度对芳香温通治法或方药的临床疗效、安全性以及依从性进行评价，并通过多种动物模型研究其作用机制；③在中成药选择方面，亦应根据患者病情的轻重缓急选择用药，心绞痛急性发作期，应选择芳香温通之力较强、起效迅速的药物，如宽胸气雾剂、苏冰滴丸、速效救心丸等；心绞痛缓解期，则应根据机体正气不足、寒凝心脉的情况选择应用麝香保心丸、心宝、心灵丸等；④在芳香温通中成药开发方面，应注重在总结古今临床实践文献资料的基础上，借鉴现代药理研究成果和药物研发技术手段，开展新剂型和给药途径的研究，进一步提高芳香温通药物治疗冠心病心绞痛的疗效。

参考文献

[1] Delgado Ayza C. What is aromatherapy[J]. Rev Enferm, 2005, 28(5): 55-58, 61-64.

[2] 杜建. 芳香疗法源流与发展[J]. 中国医药学报, 2003, 13(8): 454-457.

[3] Ito K, Ito M, Takahashi K. Approach to evidence-based aromatherapy: pharmacological effects of inhaled aromatic natural medicines[J]. Nihon Yakurigaku Zasshi, 2012, 140(2): 71-75.

[4] Lee MS, Choi J, Posadzki P, et al. Aromatherapy for healthcare: an overview of systematic reviews[J]. Maturitas, 2012, 71(3): 257-260.

[5] Sadlon AE, Lamson DW. Immune-modifying and antimicrobial effects of eucalyptus oil and simple inhalation devices[J]. Altern Med Rev, 2010, 15(1): 33-47.

[6] Tillett J, Ames D. The uses of aromatherapy in women's health[J]. J Perinat Neonatal Nurs, 2010, 24(3): 238-245.

[7] Jimbo D, Kimura Y, Taniguchi M, et al. Effect of aromatherapy on patients with Alzheimer's disease[J]. Psychogeriatrics, 2009, 9(4): 173-179.

[8] Hur MH, Oh H, Lee MS, et al. Effects of aromatherapy massage on blood pressure and lipid profile in Korean climacteric women[J]. Int J Neurosci, 2007, 117(9): 1281-1287.

[9] Dunwoody L, Smyth A, Davidson R. Cancer patients' experiences and evaluations of aromatherapy massage in palliative care[J]. Int J Palliat Nurs, 2002, 8(10): 497-504.

[10] Posadzki P, Alotaibi A, Ernst E. Adverse effects of aromatherapy: a systematic review of case reports and case series[J]. Int J Risk Saf Med, 2012, 24(3): 147-161.

[11] 林慧光, 丁春. 芳香疗法的作用机理[J]. 福建中医学院学报, 2007, 17(1): 26-28.

[12] 于天星. 芳香温通疗法在防治冠心病临床上的应用[J]. 贵州医药, 1979, (4): 2-5.

[13] 苏诚炼. 胸痹心痛证治与研究[M]. 上海: 上海中医学院出版社, 1991: 62-64.

[14] 吴启富, 顾关良. 冠心病变异性心绞痛中医证型研究[J]. 云南中医中药杂志, 1995, 16(2): 14-16.

[15] 汪姗姗, 李勇, 范维琥, 等. 麝香保心丸对鸡胚绒毛尿囊膜及培养的血管内皮细胞的促血管生成作用[J]. 中国中西医结合杂志, 2003, 24(2): 128-131.

[16] 周文泉, 张文高. 芳香温通法治疗心痛证的源流与进展[J]. 天津中医, 1985, 2(4): 39-41.

[17] 中医研究院西苑医院, 天津韶山医院心血管病研究组. 宽胸丸治疗冠心病心绞痛疗效初步观察[J]. 新医药学杂志, 1973, 14(3): 9-11.

[18] 郭士魁, 陈可冀, 钱振淮, 等. 宽胸气雾剂中止心绞痛发作速效作用的观察[J]. 中国中西医结合杂志, 1981, 1(1): 9-12.

[19] 江文德, 徐端正, 胡国均, 等. 冠心苏合丸的药理研究及其简化制剂——苏冰滴丸的理论基础[J]. 药学学报, 1979, 14(11): 655-660.

[20] 上海中药制药一厂, 上海医药工业研究院. 冠心苏合丸的剂型改进——苏冰滴丸的试制[J]. 医药工业, 1976, 7(12): 3-9.

[21] 王仙, 徐传新, 朱慧娟. 麝香保心丸的心血管系统药理作用研究进展[J]. 中国药房, 2012, 2(43): 4114-4116.

[22] 邵玉涵. 速效救心丸治疗冠心病心绞痛的药理研究及临床运用进展[J]. 辽宁中医药大学学报, 2011, 13(4): 176-178.

[23] 宋丽芬, 许莲好. 心宝对心脏的药理作用[J]. 中药药理与临床, 1985, 1: 36-37.

原载：刘龙涛，陈可冀．芳香温通方药在冠心病心绞痛防治中的古今应用 [J]. 中国中西医结合杂志，2013, 33(8): 1013-1017.

波动性高血压与血小板活化及其中西医结合干预策略

刘　玥　张京春　史大卓　陈可冀

《中国心血管病报告 2011》[1] 中指出，目前中国有 2 亿左右的高血压患者，且中国脑卒中的发病率及致死、致残率显著高于欧美等发达国家，而降低高血压患者的血压能够有效减少卒中事件的发生，因此对于高血压的积极控制应该放在心脑血管疾病危险因素防控的首要地位。对血压波动性的病理生理特点及其与血小板活化、中医血瘀证之间的关系进行深入探讨，有利于提高对高血压靶器官损害发病机制的认识，同时可为中西医结合干预策略的制定提供新的思路。

1 波动性高血压

人的血压受生理、病理、精神状态以及环境等因素的影响而处在不断的波动当中，这种在 24 h 内自发性的波动被定义为“血压波动性”或“血压变异性”（blood pressure variability，BPV），根据观察时间分为短时变异与长时变异，前者指 24 h 之内，后者指数天、数周、数月甚至数年 [2,3]。BPV 超过正常范围即称为“BPV 增高”或“波动性高血压”，引起 BPV 异常升高的机制尚不明确，可能与神经、体液和血管等因素密切相关 [4]。

临床研究发现，阵发性高血压病患者虽然平均动脉血压控制良好，但仍然存在很高的心脑血管事件发生风险 [5]。由于受到饮食、运动、环境、情绪、药物、治疗不当等诸多因素的干扰，临床许多高血压病患者处于 BPV 增高状态，因此“波动性高血压”的描述应该更符合临床实际。晨峰高血压以及夜间血压升高均是波动性高血压的重要表现形式，前者与晨起交感神经和肾素—血管紧张素—醛固酮系统的激活以及血液流变学的异常改变密切相关，已证实晨峰高血压可以加重靶器官损害，是心脑血管事件发生的独立危险因素之一 [6]，而后者多由阻塞性睡眠呼吸暂停引起的慢性间歇性低氧导致。自从 2010 年 Rothwell PM[7] 在 *Lancet* 撰文系统阐述了平均动脉血压的临床局限性，以及波动性高血压在预测心脑血管事件发生中存在重要作用的观点后，近年来有关波动性高血压的相关研究层出不穷。目前已有研究表明，相对于动脉血压平均值，BPV 尤其是长时 BPV 升高是脑卒中事件发生的独立危险因素，同时也是心血管事件的强预测因子 [5,8]。大量临床研究已经证实，波动性高血压（特别是波动性收缩压增高）相对于稳定性高血压（平均动脉压增高）更能促进高血压病患者靶器官损害的发生、发展与恶化，血压波动幅度越大，急性心脑血管事件的发生率越高，预后也越差 [9-11]。近年来对于波动性高血压及其靶器官损害的防治已成为全球高血压病研究领域的热点和难点问题之一，而重视降低增高的 BPV 则成为高血压治疗的重要目标 [12]。

2 波动性高血压与血小板活化

血管内皮功能受损被认为是高血压病靶器官损害的重要病理生理基础，BPV 增高在血流动力学上造成的异常主要是血流不稳定，从而改变了血流的切应力，切应力的改变可使血管结构异常化，以致血管平滑肌细胞增生、管壁肥厚，继而大血管壁张力和切力降低，同时可增加脂蛋白在管壁上的不断沉积，日久可以损害血管内皮功能，加速血管平滑肌细胞的内膜增生，同时脂质不断浸润血管壁都会加速动脉粥样硬化斑块的形成，因此高血压病患者较常见血栓栓塞性靶器官损害 [13]，这个过程中血小板活化必然也起到了关键作用，但具体机制尚不明确。血小板不仅在止血与血栓形成中发挥重要作用，在动脉粥样硬化的发生发展中也扮演了极为重要的角色，血小板氧化应激能够导致血小板活化，增加对血管内皮细胞的黏附以及血栓的形成，影响血管内皮细胞的功能，刺激泡沫细胞生成从而加速动脉粥样硬化的发生发展以及后续心脑血管事件的发生[14]。

近年来，有关波动性高血压与血小板活化方面的研究日益引起学者的关注。我国学者通过建立体外单纯血流波动模型，观察了单纯血流波动对血小板黏附聚集功能的影响，同时观察了体外血流波动模型中压力波动性增高对血小板的活化作用，结果发现单纯的血流波动状态引起的血小板对胶原的黏附率较单纯的低血流量或高血流量状态时均明显升高，且流式细胞检测到血小板 P- 选择素水平显著升高，表明压力波动性增高可以活化血小板，波动的血流更能够增加血栓的形成[15]。同时在体实验借助单纯 BPV 增高动物模型——去窦弓神经（SAD）大鼠，观察到 SAD 大鼠血小板黏附聚集功能增强，血小板 P- 选择素表达增加，进一步证实了波动性高血压能够导致血小板活化[16]。动物实验研究还表明，BPV 增高早期可以导致左心室微循环异常，以血管内皮细胞损害、血液黏度增加和毛细血管密度减少为特征，随后可出现左心室肥厚，而血小板活化参与了 BPV 增高导致微循环障碍的发生[17]。临床研究也发现，波动性高血压特别是收缩压波动性增高与血小板活化水平以及颈动脉粥样硬化程度密切相关[18-22]。由上可知，在波动性高血压状态下，机体已经出现了血栓前状态（prethromboticstate，PST），即以血小板活化为突出特征的易致血栓形成伴随血管内皮功能障碍的病理状态[23]，日久必然加速血管管腔内的血栓形成，进一步导致靶器官损害的发生。

3 干预策略

BPV 增高伴随血栓前状态这一病理特征的发现，可能为临床中西药物联合使用预防高血压靶器官损害提供了一个非常重要的干预策略，即在降低 BPV 的同时改善 PST（抑制血小板活化）。

不同种类的西医降压药物对 BPV 增高的影响各有差异。一项旨在比较不同降压药物在随访期间对收缩压波动水平影响的荟萃分析[24]显示，长效钙离子拮抗剂（CCB）和利尿剂均分别能够明显降低收缩压的波动水平，因此卒中发生的风险也相对较小，而血管紧张素转换酶抑制剂（ACEI）、血管紧张素Ⅱ受体拮抗剂（ARB）、β 受体阻滞剂等对 BPV 的降低效果较差。推测其原因可能与 CCB、利尿剂都属于容量型降压药（作用于降压最末端，受影响因素较少）而其他三类药物属于肾素—神经递质系统抑制剂（受人体自身影响因素较多）有关[12]。在联合用药方面，MatsuiY 等[25]完成了一项临床随机对照的药效研究，比较了 ARB 分别与 CCB 以及利尿剂联用时对高血压人群 BPV 以及动脉硬化程度的干预效应，研究结果发现，对于平均收缩压的降低两组间差异无统计学意义，但是 ARB 与 CCB 联用能够显著降低随访期间收缩压的波动水平，同时发现该组患者血管硬化程度亦明显降低。此研究结果提供了一个可能的临床优化处方，即 CCB 与 ARB 类药物联合使用在降低平均动脉收缩压之外还显著降低增高的 BPV 水平，这可能与其改善高血压病患者血管硬化程度密切相关。西药在改善高血压血小板活化方面，主要还是应用传统的抗血小板药物为主，但随着抗血小板药物广泛、长期的临床应用，其胃肠道及神经系统出血风险及抗血小板药物抵抗事件也在不断增加，这就促使我们在传统中医药中寻求更加安全有效的干预药物，开展高血压病中西医结合研究[26]。

近年来随着补充与替代医学（Complementary and Alternative Medicine，CAM）在全球的不断升温[27]，中医中药防治理论[28-30]与传统非药物疗法[31,32]也在逐渐走进对波动性高血压及其血栓前状态的干预中来。既往对于高血压病的中医辨证多集中在“肝肾”以及“阴阳”的角度，补益肝肾或平肝潜阳成为中医药治疗高血压病的主流治法，但这远远不能涵盖和解释高血压病西医发病机制的复杂性和产生不良心脑血管事件的严重性。值得注意的是已有学者对此作出了不一样的探索，早在 20 世纪 80 年代袁肇凯等[33]就提出高血压病患者存在血瘀证候，其后临床研究表明血瘀证是高血压病中医常见证型之一，并可能贯穿高血压病的始终[34]，且发现 BPV 增高可能是高血压病血瘀证中医辨证标准之一[35]，高血压病血瘀证患者收缩压波动性增高与血小板活化及胰岛素抵抗密切相关[36]。有学者从基因多态性的角度研究了高血压血瘀证患者的易患基因[37]。有学者采用量化的中医学血瘀证目征积分的方法，发现高血压病患者 BPV 水平与血瘀证目征量化积分呈高度正相关[38]。同时学者们逐渐尝试用活血化瘀药物治疗严重的高血压病患者，并取得了一定的临床疗效[39, 40]，亦对活血化瘀方药抗高血压的机制做了初步研究[41,42]，发现其可以降低异常增高的BPV 水平，但具体作用机制及靶点目前尚不明确。中医学血瘀证与血小板活化状态密切相关，已有大量临床及基础研究表明活血化瘀方药体内、体外均可以抑制血小板活血水平，改善血液流变学异常[43]，阻断PST 的发展。

4 展望

综上所述，波动性高血压与血小板活化密切相关，两者均可明显导致高血压靶器官的损伤及急性血管事件的发生。活血化瘀方药可能在降低高血压病患者增高的 BPV 同时还可明显抑制血小板活化水平，改善其导致的血栓前状态，在高血压靶器官损害的防治方面具有重要的应用价值。值得注意的是，目前对于应用活血化瘀方药联合西药干预波动性高血压以及血栓前状态的疗效尚缺乏临床研究证据，未来应该开展大样本、多中心、随机对照的临床研究，合理评价其临床疗效，为其广泛应用提供高质量的临床证据。同时，对活血化瘀中药的单体（有效成分）或复方对 BPV 干预作用机制进行深入探讨，特别是 BPV 增高对血小板活化的病理学意义以及活血化瘀方药的干预效应方面，同时加强对其作用信号通路、分子靶点的相关基础实验研究，相信这些研究会不断丰富对波动性高血压时血小板活化现象的深入认识，为高血压血栓栓塞性并发症的防治提供新的思路。

参考文献

[1] 卫生部心血管病防治研究中心. 中国心血管病报告2011[M]. 北京: 中国大百科全书出版社, 2012: 1.
[2] Mancia G, Grassi G. Mechanisms and clinical implications of blood pressure variability[J]. J Cardiovasc Pharmacol, 2000, 35(7 Suppl 4): S15-S19.
[3] 张维忠. 血压变异研究进展和临床意义[J]. 中华心血管病杂志, 2011, 39(1): 23-24.
[4] 苏定冯, 缪朝玉. 血压波动性的研究[J]. 高血压杂志, 2005, 13(7): 394-397.
[5] Rothwell PM, Howard SC, Dolan E, et al. Prognostic significance of visit-to- visit variability, maximum systolic blood pressure, and episodic hypertension[J]. Lancet, 2010, 375(9718): 895-905.
[6] Kario K, Picketing TG, Umeda Y, et al. Morning surge in blood pressure as a predictor of silent andclinical cerebrovascular disease in elderly hypertensive: a prospective study[J]. Circulation, 2003, 107(10): 1401-1406.
[7] Rothwell PM. Limitations of the usual blood-pressure hypothesis and importance of variability, instability, and episodic hypertension[J]. Lancet, 2010, 375(9718): 938-948.
[8] Rothwell PM, Howard SC, Dolan E, et al. Effects of beta blockers and calcium-channel blockers on within individual variability in blood pressure and risk of stroke[J]. Lancet Neurol, 2010, 9(5): 469-480.
[9] Muntner P, Shimbo D, Tonelli M, et al. The relationship between visit-to-visit variability in systolic blood pressure and all-cause mortality in the general population: findings from NHANES Ⅲ, 1988to1994[J].
[10] Rothwell PM. Does blood pressure variability modulate cardiovascular risk[J]. Curr Hypertens Rep, 2011, 13(3): 177-186.
[11] Yokota K, Fukuda M, Matsui Y, et al. Impact of visit-to-visit variability of blood pressure on deterioration of renal function in patients with non-diabetic chronic kidney disease[J]. Hypertens Res, 2013, 36(2): 151-157.
[12] Dolan E, O'Brien E. Blood pressure variability: clarity for clinical practice[J]. Hypertension, 2010, 56(21): 179-181.
[13] Gkaliagkousi E, Douma S, Zamboulis C, et al. Nitric oxide dysfunction in vascular endothelium and platelets: role in essential hypertension[J]. J Hypertens, 2009, 27(12): 2310–2320.
[14] 赵晓民, 秦树存. 血小板氧化应激和动脉粥样硬化[J]. 生理科学进展, 2011, 42(1): 33-38.
[15] Zhao XM, Wu YP, Cai HX, et al. The influence of the pulsatility of the blood flow on the extent of platelet adhesion[J]. Thromb Res, 2008, 121(6): 821-825.
[16] 赵晓民, 韩继举, 焦鹏, 等. 血压波动性增高对血小板聚集功能的影响[J]. 中国病理生理杂志, 2010, 26(10): 1957.
[17] 赵晓民. 血压波动性增高致微循环异常和左心室肥厚及其机理的实验研究[D]. 济南: 山东大学, 2008: 69.
[18] Alexandru N, Popov D, Dragan E, et al. Platelet activation in hypertension associated with hyper cholesterolemia: effects of irbesartan[J]. J Thromb Haemost, 2011, 9(1): 173-184.
[19] Preston RA, Coffey JO, Materson BJ, et al. Elevated platelet P-selectin expression and platelet activation in high risk patients with uncontrolled severe hypertension[J]. Atherosclerosis, 2007, 192(1): 148-154.
[20] 李剑, 孙宝玲, 杨光敏, 等. 高血压患者和正常血压者血压波动程度与血栓前状态的关系[J]. 中国心血管病杂志, 2011, 16(4): 267-270.
[21] 刘傲亚, 余振球, 王文化, 等. 高血压病患者颈动脉粥样硬化与血压变异性的相关性[J]. 中华心血管病杂志, 2011, 39(6): 484-487.

[22] 杜江川, 赵洛沙, 李阳, 等. 老年高血压病患者血压变异性对血小板体积、高敏C反应蛋白的影响[J]. 中国循证心血管医学杂志, 2011, 3(5): 359-361.

[23] Chan MY, Andreotti F, Becker RC. Hyper coagulable states in cardiovascular disease[J]. Circulation, 2008, 118(22): 2286-2297.

[24] Webb AJ, Fischer U, Mehta Z, et al. Effects of antihypertensive-drug class on interindividual variation in blood pressure and risk of stroke: a systematic review and meta-analysis[J]. Lancet, 2010, 375(9718): 906-915.

[25] Matsui Y, O'Rourke MF, Hoshide S, et al. Combined effect of angiotensin Ⅱ receptor blocker and either a calcium channel blocker ordiuretic on day-by-day variability of home blood pressure: the Japan combined treatment with Olmesar- tan and acalcium-channel blocker versus Olmesartan and diuretics randomized efficacy study[J]. Hypertension, 2012, 59(6): 1132-1138.

[26] 陈可冀. 关于高血压病的中西医结合研究[J]. 中国中西医结合杂志, 2010, 30(5): 453.

[27] Xu H, Chen KJ. Complementary and alternative medicine: is it possible to be mainstream[J]. Chin J Integr Med, 2012, 18(6): 403-404.

[28] 黄烨, 殷惠军, 陈可冀. 心主血脉与血栓前状态[J]. 中华中医药杂志, 2011, 26(4): 633-636.

[29] 于泓, 王海云, 徐凤芹. 从"调整阴阳, 以平为期"干预高血压病血压变异性[J]. 中西医结合心脑血管病杂志, 2012, 10(6): 744-745.

[30] 陈懿宇, 张京春. 高血压血管内皮机制的中西医研究现状[J]. 中国老年学杂志, 2010, 20(30): 3010-3013.

[31] 李会娟, 申鹏飞. 针刺降低血压变异性[J]. 吉林中医药, 2011, 31(1): 53-54.

[32] 马丽, 尚玉红, 何佳. 耳穴贴压辅助疗法对老年高血压病患者血压变异性的影响[J]. 江苏中医药, 2011, 43(11): 56-58.

[33] 袁肇凯, 郭振球. 高血压病血瘀辨证与舌尖微观变化的初步研究[J]. 中医杂志, 1982, 23(11): 65-67, 81.

[34] 王文智, 徐树楠, 徐伟超. 高血压病血瘀证机理研究述评[J]. 中医杂志, 2007, 48(6): 560-562.

[35] 陈健, 陈治卿. 原发性高血压血瘀证患者动态血压变化特点的临床研究[J]. 世界中西医结合杂志, 2008, 3(10): 600-602.

[36] 陈健, 陈治卿, 梁立新, 等. 原发性高血压血瘀证患者活化血小板、胰岛素抵抗及动态血压变化特点[J]. 中国临床康复, 2006, 10(15): 14-16.

[37] 骆杰伟, 陈慧, 吴小盈, 等. 去甲肾上腺素转运体基因启动子多态性及单倍体型与高血压病血瘀证的相关性研究[J]. 中国中西医结合杂志, 2010, 30(5): 458-462.

[38] 吴锐, 吴波, 余淑娇, 等. 高血压病血瘀证目征与血压变异性关系的临床研究[J]. 江苏中医药, 2010, 42(4): 30-31.

[39] 徐贵成, 张流成. 活血降压方治疗高血压病102例[J]. 北京中医, 1994, 13(2): 26-27.

[40] 林桂珍. 银丹心脑通软胶囊对高血压患者血压变异性的影响[J]. 中西医结合心脑血管病杂志, 2011, 9(10): 1163-1164.

[41] 李伟, 王德忠, 朱京涛, 等. 白花丹参对清醒自发性高血压大鼠血压及血压波动性的影响[J]. 中国老年学杂志, 2010, 30(2): 200-202.

[42] 程少冰, 周永红, 陈利国. 血府逐瘀汤对高血压血瘀证患者血清致内皮功能障碍的影响[J]. 中国老年学杂志, 2011, 31(6): 971-973.

[43] Liu Y, Yin HJ, Shi DZ, et al. Chinese herbs and formulas for promoting blood circulation and removing blood stasis and anti-platelet therapies[J]. Evid Based Complement Alternat Med, 2012: 184503.

原载：刘玥，张京春，史大卓，陈可冀．波动性高血压与血小板活化及其中西医结合干预策略 [J]. 中国中西医结合杂志，2013, 33(7): 869-872.

病证结合的基础研究

黄 烨 殷惠军 陈可冀

在不同时代和文化背景下，中医学和西医学分别从不同的角度，采用不同的方式方法研究并探索了人类生命活动的客观规律。其中，中医学着重强调宏观和整体，西医学则注重微观和局部，二者存在着优势互补的可能[1]。尽管先进现代技术的广泛应用、人们对疾病的认识已细化到结构和功能等微观方面，但依然存在冠心病、肿瘤等慢性病的高发生率和高致死率，而使用一些无法定性和量化的中医概念去解释疾病并进行治疗往往能起到一定效果，可见中西医结合是历史的必然和时代的要求[1]。而病证结合的临床诊疗和研究模式正是中西医两种医学体系结合的具体体现。

基础研究是在临床取得良好疗效的基础上升华并形成的，同时也将在临床过程中经过反复验证而达到完善，进而指导临床诊疗活动。因此，基础研究在病证结合的研究方面至关重要。

1 病、证及病证关系

1.1 病

随着中医理论的建立及系统化，病作为一个特定的医学术语才逐渐形成。最早的疾病记录见于殷商时代的甲骨文；随后，在《山海经》中出现了从疾病病理特点和发病情况命名的疾病；至《五十二病方》出现了详细描述的病名和对“病”用药的方剂。现代中医认为，“病”是以中医学理论为指导，有其自身的特点和理论体系，每一个病都有其各种不同的临床特征，各个不同疾病的发生发展、变化转归，构成了各个不同疾病的一系列异常变化的全过程，有其病因、病理、病位、辨证分型、治疗方药、预后转归等一整套理论体系。而西医的“病”则建立在西医学理论体系基础上，以研究人体的组织、器官、细胞、分子的结构与功能的病理变化为特点，根据疾病病因及病理的需要，进行相应的药物治疗[2]。就命名而言，中医的“病”往往从整体观出发，或以病因性质命名，如伤风、伤暑之类；或以突出症状命名，如腹泻、眩晕之类或；以病机之所在命名，如郁证、痰饮之类。而西医多根据物理诊断和实验诊断对疾病进行命名，例如就某种病原体（结核病）、就某种特殊病变的病灶命名（病毒性心肌炎）或就生理上的某种病变命名（糖尿病）。虽然，中西医对病的理解不尽相同，病名不能完全对等，但均反映疾病发生、发展的全过程，体现了以病理学内容为核心的疾病分类体系以及在此基础上的诊断模式。

1.2 证

证是中医学特有的概念，是疾病发生和演变过程中其阶段本质的反映，是疾病某一阶段的病因、病位、病性、病机、病势及邪正虚实等的病理概括。在中医学形成发展早期，并没有“证”的记录，随着中医学理论的形成，证才散见于中医学书籍，但该时期的“证”即症状，并无其他特别意义。如《伤寒杂病论》中虽有小柴胡汤证中“但见一证便是”，其证也仅仅指症状群（即症状）。新中国成立以后，已故任应秋先生于五十年代提出的“病证结合”才对“证”有了另一含义[3]。现代中医认为，证是指在疾病发展过程中，某一阶段的病理概括。其包括病因、病位、病性和邪正关系，反映了疾病发展过程中该阶段病理变化的全面情况[4]。因此，“证”反映疾病过程中某一阶段的病理特征，是以病机为核心的疾病分类体系以及在此基础的诊断模式。

1.3 病、证之间的关系

中医学对疾病的认识和治疗是由“症”到“病”，然后到“证”，多次反复认识、逐渐深化的过程。其中，证是对疾病当前四诊资料的高度概括，反映病的某一特定病理阶段。辨病长于从疾病的全过程、特征上认识疾病的本质，强调始发病因以及病理过程；辨证重在从疾病当前的表现判断病变的位置与性质，强调与疾病有关的各种因素共同作用下的机体整体反应特性。由于病的影响因素复杂多变，在整体上表现的反映特性具有偶发性，同时证又具有动态变化的特征，因此，既不能将证候类型固定，也不存在一种病的固定辨证分型。疾病与证候虽有其各自侧重，但二者的相互关系可概括为病的某一病理阶段外在表现为一类证候群；证候是对疾病当前四诊资料的高度概括，故反映的是疾病的某一特定病理阶段。而病证结合就是将疾病概念体系与证候概念体系相结合研究疾病的发生发展规律，指导疾病防治[5]。

2 病证结合的形式

辨证论治是中医理论体系的特色和中医临床医学的精华，其核心就是病证结合。早在东汉张仲景时期就强调中医辨证论治应“辨证”与“辨病”相结合。经历了漫长的发展历程，辨病辨证结合大体可分为传统病证结合和现代病证结合两类。

2.1 传统病证结合

作为古代医家创建的一种诊疗模式，传统病证结合是指在辨中医之病的基础上，结合辨证施治，以辨病为主题且贯穿在整个诊疗过程中，但又不忽视辨证的重要性。随着不同时期的发展历程，传统病证结合在传承前人的同时又得到进一步的发展和完善。早在秦汉时期，《黄帝内经》和《五十二病方》就提出多种病名，并针对这些病进行论治，出现了病证结合的雏形。东汉张仲景在《伤寒杂病论》的大多数篇章中以“某某病脉证并治”，且在《金匮要略》中，在诊断上做到脉证合参，既辨病又辨证，如《金匮要略》对百合病的治疗可谓早期辨病论治与辨证论治相结合的典范；同时，在治疗上既有专方，又强调根据具体辨证而选方论药，第一次从真正意义上完善了病证结合治疗理论体系。自晋唐以来，更多医家关注病证结合的重要性，甚至对某些疾病强调了辨病的重要性。岳美中教授认为，“按证候用药是《伤寒》，按病用药是《金匮》”，“余谓中医治病必须辨证论治与专方专药相结合”。上海姜春华教授指出：“中医除掉以西医的病为主体外，还要根据中医辨病的原则去辨病，同时也根据中医辨证精神去辨证”[6]。

2.2 现代病证结合

中医的“证”是机体在疾病发展中某一阶段的病理概括，认识疾病过程中的某个横断面：“病”是人体外界致病因素作用下，在体内出现的具有一定发展规律的病理演变全过程，认识整个疾病发生发展。现代病证结合即察西医之病，辨中医之证。首先借助现代科学技术，结合现代医学理论和思维方法对疾病做出明确诊断，弥补中医学在诊断判定和疗效评判标准方面缺乏规范的不足，并在此基础上，运用中医的辨证思维、进行分型、确定治则治法、遣方用药，从而达到防治疾病的目的[7]。

3 病证结合基础研究现状

基于病证结合思路，证候实质的科学内涵得到了深入认识，从而使临床辨证论治更加客观化、更具科学性；通过构建病证结合动物模型，搭建了中医临床研究与基础研究的桥梁，更有效地丰富、拓展了中医基础理论并对中药有效筛选与机制研究建立了合理的评价体系。

3.1 对证候实质的认识

证候是中医学理论的核心，是对临床现象的概括和总结，也是连接中医基础与临床研究的重要桥梁。

“有诸内必形诸外”，证候既然是有规律的病理生理过程，就必然有其规律性的物质基础。证候形之于外的是四诊宏观信息，其内在物质基础是什么尚不清楚[8]。揭示中医证候的实质不仅能使辨证论治更加科学化和客观化，还是实现中医药科学化、现代化的必由之路，而病证结合正是证候实质研究的重要途径之一。

自 20 世纪 80 年代以来展开了证候的研究工作，近年来随着人类基因图谱的构建，基因组学、蛋白质组学和代谢组学的兴起以及现代核磁共振成像、单光子发射体层摄影术技术的广泛应用，拓展了人们认识机体内部结构和功能变化的视野，同时也为证候实质的研究带来了机遇。不少学者基于病证结合的思路和系统生物学基础，分别从生理、生化、组织超微结构以及神经—内分泌—免疫网络等方面探讨了证候的科学内涵并取得了一定成果。不同证型可能存在不同的基因组学基础和背景，相关基因多态性表达可作为各证型之间不同临床表现的分子遗传学依据[9]。证候与基因表达差异及基因多态性之间存在着密切的内在联系[10]。然而，借助基因组学方法筛选的相关基因仅能反映遗传因素，未能反映环境因素在该证候中的作用，为此，有学者借助蛋白质组学方法寻找差异蛋白质组，发现某些相关基因存在特征的电泳图谱，并发现与该证候相关的某些点，从而较全面地反映遗传和环境因素在该证候中的影响。代谢组学具有整体、动态、综合与分析的特点，能够从代谢网络终端表象的整体角度反映生物体的功能水平，从而更好地与证候实质特征链接，弥补基因组学和蛋白质组学研究的缺陷[11]。

冠心病是由遗传因素和环境因素共同作用的复杂疾病，其发病率呈逐年增长的趋势，是严重威胁人类健康的常见病和多发病。大量临床和实验研究表明，血瘀证是冠心病最常见的证型之一[12]。大量病证结合研究表明，血瘀证在血液流变学、血小板功能、血管内皮损伤、微循环障碍、炎症反应、免疫调节等方面与疾病的发生发展密切相关[13]。以陈可冀院士为首的课题组，分别从基因组学和蛋白组学探讨了冠心病血瘀证实质并得到了初步认识。一方面，构建了冠心病血瘀证白细胞差异基因表达谱，从分子水平阐明了冠心病血瘀证与炎症免疫反应的相关性[14]；同时，对筛选出的目标基因白细胞介素 -8（IL-8）和免疫球蛋白 IgG 结晶片段受体Ⅲ A（Fc γ R Ⅲ A）分别进行了临床规模验证并就其参与冠心病血瘀证疾病过程的机制进行了体内外功能分析，发现 IL-8 通过介导血小板活化，Fc γ R Ⅲ A 通过诱导单核细胞 - 内皮细胞黏附、介导炎症反应影响动脉粥样硬化斑块稳定性进而参与冠心病血瘀证发生发展过程。另一方面，构建了冠心病血瘀证血小板差异功能蛋白谱，发现部分差异目标分子，初步证实了血小板骨架蛋白在冠心病血瘀证与非血瘀证患者血小板活化进程中发挥了不同作用[15]。基于血瘀证证候实质，为冠心病血瘀证客观化诊断指标群的建立提供了理论依据；同时，以血瘀证目标分子为靶标研究活血化瘀中药的作用机制将为活血化瘀药物防治冠心病的有效筛选和机制研究建立合理的评价体系。

3.2 病证结合动物模型的建立、评价与意义

无论是探明中医证候的实质，还是深化对疾病病理机制的研究，动物模型无疑是一个重要的途径与手段，而病证结合动物模型基于探讨疾病病理生理变化与中医证候特征之间的关系，在中医临床与基础之间架起了桥梁，有利于中药的有效筛选、机制研究并满足新药开发的需要，对深层次探讨中西医理论的内在联系具有重要意义[16]。

基于所研究疾病与证候的密切相关性及其发展阶段的同步性，找出二者在临床上的结合点，建立病证结合动物模型。例如发现冠心病与血瘀证在微循环障碍、血流动力学障碍、血液流变学异常以及血管壁损伤等方面密切相关，从而建立微循环障碍模型、血管内凝血模型、动脉粥样硬化模型以及血管管壁结构改变模型等冠心病血瘀证动物模型[17]。目前病证结合模型的造模多采用西医病理造模因素叠加中医证候造模因素的方法。如梁俊清等[18]以 Wistar 大鼠为实验动物，采用高同型半胱氨酸血症诱发血管内皮功能障碍为基础病理模型，叠加“基础进食和强迫负重游泳”诱发气虚证候，制作络气虚滞型血管内皮功能障碍动物模型。李欣志等[19]采用高脂喂养结合冠脉球囊损伤的方法复制出小型猪冠心病痰瘀互结的病证结合模型。采用卵蛋白致敏，结合形寒饮冷与劳倦刺激相结合的方法建立哮喘病寒饮蕴肺证病证结合的大鼠模型[20]。此外，也应用单一物理或化学因素造成病证结合模型的方法。例如，采用 Ameroid 环缩术制备心肌缺血血瘀证小型猪模型[21]。以腹腔注射促红细胞生成素的方法造成继发性红细胞增多症动物模型[22]等都是使用单一造模手段制作病证结合模型的造模方法。这些病证结合动物模型是探究疾病发生机制以及筛选

有效治疗中药的关键途径和手段。同时，对病证结合动物模型进行评价以确保模型的可靠性及应用性。评价方法有：通过挖掘动物身上具有诊断意义的信息特征以及能够客观反映证候特征的微观指标从中医证候角度进行模型评价；从病理生化角度对一些脏器组织病变或血液组织液中某些特异性物质的变化对疾病模型进行评价；从反映病证关联性的角度出发，侧重寻找相关特定组分的共性加以分析并判断，发现疾病的生物标记物，从而提高诊断的科学化和定量化[23]。

将病证结合动物模型作为中医药研究的对象，既能得到西医对疾病明确的病理组织器官变化和诊断评价的支持，使模型具有良好的可靠性和稳定性，又在模型制备中引入时间观念，动态观察模型动物的宏观表征和微观指标，突出了中医"证"的阶段性和动态性。这更符合临床诊治的实际情况，对探讨疾病病理生理变化与中医证候特征之间的关系有着重要的意义和价值。病证结合动物模型能探讨证候在某一具体疾病上的表现，探讨同病异证机制和同一方药在单纯治病、单纯治证、病证同治中的作用和机制，是中西医结合研究的重要环节[24]。

3.3 基于病证结合，开展中医基础理论研究

辨证论治体现了中医的整体观，重视人体内在抗病能力，强调具体情况具体分析，是阴阳、五行、脏腑、经络、气血、津液等学说在临床上的具体应用。西医以辨病为主，重视局部的器官和功能变化，通过现代科学技术和手段的运用在诊断和治疗方面具有显著优势。因此，把中医的辨证和西医的辨病结合起来，不仅是临床上进行中西医结合的一个重要途径，而且也是中西医基础理论研究的关键方法。

中医学基础理论和西医学基础理论多呈经纬度关系，以西医理论对疾病或各系统器官的认识是"经"，那么中医学理论中的藏象、四诊、八纲、治则、阴阳等都是"纬"，经纬的交叉处可能找到中西医结合点。在不同西医诊断的疾病中，当处于具有中医某个"证"的阶段，采用辨证的治疗而提高疗效。异病既然能同治，必有共同的物质基础。例如，作为一种综合性病理状态的血瘀证可见于多种疾病。血瘀证在气虚、气滞、寒凝、血热等多种病因的作用下通过各种复杂机制，最终呈现出多样的临床表现，但却应存在共同的病理特点。近年来，不少学者基于病证结合的思路，结合微循环、血液流变学、凝血和纤溶机制、机体免疫功能、结缔组织代谢等多现代病理生理知识，深入探讨了血瘀证的物质基础，利用现代先进技术验证血瘀证中医基础理论的同时深化了血瘀证的科学内涵。这不仅为临床广泛应用活血化瘀治疗原则提供了理论依据，而且拓展了活血化瘀中药在治疗一些难治性病证如系统性红斑狼疮、视网膜中心血管栓塞、急性弥漫性血管内凝血的诊疗思路。

基于病证结合思路，中医基础理论研究在指导思想上继续充分发扬中医的特点与优势，同时在研究手段上大量引进先进的现代医学分子生物学技术，将中医的朴素理论客观化，进一步提出新观点、新思路。这可能是今后中医基础理论现代化发展的趋势。

3.4 基于病证结合，进行中药的有效筛选和作用机制研究

中药（单味、单体、复方）以多靶点、多途径为特点，广泛应用于临床各种疾病的治疗并显示出一定的疗效。然而，普遍存在作用靶点不明、量效关系不清的现象，且中药在临床治疗上过于强调治疗的个体化，从而导致中药对疾病治疗规律难以把握，大大限制了中药的研发和应用。

应用现代科学技术研究方剂药效物质基础，明确药物作用机理并确定作用靶点，从而有利于中药的临床应用。在以往药效物质基础的研究中形成了对病研究和对证研究两种模式，其中，前者用西医病的诊断标准来评价方剂药效，而后者用中医证的诊断标准来评价方剂药效。然而，这两种模式却存在各自的缺陷：对病研究只注重用西医的病理药理模型，以病的某几个或几组指标来评价方剂的药效，筛选有效成分或部位作为方剂的药效物质基础。这种研究思路忽视了方剂证的本质，结果可能会发现方剂中部分药效（治疗某病）的物质基础，但不能找到整个方剂的药效物质基础。对证研究用单纯证的动物模型来筛选方剂药效物质基础，而没有结合病的因素，导致研究结果只局限于中医药理论内部，不能用来更为广泛指导临床用药，方剂治疗疾病的价值仍难以充分发挥[25]。将对病研究和对证研究相结合，既能突出中医"证"的特色，又能用西医"病"的标准使中药研究规范化。根据医方中青蒿能截疟的记载进行筛选研究分离出抗

疟的有效成分青蒿素及青蒿琥酯复方能治疗耐药恶性疟疾[26]以及中药砒霜（As_2O_3）治疗急性早幼粒细胞性白血病[27]就是基于病证结合思路开发新药以及老药新用的典范。

4 展望

病证结合研究是在总结中西医结合50余年来发展的经验与教训基础上，适应医学及科学技术发展趋势而逐渐形成的。尽管这一研究方法在深化中医证候实质的认识，丰富中医基础理论以及推动中药学研究与中药新药创制方面取得了一定的成绩，但仍存在一些问题尚需继续探索与完善。目前已有的“证”的模型，是否真正符合中医“证”的本质，尚处于不断探讨和深化的阶段。为了能更准确地反映中医“证”的本质，而考虑到人的整体受到多种影响因素，可根据“证”的临床实验研究得到的某些资料，摸索制备离体器官模型、细胞组织模型以及由此基础上的分子生物学研究是今后研究的途径和方向之一。

参考文献

[1] 陈可冀, 宋军. 病证结合的临床研究是中西医结合研究的重要模式[J]. 继续医学教育, 2007, 1(19): 12-16.

[2] 张方健, 陈如泉. 病、证、药结合研究方法是中医药学术发展的重要途径[C]. 中国中医药发展大会, 2001: 243-245.

[3] 杨勤运, 刘春贵. 对症、证、病研究的思考[J]. 亚太传统医药, 2007, 2: 47-49.

[4] 刘保延, 王永炎. 证候、证、症的概念及其关系的研究[J]. 中医杂志, 2007, 48(4): 293-298.

[5] 陈志强. 创新辨证论治发展现代中医学——对现代中医学辨证论治体系的再思考[J]. 中国中西医结合杂志, 2011, 31(1): 104-107.

[6] 陈茂盛. 病证结合理论及发展趋势探讨[J]. 中医杂志, 2007, 48(10): 942-945.

[7] 张笑平. 中西医结合诊治思路与方法[M]. 合肥: 安徽科学技术出版社, 1995: 5.

[8] 崔轶凡, 王庆国. 病证结合动物模型对中医药研究的意义及建模方法新思路[J]. 天津中医药, 2009, 6: 375-379.

[9] 张明, 赵英日, 李强, 等. 从基因角度研究中医证候实质的思路[J]. 江西中医药, 2008, 9(39): 68-71.

[10] 薛梅, 殷惠军, 陈可冀. 从基因组学研究证候实质的若干思考[J]. 中国中西医结合杂志, 2006, 26(1): 88-91.

[11] 李运伦. 代谢组学是研究证候实质和方剂原理的重要技术平台[J]. 山东中医药大学学报, 2008, 3(32): 187-190.

[12] 张京春, 陈可冀. 瘀毒病机与动脉粥样硬化易损斑块相关的理论思考[J]. 中国中西医结合杂志, 2008, 28(4): 366-368.

[13] 马晓娟, 殷惠军, 陈可冀. 血瘀证与炎症相关性的研究进展[J]. 中国中西医结合杂志, 2007, 27(7): 669-675.

[14] Ma XJ, Yin HJ, Chen KJ. Differential gene expression profiles in coronary heart disease patients of blood stasis syndrome in traditional Chinese medicine and clinical role of target gene[J]. Chin J Integr Med, 2009, 15(2): 101-106.

[15] 李雪峰, 蒋跃绒, 高铸烨, 等. 冠心病血瘀证血小板差异功能蛋白筛选、鉴定及功能分析[J]. 中国中西医结合杂志, 2010, 30(5): 467-473.

[16] 富琦, 陈信义. 建立病证结合动物模型的新思路[J]. 中国中医药信息杂志, 2003, 10(9): 79-80.

[17] 田金洲, 王永炎, 徐意, 等. 血瘀证动物模型的种类、评价与研究[J]. 北京中医药大学学报, 2006, 6(29): 396-402.

[18] 梁俊清, 孙士然, 吴以岭, 等. 络气虚滞型血管内皮功能障碍病证结合动物模型的建立及通络方药干预研究[J]. 山东中医药大学学报, 2008, 32(1): 52-57.

[19] 李欣志, 刘建勋, 任建勋, 等. 痰瘀互结证冠心病小型猪模型的建立[J]. 中国中西医结合杂志, 2009, 29(3): 228-233.

[20] 张艳霞, 周红艳, 李建生. 病证结合模型的研究进展[J]. 河南中医学院学报, 2008, 5(23): 97-100.

[21] 刘蕾, 王伟, 宋剑南, 等. 心肌缺血血瘀证小型猪模型差异蛋白质组学研究[J]. 中华中医药杂志, 2009, 24(6): 716-719.

[22] 杨宇飞, 马麟麟, 许勇刚, 等. 继发性红细胞增多症血瘀证结合动物模型的建立及清血颗粒的活血化瘀作用[J]. 中国中医基础医学杂志, 2005, 11(6): 446-448.

[23] 纪冬琛, 李昌煜. 病证结合动物模型的制作、评价与展望[J]. 浙江中医药大学学报, 2010, 4(34): 615-620.

[24] 刘蕾, 郭淑贞, 王伟. 中医证候研究的现状及发展趋势[J]. 中华中医药杂志, 2008, 8(23): 661-664.

[25] 刘建勋, 任钧国. 中药复方作用物质基础研究探讨[J]. 中药研究与信息, 2004, 6(12): 8.

[26] Trampuz A, Jereb M, Muzlovic J, et al. Clinical review: severe malaria[J]. Crit Care, 2003, 7(4): 315-323.

[27] Soignet SL, Frankel SR, Douer D, et al. United States multicenter study on arsenic trioxide in relapsed acute promyelueytic leukemia[J]. J Clin Oncol, 2001, 19(18): 3852-3860

原载：黄烨，殷惠军，陈可冀．病证结合的基础研究[J]. 中国中西医结合杂志，2012, 32(3): 299-303.

针刺治疗中风后吞咽困难的问题

宋 军 陈可冀

吞咽困难是中风病常见的并发症，其发病率可以因对本症的理解和评价方法不同、评价时间的不一存在较大差异，在急性期即发现有超过 1/3 的患者合并有吞咽困难[1]。吞咽困难可以导致患者的误吸，诱发肺炎，甚至引起窒息，进而使患者对饮食产生极大的恐惧，造成机体脱水和营养不良，进而导致机体抵抗力的下降和体能的不足，是一种影响中风患者康复的不良因素，并可以增加肺部感染等合并症的发生，最终引起患者病情加重和病死率的增加，严重影响中风患者的预后。现代医学在吞咽困难的治疗上，为了防止误吸、诱发吞咽反射将其方法分为采取直接、间接和代偿策略等[2]，对于有意识障碍、大量误吸而致反复肺部感染的，可以采用鼻饲、经皮内镜下胃造瘘术[3]等胃肠营养。此外，还可以采用电刺激咽喉部肌肉、心理治疗等。中医在吞咽困难的治疗方面有一定的优势，主要采用针刺、中药方剂、点穴按摩等方法治疗，尤其是针刺疗法常被作为治疗的首选，相关报道也频见于杂志，一般都认为临床疗效很好，甚至认为总有效率可达 90%以上[4]。但是，见诸于杂志的针刺治疗吞咽困难的临床研究报道，大多存在着临床诊断和疗效判定标准不同、样本量相对较小、对照治疗设置欠合理、采用不当的统计学方法等诸多方法学问题，因此临床疗效难以得到普遍认可。

本刊本期刊载解越等[5]采用体针、头皮针加电刺激的方法治疗了 70 例中风恢复期吞咽困难患者，并以常规康复训练为对照。结果显示，治疗组洼田吞咽能力、洼田饮水试验在治疗 3 个月后痊愈率高于对照组，且具有统计学意义。该研究显示，每治疗 4.1 例患者，针刺组就比康复训练组多 1 例患者洼田吞咽能力的恢复。每治疗 14 例患者，针刺组就比对照组少发生 1 例肺部感染不良事件。显示出良好的临床疗效，但针刺组出现了 8 例次的皮下出血血肿（1 周后瘀斑均可自行消退），针刺翳风穴时有较明显的疼痛感。另外，正如作者分析，本组患者的样本量相对偏小，且在整个实施过程中可能存在一定程度的偏倚。尽管如此，本研究仍然在一定程度上显示了针刺治疗吞咽困难的有效性。

中风后吞咽困难是常见病较为高发的合并症。笔者在前面所介绍的现代医学治疗方法的临床疗效也有待进一步提高，且治疗上需要患者的良好配合，实施上需要具备一定的条件，部分治疗方法还存在一定的风险，如国内临床上常用的鼻饲。因此，临床上亟需更加安全、疗效可靠，且费用相对低廉的治疗方法。针灸作为我国传统医学的主要治疗方法在国内，甚至在发达国家已经得到较好的普及和应用，为开展针刺治疗中风后吞咽困难奠定了良好的基础，可靠的临床证据是大力推广针刺治疗吞咽困难的重要条件和基础。目前，我们所需的就是更多良好设计、多中心、大样本、盲法的随机对照试验，在更大范围内验证针刺在治疗中风后吞咽困难的临床疗效，最大程度地减少可能出现的偏倚，更加客观地反映针刺治疗的临床疗效，为临床应用针刺治疗该症提供可靠的循证依据。

另外，在临床实践中，我们对吞咽困难以及该问题可能引起的严重后果重视不够。大多在患者出现呛咳后，才会采取相应措施。有研究表明，高达 68%的误吸患者可以并不出现呛咳症状，临床上应该加强对于吞咽困难的主动评估[6]。苏格兰国家卫生部于 2010 年 6 月发布了《卒中患者吞咽困难的诊断和治疗国家临床指南》[7]，要求对所有中风患者进行筛查，以检出吞咽困难的患者。鉴于本症在临床的高发生率及其严重后果的可防治性，建议我国相关部门或专业学会，参照苏格兰的做法，尽快制定与我国国情相适应的专家共识、临床指南，制订出本症的筛查方法及流程、标准的治疗方法及措施，以及有效、统一的临床疗效判定方法等以指导临床诊治工作，为制定切实可行的国家临床指南奠定基础。可喜的是，近年在我国开展的针刺对吞咽困难的临床研究中，大多采用了相对简便易行的洼田吞咽能力以评定临床疗效，临床疗效的判定已经逐渐规范。我们相信，临床指南的面世将会进一步规范相关人士临床行为，提高临床研究水平，进而产生更多高水平、具有中国特色治疗方法的临床证据。

参考文献

[1] Martino R, Foley N, Bhogal S, et a1. Dysphagia after stroke incidence, diagnosis, and pulmonary complications[J]. Stroke, 2005, 36(12): 2756-2763.

[2] O'Neill PA. Swallowing and prevention of complications[J]. Br Med Bull, 2000, 56(2): 457-465.

[3] Nicholson FB, Korman MG, Richardson MA. Percutaneous endoscopic gastrostomy: a review of indications, complications and outcome[J]. J Gastroenterol Hepatol, 2000, 15(1): 21-25.

[4] 李敏, 祁晓华, 孙建华. 针刺治疗中风后吞咽困难临床研究概况[J]. 中国中医药信息杂志, 2008 15(9): 106-108

[5] 解越, 刘泓, 周炜, 等. 多种针法联合治疗率中恢复期吞咽困难疗效观察[J]. 中国中西医结合杂志, 2011, 31(6): 736-740.

[6] Perry L, Love CP. Screening for dysphagia and aspiration in acute stroke: a systematic review[J]. Dysphagia, 2001, 16(1): 7-18.

[7] Scottish Intercollegiate Guidelines Network. Management of patients with stroke: identification and nlanagement of dysphagia[OL]. http: // www. sign. ac. uk/guidelines/fulhext/119/index. html 2010. 6.

原载：宋军，陈可冀. 针刺治疗中风后吞咽困难的问题 [J]. 中国中西医结合杂志，2011, 31(6): 725-726.

心主血脉与血栓前状态

黄 烨 殷惠军 陈可冀

据统计我国每年约有 260 万人死于心脑血管疾病，且呈逐年增长趋势，也就是说平均每 13 s 就有 1 人因此死亡[1]。血栓形成是心脑血管疾病事件发生发展的关键环节。一旦发病就等于“战争失败了”，所以强调对这类疾病的一级预防。血栓形成是血管内皮细胞、血小板和凝血 / 纤溶系统等多种因素综合作用的结果，这些因素在血栓形成前已发生了不同程度的变化，呈现出一种易于形成血栓的病理状态，即血栓前状态（prethrombotic state，PTS）[2]。PTS 是由多种因素引起的机体凝血、抗凝和纤溶系统功能失调并伴有血管内皮功能异常的一种病理过程，常伴有血小板等相关因子的改变以及易导致血栓形成的血液流变学变化[2]。PTS、血栓形成和血栓栓塞是血栓形成和发展过程中的 3 个连续病理阶段，而 PTS 是血栓事件发生的前提条件。如何识别这一状态，针对危险因素及时处理，对防止血栓事件无疑具有重要的临床意义。

在规范用药和良好依从性的基础上，仍有患者发生血栓不良事件。多项研究结果显示[3]，5.5% ~61% 人群存在阿司匹林失效，4% ~30% 的患者未能从氯吡格雷抗血小板治疗中获益。血栓形成受血管内皮结构和功能、血液成分及血流状态改变、血小板系统及凝血与纤溶系统等多方面的影响，途径复杂，因此防治动脉血栓形成不是抗血小板单一途径能完全奏效的，抗血小板仅仅是防治血栓形成的环节之一。由此可见，寻求多通路抗血小板以及寻求抗血小板以外的多途径抗栓，如抗血管内皮细胞损伤和调节纤溶系统紊乱则是心血管疾病防治的重要研究方向。

PTS 防治与中医“治未病”思想具有高度的一致性。早在《素问・四气调神大论》就有“是故圣人不治已病治未病，不治已乱治未乱，此之谓也”的论断。药理研究证实，中药尤其是益气、活血中药具有提高心肌收缩力、抑制血小板过度活化、调节凝血 / 纤溶系统功能紊乱、改善血管内皮功能的作用，一定程度上显示了中医“治未病”的特色与优势。中医血瘀证与血栓形成在生理病理认识方面具有很大的相似性，心气充沛、血液充盈和脉道通利是血液正常运行的基本条件，任一环节的异常都会导致血流不畅，乃至血栓形成，作者基于心主血脉理论，对血栓形成的中医认识从理论上进行深入探索，试图为 PTS 的中医药防治提供一定理论依据。

1 血栓前状态防治概况

PTS 是一种由复杂因素引起的具有易导致血栓形成的多种血液学变化的病理过程，分为遗传性和获得性两大类。尽管二者病理改变不尽相同，但都存在着 PTS 发生并发展到血栓形成阶段的关键环节：血管内皮功能失调、血小板过度活化和凝血 / 纤溶系统紊乱[2]。

PTS 自 20 世纪被认识以来，不少学者致力于寻找有效的检测方法以阻止其向血栓形成阶段发展。在国外，PTS 的全套实验室检测包括全血计数（含血小板形态）、凝血酶原时间及部分凝血活酶时间，结缔组织，活化的蛋白质 C 抵抗性，蛋白质 C 和 S 活性，抗凝血酶Ⅲ抗原及活性狼疮抗凝物，肝素诱导的抗体，同型半胱氨酸水平，亚甲基四氢叶酸还原酶和凝血酶原 G20210A 突变位点[4]。这些检测指标虽为诊断 PTS 提供参考价值，但因其价格昂贵，操作费时、延误治疗，还能给患者带来负面心理影响，从而限制了在临床中的应用。目前尚没有证据证明，上述检测指标可作为强有效的危险因素用于指导临床治疗[5]。在我国，目前应用于临床的实验室检查主要是针对血管内皮系统、血小板系统、凝血 / 抗凝系统和纤溶系统 4 个方面，包括血液流变学测定、血小板激活分子标志物测定、血管内皮细胞损伤分子标志物测定以及凝血因子和纤溶系统标志物检测[6]。这些检测指标虽有可操作性，但缺乏特异性。加之，PTS 形成原因复杂，常涉及多个遗传和环境因素，将上述检测项目作为普通人群筛查PTS、预测血栓形成的指标既耗时又费力，很有必要寻找廉价、敏感的检测方法[7]。

防治PTS除强调抗血小板、抗凝和抗纤溶治疗外，还包括类固醇激素替代治疗和使用免疫抑制剂等新治疗方法的运用[8]。随着联合用药或药物剂量增加而出现的出血风险，药物治疗窗口期短，治疗剂量的个体差异以及实验室监测以调整药物剂量的繁琐操作等问题局限了抗栓药物的临床应用。尽管现代医学界正在进行包括新型口服凝血酶或Xa因子抑制剂的深入研究，但进一步结论尚难预测。

2 心主血脉的内涵

早在《素问・痿论》就有“心主身之血脉”的论述，这是中医“藏象”学说对心脏生理功能的全面概括，其基本含义是在心的主宰、控制下，以心气为动力，以血脉为基础，血行脉中，濡养五脏六腑、四肢百骸。“脉为心体，血为心用”，心脉、心血互为体用，二者是“心主血脉”功能正常发挥的决定因素。

心在血的生成和运行方面具有重要的地位和作用。《素问・经脉别论》云：“食气入胃，浊气归心，淫精于脉”，《灵枢・决气》又云：“中焦受气取汁，变化而赤，是谓血”，《灵枢・邪客》尚说：“营气者，泌其津液，注之于脉，化以为血”。血的化生靠脾运化精微，经心化赤而成，同时亦需肾精化血、肺气调血之清浊等脏腑的协调配合。心在血的化生过程中发挥主导作用，故称“奉心而赤”。源泉不绝之血的正常运行，依赖于脉管的完整和脉气的健旺，其动力主要是宗气。诚如《灵枢・邪客》曰：“宗气积于胸中，出于喉咙，以贯心脉，而行呼吸焉”。“宗气贯心脉以行气血”，宗气贯注于心脉之中，助心推动血液循行无端，而心的跳动又鼓动脉道，助血运行于周身脉络，无所不至。《难经・二十二难》有言：“血主濡之”。心主血脉功能的正常发挥，使得各脏腑组织器官均得到正常的濡养，才能“肝受血而能视，足受血而能步，掌受血而能握，指受血而能摄”[9]。心与脉在功能上相互依存和协调，约束和推进血液循脉而行，不溢出脉外，使气血周流不息，正常运行。心脏连脉之心系，心是脉之中心总司，脉的功能活动都有赖于心的健全。

现代医学对心血管功能进行的深入研究和重新评价，为“心主血脉”认识提供了理论基础。心脏可根据人体所需调整其他器官血量，松弛血管和影响血压。心脏不仅是动力射血器官和神经-体液作用的效应器官，也是一个内分泌器官；同时血管内皮也不单是一种被动性血管上的覆盖物，也具备内分泌功能，参与体内平衡、炎症免疫反应的调节。心血管系统通过自分泌、旁分泌等方式，能分泌多种生物活性物质和心脏神经递质。它们既有自身调节作用，维持循环系统功能，又参与多种生理病理过程，调节整体的生命活动[10]。

3 益气活血治则

心、血、脉三者密切关联，构成一个相对独立的系统。该系统的生理功能均由心所主，有赖于心的正常搏动。心脏和脉管作为功能物质场所及载体，在心气的推进和脉道的约束下，血液和生命物质才得以发挥营养和调控的生理效应。气虚、血亏和脉道不利，终将导致血瘀脉中或血溢脉外的血瘀病理状态。早在1856年德国病理学家Virchow就提出血栓形成理论，血管因素、血液理化性质改变和血流变化与血栓形成有关，许多异常因素最终通过这三环节导致血栓形成[11]。PTS是多种因素引起的易于形成血栓的病理过程，体现在血管内皮受损、凝血因子活化、纤溶低下及血液流变学改变等方面。气能行血，血液之所以在脉中运行，环流不息，全赖心气之推动；气能摄血，血液之所以在脉中运行，不溢出脉外，全赖心气之固摄；“气为血帅”、“血不自行，赖气以动”。益气辅以活血，补气而不壅滞，化瘀配以益气，活血而不耗气，益气活血，相得益彰。清代医家王清任非常重视气血在发病中的重要性，认为“治病之要诀，在明白气血。无论外感内伤，要知初病伤人何物”，“所伤者无非气血”，提出了气虚致瘀理论，倡导“补气活血”，所创制的补气活血名方补阳还五汤，今仍广泛应用于心脑血管疾病的治疗。

现代研究证实益气活血中药具有多种抗血栓药理作用：提高心肌收缩力，保护缺血心肌损伤[12]；抑制血小板活化，调节凝血/纤溶系统功能紊乱从而调整血液循环状态[13]；改善血管内皮细胞功能[14]。这些作用都是对心主血脉中心、血、脉三方面的具体体现。

4 问题与展望

如何早期识别PTS，针对危险因素及时处理，对防止血栓事件具有重要的临床意义。目前PTS诊断方法特异性差、缺乏预测性。业界尽快达成共识或形成统一的诊断标准，对PTS的防治无疑具有重要意义。

无论是以遗传性抗凝缺陷为主的静脉血栓，还是以血管内皮细胞损伤、血小板过度活化及纤溶系统功能紊乱为主的动脉血栓，治疗都应提倡加强修复与重建机体血栓有关系统的平衡状态。基于心主血脉理论，倡导从心、血、脉三方面多途径干预，强调从加强心肌收缩力、改善血液流变异常以及调节血液成分异常、提高血管内皮细胞功能三环节着手，预防血栓形成。

近年来，中药尤其是活血化瘀方药防治血栓形成备受关注，血府逐瘀汤、桃红四物汤、冠心Ⅱ号方及川芎、当归、赤芍、丹参、三七等单味中药均已被证实具有一定的抗栓作用，益气和活血中药配伍可通过改善血管内皮细胞损伤、抑制血小板过度活化、调节纤溶系统功能紊乱以及改善血液流变学异常等防治血栓形成，对“心主血脉”理论进行了临床实践的验证，深化了对心主血脉的中医认识。然而，目前尚没有对PTS认识的中医系统理论，同时也缺乏符合循证医学的中医药防治PTS的临床研究。中医系统理论的形成以及中医药防治PTS的循证医学证据，将对中医药防治PTS具有重要的里程碑式的意义。

参考文献

[1] 胡大一. 转变理念做实我国心血管疾病的预防[J]. 中华心血管病杂志, 2008, 36(7): 577-580.
[2] Chan MY, Andreotti F, Becker RC. Hypercoagulable states in cardiovascular disease[J]. Circulation, 2008, 118(22): 2286-2297.
[3] 章靓, 陈旺, 庞文生, 等. 血栓形成机制及血小板膜糖蛋白Ⅱb/Ⅲa受体拮抗剂的研究进展[J]. 国际药学研究杂志, 2009, 36(4): 268-271.
[4] Khor B, Van Cott EM. Laboratory evaluation of hypercoagulability[J]. Clin Lab Med, 2009, 29(2): 339-366.
[5] Middeldorp S, ban Hylckama Vlieg A. Does thrombophilia testing help in the clinical management of patients? [J]Br J Haematol, 2008, 143(3): 321-335.
[6] 李士敏. 血栓前状态实验室检测[J]. 中国医药指南, 2008, 6(14): 92-93.
[7] Baglin T. Unraveling the thrombophilia paradox: from hypercoagulability to the prothrombotic state[J]. J Thromb Haemost, 2010, 8(2): 228-233.
[8] Abramson N, Abramson S. Hypercoagulability: clinical assessment and treatment[J]. South Med J, 2001, 94(10): 1013-1020.
[9] 颜乾麟, 韩鑫冰, 韩天雄, 等. 论气血失衡是心脑血管病的基本病机[J]. 中华中医药杂志, 2010, 7(25): 1083-1085.
[10] 章薇. 心主血脉的内涵考释[J]. 中医药学刊, 2004, 22(2): 253-254.
[11] Esmon CT. Basic mechanism and pathogenesis of venous thrombosis[J]. Blood Rev, 2009, 23(5): 225-229
[12] 张金国, 曹勇, 董志巨. 黄芪在心血管疾病治疗中的应用[J]. 医学综述, 2009, 15(18): 2838-2840.
[13] 王婕, 郭利平, 王怡. 中药对血小板功能影响的研究进展[J]. 北京中医药, 2008, 27(11): 893-896.
[14] 宋立群, 周延萌, 马小茜, 等. 中药对血管内皮细胞保护作用的研究进展[J]. 医药导报, 2009, 28(6): 735-736.

原载：黄烨，殷惠军，陈可冀. 心主血脉与血栓前状态[J]. 中华中医药杂志，2011, 26(4): 633-636.

转化医学与中西医结合的研究和发展

蒋跃绒 陈可冀

转化医学（translational medicine），或称为转化研究（translational research），是近年来国际医学科学领域出现的新概念。通常是指打破基础医学与药物研发、临床医学之间的屏障，把基础医学研究成果快速有效地转化为疾病预防、诊断治疗及预后评估的技术、方法和药物，即“从实验台到病床，再从病床到实验台”（bench to bedside and bedside to bench，简称 B2B）的一种连续过程[1]，这一过程的实现是双向的。很多人用“连接缺口”（bridging the gap）来形容转化医学。

1 转化医学的概念与背景

1992 年，美国 *Science* 杂志首次提出“Bench to Bedside”（B-to-B）的概念[2]。“转化研究”这一术语 1993 年首次出现在 PubMed，当时人们建议将实验室发现的乳腺癌易感基因（BRCA1）和其他癌基因用于癌症早期检测和治疗[3]。于是，将实验室获得的研究成果作为临床治疗参考和手段的“转化研究”应运而生。1996 年，英国 *Lancet* 杂志正式提出“转化医学”这一名词[4]，文章指出，可将分子生物学发现的与特定肿瘤相关的基因突变应用于临床，使患者受益。2000 年美国国家科学院医学研究院（The US Institute of Medicine）召开临床研究圆桌会议，将转化研究提上日程，之后相关论文迅速增多 2003 年 10 月，美国国立卫生研究院（NIH）主任 Elias Zerhouni 在 *Science* 上发表 NIH 路线图计划（The NIH Roadmap）[5]，率先提出要整合各种资源建立区域性的转化研究中心，并设立国家基金之后，转化医学日益受到医学界的广泛关注。

当前，医学科学进入一个医疗保健费用迅速上升，人类基因组序列产生大量生物学数据，先进的高通量技术研究健康和疾病的分子网络逐步深入的革命性时期。这一独特时期为基于精确的分子知识鉴别个体疾病风险和进行干预提供了前所未有的机会[6]。一方面基础医学与临床医学、药物研发相对自成体系，都在各自快速地扩展，相互之间缺乏足够的转化整合；另一方面随着人类基因组计划的长足进步和后基因组时代的路线图计划及其向临床医学的广泛渗透，基础研究获得的知识、成果完全有可能快速转化为临床诊断和治疗的新方法、新手段。NIH 路线图为实现这一变化提供了重要的媒介——该计划的一个重要部分是重建国家临床研究事业，这要求转化临床科学（translational clinical science）的转变和新的整合方法。转化医学可看做是后基因组时代基因组学和生物信息学革命的结果，是分子医学与宏观临床医学相结合的产物。

研究成果转化为临床实践的过程需要克服两个障碍，第一个障碍（T1）是实验室获得的疾病机制的新理解转化为诊断、治疗和预防的新方法以及在人体的初步测试，第二个障碍（T2）是临床研究结果转化到日常临床实践和卫生决策的制定[7]。

转化医学还包含医学科学研究理念的转变。进入新世纪后，医学进入一个崭新的“3P”时代，即预测性（predictive）、预防性（preventive）和个体化（personalized）[8]，代表了医学发展的终极目标和最高阶段。新近提出的“6P”医学还包括了 Promotive、Protective、Prewarning 等健康促进和健康保护的重要内容。转化医学通过利用各种组学方法以及分子生物学数据库，筛选各种生物标志物，用于疾病危险评估、诊断与分型，进行基于分子分型的个体化治疗，治疗反应和预后评估，以及治疗方法和新药物的开发等，从而有利于推动 3P 医学的进步。

2 转化医学的发展现状

美国 NIH 于 2006 年实施了临床和转化科学奖励计划（clinical and translational science awards，CTSA）资助转化研究，目的是整合不同学科的队伍，鼓励新的方法和信息工具，培训新的研究者。预计 2012 年将建立 60 个临床和转化科学中心（clinical and translational science centers，CTSCs），每年资助研究经费约 5 亿美元[9]。现在，美国已经在 38 所大学（包括哈佛、耶鲁、斯坦福等世界名校）建立了转化医学研究中心。CTSCs 将取代临床研究中心（general clinical research centres，GCRCs），以包括基础科学家、临床医生、生物信息学家、工程师和工业专家等在内的大型多学科团体的形式，重塑基础科学和临床之间的密切联系。美国国家心肺和血液研究所（National Heart，Lung，and Blood Institute，NHLBI）在 2007 年完成了一项未来 5~10 年的科学工作战略计划，整个计划特别强调了转化研究，包括从实验室到床旁及从床旁到社区[7]。

转化研究在英国也得到了政府的大力推动[9]。2008 年 4 月英国国家健康研究院（National Institute for Health Research，NIHR）在国家医疗服务系统和大学里建立了 12 个生物医学研究中心（Biomedical Research Centres，BRCs），每年资助经费达 100 万英镑，以促进生物医学创新发现向临床实践的转化。英国卫生部近来颁布了一项称为“最好的健康，最好的研究”的战略计划[10]，陈述了转化研究的定义，以达到病患照顾的真正改善。转化研究也可从分享患者数据库中获益。例如，在英国，NIHR 提出了一项电子健康议程，为电子病历提供研究界面，使得它们能够用于临床试验、前瞻性研究和跟踪不良事件。

在亚洲，2008 年新加坡国立大学依托其附属医院，也开始建立他们的第一个转化医学中心。国际出版界也先后创办了 *Journal of Translational Medicine*、*American Journal of Translational Research*、*Science Translational Medicine* 等转化医学的专业期刊。Pubmed 中发表的有关转化医学的论文已达 68 000 余篇。转化医学越来越受到世界的关注，已经成为世界医学研究的一个新的着力点。

尽管转化医学在发达国家已初具规模，但在我国尚处于起步阶段，中国转化医学的发展仍面临体制、思路等方面的制约。目前我国在创建研究型医院、开展转化医学学术研讨和转化医学研究、成立转化医学中心等方面已进行了一些初步工作，如湘雅医院成立了中南大学转化医学研究中心，“健康中国 2020”科技支撑也提出动态性、系统性转化整合战略，将建立基础、临床、预防、药物一体化的国家转化整合中心纳入新的科技支撑体系框架。但真正意义上的大型转化医学中心还属空白，需要相应的资金、人才和相关体制政策的配合。

3 转化医学与中西医结合研发

长期以来，中医和中西医结合研究存在着先“床旁”后“实验台”、基础研究与临床应用相对脱节的状况。转化医学的兴起为中医学的发展提供了新的时代契机，将有利于中医理论的传播和新的诊疗技术的推广应用。转化医学在中西医结合研发中的应用，大致有两种模式可供借鉴：一种是从临床经验到基础研究再到临床及社区应用；另一种是从古典文献到基础研究再到临床及社区应用。

中国学者从中医治疟草药黄花蒿中分离出来的抗疟新药青蒿素，可看做是从“古典文献到基础研究再到临床应用”的转化研究范例。青蒿素的研究始于 20 世纪 60 年代中期，针对当时疟疾防治的需求，在“523”紧急军工项目系统工程的安排之下，由全国多部门、多学科、军民研究单位尽心协作、相互配合，取得了的重大成果。从 80 年代中期起，国内又开始研制青蒿素衍生物及复方，其中蒿甲醚、青蒿琥酯和蒿甲醚—本芴醇复方，得到了世界医疗卫生组织的公认，分别在 1997、2002 和 2003 年由世界卫生组织（WHO）先后列入了第 9、11 和 12 版基本药物目录（Essential Medicine List）[11]，是对人类的重大贡献。而上海血液学研究所关于“三氧化二砷通过直接结合 PML 控制癌蛋白 PML-RARα 的命运”[12] 的研究，经历了“从临床到基础再到临床”的过程，为砷剂治疗急性早幼粒细胞性白血病提供了有力证据，也成为我国中西医结合肿瘤治疗领域转化性医学研究的典范。

目前，我国的疾病谱已从急性病转向以慢性病为主，慢性病的防治已成为重要的课题。以高血压为例，其带来的高心血管疾病风险，已成为主要的全球性健康问题。一项在中国≥40 岁的 169871 例具有代表性的样本中进行的前瞻性队列研究显示[13]，高血压及高血压前期与全因死亡和心血管性死亡的增加显著相关，2005 年，中国 233 万例心血管性死亡可归因于血压升高，127 万过早死亡（男性在 72 岁以前、女性在 75 岁以前死亡）可归因于血压升高。一项最新心脏性猝死流行病学调查结果显示[14]：我国心脏性猝死（SCD）发生率为 41.84 例 /10 万人。若以 13 亿人口推算，我国 SCD 总人数高达 54.4 万例 / 年，位居全球各国之首。中国 SCD 防治工作任务艰巨。

为提高血压控制率，中国高血压联盟联合中国医师协会心血管内科医师分会，共同发起“中国高血压控制现状调查”（China STATUS），被认为是进行了转化医学的第一步，即了解现状，同时通过教育将指南转化为社区医生可执行的措施，将有效的疾病防治措施切实地应用于临床实践。2010、2011 年中医药行业科研专项慢性病项目建议框架也指出，对我国人民群众健康水平危害较大的慢性病，在集成既往研究成果的基础上开展技术方法、方案及制剂等的系统研究，并促进转化应用。

借鉴以往青蒿素研究从实验室走向临床应用的成功案例，参考发达国家转化医学研究的先进经验和国内慢性病转化医学研究的初步探索，中医药和中西医结合研究应以临床问题和社会需求为导向，临床疗效为重点，合转化研究的模式，提出下列几点建议以供讨论。

3.1 建设中医药与中西医结合转化医学研究机构

有条件的大学、研究型医院或国家中医临床研究基地应把握先机，采用加盟或联合方式进行资源整合，建立以基础、临床和药物研发为主体，结合中加强基础与临床研究的沟通与合作，实现基础研究成果到临床应用再到社区的转化。为探索中医学和中西医结医古籍传承研究的跨学科中西医结合转化研究中心，吸引企业共同参与，以平台管理方式进行统一部署和联合攻关，加强团队建设，构建转化链。建立临床—基础—产业—人才一体化模式和运行机制，大力开展转化性研究模式探索，促进中医药与中西医结合转化医学研究。

3.2 加强转化医学教育和转化型人才培养

转化医学注重研究成果的临床可行性，倡导以患者为中心，从临床中发现和提出问题。良久以来，基础医学研究已逐步形成了自身规律，晋升和奖励主要基于研究者发表在顶级杂志上的论文，而不是在多大程度上促进了医学，临床医生则缺乏时间和动力去阅读复杂的基础文献，这极大地限制了知识和假说在床旁和实验室之间的转化。要改变现状，就应该加强转化医学教育，倡导临床医生同基础医学研究人员合作进行深入研究，促进科研成果快速转化到临床应用。一方面对转化医学有兴趣的临床医生积极参与基础科学研究；另一方面，涉及转化医学的基础研究人员要掌握基本临床知识，多学科组成课题攻关小组，发挥各自优势。同时，要特别注重中医临床思维和经验的深化。

3.3 加强基础研究的科学性

实验室研究结果的真实性、可靠性及可重复性，是基础研究成果进入转化的绝对前提。事实上，国内外许多已发表的基础研究类论文，被重复检查和验证的只是少数。应在加强基础研究与临床应用相互沟通、合作的基础上，继续加强基础研究，提高自主创新能力，为实现中医药和中西医结合基础研究的创新成果成功应用于临床，奠定坚实的基础。

3.4 加大资金支持和政策引导

应以足够的资金资助中医药和中西医结合转化医学研究和奖励研究成果，以增强基础研究和临床医学的沟通。政策上应重点支持有一定基础的、临床确有疗效的多学科交叉的转化性研究项目，培育新的增长点。科研成果从实验室向临床的转化过程需要很高的转化成本，且回报周期长。另外，缺乏政策支持和积极主动的参与、实验室建设与医疗单位经济效益之间存在的冲突等也是经常遇到的问题。

我国传统医学有着数千年的临床经验积累和浩瀚的医籍记载，这些宝贵的经验如通过循证医学证实临床疗效，再转入基础研究，而后再从基础到临床应用，就会获益更大。总之，中医和中西医结合转化研究的关键是从临床实际需求出发，构建基础与临床相结合的“转化平台”，从体制、资金、人才及政策导向进行整合和试点。其核心是“转化”，重点是“效率”，关键是“行动”。

参考文献

[1] Marincola FM. Translational medicine: a two-way road[J]. J Transl Med, 2003, 1(1): 1.

[2] Choi DW. Bench to bedside: the glutamate connection[J]. Science, 1992, 258(5080): 241-243.

[3] Butler D. Translational research: crossing the valley of death[J]. Nature, 2008, 453(7197): 840-842.

[4] Geraghty J. Adenomatous polyposis coli and translational medicine[J]. Lancet, 1996, 348(9025): 422.

[5] Zerhouni E. Medicine. The NIH Roadmap[J]. Science, 2003, 302(5642): 63-72.

[6] Zerhouni EA. US biomedical research: basic, translational, and clinical sciences[J]. JAMA, 2005, 294(11): 1352-1358.

[7] Lauer MS, Skarlatos S. Translational research for cardiovascular diseases at the National Heart, Lung, and Blood Institute moving from bench to bedside and from bedside to community[J]. Circulation, 2010, 121(7): 929-933.

[8] Hudson TJ. Personalized medicine: a transformative approach is needed[J]. Can Med Assoc J, 2009, 180(9): 911-913.

[9] Adams JU. Building the bridge from bench to bedside[J]. Nat Rev Drug Discov, 2008, 7(6): 463-464.

[10] Snape K, Trembath RC, Lord GM. Translational medicine and the NIHR biomedical research centre concept[J]. QJM, 2008, 101(11): 901-906.

[11] 吴毓林. 青蒿素——历史和现实的启示[J]. 化学进展, 2009, 21(11): 2365-2371.

[12] Zhang XW, Yan XJ, Zhou ZR, et al. Arsenic trioxide controls the fate of the PML-RARalpha oncoprotein by directly binding PML[J]. Science, 2010, 328(5975): 240-243.

[13] He J, Gu D, Chen J, et al. Premature deaths attributable to blood pressure in China: a prospective cohort study[J]. Lancet, 2009, 374(9703): 1765-1772.

[14] Hua W, Zhang LF, Wu YF, et al. Incidence of sudden cardiac death in China: analysis of 4 regional populations[J]. J Am Coll Cardiol, 2009, 54(12): 1110-1118.

原载：蒋跃绒，陈可冀．转化医学与中西医结合的研究和发展 [J]. 中国中西医结合杂志，2010, 30(10): 1017-1020.

血栓形成与中药防治

黄　烨　陈可冀　殷惠军

血管事件发生的主要病理基础是血栓形成。临床常见的急性心肌梗死、缺血性脑卒中、肺栓塞和弥散性血管内凝血等急性事件，多危及生命，而血栓形成正是这些疾病发生发展的最后途径[1]。血小板是血栓形成的中心环节，抗血小板是防治动脉血栓事件发生的基石，然而血栓形成过程复杂，涉及血管内皮结构和功能、血液成分及血流状态、纤溶与凝血系统等多方面因素。因此，寻求血小板以外多途径抗栓措施是血栓形成防治的必然趋势。

1 血栓形成

1.1 血栓形成过程

血栓形成是指在一定条件下，循环血液中有形成分在血管内形成栓子，造成血管部分或完全堵塞，相应部位血供障碍，形成固体质块的病理过程。它可发生在体内任 何部位的血管内，导致血液流动停止或淤滞[2]。

血栓形成是一个涉及血管、血液和血流因素的复杂病理过程。早在 1856 年德国病理学家 Virchcw 就提出血栓形成理论，血管因素、血液理化性质改变和血流的改变与血栓形成有关。众多异常因素最终通过这三个环节导致血栓形成。

1.2 血栓形成机制

动脉血栓的起始病因是动脉受损或粥样硬化，斑块破溃引起血小板黏附聚集进而启动凝血过程。静脉血栓形成是由各种先天性和继发性因素导致血液处于瘀血和高凝状态，引起纤维蛋白和血细胞混合形成栓子的过程。在动脉内皮损伤的前提下，血液中的血小板、凝血和抗凝系统、纤溶和抗纤溶系统均发挥了重要作用。其中，血小板在血栓形成尤其动脉血栓形成中具有重要作用。目前认为，所有动脉血栓形成的始动环节都是血小板与血管壁内膜的黏附[2]。首先，血小板迅速黏附于破损内皮暴露的胶原纤维，被激活并释放二磷酸腺苷（adenosinediphosphate，ADP）、血栓素 A_2（thromboxaneA_2，TXA_2）等物质促使更多的血小板黏附和聚集，形成富含血小板的白色血栓（血栓头部）；随后，内皮损伤激活内、外源性凝血系统，在血小板小梁之间形成纤维蛋白析出，纤维蛋白相互交联并网罗大量红细胞，形成血栓体部；最后局部血流停止、血液凝固，形成血栓尾部[3]。

2 西医抗栓治疗现状

基于血栓形成的机制，目前，抗血小板药、抗凝剂和溶栓剂的使用是抗栓治疗的重要策略。由于动脉血栓形成中血小板具有重要作用，临床常应用阿司匹林、氯吡格雷、西洛他唑和血小板膜糖蛋白Ⅱ b/ Ⅲ a（GP Ⅱ b/ Ⅲ a）受体抑制剂以减少动脉血栓的发生；而普通肝素、低分子量肝素和华法林等抗凝剂主要是针对静脉血栓的血液淤滞和高凝状态。血栓一旦形成，溶栓药物的应用也是重要环节。

尽管抗血小板治疗的疗效已得到公认，但存在的问题不容忽视。一方面，药物引起的出血，特别是胃肠道出血、脑出血的不良反应限制了临床应用。2006 年 Clappers[4] 发表的文章提到，越来越多的证据表明，抗血小板药物引起的中等程度出血及大出血为心血管不良预后（心肌梗死、卒中及死亡）的独立预测因素。另一方面，近 10 年来，综合有关抗血小板药物不良反应或治疗失效的研究结果表明，人群中有 5.5% ~61%存在阿司匹林失效，4% ~30%的缺血性血管疾病患者未能从氯吡格雷抗血小板治疗中获益，因此学者提出了阿司匹林抵抗和氯吡格雷抵抗现象。据统计，5% ~60%的患者会产生阿司匹林抵抗，从而增加了重大血管事件发生的危险性[5]。而接受氯吡格雷治疗期间，1% ~3%的患者仍会发生亚急性支架内血栓[6]。对于这类患者联合应用其他抗血小板药物或替代用药会进一步加重出血风险，所以也不是理想方法。当前，因药物发生抵抗而影响疗效已成为抗血小板药物治疗需要攻克的重大难关。GP Ⅱ b/ Ⅲ a 受体拮抗剂虽与传统抗血小板药有着本质的不同，竞争性地结合 GP Ⅱ b/ Ⅲ a 受体，阻断血小板聚集的最终共同通路，从而强有力地抑制血小板聚集作用，但同时又是一把双刃剑，易引起出血，使这类药物在临床上未能得到推广。寻找新的安全有效的抗血栓药物或能改善抗血小板药物抵抗的治疗方法，成为抗血小板治疗方面的国际性关注点，也是降低血栓事件率的核心问题。同时，溶栓药物研究取得了很大发展，但亦存在一定问题。如组织型纤维蛋白溶酶原激活剂及其突变体虽疗效好，但价格昂贵；其他来源的纤溶酶原激活剂虽价格较低，但大多属于非人源的，抗原性较强。

3 抗栓的中药防治

近年来，许多中药复方、有效成分及单体已被证实具有较好的抗血栓作用，但多集中在活血化瘀类方药[7]。

3.1 活血化瘀汤类复方

研究证实，活血化瘀古方血府逐瘀汤、少腹逐瘀汤、膈下逐瘀汤、身痛逐瘀汤、通窍活血汤、补阳还五汤、桃红四物汤等均能不同程度地抑制血小板聚集，其中以膈下逐瘀汤、身痛逐瘀汤和补阳还五汤作用最强[8]。有学者[9]对血府逐瘀汤的抗血小板聚集机制进行了研究，发现它能明显抑制 ADP 诱导的 GP Ⅱ b/ Ⅲ a 复合物分子表达，从而抑制 ADP 对血小板的激活，为冠心病稳定型心绞痛、无症状心肌缺血等疾病的长期治疗提供了依据。

3.2 以活血化瘀中药为主要成分的中成药

3.2.1 以丹参为主要成分

“一味丹参，功同四物”，活血与补血并行，临床常用中成药如丹参片及复方丹参注射液。研究发现，丹参片可通过抑制血小板膜内磷酸二酯酶活性，增加环磷酸腺苷含量，减少 TXA_2 合成和释放而抑制血小板聚集；影响纤维蛋白原系统，促进纤维蛋白转化为裂解产物，产生纤溶作用，促进血栓溶解，发挥抗血栓作用[10]。复方丹参注射液能对抗血小板活化因子（platelet-activitingfactor，PAF）引起的血小板聚集，促进纤维蛋白原溶解，防止血液凝集和血栓形成[11]。

3.2.2 以三七为主要成分

临床常用的血塞通注射液或软胶囊是由中药三七中提取的有效活性成分三七总皂苷制成的，广泛用于治疗心血管系统疾病。王阶等[12]将血塞通软胶囊与阿司匹林对照观察发现，具有多组分的血塞通软胶囊可从不同作用位点抑制由胶原、花生四烯酸（arachidonicacid，AA）、ADP、凝血酶等诱导的血小板黏附、聚集、活化和释放的全过程，达到抗栓作用。该作用与仅通过抑制 AA 代谢而抑制血小板聚集的阿司匹林不同，并在临床疗效方面优于阿司匹林。此外，血塞通软胶囊可通过影响内源性和外源性凝血系统，提高大鼠血浆纤维蛋白溶解活性，发挥抗凝血作用。

3.2.3 以银杏叶为主要成分

银杏叶是近年来研究开发较多的心血管药，临床常用杏丁注射液（银杏达莫注射液）。它是由银杏提取物的有效成分，是银杏黄酮苷、萜类（银杏内酯和白果内酯）及双嘧达莫组成的一种复方制剂。它能抑制 PAF，影响血小板黏附、聚集、释放，改善高凝状态，减少血栓形成，并具有促纤溶作用[13]，广泛应用于心、脑及代谢性疾病的治疗。

3.2.4 大黄䗪虫丸

王东生等[14]研究发现，大黄䗪虫丸在体外能明显抑制ADP诱导的血小板活化；在体内能抑制冠心病及脑梗死患者血小板活化，且效果明显优于阿司匹林，是理想的抗血栓药物。其次，益气养阴、温阳散寒、行气化痰等方也显示了一定抗血小板作用，大大拓展了抗血栓中药的使用范围。

3.3 有效成分及单体

抗栓中药的有效成分和单体按其化学成分大体上可分为黄酮类、生物碱类、萜类、有机酸类、木脂素类及其他中药提取物。它们可从多环节抑制血小板功能，具体表现为阻断PAF与血小板受体结合，阻止血小板内Ca^{2+}增加，抑制血小板内源性物质释放，平衡血小板内TXA_2/6-酮-前列环素系统等[15]。

3.3.1 黄酮类

黄酮类化合物具有多种生物活性，抑制血小板功能的同时，还具有抗凝血作用。如红花黄素可拮抗PAF，抑制血小板黏附、聚集及Ca^{2+}向血小板内流，抑制血小板活化，缓解血栓形成；提高血浆组织型纤溶酶原激活剂活性，发挥抗凝作用[16]。灯盏花素的抗血小板及抗凝血作用机制可能为：抑制ADP、AA和凝血酶等多种诱导剂引起的血小板聚集；增加血小板内环磷酸腺苷生成，抑制Ca^{2+}内流；抑制血小板第3因子，减少凝血酶原转化为凝血酶，增加纤维蛋白的纤溶活性，从而影响内、外源性凝血途径[17]。

3.3.2 生物碱类

生物碱类是一类重要的天然含氮有机化合物，既具有抗血小板作用，又能抑制血栓形成的多个环节。如蝙蝠葛碱能抑制AA及ADP诱导的血小板聚集，且呈剂量依赖性，还能抑制PAF释放，明显抑制血栓的形成[18]。川芎嗪既能抑制血小板体内外聚集，又能减轻血管内皮细胞损伤和凋亡，降低全血高切比黏度，从而改善血液流变性[19]。

3.3.3 萜类

银杏内酯是迄今自然界存在的生理活性最强的PAF拮抗剂，其中以银杏内酯B抗PAF活性最高[20]。此外，它还能抑制由胶原和ADP刺激引起的血小板活化。丹参酮ⅡA是丹参酮含量最高的活性成分。它可能通过抑制Ca^{2+}内流，进而抑制血小板的黏附和聚集；同时降低血小板CD_{41}和$CD_{62}p$的表达，起到抗血栓作用。刺五加总皂苷[21]除能抑制ADP诱导的血小板最大聚集率外，还能解聚红细胞聚集性、降低全血黏度，改善血液流变性，抑制血栓形成。蒺藜总皂苷可抑制血小板活化、延缓血栓形成，调节血栓素A2/依前列醇失衡、抑制血小板聚集，调节纤溶系统，抑制血栓形成[22]。三七皂苷中的组分三醇苷能明显抑制胶原、ADP、AA诱导的大鼠及家兔血小板聚集，抑制大鼠试验性血栓形成，抑制胶原诱导的大鼠血小板TXA_2释放，从多环节抑制血小板的功能[23]。

3.3.4 有机酸

阿魏酸是阿魏、当归、川芎、升麻等中药的有效成分之一。它能有效地抑制血小板聚集，抑制羟色胺、血栓素样物质的释放和血栓素合成酶的活性，使前列腺素和血栓素的比率升高，发挥抗血栓作用。此外，阿魏酸抑制血小板聚集还与其能抑制磷酸二酯酶的活性，升高血小板环磷酸腺苷和环磷酸鸟苷的水平有关[24]。丹参多酚酸盐可通过抑制血栓素合成酶，减少血栓烷的合成，抑制血小板的黏附以及由肾上腺素和ADP引起的血小板聚集[25]。

3.3.5 木脂素类

从海风藤的地上部分分离得到的新木脂素类化合物海风藤酮，是第一个被发现具有强活性和特异性的PAF拮抗剂。它能拮抗PAF引起的血小板聚集，血栓形成和脑血管舒缩功能障碍导致的脑血流下降[26]。

3.3.6 其他类

桂皮醛是肉桂油中的主要成分。研究表明，它在体外能明显抑制胶原蛋白和凝血酶诱导的大鼠血浆中血小板的聚集；在体内能显著延长小鼠断尾后的出、凝血时间，减轻大鼠动-静脉旁路丝线上血栓的质量。它在体内抗血栓的作用可能与其抑制TXA_2的形成、进而抑制血小板的聚集有关[27]。

4 思考与展望

据世界卫生组织报告，每年全球因冠心病和卒中死亡的人数为1750万，在每3例死亡者中就有1例死于心血管疾病，居死因的首位。预计到2020年，这一数字将增加至2500万，其中1900万将发生在发展中国家。在我国，冠心病和卒中同样是居于首位的致死和致残原因，1998年统计显示，约有260万人死于心脑血管疾病，平均每13秒就有1例因此死亡[28]。血栓形成在这些心脑血管疾病的病理生理过程中有着至关重要的作用。

血栓事件必须强调预防第一，如果等患者出现事件再去干预，用技术对决病变是失败的策略，将是一场无法取胜的“战争”。血栓事件是可防可控的，针对血栓事件的中心环节—血小板，阿司匹林（75~300 mg/d）在心脑血管疾病一、二级预防中的重要作用已为大多数学者所共识。INTERHEART研究[29]显示，通过改变生活方式和规范抗血小板治疗，可使心肌梗死的发病危险降低80%。然而，血栓形成途径复杂，受到血管内皮结构和功能、血液成分及血流状态的改变、血小板系统及凝血与纤溶系统等多方面的影响，抗血小板仅仅是防治血栓形成的环节之一。阿司匹林、ADP受体拮抗剂和GP Ⅱ b/ Ⅲ a受体拮抗剂治疗作用的局限性提示血小板活化存在多条通路，可见防治动脉血栓形成不是抗血小板单一途径能完全奏效，抗血管内皮细胞损伤和调节纤溶系统紊乱也是该领域研究的重要方向，因此寻求抗血小板以外的多通路抗栓途径则是未来的研究方向之一。中药具有多环节多靶点发挥作用的特点，有学者在中药单味药、有效成分（或有效部位）和少数复方抗血小板、防止血栓形成研究方面，进行了有益的探索，展示了中药抗栓的应用前景。但也存在一些值得思考的问题，比如作用机制研究一直是抗血栓形成中药研究的薄弱环节，中药的化学成分复杂，虽在血栓性疾病的防治中呈现有多环节、多靶点的特点，但针对性不强，各个靶向的作用强度较难评价，目前，尚没有一种中药（复方及其有效成分和单体）抗血小板作用机制研究像阿司匹林和氯吡格雷一样明确，因而，也不可能存在明确的量效关系用以指导临床用药。那么，在规范抗血小板基础上联合应用中药是否可以减少抗血小板基础用药量，并最终减少事件发生率？活血化瘀中药抗血小板的作用通路如何？是否存在抗血小板以外的多通路抗栓途径？乃是中医药研究领域努力的方向。因此建立中药抗血小板功效的合理评价体系是亟待解决的问题。

“方（药）证对应”是中医现代化研究的核心问题，以“证”作为切入点，结合代谢组学、基因组学和蛋白组学等现代生物学方法寻找“病证”状态下特异性的标志分子群，以此建立中药的评价指标体系符合中医“病证结合、方证对应”原则。目前，血瘀证和活血化瘀是中西医结合研究最为深入的领域，抗血栓中药多集中在活血化瘀中药或复方，而血瘀证又是冠心病最常见的证型，因此有关冠心病血瘀证的血栓前状态的指标体系建立，有望成为活血化瘀中药抗血栓的突破口。

参考文献

[1] Furie B, Furie BC. Mechanisms of thrombus for mation[J]. N Engl J Med, 2008, 359(9): 938-949.

[2] 周玉杰, 葛均波, 韩雅玲. 防栓抗栓现代治疗策略[M]. 北京: 人民卫生出版社, 2006: 24.

[3] 罗琼, 金红, 谭学瑞. 血治疗进展[J]. 心血管康复医学杂志, 2008, 17(1): 83-85.

[4] Clappers N, Verheugt FW. Hotlinesessions of the 28th European Congress of Cardiology/World Congress of Cardiology 2006[J]. Eur Heart J, 2006, 27(23): 2896-2899.

[5] Sztriha LK, Sas K, Vecsei L. A spirin resistance in stroke: 2004[J]. J Neurol Sci, 2005, 229-230: 163-169.

[6] Tolleson TR, Newby LK, Harrington RA, et al. Frequency of stent thrombosis after acutecoronary syndromes(fromt he SYMPHONY and 2nd SYMPHONY trials)[J]. Am J Cardiol, 2003, 92(3): 330-333.

[7] 陈可冀. 活血化瘀方药降低心血管风险的可能性探索[J]. 中国中西医结合杂志, 2008, 28(5): 389.

[8] 王振义, 李家增, 阮长耿, 等. 血栓与止血基础理论与临床[M]. 上海: 上海科学技术出版社, 2004: 860.

[9] 李艳丽. 血府逐瘀汤治疗心血管疾病的研究进展[J]. 北京中医药, 2008, 27(3): 228-230.

[10] 于兆安, 于首元. 丹参片在冠状动脉支架介入治疗后应用的初步观察[J]. 上海医学, 2006, 29(5): 280-282.

[11] 李鲁杨, 唐占府, 孔令钧. 复方丹参注射液对冠心病患者血小板活化率的影响[J]. 山东中医杂志, 2001, 20(4): 204-205.

[12] 王阶, 许军, 衷敬柏, 等. 三七总苷对高黏血症患者血小板活化分子表达和血小板聚集的影响[J]. 中国中西医结合杂志, 2004, 24(4): 312-316.

[13] 孙碧云, 杨景林, 陈雪英. 杏丁注射液对慢性肺心病加重期血小板凝血及纤溶活性的影响[J]. 中国中西医结合杂志, 2004, 24(2): 154-155.

[14] 王东生, 陈方平, 贺石, 等. 大黄䗪虫丸抗血小板活化的机制研究[J]. 中国中医药杂志, 2008, 23(9): 818-821.
[15] 项耀祖, 商洪才, 张伯礼. 抗血小板中药研究进展[J]. 中草药, 2008, 39(2): 290-294.
[16] 秦晓娟, 魏宗德. 红花黄色素对心血管作用的研究进展[J]. 临床荟萃, 2009, 24(3): 263-265.
[17] 林莉莉, 邹浩军. 灯盏花素作用机制研究进展[J]. 中国民族民间医药, 2007, 89(6): 368-370.
[18] Qian JQ. Cardiovascular pharmacological effects of bisbenzy lisoquine line alkaloid derivatives[J]. Acta Pharmacol Sin, 2002, 23(12): 1086-1092.
[19] 舒冰, 周重建, 马迎辉, 等. 中药川芎中有效成分的药理作用研究进展[J]. 中国药理学通报, 2006, 22(9): 1043-1047.
[20] 王娓娓, 鲍天昊. 银杏叶提取物与心血管疾病关系的研究进展[J]. 中国医药导刊, 2008, 10(9): 1402-1403.
[21] 于大海, 毛士龙. 刺五加总皂苷对家兔血小板、凝血功能及血液流变性的影响[J]. 药学实践杂志, 2008, 26(4): 272-274.
[22] 殷惠军, 周大勇, 蒋跃绒, 等. 蒺藜总皂苷对高脂血症大鼠血小板活化及血栓形成影响的研究[J]. 中西医结合心脑血管病杂志, 2005, 3(2): 138-140.
[23] 武源, 郭宏宝, 王铁军, 等. 几种中药组分对家兔体外血小板聚 集作用的比较[J]. 中国临床药理学与治疗学, 2007, 12(9): 1047-1051.
[24] 丁玲岩, 刘现亮. 阿魏酸钠与心血管疾病[J]. 国际心血管病杂志, 2008, 35(4): 242-243.
[25] 高辉, 李先辉, 李春艳, 等. 丹参多酚酸对健康人血小板聚集及黏附的影响[J]. 蚌埠医学院学报, 2007, 32(5): 514-516.
[26] 王雪松, 王伟, 阮旭中. 海风藤新木脂类成分对缺血/再灌注鼠脑损伤的保护作用[J]. 中国药理学通报, 2002, 18(6): 622.
[27] Huang J, Wang S, Lou X, et al. Cinnam adehyde reduction of platelet aggregaion and thrombosis in rodents[J]. Thromb Res, 2007, 119(3): 337-342.
[28] 胡大一. 转变理念做实我国心血管疾病的预防[J]. 中华心血管病杂志, 2008, 36(7): 577-580.
[29] Yusuf S, Hawken S, Ounpuu S, et al. Effect of ptenially modifiable risk factors associated with myocardial in farcton in 52 countries(the INTERHEART study): case-control study[J]. Lancet, 2004, 364(9438): 937-952.

原载：黄烨，陈可冀，殷惠军．血栓形成与中药防治 [J]. 医学综述，2010, 16(9): 1410-1413.

关于急性冠脉综合征中无复流现象的防治

赵福海　陈可冀

冠状动脉介入术（percutaneous coronary intervention，PCI）作为急性冠脉综合征（acutecoronary-syndrome，ACS）重要而有效的治疗策略，挽救了大量垂危患者的生命。但令人遗憾的是急诊 PCI 术中大约有高达 12% ~30%的无复流（no-reflow）现象[1]，使心肌组织有效灌注严重受损，导致心功能恶化及远期效果不良等心血管事件增加，因而正确认识无复流的发生机制并建立有效防治策略，至关重要。

无复流是指冠状动脉闭塞再通后，在无明显残余狭窄、夹层、痉挛或血栓形成等造成冠状动脉前向血流减少的情况下，却无心肌组织有效灌注的现象。心肌梗死溶栓试验（thrombolysis in myocardial infarction，TI-MI）血流分级≤1 级者为无复流，TIMI 血流分级 2 级者为慢血流。Eeckhout E 等[2]根据发生情况不同将无复流现象分为 3 类：①实验性无复流（experimental no-reflow）：指实验条件下诱发的无复流；②心肌梗死再灌注无复流（myocardial infarction reperfusion no-reflow）：指急性心肌梗死（AMI）时经药物和（或）机械性血管再通时产生的无复流；③血管造影无复流（angiographic no-reflow）：指 PCI 期间血管造影显示的无复流。Galiuto L[3]根据形态学和功能学研究将无复流分为两类：①解剖型：指微血管解剖结构受到破坏，导致不可逆心肌细胞损坏，对药物治疗无反应；②功能型：指开放的、解剖结构完整的微血管由于痉挛和（或）微栓塞而受损，具有动态时相性和可逆性，经处理可改善。无复流的发生机制复杂，目前尚不十分明确，共同病理生理基础是微血管水平血流受阻和微循环功能障碍。其中微栓子栓塞主要在急性冠脉综合征的无复流发生中起作用，微栓子主要来源于冠脉不稳定病变中的富含坏死脂质核心的斑块。急诊 PCI 过程中粥样斑块机械性破裂，产生碎片栓塞冠脉远端，导致无复流发生。最近研究发现除微血栓外，罪犯血管中斑块成分如脱落坏死核心碎屑、富含脂质的巨噬细胞、纤维蛋白与无复流现象发生明显相关[4]。血管内超声（intravascular ultra sound，IVUS）研究提示血栓形成、血管壁正性重构、斑块负荷过重、PCI 术后减少的斑块容积是 ACS 发生无复流的独立预测因素。此外，微血管痉挛，缺血再灌注后细胞黏附和炎症因子水平变化，内皮的缺血损伤和心肌细胞水肿，微血管损伤，血小板激活并聚集，氧自由基释放，无复流区大量白细胞聚集也参与了无复流的发病过程。

冠脉无复流可产生严重心肌缺血危及患者的生命，甚至发生心血管崩溃立即致死。因此及早识别、迅速做出诊断十分关键。患者此时往往突发急剧胸痛，随后发生血流动力学紊乱。严重者即刻出现低血压、心源性休克、心力衰竭甚至死亡。冠脉造影见对比剂滞留在冠脉内。心肌标志物：再灌注后心肌组织灌注情况也可以部分通过心肌标志物（如肌球蛋白、肌钙蛋白、肌酸磷酸激酶同功酶）的变化进行评价。再灌注后 60 min 与基线值的比值以及随后上升的斜率反映心外膜冠脉再通情况的同时，也反映了微循环及组织灌注的情况。心电图：AMI 患者再灌注治疗后，抬高的 ST 段是否完全回落至等电位线可作为心肌灌注或无复流的替代指标。如 PCI 后 1 h 抬高 ST 段无回落，对判断微血管灌注或无复流准确性较高。冠脉造影：冠脉无夹层、痉挛或阻塞情况下，TIMI 血流分级＜2 级，校正 TIMI 血流帧数（CTFC）＞40；心肌灌注血流分级（TMPG）＜2 级；心肌呈色分级（MBG）＜2 级[5]；心肌声学造影（MCE）相应供血区未见微气泡流入或心肌内微气泡反常持续存在，以上征象均提示无复流发生。IVUS 及其虚拟组织学显像：罪犯斑块中超声衰减、大的坏死核心、大的斑块负荷、薄壁纤维帽的易损斑块（thin fibrous cap atheroma，TFCA）、重构指数升高常预示无复流的发生[4]。临床上预防无复流发生是关键问题，应力图减少心肌缺血时间，现代医学一般在介入术前负荷剂量抗血小板药物应用及强化他汀类药物治疗，及时识别高危 ACS 人群，选择性替罗非班 / 阿昔单抗预处理等，可有效降低无复流发生率；而改善心肌水平的微循环灌注则是治疗无复流现象的根本策略，中医药疗法的合理结合使用是值得研发的领域。针对 ACS 中微血栓形成的关键环节，抑制血小板激活、聚集，减少血管活性物质和趋化因子释放，降低血小板微血栓形成。血小板膜糖蛋白 GP Ⅱ b/ Ⅲ a 受体抑制剂如替罗非班 / 阿昔单抗冠状动脉内注射，在无复流治疗中已取得较肯定的循证医学证据，但仍有部分患者无法从其治疗中获益。本期刊载的“冠状动脉内注射血塞通对 ST 段抬高型急性心肌梗死介入术中缓再流现象的影响”，对替罗非班伍用三七总皂苷的临床应用价值，在中西医结合治疗无复流方面作出了有益的探索和尝试[6]；鉴于三七总皂苷系在血管内应用，建议在进一步完善有关这类中药注射剂药物代谢和药物动力学及免疫毒理学的基础上，讲求药品质量控制要求，科学合理应用，以达到真正活血通瘀的效果，更好地做到安全和有效。三七总皂苷生产企业不下十余家，进一步选择应用时，应严格要求。针对微栓子栓塞环节应用远端保护装置和血栓抽吸导管[7,8]，多个临床试验验证其应用价值；此外，血管扩张剂如硝普钠、硝酸甘油、腺苷、尼卡地尔、合心爽以及他汀类药物在无复流的治疗和预防中也显示了一定效果；有研究证实主动脉内气囊泵（intraaortic balloon pump，IABP）应用可纠正合并血流动力学障碍的梗死相关动脉的无复流。

无复流发病机制复杂，多因素参与其发病过程，目前尚未完全阐明。有学者提出临床应作出有针对性的个体化治疗策略[9]。应该清楚认识到冠脉血运重建并不等同于心肌水平的再灌注。无复流现象重在预防，进一步研究其病理生理机制，并探索中西医结合治疗方法的可操作性，相信会使相当一部分患者从中获益。

参考文献

[1] Piana RN, Paik GY, Moscuci M, etal. Incidence and treatment of no-reflow after percutaneous coronary intervention[J]. Circulation, 1994, 89(6): 2514-2518.

[2] Eeckhout E, Kern MJ. The coronary no-reflow phenomenon: are view of mechanisms and therapies[J]. EurHeart, 2001, 22(9): 729-739.

[3] Galiuto L. Optimal therapeutic strategies in the setting of post-infarct no-reflow: the need for a pathogenetic classification[J]. Heart, 2004, 90(2): 123-125.

[4] HigashikuniY, TanabeK, TanimotoS, et al. Impact of culprit plaque composition on the no-reflow phenomenon in patients with acute coronary syndrome-an intravascularul trasound radio frequency analysis[J]. CircJ, 2008, 72(8): 1235-1241.

[5] Keuy RV, Cohen MG, Runge MS, et al. The no-reflow phenomenon in coronary arteries[J]. J Thromb Haemest, 2004, 2(11): 1903-1907.

[6] 甘立军, 张春卉, 张猛, 等. 冠状动脉内注射血塞通对ST段抬高型急性心肌梗死介入术中缓再流现象的影响[J]. 中国中西医结合杂志, 2010, 30(4): 348-351.

[7] Yan H B, Wang J, Li N, et al. Diver ceversus guard wire plus for thrombectomy inpatients with inferior myocardial infarction: atrial of aspiration of thrombus during primary angioplasty for inferior myocardial infarction[J]. Chin Med J, 2007, 120(7): 557-561.

[8] Ikari Y, Sakurada M, Kozuma K, et al. VAMPIRE investigators. Up front thrombus aspiration in primary coronary intervention for patients with ST-segment elevation acute myocardial infarction: report of the VAMPIRE(Vacuum aspiration thrombus removal)trial[J]. JACC Cardiovasc Interv, 2008, 1(4): 424-431.

[9] Nicoli G, Burzota F, Galiuto L, et al. Myocardial no-reflow in humans[J]. JACC, 2009, 54(4): 281-292.

原载：赵福海，陈可冀．关于急性冠脉综合征中无复流现象的防治 [J]. 中国中西医结合杂志，2010, 30(4): 341-342.

以临床实践数据为导向构建中西医结合临床指南的设想

徐 浩 史大卓 刘保延 陈可冀

临床指南（clinical guideline），又称临床实践指南（clinical practice guideline），是按照循证医学原则，以当前最佳证据为依据，按照系统和规范方法，在多学科人员合作下制定的有关陈述和建议，旨在供医务工作者为患者制定最恰当的医疗卫生服务方案。

最近几十年来，临床各科出现了大量的循证临床指南，对于规范临床实践起到了重要的作用。中医药诊治疾病有其自身的理论体系，中西医结合更是以复杂干预为特点，按照现代医学研究证据制定临床指南的方法，对中医药及中西医结合指南的制定存在不完全适用的具体情况。本文即提出以临床实践数据为导向构建中西医结合临床指南，与循证临床指南互为补充，并结合初步的临床实践加以探讨，以期为中西医结合临床指南的构建提供新的思路。

1 循证临床指南——证据的分级与评价

既往多数指南都是基于当地或国内专家的意见、教科书、标准治疗或传统医疗制定。但现在对指南的认识已经发生了根本变化，随着科学证据的逐渐增多，个体观察、病理生理推理和专家观点虽仍很需要，但已不足以为患者提供最好的医疗护理，临床医学界急切需要平衡成本、效益、风险的最佳决策依据。20世纪90年代初英国James Petrier教授首次提出临床实践指南的概念[1]。现在，撰写循证临床实践指南的过程与以往有很大不同，它包括提出相关临床问题，系统检索文献和使用正确的方法对证据级别进行评分，再根据证据的级别和强度提出推荐意见。证据质量存在等级差别，分级依赖于不同研究的设计强度，如随机对照试验（RCT）、队列研究和病例对照研究等[2]。还包括以下内容：单盲或双盲的应用、是否采用意向治疗分析及其结果、随访时间与失访率、基线情况、对照的可比性、研究结果的类型及范围、95%可信区间等等。作为评价临床试验的质量，上述分级标准毋庸置疑，但作为形成临床实践指南的证据，其过多地强调研究的方法学，而对该证据在临床应用的可重复性、灵活性和临床实用性、患者的个体差异和偏好以及来自临床实践的数据则缺乏足够的重视[3,4]。

2 中医药临床指南——如何认识和合理应用RCT

中医药学虽历经数千年的发展，积累了丰富的临床实践经验，以辨证论治、个体化治疗为其一大特色。但是按循证医学的相关标准，其证据级别相对较低，主要为2级，甚至3级以下的证据。中医药浩如烟海的古籍文献中的记载，仅能归属于专家经验，而被列为3级以下证据。而对于证据级别较高的RCT，尤其是设计规范、科学性强的RCT研究还较少。因此，近年来中医药领域的RCT研究明显增加。但需要指出的是，我们要避免一提“循证”就“必做RCT”的盲动倾向，甚至没有太多工作基础就去做多中心、大样本RCT，其结果可能适得其反，劳民伤财。RCT也有其适用范围，要根据需要解决的临床问题（如病因、诊断、治疗、预后等）去选择合适的研究方法。我们鼓励有长期临床基础、效果可靠的中成药制剂或者较成熟的治疗方案进行多中心RCT加以验证，哪怕在疾病某一环节被证明有价值也是非常有意义的。

另外，中医药临床指南的难点在于辨证论治的疗效评价问题。以RCT为主的临床研究方法多基于群体性特征，强调基线均衡、控制混杂因素（其实这正是患者和疾病的个体化特征因素和医生个体化辨证施治的关键），要求避免“干扰”和“沾染”（但实际上因涉及国情、经费、伦理学及患者依从性问题等很难避免），难以满足中医临床辨证论治个体化诊疗模式中以多维时空、诸多因素、非线性、复杂性为主要特征临床研究的需要。因此以个体化诊疗为特点的中医药临床指南期望以 RCT 等研究为主要证据显然有一定局限性。如何解决这一瓶颈问题，成为制定中医药临床指南的关键。以临床实践数据为基础，前瞻性设计观察指标（证型宜粗不宜细），在积累足够样本量基础上，充分利用临床终点事件、生活质量、卫生经济学等现代医学公认的指标，基于数据二次分组进行疗效评价，寻找个体化特征与临床疗效的相关性，无疑是可采取的方法之一，这对于基于群体特征的循证临床实践指南必将是有益的补充。

3 中西医结合临床指南——治疗方案优化是前提和基础

中西医结合医学以其疗效突出、优势互补等特点越来越多地被医生和广大患者所接受，成为我国医疗实践的三大医学体系之一[5]。与中医药临床指南相比，中西医结合临床指南既有与其相似之处，也有其自身的特点。例如在诊断学方面，采用病证结合的方法已基本上成为共识，既有国际通用的疾病诊断标准，如 ICD10（国际疾病分类），又有反映中医学特点的“证”，突出中医辨证论治的优势。但在治疗方面，西医指南、中医药临床指南的制定，虽然对于中西医结合临床指南的制定具有重要参考价值，但绝不是二者的简单相加。这是因为两种指南的制定，均是着眼于该医学体系本身在临床实践中如何更好地应用，如同样是高血压病患者，西医指南有规范的降压治疗方案，中医药指南也可以分出若干证型，给出代表方剂或中成药。但如果以患者为中心去考虑，是不是把两种方案加在一起就是最佳的方案呢？答案显然是不确定的。这其中除牵涉到中西药物的相互作用（协同作用？相互牵制？减少不良反应？增加不良反应？）对疗效和安全性的影响外，卫生经济学同样是需要考虑的问题。理想的治疗方案应该是在循证医学理念指导下各种治疗方法的有机结合，并以进一步提高临床疗效、减少不良反应和降低（或不明显增加）医疗开支为目的。中西医各有所长，应优势互补，有机结合，在疾病的哪些环节中西医结合疗效高于单纯中医或单纯西医？以谁为主？怎么结合？最佳剂量多少？疗程多长？有哪些潜在的相互作用？这些不能凭空臆测或从理论上推断，也不能仅凭个人经验，均需要有证据的支持。因此，中西医结合临床指南面临的最大挑战就是中西医指南的整合，也即治疗方案的优化问题。

4 以临床实践数据为导向优化中西医结合治疗方案的思路与体会

基于此，我们提出在“临床科研一体化”思想指导下，通过建立结构化临床信息采集系统，按照循证医学理念，前瞻性科研设计，动态采集临床信息，构建中西医结合诊疗数据仓库，借助现代数据挖掘及统计分析方法，以临床实践数据为导向两次分组评价临床疗效，优化中西医结合治疗方案的新思路。该系统和方法具有以下优点：①数据来源于临床实践，更符合临床个体化诊疗及复杂性干预的原貌（real world）；②通过标准化术语的应用和高度结构化的设计，信息采集更加规范，有别于一般的临床记录和以文本内容为主的电子病历，数据质量高，可利用性强，便于分析总结；③将临床数据采集与临床业务工作一体化，寓科学研究于临床实践当中，不仅可通过模板设计、优化界面等方便临床业务流程，提高临床医生的积极性，而且由于记录内容同时将作为医疗档案保存，也确保了数据的准确性和可靠性；④与 RCT 不同，不干预临床医生的诊疗行为，可操作性强；⑤前瞻性设计记录内容、随访内容和观察指标，如症状程度、量表计分、住院费用、终点事件等，便于可以基于不同指标和结局（症状、理化检查指标、生活质量、卫生经济学、终点事件等）进行疗效的评价；⑥是观察和研究中西药物相互作用的最佳方法；⑦可以很好地监测现有指南的执行情况，发现潜在问题，有利于在现有指南基础上方案的进一步优化。其缺点在于临床干预措施复杂，混杂因素较多，要想得出某一方面结果，可能需要极大的样本量。

2002—2006 年，我们依托北京市科委重大项目“中医药防治重大疾病个体诊疗评价体系的研究”及子课题“冠心病诊治规律及综合治疗方案的研究”，在“临床科研一体化”思想指导下，以冠心病为切入点，对基于数据的临床研究模式进行了探索性研究，搭建了高度结构化的冠心病临床个体化诊疗信息采集平台，并在京津地区9家医院应用，建立了5284例冠心病患者临床诊疗信息存储、挖掘为一体的数据仓库；制定了冠心病中医临床信息基本术语及采集规范，对随机行走模型、关联规则、支持向量机、Bayes网络等数据挖掘方法进行了研究，人机结合，以人为主，探索了符合冠心病个体化诊疗临床主题需求的挖掘分析方法；并将数据挖掘和统计分析方法相结合，分析了冠心病中医证候特点和用药规律，探索了基于临床实践数据的复杂干预疗效评价方法[6-9]。针对中西医结合治疗方案的优化，我们建立了基于治疗有效患者，疾病、证候、中药、西药多因素结合关联规则挖掘分析，根据支持度、置信度大小，优化中西医结合治疗方案的新方法。如分析结果显示，在心肌梗死合并心功能不全，同时中医证型是阴虚，痰浊，血瘀时，常用的药物组合是抗凝类、生脉注射液、硝酸酯类、抗血小板类、果糖针、利尿剂、调脂药、麦冬、太子参、半夏、栝蒌。根据所支持数据的多少，可以得出相应的治疗组合，这种病证互参、中西医结合的治疗方案对临床具有一定参考价值。需要说明的是，这些治疗方案是在现有数据基础上产生的，因此还是很初步的。但我们有理由相信，随着数据的积累和挖掘分析方法的改进，治疗方案将得到不断优化，方案中各种治疗方法的主次地位、疗程与剂量、疾病不同发展阶段的治疗差别等也可以得到进一步细化和完善。

5 从临床实践数据转化为临床实践指南证据的可行性

临床实践数据，就是对临床实践过程的真实记录，与作为指南证据“金标准”的RCT研究结果有着很大的区别。RCT为临床研究，科学性强，但不一定符合临床原貌，适用范围有限，数据的可靠性和患者依从性受多种因素影响，对复杂干预方案研究不太适合，耗资巨大。而且，研究结论可能受潜在的经济利益影响。在2003年5月出版的一期《英国医学杂志》中就同时刊登有两篇有关分析“厂家赞助与研究结果和可靠性”方面的文章[10,11]，结果均提示：厂家的资助研究常常会得出有利于资助厂家的文章。作者甚至以“Evidence b（i）ased medicine”作为标题，这正是我们都不愿看到、希望回避却又不得不面对的现实。而临床实践数据由于来源于临床实践，具有真实、可靠的特点，可以客观反映没有“人为因素干扰”情况下的临床原貌，更为重要的是，它可以回答RCT排除在外的部分患者（如肾衰、妊娠、高龄患者等）的临床治疗问题，从而适用于更大范围的患者群，因此实际上更具备形成临床实践指南的前提和基础。

证据水平的分级，来自于对某个临床问题的论证强度，RCT由于按照现代临床流行病学方法进行了严谨的科研设计，最大程度的减少了研究结果的偏差，因此被认为证据力度较强。有人认为，临床实践数据只能算观察性研究，科学性较差。需指出的是，验证性研究（如RCT）固然重要，但基于临床实践数据的观察性研究同样不可或缺，它可以发现临床中潜在的问题，为下一步验证性研究提供线索，而且对于复杂性干预难以直接进行验证，在干预因素明确之前观察性研究必不可少；此外，虽然一般的观察性研究样本量小，连续性差，临床意义有限，但通过我们的实践看出，如果建立结构化的临床信息采集系统，对临床实践数据进行动态、连续地记录，同时前瞻性设计记录内容和观察指标，实际上也蕴含了现代临床流行病学科研设计思路，体现了循证医学理念。临床流行病学方法中的“随机抽样”，最根本的目的是能反映和代表总体疗效，而基于临床实践数据的研究模式样本可以积累到接近无限大，基本可以反映总体疗效；循证医学方法重视临床终点硬指标和动态长期观察，而海量临床信息采集形成的数据库也具有可长期保存、无限扩展、便于动态监测的特点；临床流行病学的“对照”原则亦可以采用基于临床实践数据的二次分组临床研究模式，利用大样本的优势，采用分层分析或多元回归分析等方法控制混杂因素影响，平衡组间基线水平。而对于RCT所难以完成的复杂治疗方案优化问题，也有可能通过现代数据挖掘和统计分析方法加以解决。因此，从理论上将，前瞻性设计、观察的临床实践数据也是基于循证医学原则的高水平证据（相当于临床流行病学的队列研究、非随机对照研究），与回顾性总结、个人经验、专家共识等截然不同，因此临床实践数据转化为临床实践指南的证据，在方法学和技术层面上具有可行性。

6 前景展望

随着循证医学理念的深入人心，构建循证临床实践指南已逐渐成为制定指南的趋势，它强调证据的分级与评价，更重视来自于临床试验（如 RCT）、而非临床实践的证据。然而，近年来循证临床实践指南制定的方法学、对个体化临床实践的指导作用也受到一定的质疑[3,4,12,13]，使其在贯彻执行过程中受到了极大的挑战[14,15]。随着现代信息技术和数据挖掘技术的飞速发展，为以临床实践数据为导向构建临床指南，尤其是以个体化诊疗和复杂干预为特点的中西医结合临床指南提供了有力的技术支撑。相信将临床实践数据与循证医学证据有机结合的临床实践指南已经为期不远，也必将因其科学性、实用性、灵活性、开放性、动态更新等特点为临床实践提供更大的指导作用。

参考文献

[1] Handley MR, Stuart ME. An evidence-based approach to evaluating and improving clinical practice: guideline development[J]. HMO Pract, 1994, 8(1): 10-19.

[2] Harbour R, Miller JA. A new system for grading recommendations in evidence based guidelines[J]. BMJ, 2001, 323(7308): 334-336.

[3] Doherty S. Evidence-based medicine: arguments for and against[J]. Emerg Med Australas, 2005, 17(4): 307-313.

[4] Latov N. Evidence-based guidelines: not recommended[J]. J Am Phys Surg, 2005, 10(1): 18-19.

[5] 陈可冀, 吕爱平, 陈士奎, 等. 中国中西医结合医学发展状况调查报告[J]. 中国中西医结合杂志, 2006, 26(6): 485-488.

[6] 高铸烨, 徐浩, 史大卓, 等. 急性心肌梗死中医辨证分型的聚类研究[J]. 中国中医急症, 2007, 16(4): 432-434.

[7] 高铸烨, 徐浩, 史大卓, 等. 基于关联规则挖掘对急性冠脉综合征遣药组方规律的分析[J]. 辽宁中医杂志, 2007, 34(3): 284-285.

[8] 高铸烨, 徐浩, 陈可冀, 等. 用随机行走模型评价生脉注射液治疗冠心病的临床疗效[J]. 中西医结合学报, 2008, 6(9): 902-906.

[9] 徐浩, 高铸烨, 陈可冀. 1864例老年冠心病患者诊疗状况及其预后的前瞻性研究[J]. 中华老年医学杂志, 2008, 27(8): 617-622.

[10] Lexchin J, Bero LA, Djulbegovic B, et al. Pharmaceutical industry sponsorship and research outcome and quality: systematic review[J]. BMJ, 2003, 326(7400): 1167-1170.

[11] Melander H, Ahlqvist-Rastad J, Meijer G, et al. Evidence based medicine-selective reporting from studies sponsored by pharmaceutical industry: review of studies in new drug applications[J]. BMJ, 2003, 326(7400): 1171-1173.

[12] Caplan LR. Evidence based medicine: concerns of a clinical neurologist[J]. J Neurol Neurosurg Psychiatry, 2001, 71(5): 569-574.

[13] Woolf SH, Grol R, Hutchinson A, et al. Clinical guidelines: potential benefits, limitations, and harms of clinical guidelines[J]. BMJ, 1999, 318(7182): 527-530.

[14] O ' Connor PJ, Amundson G, Christianson J. Performance failure of an evidence-based upper respiratory infection clinical guideline[J]. J Fam Pract, 1999, 48(9): 690-697.

[15] Gaziano TA. The South African Hypertension Guideline 2006 is evidence-based but not cost-effective[J]. S Afr Med J, 2006, 96(11): 1170-1173.

原载：徐浩，史大卓，刘保延，陈可冀．以临床实践数据为导向构建中西医结合临床指南的设想 [J]. 中国中西医结合杂志，2009, 29(6): 544-547.

糖尿病强化治疗与血管病变

衡先培　陈可冀

1 糖尿病强化治疗的含义

糖尿病强化治疗（intensive diabetic treatment，IDT）广义上包括对糖尿病并发症危险因素群体进行全面、有效地治疗并达到预定的目标。如控制血糖、血脂、血压、吸烟、体重，及改变生活方式、行为习惯等。另一个层次上的IDT主要是指强化血糖控制（intensive glucose control，IGC），或称作"强化控糖"，是糖尿病本病治疗的最基本内容。一般所说的糖尿病强化治疗重点是指IGC。也有人称作"强化降糖"，但这样的叫法易于引起误解，甚至造成对患者的伤害，因为容易导致医患双方都盲目地使用降糖药。VISEP、GLUCONTROL等大型研究，都因过高的严重低血糖发生率（＜2.2 mmol/L，＞17%）而被迫提前终止。IGC有别于强化降脂和强化降压治疗。一般来讲阶段性的血脂偏低甚至过低，多不会对患者造成严重不良后果。血压的变化相对容易感知，也有人提出只要患者没有异常反应，血压可能降得越低对患者越有益。血糖的控制则不是这样。临床必须根据患者的个体特性进行个性化处理。

2 强化控糖对糖尿病血管病变的意义

强化控糖的直接目标是尽可能地使血糖安全达标，以最大限度地降低并发症的风险，尤其是心血管并发症。已知高糖是糖尿病微血管病变和动脉粥样硬化迅速进展的主要因素[1]。糖尿病患者血管病变发生率与血糖控制程度显著相关，无论短期或长期的高血糖都是血管病变的危险因素[2]。糖化血红蛋白（HbA1c）每降低1%，与糖尿病相关的任何终点事件风险下降21%，糖尿病相关的死亡下降21%，心肌梗死下降14%，微血管并发症下降37%，任何终点都未观察到有风险阈值存在[3]。Steno-2研究8年结果发现，强化治疗组主要复合心血管终点、卒中、心血管疾病（CVD）死亡等的发生风险降低53%，显著低于常规治疗组；研究13年结果显示，强化治疗全因死亡风险下降46%，绝对风险下降20%；CVD死亡率下降57%，绝对风险下降13%；CVD事件发生风险下降59%，绝对风险下降29%[4]。UKPDS59对诊断时无周围血管病变PVD的糖尿病患者进行了6年的观察，发现HbA1c每增加1%，PVD风险增加28%[5]。即使在1型糖尿病中强化治疗，HbA1c降低也与冠状动脉硬化（钙化）风险降低相关[6]。DCCT的后续研究EDIC结果发现，早期的强化血糖控制，在其后长期的糖尿病病程中，微血管并发症仍然会得到控制，提示IGC对保护血管所带来的益处具有可记忆性[7]。

3 强化控糖对于血管病变的紧迫性

HbA1c是强化治疗优于传统治疗的主要因素[8]。DCCT研究显示，与常规治疗对照，强化治疗对视网膜病变的益处96%可用HbA1c的下降来解释；相似水平的HbA1c具有相似的视网膜病变进展风险[9]。视网膜病变及需要做光凝固治疗的风险在2型糖尿病中随着糖尿病诊断后的时间而升高[2]。UKPDS证实初诊无微血管病变的糖尿病患者，6年后22%出现视网膜病变，包括双眼微动脉瘤或更差；初诊就有视网膜病变者，29%进展上升2步或更多[10]。UKPDS比较了诊断糖尿病时不同的空腹血糖水平（低：＜7.8 mmol/L；中：7.8~10 mmol/L；高：≥10 mmol/L）与并发症的关系。结果：血糖低者很少有视网膜病变。在研究期间3组空腹血糖（FPG）及HbA1c都进行性增加且增加比率相同，但维持的绝对数值不等。血糖低者预设的临床终点事件除中风外均显著减少；血糖中者除中风和心肌梗死外，预设的终点也有明显减少。因此合理的 HbA1c 水平是减少糖尿病患者血管并发症的关键 [11]。HbA1c 的水平取决于任何时候的血糖值。目前乃至今后相当长的一段时间内，整体上的血糖控制都将不尽如人意。李红霞等 [12] 对北京市政府机关工作人员、科教卫生人员及离退休者、企业管理人员及雇员的调查，且其中 80%具有大学以上学历，发现糖尿病的治疗达标率也仅 24.8%。血糖波动也是损害糖尿病患者血管包括动脉的因素之一 [8]。意大利学者 [13] 观察到，HbA1c＜7%的患者，70%餐后血糖（PPG）＞I60 mg/dl 8.9 mmol/L。因此控糖达标是摆在糖尿病医生面前的现实而紧迫的任务。

4 强化控糖目标的相对性

强化控糖的目标通常是“治疗达标”。但强化控糖的血糖目标值在群体讲不局限于治疗达标，它是一个相对的概念 [14]，是个体自身历史对照或个体间比较而言的，其血糖目标值更为宽泛、灵活，强调个体化 [15]。因为 IGC 主要带来长期风险降低，不适当强化可能增加血管病变的风险 [16]。对于一个长期严重高血糖、微血管病变正在暴发阶段的糖尿病患者，短期内把 24 h 平均血糖控制到 10 moml/L 以下，就已经算 IGC 了。对于一个 90 岁以上的老人和一个 40 岁的患者，平均血糖同为 8~9 mmol/L，前者已经可以看作 IGC 了，而后者可能还属于“差”的范围。因此个体化决定目标值，一般是以最大限度减少血管并发症，同时不良作用又不显著增加为原则。既往有人认为 HbA1c 降到 8.0%是获得最大益处的阈值 [17]。现在看来是不足的。美国糖尿病协会（ADA）要求 HbA1c＜7.0%。欧洲糖尿病政策组还建议餐后血糖控制目标：降低动脉风险峰值不超过 7.5 mmol/L，降低微血管风险不超过 8.9 mmol/L，不能仅看 HbA1c。对于危重患者的血糖控制，2008 年版 SSC（拯救脓毒症运动）推荐血糖控制在＜150 mg/dl（8.3 mmol/L）即可。有学者 [18] 提出控制到 80~110 mg/dl（4.4~6.1 mmol/L）对于减低致残致死性更为有益。我国对于大多数糖尿病患，IGC 目标一般可看作 HbA1c＜6.5%，空腹血糖 4.4~6.1 mmol/L，餐后血糖 4.4~8.0 mmol/L。

5 强化控糖的实施时机

强化控糖只是手段，而不是目的。为了更好地达到强化控糖的预期益处，必须选择适当的强化控糖切入点。荟萃分析显示，在糖尿病早期，强化胰岛素治疗对于血糖治疗效果及减慢并发症的进展，是有积极意义的 [19]。在 2 型糖尿病中致命的心肌梗死和中风的风险均与 HbA1c、既往发生的心肌梗死、中风史有关 [20]。因此首次发生心血管事件时应开始予强化治疗，这样可在 1~3 年内减少心血管病死亡率 30% [21]。重症监护病房的患者，强化胰岛素（INS）治疗与传统治疗比较，可改善重症患者的预后 [22]，减低患者的致死致残性 [18]。1 型糖尿病强化治疗有助于维护内生的胰岛素分泌，使代谢控制更好并降低低血糖风险和慢性并发症发生。因此有人建议尽可能早地对 1 型糖尿病开始强化治疗 [23]。

不适当地强化控糖可能增加早期血管病变的风险。长期血糖控制很差的患者，尤其是已经处于非增殖性视网膜病变阶段，强化治疗可能导致视力严重恶化。因此已经处在视网膜病变高峰险阶段，尤其 HbA1c 高的患者，不宜予强化治疗，直到光凝固治疗完成 [16]。糖尿病合并妊娠，即使巨大胎儿发生，妊娠全程 IGC 可能并无益处，甚或可能有害，因为可能导致“宫内胎儿生长受限”。只要在妊娠的最后两周进行严格的血糖控制，新生儿代谢并发症就可以避免 [24]。在糖尿病早期阶段以胰岛素抵抗（IR）为突出，宜以减重、食谱改变、锻炼为主 [25]。

6 强化控糖需要考虑的因素

在个体化决策强化治疗时，除要考虑合适的介入时机、适当的血糖控制水平等因素外，还应涉及患者的其他个性特点。生命预期是 ICC 的重要决定因素，因为强化治疗只有长期实施才能阻止并发症。有限生命预期者不能从强化治疗中获益 [26]。因此强化治疗前应排除其他严重疾病或严重威胁生命的并发症 [25]。接受强化治疗者必须要有主观动机与良好的依从性，并接受强化糖尿病教育，能自我血糖监测[16]。患者的文化水平、工作性质也是开始强化治疗应当关心的内容。低文化素质、智障、高空或其他危险作业者，要十分慎重或不予强化治疗；重体力活、妊娠者应当慎重，以降低不良事件的风险；计划应用胰岛素强化者，更要注意患者的执行能力及安全性。低血糖风险是任何强化控糖措施都必须认真思考的，低血糖风险较高者不宜强化控糖。

7 口服降糖药强化控糖

强化控糖针对的是特定患者的理想血糖目标值，可以用任何治疗方法，包括口服降糖药。并不是所有的糖尿病患者都适合过急的胰岛素治疗[25]。对于老人尤其是有合并症的患者，治疗方法及目标都要更灵活。任何单药治疗与单独饮食治疗比较，HbA1c＜7%者可增加 2~3 成[27]。退伍军人糖尿病研究（VADT）是以口服降糖药为基础的强化治疗研究，在维持 HbA1c 绝对差异＞1.5%水平 5~7 年的情况下，主要心血管事件相对下降 21%[28]。UKPDS33 证实无论用磺脲类还是胰岛素强化治疗，任何终点都没有差异[29]。另一组 UKPDS753 例超重的初诊 2 型糖尿病患者分为独立的传统饮食治疗组（411 例）和二甲双胍强化治疗组（342 例），后者目标血糖值定为＜6 mmol/L。另有 951 例超重的 2 型糖尿病患者，分别用氯磺丙脲（265 例）格列苯脲（277 例）及胰岛素（409 例）强化控制血糖，观察期中位数为 10.7 年。结果：二甲双胍组平均 HbA1c 为 7.4%，其他传统治疗为 8%；二甲双胍与传统治疗各组比较，糖尿病相关终点下降 32%，糖尿病相关死亡下降 42%，所有原因的死亡下降 36%[30]。UKPDS 对新诊断的 2 型糖尿病随机给予饮食控制、磺脲类、胰岛素、二甲双胍治疗 3 年，结果发现磺脲类、胰岛素和二甲双胍具有相似的降糖效果；低血糖风险磺脲类和胰岛素均显著超过二甲双胍和饮食控制，血浆胰岛素的浓度也更高。二甲双胍和饮食控制实际上降低了血浆胰岛素水平[31]。

8 胰岛素强化控糖

强化胰岛素治疗（Intensive insulin therapy）是 IGC 的重要内容。UKPDS 早期研究数据显示强化胰岛素治疗在降低 HbA1c 方面比口服降糖药更有效，口服药物治疗不能满意控制血糖者，适时地予胰岛素强化控糖是必要的[32]。最大剂量的磺脲类仍不能满意控制血糖者，加用胰岛素既改善血糖控制、又不增加低血糖风险[33]。具有 ICA 或 GADA 抗体表型的年轻 2 型糖尿病，与经典的青少年发病的 1 型糖尿病相似，不论是表型还是抗体均可预测胰岛素的需要[34]。在老年人中表型接近于那些没有抗体者，仅抗体能预测胰岛素需要的可能性增加。通常可睡前中效或餐前预混胰岛素治疗，逐渐增加剂量直到 FPG 达到拟定的目标值，大多数患者没有必要一天多次注射[25]。但如联合治疗也未能达标，中效与速效分别多次注射可能更有效，或可考虑持续皮下胰岛素输注。对于 1 型糖尿病，DCCT 研究证实强化胰岛素治疗可预防或延迟视网膜病变、肾病变和神经病变的发生[32]。基线 C 肽水平＞0.2nmol/L 者，在强化治疗中低血糖的风险降低 30%，视网膜病变和肾脏病变也显著降低。因此适度存在的胰岛 B 细胞活性对于避免低血糖和减少视网膜病变和糖尿病肾损害是重要的[35]。强化治疗 1 型糖尿病有助于维护内生的胰岛素分泌[23]。通过对 1 型糖尿病 6.5 年的研究发现，强化胰岛素治疗较传统胰岛素治疗能更好地控制 HbA1c，持续皮下胰岛素输注与多次皮下注射两种强化方案对 HbA1c 的疗效没有差异[36]。腹膜内胰岛素给药系统更符合人体生理特征，可以选择性抑制肝葡萄糖的产生[25]。在危重监护病房中必要时可用更为积极的胰岛素静脉输注治疗[37]。

9 强化控糖中的联合用药

UKPDS 研究发现单药治疗 3 年，50%的患者可达标，年后只有 25%可达标。年轻、肥胖、更高的血糖都可导致较低的达标率[27]。因此长期来看，大多数患者必须联合治疗。单独的饮食控制或 INS 或磺脲类或二甲双胍治疗，9 年后单药治疗 3 组血糖控制达标率（FPG＜7.8 mmol/L）分别为 8%、42%、24%，

HbA1c 达标率（＜7%）分别为 9%、28%、24%。如再将肥胖者联合二甲双胍，又有 18%的患 FPG 达标和 13%的 HbA1c 达标[27]。另一项为期 3 年的研究发现，单用磺脲类 FPG 增加 0.44 mmol/L，而磺脲类联合二甲双胍 FPG 下降 0.47 mmol/L，HbA1c 也明显改善[38]。可见磺脲类早期联合二甲双胍有助于提高血糖控制效果。联合胰岛素与口服降糖药有助于提高血糖控制效果，胰岛素联合二甲双胍或格列酮类是比较好的联合[25]。UKPDS 将新诊断的 2 型糖尿病患者随机分为传统控糖组（先予饮食治疗）、胰岛素强化控糖组（独立的胰岛素治疗）及强化磺脲类治疗组。如果后者磺脲类用到最大剂量 FPG 仍然＞6.0 mmol/L，则加胰岛素。6 年后大约 53%的磺脲类治疗组患者需要加用胰岛素。与独立的胰岛素治疗组比较，磺脲类 +/− 胰岛素组 HbA1c 中位数显著降低，HbA1c＜7%者显著增多，且低血糖事件更少，体重增加却相似[39]。

10 非药物治疗提高强化控糖的效果

一些非药物手段如强化的饮食控制、合理的运动、强化的教育和科学的管理等，有助于提高强化控糖的效果。UKPDS 研究发现，初诊 2 型糖尿病患者中 28%尿蛋白升高（＜25 mg/L），66%尿 N- 乙酰葡糖胺酶升高（＜300μmol・h^{-1}・L^{-1}），两者均与空腹血糖相关。单独控制饮食 3 个月可使 BMI 的中位数（四分位间距）[M（QR）] 由 29.7（5.9）kg/m^2 降到 28.8（5.8）kg/m^2，FPG 由 12.2（3.8）mmol/L 下降到 9.8（3.8）mmol/L，收缩压由 143（21.8）mmHg 下降到 131（20.3）mmHg，白蛋白排泄率和尿 N- 乙酰葡糖胺酶也显著下降[40]。DCCT 研究显示在强化药物治疗的患者中有节食行为者较未控制饮食者的 HbA1c 多下降 0.25% ~1.0%[41]。适宜的医学管理包括长期群体性交流与教育，生活方式的改变及行为的适宜变化，有助于改善血糖的控制[42]，主张饮食计划和低血糖合理处理的个别辅导[41]，包括医生、护士、营养师及行为学家等在内的指导小组的配合，可提高接受强化治疗的糖尿病患者的依从性及控糖效果[36]。

11 强化控糖的风险

在认识强化控糖的获益时，不能无视其相应的风险。首当其冲的是低血糖发生率增高，是制约强化控糖的重要因素。通过对 1 型糖尿病的研究发现，即使在配备有良好综合管理措施前提下，强化控糖每天 3 次或更多次皮下注射胰岛素，或持续皮下胰岛素输注，低血糖发生率仍然是常规胰岛素治疗的 3 倍；伴昏迷或癫痫发作的低血糖频率也高于常规治疗[36]。UKPDS33 强化治疗组 HbA1c 绝对数仅多降低 0.9%，相对多降低 11%，但低血糖的风险显著增多：传统组为每年 0.7%；强化治疗的氯磺丙脲组为 1%，格列苯脲组为 1.4%，胰岛素组为 1.8%[29]。但 UKPDS73 研究结果提示饮食控制加单药治疗的低血糖发生率很低，对强化治疗的制约有限[43]。血管病变的早期恶化是影响强化控糖的又一因素，发生早期恶化的重要风险是纳入强化时更高的 HbA1c，尤其是强化控糖开始前 6 个月，是导致增殖性视网膜病变的高风险期[16]。另外的观察发现胰岛素治疗者糖尿病性视网膜病变更易恶化[44]，旁证了上述结果。早期的 VA-CSDM 研究结果提示更低的 HbA1c 反而恶化心血管结果[20]。UKPDS34 发现联合二甲双胍与磺脲类较单用磺脲类增加 96%的糖尿病相关风险心[29]。此外，强化治疗也增加代谢综合征的流行率[45]；妊娠期间不适当的胰岛素使用还可增加宫内胎儿生长受限（IUGR）的风险[24]。

12 强化控糖的瓶颈

强化控糖除可能增加不良风险外，中性的益处、实施的难度也制约着其广泛的开展。有报告显示，强化降压降低花费并改善预后，强化控糖和降低血清胆固醇水平虽改善临床结果但增加花费[46]。UKPDS10 年的研究发现，强化抗糖尿病治疗（INS 或口服药）对心血管并发症或病死率无明显获益[44]。UGDP 研究也显示强化胰岛素治疗对血管终点事件没有效果[32]。在退伍军人研究中，强化控糖可降低 2%的 HbA1c，然而 40/153 的患者在 27 个月的试验期内发生心血管事件，与常规治疗之间比较未发现心血管事件发生率有差异[32]。过分严格的胰岛素治疗或许没有好处，甚至在心血管病病死率方面得到反面的结果[44]。强化控糖对微血管病变的益处也有质疑的研究报道，认为长期血糖控制对视敏度和肾衰没有效果[47]。DCCT 研究证实 1 型糖尿病患者虽在强化治疗 3 年后，不同级别的视网膜病变可得到益处，需要激光治疗以保存视力的风险也下降，但强化控糖不能彻底阻断视网膜病变[48]。UKPDS 研究显示，强化控糖对 2 型糖尿病生活质量的改善几乎没有益处，因为生活质量主要受并发症的影响[49]，合并大血管病变者强化控糖甚至可能恶化生活质量[50]。巴西人认为实际工作中糖尿病患者血糖、血压、血脂的达标都是很困难的，尤其是妇女[51]。前面有资料已经显示我国的实际情况也并非更好。

13 全危险因子干预的强化治疗

强化糖尿病治疗要求全方位地综合控制糖尿病血管病变的危险因素，不仅仅是血糖的有效控制。如降压、降脂、控烟、合理运动、控制体重、健康的饮食（强化生活干预）、科学的作息及强化教育和专门的指导等。UKPDS 研究发现收缩压（SBP）每增加 10 mmHg，周围血管病变（PVD）风险增加 25%[5]；视网膜病变在糖尿病初诊后 6 年与高血压相关[10]。同时有糖尿病与高血压者，HbA1c＜6%、SBP＜130 mmHg 的患者，与 HbA1c≥8%、SBP≥150 mmHg 的患者比较，终点事件发生率每 1000 人 / 年分别为 15 例、82 例。校正比例危险率模型后 HbA1c 每减低 1%使终点风险递降 21%，SBP 每降低 10 mmHg 使终点风险递降 11%。2 型糖尿病并发症风险独立地和累加地与高血糖和高血压相关[52]。糖尿病患者 LDL-C 水平降低 1 mmol/L（38.3 mg/dL）可使冠心病风险降低 57%；全因病死率降低 9%，严重心血管事件降低 21%[53]；TC 上升 0.26 mmol/L（10 mg/dL）使心血管死亡上升 9%；TG 上升 1 mmol/L（87.7 mg/dL）使心血管风险上升 75%（女）和 30%（男）；HDL-C 每下降 0.025 mmol/L（1 mg/dL）使心血管死亡上升 5%（女）和 4%（男）[54]。糖尿病的戒烟工作任重而道远，尤其广大的男性糖尿病患者。尽管有研究认为吸烟与视网膜病变无关[10]，但其对大血管的风险是无疑的。规律的运动及有效控制体重不但有助于血糖的控制，同时改善胰岛素抵抗[55]，降低心血管风险。DCCT 证实在强化药物治疗的糖尿病患者中，强化饮食控制者较常规控制者 HbA1C 多下降 0.25% ~1.0%，TC、TG 也可得到改善[56]。强化教育显著提高患者的依从性，提高治疗效果，尤其接受胰岛素强化治疗者[57]。为糖尿病患者设立包括专病医师、专科护士、营养师、心理医师、运动学家等在内的专门小组进行强化糖尿病教育，实践证实具有重要意义。

14 中医药在糖尿病强化治疗中的作用

中医药具有多靶点发挥作用的特点，单味中药就是一个复杂的多成分复合体。中药复方的成分就更复杂了。虽然中药在某单方面的作用并不强，但由于不同的成分各自作用于不同的靶点，从而发挥协同治疗作用。荟萃分析发现人参具有抗诱变、抗癌、抗炎及抗糖尿病作用[58]；并能阻止高脂诱导的高糖和肥胖的发病[59]，在临床上尚可改善患者的心理功能和免疫功能[60]。人参可修饰雌性 ZDF 鼠与糖尿病有关的表型和基因，其对 PPAR 作用的强度与罗格列酮等同[61]。已经证实其主要成分之一是人参皂苷[60]。六味地黄丸是治疗糖尿病应用广泛的复方之一，研究证实可改善果糖饲养造成的胰岛素抵抗[62]，通过对抗自由基改善胰岛功能，从而降低血糖[62]。其降糖的另一机制可能与调节毒蕈碱 M3 受体有关[63]。上述人参、六味地黄丸在改善胰岛素抵抗、改善胰岛功能、抗自由基、抗氧化、调节免疫功能、降糖、降脂、减重的同时，尚可针对糖尿病的并发症发挥直接的防治作用。如六味地黄丸降低基质金属蛋白酶 9（MMP9）活性和内皮素转换酶 mRNA 表达，下调内皮素 1（ET1）水平以治疗糖尿病肾病[62]；人参对心血管危险有显著降低作用，能保护糖尿病神经和血管[58]，耐受性好[60]。其他如苦瓜水提物有降糖和降压效果[64]；同时调节组织特异性谷胱甘肽 S- 转移酶表达和免疫组化定位并使其恢复正常[65]，保护肾线粒体中的氧化应激通路，有助于治疗并发症[66]。黄芪多糖能明显降低 HbA1c 水平，抑制心肌血管紧张素Ⅱ及心肌基因表达和蛋白水解酶 chymase 的活性[67]；桑枝、桑椹、桑叶提取物具有糖苷酶抑制剂作用[68]，能改善高糖症状和降脂，并降低肾与体重的比值及 NAG 活性，使肾组织变化明显减轻[69]。防己提取物对新确诊糖尿病患者能降低空腹血糖 16%、餐后血糖 18%[70]；隐丹参酮通过激活 AMP 活化蛋白激酶以抗糖尿病和抗肥胖[71]，阻断糖尿病鼠主动脉和眼的氧化应激[72]。其他常用中草药及其提取物如艾、天冬、龙须菜、芦笋、肉桂、茶、丁香、胡椒、辣椒、月苋草、胡芦巴、益母草、刺五加、仙鹤草、葛根、薏苡仁、灯盏花、刺蒺藜、葱白、玉米须、黄连、胡黄连等，都被证实具有抗糖尿病及并发症的若干作用。

15 中草药在糖尿病防治中的应用与实践

约旦科技大学和沙林医学中心于2003年12月—2004年8月面对面调查310例糖尿病患者，发现31%的患者用过草药产品，用得较多的有胡芦巴、蒜、葱白、玉米须、南瓜。其中80.2%的患者在医生指导下使用，79.2%的患者愿意继续使用，86.5%的患者对他们的糖尿病控制感到满意[73]。在英国山楂叶、花、果都被草药师用来治疗高血压。药理研究证实也具有一定降糖作用。Walker等[74]学者，通过随机对照实验研究了山楂对糖尿病患者的降压效果。治疗组39例服山楂提物，安慰剂组40例，治疗16周。结果治疗组平均舒张压由治疗前85.6 mmHg降至治疗后的83 mmHg，对照组治疗前84.5 mmHg，治疗后为85 mmHg，两组血压下降值比较P=0.035[74]。在美国西南部两个社区中的西班牙族妇女，2型糖尿病患者91%使用1种或多种草药治疗[75]。在牙买加有80%的糖尿病患者在用处方药同时联合使用自然药产品（草药），其中在农村接受自然药产品治疗的占92%，在城市占70%[76]。土耳其的糖尿病妇女也常用草药治疗[77]。中草药在糖尿病防治中的降糖作用常常是辅助性的，其应用重点在于预防和治疗糖尿病的并发症尤其是血管并发症，我国这方面的研究比较多。

参考文献

[1] Davidson JA. Treatment of the patient with diabetes: importance of maintaining target HbA1c levels[J]. Curr Med Res Opin, 2004, 20(12): 1919-1927.

[2] Stevens RJ, Stratton IM, Holman RR, et al. UKPDS 58-modeling glucose exposure as a risk factor for photocoagulation in type 2 diabetes[J]. J Diabetes Complications, 2002, 16(6): 371-376.

[3] Stratton IM, Adler AI, Neil HA, et al. Association of glycaemia with macrovascular and microvascular complications of type 2 diabetes(UKPDS 35): prospective observational study[J]. BMJ, 2000, 321(7258): 405-412.

[4] Gaede P, Lund-Andersen H, Parving HH, et al. Effect of a multifactorial intervention on mortality in type 2 diabetes[J]. N Engl J Med, 2008, 358(6): 580-591.

[5] Adler AI, Stevens RJ, Neil A, et al. UKPDS 59: hyperglycemia and other potentially modifiable risk factors for peripheral vascular disease in type 2 diabetes[J]. Diabetes Care, 2002, 25(5): 894-899.

[6] Cleary PA, Orchard TJ, Genuth S, et al. The effect of intensive glycemic treatment on coronary artery calcification in type 1 diabetic participants of the Diabetes Control and Complications Trial/Epidemiology of Diabetes Interventions and Complications(DCCT/EDIC)Study[J]. Diabetes, 2006, 55(12): 3556-3565.

[7] Writing Team for the Diabetes Control and Complications Trial/Epidemiology of Diabetes Interventions and Complications Research Group. Sustained effect of intensive treatment of type I diabetes mellitus on development and progression of diabetic nephropathy: the Epidemiology of Diabetes Interventions and Complications(EDIC)study[J]. JAMA, 2003, 290(16): 2159-2167.

[8] Lachin JM, Genuth S, Nathan OM, et al. The hemoglobin glycation index is not an independent predictor of the risk of microvascular complications in the Diabetes Control and Complications Trial[J]. Diabetes, 2007, 56(7): 1913-1921.

[9] McCarter RJ, Hempe JM, Gomez R, et al. Biological variation in HbA1c predicts risk of retinopathy and nephropathy in type 1 diabetes[J]. Diabetes Care, 2004, 27(6): 1259-1264.

[10] Stratton IM, Kohner EM, Aldington SJ, et al. UKPDS 50: risk factors for incidence and progression of retinopathy in Type II diabetes over 6 years from diagnosis[J]. Diabetologia, 2001, 44(2): 156-163.

[11] Colagiuri S, Cull CA, Holman RR, et al. Are lower fasting plasma glucose levels at diagnosis of type 2 diabetes associated with improved outcomes? U. K. prospective diabetes study 61[J]. Diabetes Care, 2002, 25(8): 1410-1417.

[12] 李红霞, 满永, 国汉邦, 等. 北京市部分人群血压、血糖、血脂异常的知晓率、治疗率和达标率的调查[J]. 北京医学, 2007, 29(1): 57.

[13] Bonora E. Postprandial peaks as a risk factor for cardiovascular disease: epidemiological perspectives[J]. Int J Clin Pract Suppl, 2002, (129): 5-11.

[14] Davidson JA. Treatment of the patient with diabetes: importance of maintaining target HbA(lc)levels[J]. Curr Med Res Opin, 2004, 20(12): 1919-1927.

[15] Saez de la Fuente J, Granja Berna V, Ferrari Piquero JM, et al. Types of insulin therapy[J]. Rev Clin Esp, 2008, 208(2): 76-86.

[16] Early worsening of diabetic retinopathy in the Diabetes Control and Complications Trial[J]. Arch Ophthalmol, 1998, 116(7): 874-886.

[17] The absence of a glycemic threshold for the development of long-term complications: the perspective of the Diabetes Control and Complications Trial[J]. Diabetes, 1996, 45(10): 1289-1298.

[18] Braithwaite SS. Inpatient insulin therapy[J]. Curr Opin Endocrinol Diabetes Obes, 2008, 15(2): 159-166.

[19] Dailey G. New strategies for basal insulin treatment in type 2 diabetes mellitus[J]. Clin Ther, 2004; 26(6): 889-901.

[20] Stevens RJ, Coleman RL, Adler AI, et al. Risk factors for myocardial infarction case fatality and stroke case fatality in type 2 diabetes: UKPDS 66[J]. Diabetes Care, 2004, 27(1): 201-207.

[21] Timsit J, Dubois-Laforgue D. Should the occurrence of a first coronary event change the management of diabetes? [J]. Arch Mal Coeur Vaiss, 2000, 93(4): 39-44.

[22] Roberts SR, Hamedani B. Benefits and methods of achieving strict glycemic control in the ICU[J]. Crit Care Nurs Clin North Am, 2004, 16(4): 537-545.

[23] The Diabetes Control and Complications Trial Research Group. Effect of intensive therapy on residual beta-cell function in patients with type I diabetes in the diabetes control and complications trial. A randomized, controlled trial[J]. Ann Intern Med, 1998, 128(7): 517-523.

[24] Parikh RM Joshi SR, Mnon PS, et al. Intensive glycemic control in diabetic pregnancy with intrauterine growth restriction is detrimental to fetus[J]. Med Hypotheses, 2007, 69(1): 203-205.

[25] Mudaliar S, Edelman SV. Insulin therapy in type 2 diabetes[J]. Endocrinol Metab Clin North Am, 2001, 30(4): 935-982.

[26] Huang ES. Appropriate application of evidence to the care of elderly patients with diabetes[J]. Curr Diabetes Rev, 2007, 3(4): 260-263.

[27] Turner RC, Cull CA, Frighi V, et al. Glycemic control with diet, sulfonylurea, metformin, or insulin in patients with type 2 diabetes mellitus: progressive requirement for multiple therapies(UKPDS 49). UK Prospective Diabetes Study(UKPDS)Group[J]. JAMA, 1999, 281(21): 2005-2012.

[28] Abraira C, Duckworth W, McCarren M, et al. Design of the cooperative study on glycemic control and complications in diabetes mellitus type 2: Veterans Affairs Diabetes Trial[J]. J Diabetes Complications, 2003, 17(6): 314-322.

[29] No authors listed. Intensive blood-glucose control with sulphonylureas or insulin compared with conventional treatment and risk of complications in patients with type 2 diabetes(UKPDS 33). UK Prospective Diabetes Study(UKPDS)Group[J]. Lancet, 1998, 352(9131): 837-853.

[30] UK Prospective Diabetes Study(UKPDS)Group. Effect of intensive blood-glucose control with metformin on complications in overweight patients with type 2 diabetes(UKPDS 34)[J]. Lancet, 1998, 352(9131): 854-865.

[31] United Kingdom Prospective Diabetes Study(UKPDS). 13: Relative efficacy of randomly allocated diet, sulphonylurea, insulin, or metformin in patients with newly diagnosed non-insulin dependent diabetes followed for three years[J]. BMJ, 1995, 310(6972): 83-88.

[32] Colwell JA. Intensive insulin therapy in type II diabetes: rationale and collaborative clinical trial results[J]. Diabetes, 1996, 45(Suppl 3): S87-90.

[33] Wright A, Burden AC, Paisey RB, et al. Sulfonylurea inadequacy: efficacy of addition of insulin over 6 years in patients with type 2 diabetes in the U. K. Prospective Diabetes Study(UKPDS 57)[J]. Diabetes Care, 2002, 25(2): 330-336.

[34] Turner R, Stratton I, Horton V, et al. UKPDS 25: autoantibodies to islet-cell cytoplasm and glutamic acid decarboxylase for prediction of insulin requirement in type 2 diabetes. UK Prospective Diabetes Study Group[J]. Lancet, 1997, 350(9087): 1288-1293.

[35] Steffes MW, Sibley S, Jackson M, et al. Beta-cell function and the development of diabetes-related complications in the diabetes control and complications trial[J]. Diabetes Care 2003; 26(3): 832-836.

[36] Implementation of treatment protocols in the Diabetes Control and Complications Trial[J]. Diabetes Care, 1995, 18(3): 361-376.

[37] Humbert J, Gallagher K, Gabbay R, et al. Intensive Insulin therapy in the critically ill geriatric patient[J]. Crit Care Nurs Q, 2008, 31(1): 14-18.

[38] UKPDS 28: a randomized trial of efficacy of early addition of metformin in sulfonylurea-treated type 2 diabetes. U. K. Prospective Diabetes Study Group[J]. Diabetes Care, 1998, 21(1): 87-92.

[39] Wright A, Burden AC, Paisey RB, et al. Sulfonylurea inadequacy: efficacy of addition of insulin over 6 years in patients with type 2 diabetes in the U. K. Prospective Diabetes Study(UKPDS 57)[J]. Diabetes Care, 2002, 25(2): 330-336.

[40] UK Prospective Diabetes Study(UKPDS). Ⅸ: Relationships of urinary album in and N-acet ylglucosam inidase to glycaemia and hypertension at diagnosis of type2(non-insulin dependent)diabetes melitus and after 3 months diet therapy[J]. Diabetologia, 1993, 36(9): 835-842.

[41] Delahanty LM, Halford BN. The role of diet behaviors in achieving improved glycemic control in intensively treated patients in the Diabetes Control and Complications Trial[J]. Diabetes Care, 1993, 16(11): 1453-1458.

[42] Nicolerat JA. Implications of the United Kingdom Prospective Diabetes Study(UKPDS)results on patient management[J]. Diabetes Educ, 2000, 26 Sup1: 8-10.

[43] Wright AD, Cul CA, Macleod KM, et al. Hypoglycemia in type2 diabetic patients randomized to and maintained on monotherapy with diet, sulfonylurea, metformin, or insulin for 6 years from diagnosis: UKPDS73[J]. J Diabetes Complications, 2006, 20(6): 395-401.

[44] Papoz L. Insulin treatment in type 2 diabetes: epidemiological data[J]. Diabetes Metab, 2001, 27(5Pt3): S7-14.

[45] Kilpatrick ES, Rigby AS, Atkin SL. Insulin resistance, the metabolic syndrome, and complication risk in type 1 diabetes: “double diabetes” in the Diabetes Control and Complications Trial[J]. Diabetes Care, 2007, 30(3): 707-712.

[46] CDC Diabetes Cost-effectiveness Group. Cost-effectiveness of Intensive glycemic control, intensified hypertension control, and serum cholesterol level reduction for type 2 diabetes[J]. JAMA, 2002, 287(19): 2542-2551.

[47] Abraira C, Duckworth W, McCaren M, et al. Design of the Cooperative study on glycemic control and complications in diabetes mellitus type2: Veterans Affairs Diabetes Trial[J]. J Diab Complications, 2003, 17(6): 314-322.

[48] Diabetes Control and Complications Trial Research Group. Progression of retinopathy with intensive versus conventional treatment in the Diabetes Control and Complications Trial[J]. Ophthalmology, 1995, 102(4): 647-661.

[49] Davis TM, Cul CA, Holman RR, et al. Relationship between ethnicity and glycemic control, lipid profiles, and blood pressure during the first 9 years of type2 diabetes: U. K. Prospective Diabet Study(UKPDS 55)[J]. Diabetes Care, 2001, 24(7): 1167-1174.

[50] U. K. Prospective Diabetes Study Group. Quality of life in type2 diabetic patients is affected by complications but not by intensive policies to improve blood glucose or blood pressure control(UKPDS37)[J]. Diabetes Care, 1999, 22(7): 1125-1136.
[51] Gomes MB, Gianela D, Faria M, et al. Prevalence of type2 diabetic patients with int hetargets of care guidelines in daily Clinical practice: a multi-center study in Brazil[J]. Rev Diabetes Study, 2006, 3(2): 82-87.
[52] Straton IM, Cull CA, Adler AI, et al. Additive effects of glycaemia and blood pressure exposure on risk of complications in type2 diabetes: a prospective observational study(UKPDS75)[J]. Diabetologia, 2006, 49(8): 1761-1769.
[53] Cholesterol Treatment Trialists'(CTT)Collaborators. Efficacy of cholesterol lowering therapy in 18, 686 people with diabetes in 14 randomized trials of statins: a meta-analysis[J]. Lancet, 2008, 371(9607): 117-125.
[54] Bianchi C, Peno G, Malogi L, et al. Non-traditional markers of atherosclerosis potentiate the risk of coronary heart disease in patients with type2 diabetes and metabolic syndrome[J]. Nutr Metab Cardiovasc Dis, 2008, 18(1): 31-38.
[55] Huang SH, Weng KP, Hsieh KS, et al. Effects of a class-room-based weight-control intervention on cardiovascular disease in elementary-school obese children[J]. Acta Paediatr Taiwan, 2007, 48(4): 201-206.
[56] Manley SE, Straton IM, Cul CA, et al. Effects of the months'diet after diagnosis of type2 diabetes on plasma lipids and lipoproteins(UKPDS45). UK Prospective Diabetes Study Group[J]. Diabet Med, 2000, 17(7): 518-523.
[57] Nansel TR, Ianoti RJ, Simons-Morton BG, et al. Diabetes personal trainer outcomes: short-termand1-yearoutcomesofa diabetes personal trainer intervention among youth with type 1 diabetes[J]. Diabetes Care, 2007, 30(10): 2471-2477.
[58] Ong YC, Yong EL. Panax(ginseng)—panacea or placebo? Molecular and cellular basis of its pharmacological activity[J]. An Acad Med Singapore, 2000, 29(1): 42-46.
[59] Yun SN, Mon SJ, Ko SK, et al. Wild ginseng prevents the onset of high-fat diet induced hyperglycemia and obesity in ICR mice[J]. Arch Pharm Res, 2004, 27(7): 790-79.
[60] Kiefer D, Pantuso T. Panax ginseng[J]. Am Fam Physician, 2003, 68(8): 1539-1542.
[61] Banz WJ, Iqbal MJ, Bolaert M, et al. Ginseng modifies the diabetic phenotype and genes associated with diabetes in the male ZDF rat[J]. Phytomedicine, 2007, 14(10): 681-689.
[62] He H, Yang X, Zeng X, et al. Protective effect of Liuwei Dihuang decoction on early diabetic nephropathy induced by streptozotocin via modulating ET-ROS axis and matrix metalloproteinase activity in rats[J]. J Pharm Pharmacol, 2007, 59(9): 1297-1305.
[63] Liou S, Liu M, Hsu SF, et al. Comi fructus as the major herb of DieHuangWan for lowering plasma glucose in Wistar rats[J]. J Pharm Pharmacol, 2004, 56(11): 1443-1447.
[64] Ojewole JA, Adewole SO, Olayiwola G. Hypoglycaemic and hypotensive effects of Momordica charantia Lin(Cucurbitaceae)whole-plant aqueous extract in rats[J]. Cardiovasc J S Afr, 2006, 17(5): 227-232.
[65] Raza H, Ahmed I, John A. Tissue specific expression and immunohistochemical localization of glutathione S-transferase in streptozotocin induced diabetic rats: modulation by Momordica charantia(karela)extract[J]. Life Sci, 2004, 74(12): 1503-1511.
[66] Song F, Qi X, Chen W, et al. Effect of Momordica grosvenori on oxidative stress pathways in renal mitochondria of normal and alloxan-induced diabetic mice Involvement of heme oxygenase-1[J]. Eur J Nutr, 2007, 46(2): 61-69.
[67] Chen W, Li YM, Yu MH. Effects of Astragalus polysaccharides on chymase, angiotensin-converting enzyme and angiotensin Ⅱ in diabetic cardiomyopathy in hamsters[J]. J Int Med Res, 2007, 35(6): 873-877.
[68] Hansawasdi C, Kawabata J. Alpha-glucosidase inhibitory effect of mulberry(Morusalba)leaves on Caco-2[J]. Fitoterapia, 2006, 77(7-8): 568-573.
[69] Ye F, Shen Z, Xie M. Alpha-glucosidase inhibition from a Chinese medical herb(Ramulusmori)in normal and diabetic rats and mice[J]. Phytomedicine, 2002, 9(2): 161-166.
[70] Kuriyan R, Rajendran R, Bantwal G, et al. Effect of supplementation of occinia cordifolia extract on newly detected diabetic patients[J]. Diabetes Care, 2008, 31(2): 216-220
[71] Kim EJ, Jung SN, Son KH, et al. Antidiabetes and antiobesity effect of cryptotanshinone via activation of AMP-activated protein kinase[J]. Mol Pharmacol, 2007, 72(1): 62-72.
[72] Yue KK, Le KW, Chan K, et al. Danshen prevents the occurrence of oxidative stress in the eye and aorta of diabetic rats without affecting the hyperglycemic state[J]. J Ethnopharmacol, 2006, 106(1): 136-141.
[73] Otom SA, Al-Safi SA, Kerem ZK. The use of medicinal herbs by diabetic Jordanian patients[J]. J Herb Pharmacother, 2006, 6(2): 31-41.
[74] Walker AF, Marakis G, Simpson E, et al. Hypotensive effects of hawthorn for patients with diabetes taking prescription drugs: a randomized controlled trial[J]. Br J Gen Pract, 2006, 56(527): 437-443.
[75] Johnson L, Strich H, Taylor A, et al. Use of herbal remedies by diabetic Hispanic women in the south western United States[J]. Phytother Res, 2006, 20(4): 250-255.
[76] Delgoda R, Elington C, Baret S, et al. The practice of Polypharmacy involving herbal and prescription medicines in the treatment of diabetes mellitus, hypertension and gastrointestinal disorders in Jamaica[J]. West Indian Med J, 2004, 53(6): 400-405.
[77] Göz ù m S, Unsal A. Use of herbal therapies by older, community-dwelling women[J]. J Adv Nurs, 2004, 46(2): 171-178.

原载：衡先培，陈可冀．糖尿病强化治疗与血管病变（一）[J]. 中国中西医结合杂志，2008, 28(6): 563-566. 及衡先培，陈可冀．糖尿病强化治疗与血管病变（二）[J]. 中国中西医结合杂志，2008, 28(7): 669-672.

强化降脂与个体化调脂

徐 浩 陈可冀

血脂异常是指血浆总胆固醇（TC）升高、低密度脂蛋白-胆固醇（LDL-C）升高、甘油三酯（TG）升高和/或高密度脂蛋白-胆固醇（HDL-C）降低，又称高脂血症。血脂异常与动脉粥样硬化（AS）的发生和发展有非常密切的关系，在此基础上引起的心脑血管疾病更是人类健康的第一杀手。为了更有效地进行血脂异常的防治美国于1988年组建了国立胆固醇教育计划（NCEP）委员会，成人治疗组（ATP）即属其中之一。随着循证医学证据的不断积累，该治疗组于2001年制定了《成人胆固醇异常防治指南》ATP Ⅲ[1]，并于2004年进行了补充说明[2]。我国也在2007年公布了最新的《中国成人血脂异常防治指南》[3]（以下简称2007血脂指南）。在这两个国内外血脂防治最新指南中，均明确提出了强化降脂的思想，如何结合中国血脂异常的特点和调脂治疗临床实践，正确理解和应用强化降脂策略，无疑将有利于血脂异常的规范化治疗。

1 如何理解"强化降脂"？

大量流行病学证据表明，LDL-C水平升高是AS的重要病因之一，是冠心病的首要危险因素。而临床研究证据显示，无论在一级预防还是二级预防人群，降低LDL-C能显著降低心血管疾病风险[4]。危险程度越高的患者，降脂治疗后获益的程度越明显，且LDL-C降低的幅度与患者血管事件危险性的降低显著相关[5]。根据NCEP ATP Ⅲ，强化降脂是指在心血管疾病极高危人群中，通过积极的降脂治疗，使LDL-C下降至1.82 mmol/L以下[2]（按我国2007血脂指南成人为2.07 mmol/L以下[3]），以进一步减少心血管事件发生率和死亡率。从这个角度讲，强化降脂有其明确的适应证，其实质是为了使LDL-C水平降到目标值或更低，强调用大剂量调脂药物，以使严重高LDL-C血症和极高危的心血管病患者带来更大获益。因此不宜将强化降脂概念泛化，尤其对基层医生，过度强调强化降脂甚至可能会带来一些负面影响。但从广义角度来看，现阶段许多应接受降脂治疗的人群没有服用有效的降脂药物，或已接受降脂治疗的患者，其血脂下降幅度未达到指南目标值，有待进一步"强化"。美国一项对5个临床中心降脂治疗调查现状显示仅有38%降脂治疗达到目标值，其中低危者达标率为68%，中危者达标率为37%，冠心病者达标率为18%[6]。国内的调查资料表明，我国冠心病患者降脂治疗达标者仅占5%左右。因此，只有对这些人群广泛、尽早干预，强化对其血脂异常等危险因素的良好控制，进一步提高公众对血脂异常的认知和重视水平，才能更好地达到防治心脑血管疾病的根本目标。

2 强化降脂的靶人群

目前国内外指南对于强化降脂所适用的人群均进行了严格的定义。2004年ATP Ⅲ补充说明[2]提出了强化降脂的人群是高危（冠心病及其等危症）和极高危人群[已知动脉粥样硬化性心血管病，同时合并下列四种情况之一：长期吸烟、糖尿病、代谢综合征或急性冠脉综合征（ACS）]。其中对于高危人群，治疗目标为LDL-C＜2.6 mmol/L，可以选择性地将LDL-C降至1.82 mmol/L以下（尤其对于极高危病人）。对于高危和中等高危患者（10年冠心病事件的危险性为10%～20%），推荐将LDL-C至少降低30%～40%我国2007血脂指南[3]根据国情，对ATP Ⅲ补充说明定义的极高危病人进行了限定，将其定义为缺血性心血管病，同时合并糖尿病或ACS。新指南明确指出："强化降脂"仅限于极高危患者，LDL-C的治疗目标为＜2.07 mmol/L（结合目前临床试验结果，考虑到实际应用中的可操作性），对治疗前LDL-C＜2.6 mmol/L的患者，仍然应该将其LDL-C降低至2.07 mmol/L以下，或将其降低30%～40%；对极高危以外的其他高危患者，推荐的LDL-C治疗目标仍为＜2.6 mmol/L。国内和国外的指南均明确指出，对于中、低危人群不建议采用强化降脂治疗。

3 强化降脂不等于大剂量他汀

毋庸置疑，他汀是降低LDL-C最有效的药物，Topol教授在PROVE IT研究发表后的述评中指出，他汀类药减少主要血管事件如死亡、心肌梗死和卒中的疗效已超越所有其他类的药物[7]。但必须强调的是，强化降脂是以LDL-C降低为目标，而不应该以采用某一种药物或某个大剂量为目标。任何一种他汀类药物，只要将LDL-C降低到目标值，即达到了"强化降脂"的要求。而且，中国人血脂异常多为轻中度，常规剂量温和调脂即可使大部分患者达到现行的血脂目标水平，仅少数极高危患者需增加剂量或使用强效他汀。因此，不应在所有人群中提倡强化他汀类药物治疗。应根据指南精神，按照危险分层积极地进行个体化调脂治疗。ESTABLISH研究证实，应用立普妥20 mg/天治疗6个月即可显著逆转亚洲ACS患者动脉粥样硬化斑块（斑块体积减少13.1%），LDL-C降至1.82 mmol/L；而常规治疗组（饮食控制＋胆固醇吸收抑制剂）LDL-C降至3.09 mmol/L，斑块体积增加8.7%，显示他汀类对冠状动脉斑块的有益作用即使在剂量不大的情况下也很显著，同时也提示他汀类药物在东方人群中的合适剂量[8]。"中国冠心病二级预防研究（CCSPS）[9]"和"日本成年人一级预防（MEGA）[10]"也都证实了常规剂量他汀类药能明显减少心血管病临床事件和总死亡率，提示东方人群治疗用合适剂量甚至药代动力学可能与西方人有所不同，临床实践中应注意参照东方人群的循证医学证据。

4 强化降脂与LDL-C达标

调脂治疗的关键是LDL-C达标，这是国内外指南的共识，但达标的目标值显然是相对的，可以根据循证医学的证据得到不断修订和完善，而且临床实践中需灵活掌握。按照NCEP ATP Ⅲ的规定，冠心病及其等危症LDL-C的目标值应低于2.6 mmol/L，在冠心病二级预防三个里程碑式的研究中，4S[11]和LIPID[12]都未达标，CARE[13]实现了达标（LDL-C降到了2.47 mmol/L），但同样都达到了降低临床事件发生的效果，4S和LIPID还优于CARE，尤其是降低总死亡率方面。在中国本土进行的CCSPS[9]研究中，LDL-C也未达标，只降到2.68 mmol/L，但降低临床事件发生率方面也非常显著，甚至在数值方面优于CARE。因此，我们现在强调降脂达标，是将其作为我们工作中的重要参考，但并不是需要一味的追求指标。所以如果患者的LDL-C已接近达标，不能因为一定要追求达标，而盲目加大剂量，应考虑患者实际情况，权衡利弊，实施个体化治疗。

5 强化降脂不能忽视他汀不良反应

尽管大量临床研究证实了强化他汀降脂的有效性和安全性，但随着他汀剂量增大，药物所导致的不良反应或毒副作用的发生率可能也会增加。大量研究显示，他汀对肝酶的影响以及肌肉毒性具有明确的剂量依赖性。TNT[14]研究中，高剂量阿托伐他汀（80 mg）组的肝酶异常增加了6倍，不良事件和停药的发生率也明显增加。IDEAL试验[15]中，虽然阿托伐他汀大剂量组（80 mg）与辛伐他汀常规剂量组（40 mg）严重不良反应发生率无差异，但非严重性不良事件所致停药率在阿托伐他汀组更高，肝酶升高导致的停药也以阿托伐他汀组更多（1.0%比0.1%，$P < 0.01$）。最近，Davidson等系统复习了有关文献后也认为，由高剂量他汀所致的肌毒性和肝毒性虽然少见，但比用中等剂量和一般剂量的他汀要多见，临床医生应谨慎地个体化地处理面对的各种患者，警惕强化降脂可能遇到的肝毒性和肌毒性问题[16]。另外，不同人种之间可能也存在差异，STATT试验中133例全部为亚洲人，与药物相关的实验室检查异常达14%；而GOALLS

试验中 183 例非亚洲人发生率仅为 4%，提示亚洲人的肝毒性及肌毒性的发生率较高[17]。

6 强化降脂需注意药物相互作用

尽管他汀是一类非常安全的药物，但是在心血管病的高危和极高危人群中，因同时接受多种联合用药，药物之间的相互作用在很大程度上增加了他汀引起不良反应的可能。研究表明，大于 50%药物通过细胞色素质（CY）P4503A4 代谢，18%药物通过 CYP4502C9 代谢。在他汀类降脂药中，阿托伐他汀、洛伐他汀、辛伐他汀即通过 CYP3A4 代谢，因此许多种药物如非二氢吡啶类钙拮抗剂，大环内酯类抗生素、吡咯抗真菌类药物、三环抗抑郁药、皮质类固醇激素、胺碘酮、蛋白酶抑制剂、环孢素、西柚汁等因为经同一种酶代谢而抑制他汀类药物代谢；而氟伐他汀、瑞舒伐他汀主要在 CYP2C9 代谢，药物相互作用较少，主要为吡咯抗真菌类药物。此外，P 糖蛋白是参与药物吸收和分布的蛋白转运体，负责从肠道、肾脏和肝细胞中主动转运药物。辛伐他汀、阿托伐他汀、普伐他汀、瑞舒伐他汀均是 P 糖蛋白的底物，而氟伐他汀不是 P 糖蛋白的底物，因此和其他他汀类药物相比，药物间相互作用的危险性低[18]，FDA 不良事件报告数据（1997 年 11 月—2000 年 3 月）中，氟伐他汀发生肌毒性事件在所有他汀中最少[19]。

7 强化降脂也要着眼整个血脂谱

由于东方人的基因、环境、生活方式或药代学特点等可能与西方人有所不同，所以中国人的血脂谱与西方人并不完全相同。2002 年中国居民营养与健康状况调查显示：中国血脂异常患者中高 TC 血症 2.9%，血 TC 边缘升高占 3.9%、高 TG 血症 11.9%、低 HDL-C 血症 7.4%，是以混合性高脂血症为主。至今为止包括实验动物、流行病学调查与临床试验均支持 LDL-C 升高是冠心病的主要原因，降低 LDL-C 能显著减少冠心病的危险性及致死率。近年研究结果表明，TG 升高也是冠心病的独立危险因素，尤其是合并血浆 TC 升高时这种作用更为明显。此外，人群中 HDL-C 水平与冠心病发生率呈负相关，基础研究结果也提示，HDL-C 具有抗 AS 作用。ATP Ⅲ中认定 HDL-C＜1.0 mmol/L 为异常低下，并将其作为分析个体冠心病危险性时予以考虑的重要危险因素。因此，“强化降脂”在以 LDL-C 为首要目标同时，也要着眼整个血脂谱，在降 LDL-C 水平同时，兼顾升高 HDL-C 和降低 TG，以进一步减少心血管事件、逆转 AS。因此，联合用药有时比单纯加大他汀类药物剂量更为合理有效，这一点对中国人群的血脂异常（以 TG 升高多见）尤为重要。

8 强化降脂的重要手段——联合用药

按照 ATP Ⅲ修订版，现有他汀的标准剂量降低 LDL-C 幅度在 30% ~40%，他汀剂量增加一倍降脂强度仅增加 6%。因此，相当一部分患者使用现有的药物并不能成功地降至目标水平，尤其是对于那些基础 LDL-C 水平较高的患者，即便使用大剂量的他汀，通常难以将 LDL-C 降低 50%以上，而联合用药无疑是重要手段之一。联合用药既可针对混合性脂质异常，通过他汀类与烟酸或贝特类药物合用，在降低 LDL-C 的同时，升高 HDL-C 并降低 TG；又可针对 LDL-C 的强化降脂，通过采用他汀类＋胆酸螯合剂（BAS）、他汀类＋胆固醇吸收抑制剂（如依折麦布）的联合而达标。就降低 LDL-C 而言，到目前为止，采用他汀＋胆固醇吸收抑制剂联合是最佳选择，两种药物双重阻止胆固醇的合成与吸收，不但降脂力度明显增强（可额外降低 LDL-C18% ~25%），而且避免了单用他汀引起的反馈性胃肠道胆固醇吸收增加及大剂量他汀类药物潜在的不良反应。血脂康也是一个很好的“联合用药”，它是由中药红曲制成的胶囊制剂，其中既含有天然复合他汀（包括洛伐他汀及其他他汀同系物），也包含不饱和脂肪酸、氨基酸、微量元素、甾醇、大豆异黄酮等多种天然成分。每粒血脂康中含洛伐他汀 2.5 mg，每日服用量仅为 10 mg，如果把 CCSPS 与 CARE 研究结果相比，虽然血脂康降胆固醇的效果较普伐他汀 40 mg 小，但在减少不良事件方面效果还略优于普伐他汀，由此推测，仅靠 10 mg 洛伐他汀无法达到如此好的治疗效应，血脂康中的其他成分肯定也发挥了重要作用。

9 强化降脂不应只关注血脂“水平”

2006 年 12 月，旨在探讨胆固醇酯转移蛋白（CETP）抑制剂 Torcetrapib 对心血管事件作用的 ILLUMINATE 研究因故提前终止，研究结果显示，与单用阿托伐他汀治疗相比，Torcetrapib 与阿托伐他汀合用治疗使 HDL-C 升高了 72.1%，LDL-C 降低了 24.9%，但却增加了主要心血管事件发生率和全因死亡率 [20]。Torcetrapib 的研究者 Daniel Rader 即明确指出，发展以 HDL 为目标的治疗方法时，应更多关注 HDL 的功能，而不单纯是 HDL-C 水平。ApoAI Milano 是一种 ApoAI 的基因突变，虽然血浆 HDL-C 水平低，却可延长寿命，抑制动脉粥样硬化发生。在一项小样本临床试验中，每周输注重组 ApoAI Milano 磷脂复合物共 5 周，虽没有提高体内 HDL-C 水平，但经 IVUS 证实，冠脉粥样硬化斑块的体积较基线时明显缩小，提示其机制可能是通过促进胆固醇逆向转运或增强 HDL 的功能，而不是增加 HDL-C 的数量 [21]。最近，胆固醇吸收抑制剂依折麦布（ezetimibe）的首项重要研究——ENHANCE 研究的结果于 2008 年 1 月 14 日揭晓。结果显示，与单用辛伐他汀相比，依折麦布与辛伐他汀联合应用并无额外益处。美国 Scripps 转化科学研究所 Topol 博士在接受纽约时报采访时指出，那种只关注降低 LDL-C 水平的观点显然太过简单。我们应该看到，他汀的作用不仅仅是降低 LDL-C 水平，还可升高 HDL-C、降低 TG，同时具有抗炎、保护内皮功能等降脂外的心血管保护作用，但依折麦布并不具备这些作用，提示强化降脂不应只关注血脂“水平”。

10 强化降脂与中医中药

随着血脂研究的深入，降脂治疗已进入“他汀”时代，中医中药是否还有一席之地？如何中西医结合才能更好地适应强化降脂的需求？令人欣喜的是，中药红曲制剂的研究取得了令人信服的循证医学证据：中国冠心病二级预防研究（CCSPS）结果显示，血脂康治疗能显著降低冠心病患者非致死性心肌梗死及冠心病死亡的发生率，能显著减少对经皮冠状动脉介入治疗 / 冠脉搭桥术的需求，能显著减少肿瘤死亡和各种原因的总死亡 [9]，填补了国际上在东方人群中调整血脂对冠心病二级预防的研究空白。研究证实，血脂康除降低 TC、TG、LDL 和升高 HDL 作用外，还可降低冠心病患者 Lp（a）和 C 反应蛋白，通过抗炎和降脂作用有效改善冠心病患者内皮功能，对 TG 正常或轻度升高的冠心病患者餐后 TG 反射性增高的改善也有益处 [22-24]。临床对于使用大剂量他汀强化降脂有安全隐患的高危、极高危患者，采用血脂康常规剂量进行调脂治疗，既可显著减少冠心病事件的发生，又能避免大剂量他汀药物带来的不良反应。此外，高脂血症属中医“痰症”、“湿浊”等范畴，治疗多从化痰、消食、祛瘀、补肾、健脾立法，目前证实具有降脂作用的单味中药有绞股蓝、山楂、泽泻、枸杞子、何首乌、丹参、蒲黄、虎杖、大黄、决明子等，其机理涉及抑制内源性脂质的合成、减小外源性脂质的吸收、调节脂质代谢、促进脂质的分布、转运和排泄等不同环节，临床应在辨证基础上选用，对于改善高脂血症患者临床症状、综合调节血脂谱、促进血脂达标确有良好的效果。

综上所述，随着血脂研究循证医学证据的不断积累，国内外指南中均明确提出了强化降脂理念，掀开了降脂领域的新篇章。需要注意的是，强化降脂是以 LDL-C 降低为目标，不应以采用某一种药物或某个大剂量为目标。而且，达标的目标值是相对的，可以根据循证医学的证据不断修订和完善，临床实践中还要灵活掌握他汀使用剂量。应用大剂量他汀强化降脂时不能忽视其不良反应，尤其是肝毒性和肌毒性问题，同时注意药物间相互作用，以确保用药安全性。未来强化降脂治疗的方向是联合应用调脂药物，同时将更多关注降脂药物对 HDL-C、LDL-C“功能”的影响。中药红曲制剂血脂康及辨证应用具有降脂作用的中药，有助于改善血脂异常患者临床症状和综合调节血脂谱，为强化降脂提供了更多治疗选择。总之，强化降脂是理念，是为了使血脂更好地达标，临床实践中结合我国国情、东方人群循证医学证据和患者具体情况进行个体化调脂是手段，在此基础上进一步降低心血管病发病率和死亡率才是最终目标。

参考文献

[1] Expert Panel on Detection, Evaluation, and Treatment of High Blood Cholesterol in Adults. Executive Summary of the Third Report of the National Cholesterol Education Program(NCEP)Expert Panel 0n Detection, Evaluation, and Treatment of High Blood Cholesterol in Adults(Adult Treatment Panel II)[J]. JAMA, 200l: 285(19): 2486-2497.

[2] Grundy SM, Cleeman JI, Merz CN, et al. Implications of recent clinical trials for the National Cholesteral Education Program Adult Treatment Panel Ⅲ Guidelines[J]. Circulation, 2004, 110(2): 227-239.

[3] 中国成人血脂异常防治指南制定联合委员会. 中国成人血脂异常防治指南[J]. 中华心血管病杂志, 2007, 35(5): 390-413.

[4] LaRosa JC. Reduction of serum LDL-C levels: a relationship to clinical benefits[J]. Am J Cardiovase Drugs, 2003, 3(4): 271-281.

[5] Cannon CP, Steinberg BA, Murphy SA, et al. Meta-analysis of cardiovascular outcomes trials comparing intensive versus moderate dose statin therapy[J]. J Am Coil Cardiol, 2006, 48(3): 438-5.

[6] Pearson TA, Laurora I. Chu H. et al. The lipid treatment assessment project(L-TAP): a multicenter survey to evaluate the percentages of dyslipidemic patients receiving lipid—lowering therapy and achieving low-density lipoprotein cholesterol goals[J]. Arch Intern Med, 2000, 160(4): 459-467.

[7] Topoi EJ. Intensive statin therapy-a sea change in cardiovascular prevention[J]. N Ensl J Med, 2004, 350(15): 1562-1564.

[8] Okazaki S, Yokoyama T, Miyauchi K, et al. Early statin treatment in patients with acute coronary syndrome: demonstration of the beneficial effect on atherosclerotic lesions by serial volumetric intravaseular ultrasound analysis during half a year after coronary event: the ESTABLISH Study[J]. Circulation, 2004, 110(9): 1061-1068.

[9] 血脂康调整血脂对冠心病二级预防研究协作组. 中国冠心病二级预防研究[J]. 中华心血管病杂志, 2005, 33(2): 109-115.

[10] Nakamura H, Arakawa K, hakura H, et al. Primary prevention of cardiovascular disease with pravastatin in Japan(MEGA study): a prospective randomized controlled trial[J]. Lancet, 2006, 368(9542): 1155-1163.

[11] The Scandinavian Simvastatin Survival Study Group. Randomized trial of cholesterol lowering in 4444 patients with coronary heart disease: the Scandinavian Simvastatin Survival Study(4S)[J]. Lancet, 1994, 344(8934): 1383-1389.

[12] The Long・・term Intervention with Pravastatin in lsehaemic Disease(LIPID)Study Group. Prevention of cardiovascular events and death with pravastatin in patients with coronary heart disease and a broad range of initial cholesterol levels[J]. N Engl J Med, 1998, 339(19): 1349-1357.

[13] Sacks FM, Pfeffer MA, Moye LA, et al. The effect of pravastatin on coronary events after myocardial infarction in patients with average cholesterol levels. Cholesterol and Recurrent Events Trial investigators[J]. N Engl J Med, 1996, 335(14): 100l-1009.

[14] LaRosa JC, Grundy SM, Waters DD, et al. Intensive lipid lowering with atorvastatin in patients with stable coronary disease[J]. N Engl J Med, 2005, 352(14): 1425-1435.

[15] Pedersen TR, Faergeman O, Kastelein JJ, et al. High-dose atorvastatin vs usual dose simvastatin for secondary prevention after myocardial infarction. the IDEAL study: a randomized controlled trial[J]. JAMA, 2005, 294(19): 2437-2445.

[16] Davidson MH, Robinson JG. Safety of aggressive lipid management[J]. J Am Coll Cardiol, 2007, 49(17): 1753-1762.

[17] Morales D, Chung N, Zhu JR, et al. Efficacy and safety of simvastatin in Asian and non・-Asian coronary heart disease patients: a comparison of the GOALLS and STATY studies[J]. Curt Med Res Opin, 2004, 20(8): 1235-1243.

[18] Corsini A. The safety of HMG-CoA reductase inhibitors in special populations at high cardiovascular risk[J]. Cardiovasc Drugs Ther, 2003, 17(3): 265-285.

[19] Thompson PD, Clarkson P, Karas RH. Statin-associated myopathy[J]. JAMA, 2003, 289(13): 1681-1690.

[20] Barter PJ, Caulfield M, Eriksson M, et al. Effects of torcetrapib in patients at high risk for coronary events[J]. N Engl J Med, 2007, 357(21): 2109-2122.

[21] Nissen SE, Tsunoda T, Tuzcu EM, et al. Effect of reeombinant ApoA-IMilano on coronary atherosclerosis in patients with acute coronary syndromes: a randomized controlled trial[J]. JAMA, 2003, 290(17): 2292-2300.

[22] Liu L, Zhao SP, Cheng YC, et al. Xuezhikang decreases serum lipoprotein(a)and C-reactive protein concentrations in patients with coronary heart disease[J]. Clin Chem, 2003, 49(8): 1347-1352.

[23] Zhao SP, Liu L, Cheng YC, et al. Effect of Xuezhikang, a cholestin extract, on reflecting postprandial triglyceridemia after a high-fat meal in patients with coronary heart disease[J]. Atherosclerosis, 2003, 168(2): 375-380.

[24] Zhao SP, Liu L, Cheng YC. Xuezhikang, an extract of cholestin, protects endothelial function through anti-inflammatory and lipid-lowering mechanisms in patients with coronary heart disease[J]. Circulation, 2004, 110(8): 915-920.

原载：徐浩，陈可冀．强化降脂与个体化调脂 [J]. 中国中西医结合杂志，2008, 28(5): 476-480.

中医学“毒”的含义及其演变

谢文光 陈可冀

“毒”字有多义，可作名词解，特指毒草；可作动词解，有伤害、危害之意；可作形容词，意指恶性的、暴烈的、凶猛的、厉害的。中医学中的“毒”，有时泛指药物或药物的毒性、偏性和峻烈之性；有时指病证；有时指病因，即对机体产生毒性作用的各种致病因素，可称“毒邪”。

《黄帝内经》已提出偏盛之气为毒，包括寒毒、热毒、湿毒、清毒、燥毒、大风苛毒、虫毒蛸蝎等，并告诫医者诊治毒证须先究其起因，方能中病。《金匮要略》根据证候的属性提出阳毒、阴毒致病及其证治方药。《伤寒论》则进一步提出“寒毒藏于肌肤，至春变为温病，至夏变为暑病”。明、清、民国时代，形成了比较系统的外毒病因学说，对防治外感温热病发挥了重要作用。

随着外感温热病得到明显的控制，而严重危害人类健康的心脑血管病、代谢性疾病等内伤杂病则凸显出来。为克服单一和多因辨证疗效的不确定性和不可靠性，不少医家对“内生毒邪”进行了探讨。肖森茂等认为“内之邪毒指由内透发之热毒，主要由脏腑功能紊乱、阴阳气血失调，造成偏盛或郁结不解而生毒”；姜良铎等将“凡来源于体内人体不需要乃至有害于健康的物质统归于内生之毒的范畴”，认为疾病的发生发展与“毒”在体内的存在有直接关系，提出“排毒解毒”是带有普遍意义的指导性治疗法则。王永炎强调毒邪在缺血性中风发病中的重要性，认为中风后常有瘀毒、痰毒、热毒互结，破坏形体，损伤脑络。陈长清运用痰瘀热毒病机学说，对 32 例消渴病进行了前瞻性临床观察，取得了较好的疗效。李运伦等认为热毒证是原发性高血压的重要病理类型，并运用黄连解毒汤加味治疗原发性高血压取得了满意的疗效。邓泽明等对“内生毒邪”的本质进行了探讨，认为造成脂质过氧化损伤的氧自由基是一种内源性热毒。陆付耳等认为清热解毒法既能解细菌、病毒和内毒素之外源性毒，还能解氧自由基、炎症介质和组织因子之内源性毒。邵念方等认为高热必由毒邪所致。钱普明等提出慢性肝源性胆囊炎从毒论治。于俊生在《毒邪学说与临床》一书中论述了病毒性心肌炎、病毒性肝炎、流行性感冒、肾盂肾炎、系统性红斑狼疮、白血病等 20 余种疾病的从毒论治。

由此可见，解毒法的应用存在着泛化的趋势，几乎是“无病不毒”、“无治不解毒”。邪甚所化之毒是病邪的特殊产物，解毒法与一般意义上的祛邪法存在着很大差异。解毒药多为性味苦寒、辛热等猛烈之品，或为有毒物质，不恰当的使用必然会造成对机体的严重损害。如何界定毒邪已成为毒邪研究中不可回避且难以解决的问题。王忠等进行了初步尝试，认为毒邪与非毒邪是一个矛盾的两个方面，概而言之，毒邪的界定存在时间、部位、个体等多方面的相对性。该观点为毒邪界定提供了一个整体的、动态的框架，有一定参考意义。

原载：谢文光，陈可冀. 中医学“毒”的含义及其演变 [J]. 中华医史杂志，2008, 38(3): 169.

炎症与高血压应对策略

褚剑锋　陈可冀

越来越多的实验和临床证据表明，炎症在心血管疾病的发生、发展及并发症的出现中都扮演着重要的角色[1-7]。炎症在冠心病中的作用和地位已经得到确定。与此同时，炎症在高血压病中的作用和地位已愈加受到重视。在认识上，经历了一个从炎症相关到一个低度的全身炎症状态性疾病的变化[8,9]。炎症与高血压互为因果、相互影响，是一个恶性循环的关系[10]。如何在降压的同时，减轻炎症，保护血管内皮功能，从而保护靶器官已经成为高血压研究的一个新方向。现就炎症与高血压的关系及应对策略做一综述，探寻其中的临床意义。

1 炎症与高血压的关系

1.1 高血压伴随着炎症细胞的活化

在动物实验中发现自发性高血压大鼠存在着大量淋巴细胞和单核细胞的激活，且成年大鼠的炎症细胞激活较幼年大鼠更加明显。在高血压病病人体内也发现其外周血存在单核细胞的激活[11,12]。高血压是以淋巴细胞系统和单核细胞系统激活为特征，是一个明显的慢性炎症过程。其机制是通过高动脉压、氧化应激等损伤血管内皮，在细胞间黏附分子 -1（sICAM-1）/LFA-1 等介导下引起单核细胞黏附于血管内皮，通过单核细胞趋化蛋白的高表达引起炎症反应[13]。

1.2 血管紧张素Ⅱ（AngⅡ）在高血压炎症的发生发展中起着重要作用

AngⅡ是肾素 – 血管紧张素 – 醛固酮系统（RAAS）中最强的活性物质，能通过多种机制（炎症、凝血机制等）促进动脉粥样硬化的发展，引起内皮功能障碍，加重高血压及相关疾病（代谢综合征等）的进展[14]。醛固酮在高血压血管炎症、心肌纤维化中也扮演着重要角色[15]。高血压通过 AngⅡ、醛固酮、sICAM-1、内皮素 -1（ET-1）等的过度表达引起机体的前炎症状态，此状态反过来加剧高血压，并且引起血管内皮功能紊乱。C 反应蛋白（CRP）、肿瘤坏死因子 -α（TNF-α）、白细胞介素 -1（IL-1）等的表达增高，一氧化氮（NO）、前列环素类物质降低，促炎与抗炎因子之间平衡打乱，导致了高血压病理过程的快速进展[16,17]。病理生理学上，高血压、炎症涉及血管内皮功能和动脉弹性，此过程中 NO 的利用率降低，而氧化应激更加重了这一状况，它是通过增加循环 AngⅡ水平达到此目标的。高血压的发生与阻力血管、传导血管相关，它们的功能障碍进一步恶化了高血压，而炎症在这一过程中是一个必不可少的环节，这也为防治高血压提供了一个新的思路[6]。

1.3 CRP 也是高血压的独立危险因素

在高血压血管炎症诸多标志物的研究中，实验和临床研究最多最深入的就是 CRP，特别是高敏 C 反应蛋白（hs-CRP），其他的还有 TNF-α、白细胞介素 -6（IL-6）等。CRP 是冠心病的独立于其他危险因素之外，具有预测未来心血管事件的另一重要因子，预测能力与低密度脂蛋白胆固酮（LDL-C）一样强。一项对照临床研究发现，轻度高血压病病人的 hs-CRP 水平明显高于健康人，且从 CRP 值区分了高血压的水平，随着 CRP 水平的增高，病人的血管内皮参数、TNF-α 水平也显著升高，且 CRP 水平与收缩压有着非常显著的相关关系[18]。另一项研究也得出了 hs-CRP 水平在高血压病人中较健康人高且与收缩压密切相关的相似结果。同时也发现，hs-CRP 水平与脉压水平也密切相关，但舒张压和 CRP 水平相关性不显著，它们与工作的种类也不相关[19]。与 Corrado 等 [7] 试验相似，CRP 是独立于传统的高龄、吸烟、血脂异常等之外的独立危险因素，此两种试验结果都是在新诊断高血压病人中获得的，他们均未进行相关的危险因素控制。

1.4 TNF-a 等炎症因子在高血压研究中受到重视

TNF-a 在高血压及相关疾病，如胰岛素抵抗、动脉粥样硬化过程中起着一个中心环节的角色。在高血压中也伴随着 TNF-a 的高表达，并随着血压的升高而增高。但也有试验研究表明，高血压病病人与健康人的 TNF-a、IL-1、IL-6 循环浓度无明显差别。与单核细胞激活一致，高血压病病人存在前炎症因子与抗炎症因子的转变这一过程，这一转变对高血压或其并发症产生的发病机制的阐明有一定意义[20,21]。这也说明了一种情况，高血压可伴炎症因子表达增高，如 CRP 成为高血压进展过程中的独立预测因子；也可不伴炎症因子的高表达，如 TNF-α，但炎症过程依然存在。

高血压与炎症的关系已经确立，那就是高血压存在炎症的状态，炎症促进高血压的发展。但是它们是如何相互影响，相互促进，达到恶化病情的过程，还有待进一步研究探索。

2 炎症与高血压靶器官损害

2.1 动脉血管是高血压首要损害的器官

从高血压的病理过程中可以看出，细小动脉或大动脉病变是引起相关心、脑、肾、视网膜等器官功能障碍降低前的公共病理学基础。动物实验发现，Ang Ⅱ引起的野生型大鼠血浆血管内皮生长因子（VEGF）表达增加，诱导了主动脉的炎症，并导致血管壁增厚和纤维化，从而造成血管重构[22]。那么动脉硬化就成为必然。在高血压病病人的动脉韧性与全身炎症反应相关性的研究中发现，病人的脉搏速度与 hs-CRP、TNF-α、IL-6 密切相关，校正心率增加指数与 hs-CRP、IL-6 相关性显著，与 TNF-α 相关性不显著（r=0.19，P=0.06），这可能由于样本数量较小等因素引起。hs-CRP 成为脉搏速度、心率增加指数的独立预测因子，存在独立的相关性，是动脉硬化的又一标志[23]。另一对新诊断的高血压病病人的研究中发现，升高的 CRP 水平与颈动脉内膜中层厚度密切相关，对包括炎症标志物在内的所有的危险因子分析后认为，CRP 水平与颈动脉内膜中层厚度独立相关，且对高血压病病人有预见性的作用[7]。

2.2 高血压引起心、肾间质重构，导致相关功能不全

与高血压炎症细胞高表达一样，高血压心肌纤维化过程中也存在此种情况。动物实验中发现，高血压大鼠心肌间质胶原沉积增多并伴随淋巴细胞和巨噬细胞的大量表达，且纤维化面积与炎症细胞密切相关。其中巨噬细胞可产生 TNF-β 等前纤维化因子，激活成纤维细胞、肌成纤维细胞，而后者活化后也可产生 TNF-β，从而构成一个恶化循环，由此加速心肌纤维化[24,25]。

氧化应激、炎症、动脉高压是参与高血压病病人循环恶化的三个关键步骤。TNR-α、IL-6 等与心力衰竭密切相关，炎症的调节失调可导致明显临床症状的心力衰竭。动物实验也表明，氧化应激与肾小管间质炎症相关，在高血压发病机制中起着重要作用，同时高血压也可导致肾脏和血管组织的氧化应激和炎症，若此过程不加干预，将引起心血管和肾脏合并症，而此合并症还是在高血压发病初起或以隐匿的方式发生。无论是良恶性还是继发性高血压，此过程融合始终[10,26]。

炎症在高血压的并发症中也起着非常重要的作用，那么抗炎、保护动脉血管应该成为防治并发症的策源地。

3 防治策略

3.1 血管内皮应成为高血压治疗的新靶点

人体血管内皮是保证物质在脉管内循环的基本结构基础，健全的内皮对血管系统的生理功能是必要的。那么它的功能不全将是血管疾病发生发展的基本因子。内皮也是一个具有代谢活性的器官，其作用关

系到机体血管系统与免疫系统之间的平衡。生理状态下，内皮具有抗黏附抗凝血特性，它分泌诸多细胞因子，如 sICAM-1、NO、血小板激活因子（PAF）等，以此来调节循环内细胞间相互作用，在炎症保护与破坏中，它扮演着一个中心环节的角色[16,21]。在高血压病病人中，病人的血管内皮功能是以内皮依赖性舒张功能障碍、内皮细胞黏附通透性增高和血管壁结构改变为特征的。此状况有助于动脉粥样硬化等慢性血管疾病的发生发展。临床观察，抗感染治疗高血压及相关的疾病，如代谢综合征、高脂血症等疾病，保护血管内皮功能均有益，血管内皮可能成为高血压治疗的新靶点[5,14,17]。

血管内皮是高血压及其并发症发生发展过程的一个关键环节，抗炎、保护血管内皮功能可能成为今后高血压防治的一个方法和目标之一。

3.2 抗高血压炎症的药物措施

血管紧张素转换酶抑制剂（ACEI）和血管紧张素Ⅱ受体拮抗剂（ARB）类药物是抗高血压药物中研究降压外效应最广泛最深入的药物。ACEI（卡托普利）和 ARB（缬沙坦）在体外试管实验中显示，它们能抑制脂多糖刺激的 TNF-a 和 IL-6 的产生[27]。在随机试验 Val-Marc 中，运用缬沙坦或缬沙坦 +HCTZ（氢氯塞嗪）治疗 1668 例 2 级高血压病人 6 周，在降压为目标的疗效观察中，联合用药组为优；hs-CRP 的水平降低也以联合用药组效果更为显著。这种差异在除了血压水平降低联合用药组优于单药治疗组外，在各个亚组分析中，此种差别依然存在。经过分析，发现 ARB 降压对 hs-CRP 的水平的影响小于 2%。这就说明，ARB 除降压外还有降低 CRP 的作用，即有抗炎效应[28]。这一结论也在 VAST 研究中得到了支持，且缬沙坦具有降低 IL-6 的作用[29]。除了其能抗炎、保护血管内皮功能得以外，从中还发现了高血压治疗策略的另一转变，即联合用药。

在抗高血压的研究中有一个有趣的现象，就是发现他汀类药物也有降压作用。实验和临床研究显示，HMG-CoA 抑制剂能够降低血压，其机制可能是通过对血管内皮的影响或可以减轻炎症[30-32]。这是一个不错的导向，值得进一步的研究。

二氢吡啶类钙离子拮抗剂拉西地平不仅是很好的抗高血压药物，研究也发现它能够抑制人脐静脉上皮细胞的 TNF-α 诱导的活化蛋白的活性和 IL-8 的表达。其机制是通过抑制 NADPH 氧化酶介导的活性氧族的生成，由于脐静脉不具备 L 型电压依赖性钙离子通道，那么其降压以外的益处应该归功于其抗炎特性。运用该药治疗的高血压病病人，发现亚临床动脉粥样硬化标志物 - 血浆单核细胞化学诱导蛋白也明显降低。可见拉西地平具有 TNF-α 信号调节机制，抗氧化特性，在治疗高血压、防治血管性疾病方面是一个有前途的药物[21]。

植物提取物，如黄酮类在心血管疾病的复杂发病过程中也表现出了有益的效应。从葡萄籽中提取的黄酮类物质具有抗氧化特性，对于逆转血管病变可能有潜在的作用[33]。

3.3 抗高血压炎症的非药物治疗措施

N-3、N-6 多不饱和脂肪酸有降血脂效应，对类花生四烯酸代谢有调节作用，可以转换血小板与血管壁之间的平衡，并能改变促炎症刺激和适度的降低血压的效应。这也可能解释格陵兰地区低冠状动脉粥样硬化性心脏病发病率的现象[34]。长链多不饱和脂肪酸，特别是 ω-3 脂肪酸能够抑制环氧合酶的活性，抑制组织促炎细胞因子的合成。那么多吃海洋食物，提倡富含多不饱和脂肪酸饮食，特别是对心血管疾病高危人群则更加适合。另外，高纤维、多水果蔬菜和饮茶等生活方式是改变数十年造成炎症性疾病升高的一个很好的途径。另一个非药物干预措施是以有氧运动为代表。需氧运动可降低由于年龄增加引起的血氧化应激产物水平增高，对高血压等疾病病人血管内皮功能改善有益。此外，红酒、鱼油等都是值得提倡的非药物手段[9,35,36]。

4 临床意义

高血压是一个与炎症密切相关的疾病，两者互为因果，特别是在其并发症发生发展中起着重要作用。

通过抗炎干预，不仅仅有利于血压自身的好转，更有利于控制其并发症，这也为抗高血压治疗策略提供了新的思路。并且越来越多的实验和临床证据表明了抗炎的益处，而且也提供诸多的药物和非药物手段。

已知高血压导致了血管内皮的损害，炎症加剧了这一过程。现今对动脉粥样硬化的认识也由单纯重视脂质沉积转变到血管炎症。血管炎症是否是高血压引起冠状动脉相关并发症的中间途径？若是，不可否认降压抗炎将对冠心病的防治带来重要的意义，值得进一步研究。

所以，进一步研究高血压的炎症、抗炎机制及其益处将有助于我们以更科学的方法，采取更科学的措施降低血压，保护靶器官，减少其并发症，从而降低相关死亡率，提高人群寿命。

参考文献

[1] Rosario RF, Wesson DE. Primary hypertension and nephropathy[J]. Curr Opin Nephrol Hypertens, 2006, 15(2): 130-134.

[2] Rosei EA, Rizzoni D, Muiesan ML, et al. Effects of candesartan cilexetil and enalapril on if lammatory markers of atherosclerosis in hypertensive patients with non-insulin-dependent diabetes mellitus[J]. J Hypertens, 2005, 23(2): 435-444.

[3] Bautista LE, Vera LM, Arenas IA. Independent association between inflammatory markers(C-reactive protein, interleukin-6 and TNF-alpha)and essential hypertension[J]. J Hum Hypertens, 2005, 19(2): 149-154.

[4] Cymerys M, Chyrek R, Bogdanski P, et al. Evaluation of acute phase proteins in hypertensive and obese patients[J]. Pol Merkuriusz Lek, 2003, 15(88): 352-335.

[5] Das UN. Metabolic syndrome X: An inflammatory condition[J]. Curr Hypertens Rep, 2004, 6(1): 66-73.

[6] Boos CJ, Lip GY. Is hypertension an inflammatory process[J]. Curr Pharm Des, 2007, 12(13): 1623-1635.

[7] Corrado E, Rizzo M, Muratori I, et al. Association of elevated fibrinogen and reactive protein levels with carotid lesions in patients with newly diagnosed hypertension or type Ⅱ diabetes[J]. Arch Med Res, 2006, 37(8): 1004-1009.

[8] Li JJ, Fang CH, Hui RT. Is hypertension an inflammatory disease[J]. Med Hypotheses, 2005, 64(2): 236-240.

[9] Das UN. Hypertension as a low-grade systemic inflammatory condition that has its origins in the perinatal period[J]. J Assoc Physicians India, 2006, 54: 133 -142.

[10] VaziriND, Rodriguez-IturbeB. Mechanisms of disease: Oxidative stress and inflammation in the pathogenesis of hypertension[J]. Nat Clin Pract Nephro, 2006, 2(10): 582-593.

[11] Schmid-Schonbein GW, Seiffge D, Delano FA, et al. Leukocyte counts and activation in spontaneously hypertensive and normotensive rats[J]. Hypertension, 1991, 17: 323-330.

[12] Dorffel Y, Latsch C, Stuhlmuller B, et al. Preactivation peripheral blood monocytes in patients with essential hypertension[J]. Hypertension, 1999, 34: 113-117.

[13] Bermudez EA, Rifai N, Buring J, et al. Interrelationships among circulating interleukin-6, C-reactive protein, and traditional cardiovascular risk factors in women[J]. Arterioscler Thromb Vase Biol, 2002, 22: 1668-1673.

[14] Dendorfer A, Dominiak P, Schunkert H. ACE inhibitors and angiotensin Ⅱ receptor antagonists[J]. Handb Exp Pharmacol, 2005, (170): 407-442.

[15] Irita J, Okura T, Manabe S, et al. Plasma osteopontin levels are higher in patients with primary aldosteronism than in patients with essential hypertension[J]. Am J Hypertens, 2006, 19(3): 293-297.

[16] Stvrtinova V, Ferencik M, Hulin I, et al. Vascular endothelium as a factor in information transfer between the cardiovascular and immune systems[J]. Bratisl Lek Listy, 1998, 99(1): 5-19.

[17] Chamontin B. The best of hypertension 2005[J]. Arch Mai Coeur Vaiss, 2006, 99(1): 35-41.

[18] Cottone S, Mule G, Nardi E, et al. Relation of C-reactive protein to oxidative stress and to endothelial activation in essential hypertension[J]. Am J Hypertens, 2006, 19(3): 313-318.

[19] Pfab T, Chen YP, Slowiski T, et al. Impact of gene related to immune tolerance and inflammation on blood pressure, protein excretion and oedema in pregnancy[J]. J Hypertens, 2006, 23: 2187-2191.

[20] Nakamura K, Yamagishi S, Inoue H. Unique atheroprotective property of azelnidipine, a dihydropyridine-based calcium antagonist[J]. Med Hypotheses, 2005, 65(1): 155-157.

[21] Peeters AC, Netea MG, Janssen MC, et al. Pro-inflammatory cytokines in patients with essential hypertension[J]. Eur J Clin Invest, 2001, 31(l): 31-36.

[22] Zhao Q, Ishibashi M, Hiasa K, et al. Essential role of vascular endothelial growth factor in angiotensin Ⅱ-induced vascular inflammation and remodeling[J]. Hypertension, 2004, 44(3): 264-270.

[23] Mahmud A, Feely J. Arterial stiffness is related to systemic inflammation in essential hypertension[J]. Hypertension, 2005, 46(5): 1118-1122.

[24] Hinglais N, Heudes, Nicoletti A. Colocalization of myocardial fibrosis and inflammatory cells in rats[J]. Lab invest, 1999, 70: 286-294.

[25] Wahara F, Kai H, Tokuda K, et al. Hypertensive myocardial fibrosis and diastolic dysfuntion: Another model of inflammation[J]. Hypertension, 2004, 45: 739-745.

[26] Hilfiker-Kleiner D, Landmesser U, Drexler H. Molecular mechanisms in heart failure focus on cardiac hypertrophy, inflammation, angiogenesis, and apoptosis[J]. J Am Coll Cardiol, 2006, 48(9 Sup-pl): 5-66.

[27] Peeters AC, Netea MG, Kullberg BJ, et al. The effect of rennin-angiotensin system inhibitors on pro-and anti-inflammatory cytokine production[J]. Immunology, 1998, 94(3): 376-379.

[28] Ridker PM, Danielson E, RifaiN, Valsartan. Blood pressure reduction, and C-reactive protein: Primary report of the Val-MARC trial[J]. Hypertension, 2006, 48(1): 73-79.

[29] Ruilope LM, Malacco E, Khder Y, et al. Efficacy and tolerability of combination therapy with valsartan plus hydrochlorothiazide compared with amlodipine monotherapy in hypertensive patients with other cardiovascular risk factors: The VAST study[J]. Clin Ther, 2005, 27(5): 578-587.

[30] Tonelli M, Sacks F, Pfeffer M, et al. Effect of pravastatin on blood pressure in people with cardiovascular disease[J]. J Hum Hypertens, 2006, 20(8): 560-565.

[31] Borghi C, Dormi A, Veronesi M, et al. Associstion between different lipid- lowering treatment strategies and blood pressure control in the Brisighella Heart Study[J]. Am Heart J, 2004, 148: 285-292.

[32] Blanco-Colio LM, Osende JI, Martin-Ventura JL, et al. Statins in hypertension patients: Potential explanations for the ASCOT-LLA study results[J]. Drugs, 2004, 61: 64-67.

[33] Kar P, Laight D, Shaw KM, et al. Flavonoid-rich grapeseed extracts: A new approach in high cardiovascular risk patients[J]. Int J Clin Pract, 2006, 60(11): 1484-1492.

[34] Dyerberg J. Coronary heart disease in Greenland Inuit: A paradox Implications for western diet patterns[J]. Arctic Med Res, 1989, 48(2): 47-54.

[35] Edwards T. Inflammation pain and chronic disease: An integrative approach to treatment and prevention[J]. Altern Ther Health Med, 2005, 11(6): 202-27.

[36] Taddei S, Ghiadoni L, Virdis A, et al. Mechanisms of endothelial dysfunction: Clinical significance and preventive non-pharmacological therapeutic strategies[J]. Curr Pharm Des, 2003, 9(29): 2385-2402.

原载：褚剑锋，陈可冀．炎症与高血压应对策略[J]. 中西医结合心脑血管病杂志，2007, 5(2): 95-98.

急性心肌梗死血运重建后中西医结合治疗的对策

史大卓　殷惠军　陈可冀

随着对急性心肌梗死（acute myocardial infarction，AMI）病理生理认识的逐渐深入，现代医学的治疗模式发生了一系列改变：从疼痛、心律失常、休克等的对症治疗，到监护病房时代及时发现相关心血管事件进行早期干预，AMI 住院病死率有了不同程度的下降。20 世纪 80 年代以来，AMI 治疗进入了梗死相关动脉（infarction related artery，IRA）血运重建治疗时代，强调早期溶栓治疗和介入治疗，倡导时间就是心肌，时间就是心功能。监护病房和 IRA 再通治疗应当说奠定了 20 世纪现代医学治疗 AMI 的基石。结合 AMI 后多重危险因素综合控制的二级预防，如积极调节脂质代谢、抗血小板黏附聚集和血栓形成等，明显提高 AMI 急性期的治疗效果，改善了患者的远期预后。但目前心肌梗死仍是心血管病事件死亡的主要原因，远不能满足人类医疗保健的需求。如何进一步提高 AMI 的治疗和二级预防效果？20 世纪干预 AMI 的靶向和二级预防的措施在新世纪需要做哪些方面的完善和发展，仍需心血管病研究领域审慎思考。

IRA 再通后，有超过 25%的患者发生心肌组织无复流（no-reflow）和缓慢复流（slow-reflow）现象[1]。其机理虽不十分清楚，但一般认为和以下病理环节有关：①溶栓或介入治疗时，血栓或粥样斑块碎片随血流到血管远端，栓塞微小血管；且纤维蛋白溶解导致游离凝血酶水平升高，血小板活化释放生物活性因子，使微循环血管痉挛，心肌组织微血管血流滞缓或血栓形成，导致无血流灌注；AMI 死亡患者的尸检发现，冠脉微血管系统确有血栓存在。②中性粒细胞活化和聚集，释放氧自由基和炎症介质，导致微血管损伤、血管内皮细胞肿胀、粒细胞阻塞，可进一步损伤心肌组织微血管的灌注。③补体活化引起缺血后心肌细胞坏死。④选择素和整合素的黏附作用加强了血栓形成和心肌组织细胞的炎症反应[2]。围绕 AMI 后心肌组织水平的灌注，21 世纪以来人们进行了一系列的介入和药物干预的探索：介入干预如动脉粥样硬化（atherosclerosis，AS）斑块碎片和微血栓抽吸术、药物涂层支架等；应用于临床的药物干预有 ADP 诱导血小板聚集的拮抗剂氯吡格雷、血小板膜糖蛋白受体 GP Ⅱ b/ Ⅲ a 拮抗剂、钙拮抗剂、腺苷制剂和他汀类等，但皆未能获得真正理想的效果。新近，基因治疗和骨髓干细胞植入受到人们的普遍关注，基因治疗主要集中在心肌组织毛细血管的再生相关因子方面，如血管内皮衍化生长因子、成纤维细胞生长因子等，实验研究显示有较好效果[3]，但临床安全性、稳定性和可靠性等问题仍需大量研究解决；细胞植入主要为骨髓造血细胞、胚胎干细胞和间叶干细胞，植入坏死心肌周边组织后，证明有改善 AMI 后心室重构，促进心肌毛细血管再生，提高心脏收缩舒张功能的作用[4,5]。部分小样本临床观察也证明有较好的治疗作用[6]，显示有广阔的临床治疗应用前景。但其植入后能否和原有心肌细胞有机融合为一体，产生正常持久的收缩和舒张效应及稳定的电生理功能，仍需进一步临床观察。

尽管现代医学在 AMI 的二级预防中提倡多重危险因素的综合控制，但在 AMI 的药物干预中，从 20 世纪 70 年代以前的镇静止痛对症治疗，到 80 年代后的溶栓、介入冠状动脉血运重建主动治疗，甚至到目前的基因治疗和细胞移植的尝试，多是针对某一病理环节加以纠正或逆转，以达到恢复心肌组织功能的目的。由于 AMI 发病和再灌注后复杂的病理环节及其相互联系还未能完全阐释清楚，药物或机械干预某一或几个病理环节治疗 AMI 所面临的挑战是显而易见的。现代生物系统分子生物医学的发展，使人对疾病的认识，从注重局部病理改变转向神经内分泌功能和生物活性因子的整体综合联系。在现代多基因疾病发生发展的演变过程中，机体系统性的生物调节紊乱往往首先表现为局部组织的生理病理改变，器官局部的病理改变又可导致整个机体系统反应。不用说炎症反应综合征与多器官功能障碍综合征是不同原因严重损伤引起系统性瀑布样炎症反应的结果，即使 AMI 这一节段性的冠状动脉阻塞所致的局部心肌梗死疾病，梗死相关动脉及时再通后，除可发生再灌注损伤和心肌组织 no-reflow、slow-reflow、心室重构、急性血栓形成及再狭窄等外，急性心肌缺血坏死应激也可诱发一系列神经内分泌改变：包括肾素—血管紧张素—醛固酮系统激活，细胞因子、炎症介质释放和血小板活化等，这些皆可影响存活心肌的功能和AMI患者的预后。显然，单一环节的机械和药物干预，甚至是基因治疗，也难以获得理想的效果。

AMI后炎症反应和细胞因子的释放极为活跃，机械变形、缺血刺激、反应性氧化物和细胞因子的自我放大等皆可诱导细胞因子的释放，其中肿瘤坏死因子、白细胞介素1和6、转化生长因子家族直接影响心肌细胞的存活与否，调节心肌的收缩和舒张性能，改变血管内皮的结构，招募循环炎症细胞到损伤的心肌部位，加重缺血心肌局部的氧化损伤。细胞因子的持续存在，可导致细胞表型的转变和基质金属蛋白酶的活化，修饰心肌间质组织，促进心室重构的过程[7]。可见，AMI后缺血应激反应和坏死心肌组织的修复是一个极为复杂的过程。如何调节神经内分泌功能和诸生物活性因子的平衡，使其有利于抑制扩展性和增殖性的心肌重构及心功能恢复，应作为今后AMI治疗探索的方向。传统中医药或复方成分复杂繁多，人参、三七等中药目前已发现的化学成分已接近80种，还会不断有新化学成分发现。一个由4至5味中药组成的简单复方（大复方可达15~20味中药）如所含化学成分以微克级计算，则可有200~500多种化学成分，因此有理由认为中药复方是天然组合化学库。即使是单一中药或单一中药的某个有效成分群，其作用也远比化学合成的药物要复杂得多。有人利用质谱合成分析技术，结合药理实验研究不同人参皂苷对损伤组织血管新生的作用，证明人参皂苷Rg1可促进缺血组织的血管生成，其机理与增加一氧化氮合酶活性有关；与此相反，人参皂苷Rb则可抑制缺血损伤组织的血管生成[8]。银杏叶提取物的相关研究发现，其除抗血小板活化因子活性外，还有免疫炎症调节、降低血脂、抗脂质过氧化等药理作用[9]。在一种中药中有如此多的作用环节，甚至是截然相反的药理作用，这在现代化学合成药物中是极其罕见的。可能正是这种中药不同成分在动物和离体实验中表现出的多环节或截然不同的作用，发挥了有利于机体整体恢复动态平衡的效果。

1998年以来，我们曾利用中国小型猪AMI模型，进行益气养阴活血方（由黄芪、党参、黄精、赤芍、郁金、丹参组成）改善AMI后心室重构的研究，结果表明此方可降低AMI中国小型猪的心脏指数、调节胶原组织代谢、保护心脏功能，其机理与降低心肌组织内皮素、血管紧张素Ⅱ含量等有关。利用大鼠AMI长期存活模型，通过半定量RT-PCR、免疫组化、高效液相等方法研究中药治疗AMI的作用机理，发现益气养阴活血方和西洋参茎叶皂苷除具有抗心肌缺血、抗心律失常、抗氧化及调节脂质代谢等多种心血管药理作用之外，还具有改善缺血心肌能量代谢、促血管新生、改善缺血心肌微循环、增高AMI后心肌能量代谢酶的活性、保护线粒体结构相对完整性、调节心室重构相关基因蛋白的表达等[10,11]。在此基础上，我们利用心脏超声多普勒技术，小样本随机观察益气养阴活血方结合西医药常规治疗对AMI再灌注后患者的作用，证明其可明显改善临床症状，保护心脏的收缩舒张性能，值得按照循证医学的理念开展多中心、大样本的临床观察，进一步评价临床的效用。

总之，AMI的治疗和二级预防不仅是IRA血运重建的问题，涉及一系列神经内分泌功能和生物活性因子水平的调节。在IRA血运重建的基础上，针对心肌梗死后心室重构和心肌组织水平的灌注等影响AMI远期预后的关键病理环节，心肌干细胞移植和基因治疗展示了有希望的应用前景。但如何针对相互联系的众多病理环节、靶点进行综合干预，现代医学尚缺乏理想的对策。在传统中医治疗AMI的基础上，选择有药效基础的方药，利用现代药化分析和分子生物学技术，系统研究探索中药及其复方不同有效成分、部位及其相互组合干预AMI血运重建后心肌毛细血管新生、促进心肌细胞分化和调节炎症反应修复过程的机理，有希望为AMI新世纪防治提供新的干预靶向及综合干预模式。

参考文献

[1] Tanaka A, Kawarabayashi T, Nishibori Y, et al. No-reflow phenomenon and lesion morphology in patients with acute myocardial infarction[J]. Circulation, 2002, 105(18): 2148-2152.

[2] Michaels AD, Gibson CM, Barron HV. Microvascular dysfunction in acute myocardial infraction: focus on the roles of platelet and inflammatory mediators in the no-reflow phenomenon[J]. Am J Cardiol, 2000, 85(5A): 50-60B.

[3] Markkanen JE, Rissanen TT, Kivel A, et al. Growth factor-induced therapeutic angiogenesis and arteriogenesis in the heart-gene therapy[J]. Cardiovas Res, 2005, 65(3): 656-664.

[4] Silva GV, Litovsky S, Assad JA, et al. Mesenchymal stem cells differentiate into an endothelial phenotype, enhance vascular density, and improve heart function in a canine chronic ischemia model[J]. Circulation, 2005, 111(2): 150-156.

[5] Nygren JM, Jovinge S, Breitbach M, et al. Bone marrow-derived hemotopoetic cardiomyocyte at a low frequency through cell fusion, but not transdifferentiation[J]. Nat Med, 2004, 10(5): 494-501.

[6] Chen SL, Fang WW, Ye F, et al. Effect on left ventricular function of intracoronary transplantation of autologous bone marrow mesenchymal stem cell in patients with acute myocardial infarction[J]. Am J Cardiol, 2004, 94(1): 92-95.

[7] Nian M, Lee P, Khaper N, et al. Inflammatory cytokines and postmyocardial infarction remodeling[J]. Circ Res, 2004, 94(12): 1543-1553.

[8] Sengupta S, Toh SA, Sellers LA, et al. Modulating angiogenesis, the Yin and the Yang in ginseng[J]. Circulation, 2004, 110(10): 1219-1225.

[9] Chen JW, Chen YH, Lin FY, et al. Ginkgo biloba extract inhibits tumor necrosis factor-αinduced reactive oxygen species generation, transcription factor activation, and cell adhesion molecule expression in human aortic endothelial cells[J]. Arterioscler Thromb Vasc Biol, 2003, 23(9): 1559-1566.

[10] Dong GJ, Liu JG, Shi DZ. Effect of Yuxingeng Fluid(愈心梗液)on myocardial energy metabolism in Wistar rats with acute myocardial infarction[J]. Chin J Integr Med, 2004, 10(1): 52-54.

[11] Shi DZ, Liu JG, Dong GJ. Therapeutic mechanism of Yuxingeng Liquid(愈心梗液)on early ventricular remodeling with acute myocardial infarction in rats[J]. Chin J Integr Med, 2003, 9(3): 215-218.

原载：史大卓，殷惠军，陈可冀．急性心肌梗死血运重建后中西医结合治疗的对策[J]. 中国中西医结合杂志，2006, 26(11): 1029-1031.

正确认识循证医学在中医药学中应用的现状

朱　伟　阮新民　陈可冀

近年来循证医学在中医药研究领域的应用日渐增多，本文就如何正确看待循证医学在中医药学中的现状阐述如下观点。

1 循证医学的定义

循证医学是指遵循科学依据的医学，提倡在个人经验和已存在的客观科学依据基础上做出医疗决策，倡导根据个人经验和研究依据处理患者。它主要包括系统综述和实践指南两大类型。系统综述是根据特殊人群、针对某一具体临床问题、系统全面地检索文献，按照统一科学标准，筛选出合格的研究，通过综合分析和统计学处理，得出可靠的结论，用于指导临床决策系统综述收集文献的全面程度、质量以及综合资料的定量分析方法均优于传统综述，从而减少了偏倚和错误程度。实践指南则以系统综述为依据，经专家讨论后由专业学会制定。实践指南具有权威性，带有实践指导意义。

2 循证医学在中医药学领域应用的现状

新中国成立以来国家投入大量人力财力对中医药机理进行了广泛的研究，如“证的本质的研究”、“治疗的药效物质基础的研究”、“经络实质研究”等，但取得的成果相当有限，有一位著名老中医痛心疾首地说：“难道几千年的中医药理论要耗子点头才是科学吗？”我们认为，根本原因在于研究的策略出现了偏差。应该看到医疗实践是中西医学两种不同医学体系的共同的检验标准[1]，高疗效是医学追求的重要目标，也是社会效益及学术价值的具体体现高疗效才能显示优势，无疗效或低疗效则无优势可言。中医药学能得到广大人民群众的信任是因为它确切的临床疗效。绝大多数人认为，悠久的历史、人们的信念和热情、广泛的应用以及无数的传奇实例就是中医药学疗效确凿的证据。如由于鸡尾酒疗法存在副作用大、服用不方便等弊端，而中医药治疗艾滋病以其疗效可靠、副作用小等特点得到了群众的欢迎，老百姓说“有效就是有效，不需要哪个官方机构认证”[2]。

另一方面，尽管中药复方是在中医理论指导下，按照方剂配伍规律制定的，但由于中医组方毕竟是经验医学，对于药效的临床判定等方面难免有主观因素等非科学因素存在其中，使相当数量的中医药治疗可能是无效的，如果研究的治疗是无效的，就无有效物质可寻找，也没相关机理可发现，也没必要研究其毒性和安全性，也没必要是否改善其给药方式，这样的基础研究注定是徒劳的。即使研究的治疗是有效的，要从几百种化学物质中寻找有效物质和作用机理谈何容易，短期内成败难料。因此，缺乏临床疗效支持的基础研究往往投入巨大，而最后成果很小。加强循证医学在中医药领域中的应用是展示疗效第一，机理第二的研究思路。应该明确：缺乏机理解释并不意味着中医药的医疗实践必须推迟使用。反之，临床研究证明无效的治疗，不管是否有似乎合理的理论背景，终究会被淘汰。比如放血疗法和胡萝卜预防心血管病和癌症。

近年来，国外医学主流期刊也发表极少量的中医药治愈肺癌的成功病案报道[3]。但随着循证医学的兴起，大样本多国多中心的随机双盲临床药物试验蓬勃发展，试验结果层出不穷，有效地指导着人们的临床工作。相比之下中医的临床研究报道虽数量众多，但依旧缺乏像银杏叶制剂那样的 RCTs 临床科学实验报道，各研究小组各自为政，很少进行合作和交流，造成研究的重复进行以及经费的浪费。故目前中医药临床研究的重点应放在严格的方法学前提下证明其确实有效，安全有效才是硬道理[4]。循证医学恰恰能做到这一点，同时也为中西医学的沟通提供了切实可行的途径。循证医学带给我们的理念是先进的，其方法是科学的，循证医学的引入将给中医药学的发展带来巨大的推动作用[5]。有一篇综述对 23 个大规模中草药临床试验的系统评价进行分析后判定其中 11 个是正面结论，9 个得出有希望但并不能令人信服的结论，另外 3 个是负面结论[6]，虽然收集的系统评价并不太多，但应该看到这主要是由于中草药产业规模较小，很难提供大量的临床试验费用。

目前从事中医药研究的人员大多来自中医院校、研究机构，长期以来中医界普遍存在不能跳出古代经验和思维，多注重注疏考据、训诂文字学方法，而且提倡尊古诵经，对新的学术见解不能正确对待，不能摆脱习惯思维的束缚，被固有的观点所禁锢，他们认为，中医理论字字是金玉良言，不容更改，古人的话当作教条形成理论僵化，而采用新的研究手段是西医要吃掉中医。其实“科学的本质是创新”创新是一个民族的灵魂，是一个国家兴旺发达的不竭动力”。正如 Jonas Salk 所说：“实现梦想需要超越自身的知识，同时还需要丰富的想象力和勇气。”再加上研究人员原来底子薄，所以虽然循证医学发展很快，但在中医药临床研究中的重大意义，人们普遍认识不够充分。温泽淮等[7]分析了中医药临床实验的现状，也指出要进一步提高研究质量胡镜清等[8]调查问卷研究提示，中医药工作者对于循证医学的基本概念、原则及其应用的必要性已有较充分的认识，但对有些问题的理解仍然存在偏差。循证医学在中医药的临床科研中应用很少，还有其客观原因。如邻国日本发现汉方有一些与最初的 EBM 不同的特征：如作为研究对象的选定有疾病和证的整合性问题；与西洋医学所具有的统一的治疗法比较，治疗时要考虑个体差异，使评价变难。另外，由于汉方药的气味等，安慰剂的设定也存在困难，作为治疗的终点结局指标，不只是简单的生命预后，功能预后（含精神功能）也需要考虑从这些方面来看，原来的 EBM 使用的手法应用于汉方是有局限的。这些原因造成汉方 EBM 研究目前还主要是低水平的证据，高质量的试验还不多，特别是符合汉方特点的临床试验方法还处于探索中，但随着汉方研究对方法学的重视，汉方的证据水平将会大大提高[9]。

3　循证医学本身的缺陷

目前循证医学已经成为某些人追求的时尚，大搞循证医学运动。其实再好的研究也有缺陷，循证医学作为一种研究手段，它不可避免地存在自身的一些缺陷，对此我们要有清醒的认识，才能更好地应用它。

3.1　制药公司的负性误导

制药公司的利益参与其间。由于每开发一个新药制药公司均要投入巨资，一旦失败经济损失常常高达数亿美元。目前大多数的临床试验均为制药厂商所资助，制药公司受巨大的利益驱动，一是导致不少阴性结果被刻意隐瞒，难以为世人所知。有人提出对所有的临床试验必须登记在案，公开所有的试验数据让社会大众知晓[10]。二是近年来各大药厂支持的大规模临床试验结果出现相互抵触，让人无所适从。还有些临床试验把某些药物的适应证无限外延，诱导人们将价格不菲的药物广泛地用于低危人群，造成资源的极大浪费。如应用某种新药和安慰剂治疗 100 例对比，前者发生心肌梗死 1 例，后者 2 例，就会被宣传成“减少心肌梗死 50%”。但实际上是 99 人陪着服药，不服药的坏处只有 1%，这仅是几年的观察，更长期的效果如何并不清楚。加上制药公司在以后药品推广过程中通过种种手段影响医生的用药习惯[11]。本来有相当数量的患者可以不用药或使用价廉的老药就能取得不错的效果，但是有的医生没有采取“批判接受”的态度，而是采用拿来主义、实用主义，不结合具体患者情况加以分析，对所有患者一概采用制药公司推荐的治疗，还美其名曰“循证医学”。在这种情况下，循证医学就成为商家营销的手段，医生神圣的形象也遭到破坏，导致医患关系紧张，医疗纠纷层出不穷。这引起了人们的广泛关注，不少人呼吁政府尽快出台相应法规来规范制药公司的行为[12]。

3.2　RCT 试验真实客观性

目前 RCT 试验公开发表的论文多为阳性结果，尽管也有一些阴性结果的研究发表，如长期服用维生素等抗氧化剂不能预防胃肠道肿瘤。再如头部外伤患者发病后 2 周的急性期内使用甲基强的松龙治疗并不能有效降低患者的死亡率。但总的来说阴性结果的研究所占比例明显偏低，究其原因是多方面的。①对研究成果的偏见：所有研究者都是凡人，都面临着同行间激烈的竞争，都不知不觉地存在不同程度的偏见，特别是在对待自己的研究成果这个问题上。②数据解释偏倚：研究者在进行荟萃分析时，对数据进行无偏倚的解释不可能做到完全客观，从而产生偏倚[13]。③发表偏倚：杂志编辑们也偏好发表一些阳性结果的论文。这些因素都将导致发表偏倚，发表偏倚也会使系统评价的结果发生偏倚，产生误导作用。④对阳性结果的偏好：当一种新药或新的治疗方案出现较好疗效后，随后都有很多类似的阳性结果的报告，人们对待阳性结果的热情远远超过对阴性结果的兴趣，很多阴性结果的报道少有人关法因此，很难保证每个 RCT 试验结果都能真实、客观地反映。

3.3 循证医学证据的片面性

自从 20 世纪 60 年代两位美国社会学家提出证据分级这个概念以来，证据分级法就一直被广泛地用来判定治疗措施的有效性，但证据分级法的标准主要用于评价治疗措施的主要效果，却很少考虑到病因学、诊断学、预后和副作用等一些因素，如果僵化使用证据分级法，就常让人感到困惑[14]。循证医学的证据主要来源于临床实践，源于临床的证据固然重要，但决不应该忽略其他来源，如生理学、生物化学、药理学等学科的证据。此外，应该注意到中医药治疗有其自身规律，在循证医学的临床研究中，应当给予中医诊疗以足够的重视。从古到今，名老中医的经验一直是中医药学发展的重要支柱，经验中有些非常重要的证据，其科学性是很好的，不应该简单地认为以往老中医的宝贵经验不是循证医学就认为不科学，粗暴地割裂中医药学的传统性。须知发展的前提是继承，“皮之不存，毛将附焉”。即使西方学者也认为个案报道虽不是一种很好的证据来源，但在提示某种有效的治疗措施有罕见的毒害作用和益处时却起着非常重要的作用。

3.4 循证医学的共性与医学的个体性间的不统一

循证医学研究主要解决疾病治疗中存在的共性问题，通常可以找到适用于 80% 患者的治疗方法。有些人过分强调数据，过分强调疗效百分比和统计检验结果，用数据误导医生决策。他们认为，现在大多数医生不会看病，依靠临床经验看病不科学，科学的看病应该是依靠大样本随机对照试验和荟萃分析结果其实，荟萃分析方法是将全面搜索获得的符合一定质量要求的某一方面研究的结果合并在一起，获得综合（平均）分析结果，供决策使用。其优点是可以量化操作，可以获得可重验证的结果，其局限性是要求合并的证据具有内在同质性，对于非同质的证据不能合并。医学同时也是一门个体化很强的科学，群体研究结果只能告诉人们疾病发生、发展和转归过程中具有共性的规律，无法揭示个别病例中存在的特殊规律。中医学中的辨证论治强调的就是个体化治疗。目前还没有搞清楚高质量个体化治疗存在的规律，尚无法用现代科学的方法对个体化治疗进行科学的分析和总结。

3.5 试验中收入样本的局限性

虽然 RCT 被认为是评价临床干预的最有价值的资料，但任何临床试验都有其特定的入选和排除标准，收入的样本有其局限性，并非如医生日常处理的处于高度危险的患者。临床试验中不应该不恰当地夸大统计学的作用，将注意力集中到 P 值的大小上其结果也往往受研究者本人观点的巨大影响，如日前发表的一篇临床报道，在常规治疗的基础上加用硝酸异山梨酯和盐酸肼屈嗪可以使患有心力衰竭的黑人患者死亡率相对下降 43%。但这种以特定种族为对象的研究有种族歧视的嫌疑，1999 年美国人类协会发表一个声明说：“现已清楚，人类不是一个明确能清楚分开的生物群体。从历史上看，不同种族互相接触，互相杂交。他们共有的基因保持人群成为一个单一种族，任何企图在生物群体中画线分类都是主观的、人为的。因此，该项研究遭到了不少学者强烈的质疑和反对。”RCT 临床试验一般持续 ＞ 5 年，个别实验长达 10~20 年之久，但这段时间只占整个人生旅程的小部分，因此，不能将 RCT 的结果看成是“金科玉律”，不能修正。而且医学临床研究并不只有 RCT，在一些情况下，尤其是病因学研究中，用 RCT 既不可能，也缺乏伦理道德，而须改用其他方法来观察事实上，一个好的队列或病例对照研究要比一个设计的差劲、在执行中有很多缺点的 RCT 要好得多。目前大多数中医药的 RCT 研究并没有体现出中医药的优势，如中医药治疗恶性肿瘤具有“带瘤生存”的特点，在改善患者症状方面有其优势。但目前研究不够重视生命质量的评价，在改善症状方面的评价过于简单。所以建立恰当的评价方式对中医药的 RCT 研究至关重要，中药制剂 PC-SPES（由黄芩、大青叶、三七、菊花、灵芝、冬凌草、棕榈子和甘草组成）的研究者充分认识到临床疗效评价方式的重要性，从而设立了较科学的评价模式结果显示，治疗前列腺癌安全有效，即使不接受其他任何治疗，患者生活的生存期无显著延长，但质量有明显提高。

参考文献

[1] 冯泽永. 中西医学比较[M]. 北京: 科学出版社, 2001: 3.

[2] 陈宁. 治疗世纪病中医只能当配角[J]. 医院管理论坛, 2004, 21(11): 28-29.

[3] Liang HL, Xue CC, Li CG, Regression of squamous cell carcinoma of the lung by Chinese herbal medicine a case with an 8-year followup[J], Lung Cancer, 2004, 43(3): 355-360.

[4] 蒋文跃, 预防性药物时代的到来——中医药走向世界的最佳契机[J]. 中国中西医结合杂志, 2004, 24(5): 464-467.

[5] 陈可冀, 宋军. 循证医学的提出对中西医结合的启发[J]. 中国中西医结合杂志, 1999, 19(11): 643-644.

[6] Ernst E The risk-benefit profile of commonly used herbal therapies ginkgo, St, John’s Wort, Ginseng, Echinacea, Saw Palmetto, and Kava[J], Ann Intern Med, 2002, 136(1): 42, 53.

[7] 温泽淮, 赖世隆, 梁伟雄, 等. 进一步改善中医药临床试验报告的质量[J]. 中国中西医结合杂志, 2004, 24(11): 1022-1023.

[8] 胡镜清, 谢雁鸣, 刘保延, 等. 循证医学在中医药界及其临床应用认识的初步调查[J]. 中国循证医学杂志, 2004, 4(10): 737-739.

[9] 朱燕波, 王琦, 折笠秀树. 日本汉方循证医学研究的困难性、现状及其对策[J]. 中国医药学报, 2004, 19(9): 548-550.

[10] Steinbrook R, Registration of clinical trialsvoluntary or mandatory N Engl J Med, 2004, 351(18): 1820-1822.

[11] Blumenthal D, Doctors and drug companies[J], N Eng J Med, 2004, 351(18): 1885-1890.

[12] Studdert DM, Mello MM, Brennan TA, Financial conflicts of interest in physician "s relationship with the pharmaceutical industry-self-regulation in the shadow of the federal[J], N Engl J Med, 2004, 351(18): 1891-1900.

[13] Kaptchuk TJ, Effect of interpretive bias on research evidence[J], BMJ, 2003, 326(7404): 1453-1455.

[14] Glasziou P, Vandenbroucke JP, Chalmers I, Assessing the quality of research[J], BMJ, 2004, 328(7430): 39-41.

原载：朱伟，阮新民，陈可冀．正确认识循证医学在中医药学中应用的现状 [J]. 中医杂志，2006, 47(5): 333-335.

从基因组学研究证候实质的若干思考

薛 梅 殷惠军 陈可冀

证候研究一直是中医领域的研究热点，几十年来，国内外众多学者把中医证候现代化的研究作为中医研究的重要方向，力图通过该项研究揭示中医学的奥秘，使中医证和辨证施治更加科学化、客观化。他们运用多种现代技术和方法，分别从生化、生理、超微结构等方面进行探讨，近年更有人从神经—内分泌—免疫网络方面来探讨证的实质，对中医证进行了各种客观指标的研究，取得了一定的成果。然而，这些研究都只反映了部分已知基因表达产物（受体、酶、细胞因子以及肽类等）的改变，远未揭示证的实质。

2000 年 6 月 26 日，国际人类基因组测序协作组公布，人类基因组的工作草图已经绘制完成。这标志着基因组分析早期阶段——“结构基因组学”即将结束，基因组分析将进入以阐明基因组整体功能为特征的功能基因组学新阶段——“后基因组时代”。人类基因组学后基因组时代研究的方法学内容与中医学的整体观、辨证观有很多相似之处，为我们全面认识证候实质提供了可能的突破口。

我们可能都有这样的体会：当不同的个体患同一种疾病时，所表现的证是有个体差异性的，而且即使同一患者在不同阶段所体现的证也是不同的。证作为机体对致病因素做出反应后所处的一种功能状态，既与致病因素的性质、强弱有关，更与患者个体的体质因素有关，即中医所谓同病异证、异病同证。而基因组学认为基因表达差异及基因序列的多态性（即群体中正常个体的基因在相同位置上存在差别）又决定了个体的差异，可见证候与基因表达差异及基因多态性之间存在着密切的内在联系。

1 研究现状

目前已有不少学者在基因水平上对证的实质研究作了有益探索，其中从基因多态性角度探讨不同基因型在证候易感性方面的差异，是后基因组时代研究的热点内容。

成玉斌等[1]分析 240 例 2 型糖尿病患者中医证型，并用 PCR 方法检测 ACE 基因型，肾虚患者 ACEDD 型的频率和 D 等位基因的携带率明显增高，而 ACE Ⅱ型基因的频率和Ⅰ等位基因的携带率显著降低（$P<0.01$ 和 $P<0.05$）；且肾阳虚证 DD 型频率与 D 等位基因携带率明显高于肾阳虚证（$P<0.05$），认为 ACE 基因不同基因型与 DN 肾虚关系密切，ACE 基因之 D 等位基因及 DD 型可能是 DN 肾虚的基因基础。

孙伟正等[2]分别采用微量淋巴细胞毒实验方法及聚合酶链式反应和序列特异性引物的技术方法（PCR-SSP），将实验组 40 例慢性再生障碍性贫血（CAA）患者，按中医辨证分为肾阴虚和肾阳虚两个证型，结合人类白细胞抗原（HLA）多态性分型特点进行相关性研究，以探讨 CAA 中医辨证与基因多态性的关系，研究结果表明：① HLA-C_1 基因可能与肾阴虚 CAA 的易感基因呈现连锁不平衡，故其可能为肾阴虚 CAA 易感基因的标志基因。但肾阴虚 CAA 未见与 HLA-DQB1 基因相关联。② HLA-A_{30} 基因可能与肾阳虚 CAA 的易感基因呈现连锁不平衡，故其可能为肾阳虚 CAA 易感基因的标志基因；而且还发现 HLA-DQBl0201 基因可能是肾阳虚 CAA 的易感基因。OHLA-C1 基因和 HLA-A_{30} 基因也可能是 CAA 易感基因本身或其一部分。

安胜军等[3]对 246 名中国绝经后女性用分子生物学的方法分析内切酶 Pvu Ⅱ、Xba Ⅰ限制性长度片段多态性（RFLPs），运用双能 X 线骨吸收法分别测其腰椎（L1~4）和股骨（粗隆间、股骨颈、Ward's 区）骨密度，根据中医虚证辨证分型标准，将研究对象分为肾阴虚型、肾阳虚型和阴阳俱虚型，观察雌激素受体基因多态性与骨密度及中医辨证分型的关系，RFLPs 用 Pp（Pvu Ⅱ）和 Xx（Xba Ⅰ）来表示，限制性部分缺失者用大写字母表示，存在者用小写字母表示，PPxx 基因型（21 例）骨密度 Zscore 明显低于其他基因型（225 例），腰椎（-0.71 ± 0.46）g/cm^2，粗隆间（-0.31 ± 0.58）g/cm^2，股骨颈（-0.84 ± 0.66）g/cm^2，Ward's 区（-0.96 ± 0.85）g/cm^2，该基因型女性中医辨证属阴阳俱虚型，可见雌激素受体基因 RFLPs 与中医辨证分型有关。

李宜瑞等[4]检测广州市城镇学龄儿童多巴胺 D2 受体基因 TaqIA 多态性的结果，支持 A1 等位基因与本病的关系（P=0.006520）；并发现该基因与中医辨证的“肾虚肝亢”证候关系更为密切（P=0.000122），而“心脾不足”证候则与正常对照组间无显著性差异（P=0.910952），因而在基因水平上为 ADHD 的中医辨证提供了参考思路。

尤劲松等[5]采用 Beck 焦虑量表、Beck 抑郁量表对 203 例肝气郁结证、肝火上炎证、肝气虚证、肝阳上亢证患者及 90 例健康人对照进行情绪测量，运用多聚酶链式反应技术（PCR）检测 5HTT 启动子区（5HTTLPR）基因多态性在 4 种中医证型中的分布频率，并与健康人对照组比较，结果显示：4 种中医肝证患者 Beck 焦虑量表、Beck 抑郁量表测值积分均显著高于健康人对照组（$P < 0.01$）；Beck 焦虑量表测值肝火上炎证显著高于肝气郁结证和肝气虚证（$P < 0.01$）；Beck 抑郁量表测值肝气郁结证和肝气虚证显著高于肝阳上亢证组（$P < 0.01$，$P < 0.05$）；肝火上炎证、肝阳上亢证患者 5HTTLPR 基因型频率显著高于健康人对照组（$P < 0.05$，$P < 0.05$）；肝火上炎证患者 S 等位基因频率亦显著高于健康人对照组（$P < 0.01$）可见 5HTTLPR 多态性 SS 型个体可能是肝火上炎证和肝阳上亢证的易感人群，且该人群具有明显的焦虑情绪特征。

杨斌等[6]应用 PCR 技术分别扩增 90 例 Wilson 病患者（进行中医辨证分型）和 30 名健康人 ATP7B 基因的第 8 外显子，其 PCR 产物行限制性内切酶 Msp Ⅰ酶切分析，90 例 Wilson 病患者有 34 例 Arg778Leu/Gln 点突变，Wilson 病患者中医辨证分型属肝风内动者 Arg778Leu/Gln 点突变占 20 例，Arg778Leu/Gln 点突变组患者的发病年龄迟于未见该点突变组的患者，Arg778Leu/Gln 点突变可能与中医肝风内动证型相关。

2 讨论

诚然，上述学者的前瞻性研究对我们今后进一步探讨证的实质有很大的借鉴意义，但更由此引出了许多值得思考与研究的问题。

目前的多态性研究多集中于与证候易感性的相关性观察上，未触及临床问题的实质，削弱了其临床应用价值，所以今后只有深入研究基因多态性与其表达后产生的功能差异及与不同个体临床疗效不同的关系，才能真正用于指导临床，实现中医辨证论治的个体化治疗模式的优势。

随着基因组学研究的不断深入，现代医学已经认识到许多疾病的产生是由多基因决定的（相关易感基因的多基因调控紊乱），这种多基因论点体现着中医学的整体观念，也体现着中药复方的多靶点（包括基因的表达与调控）调节的优势。要想把握证候的实质，单凭从不同角度观察某一个或几个基因的多态性是远远不够的，不足以从全局分析和解释它的实质。而且基因的功能并不孤立，一个基因的上调或下调往往会影响上下游几个基因的表达状态，从而进一步引起更多相关基因的表达模式的改变，基因之间的这种复杂的相互作用组成了一张交错复杂的立体关系网。因此，这要求我们一方面针对所研究的证型构建它的基因差异表达谱，并深入研究所筛选出的基因，从功能基因组学的角度对其调控网络进行分析；另一方面从同一疾病不同证候和同一证候不同疾病的基因表达谱差异比较中，寻找证候的共同性和差异性，从而揭示证候的科学内涵，并为其客观化诊断提供依据和方法。

充分利用先进的试验方法和检测手段。中医证候作为一个巨大的复杂系统，基因芯片的多靶点机制的研究，瞬时、快速、同位置的靶点分析，为中医药研究的大量信息分析提供理想的技术手段，是基因组学与证候研究的一个桥梁。而建立证的转基因动物模型，深入验证所筛选出的基因，将使中医证候的实质研究更客观、科学。

参考文献

[1] 成玉斌, 罗仁, 薛耀明, 等. 肾虚型DN与ACE基因多态性相关研究[J]. 中国中医基础医学杂志, 2002, 8(5): 29-33.
[2] 孙伟正, 王春梅, 庞爱明, 等. 慢性再生障碍性贫血中医辨证与HLA基因相关性研究[J]. 中国医药学报, 2002, 17(3): 167-169.
[3] 安胜军, 李恩, 佟晓旭, 等. 雌激素受体基因多态性与女性绝经后骨质疏松症中医辨证分型关系的研究[J]. 中国中西医结合杂志, 2000, 20(12): 907-910.
[4] 李宜瑞, 陈晓刚, 李迎敏, 等. 不同证候的注意缺陷多动障碍患儿多巴胺D2受体基因携带情况检测[J]. 广州中医药大学学报, 1999, 16(1): 17-20.
[5] 尤劲松, 胡随瑜, 张宏耕. 中医肝证情绪测量及与5羟色胺转运体基因多态性相关的研究[J]. 中国医药学报, 2004, 19(11): 669-671.
[6] 杨斌, 胡纪源, 洪铭范, 等. 中国人Wilson病ATP7B基因Arg778Leu/Gln点突变与中医证型的相关性研究[J]. 中国中西医结合杂志, 2002, 22(4): 280-282.

原载：薛梅，殷惠军，陈可冀．从基因组学研究证候实质的若干思考 [J]. 中国中西医结合杂志，2006, 26(1): 88-90.

病证结合是中西医结合临床的最佳模式

张京春　陈可冀

西医疾病诊断与中医辨证相结合的病证结合在临床中的广泛应用，充分体现了中西医两种医学的优势互补，是中西医两种医学有机的结合，是中西医结合的最佳模式。

1 病证结合与临床诊断

病证结合可有多种类型的表现形式，从诊断上讲，中医多根据病人的主症来命名疾病（中医），同一现代医学的病可涵盖多种中医学的疾病，如现代医学所说的心律失常既可以包括中医学的“心悸”，也可以包括“胸痹”，辨证可以完全相同，也可以完全不同。所以临床研究时就需要根据病证相结合的模式来进行。临床既要重视“异病同治”“同病异治”，也要注重“同证异治”“异证同治”，病证结合，从不同的侧面把握疾病的病位、病势，才能切中病情，提高临床疗效。

2 病证结合与临床病理

病证结合还体现在中医辨证与西医病理分期存在诸多吻合之处，如心肌炎急性期多见邪热伤心或阳虚气脱证，多为病毒感染而损伤心肌，治以清热解毒，佐以养阴，此期重在祛邪外出，养阴药不宜太多；有气虚、体弱者可酌加补气药沙参、黄芪，但量不宜过大。恢复期及慢性期多见气阴两虚、痰湿内阻、心脉瘀阻及阴阳两虚证，然本病发病的关键在于正气不足，邪毒伤心。故而在临证时，除邪毒炽盛之急性期外，均应加用生脉散、玉屏风散等益气复脉扶正之品；除阳虚气脱需急救回阳外，均应加用清热解毒养心安神之品。

以辨病辨证相结合可以兼顾中西医病理机制，如原发性肺动脉高压，凝血系统活跃而致高凝血状态是最常见的病理表现。本病病人血红蛋白偏高、红细胞升高，面色唇甲紫暗，与中医学的血瘀证相通，常辨证为阳虚血瘀，阳虚水泛，凌心射肺则见胸闷气短、呼吸困难，辨治本病总以温阳活血利水为法，临床上取得满意疗效。如何在中医理论指导下，认识这种共同的病理生理变化和相似的临床症状，是中医辨证、辨病论治结合的关键。

3 病证结合与临床治疗

中医药学比较强调宏观和整体，西医则比较注重微观和局部，病证结合是两种医学最好的结合模式，只有两者的有机结合才能准确反映疾病及患者的状态，才能更有针对性的治疗病患，以达到最好的治疗目的。辨病施治是着眼于疾病病理变化规律的治疗，这弥补了单纯辨证施治不足，一些疾病的潜伏期、初期或无症状期可无任何不适，此时辨证施治因无症可辨，施治亦难，而通过理化检查可发现异常，通过辨病亦可治疗，对于貌似无证可辨的患者，根据中西医结合的方法，辨病辨证相结合，常取得满意疗效。如某冠心病不稳定心绞痛的患者，具备高血脂、高血压两种非常重要的危险因素，且多次急性非Q波、急性Q波心肌梗死及不稳定心绞痛，但平时无明显不适主诉，所以定位在于西医常推崇的冠心病二级预防，即危险因素及急性冠脉综合征的预防。急性冠脉综合征的发生主要与软斑块即富含脂质的斑块的破裂、溃疡、出血、血小板黏附聚集及血栓形成有关。中医学认为软斑块内富含的脂质成分与中医学的痰浊内盛密切相关，而出血、血小板黏附聚集及血栓形成与中医学的血脉瘀滞紧密相关。故选用化痰活血的疗法取得了满意疗效。

4 病证结合的临床意义

现代中医临床自觉或不自觉地皆应用了中医辨证、辨病论治结合的方法，亦即运用中医的自身的理论，去认识分析西医疾病的病理改变，而后根据病人的禀赋，证候的寒热、虚实，进行辨证辨病结合论治。冠心病心绞痛，其血管痉挛、狭窄、血栓形成、血小板黏附、聚集等血瘀机制为疾病发生发展的基础，故无论辨证属寒、属热、属虚、属实，皆配合活血化瘀中药。我们治疗冠心病心绞痛，常选用活血化瘀方药冠心 II 号及血府逐瘀汤，结合益气、化浊、芳香温通等法治疗。冠心病心肌梗死，因其多伴有血流动力学和心功能的改变，选用益气、理气、活血方药，辅以温阳、化浊等法，结合病证变通加减，临床收到较好的效果。此即从中医的角度和思路分析西医的病从而开出中医的处方。

病证结合可更好的发挥中西医诊疗优势，在临床上尤其重视发挥各自疗效优势，取长补短为患者服务。如急性心梗的患者要求紧急开通血管进行介入治疗，这是西医的疗效优势，然而术后体力的恢复、并发症的预防，特别是冠脉支架术后再狭窄的预防却是中医药的疗效优势，近年来我们运用活血化瘀药物进行冠脉介入术后再狭窄的防治，取得了突破性进展，展示了良好的中西医结合优势互补的范例。又如一位肠癌肝转移的病人，在进行反复多次的放化疗过程中，通过服用我们所拟用益气养阴，疏肝化痰，清热解毒活血方剂，顺利地度过了放化疗期，未见明显的胃肠道反应、骨髓抑制、肝功能异常、心肌损伤等毒副作用，半年来未发生感冒，显示了中医药在治疗疑难病、增加免疫力、减毒增效等方面的强大优势，从而提高了患者的远期生存率。

总结运用活血化瘀法治疗心血管疾病的学术经验，系统回顾近年来动脉粥样硬化（AS）不稳定斑块中西医结合相关研究，并结合临床实践发现，运用解毒活血法治疗冠心病具有良好效果。针对稳定冠状动脉不稳定斑块这一新的国际心脑血管疾病防治研究的难题，我们采用病证结合的方法，经反复思考，发现现代医学炎症学说与中医学毒热理论具有相似性，提出了关于“毒瘀致不稳定斑块的理论”，认为运用中医药多途径、多环节、多靶点治疗疾病且不良反应轻的疗效优势，可望提供一条有效的干预稳定 AS 斑块途径。目前，我们课题组选用了国际上公认的不稳定斑块模型—ApoE 基因敲除小鼠，进行解毒活血法稳定冠状动脉粥样硬化性斑块的探索性研究。

5 结语

在临诊普通病患、抢救急危重症及科研工作中，无不渗透着中西医结合的斑斑印迹，中西医结合给医师及病患们带来了巨大益处，而病证结合是最佳的临床中西医结合模式。

原载：张京春，陈可冀．病证结合是中西医结合临床的最佳模式 [J]. 世界中医药，2006, 1(1): 14-15.

疾病的证候分类研究思路

吕爱平　陈可冀

疾病分类是现代医学诊断、治疗疾病的基础，是根据疾病所表现出来的病因、病理和病位而进行的一种分类方法，广泛应用于世界各国的现代医疗体系；证候分类是传统中医学辨证论治的基础，是根据通过四诊获取的信息（四诊信息）而进行的一种对健康和疾病状态进行分类的方法，在中国已经有三千多年的历史，广泛应用于中国和东南亚地区的一种传统医疗体系。

疾病分类和证候分类都属于生物医学中的一门科学。由于两者的理论体系不一致，因而相对于另一方来说，各自又都有自身的优势和不足。若能找到疾病分类和证候分类应用的结合点，将有利于两者的相互促进，相互补充，相互完善。

1 主要问题和切入点

疾病分类所依据的信息除患者主诉和医生经验外，主要来自物理、化学和生物学指标。这些信息是属于相对可以量化、可见的客观信息。随着物理、化学和生物学方法学的进步，临床经验的积累，信息量的增多，疾病分类的依据发生量和质的改变，现代医学的诊断标准也将发生相应的变化。这就是现代医学疾病分类学发展的主要轨迹，也是疾病分类发展的动力机制。

证候分类是中医临床经验的总结，主要依据运用中医望、闻、问、切四诊方法所收集的信息，多数是依据问诊而得到的主观信息，虽然有包含舌、脉、闻的客观信息，但多是通过主观判断所反映的客观信息。长期以来，由于缺乏方法学的变革和进步，证候分类没有发生本质的变化，证候标准也继续沿用传统的标准，即使是新的标准，也会因临床经验总结方式方法不一样，存在较大分歧，难以产生统一的证候标准。

当前，许多中西医结合医学工作者，在依据疾病分类的基础上，再进行证候分类，在临床实践中取得了较好成绩[1]。这种分类标准随着疾病分类的进步，两种分类方法的结合利用也得到了相应的进步。如冠心病的病证结合分类标准随着冠心病研究的进展而得到完善。然而，其中的证候分类方法因自身动力机制缺乏尚不能引导这种结合分类的进步和完善。

“异病同治”和“同病异治”是当前中医临床实践的重要法则，其核心内容是不同的疾病可能存在于一种证候类型之中，因而可以用同一种治疗方法；相同的疾病可能存在于不同的证候类型之中，因而要用不同的治疗方法。现实的临床治疗，不管是中医还是西医，如果对两种医学理论体系都有所了解的话，一定会结合应用疾病分类和证候分类理论来指导治疗方案的选择。中西医结合医学工作者更是应用两种分类体系，制订出系列疾病的分证（证候分类）治疗规范，并得到广泛的应用[2]。因此，疾病分类与证候分类的结合已经在我国临床实践中得到广泛应用。但是，疾病分类和证候分类毕竟分属两种医学理论体系，存在诸多深层次的问题，包括：证候分类在疾病分类应用中的规则和标准如何制订？用什么方法让证候分类规则和标准能够得到不断完善？疾病分类在证候分类应用中证候的标准依据如何规范又如何完善？两种分类方法的结合如何应对新的疾病？如何产生新的证候分类？这些问题的解决需要一种新的研究思路和方法，让两种分类的结合应用能有一种自身完善和发展的动力机制。

疾病分类与证候分类结合应用的研究途径可以从疾病的证候分类研究角度出发，或者从证候的疾病分类出发，其不同点在于首先确立疾病分类还是证候分类。鉴于证候分类中证候信息、证候标准等一些不确定因素，以及疾病分类中所依据的应用理论具备相对可接受的表述性，以疾病分类作为参照系，并在此基础上开展证候分类的研究，是疾病分类和证候分类结合应用研究比较现实的切入点。

以疾病分类作为参照系，开展证候分类的研究，与以往的疾病证候方剂相关性研究有较大的差别。以往的研究重点是放在理论文献整理和方剂干预疾病的层面上，讨论方剂与证候的对应关系，希望构建辨证论治新体系，疾病的证候分类仍是用传统文献或者专家论证的证候分类方法。而疾病的证候分类研究的前提是承认传统的证候分类方法有不足的地方，研究重点是通过与疾病分类的结合探索证候分类的生物学基础。另外，以往中医证候研究多从证候的生物学基础入手，并不能产生促进证候分类理论的自我完善动力机制；如果研究过程中利用的证候标准也有争议的话，再完善的生物学基础也难以解释证候的本身；从证候分类学出发，结合疾病分类的理论，其研究结果将能够培育证候分类理论的内在发展动力机制，同时，能让证候分类融入世界生物医学体系。

2 思路之一：基于疾病诊断的中医证候分类研究

一种疾病的诊断是依据与该疾病相关的病因、病理和病位的信息，包括与该种疾病病理密切相关的主观症状，如腹痛对于消化系统的疾病。更多的临床表现，包括其他主观症状、舌象和脉象的变化，这些非疾病诊断相关的临床表现，并没有作为疾病分类的主要依据。但是，可以坚信，这些非疾病诊断相关的临床信息对于疾病的发生发展，一定也可有更深层次的意义。这些非疾病诊断相关的临床表现正是中医证候分类的重要依据之一。因此，探索非疾病诊断相关临床表现与诊断相关指标之间的相互关系，将产生基于疾病分类的中医证候分类依据；这种证候分类依据反过来将完善疾病分类的理论，使疾病分类理论中纳入非诊断相关的临床表现，即中医证候分类理论。

以类风湿性关节炎的症状为例，在现代医学为主的 MEDLINE 文献中，类风湿性关节炎的症状出现率依次为：疼痛、晨僵、握力下降、骨质疏松，主要是客观病理变化的客观反映；但在中医文献中，除重视类风湿性关节炎的共性症状外，侧重观察疾病与环境因素的关联症状，如整体功能状态、神色、舌象和脉象等，这些与类风湿性关节炎诊断不相关的信息，可能在一定程度上客观反映疾病发生发展过程中的一些变化，这些信息正是中医证候分类的基础。

我们以往的研究对慢性胃炎患者幽门螺杆菌（HP）感染率与主观症状组合的关系进行了探索，结果表明：在一定的条件下的组合（含全身症状、消化道症状等）有助于提 HP 感染的判别率，而不恰当的组合，反而降低 HP 感染的判别率，提示主观症状与疾病诊断指标存在一定的联系；这些主观症状的组合是中医证候分类的依据之一[3]。我们另一组研究数据结果也表明：慢性胃炎患者的非诊断相关的症状组合与胃黏膜 CD4、CD8 细胞浸润存在一定的相关关系，也提示非疾病诊断相关的信息与疾病病理相关信息可能存在内在的联系[4]。此外，我们对 469 例类风湿性关节炎多中心临床病例分析采用因子分析，得到的公因子与中医辨证的结果基本吻合，说明非疾病诊断相关信息内部存在一定的规律性，中医证候分类蕴藏有现代数学的逻辑，其因子分值反映了中医证候的一些特征的强度[5]。

有学者提出：一种疾病，其基本病理可以是一致的，但其临床表现和基因表达谱可以存在较大差别，呈现出显著的个体化[6]。当代的疾病分类，不仅许多主观症状、舌脉象信息没有纳入疾病分类的依据中，包括基因表达谱、蛋白质表达谱等先进技术所检测的信息也没有纳入疾病分类的依据。越来越多的科技工作者注意到个体化治疗的重要性，并提出应该根据基因组、蛋白质组信息进行个体化治疗。其实质是将这些信息重新纳入疾病分类的依据，使疾病分类更加精确。同样，通过研究，与基因表达谱、蛋白质表达谱信息同样没有被纳入疾病分类的依据的非疾病诊断相关的主观症状、舌脉象信息一定也会纳入疾病分类的依据，使疾病分类更加精确，更能反映疾病的表象。

因此，利用分析方法，探索非疾病诊断相关的临床表现、诊断所依据的病因病理病位信息，甚至包括目前尚没有包含在疾病诊断依据中的基因组学和蛋白质组学信息之间的联系，将对于完善疾病分类、发现中医证候分类的现代生物学基础和赋予中医证候分类的内在发展动力机制都将产生深远的影响。鉴于这种相关性分析需要大量有效临床数据，同时又需要多学科合作，难度极大。因此，早期应该从某一种疾病开始，以验证研究思路和方法学为主要目的，再扩大研究范围。

3 思路之二：基于疾病疗效的中医证候分类研究

任何一种治疗方法，不管是中药处方或组合的中成药，还是单一的西药或多个西药的组合，还是中西药物的组合，其结果肯定是部分有效、部分无效。目前，有效、无效的评价是根据疾病诊断标准中所含指标的改善程度、即疗效评价标准来判断，并没有包含非疾病诊断相关的临床信息，如非疾病诊断相关的主观症状、舌脉象、基因组和蛋白质组学信息。由于该疗效评价标准得到广泛的应用，基于非疾病诊断临床表现、包括基因组学和蛋白质组学信息来修改这些标准，或者说证明这些信息与疗效评价指标之间具有关联关系，都需要进行大量的基础研究工作。疾病的证候分类研究的目标之一是：证明非疾病诊断相关的主观症状和舌脉象与疾病疗效存在关联性，从而增强治疗方法使用的针对性和明确治疗方法的最佳适应证来提高疗效。因此，从一种治疗方法的有效和无效结果中，对比分析它们之间非疾病诊断相关临床表现（有能力的话可以包括基因组和蛋白质组学信息）的异同规律，发现与这种治疗方法密切相关的非疾病诊断相关临床表现，将使中医证候分类依据纳入疾病疗效评价和疾病治疗方法选择依据之中，从而在疾病分类学的标准中增加中医证候分类因素，真正起到优势互补的作用。

我们在药物治疗良性前列腺增生的临床试验研究过程中，对非疾病诊断相关信息（中医证候分类依据）与药物疗效的相关性进行了分析。结果表明：良性前列腺增生的非疾病诊断相关主观症状具有一定模式特征，表现为：中药的适应证状群为慢性前列腺炎偏重于整体功能低下者；对照组的西药则基本相反，整体功能偏于亢进；虽然中、西药总体疗效区别不明显，然而二者改善的患者主观症状组合有明显区分，即不同症状（证候分类）的患者适合于不同方式的治疗（数据待发表）。在应用中西医两种治疗方案随机盲法对照治疗 469 例类风湿性关节炎患者的临床研究过程中，我们也对中医证候信息与药物疗效的相关性进行了分析，重点对比分析了以非疾病诊断相关的证候信息在有效人群和无效人群之间的不同点。结果表明：不同的治疗方案其相对应的最佳非疾病诊断相关的临床表现组合不同（数据待发表）。因而，我们提出：不同的治疗方案的最佳适应证应该包括两个方面，一是符合疾病分类的诊断标准，另一方面是具备通过分析得出的中医证候信息的组合；该信息的组合，我们认为就是疾病疗效过程中的中医证候分类的主要依据。

基于疾病诊断的中医证候分类与基于疾病疗效的中医证候分类是中医证候分类现代研究的两个方面，相互补充。前者对后者具有理论指导作用，后者又为前者提供更多的分类依据。随着基于疾病诊断的中医证候分类和基于疾病疗效的中医证候分类研究的不断深入，证候分类一方面产生了内在的自我完善机制，同时又对疾病分类产生重大的影响，并真正被国际生物医学界所接受[4]。相信，到那时，疾病诊断依据将纳入更多的信息而更加细化，疾病治疗将产生针对性更强的治疗方法而更加多元化，中医证候分类的方法和理论将作为现代生物医学的主要内容，随着科学技术的进步而不断完善。

参考文献

[1] 汪晓芳, 陈可远, 王伟, 等. 精制血府胶囊治疗冠心病心绞痛的临床研究[J]. 中国中西医结合杂志, 1998；18(7): 399-401.

[2] 王伟, 陈可冀. 中西医结合临床研究的思路与方法[J]. 中国中西医结合杂志, 2000；20(2): 136-137.

[3] Li S, Lu AP, Zhang L, et al. Anti-Helicobacter pylori immunoglobulin G and IgA antibody responses and the value of clinical presentations in diagnosis of H. pylori infection in patients with precancerous lesions[J]. World J Gastroenterol, 2003；9(4): 755-758.

[4] Lu AP, Zhang SS, Zha QL, et al. Correlation between CD4, CD8 cell infiltration ingastric mucosa, Helicobacter pylori infection and symptoms in patients with chronic gastritis[J]. World J Gastroenterol, 2005；11(16): 2486-2490.

[5] 查青林, 林色奇, 何羿婷, 等. 从主观症状因子分析的结果看中医辨证的数学逻辑——附469例RA多中心临床病例分析[J]. 江西中医学院学报, 2005；17(1): 75-77.

[6] 吕爱平. 中医证候理论对疾病治疗思想的影响[J]. 中国中西医结合杂志, 2001；21(4): 309-311.

原载：吕爱平，陈可冀．疾病的证候分类研究思路 [J]. 中国中西医结合杂志，2005, 25(9): 843-845.

代谢综合征与中西医结合综合干预

张京春　陈可冀

中华医学会糖尿病学分会曾在“中国人代谢综合征和胰岛素抵抗特征”研讨会上报告了一个惊人的数字：中国城市人口中每 8 个成年人中至少有 1 人患有代谢综合征。而美国有报告每 4 个成年人中至少有 1 人患有代谢综合征，对这样一种全球性的疾病似尚未能引起我国广大医师的高度重视。本文旨在呼吁对代谢综合征应当提高认识，并从中西医结合角度探讨对防治这一被称为“死亡四重奏”的严重危害人类健康的高发疾病的防治。

1 代谢综合征及其诊断标准

代谢综合征（metabolic syndrome，MS）又称胰岛素抵抗代谢综合征（insulin resistance metabolic syndrome，IRMS），1988 年 Reaven 提出时称为 X 综合征，后亦称 Reaven 综合征。是由于胰岛素抵抗引发一系列临床、生化、体液代谢失常引起的多种物质代谢失常的症候群，常包括肥胖、高血压、高血糖和胰岛素抵抗、血脂异常等 4 项异常，可见糖耐量异常、血脂异常、高血压、超重肥胖、高尿酸血症、高血凝低纤溶、高同型半胱氨酸血症、内皮功能异常及微量低蛋白尿等多种心血管疾病的危险因素。代谢综合征可明显增加发生糖尿病和心脑血管疾病的患病危险，增加心脑血管疾病的病死率已成为现代都市人的“死亡四重奏”，或称为 CHAOS（C 为冠心病，H 为高血压及高胰岛素血证、高脂血症，A 为成年人糖尿病，O 为肥胖，S 为综合征），认为是一种怪圈。1999 年世界卫生组织（WHO）制定了最初的代谢综合征的诊断标准[1]：葡萄糖耐量减低（impaired glucose tolerance，IGT）和空腹血糖受损（impaired fast glucose，IFG）和（或）胰岛素抵抗同时有以下 2 项以上改变：①血压＞140/90 mmHg；②血甘油 B 酯（TG）＞1.7 mmol/L；③中心性肥胖，体重指数（体重 / 身高的平方）＞30 kg/m^2；腰 / 臀男性＞0.9，女性＞0.85；④微量白蛋白尿，尿蛋白排泄率（UAER）＞20 μg/min；⑤高尿酸血症；⑥ 1 型纤溶酶激活物抑制剂（PAI-1）含量高。

2001 年美国胆固醇教育纲要（National Cholesterol Education Program，NCEP）首次临床诊断标准[2]，以下 5 项中具备 3 项即可诊断：①腹型肥胖：男性腰围＞102 cm，女性＞88 cm；②高甘油三酯（TG＞1.7 mmol/L）血症；③高密度脂蛋白胆固醇（HDL-C）低：男性＜1 mmol/L，女性＜1.3 mmol/L；④高血压：≥130/85 mmHg；⑤高空腹血糖（FBG）≥6.1 mmol/L。

中华医学会糖尿病分会于 2004 年 4 月 27 日召开的中国人的代谢综合征与胰岛素抵抗研讨会上的诊断标准建议[3]：符合以下 4 个组成成分中的 3 个或全部者即可诊断：①超重或肥胖：体重指数≥25.0 kg/m^2；②高血糖：FBG＞6.1 mmol/L 及（或）糖负荷后血浆糖≥7.8 mmol/L，及（或）已确诊为糖尿病并治疗者；③高血压：收缩压 / 舒张压≥140/90 mmHg，及（或）已确诊为高血压并治疗者；④血脂紊乱：空腹 TG≥1.70 mmol/L；及（或）空腹血 HDL-C：男性＜0.9 mmol/L，女性＜1.0 mmol/L。并指出代谢综合征发病高危人群：①≥40 岁者；②有 1 项或 2 项代谢综合征组成成分但尚不符合诊断标准者；③有心血管病、非酒精性脂肪肝病、痛风、多囊卵巢综合征及各种类型脂肪萎缩症者；④有肥胖、2 型糖尿病、高血压、血脂异常，尤其是多项组合或代谢综合征家族史者；⑤有心血管病家族史者。

WHO 诊断标准对胰岛素抵抗要求高，不适合基层单位操作。NCEP 诊断标准适合于临床，但体现肥胖的腰围标准不适合中国人体质情况。我国中华医学会糖尿病学分会根据中国 8 所大学附属医院及研究所的临床研究结果，提出适合中国人群特征的代谢综合征诊断标准建议。其特点：①超重或肥胖按 WHO 诊断标准的体重指数估算，但基于体质差异，体重指数限定在≥25.0 kg/m^2；②高血压的诊断标准放宽至≥140/90 mmHg，WHO 诊断标准相同：③高血糖标准：在美国 NCE PFBG≥6.1 mmol/L 的基础上加进糖负荷后血浆糖≥7.8 mmol/L，及（或）已确诊为糖尿病并治疗者的标准；④血脂方面：空腹 TG≥1.70 mmol/L 与美国 NCEP 诊断标准相同，而 HDL-C 男性＜0.9 mmol/L，女性＜1.0 mmol/L 与之略有差别，且提出代谢综合征发病高危人群。在 NCEP 诊断标准基础上，亦有认为依据我国流行病学研究结果，腹部肥胖标准建议改为：男性腰围＞85 cm，女性＞80 cm。国外亦有学者研究颈围与收缩压、舒张压的变化呈正相关，可以作为代谢综合征辨别肥胖的指标。

近年来 WHO、美国、欧洲均制定了代谢综合征诊断标准。然而由于中国人群特征的不同，用这些标准不能准确判断中国人代谢综合征的状况。纵观以上 3 个标准，我国人群的代谢综合征诊断标准建议可能更加适合我国人群种族体质情况及经济现状，更便于临床操作实行。这一诊断标准建议的出台表明我国对于代谢综合征的诊治已经开始加以重视，代谢综合征诊断标准的提出必将对随之而来的糖尿病和心脑血管疾病的防治产生积极的作用。

2 代谢综合征是预测心脑血管疾病和糖尿病的危险因子

英国对代谢综合征与冠心病和糖尿病之间的关系进行了一项前瞻性研究[4]，随访格拉斯哥地区万余名男女性研究对象（其中 26%为代谢综合征患者）4.9 年，结果：代谢综合征患者患冠心病的危险分别是无代谢综合征者的 1.7 倍和 3.5 倍，符合 NCEP 诊断标准 4 或 5 的代谢综合征患者患冠心病和糖尿病的危险分别增加 3.7 倍和 24.5 倍。该项研究表明代谢综合征可有效的预测冠心病及新发糖尿病，且代谢综合征的诸多因素中血压及血糖的控制则显得更为重要。

美国波士顿大学医学院 Najarian 报告，代谢综合征患者发生卒中是无代谢综合征者的 2 倍，并指出虽然代谢综合征对卒中的潜在危险不及糖尿病，由于代谢综合征更为常见，以预防和治疗代谢综合征为目的的干预，将对总体降低卒中的发生有非常积极的意义。日本学者的一项长达 7 年的相关研究结果表明[5]，代谢综合征可以作为日本中年男性心血管疾病及 2 型糖尿病的预测因子。

3 代谢综合征在世界范围内广泛流行

随着社会经济的发展，生活水平的提高，生活方式的转变，现代人生活节奏的加快，精神常处于高度紧张状态，过度进食所谓高营养饮食（即所谓高蛋白、高脂肪、高热量、低纤维），盲目服用一些不必要的药物，无暇进行必要的体育锻炼，均可导致本病发病率的增高。墨西哥的报告根据 NCEP 诊断标准代谢综合征患病率高达 26.6%，按 WHO 诊断标准患病率为 13.61%，发病年龄也已不再局限于中老年人。印度学者报告过度肥胖、高甘油三酯、胰岛素抵抗等在亚洲年轻人中也已出现，纠正了那些认为本病只好发欧美人的认识，指出本病发病无种族差异，针对这些研究提醒人们进行减肥、改善生活方式、抗高血压及降脂治疗早期干预很有必要[6,7]。美国哈佛大学的报告使用某些抗精神病药物（如奥氮平、氯氮平）的精神病患者其肥胖及糖尿病的发生 2 倍于一般人群，建议避免使用这种引起胰岛素抵抗的药物[8]。

4 胰岛素抵抗和高胰岛素血症是代谢综合征的根源

肥胖、老龄化、营养不良、应激及药物等诸多遗传及环境因素均可引起胰岛素抵抗。所谓胰岛素抵抗是指胰岛素作用减弱，不能像正常人那样摄取利用葡萄糖，起到应有的生物学作用。开始由于胰岛 β 细胞代偿，血糖并不升高，失代偿时血浆胰岛素水平可由高转低，糖耐量异常，进而发展为糖尿病。其对胰岛 β 细胞的影响主要是对靶细胞胰岛素受体和受体后的编码氨基酸的基因核苷酸点突变发生作用，其相应的结构和功能发生改变，胰岛素信号转导产生障碍。目前胰岛素抵抗的分子机理虽不十分清楚，但有研究表明[9]促炎症和应激诱导细胞因子如 C 反应蛋白、选择素、黏附因子、前炎性细胞因子等均可促使胰岛素受体底物的丝氨酸磷酸化而抑制酪氨酸磷酸化和胰岛素信号发送，从而导致胰岛素抵抗，同时其对一氧化氮合酶的表达产生抑制，使得血管内皮的功能异常。其他如瘦素、抵抗素、脂连素、肿瘤坏死因子（TNFβ）、过氧化物酶体增生物激活受体 - γ（PPAR γ）等与脂肪细胞分泌有关的成分均与胰岛素抵抗有关。性激素水平也直接影响代谢综合征的发生，绝经后妇女雌激素水平下降、中年男性雄激素缺乏均可作为早期胰岛素及葡萄糖代谢紊乱的标志，从而发生代谢综合征及糖尿病[10,11]。胰岛素抵抗不仅引起糖、脂肪、蛋白质、嘌呤代谢的失常及神经—内分泌—免疫功能的异常，还可在内皮功能异常的基础上发生病理演变，出现动脉粥样硬化，斑块的破裂及血栓的形成。本病开始可无症状，随着胰岛素抵抗诱导的多物质代谢紊乱对血管的影响，心、脑、肾及外周血管均可发生明显的演变，出现心绞痛、心肌梗死、猝死、脑缺血发作、脑卒中、间歇性跛行等症。近日亦有研究显示代谢综合征可增加所有原因导致疾病的病死率，并有增加某些肿瘤发生的危险[12]。

5 代谢综合征的防治需要中西医结合综合干预

国外对于代谢综合征的防治着眼于用药物严格控制血压、血糖、血脂以达目标值。《美国糖尿病联合会临床实践建议（2003）》[13]推荐的糖尿病患者的目标糖化血红蛋白（HbAlc）< 7.0，静脉餐前血糖 < 5.0~7.2 mmol/L、餐后血糖高峰值 10 mmol/L，血压 < 130/80 mmg，TG < 1.7 mmol/L，LDL-C < 2.6 mmol/L，HDL-C：男性 > 1.1 mmol/L，女性 > 1.4 mmol/L。对于尿酸的目标值未加以界定，欧洲心血管病指南最新版的目标值更加严格。

各类降糖药物中格列酮类为 PPAR γ 激动剂，在降糖药物中属胰岛素增敏剂，作用于肌肉组织，能改善胰岛素抵抗，从而具有调整血糖、血脂异常、降低血压、抗氧化应激、升高脂连素、抗炎症、促纤溶并防止动脉粥样硬化等发生的多项作用，但对于肝脏具有一定的不良影响。α 糖苷酶抑制剂可改善胰岛素抵抗，磺脲类、双胍类在发挥降糖作用的同时亦存在许多不良反应。他汀类及贝特类等为目前最有效最常用的降脂调脂药物，不仅具有降低 LDL-C、升高 HDL-C 的作用，而且具有改善内皮功能、抗炎、稳定动脉粥样硬化斑块及减少血栓形成的作用。但长期应用可降脂调脂药物的肝损害及肌肉溶解作用，极大地限制了该类药物的大剂量、长期应用。

临床应用的各种降压药物中，无论是美国于 2003 年高血压预防、诊断、评价与治疗联合委员会第 7 次报告高血压最新指南中以其六大强适应证着重推荐的血管紧张素转换酶抑制剂，还是利尿剂，以及 β 受体阻滞剂、钙拮抗剂、α 受体阻滞剂在发挥降压作用的同时，均存在这样那样的副作用。阿司匹林可改善代谢综合征患者的高凝状态，减少心血管事件的发生，但其胃肠道毒副作用是否能让许多无症状患者加以接受是一个问题。

代谢综合征是一种全球性疾病，其防治需要长期大量的工作，澳大利亚墨尔本国际糖尿病研究所 Zimmet 教授通过对糖尿病及心血管病的流行病学研究，预计从现在到 2025 年世界范围内的糖尿病患病率将升高 72%。由代谢综合征引发的心脑血管疾病的防治要求降糖、降脂、降压达到一定的目标值，这就势必更加导致以上几类药物严重毒副作用的发生，以及社会经济负担的加重。

对于代谢综合征我们认为应当防重于治，尤其是在糖耐量异常阶段未能达到糖尿病诊断标准的时期，改变不良生活方式、合理膳食、加强体育锻炼等非药物疗法更应加以提倡。关于体育锻炼及饮食控制，有人曾做过观察，步行可提高胰岛素敏感性，有助降糖、降压、降脂，每周步行 2 h 可减低糖尿病的发生，并可降低糖尿病总病死率达 39%、心血管病病死率达 34%；每周步行 3~4 h 总病死率降低达 54%、心血管病病死率达 53%；认为步行可提高胰岛素敏感性，有助降低血糖、血压、血脂。芬兰的一项研究结果表明，针对糖耐量低减人群通过强化生活方式干预可延缓 2 型糖尿病的发生。强化生活方式干预的目标是体重降低 5%、体重每星期下降（0.5~1.0）kg、中等强度的运动锻炼每日 30 min（如快走）、饮食中脂肪含量达到每日摄入总热量的 30%以下、每日至少摄入 15 g/1000kcal 的纤维素。美国（Disease Prevention Program，DPP）研究指出体重下降是强化生活方式干预、延缓 2 型糖尿病发生的决定因素。若单纯饮食控制和运动锻炼，而体重不下降则不能保证降低糖尿病的发病。单纯饮食控制和运动锻炼效果仍不理想的情况下，可加用 α 糖苷酶抑制剂阿卡波糖（拜唐苹）。

代谢综合征可分别根据中医之肥胖、消渴、眩晕、胸痹等病证认识并加以辨治，中医学认为先天禀赋不足、少动多静、饮食不节、过食肥甘、忧思郁怒、劳伤心脾、肝胆失舒、年老体衰和肾气不足等多种病因均可导致脏腑阴阳气血亏虚，调摄功能失调，行血化津祛浊无力，从而变生血瘀痰浊，郁阻血脉络道，而呈本虚标实之证。阻滞心脉可见胸痹心痛之症，阻滞经络可见半身不遂中风之症，阻滞清窍可见眩晕头痛之症，阻滞肌肤体内可见肥胖之症，阻滞上中下三焦可致化火伤津则见上中下三消之症。中医对本病的上述病因病机概念与现代医学遗传、不良生活方式、精神紧张、年老脏器功能衰减等病因学概念似相吻合。其辨证分型常可大体分为胃热湿阻型、痰浊郁阻型、痰瘀互阻型、脾虚湿胜型、脾肾两虚型、气滞血瘀型、气阴两虚型、阴虚内热型及阴阳失调等多种类型；一般可在化痰祛湿的基础上根据兼挟证，予以清热、行气、活血、益气、养阴、调理阴阳以取疗效；常用方剂可选：平胃散、二陈汤、三仁汤、温胆汤、凉隔散、消渴方、越鞠丸、四逆散、血府逐瘀汤、生脉散、增液汤、六味地黄汤、水陆二仙丹、二仙汤等化裁加减。常用药物：陈皮、半夏、茯苓、竹茹、枳实、白术、苍术、泽泻、车前草、白蔻、砂仁、薏苡仁、葶苈子、茵陈、何首乌、冬瓜皮、益母草、荷叶、山楂、石膏、生大黄、草决明、夏枯草、黄连、决明子、丹参、桃仁、川芎、葛根、柴胡、郁金、木香、川朴、莱菔子、黄芪、芍药、地黄、麦冬、元参、花粉、知母、沙参、黄精、五味子、山药、山萸肉、乌梅、仙灵脾、芡实、金樱子等多种药物进退应用。其中降血糖药物：人参、黄芪、地黄、元参、黄精、枸杞子、地骨皮、葛根、黄连、天花粉、虎杖、玉竹、苦瓜；降低血脂的药物：泽泻、山楂、灵芝、首乌、决明子、茵陈、虎杖、蒲黄、大蒜、姜黄；降血压的药物：葛根、野菊花、夏枯草、黄芩、钩藤、天麻、石决明、地龙、罗布麻叶、臭梧桐叶、川芎、桑寄生、杜仲、丹皮、黄连等，可辨证选用。

现代药理学研究还注意到一些单味中药对血压、血糖和血脂有一定影响，并具有两种或两种以上作用，可用于纠正胰岛素抵抗综合征的多种代谢紊乱，为实现对本病的治疗提供了可行性。这些药物针对上述证候特点，有滋阴清热的药物：生地黄、葛根、玉竹、枸杞子、何首乌、地骨皮、苦参、菊花、桑叶、黄连、茵陈、黄芩等；有化痰祛湿的药物：泽泻、茵陈、玉米须、虎杖、刺五加、苦参等；有活血化瘀的药物三七、丹参、山楂、蒲黄、银杏等；有补益脾肾的药物：黄芪、白术、茯苓、人参、淫羊藿、枸杞子、何首乌、冬虫夏草等药物[14,15]。在中医理论指导下，我们可以采用辨证与辨病相结合的原则组成复方剂型，与饮食疗法、改善生活方式及现代降压降脂降糖药物合理综合干预，以达到增强疗效、减少不良反应的目的。

有学者通过对中医证型与胰岛素敏感性关系的研究发现肝火亢盛型、痰湿壅盛型、阴虚阳亢型及阴阳两虚型的胰岛素敏感性呈递增的趋势，提示实象越明显则胰岛素抵抗状况越严重，虚象越明显则机体对胰岛素的反应性越敏感[16]；另有学者对 108 例非胰岛素依赖型糖尿病患者分 3 型，其血清胰岛素水平、C 肽分泌状况均表现为曲线峰度后移，3 h 后未能降至正常水平，但分泌水平却不同，气虚型明显升高或正常，阴虚型减低，气阴两虚型减低介于前两者之间[17]；还有学者用受体微量法测定 57 例 2 型糖尿病患者和 18 例非糖尿病患者红细胞胰岛素受体的变化，结果表明，2 型糖尿病患者存在红细胞胰岛素受体缺陷，特点是受体数目减少。2 型糖尿病患者不同证型红细胞胰岛素受体缺陷的程度不同，阴虚热盛型红细胞胰岛素受体缺陷较轻，气阴两虚型和阴阳两虚型红细胞胰岛素受体缺陷较重。提示 2 型糖尿病不同证型的红细胞胰岛素受体缺陷可随虚损加重而明显[18]。

近年来学者们对中药在胰岛素抵抗方面作了有益的探索，如发现单味中药知母水提液可降低血清胰岛素与人红细胞胰岛素受体结合率[19]；黄连素对高脂饮食大鼠胰岛素抵抗模型有与二甲双胍相似的增高胰岛素敏感性的作用[20]。加味桃核承气汤及其拆方为基础的不同方剂对糖尿病大鼠具有降糖、降脂和改善胰岛素抵抗综合征的效应[21]。亦有学者观察到使用六味能消胶囊（大黄、诃子、干姜、藏木香、碱花、寒水石）合用阿卡波糖可有效地降低餐后血糖，改善胰岛素敏感性，对血脂、血压、体重指数等也有明显的改善作用，且无明显不良反应[22]。

另外中医学中针灸、气功、按摩等疗法亦具有减肥效果，对血压、植物神经功能、脂质水平、血黏稠度及胰岛素水平等能量代谢均具有调整作用，有助于降低血糖，调节血脂；单味中药中不少是药食同源者，安全性好，比较实用。

目前代谢综合征的研究还不够深入，具体表现在诊断标准还需进一步完善，综合干预措施不够规范，不能有机的结合在一起应用于患者，对于代谢综合征胰岛素抵抗方面的发病机理研究中医药尚处于初始阶段。相信随着研究的不断深入，代谢综合征这一危害全球人类的重大疾病将为广大业内人士认识。中西医结合将有可能在代谢综合征的防治过程中发挥其潜在的优势。

参考文献

[1] Balkau B, Charles MA, Comments on the provisional report from the WHO consultation, European Group for the Study of Insulin Resistance[J]. Diabetic Med, 1999, 16: 442-443.

[2] Third report of the national cholesterol education program(NCEP)expert panel on detection, evaluation, and treatment of high blood cholesterol in adults(Adult Treatment Panel Ⅲ Final report[J]. Circul, 2002, 106: 3143-3421.

[3] 中华医学会糖尿病学分会代谢综合征研究协作组, 中华医学会糖尿病学分会关于代谢综合征的建议[J]. 中华糖尿病杂志, 2004, 12(3): 456-161.

[4] Naveed Sattar, Allan Gaw, Metabolic syndrome with and without C-reactive protein as a predictor of coronary heart disease and diabetes in the West of Scotland: coronary prevention study[J]. Circul, 2003, 108(4): 414-419.

[5] Nakanishi N, Takatorige T, Components of the metabolic syndrome as predictors of cardiovascular dis-ease and type 2 diabetes in middle-aged Japanese men[J]. Diabetes Res Clin Pract, 2004, 64(1): 59-70.

[6] Misra A, Vikram NK, Insulin resistance syndrome(metabolic syndrome)and obesity in Asian Indians: Evidence and implications[J]. Nutrition, 2004, 20(5): 482-491.

[7] Tan CE, Ma S, Can we apply the National Cholesterol Education Program Adult Treatment Panel definition of the metabolic syndrome to Asians? [J]. DiabetesCare, 2004, 27(5): 1182-1186.

[8] Caballero E, Obesity, diabetes, and the metabolic syndrome: new challenges in antipsychotic drug therapy[J]. CNSSpectr 2003, 8(11Suppl2): 19-22.

[9] Sonnenberg GE, Krakower GR, A novel pathway to the anifestations of metabolic syndrome[J]. Obes Res 2004, 12(2): 180-186.

[10] Osano GM, Vitale C. The metabolic syndrome in women: implications for therapy[J]. Int J Clin Pract Suppl, 2004, 139(3): 20-25.

[11] Laaksonen DE, Niskanen L, Testosterone and sex hormonebinding globulin predict the metabolic syndrome and diabetes in middle-aged men[J]. Diabetes Care, 2004, 27(5): 1036-1041.

[12] Pelikanova T, The metabolic syndrome[J]. Vnitr Lek, 2003, 49(12): 900-906.

[13] American Diabetes Association, Evidence-based nutrition principles and recommendations for the treatment and prevention of diabetes and related complications(Clinical Practice Recommendations2003)[J]. Diabetes Care, 2003, 26(Suppl1): S51-S61.

[14] 梁兴伦. X综合征中医药治疗探讨[J]. 安徽中医临床杂志, 1995, (1): 46.

[15] 李仪奎, 姜名瑛. 中药药理学[M]. 北京: 中国中医药出版社, 1992: 45-226.

[16] 刘惠文, 张铁忠, 李光伟, 等. 高血压病患者胰岛素抵抗与中医辨证分型的相关性研究[J]. 中国中西医结合杂志, 1999, 19(4): 200.

[17] 李秋炎, 贾太平, 赵展荣, 等. II型糖尿病患者中医辨证分型与胰岛B细胞功能关系的研究[J]. 中医杂志, 1998, 39(7): 428.

[18] 朱章志, 熊曼琪. II型糖尿病患者不同证型红细胞胰岛素受体缺陷的观察[J]. 中国中西医结合杂志, 1995, 15(5): 266-268.

[19] 刘国良. 天花粉、黄精、玄参、知母水提液对正常人红细胞胰岛素受体的影响[J]. 中西医结合杂志, 1991, 11(10): 606-660.

[20] 高从容, 张家庆, 黄庆玲. 黄连素增加胰岛素抵抗大鼠模型胰岛素敏感性的实验研究[J]. 中国中西医结合杂志, 1997, 17(3): 462-164.

[21] 熊曼琪, 林安钟, 朱章志, 等. 加味桃核承气汤对II型糖尿病大鼠胰岛素抵抗的影响[J]. 中国中西医结合杂志, 1997, 17(3): 465-168.

[22] 于文, 高燕燕, 张栩. 阿卡波糖合用六味能消胶囊改善老年餐后血糖和胰岛素敏感性的临床观察[J]. 中国中西医结合杂志, 2004, 24(5): 396-399.

原载：张京春，陈可冀，代谢综合征与中西医结合综合干预[J]. 中国中西医结合杂志，2004, 24(11): 1029-1032.

国外学者关于植物药研发难点的思考

张京春　陈可冀

植物药在国际上的研发正方兴未艾，现在世界上常用的药物中约 1/4 是从植物成分中研发的。中药的植物药部分从广义上看也属植物药。虽然植物药在国际市场上有逐年上增趋势，“洋中药”也陆续进军中国，但植物药的研发也有着很多难点或沟坎。美国国家补充替代医学中心（NCCAM）主任 Stephen E.Straus 博士[1]，贝勒医学院 Donald M.Marcus 博士[2]，纽约州立大学 Arthur P.Grollman 博士[2]，以及荷兰药物学家 De Smet 博士[3]等一批学者近期相继发表论著或评述，对此做了较系统的评论，对我国医药学界很有启迪。自从加入 WTO 以来，我国医疗保健行业进一步向国际市场敞开了大门，不少“洋中药”以其有效成分含量高、副反应少等独特的魅力捷足先登了我们国内市场，也刺激了我国植物药及中药行业的进一步发展。由于目前欧美市场上关于中成药以及植物药安全性及有效性的风波此起彼伏，也引发了我国业内人士的深思。如何借鉴国际上植物药研发的成功经验而又不陷入困境，上述国外学者的观点值得进一步思考。

本文旨在从植物药的质量、安全、功效及法规监管方面分析目前美国等国家植物药市场上存在的一些问题，期望植物药走向良性发展的轨道。也为我国植物药发展探讨前进的方向。

1 植物药的质量问题

庞杂的植物药群，想要获得预期最大的疗效，质量本身是最大的关键。同时，质量在安全性方面也起着重大作用。植物药疗法本身应保证不含假药或污染物。据荷兰药物学家 De Smet 等分析，目前植物药中常间杂的不应有的成分可能包括：马兜铃、秋水仙及含有吡咯类生物碱的植物；间杂的微生物成分常见的有沙门菌属、志贺菌属等多种菌株；间杂微生物毒素包括黄曲霉菌素、细菌内毒素；残存农药包括氯化杀虫剂、有机磷酸盐、氨基甲酸酯杀虫剂和除草剂、二硫代氨基甲酸酯杀菌防霉剂、三嗪除草剂等；间杂的熏蒸剂中多含有环氧乙烷、溴甲烷、磷化氢；间杂的有毒金属包括：铅、镉、汞、砷；间杂的处方药包括：氨基吡啉、保泰松、吲哚美辛等止痛和抗炎药物，皮质类固醇，苯二氮卓等弱安定剂，华法令，芬氟拉明等药物。另有用广防己代替汉防己并用常规减肥药物，长期应用引起肾间质纤维化和并发泌尿系统肿瘤的报道，关木通代替木通也有产生肾毒性的报道。

上述评论者指出，必须在产品质量信息上标明产品制造者有关产品的基本数据、成分、产品储存及其安全性等问题。1998 年美国加州卫生部报道，32%的亚洲人在该州售卖的药物含有不清楚的成分或重金属；500 多种中国中成药被筛选出重金属超量，其中 134 种为处方药物。另外，FDA（The Food and Drug Administration，USA，美国食品与药品管理局）和其他调查者也报道一些植物制剂中夹杂有不应有的处方药，如有的产品说明书上只注明含有天然成分，事实上却有格列本脲等降压药物、保泰松等消炎镇痛药、秋水仙碱等治疗痛风的药物、肾上腺皮质类固醇药物、阿普唑仑等安定药物、盐酸芬氟拉明等减肥药物。最强有力的例证是用以保护前列腺健康为名出售的天然草药制剂裸子植物花粉，现普遍用于治疗前列腺癌，但经化学分析披露了含有乙烯雌酚、吲哚美辛、华法令以及有关化合物的存在以后，该产品已从市场上取缔。

由于植物药含有复杂的混合物，且其有效成分常不为人所知，不同制造者研发的同一种草药的产品其成分可有相当大的不同，故植物药的质量标准化方面问题很多。对于普遍被使用的植物药疗法，美国制药委员会正在出台一些有关化学、药理学、治疗学上的质量标准，以期制造者们能遵循这个标准，但制造者们对这样标准的遵守可能会有一定的随意性，应予关注。

2 植物药的不良反应问题

植物药疗法的倡导者经常宣扬其以传统医药长期应用的经验作为安全保证，但这种形式的保证具有局限性。近有报道某些植物药的毒性较大，有的使用后很容易出现快速发生的不良反应。由于其出现频次或多或少，或很容易与一些潜在疾病混淆，故而很难辨认。上述学者指出，植物药本身实际上也含有潜在的心、肝、神经系统及肾脏的毒性作用。常见的具有心血管系统毒性的植物药包括：乌头属植物的根茎、秋水仙等草药制剂、雷公藤、甘草属植物的根，麻黄、商陆叶或根等；常见的具有肝脏毒性的植物药包括：富含蒽酮、小檗碱、香豆素、鬼臼酸内酯的草药制剂、绿茶叶、卡瓦胡椒根茎、麻黄、除蚤薄荷油、黄芩、大豆等；常见具有神经系统毒性的植物药物包括：乌头属植物根或茎、富含山道年的艾属植物、富含驱蛔萜或崖柏酮的精油、银杏子或叶、富含秋水仙或鬼臼酸内脂的草药、印度烟草、卡瓦胡椒根茎、麻黄、马钱子、除蚤藻荷油；常见具有肾脏毒性的植物药包括：β- 七叶素、芦荟、猫爪草、紫杉以及富含马兜铃酸的草药等。

植物药能够通过不同的促发作用改变同时服用的其他药物的药代动力学情况，其与该治疗药物相互作用的程度还不十分清楚，但是这个问题潜在的重要性在最近美国的一项药物疗法的调查中已揭示出来。这种相互作用情况尤其发生在采取多重药物疗法治疗慢性疾病的老年人当中。以下是来自美国国家辅助出版机构 NAPS（The National Auxiliary Publication Service）的报告，例如银杏叶合并使用乙酰水杨酸、肝素、华法令容易出现出血反应；山楂叶和花与地戈辛糖苷合并使用容易引起洋地黄过量，须加以严密监测。贯叶金丝桃有降低阿米替林、环孢茵素、地戈辛、茚地纳韦、咪达唑仑、苯丙香豆素和辛伐它汀代谢活性的作用；个案报道涉及环孢菌素、他克莫司及茶碱水平的降低；与口服避孕药合用引起经期的出血；减低苯丙香豆素及华法令的活性；与帕罗西汀合用有乏力、头晕、眼花的个案报道。亚洲人参合并使用苯乙肼出现狂躁的个案报道；大蒜块茎与利托那韦合用可出现胃肠道毒副作用；与沙奎那韦合用可降低其作用强度；与华法令合用使凝血时间延长，且单纯使用也可引起出血。卡瓦胡桃与阿普唑仑、西米替丁、特拉唑嗪合用均可引起乏力、定向力障碍。育亨根与中枢性抗高血压药物合用有增加育亨根不良反应的敏感性的作用。

另有报道某一植物药传统使用形式改变时，如草药口服制剂转变成卷烟时，其安全性也有可能发生改变。而且通常情况下安全的植物药在特殊病人的特殊情况下，也有可能改变。以上说明在植物药研发过程中安全性问题仍然是一大难点。

3 植物药研发与严格的科学实验

在世界范围内使用的成千上万的药用植物中，只有一小部分是经过严格随机对照试验所证实的[4]，随机对照实验是表明任何植物药、常规用药的功效的最好方法。近年来有关植物药的积极的临床试验已经进行，但由于没有考虑到使用方法和质量问题，所以目前这些试验还未被广泛接受，需要进一步完善。需要有使用常规药物与植物药疗法的比较数据。安慰剂组的缺乏也有碍评价药物的敏感性。美国 NAPS 提出目前对植物药的随机对照试验应关注以下一些情况：①由于植物药本身气味不同，治疗作用不同，选用试验方法应该是随机双盲的；②除了全面的实验量的积分，还应包括纳入及不纳入标准、不良反应的严重性、纳入患者的量、纳入治疗患者是否足够、症状的标准化、结果评价适当与否；③实验报告应注明植物药产品的来源、加工和最后成分；④实验报告多局限在植物药与安慰剂的统计学上的差异，而对临床治疗方面的差别重视不够；⑤中间结果代替终点结果的情况时有报道；⑥大多数试验与安慰剂比较而不是与安全有效的治疗方法相比较；⑦好的结果易出报道，负面结果易被忽视。

目前还未获得大多数植物药疗法的随机对照结果。银杏、山楂、锯齿棕、贯叶金丝桃这 4 个药物的试验结果提供了有前景的功效依据，银杏提取物银杏内酯和黄酮作用于神经系统、心血管系统，用于治疗痴呆（如阿尔茨海默氏病）、外周血管病（如间歇性跛行），以及感觉神经障碍（如耳鸣），这些作用主要归因于银杏内酯的抗血小板活性作用，及类黄酮的自由基清除作用和抗氧化作用，然而口服银杏偶可引起头疼、恶心腹泻等胃肠道症状、皮肤过敏反应，也有报道与阿司匹林、肝素、华法令合用时发生出血情况。有一些无对照组的报道称银杏制剂可致痉厥、昏迷。山楂叶或花的提取物低聚原花青素和类黄酮有增加心肌收缩力、延长有效不应期、扩张血管、增加冠脉血流、抗心律失常的作用，用于治疗轻度心力衰竭。而另有报道无抗心律失常的作用，而冠脉血流保持不变。每日高剂量服用该品可偶见胃肠道症状，心悸、胸痛和头晕等。锯齿棕可用于轻中度良性前列腺增生的症状性治疗，其提取物包括游离脂肪酸及植物固醇，具有抑制 5α- 还原酶、抑制前列腺细胞中二氢睾酮与雄激素受体的结合、拮抗 α- 肾上腺素能受体、干扰催乳素信号的转导，增加良性前列腺增生患者前列腺组织的细胞凋亡，减少细胞增殖，而不减少前列腺特异抗原的血浆水平，对良性前列腺增生的前列腺体积有减小作用，但也发现手术期间有出血倾向的发生。贯叶金丝桃主用于治疗抑郁、焦虑、神经紧张，提取物主要是金丝桃素。在短期试验中，金丝桃有良好依从性，不良反应及停减率明显低于选择性 5- 羟色胺再摄取抑制剂和三环抗抑郁药。其不良反应主要包括胃肠道症状、头晕、头昏、疲倦、皮肤过敏反应、性功能减退、尿频和水肿。大量金丝桃可引起患者对辐射敏感性增加。亦有报道可能发生的不良事件有狂躁、精神分裂征、类 5- 羟色胺综合征事件（如焦虑、头昏、高血压、出汗等）、高血压危象、麻醉意外、普通麻醉的延迟及升高促甲状腺素水平等。一些不尽相同的结论时有发生。总之，植物药的随机对照试验疗效观察及不良反应观察是一项重要工作，应该引起重视。

4 植物药研发需要政府部门的监管

目前国际上植物药市场也存在疏于管理状况。美国学者指出大多数美国人支持以下 6 项管理规章的出台。①所有涉及在该国销售生产的营养补充剂的公司的地址、电话号码以及负责人的名字应该在 FDA 登记；②制造者提供全面的制造过程。生产规模的扩大更应防止生产能力不足导致的掺假现象的发生；③营养补充剂的厂商应该在标签上注明经 FDA 批准，该产品在推荐范围使用的条件下无实质性伤害。营养补充剂的厂商应该承担确保其产品安全的全部责任，包括付出适当的费用和进行适当的试验；④要求营养补充剂厂商随时向 FDA 报道不良反应及进入市场后的监测情况；⑤营养补充剂的标签应包含草药的明确成分和名称、可能的不良反应及药物之间潜在的相互作用；⑥健康和人类服务部应组织专家库回顾所有营养补充剂的安全性，在 3 年内，完成数以千计的药物安全性和有效性的评估这一复杂任务。中国也应借鉴这一经验教训。

显然，就世界范围而言，植物药市场还不成熟，仍存在着各种各样的问题。国外学者也已注意到这类问题。然而，长期的临床实践已经证明植物药疗法的确实功效，预示着它的强大市场潜力和吸引力。我国也同国际市场一样，面临着规范植物药市场，在产品质量、安全性等方面满足消费者需求的诸多问题。我们相信，通过业内人士的共同努力，植物药行业必将走出低谷，注意不良反应的监控，使植物药这一人类健康文明史上的奇葩能更好地造福于人类。

参考文献

[1] Straus SE. Perspective: Herbal Medicines—What's in the Bottle[J]. N Engl J Med, 2002, 347(25): 1997-1998.

[2] Marcus DM, Grollman AP. Botanical Medicines—The Need for New Regulations[J]. N Engl J Med, 2002, 347(25): 2073-2076.

[3] De Smet PAGM. Drug Therapy: Herbal Remedies. N Engl J Med[J]. 2002, 347(25): 2046-2056.

[4] FDA(USA). PDR for Nonpresciption Drugs and Dietary Supplements 23 Edition[J]. Des Moines IA, 2002: 795-837.

原载：张京春，陈可冀．国外学者关于植物药研发难点的思考 [J]. 中国中西医结合杂志，2003, 23(5): 324-326.

心电图在急性心肌梗死诊疗中的应用

李立志　陈可冀

心电图在急性心肌梗死的诊断与治疗中仍然是一种关键方法。对ST段抬高的详细分析可能会对是否选择再灌注治疗的决定产生影响。通过心电图尽快而准确识别梗死相关动脉对评估危险心肌量及决定是否行急诊血管再通将有所帮助。再灌注的心电图学证据是微血管血流及患者预后的重要指标。心电图被证实能影响患者短期及长期预后的新发生的传导异常和心律失常也同样关键。最近，美国的Peter J.Zimetbaum医师等综述了心电图在急性心肌梗死中的应用并发表于近期的新英格兰医学杂志（The New England Journal of Medicine）上。在该文的基础上，结合我们自己的一些认识，对发生于24 h内的急性心肌梗死的临床处理过程中的心电图阐释进行讨论。

1 梗死相关动脉的确定

由于冠状动脉解剖的较大差异性及先前可能存在的冠状动脉病变，心电图对急性心肌梗死诊断的特异性是有限的，特别在那些以前曾患过心肌梗死、存在侧支循环或接受冠状动脉旁路术的患者。心电图的局限性还在于其不能准确反映左心室后壁、侧壁和心尖部的缺血情况。尽管有这些不足，但心电图可以帮助对近端冠状动脉阻塞进行识别，而近端冠状动脉阻塞往往能引起最广泛和最严重的心肌梗死。

1.1 下壁心肌梗死

主要侵犯血管可以是右冠状动脉（在80%病例中）或左回旋支动脉。Ⅲ导联的ST段抬高超过Ⅱ导联及I、aVL导联的ST段压低超过1 mm提示侵犯血管为右冠状动脉而不是左回旋支。当右冠状动脉阻塞引起心肌梗死时，由于ST向量正指向右（Ⅲ导联方向），因此，Ⅲ导联的ST段抬高会超过Ⅱ导联。如再有V_1导联ST段抬高，往往提示右冠状动脉近端阻塞并伴有右心室梗死。相反，左回旋支阻塞引起的心肌梗死则使ST向量正指向左（Ⅱ导联方向），因此，Ⅲ导联ST段抬高不应超过Ⅱ导联，而在aVL导联应出现等电位线或抬高的ST段。V_1和V_2导联的ST段压低，同时见下壁导联的ST段抬高也提示左回旋支动脉的阻塞，但这种情况在优势右冠状动脉阻塞时也可以出现。在此两种情况下，V_1和V_2导联的ST段压低，表明有并存的左心室后壁的梗死。

1.2 右心室梗死

右心室梗死往往由右冠状动脉近段阻塞引起。诊断右心室梗死最敏感的心电图证据为V_4R出现超过1 mm的ST段抬高并见直立T波。梗死发生12 h后，该图形往往很少继续存在。综上所述，V_1导联ST段抬高并见Ⅱ、Ⅲ、aVF导联（Ⅲ导联抬高超过Ⅱ导联）ST段抬高，高度支持右心室梗死的存在。

1.3 前壁心肌梗死

前壁心肌梗死时，V_1、V_2和V_3导联的ST段抬高提示左前降支动脉的近端阻塞。此时，ST向量指向上，指向V_1、aVL和aVR导联，而背离下壁导联。如果在和V_3导联出现ST段抬高而无显著下壁导联ST段压低，往往提示左前降支动脉在第1对角支开口后的阻塞。V_1、V_2和V_3导联出现ST段抬高同时并见下壁导联的ST段抬高则提示左前降支第1对角支开口远端的阻塞，该支血管包绕供应左心室心尖下部区域血供。V_1和V_3R导联的ST段抬高提示有小圆锥动脉的阻塞，如无V_1导联ST段抬高则表明室间隔除接受左前降支的间隔支血供外，还得到大圆锥动脉的血供而受到保护。新近发生的右束支传导阻滞并见 V_1 导联的 QR 波形对判断左前降支近端阻塞引起的前间隔部梗死是一个特异但非敏感指标。

1.4 左束支阻滞

自发的或起搏诱发的左束支阻滞可以掩盖急性心肌梗死的心电图学诊断。当左束支阻滞或右室起搏心律存在时，右室激动先于左室，梗死的左心室激动延迟发生并被掩盖在 QRS 波中，因此不能用 Q 波的有无来诊断心肌梗死。左束支阻滞情况下心肌梗死的诊断主要依据 ST 段的变化，即 ST 与 QRS 综合向量呈同向偏离。左束支阻滞存在时的同向 ST 段变化包括 V_1、V_2 和 V_3，或Ⅱ、Ⅲ、aVF 导联 ST 段压低≥1 mm 以及 V_5 导联 ST 段抬高≥1 mm。明显反向的 ST 段偏离（＞5 mm）也是左束支阻滞存在时心肌梗死诊断的提示。

2 再灌注的心电图学证据

对急性心肌梗死的处理，主要目标是对梗死相关冠脉的血流恢复。越来越多的证据表明正常心外膜血流并不总与心肌组织的微血管灌注成相关性。心肌组织灌注的丧失对于受损的心室功能和梗死后死亡危险评价都是令人信服的指标。ST 段抬高问题的解决被认为是组织灌注非常好的指标，且 ST 段的恢复程度被证明为心肌梗死后短期（30 d）和长期（1 年）预后判断的强有力指征。ST 段的评估对指导再灌注治疗是有益的，心肌梗死后应用溶栓治疗后如第 1 个 90 min 内无 ST 段改善证据，那么急诊血管成形术应加速考虑。在抬高最甚的导联上，抬高的 ST 段下降＞70%，往往预示着病人的最佳结果。

不久的将来，在梗死相关动脉血流重建后，改善微血管血流的治疗方法可能会被应用。而评价 ST 段改善的简单性可能会使该步骤成为决定实行这些治疗的重要组成部分。

其他一些再灌注心电图学指标中包括心肌梗死后 4 h 之内的 T 波倒置。再灌注治疗后的最初数小时内发生的 T 波倒置往往是心肌梗死正常的心电图演化过程而并不意味再灌注的建立。加速型特发型室性心律（心率 60/min～120/min，由迟发的成对室性期前除极化触发）是再灌注的高度特异性指标。这种心室节律是良性的，不应纠正。孤立室性期前除极化也可能是再灌注的标志。多形性室性心动过速和心室颤动在再灌注时虽可能出现，但很罕见，一般应考虑动脉阻塞进展的可能。

3 急性心肌梗死时的心律失常和传导性病变

传导异常包括束支阻滞或不同形式的心脏阻滞，在急性心肌梗死时一旦出现往往预后不良。在血管重建治疗的时代，与急性心肌梗死相关的传导异常的发生已经下降，但与传导异常相关的发病率和死亡率却未有改变。不同类型的过缓性心律失常和传导病变是否存在及临床意义取决于心肌梗死的部位及受累心肌量，理解与急性心肌梗死相关的缓慢性心律失常和传导病变，需要复习传导系统的解剖和血液供应。窦房结的血液供应，60%的人群来自右冠状动脉，而 40%的人群来自左回旋支动脉。90%的人群中房室结血供源于右冠状动脉，仅有 10%的人群源于左回旋支。希氏束血液主要来源于右冠状动脉的房室结支，一小部分源于左前降支动脉的穿隔支。希氏束在室间隔内分成右束支和左束支，右束支主要接受左前降支穿隔支动脉的血供，也可有来自于右冠状动脉或左回旋支动脉的侧支血供。左束支在其近端又分成左前分支和左后分支。左前分支血供来自于左前降支动脉的穿隔支且特别容易发生缺血或梗死。左后分支近段由房室结动脉（即源于右冠状动脉）和左前降支的穿隔支供血，其远段有前和后穿隔支的双重血供。

3.1 下壁心肌梗死

与下壁心肌梗死相关的传导异常可以发生于心肌梗死后即刻、数小时或数天。窦性心动过缓或不同程度的房室传导阻滞（包括完全性心脏阻滞）可发生于急性下壁心肌梗死的最初 2 h 内，可能缘于过高的迷走张力。这种状况往往 24 h 缓解而且对阿托品有良好反应。在下壁心肌梗死的后续过程中，进展性的传导延迟或阻滞也可能发生，它们的自发性消除呈渐进性，即Ⅲ度房室阻滞变为Ⅱ度，然后恢复为I度，最后消失而变为正常传导。这一阶段的房室传导问题的出现可能与局部水肿及局部腺苷积聚有关，它对阿托品的治疗效果不像急性期传导障碍那么敏感，但可能对氨茶碱反应较好。

房室结是下壁心肌梗死发生传导紊乱的场所，因此，完全性房室阻滞通常见窄 QRS 逸搏心律，心率在 40/min~60/min，通常可能没有症状，但由于房室顺序收缩的丧失可能会引起血液动力学的不稳定。大多数情形这种心律是暂时性的，通常在 5~7 d 内消失，但也可以持续长达 2 周。出现宽 QRS 波的室性逸搏心律，则意味着房室结以下部位的阻滞和已经阻塞的左前降支动脉侧支循环的受损。

由急性心肌梗死引起的传导异常的处理取决于相关的症状。如上所述，发生于急性下壁心肌梗死的最初数小时的缓慢性心律失常对阿托品有良好反应，而心肌梗死 24 h 之后发生或持续存在的传导异常用阿托品治疗则效果欠佳。如果患者存在血液动力学不稳定、加重的心肌缺血或室性心动过速，应该应用临时起搏器。将临时起搏导线置于右心房（或冠状窦）和右心室可恢复房室同步性及改善血液动力学，由于过缓性心律失常持续不超过 2 周，因此不需放置永久起搏器。

3.2 前壁心肌梗死

与下壁心肌梗死相反，前壁心肌梗死相关的传导异常通常不是与增高的迷走张力有关，而是由于心肌内传导系统的坏死所引起。这种情况一般无例外地发生于左前降支近段阻塞和室间隔坏死。急性前壁心肌梗死时的 PR 间期延长很少系由于房室结的缺血，因为多数人房室结是由右冠状动脉供血的。更常见的是，由于房室结以下传导系统的受累，室间隔坏死会引起轻微的 PR 间期延长（通常小于 0.25 s），此时 PR 间期延长常伴随呈右束支传导阻滞图形的宽 QRS 波。急性前壁心肌梗死时的Ⅱ度房室阻滞，常由于希氏束—浦肯野纤维系统的阻滞而呈莫氏Ⅱ型。完全性心脏阻滞常发生于室间隔的广泛性坏死，通常在心肌梗死发生后的 24 h 之内突然发生，且在此之前，常先出现右束支传导阻滞伴电轴右偏或左偏。前壁心肌梗死发生的右束支传导阻滞心电图上，V_1 导联呈 QR 形。

左前分支和右束支都由左前降支动脉近段的穿隔支供血，因此，前隔部梗死时可能会出现新的右束支阻滞，伴左前（或少见左后）分支阻滞。前隔部梗死时双束支阻滞的发生常有超过 30%的风险发生完全性心脏阻滞。若再见 PR 间期延长则此风险还会增加。前壁心肌梗死时如发生完全性心脏阻滞，不论有无先前的右束支阻滞和双束支阻滞，死亡率可能高达 80%。如此高的死亡率主要因为广泛心肌坏死而致的恶化性泵衰竭。对于急性前壁心肌梗死，如有新发生的右束支阻滞（V_1 呈 QR 形）伴左前或左后分支阻滞及心肌梗死相关的 PR 间期延长，应安置临时心脏起搏器。前壁心肌梗死是否安置临时起搏的另一个指标是交替的右或左束支阻滞。

4 快速性心律失常

急性心肌梗死时快速性心律失常可因再灌注、改变的自主神经张力或血液动力学的不稳定而发生，窦性心动过速通常缘于增高的交感神经张力并常为血流动力学衰竭的表现。心房颤动在急性心肌梗死时亦可发生，通常是增高的迷走张力、增高的左房压、心房梗死或心包炎的结果。无论梗死发生于何部位，心房颤动均使患者预后增恶。室性期前除极化在急性心肌梗死时是常见的，并不预示随之会发生持续性室性心律失常因而无需压制。持续性单形性室性心动过速（心室率超过 150/min）通常并不一定由急性心肌梗死本身引起，除非心肌中先前存在瘢痕的区域已变成缺血区或大的梗死区。

心室颤动可被认为是起初的心肌缺血所引起，随后（心肌梗死后 2 周 ~3 周）可能成为继发性泵衰竭的结果。前壁心肌梗死见右束支阻滞及射血分数＜35%的患者，在心肌梗死发生后的 2 周 ~3 周易发生反复发作性室性心动过速或心室颤动。大多数情况下，急性心肌梗死时的心室颤动的发生多与梗死相关动脉再灌注的失败有关，因此，应提倡行心导管干预。

5 结语

对急性心肌梗死患者，通过心电图可获得许多重要信息来指导治疗及进行预后判断。近端冠状动脉阻塞的心电图指标证实相对较大的心肌梗死区域，而该类心肌梗死会最多的从早期及完全血管再通战略中获益，如最初的血管成形术。ST 段偏离程度对预测心室功能和心肌梗死预后是简单而有力的。通过对发生于不同类型心肌梗死的传导异常的认识来适当控制这些疾病状况是非常重要的。同时应对心电图与冠状动脉造影结果、超声心动图学证据及血液生化学指标等关系进行不断深入研究，更进一步提高其在急性心肌梗死诊疗及预后判断中的应用价值。

原载：李立志，陈可冀．心电图在急性心肌梗死诊疗中的应用 [J]. 中西医结合心脑血管病杂志，2003, 1(5): 294-295.

21 世纪中西医结合的发展方向

陈士奎　陈可冀

在中华人民共和国建国五十周年和全人类迎接新世纪到来之际，总结我国在 20 世纪下半叶创立的中西医结合研究，我们完全可以自豪地说：中国在世界上首创的“中西医结合医学”，不仅成为中国医药科学和卫生事业一大优势；而且是中国在 20 世纪对人类医学发展的一大创举和一大贡献，给人类医学特别是各国各民族传统医学发展带来深远影响和深刻启示。

1 中西医结合医学发展史简介

1.1 三个历史发展时期

17 世纪中叶——中西医汇通思想产生时期。16 世纪中叶始有西方医药传入中国，至 17 世纪中叶中医界产生中西医汇通思想。代表人物及著作有明代方以智（1611—1671 年）著《物理小识》（1653 年）、《医学会通》等。他是提出中西医“会通”思想的第一人。其他如汪昂（1615—1695 年）《本草备要》，王宏翰（约卒于 1700 年）《医学原始》等，王学权（1728—1810 年）《重庆堂随笔》等，均吸收了当时传入的西医知识。

19 世纪中叶——中西医汇通派形成时期。鸦片战争后，“欧风东进”。医学界面对西方医学大量传入中国，产生了“全面西化”、“废止中医”、“保护国粹”、“中体西用”及“中西医汇通”等不同主张。中西医汇通派代表人物及著作有唐容川（1862—1918 年）《中西汇通医书五种》、朱沛文（约生于 19 世纪中叶）《华洋脏象约纂》、张锡纯（1860—1933 年）《医学衷中参西录》、恽铁樵（1878—1935 年）《群经见智录》等。洋务派李鸿章（1823—1901 年）在《万国药方》序中也讲“倘学者合中西之说而会其通，以造于至精极微之境，与医学岂曰小补！”光绪皇帝谕旨（1898 年）也称“医学一门关系至重，极应另立医学堂，考求中西医理，以期医学精进”。

20 世纪中叶——中西医结合研究时期。中华人民共和国建国以来，在国家和政府统一领导下，首倡西医学习中医，开展有方针政策保障、有组织、有计划的中西医结合研究。

1.2 中西医结合研究三阶段

1955 年卫生部举办全国首届西医离职学习中医班；1958 年 10 月 11 日毛泽东对组织“西学中”做出重要批示，首次提出“中国医药学是一个伟大宝库，应当努力发掘，加以提高”，并指出“每个省、市、自治区各办一个 70~80 人的西医离职学习班，以两年为期，则在 1960 年冬或 1961 年春，我们就大约有 2000 名这样的中西结合的高级医生，其中可能出几个高明的理论家。这是一件大事，不可等闲视之”。于是全国各地相继举办“西学中”班，培养出开展中西医结合研究人才。

60~70 年代：临床与实验研究开创阶段。①西学中人员开创中西医结合临床研究，如外科急腹症、骨科、内科（呼吸、心血管、消化、血液、肿瘤、内分泌，神经等系统），妇产科、儿科、眼科、皮肤科、精神科等，均开展病－证相关性、辨证规律、辨证标准及辨证论治、同病异治、异病同治、证－效关系等研究；②针刺麻醉临床研究；③中药方剂临床应用研究；④中药现代药理及化学研究；⑤新方药研究；⑥舌象与舌诊研究；⑦脉象与脉诊仪研究；⑧实验研究，如上海邝安堃教授等 1963 年用大剂量激素研制成功世界上第一种阳虚动物模型，开辟了中医药现代动物实验研究方法；与此同时上海沈自尹教授等开展了中医“肾”本质的现代研究；1964 年广州侯灿教授报告了中医“八纲”辨证的病理生理探讨等。揭开了对中医“证”本质现代研究的序幕；⑨ 1978 年开创中西医结合研究生教育。

80年代：临床与基础研究深化发展阶段。①充分运用现代科技方法，系统开展临床与实验相结合研究；②病证结合诊断及宏观辨证与微观辨证相结合研究更加规范深入；③中药新药开发研究及剂型改革创新研究取得重大进展；④中西医结合基础理论研究不断提出新理论、新观点、新概念，如“生理性肾虚”、“病理性肾虚”、“潜隐证”、“微观辨证”、“急性虚证”、“急瘀证”、“血瘀证临界状态”、“小儿感染后脾虚综合征”、“瘀滞期阑尾炎”、“蕴热期阑尾炎”、“毒热期阑尾炎”、“菌毒并治”、“围手术期中西医结合治疗”等；⑤1981年成立中国中西医结合学会同时创办中国中西医结合杂志，促进了中西医结合学术交流及学术发展；⑥1981年国务院学位委员会确立硕士与博士研究生中西医结合学科；（7）1982年始中西医结合医院及研究所等机构陆续创办。

90年代：中西医结合学科建设发展阶段。①1992年国家标准《学科分类与代码》列出“中西医结合医学”学科；国家教委批准的全国高等院校国家重点学科点中，批准了中西医结合临床重点学科点（天津医大）及中西医结合基础重点学科点（上海医大）；②“中西医结合”、“中西医结合医学”概念定义的明确（中西医结合医学定义为：综合运用中医药理论与方法，以及中西医药学互相交叉渗透产生的新理论与方法，研究人体结构与功能、人体与环境（自然与社会）关系等，探索并解决人类健康、疾病及生命问题的科学）；③中西医结合各学科专著陆续出版；④中西医结合专业及系在许多高等医学院校创办；⑤已编写出版（五年制用）或正在编写出版（七年制用）中西医结合教材；⑥中西医结合专家学者选入中国科学院、中国工程院院士。

标志着中西医结合医学在中国诞生。她的诞生经历了350多年的探索与研究。

2 20世纪中西医结合研究成就

2.1 中西医结合架起三座桥梁

架起了中、西医互相学习、互相沟通之桥梁，促进了中、西医学术交流、渗透、结合。

架起了中医药学通向现代实验研究之桥梁，促进中医药走上现代实验研究新阶段及现代化发展。

架起了中医药通向（西方）世界之桥梁，促进了中医药走向世界。

2.2 中西医结合展现明显优势

中西医结合的“病证结合”诊断，丰富发展了临床诊断学，提高了对疾病、机体状态（包括亚临床、亚健康状态等）整体认识。使临床诊断更趋全面、深刻，避免漏诊、误诊，并有利于指导临床中西医结合治疗；各学科大量临床资料证明，中西医结合治疗（辨病论治与辨证论治相结合）可明显提高临床疗效，并优于单纯中医或单纯西医疗效；中西医结合研究取得众多国际领先项目，如急腹病、骨折、针麻及针刺镇痛原理、多脏器衰竭的中西医结合治疗和研究，抗拒新药青蒿素研制、绅制剂治疗白血病等，展现出中西医结合研究远大前景；中西医结合研究可创造新的医学理论、新概念、新方法、研制开发新药物等。

2.3 中国首创中西医结合医学学科

中西医结合医学是同一科门类的中西医药学互相交叉、渗透、融合过程中形成的交叉学科，是中国率先提出和首先创立。我国政府及学术界应珍视中西医结合学科的创立，发挥我国医学家及科技工作者的智慧，努力构建和完善中西医结合学科及理论体系。

2.4 中国独创中西医结合医疗、科研机构

经各级政府批准建立中西医结合医院48余家，其中三级甲等医院15家，并列入国务院批准、卫生部颁布的《医疗机构管理条例》，成为我国法定的新型医疗机构；我国首创中西医结合科研院所，目前已达20余所，其中设立在高等医学院校8家，省立2家，直辖市立5家。1998年天津市政府批准成立了天津市中西医结合研究院。另外，凡三级甲等中西医结合医院所在地，相应成立了省或市级中西医结合研究所。

2.5 中西医结合研究产生深远国际影响

中西医结合研究为世界各国传统医药的发展及传统医药与现代医药相结合研究，带来示范和启迪；WHO早在1977年关于《促进和发展传统医学的决议》即指出“传统医学与现代医学相结合，有可能在不久的将来成为现实。……“结合医学”、“综合医学”、“第三医学”等，已成为20世纪人类医学普遍性新概念。

3 21世纪中西医结合医学发展方向

21世纪的中西医结合研究，将沿着1996年《党中央、国务院关于卫生改革与发展的决定》指出的“促进中西医结合”方向和目标不断向纵深发展。

①在中国已形成的中西医结合（含传统医药与现代医药相结合，下同）认识，必将深化发展。实践将进一步证明中西医结合的必要性、必然性、优越性、规律性和创新性，展示中西医结合是医学发展的重要方向；②必将吸引越来越多的国内外科学家、医学家、药学家，乃至医药企业等投入到中西结合研究，使中西医结合研究朝着多学科、多层次、高层次、综合性研究方向发展，从而吸纳多学科知识成分，提炼出新医学认识，形成新的医学范畴，产生新的医学成果和医学技术，编织新的中西医结合医学新概念框架之网，构建中西医结合理论体系。促进中西医药学理论与实践的融会贯通；③紧紧围绕危害人类健康和生命的重大疾病及常见病防治研究，以及新药物和新技术研究开发等，仍是21世纪中西医结合研究主要方向；④中西医结合医学（包括临床与基础）学科建设将逐步完善，形成中西医结合学科体系。保证我国首创的中西医结合医学发展居国际领先地位；⑤中西医结合医学教育必将迅速发展，教育体系不断完善，以满足社会发展及医学发展的需求。如中国的“全科医生”必将是中西医结合的全科医生；⑥中西医结合医院等医疗机构建设将迅速发展，愈加显示出中西医结合医疗机构在医疗、预防、康复、保健、护理、社区卫生服务等方面的优势。中西医结合的思路方法及研究成果，将在各种类型医疗机构更加普遍推广应用；⑦中西医结合医学知识将更加普及，进一步形成“中医好、西医好、中西医结合更好”的社会共识；⑧中西医结合医学，将与现代医学、中医药学并驾齐驱，互相促进，共同发展。在中国形成共同承担人民卫生事业的三种医学。

中华人民共和国成立五十年来，我国政府制定的各个历史时期的卫生工作方针都提出“中西医结合”，如1950年提出“团结中西医”（第一次全国卫生大会）；1978年提出“坚持走中西医结合的道路”（中央《关于认真贯彻党的中医政策，解决中医队伍后继乏人问题的报告》批语）；1985年提出“要坚持中西医结合方针”（中央书记处关于卫生工作的决定）；1988年提出“卫生工作要贯彻预防为主、中西医结合方针”（七届人大《政府工作报告》）；1996年提出“促进中西医结合”《中华人民共和国国民经济和社会发展“九五”计划和2010年远景目标纲要》及《中共中央、国务院关于卫生改革与发展的决定》。表明“坚持中西医结合方针”、“促进中西医结合”，一贯成为我国卫生工作方针之一，是我国整个卫生工作的一种行动准则，更是发展我国医学科学的一种行动准则。促进和实现中西医结合，是我国医学发展的方向和远大目标，是我国医药卫生工作者以及其他科技工作者共同承担的历史使命。

21世纪必将是中西医结合医学蓬勃发展的世纪。

原载：陈士奎，陈可冀. 21世纪中西医结合的发展方向[J]. 前进论坛, 2000, (3): 29-31.

中西医结合临床的思路与方法

王 伟 陈可冀

长期以来，临床研究主要停留在临床观察和一般病例医学报告上，师徒心传口授和个人经验的积累对临床医学的产生和发展虽发挥了积极的作用，但毕竟有其片面性和盲目性。

随着科学方法学与科学技术的飞速发展，临床医学的研究思路与方法也跨入了一个崭新的阶段。临床流行病学及循证医学（evidence based medicine，EBM）等科学方法学的形成和广泛运用，大大促进了临床医学的发展，提高了中西医结合临床研究的质量和水平。

1 中西医结合临床研究的基本思路

中西医结合是中西医两种医学的取长补短，互相渗透。一般说来，辨证论治是中医学的特点，它体现了中医的整体恒动观，重视人体内在的抗病能力，强调具体情况具体分析。西医以辨病为主，重视局部的器质和功能变化，运用现代科学技术和手段，在诊断和治疗方面也有许多特长。因此，将中医的辨证与西医的辨病相结合，是中西医结合临床研究的基本思路。

1.1 辨病与辨证相结合

在西医诊断的前提下进行中医辨证论治，是目前中西医结合临床诊疗经常采用的方法。通过这种方式观察的大量病例，确定了许多种病的中医治疗效果，为以后的工作奠定了基础。

在总结辨证论治的规律时，必然要归纳出各种病的常见证型，这样就发展成为西医的辨病与中医的辨证分型相结合。一个病的辨证分型方案应是该病辨证论治规律的反映，对辨证分型的不同看法，主要还是在于辨证分型的具体方案是否真正反映了辨证论治的规律。

另外一点是辨证分型中的治疗问题。辨证分型的目的是为了指导治疗，故一般都是按证型固定方药或主方。这种做法并不违反辨证论治的原则。自古以来，除治疗专病的验方外，每个方剂都是为一定的证型而设立的。这样，每个证型有其相应的方剂，每个方剂也有其适应的证型，从而达到理、法、方、药的高度统一。早在《伤寒论》中就是按方剂的适应证型进行病证分类，每个证型各有相应的方剂，甚至以方剂作为证型的命名，这就是所谓“方证对应”。

除了中医有辨证分型之外，西医的诊断中也有分型或分期的问题。在大多数情况下，中医和西医的分型依据是不同的，例如西医常以病理组织学变化，局部的功能变化或致病微生物的不同属性作为分型的主要依据，而中医则常依据整体的反应性或功能变化。多年来，对这两种分型进行了不少的对比研究，发现其间有一定的关系。但由于其着眼点和依据不同，不可能完全对应，所以在中西医结合的临床研究中，中医和西医的分型常只能相互补充，而不能彼此取代。

将西医的辨病与中医辨证论治相结合，本身就体现了同病异治的原则。在这种结合过程中，将不同的疾病进行横的联系，发现部分病例尽管疾病的诊断不同，却有共同的证候，可用相同的治法和方药进行治疗，这又体现了异病同治的原则。中西医结合临床研究既可以从某一种疾病出发，寻求有效的治疗方法，也可以有计划地从某一证出发，对于若干种不同疾病的患者中共同具有该证候者，应用相同的方法进行治疗，探讨辨证论治的规律。后者不仅能为中西医结合的理论研究提供重要的资料，同样也是提高临床疗效的一种有效途径。

1.2 宏观辨证与微观辨证相结合

所谓微观辨证，即是临床上收集辨证素材的过程中引进现代科学，特别是现代医学的先进技术，发挥它们长于在较深入的层次上，微观地认识机体的结构、代谢和功能的特点，更完整、更准确、更本质地阐明证的物质基础，简言之，是试用微观指标认识和辨别证。

在完全正常的健康人和西医所说的患者之间，存在着一片很大的空白，这一人群虽有这样那样的症状，但按西医看是“无病可认”，够不上任何疾病的诊断标准，往往给予“神经官能症”或“XX 系统功能紊乱”的诊断。但在中医看来，却是“有证可辨”，也“有药可治”。以上是指虚证而言，实证则不一定是疾病与健康之间的空白，而是机体的种种反应状态，西医对这种反应状态不曾予以理会，中医则同样“有证可辨，有药可治”。微观辨证将揭示许多已知结构的未知功能，这样通过宏观辨证就能发现人体隐潜性变化，例如见到肾阳虚外貌就可预测到下丘脑的衰老钟调节功能已提前衰退。可以说是“宏观辨证通过微观指标可以发现隐潜病变，从而弥补了辨病的不足”。

中医有过解剖，但并不长于解剖，故对人体的观察是以外象推证，以方药测证。宏观辨证不足之处，在于人体内在病变不一定都会在外表显露出来，也就是尚未“形见于外”出现典型的证。“证”的症状有时全部显露，有时会部分表现而不易辨识，有时还潜伏着，要到一定阶段才表现出来。例如支气管哮喘，从明、清以来的治疗理论一般都是“发时治肺，未发治肾”，说明传统中医通过方药测证，已预见到补肾将对哮喘可起到预防发作的作用，近人对哮喘患者的内分泌研究中，发现患者即使无肾虚的临床表现，也有类似于肾阳虚证的隐潜性变化——肾上腺皮质功能偏低。

西方医学长于“识病”，东方医学长于“辨证”，两种截然不同的医学体系在治病的认识和实践上确是各有所长，我国广泛地从宏观上采取辨病与辨证的结合，随着中西医结合临床的深入，以及引进现代医学的先进技术对中医“证”本质的，越来越感到病与证的结合必须从深入的“微观”层次上，才能找到结合点。在具体的临床与实验研究中，并不应以微观辨证取代宏观辨证，而是弥补宏观辨证用肉眼来观察事物方法之不足，因此也是为发展宏观辨证，提高宏观辨证的水平，将微观辨证和宏观辨证有机地结合。结合得好，必然会把识病治病的水平提高一大步，有时也可能有不一致的表现，这就要善于去粗取精，去伪存真，有所取舍。微观辨证，是辨病和辨证相结合的一次飞跃和突破。

2 中西医结合临床研究方法

中西医结合临床研究方法必然依据中西医结合临床研究思维方式而确定，即体现辨病与辨证相结合的基本思路。亦服务于中西医结合临床研究的总体目标：在继承中医整体、宏观、动态性的思维优势，吸取中医注重观察、比较、类比、试错、分类、调查等方法的精华，充分运用现代科学理论、方法和技术开展中西医结合临床研究，解决临床医学的重大诊疗问题，揭示“病”与“证”的发生、发展规律和内在统一的客观基础；促进现代生命科学理论的发展。

2.1 临床流行病学方法

临床流行病学（Clinical epidemiology）是采用流行病学、医学统计学的原理和方法并吸取运筹学、社会学、心理学等有关学科的研究成果与临床医学相结合而发展起来的一门边缘学科。DME（Design，设计；Measurement，衡量；Evaluation，评价）是临床流行病学的核心内容和方法。近年来，应用 DME 方法开展中西医结合的研究已逐渐为人们广泛接受，在病证结合研究，新药临床试验等方面取得了初步的成果。

2.2 循证医学方法

循证医学指以证据为基础的医学。强调从系统研究中获取依据，以使研究结论建立在具有说服力的、充足的证据基础上，从而使在个人经验及科学基础上的诊疗手段、方法更具有效性和安全性。系统研究主要指有关疾病的诊断、预后、治疗、康复和预防措施等方面的研究。循证医学亦重视临床实践中个人经验与从系统研究中获取的科学证据、结论相结合，以提高临床医生的诊疗水平，并认真、确切、合理地应用于临床决策中，改善对人的诊疗结果。中西医结合临床既重视从临床中获取患者的信息对诊疗的指导作用，又注重科学系统的研究；既遵循疾病防治的科学系统性原则，又遵循了个体化治疗的原则，体现了循证医学研究的基本思想。

2.3 数理统计方法

数理统计方法对自然科学和社会科学诸多领域的研究提供了有力的工具。运用数理统计以及概率的原理，从数量上通过分析事物的部分（样本），来推断事物整体（总体）特征和本质规律的方法。临床医学中存在大量的“软指标”，此外，中医学从整体功能的“司外揣内”的观察和推理模式，更迫切需要甚至是较复杂的数理统计方法对中所获得的数据进行分析。

2.4 计算机科学方法

随着计算机技术的发展和相关应用软件的开发，计算机在我国包括中医药在内的医药卫生各领域中得到了普遍的应用。特别是自 80 年代开始，中医计量诊断模式、专家模拟系统、计算机辅助药物设计、生物电信息的处理和中医药信息处理与传播等方面的研究都取得了较为丰硕的成果，对中医辨证论治的标准化和客观化以及中医药的学术发展发挥了积极的促进作用。

原载：王伟，陈可冀．中西医结合临床研究的思路与方法 [J]. 中国中西医结合杂志，2000, 20(2): 57-58.

第四篇　泛　　著

动脉粥样硬化古疾病史研究进展

陈可冀　付长庚

动脉粥样硬化被认为是发生在现代人群中的一种疾病，其发生、发展与现代的生活方式密切相关[1]。然而最新证据表明，动脉粥样硬化作为一种疾病，在不同文化背景、不同生活方式的远古人群中早已广泛流行，这提示我们对动脉粥样硬化的发病原因还需要进一步的探讨和反思。

1 动脉粥样硬化在古埃及上层社会已经存在

1852年，奥地利生理学家Czermak JN在解剖一具埃及老年女性木乃伊时发现其主动脉存在动脉粥样硬化斑块，这是人们首次发现古埃及人存在动脉粥样硬化的证据[2]。1911年，Ruffer MA通过对3000年前的木乃伊进行解剖，发现其主动脉及其他大动脉存在粥样硬化的组织学改变[3]。1931年，Long AR对纽约大都会博物院收藏的木乃伊Teye夫人（公元前1070—945年）进行心脏检查，发现其冠状动脉内膜增厚和钙化、心肌纤维化及心肌梗死，这为其冠状动脉粥样硬化的诊断提供了组织学证据[4]。

2009年，加利福尼亚大学的Allam AH等[5]用CT检查了22具保存于埃及国家博物馆中的木乃伊，对他们生前动脉粥样硬化病变的情况做了调查。研究开始之前，先由古生物人类学家鉴定木乃伊的性别和年龄，由埃及考古学家和木乃伊保存专家对木乃伊的人口学数据进行分析评估。经鉴定发现这些木乃伊的生存年代是公元前1881年—公元334年，其中16具的生前身份得到了确认，均为法老王宫里的侍者，属于上层社会人士。CT检查发现其中15具木乃伊的主动脉和外周血管组织显影，有4具木乃伊的心脏显影，其中3具的主动脉或外周血管组织同时显影；即共有16具木乃伊的心血管系统通过CT检测成像发现仍然存在。这16具可评估的木乃伊中，有5具（31%）明确存在动脉粥样硬化，另外4具（25%）可能存在动脉硬化。死亡时年龄超过45岁的8具木乃伊中，有7具（87%）存在动脉粥样硬化，显著高于死亡时低于45岁的2具（25%）木乃伊；性别分析发现，7具女性木乃伊中有4具（57%）存在动脉粥样硬化，与男性组的发病率（56%）相当。本研究结果表明动脉粥样硬化在古埃及上层社会的中老年人里已经存在，且并不罕见。由此证实动脉粥样硬化是一种古老的疾病，并不是工业化以后才出现的现代疾病，古代人类就已经存在促使动脉粥样硬化发生和发展的遗传易感性和环境因素。

2 动脉粥样硬化在古埃及人群中已较广泛流行

2011年，Allam AH等[6]在西门子Paleocardiology基金会、埃及国民银行圣路加医院基金会的资助下开展了“何纳斯研究”（The Horus Study），对52具古希腊-罗马时期的古埃及木乃伊进行全身CT扫描，由7位影像科医生共同阅片，获得共识，以识别心脏结构和动脉钙化。研究结果发现：52具木乃伊中有44个可以识别心血管结构，其中有20具木乃伊存在动脉粥样硬化的风险；在这20具木乃伊中有12具存在明确的动脉粥样硬化证据，另外8具木乃伊存在动脉粥样硬化的可疑证据。存在动脉粥样硬化的木乃伊的平均死亡年龄是（45.1±9.2）岁，显著高于未发生动脉粥样硬化的木乃伊[平均年龄（34.5±11.8）岁]差异有统计学意义（$P<0.01$）。其中第35号木乃伊的身份是雅赫摩斯-梅尔耶特-艾蒙公主，其生活的年代在1550—1580年之间，死亡年龄40~45岁，经检查证实她的动脉系统存在显著的粥样硬化，且颈动脉、冠状动脉、主动脉、髂动脉、腘动脉多个血管床广泛受累，成为迄今已知最古老的冠状动脉疾病的患者（图1）[6]。在本项研究中，木乃伊生活的时间跨度超过2000年，几乎每个血管床均有动脉粥样硬化发生，

提示动脉粥样硬化在古埃及人群中已较广泛流行。

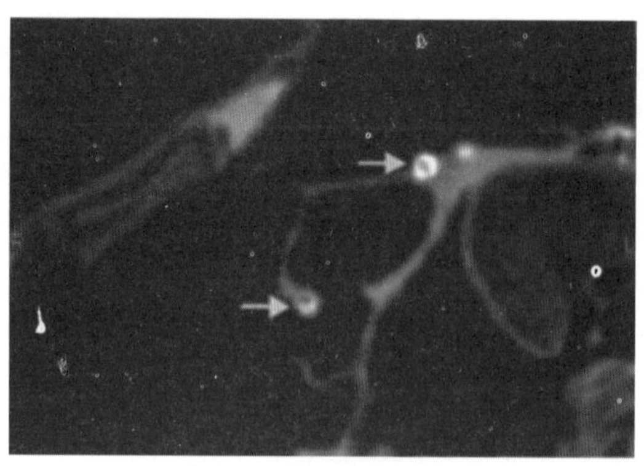

注：箭头所指为左右冠状动脉，管腔明显狭窄，提示存在动脉粥样硬化

图1 艾蒙公主冠状动脉CT结果

3 动脉粥样硬化在不同文化背景的古代人群中均有发生

2013 年，美国密苏里大学堪萨斯城校区医学院的 Thompson RC 首次对来自 4 个不同地区时间跨度 4 000 年的 137 具木乃伊进行全身 CT 扫描，这是迄今为止唯一的评估 4 个不同地域的前工业化时代人群动脉粥样硬化发生情况的研究[7]。该研究中的木乃伊来自古埃及、古秘鲁、美国西南的普埃布洛族人的先祖以及阿留申群岛。这 4 组人群中，古埃及人和古秘鲁人均为农夫，西南美洲古普埃布洛人为海盗农夫，阿留申群岛上的乌干达人为采集狩猎人；上述人群均为非素食者，均为体力劳动者，他们的饮食结构、居住地气候各不相同，地理上相距遥远，本土食用植物也各不相同，这为研究动脉粥样硬化与不同生存环境和不同生活方式的关系提供了可能。在该研究中，将动脉粥样硬化定义为在动脉壁上发现钙化斑块，或是沿动脉走行出现钙化。研究结果发现，在 137 具木乃伊中，有 47 具（34%）存在确诊或疑似动脉粥样硬化，4 个不同地域的分布如下：来自古埃及的 76 具木乃伊中有 29 具（38%）存在动脉粥样硬化、来自古秘鲁的 51 具木乃伊中有 13 具（25%）存在动脉粥样硬化、来自普埃布洛族人先祖的 5 具木乃伊中有 2 具（40%）存在动脉粥样硬化、来自阿留申群岛的 5 具木乃伊中有 3 具（60%）存在动脉粥样硬化。研究者发现 28 具（20%）木乃伊的动脉粥样硬化发生在主动脉、25 具（18%）发生在髂动脉或股动脉、25 具（18%）发生在腘动脉或胫动脉、17 具（12%）发生在颈动脉、6 具（4%）发生在冠状动脉（图 2）[7]。在上述 5 个血管床中，有 34 具（25%）木乃伊的动脉粥样硬化累及 1~2 个血管床、有 11 具（8%）木乃伊的动脉粥样硬化累及 3~4 个血管床，仅有 2 具（1%）木乃伊所有的 5 个血管床都受累。研究也发现，木乃伊的死亡年龄与动脉粥样硬化呈正相关，有动脉粥样硬化的木乃伊的平均死亡年龄为 43 岁，而不存在动脉粥样硬化的木乃伊的平均死亡年龄为 32 岁，两者差异有统计学意义（$P < 0.01$）[7]。同时，死亡年龄也与所受累的动脉血管床数量呈正相关，无动脉粥样硬化的木乃伊的平均年龄为 32 岁，动脉粥样硬化累及 1~2 个血管床的木乃伊的平均死亡年龄为 42 岁，累及 3~5 个血管床的木乃伊的平均死亡年龄为 44 岁，上述差异均有统计学意义。该研究结果第一次明确在人类历史长河中，生活在不同地区，具有不同的生活方式、饮食结构和基因背景的古代人种，动脉粥样硬化均很普遍，这或许提示动脉粥样硬化的发生与生活方式并无直接的关系，而是存在易感因素等问题。研究结果发现动脉粥样硬化的发生与年龄明显相关，这或许揭示了动脉粥样硬化作为一种增龄性疾病的本质。

4 动脉粥样硬化在中国古代人群中亦有发现

1972 年我国长沙马王堆汉墓出土了中国现存最早的冠心病女尸，该患者生活在 2 100 年以前，病理检查证实该患者左冠状动脉管腔狭窄超过 3/4（图 3）[8]，通过电镜观察到该患者左心室心尖部存在心肌梗死后的瘢痕组织（图 3）[8]，可证实该患者存在严重的动脉粥样硬化。

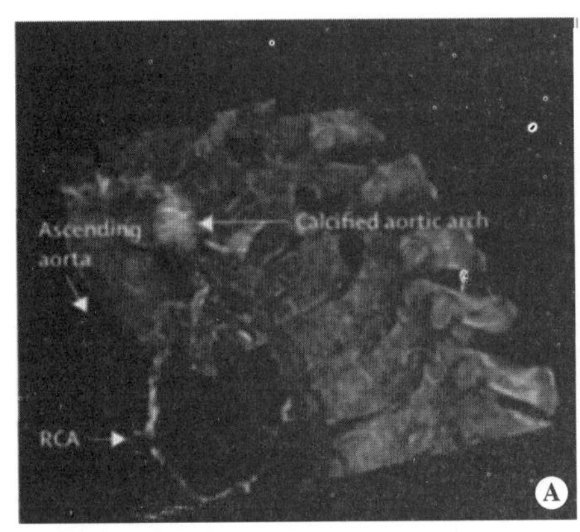

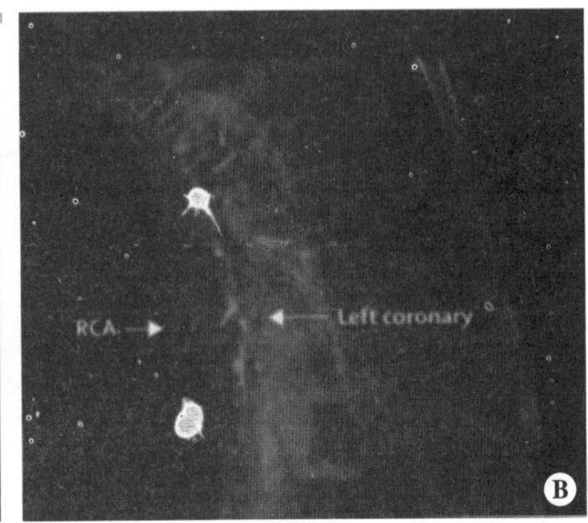

注：A为阿留申群岛的一具女性木乃伊，生活年代是公元19世纪末，年龄41～57岁，箭头所指为其右冠状动脉钙化斑块；B为普埃布洛族的一具木乃伊，生活在公元1550—1580年，年龄40～45岁；箭头所指为其左右冠状动脉粥样硬化斑块

图2 阿留申群岛及普埃布洛族木乃伊冠状动脉CT结果

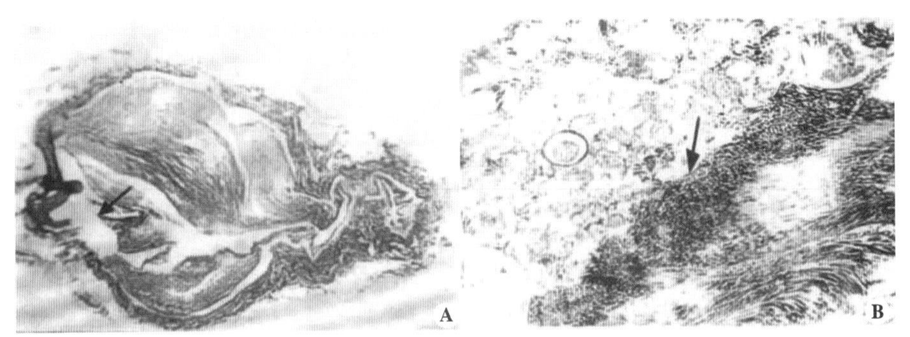

注：A图中箭头所指显示管腔狭窄超过3/4；B为电镜下观察左心室心尖部有心肌梗死后的瘢痕组织形成

图3 马王堆汉墓冠心病女尸心肌病理检查所见

5 小结

人们对衰老与动脉粥样硬化的关系已经进行了很多研究。早在 1988 年即有人提出生物的衰老过程可能与血管衰老平行，并与动脉粥样硬化的发病有关，危险因素不是动脉粥样硬化的必然原因，仅与动脉粥样硬化的发病和早期表现间接相关[9]。随着年龄的增长，动脉平滑肌细胞和内皮细胞的功能降低，血小板对内皮下组织的黏附力增强，平滑肌细胞内分解微粒的能力丧失，细胞内脂质聚合，从而引起动脉粥样硬化。现在研究也发现老年人动脉血管平滑肌细胞分泌更多的白细胞介素 -6、血管内皮趋化因子和黏附因子等相关炎症因子，导致血管平滑肌损伤，进而促进动脉粥样硬化的进程[10]。同时也有研究证实正常机体内存在 DNA 的修复机制，可使损伤的 DNA 得到修复，但随着年龄的增加，这种修复能力下降，导致 DNA 的错误累积，在衰老进程中，累积性 DNA 损伤将导致血管功能失调，进而形成动脉粥样硬化[11]。因此有人提出年龄的增加是动脉粥样硬化的一个独立危险因素，随着年龄的增加，细胞衰老、血管老化、DNA 损伤、端粒缩短和端粒酶功能障碍，这些病理变化都促进了动脉粥样硬化的发生[12]。以上研究结果提示动脉粥样硬化或许是人类老龄化即病理性衰老的一种表现形式，而并非绝对由于特殊饮食或生活方式所致，这给动脉粥样硬化的发病机制和防治研究提出了进一步挑战。

参考文献

[1] Ahmed HM, Blaha MJ, Nasir K, et al. Low-risk lifestyle, coronary calcium, cardiovascular events, and mortality: results from MESA[J]. Am J

Epidemiol, 2013, 178(1): 12-21.

[2] Czermack J. Description and microscopic findings of two Egyptian mummies[C]//Meeting of the Academy of Science(Beschreibung und mikroskopische Untersu-chung Zweier Agyptischer Mumien, SB Akad. Wiss. Wien). 1852, 9: 27.

[3] Ruffer MA. On arterial lesions found in Egyptian mummies(1580 BC-525 AD)[J]. J Pathol Bacteriol, 1911, 15(4): 453-462.

[4] Long AR. Cardiovascular renal disease: report of a case three thousand years ago[J]. Arch Pathol(Chic), 1931, 12: 92-94.

[5] Allam AH, Thompson RC, Wann LS, et al. Computed tomographic assessment of atherosclerosis in ancient Egyptian mummies[J]. JAMA, 2009, 302(19): 2091–2094.

[6] Allam AH, Thompson RC, Wann LS, et al. Atherosclerosis in Ancient Egyptian mummies: the Horus study[J]. JACC: Cardiovascular Imaging, 2011, 4(4): 315-327.

[7] Thompson RC, Allam AH, Lombardi GP, et al. Atherosclerosis across 4000 years of human history: the Horus study of four ancient populations[J]. Lancet, 2013, 381(9873): 1211-1222.

[8] Chen KJ. Certain progress in the treatment of coronary heart disease with traditional medicinal plants in China[J]. Am J Chin Med, 1981, 9(3): 193-196.

[9] 陈清江, 许恒. 衰老与动脉粥样硬化[J]. 国外医学老年医学分册, 1988, 4: 1.

[10] Song Y, Shen H, Schenten D, et al. Aging enhances the basal production of IL-6 and CCl_2 in vascular smooth muscle cells[J]. Arterioscler Thrombosis Vascul Biol, 2012, 32(1): 103-109.

[11] 单海燕, 白小涓. 衰老血管功能失调与核苷酸修复DNA相关[J]. 中华医学杂志, 2012, 92(28): 1987-1987.

[12] Wang JC, Bennett M. Aging and atherosclerosis mechanisms, functional consequences, and potential therapeutics for cellular senescence[J]. Circ Res, 2012, 111(2): 245-259.

原载：陈可冀，付长庚. 动脉粥样硬化古疾病史研究进展 [J]. 中国中西医结合杂志，2013, 33(10): 1301-1304.

殷商甲骨病案探释

李良松　陈可冀

病案是衡量临床医学发展水平的重要标志。汉唐之医药书籍、史家文献和笔记小说多有述及，然仅以个案、散案的形式出现。及至宋元之后，各家医案相继刊梓，并由此形成了独具特色的中医文献门类。考究我国病案之源，或曰始自西汉，或曰见于战国，见智见仁，莫衷一是。但纵观我国病案之肇端，当推溯到距今约 3 100~3 700 年的殷商时期。

甲骨文中的 300 多条医事卜辞，一般都有时间、人名、病况的记载和预后的推测，部分卜辞还有治疗载录。从时间而论，甲骨病案比仓公病案早了 1 000 多年；从数量而论，甲骨病案是仓公病案的 10 余倍。因此，研究中医病案历史，必须从甲骨病案开始。甲骨文中共记载了临床各科 46 种疾病的病案，本文撷取 28 例甲骨病案，分作内、外、妇、骨、眼、口腔和其他 7 个部分予以分析，俾同道对甲骨病案能有全面、客观的了解。

1 内科病案

[案 1] 壬戌卜，古贞：御疾否妣癸。御疾否于妣癸。贞：勿御于妣癸。癸亥卜，内贞：呼般比[网戈]。勿呼般比[网戈]。呼般比[网戈]。(《甲骨文合集》，以下简称《合集》13675 正)。

本辞的大意是：壬戌这天行卜，古（巫师名）经贞占认为，要治愈疾否之疾，当在祖庙向妣癸（死去的先人之名）行御祭。向妣癸行御祭治疗疾否？不向妣癸行御祭治疗疾否？第二天（癸亥）再次行卜，内（巫师名）经贞占认为：宜使用般比[网戈]治疗？不宜使用般比[网戈]治疗？经慎重考虑，还是应该使用般比[网戈]治疗。

卜辞中的“否”，其字形像腹内有异物痞结之状。因此，我释之为“否”。否，通痞，两字古义原本相通，意即否塞不通。《易经》中的否卦，指的就是阴阳不通，万物闭塞。“象曰：否之匪人，不利君子贞。大往小来，则是天地不交，而万物不通也。”《广雅・释诂》：“否，隔也。”《广韵・旨韵》：“否，塞也。”《经典释文》：“否，闭也；塞也。”《素问・五常政大论》：“其病否”、“心下否痛”；《素问・六元正纪大论》：“太阴所至为积饮否隔。” 很明显，否与痞古时通用。卜辞中的“般比[网戈]”，其确切含义尚无法考定，但可以肯定是与治疗疾病有关，究竟是一种治疗方法，还是一种药物之名？这还有待于今后考证。

[案 2] 贞：不惟有壱。疾身惟有壱。不惟多父。惟多父。二告。疾身，惟有壱。疾身，不惟有壱。惟。(《合集》13666)

[案 3] 丁未卜，贞：雨呼。二告。贞？贞不？贞：有疾身，御于祖丁。贞：妇好其延，有疾。贞：祖丁弗其尃。……妣……御。疾趾……侑于南庚。二告。贞……其……。[illegible]正化弗其[illegible]。(《合集》13713 正)

案 2、案 3 均为“疾身”之卜辞。何谓“疾身”，胡厚宜先生认为“疾身谓患腹病”(《殷人疾病考》)；台湾刘渊临先生认为“肠胃病，又谓之疾身”(《甲骨文中的医药资料》)。但身乃泛指，包括胸腹身背的体表及体内脏器。因此，疾身当指躯干部分的各种疾病，多为胃肠病、腰痛、胸闷，气紧之类，外伤、痈疡也不能排除。《说文》：“身，躬也。”《九经韵览》：“总括百骸曰身。” 案 2 的大意是：经贞人（巫师）占卜显示，（疾身）不会有凶险吧？疾身抑或有凶险？不是多父作祟？或是多父作祟？当行二告祭礼以求禳解。疾身之疾，会或不会有不好的征兆？案 3 的大意是：丁未这天行卜，巫师贞占显示，下雨了，当行二告之祭礼。又贞占表明，患了疾身，当向祖丁行御祭。又贞占认为妇好病程迁延，当是病情加重之兆。又贞占预示，病非由祖丁而起，而是□妣作祟，当向她行御祭以求禳解。若是疾趾，当向南庚行二告。二告为殷人祭祀的方法之一，“祖丁”、“□妣”、“南庚”均为死去的先人之名。

[案 4] “〔甲〕申卜，贞：䍙祸风有疾？旬又二日，〔乙〕未，䍙允祸〔风有疾〕。〔百〕日又七旬〔六日〕，〔庚〕寅，䍙亦有疾。□，月（夕），㞢丙申，死。”（《合集》13753，《铁》5.3；□中的缺字见于唐兰《天壤阁甲骨文存考释》所补）

这条卜辞记载，䍙（人名）于甲申日前患了祸风，经过 195 天的治疗无效，最后死于丙申这一天。祸风即伤风感冒，而感冒最容易导致肺炎。殷人之习惯乃先卜后治，䍙必定是经过反复治疗无效而死。这条病案有人名，有时间，有发病过程，有治疗结果，很明显，这是一条比较完整的内科病案。

[案 5] “……有囚丙辰卜，贞：禘告♀疾于丁……♀。贞：于翌丁巳至♀御。丙辰。戊午卜，贞：今日至♀御于丁。贞：今生夕至……御于丁。……卜……御♀于妇三宰五月。”（《合集》13740）

[案 6] “贞；弓斤其有疾。王固曰：弓斤其有疾，惟丙不庚。二旬又七日，庚申朕簋。贞：弓斤无疾。王固曰……无疾……。”（《合集》13752 正）

这两条病案为通指疾患，当是临床上常见的内科杂病。从当时的疾病谱来分析，当是发热、感冒、肺炎、胃肠炎之类的疾病居多。案 5 指♀（人名）患病凶险，故两次行御祭，以祈求武丁（死者的先王）恩宠。案 6 指斫（殷王之妃）患了重病，殷王亲自为占卜。预后究竟怎样呢？关键在于能否安全度过“丙辰”这一天。事实正如殷王所预卜，“斫”在 27 天之后，身体完全恢复健康。

2 外科病案

甲骨文中的外科病案大都比较简短，或一病而卜，或一症而卜。这与外科病种单纯、病情简单有关甲骨文中的外科病案大都比较简短，或一病而卜，或一症而卜。这与外科病种单纯、病情简单有关。

[案 1] 贞：有疾肱以小㐅御于……。惟……。（《合集》13679）

大意是：经贞人占卜显示：患了肱骨疾病，当行御祭以求消灾减祸。

[案 2] ……午卜，𡆥贞：有疾趾，惟黄尹吉。（《合集》13682 正）

大意是：□午这天行卜，巫𡆥认为：脚趾患病，可能是黄尹（死去的先人）作祟而致。

[案 3] 贞：勿御于父乙。御疾趾于父乙孽。（《合集》13688 正）

大意是：经巫师占卜提示：不要向父乙（死去的先人之名）行御祭，疾趾向父乙行御祭会产生灾祸。

3 妇科病案

甲骨文中的妇产科病案，多以生育档案的形式出现。现举产科病案两则如次。

[案 1] 壬寅卜，𡆥贞：妇好冥（娩），㚤？王占曰；其隹〔戊〕申冥（娩），吉，㚤。其甲冥（娩），不吉。迺，隹女？壬寅卜，𡆥贞：妇好冥（娩），不其㚤？王占曰……不㚤？春㚤？不吉。若兹迺死。（《乙》4729）

这是一份较为完整的产科医案。卜辞中记载武丁为妇好（武丁之妃）进行产前占测，结果表明：若在壬寅之后的第 6 天戊申日分娩，大吉大利，可望生男孩，若在壬寅后第 12 天的甲寅日分娩，预后凶险，肯定生女孩，后来果然验证了第二种结果，妇好生了个女孩，但不幸夭折了。此则医案中有产期预测、有时间、有人名、有分娩日期、有分娩结果，虽然是用占卜的语言来写，但无疑这是一条较为完整的产科医案。

[案 2] 癸女卜，𡆥贞：妇好冥（娩），其㚤？僖，死。（《存》2・450）

此辞中的“僖”字，据唐兰《殷墟文字记》考释，当读为现在的“艰”字。全文的大意是：妇好就要分娩了，能够生男孩吗？遗憾的是，妇好难产了，婴儿也死去了。

4 骨科病案

甲骨文中收录了骨伤科卜辞近 200 条，并有不少内容比较详细的病案，现探释如下。

[案 1] 乙……翌……。己酉卜，贞：今日延雨。己酉卜，穷贞：㛅骨凡有疾。……寅卜……以新鬯，惟今夕。……于丁。二告。(《合集》13868)

本案的大意是：妇㛅(殷王之妃)患了骨疾，巫师为她占卜以徵病之转归。乙酉这天行卜认为，当日无雨，而第三日肯定会下雨。在这种情况下，妇㛅的骨疾会加重吗？该怎样治疗和化解呢？卜辞中的“新鬯”当指新酿的酒，意为〔壬〕寅这天行卜，预兆显示当晚宜饮酒治疗。“……于丁”当是“〔告〕于丁”，意即向武丁祷告以求禳解，“二告”即再次祷告。

[案 2] 戊申卜，贞：雀弗其骨凡有疾。戊申卜，贞：雀骨凡有疾。乙酉卜，不其雨。二告。……夕允……雨。二告。(《合集》13869)

本案的大意是：雀(人名)患了骨痛之疾，由巫师占了五卜，以预测病情之预后转归。为了达到治疗目的，王室为“雀”行了祭礼，“二告”指再次行祭祀先祖之礼，是驱逐病邪的重要方法。

[案 3] 丁酉卜，𡧊贞：杞侯埶，弗其骨凡有疾？贞：子宾不延有疾。(《合集》13890)

[案 4] 庚寅卜，勿雀于母庚御。勿御雀于母庚。弗其骨凡有疾。(《合集》13892)

前案乃卜问杞侯患病发热，会不会是由于骨痛而致？后案则是一例误诊的个案报道。原先诊断认为是患了骨痛之疾，必须行御祭以求禳解。但在庚寅这日再卜，认为当是肌腱、韧带挫裂伤或软组织损伤之类的疾病，病位不在骨头，不必行御祭“。母庚”为死去的先人之名。“弗其骨有疾”，即“其弗有骨痛之疾”。

5 眼科病案

[案 1] 丁亥卜，𡧊贞：𡆥享首𥄉于……。……。

贞：癸巳卜，𡧊贞：予㛅疾目，祏告于父乙。贞：王𠬝循曰之。贞：勿曰之。省。(《合集》13619)

[案 2] 有疾目不延。有疾目其延。二告。二告。(《合集》13620 正)

此二案均为疾目之辞。案 1 的大意是：丁亥这天行卜，巫𡧊指出：𡆥享首疾由眼而起。癸巳这天行卜，巫𡧊认为：子㛅患了目疾，当祈告父乙以求禳解。省，在这里指的是眼科疾患。案 2 的大意是：有了目疾之患，病情是不会迁延呢？还是会迁延呢？眼下，只有先到祖庙行二告之礼才能确定。

[案 3] ……戌卜，争……我为宾……。贞：王目𩔼。王目毋其𩔼。(《合集》13623 正)

[案 4] 乙丑卜，穷贞：𢦏我䖍。贞：勿𢦏我䖍。二告。贞：有疾目𩔼。二告。贞：有疾目不其𩔼。丙寅卜，古贞：呼为凡果……。(《合集》13625 正)

此二皆为目𩔼之案。案 3 的大意是：□戌这天行卜，巫争经贞占表明：殷王的眼睛是痛？还是不痛？案 4 的大意是：乙丑这天行卜，巫穷的贞占结果：是兵器所损？抑或不是？又占，当是患了目痛，宜在祖庙行二告祭礼以求禳解。再占，眼疾已经不痛了。丙寅这天行卜，巫古指出：当多吃水果。目𩔼，当释作目痛为是。

[案 5] ……旬……二……贞：取岳。于示壬。御王目于妣……宰于妣己……贞于成。勿呼舞于敦。呼舞于敦。于车舞。王其侑……。(《合集》13624 正)

本案的大意是：经巫师占卜，以为当切除两眉之间的肿物。为了治愈殷王的目疾，当宰羊向妣□行御祭。同时，还要配合舞蹈以治之。

6 口腔科病案

[案 1] ……大……。贞：疾舌祟于妣庚。……日……。(《合集》13635)

[案 2] ……𩁹……贞；王𥑮疾，惟有由。贞……。贞……妻。(《合集》13641)

案 1 的大意是：疾舌是妣庚作祟而致吗？“妣庚”为死去的先人之名，“疾舌”当为舌尖、舌体疾病，或痛或肿，或起芒刺。案 2 是卜问殷王舌体有疾，究竟是什么原因呢？贞人在不断推测，以寻求最佳答案。此案的疾，当是舌体发麻僵硬，大概是中风所致。

[案3] 甲子卜，㱿贞：王疾齿，无易？……卜……贞甫……其𫹉……。（《合集》13643）此案的大意是：甲子这天行卜，巫㱿认为；殷王患了疾齿，不要拔除吧？卜辞中的"易"可训为"更易"、"移易"，引为易除。杨树达《卜辞求义》谓"易即今之换牙也。"但殷王武丁乃是成人，换牙之说很难成立，故当作拔牙解。

[案4] 贞：有疾齿，不惟𡆥？勿告于仲丁。勿于大甲告。勿于大戊告。贞：作御妇好赢。二告。贞：兄戊无[illegible]于王。二告。二告。（《合集》13646正）

[案5] 贞：来庚寅其雨？不其雨？贞：疾齿……。贞：疾齿惟父乙𡆥。疾齿惟[illegible]……。贞：疾齿不惟……。小告。小告。（《合集》13648）正）

[案6] 乙丑卜，争贞；有疾齿，父乙惟有闻在沘。其雨。王。（《合集》13651）

此3案均为疾齿之辞，即有述及祭祀疗法，也指出了"雨"与疾齿的关系。案4的意是：经巫师贞占，确定是疾齿，不会有凶险吧？应该祀告于仲丁，而不要祀告于大甲，也不要祀告于大戊。案5的大意是：经贞卜，是有雨？还是无雨？是患了疾齿吗？经贞人占卜，认为疾齿是父乙作祟的缘故，当行小告之祭礼。贞人又指出，疾齿是好？还是坏？当行小告祭礼之后才见分晓。案6的大意是：乙丑这天行卜，巫师争认为，患了疾齿，是不是父乙在沘地作祟。

7 其他医案

[案1] 贞：[illegible]其有囚。贞……其……囚。贞：有疾齿，惟有由。贞：有疾齿，不惟有由。……高……[illegible]……㫚……。二告。（《合集》13656正）

此案为疾鼻、疾齿合病。大意是：经贞人占卜认为：鼻病有祸害吗？抑或没有祸害？又经贞人占卜表明：患了疾齿，不会有危险吧？当行小告祭礼以治之。必要时，可行二告祭礼以治之。[illegible]，指鼻腔疾患；囚，通咎。

[案2] 甲子卜，贞：疾疫，不延。㱿贞：疾疫其延。二告。甲子卜，贞：作侑于妣甲正。……侑……甲宰。用。奴……侑于……。有疾齿，惟蛊。小告。不惟蛊。虎。（《合集》13658正）

本案的大意是：甲子这天行卜，巫㱿经贞占认为，患了疾疫，病程大概不会迁延吧？贞人又占，疾疫抑或会迁延不愈？当行二告之祭礼方可断定。甲子这天行卜，巫穷认为，宜向妣甲行祭礼以求禳解。患了疾齿，病因如是蛊虫为患，当行小告之祭礼。若不是蛊虫所致，当以"虎"治之。"虎"，在这里当是一种治牙疾之药。

通过对上述28则甲骨病案的探释，我们可以得出这样的结论：我国的病案之源应推溯到距今3500年前后的殷商时期，比以往学术界推定的仓公诊籍（见于《史记》）早了1000年左右。因此，甲骨文中的病案记载具有重要的学术价值和史料价值。

参考文献

[1] 郭沫若, 胡厚宣等. 甲骨文合集(全十三卷)[M]. 北京: 中华书局, 1982: 1919.
[2] 姚孝遂. 殷墟甲骨刻辞类纂(全三卷)[M]. 北京: 中华书局, 1989: 3067.
[3] 李孝定. 甲骨文字集释(全八卷)[M]. 台北: "中央研究院" 历史语言研究所, 1970: 2510.
[4] 彭邦炯. 甲骨文医学资料释文考辨与研究[M]. 北京: 人民卫生出版社, 2008: 118.
[5] 徐中舒. 甲骨文字典(缩印本)[M]. 武汉: 湖北辞书出版社, 1995: 1114.
[6] 许慎[汉]. 说文解字[M]. 北京: 中华书局, 1995: 154.
[7] 李良松, 郭洪涛. 中国传统文化与医学[M]. 厦门: 厦门大学出版社, 1990: 42.
[8] 李良松. 甲骨文化与中医学[M]. 福州: 福建科学技术出版社, 1993: 69.
[9] 李良松, 郭洪涛. 中国文化探津[M]. 北京: 中国人民大学出版社, 1996: 58.

原载：李良松，陈可冀．殷商甲骨病案探释 [J]. 中医药导报，2012, 18(11): 1-4.

井冈山——中西医结合事业的发源地

陈维养 陈可冀

2007 年 10 月，我们曾两上位于湘赣边界罗霄山脉中段的井冈山，参加在那里召开的两个全国性中西医结合学术会议。会后参观了红军在井冈山斗争时期的一些革命旧址，包括位于茅坪的毛泽东居住过的八角楼，攀龙书院红军留守处及医院，茨坪的红军医院—红光医院旧址，红军经销日用品包括中草药在内的“公卖处”旧址及黄洋界等革命圣地；访问了前井冈山革命博物馆馆长、《天下第一山》一书作者毛秉华老先生。会议期间，正值井冈山革命根据地创建 80 周年纪念活动，新落成的井冈山革命博物馆刚刚揭幕，我们作为开馆第一天的观众，参观了规模宏伟、内容丰富生动、极具教育意义的展览；几天下来，获益良多，许多事例十分震撼人心。而对当年毛泽东在井冈山提出的“用中西两法治疗”的背景与思路，也有进一步的理解。联想到毛泽东以后着力倡导“团结中西医”和“中西医结合”的思想，实与红军在井冈山斗争时期艰难困苦的医疗实践密切相关，一脉相承。当然，随着时间的推移、时代的进步，中西医结合的内涵与目标亦有所发展；从仅根据缺少西医西药困难的环境实际提出的“用中西两法治疗”，到根据我国国情及科学发展规律出发提出的“创立我国统一的新医学新药学”，内涵已不断丰富，目标亦逐步提高。而井冈山实际上是我国政府一贯提倡团结中西医和中西医结合方针政策思想的发源地；井冈山是革命的摇篮，也是中西医结合事业的摇篮。

井冈山斗争的年代，被界定为自 1927 年 8 月到 1930 年 2 月，前后共 2 年多的时间。1927 年 9 月 9 日，湘赣边界的秋收起义失败，工农革命军从湖南文家市出发，向井冈山转移，9 月 29 日在江西永新县三湾村对部队进行改编，即著名的“三湾改编”。由于战争，加上国民党对根据地的封锁，工农革命军的处境十分恶劣，缺乏御寒被服、药品及粮食，伤病员很多，达 800 余名，亟需相对安定的环境及医疗。经过努力，10 月 3 日，工农革命军在当地号称“井冈双雄”之一的袁文才同志支持下，在其领导地茅坪村的攀龙书院设立了留守处与医院，部分伤病员在医院治疗，部分则分散于老百姓家中照护。攀龙书院是一个比较大的建筑物，上下三层共有数十间房屋，其中部分房间作为红军的办公室、会议室及干部、警卫住宿用，一层的部分房间作重伤病员室，二层部分房间作轻伤病员室，医生都是当地或周围村镇的中医，所用药物除了少量碘片外，主要为中草药。1928 年 9 月，为了建设较好的医院，由红军官兵在不多的伙食尾子中，募捐集资，就地取材，自己动手，于茨坪的西北面小井村建立了一所医院，命名为红光医院（图 1），医疗条件有所改善，能容纳 200 多名伤病员。但 1929 年 1 月 29 日国民党第三次围剿时，由于来不及转移，医院中 130 多名重伤员及医务人员宁死不屈，被敌人全部枪杀，极为惨烈，医院亦被烧毁。目前的医院是 1967 年在旧址上按原貌重建的。这是一座一字形的上下两层杉木结构建筑物，坐西朝东，面积 920 平方米，楼房前有一片广阔的广场，楼房的正门与通向二层的楼梯位于建筑物的中间，每层两侧各有 8 个房间，东西相对，中间有过道相隔，上下两层共有 32 个房间，分作轻伤员室、重伤员室、治疗室、药房（图 2）等。医院的院长是曹钵同志，党总支书记是曾志同志。在医务人员中已获查实姓名的有中医谢秋月，李宝山等；草药医伍海泉、伍洪奎等，西医有邓允庭、资彬、徐鸽（图 3）等。邓允庭是湖南省委派来的，原是长沙一教会医院的医生，也是红军干部，他来时还带来了三四位医生，其中也有中医。

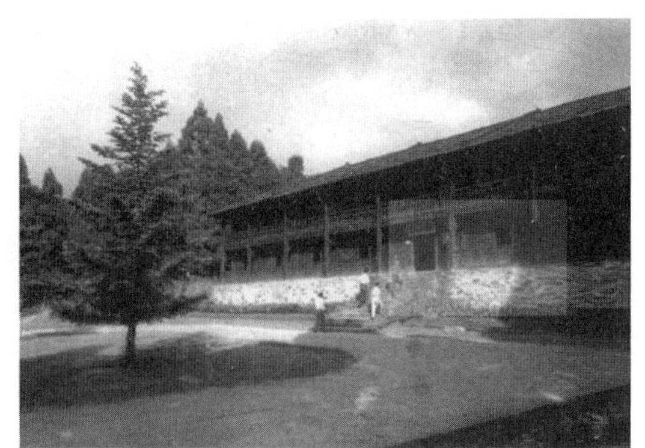

图1　茨坪红光医院外景

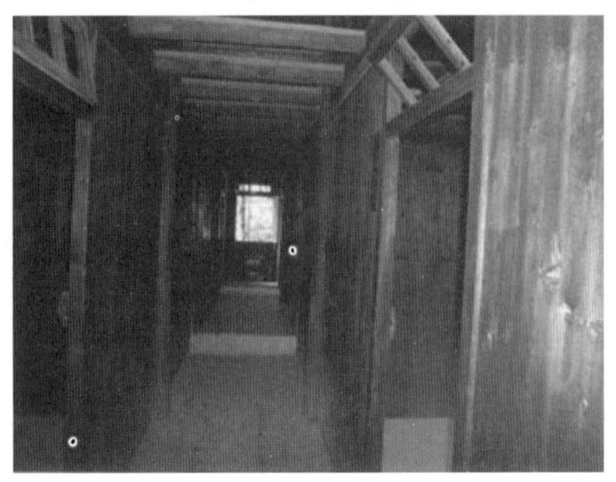

图2　红光医院病室

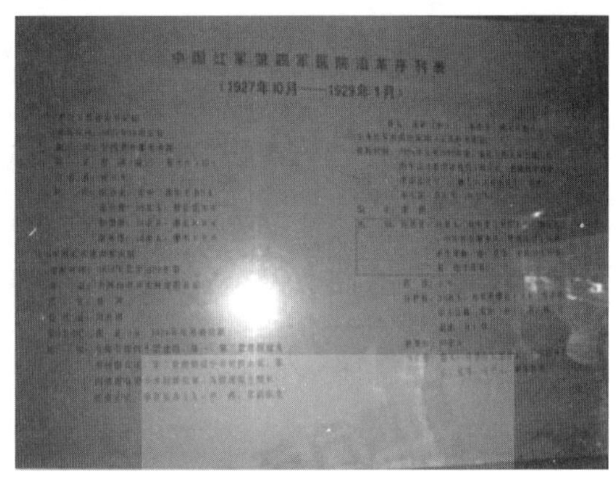

图3　红光医院医务人员名单

由于国民党对根据地的严密封锁，西药进不来，甚至连红军用作消毒的食盐也奇缺。当地流传着这样一个真实的故事：根据地一妇女到敌占区把食盐化成盐水，用衣服吸干，穿于身上，冒着生命危险，躲过敌人岗哨的搜查，返回根据地后，再把衣服泡于水中，析出盐分，供医疗用，但第三次还是被敌人发现而被杀害。红四军师长张子清，由于将仅有的少量食盐让给别人用，自己的腿伤未能得到及时治疗，而发展至需要截肢。在没有任何麻药麻醉的情况下，医生用木匠用的锯条硬把他的腿锯下，可见缺乏药品的严重程度。因此，当时治疗主要是靠因地制宜、就地取材的中草药。红军官兵经常上山采药，至今红光医院一些病室的墙上还挂有中草药的标本，如车前草、金银花……。当时，有的伤员腿部发炎，就用山上背阴处石头上长的青苔刮下来外敷消肿，有时也用石灰水消毒。据前述毛秉华老先生回忆，他于 20 世纪 80 年代曾访问过曾志同志不止一次，1928 年曾志同志在井冈山产后得了化脓性乳腺炎，没有任何西药治疗，医生就用当地产草药“天星子”捣烂外敷，一周后拔出“脓根”而愈。茨坪的红军“公卖处”是当年收购与销售日常用品的机构（图 4），其中也包括购销中草药，展览室中还保留有当年所用的药碾子，销售药物的柜台，墙上还挂着一串药袋子，分格装着不同的中草药，每格袋子写有药名（图 5）。

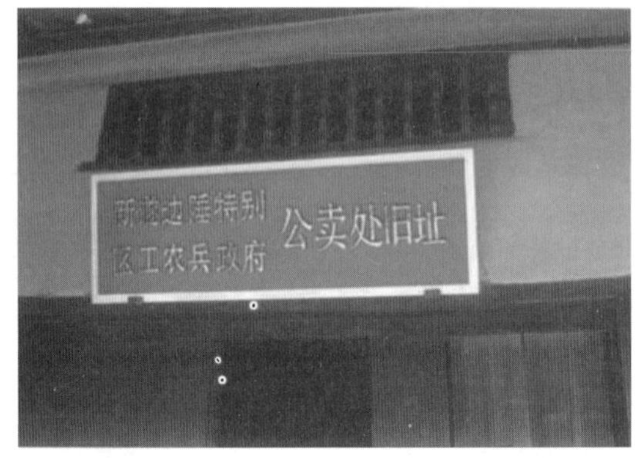

图4　茨坪红军“公卖处”旧址

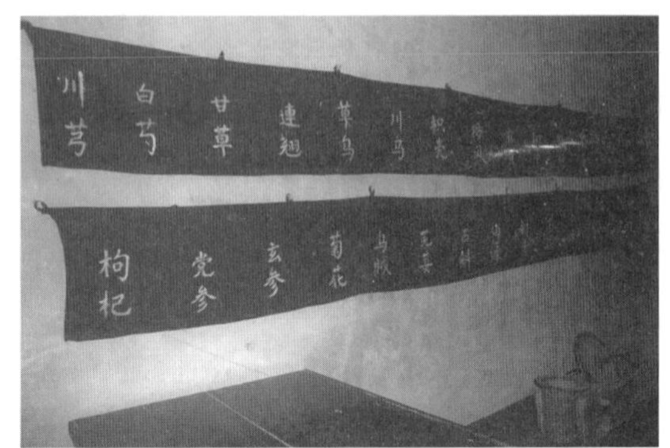

图5　茨坪红军“公卖处”中草药柜台

从这些事例中，我们不难想象红光医院当年为什么有那么多中医和草药医了，他们与西医一道救死扶伤，创造了中西医团结合作共事，用中西两法治病的模式。因此，这所医院可以说是我军也是我国最早的一所中西医结合医院。

1928 年 1 月 25 日，毛泽东代表红四军前委亲自执笔写就一封给中央的信件，报告边界斗争的情况，即后来收入《毛泽东选集》第一卷的“井冈山的斗争”一文，写成于茅坪和茨坪的毛泽东旧居（图 6、图 7）。在“井冈山的斗争”的军事斗争一节中，毛泽东提到：“作战一次，就有一批伤兵。由于营养不足，受冻和其他原因，官兵病的很多。医院放在山上，用中西两法治疗，医生药品均缺。现在医院中共有八百多人。

湖南省委答应办药，至今不见送到。仍祈中央和两省委送几个西医和一些碘片来。”此后，湖南送来了前述的西医邓允庭等到井冈山加强医疗力量。

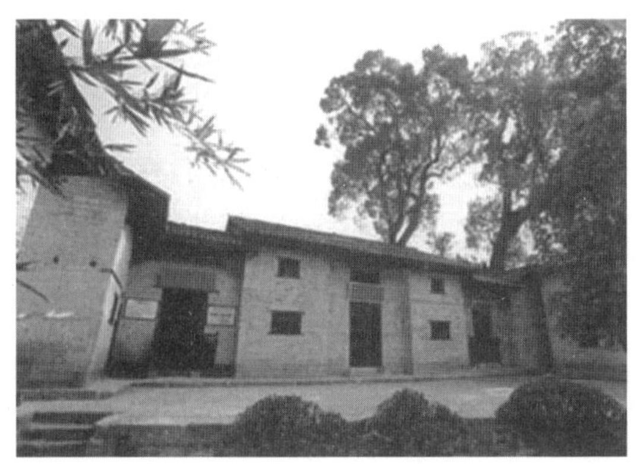

图6　茅坪八角楼毛泽东旧居（因天窗呈八角形故称）

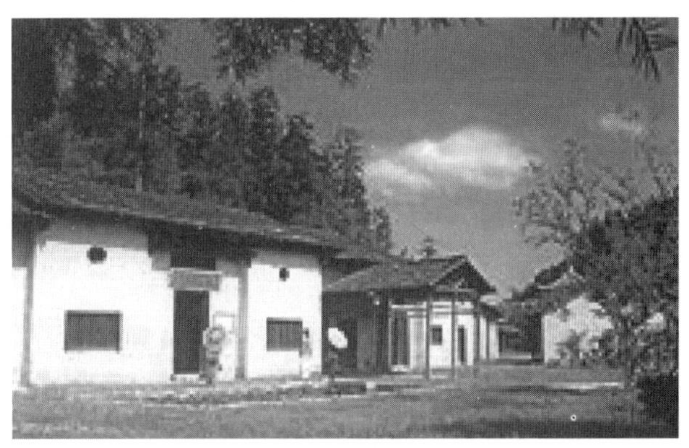

图7　茨坪毛泽东旧居

毛泽东长征到延安以后，也极力提倡中西医团结合作；与民主人士、地方著名中医李鼎铭等有过多次谈话；还鼓励中国中医科学院原院长鲁之俊、原副院长朱琏等西医拜中医为师，学习中医和针灸技术等，并亲自接受中医/针灸治疗，支持“中西医研究会”等团体。1950年8月，毛泽东第一次全国卫生工作会议题词：“团结新老中西各部分医药卫生人员，组成巩固的统一战线，为开展伟大的人民卫生工作而奋斗。”1952年12月，在全国第二届卫生工作会议上，我国政府将“团结中西医”列为我国卫生工作三大方针之一。毛泽东还曾批示：“我认为中国对世界上的大贡献，中医是其中的一项”；1956年又指出：“把中医中药的知识和西医西药的知识结合起来，创造中国统一的新医学新药学”；1958年更进一步批示：“中国医药学是一个伟大的宝库，应当努力发掘，加以提高”；并号召“组织西医学习中医”，认为“其中可能出几个高明的理论家”。

这些团结中西医和中西医结合的理念，经多年的实践，至今已是鲜花盛开，硕果累累。溯本追源，不能不令人想到井冈山革命斗争时期艰苦环境与“用中西两法治疗”的医疗实践及其对尔后中西医结合事业的重大影响。

井冈山当是中西医结合事业的发源地，也是中西医结合事业的摇篮。

原载：陈维养，陈可冀．井冈山——中西医结合事业的发源地[J]. 中华医史杂志，2008, 38(1): 48-49.

20 世纪中国中西医结合研究的史学考察

王振瑞　李经纬　陈可冀

当历史的脚步跨入 20 世纪的时候，几千年来传统医学一统天下的格局已被打破了。中西医学的碰撞、交流与互补形成了中国医学发展的时代特征。中西两种异质医学体系的交流并非一帆风顺。具有不同历史背景和知识结构的学者先后提出了“中西医汇通”“废止中医”“中医科学化”等多种不同的主张，形成了长期而激烈的学术争鸣，争鸣的焦点在于面对西医学在中国的迅猛发展，应当对中国传统医学采取怎样的态度。

中华人民共和国成立初期，国家政府继承延安时期的卫生政策，注重扶持和保护中医。但由于受废止中医思想回潮的影响，卫生部门的某些领导人在中医科学化的旗帜下，制定了若干错误的卫生政策，对中医的正常传承和发展形成了极大的阻碍。毛泽东主席及时发现并批评了这种错误，第三届全国卫生行政会议开始扭转“轻视和歧视”中医的倾向[1]，后来逐步确立了中西医结合的正确方针，在对待中医药学的态度方面，实现了思想认识上及方针政策上的一次革命。

中西医结合，就是在中西医团结合作的基础上，主要由中西医兼通的医学人才，用现代科学知识和方法，发掘、整理、研究中医药学遗产，丰富现代医学科学，发展具有中国民族特点的统一的新医学的过程[2]。在几十年的实践过程中，中西医结合临床和实验研究取得了不少可喜的成就和宝贵经验，事实证明中西医结合是发扬中医药学的重要途径之一，中医药学可以沿着传统的和现代的两条道路不断进步。

1 “中西医结合”之前中西医交流的指导思想

西洋医学传入中国，首先是作为取信于中国人的手段受到西方人的特别重视。近代西方各国都热衷于在中国开展医疗活动，竞相兴办医院，招收中国学徒，兴办医学校，招收中国学生，创办中文医学期刊，翻译出版西医书籍，致力于西洋医学在中国的传播[3]。通过西方传教士和教会团体的努力，西医学作为一种新的医疗方法和医学体系，被越来越多的中国人所接受。随着中国引进西学规模的扩大，西医学作为西方文化的组成部分也逐渐受到中国官方的重视。特别是进入民国时期，政府进一步加大了兴办西医药事业的力度，陆续在各地建立医学院校和医院，并向国外派遣了更多的留学生。传入的西洋医学凭借国内国外两种力量在中国得到较快的传播和发展，国内培养的医科毕业生和学成归国的医科留学生形成了一支新的卫生队伍，从此中国医学界出现了中医、西医两支亘不相同的医疗力量并存的局面。

进入 20 世纪以后，中国新文化运动逐渐兴起，以阴阳五行学说为理论基础的中医学同其他中国传统文化一样，遭到了日趋激烈的批判。一些西医界人士以西医学为标准力斥中医学之“短”，甚至形成了以余云岫为代表的废止中医派，企图通过政府立法消灭中医于一旦。废止中医派的言行激起了中医界人士的愤怒和反击，恽铁樵、杨则民、陆渊雷等一批中医名家毅然参加论战，为维护中医药学的传承和发展发挥了重要作用。

中医药界反废止、图生存的根本立场是一致的，但在与废止中医派的论战中所表述的学术观点及关于中医发展前途的认识却各不相同。“中西医汇通”和“中医科学化”是当时最具代表性而且影响深远的两种学术主张，这两种主张是现代中西医结合研究之前中西医交流的指导思想。“中西医汇通派”是在西医的传入和发展使中医学和中医界面临严峻挑战和严重危机的时候产生的一个学术流派，其基本观点是：中医、西医虽属两种互有优劣的不同学术体系，但二者研究的客观对象都是人体的健康和疾病，所以两种医学是应该也是能够相通互补的。从认识论的原理来看，人们对于同一客体的认识，往往表现出层次的和角度的不同，而不同层次、不同角度的认识，只要具有同一的研究客体，就能在交流过程中实现真实反映客体本质这一基础上的统一，所以汇通派的方向是符合历史潮流的，他们融洽中西、创立统一的新医学的思想为现代中西医结合研究所传承、改革和发展。然而，汇通学派的队伍中，几乎都是谙练中医学术的名家，而缺乏精于西医的新型学者，更没有兼通中西医的饱学之士。他们的根本目的，与其说是创造一个新的先进医学体系，毋宁说是为中医学的存续寻求一种合乎时宜的手段和途径。

现代中西医结合研究者虽然同中西医汇通派医家一样，认为中西医两种医学有着共同的研究对象，因而可以取长补短、融会贯通，最后形成统一的新医学，但他们的立场、研究方法和所要创立的新医学的面貌却与汇通派有着本质的区别：不再是站在中医的立场上，用思辨和类比的方法，将西医学知识融于传统中医学的体系，建立新的中医学，即恽铁樵所说的“新中医”[4]，而是站在两种医学之上，用现代科学，即实证科学的方法，阐释传统中医学的规律，发掘中医学的理论精华和经验真知，使之与现代医学体系相互交叉和融合，建立统一在实证科学基础上的新医学。“中西医结合”对“中西医汇通”既有继承又有发展，而发展是主要的，是一种质的飞跃。

继“五四”新文化运动之后，中国科技界著名学者又发起了一次影响深远的“中国科学化”运动。“中医科学化”就是在中国科学化运动中提出的一种改良中医的主张。陆渊雷、施今墨、余无言、张赞臣、叶橘泉、时逸人等都是中医科学化的倡导者，其中以陆渊雷最具代表性。废止中医派的代表人物余云岫，不仅指责中医理论“不合科学”，而且把中医的临床疗效也说成是“偶合幸中”；而陆渊雷虽然充分肯定了中医药经验，却基本上否定了中医学理论。

新中国成立后，“中西医团结”和“中医科学化”成为第一次全国卫生工作会议酝酿形成的中医政策的两大主题。而那时的“中医科学化”又有了与近代“中医科学化”不同的含义：不再是指中医理论的科学化，而是指中医医生的科学化，即对经考核合格准予执业的中医师，通过现代医学基本知识和技能的“进修”，使其变成“科学医”。至于中医理论，则没有给予足够的重视。

1954 年开始批判歧视中医的错误政策，至 1960 年，逐步确立了中西医结合的卫生方针。不仅肯定了中医学的丰富经验，而且承认中医学有自己的理论体系，在这个理论体系中存在着“整体观念”“辨证论治”等具有朴素辩证法和朴素唯物论思想的合理内核，并认为这些理论内核可以弥补西医学认识论及方法论的不足，因而必须努力继承和发扬。“中西医结合”是对“中医科学化”的直接否定。然而，“中西医结合”为达到继承发扬中医药学遗产、建立中国新医药学的目的所运用的现代科学（包括现代医学）的知识和方法，与“中医科学化”所提倡的“科学方法”，虽然发展水平不同，但都属于实证科学范畴，这又表现出“中西医结合”向“中医科学化”的回归。科学史同其他门类的历史一样总是在辩证的否定中逐步前进，这是一条客观的规律。

2 中西医结合的发展历程

中西医关系问题是一个近代以来一直没有得到妥善解决的复杂的社会问题。在毛主席关怀下确定的新中国卫生工作建设的三大方针“面向工农兵”“预防为主”“团结中西医”，以及毛主席为第一届全国卫生工作会议题词“团结新老中西各部分医药卫生工作人员，组成巩固的统一战线，为开展伟大的人民卫生工作而奋斗”，虽然明确了解决这一问题的基本原则，但具体的中医政策的制定，还有赖于决策者更加细致的工作。

中华人民共和国成立初期，卫生部领导人一方面借鉴延安卫生工作经验，一方面受废止中医思潮的影响，把中西医团结和中医科学化确定为中医政策的两大主题。1951 年先后发布《中医师暂行条例》《中医师暂行条例实施细则》《中医诊所管理暂行条例》《中医诊所管理暂行条例实施细则》以及《关于组织中医进修学校和中医进修班的规定》，不仅极大地限制了中医执业，而且开始了改造中医使之成为“科学医”的中医进修教育，使中医学面临着不能正常传承和发展的危险。

1953 年 4 月开始，毛主席发现卫生部存在的严重问题后，多次对中医工作过问、批评和教育，对轻视、歧视、限制中医的错误做法及时进行了批判和纠正。1954 年 10 月 26 日，中央文委党组在《关于改进中医工作问题给中央的报告》中建议，成立中医研究院，吸收中医参加大医院工作，扩大和改进中医的业务，改善中医的进修工作，加强对中药的产销管理，整理出版中医书籍，中华医学会吸收中医参加，使之成为全国医学界的群众性的学术团体。这些建议于1954年11月23日被中央批准执行，后来基本上得到了落实。1958年6月，中医研究院创办的全国第一个中医研究班结业。毛主席于1958年10月11日对卫生部《关于西医学习中医离职班情况成绩和经验给中央的报告》作了重要批示，要求各省市举办西医离职学习中医的学习班，并指出“中国医药学是一个伟大的宝库，应当努力发掘，加以提高”。在毛主席批示的鼓舞下，全国迅速掀起了西医学习中医、广泛开展中西医结合的群众运动。

自然灾害加之人为因素的影响，使刚刚开始复苏的中国经济遭到严重损失，1962年开始不得不进入调整阶段，中西医结合工作的步伐同时变缓而更加稳健。1966年6月“文化大革命”开始，一些中医和中西医结合专家受到迫害，除“赤脚医生”用中西医两法治病得到鼓励外，初步取得成果的中西医结合临床和实验研究工作一度基本停顿下来。

作为国家高层领导人，周恩来对中西医结合工作也给予了极大的关注。1970年夏，他特意指示卫生部着手全国中西医结合工作会议筹备工作，一些中西医结合研究项目开始重新启动。1970年底，他亲自主持召开了全国中西医结合工作会议，对22项中西医结合研究成果进行了表彰，并在会议期间接见了全体与会代表，与取得重要成就的专家一一亲切交谈，肯定了中西医结合工作的成绩，指明了今后努力的方向[5]。

1977年7月22日—8月15日，卫生部召开了全国中西医结合规划工作座谈会，讨论制定了《1976—1985年全国中西医结合十年发展规划》。该《规划》将此前党和政府提倡的作为中西医结合研究方法的“现代科学方法”改为“近代科学知识和方法”，将作为中西医结合研究目标的“丰富现代医学科学”改为“逐步提出中西医结合的基本理论”，将教学、医疗、科研方面的中西医结合“规划”为中国医学发展的主流。

20世纪70年代曾出现过“中西医结合是中国医学发展的唯一道路”的提法，这种提法不可能得到中医界和西医界的认可。中西医结合研究既无法在短期内取得突破性进展以取代自成体系的中医理论，也不应阻碍中国现代医学赶超世界先进水平的步伐。1979年12月中国科学技术协会在广州召开有中医、西医、中西医结合、自然辩证法各界人士600人参加的医学辩证法讲习会，展开了关于中西医结合问题的讨论和争鸣[6]。卫生部领导人面对明显而严重的意见分歧，不得不进行认真地分析和思考，最后认为中西医结合的方针应当坚定不移地加以贯彻。

1980年3月6—13日，卫生部组织召开全国中医和中西医结合工作会议。会议总结经验，重申党的中医政策，提出了发展中医和中西医结合工作的指导方针：“中医、西医和中西医结合这三支力量都要大力发展，长期并存，团结依靠这三支力量，推进医学科学现代化，发展具有我国特点的新医药学，为保护人民健康，建设现代化的社会主义强国而奋斗”（中共卫生部党组．关于加强中医和中西医结合工作的报告[1980年9月25日]．内部发行）。“三支力量都要大力发展，长期并存”，是一个适合中国现实国情和科学发展规律的正确方针，制定这一方针并使医学界的思想在这一方针的指导下统一起来，是这次会议的重大成功。这一功绩将永远载入中国医学发展的史册！

“广州会议”上关于中西医能不能结合的学术争议，引起了中西医结合界学术带头人们的反响，他们一致认为应该成立自己的组织，坚持中西医结合，用事实来回答认为不可能结合的人们，于是发起了成立中西医结合研究会的倡议[6]。1980年3月召开的全国中医和中西医结合工作会议上，将创办《中西医结合杂志》和创立中西医结合研究会列为“今后的任务”。1981年7月20日《中西医结合杂志》发行创刊号，11月8—12日，隶属于中国科协为一级学会的中国中西医结合研究会成立大会暨全国中西医结合学术讨论会在北京举行，讨论通过了中国中西医结合研究会章程，选举产生了第一届理事会。

站到21世纪初期的阶梯上回首中华人民共和国50年的历史，可以清楚地看到中西医结合发展的道路在20世纪80年代初期出现了明显的转折，医学界内部的矛盾与多种社会因素共同构成了这一转折的动因。

毛主席的多次指示和号召是确定中西医结合方针的指导思想。但医学并不是毛主席最为关心的科学。主席作为党和国家的领袖，必须首先为中华民族运筹关乎国计民生的大计；作为思想意识的导师只是授予人们一般的思想原则，不可能提供直接指导科学研究的法宝。然而对于敬爱领袖的信仰却有时使得人们放弃了思考和意志，例如后来成长为中西医结合专家的学术带头人，当初加入学习中医的队伍时，有些并不是出于自觉，而是为了“服从组织”去做内心不情愿的事情。而20世纪80年代开始，中西医结合研究者们不顾有些人的反对和误解，决心坚持走中西医结合之路，已不再是响应领袖的伟大号召，而是在亲身体会到这项研究工作的重要意义、看到从事这项研究的光明前途的基础上，做出的一种自以为正确的重大抉择。相对摆脱了号召的鼓动，把被动的执行政策变成了自觉的科学研究，是20世纪80年代初期以后中西医结合研究者表现出的一大特征，首先是这一特征，将前此约30年的时间，划成了中西医结合的第一阶段。

中西医结合第二阶段的另一个重要特征是医疗、科研队伍的相对独立。中西医结合界的学术组织“中国中西医结合研究会”产生了巨大的凝聚力，每年组织召开多次全国性中西医结合学术会议，对加强中西医结合队伍内部的团结和促进学术交流做出了重要贡献。1991年10月该会改称“中国中西医结合学会”，全国各省市相继建立了中西医结合分会，并先后成立了30多个专业委员会，深入开展了中西医结合临床和理论研究工作。至今中国中西医结合学会会员已达6万余人。《中西医结合杂志》作为中西医结合工作者的学术载体，不仅及时反映了中西医结合研究的成果和结论，而且在宣传中西医结合方针、增强中西医结合研究者的信念、树立中西医结合队伍的形象等方面都发挥了重要作用。该刊1992年更名为《中国中西医结合杂志》，1995年英文版创刊，其科学性和应用性得到了国内和国际社会的广泛认同。

中西医结合队伍的相对独立是针对中医队伍而言的，而相对独立的意识最先产生在中医界。1982年4月16—22日，卫生部在湖南省衡阳市召开了全国中医医院和高等中医教育工作会议，制定了《关于加强中医医院整顿和建设的意见》《全国中医医院工作条例》《努力提高教育质量，切实办好中医学院》3个文件，主要提出了加强中医事业建设、保持和发扬中医特色的问题，认为不把中医机构建立起来，中医的医疗、教学、科研就没有基地；有了中医机构而不保持和发扬中医特色，则仍不可能起到发展中医事业的作用，也就失去了作为中医机构的意义。“衡阳会议”精神的贯彻，引发了一阵“纯中医”的思潮，甚至有人提出“非中医人员一律要从中医机构中调走”的要求。1982年11月14日，《健康报》发表评论员文章《全面理解保持中医特色问题》，对这种思潮进行了批驳。

1982年11月2—29日卫生部在河北省石家庄市召开“全国中西医结合和综合医院、专科医院中医科工作会议”，其中心议题是为“衡阳会议”后出现的一些新问题研究对策。“石家庄会议”制定的《关于加强中西医结合工作的意见》中，强调了加强中西医结合工作需要认真解决的几个问题。其中一些问题的解决，在一定程度上壮大了中西医结合队伍，加强了中西医结合研究的阵地，促进了中西医结合的相对独立发展。《关于加强中西医结合工作的意见》还强调了“中西医结合是一项长期艰巨的任务，要经历一个由简单到复杂，由初级到高级，由量变到质变的发展过程。”这是对既往中西医结合工作中存在的急躁情绪的极有意义的反思。

“衡阳会议”和“石家庄会议”是中国现代医学史上两次具有重要影响的会议。两次会议精神的落实，使中国医学界真正出现了三支力量并存的新局面。中医机构的中医特色得到了加强，中医学院的西医课时大幅度削减；中西医结合界则加强了综合医院中医科的建设，并创建中西医结合医院、中西医结合研究所，重建自己的医疗和科研基地；创办中西医结合研究生高等教育，培养自己的接班人。被迫撤出中医阵地的中西医结合队伍不断壮大，日渐人才济济，并有几位学术带头人当选为中国科学院或中国工程院院士，跻身于中国科学界的最高殿堂。

3 中西医结合的研究成果

中西医结合研究是从临床研究开始的。中医治疗“乙脑”经验的总结和推广、辨证与辨病相结合原则的确立、中西医结合治疗急腹症和骨折、针刺麻醉的成功应用等，都是产生了重大影响的中西医结合早期临床研究成果。

1954年石家庄市传染病院以白虎汤为主治疗“乙脑”取得较好疗效。卫生部先后两次派调查组调查核实后，开始将其治疗方法和方药在全国范围内推广。但推广过程中并不是所有患者都能取得预期的疗效。

中医研究院脑炎工作组经过调查认为，某些中医师忽视了“随证施治”的原则是不能取效的重要原因。于是他们因证调整方药，终使不少危重病人转危为安[7]。当时对中医治疗流行性乙型脑炎疗效的充分肯定，极大地鼓舞了中西医结合工作者的热情，具有重要的历史意义。

中医被请进医院工作后，在中西医团结合作的基础上实行了中西医综合疗法。1959 年以后的二三年间，中西医结合的综合疗法几乎被推广到临床各科各病种，普及于各地各层次的医疗机构。人们常以研究中医为目的，在明确西医诊断的基础上首选中医辨证治疗，观察和总结疗效，进而研究中药作用机理，逐步确立了西医辨病与中医辨证相结合的诊治方法和研究方法。在辨病与辨证相结合的原则指导下，采取必要的中西医综合疗法，表现出明显的优越性。

1958 年北京医学院第一附属医院外科用中药治疗急性阑尾炎获得成功[8]，可谓中西医结合治疗急腹症的开端。同年始，以于载畿为首的山西医学院附属医院中西医结合治疗小组，用中药治疗陈旧性和新鲜破裂的宫外孕都取得了奇特疗效。他们总结出的一套非手术方法治疗宫外孕的规律和护理常规，改变了过去认为宫外孕必须手术治疗的定论[9]。天津医学院附属医院、天津市第一、二中心医院外科，从 1960 年即开始了中西医结合治疗急腹症的研究工作。他们首先广泛收集中医文献，认真学习各地经验，制定了统一的诊治方案及观察方法，然后在几个月间治疗各种急腹症数百例。1961—1965 年，以吴咸中为首的中西医结合治疗急腹症研究小组，除对急性阑尾炎、溃疡病穿孔、急性肠梗阻进行了更广泛、更深入的研究，取得了更丰富、更深刻的经验和认识外，又开展了中医中药治疗胆道蛔虫、中西医结合治疗急性胆囊炎、急性胰腺炎的研究工作，对急腹症的中西医结合诊断治疗规律以及针灸、中药的作用机理进行了初步探讨，总结出了可贵的理性认识。在不断深入开展临床研究的同时，他们还利用实验手段对中医通里攻下等治疗方法的机理进行了深入研究[10]。

以著名骨科学家方先之及其学生尚天裕为首的天津医院骨科，在中西医结合治疗骨折方面做出了突出成绩。他们在骨折复位传统八法的基础上，配合应用现代科学成果，经过临床实践总结出可以灵活用于各种骨折的十大手法，初步形成了一套以内因为主导、小夹板固定为特点，手法整复和患者自觉功能锻炼为主要内容的中西医结合治疗骨折的新疗法，并提出“动静结合”“筋骨并重”“内外兼治”“医患配合”等新的骨折治疗原则，打破了西医治疗骨折的传统观念，使骨折治疗在学术理论上发生了革命性的变化[11]。针刺麻醉是中西医结合研究的一颗硕果。1972 年《人民日报》关于针刺麻醉的首次公开报道，在国际上引起了强烈反响。在国务院总理周恩来亲自过问和敦促下，首先从神经和神经化学角度展开了针刺镇痛作用机理的研究，韩济生等通过动物实验证明针刺可使脑内释放出某些具有镇痛作用的化学物质[12]。中枢镇痛物质研究的不断深入，将中国的有关学科推向了世界科学的前沿。

不少中西医结合临床研究自 20 世纪 70—80 年代开始向基础研究延伸。如 50 年代即率先尝试应用以压电晶体为换能原件的脉象仪对中医脉象作客观检测研究的陈可冀[13]，70 年代与中国中医研究院郭士魁、中国医学科学院吴英恺、黄宛、陈在嘉等一起参与组织北京地区防治冠心病协作组，对冠心Ⅱ号方进行临床验证[14]，成为活血化瘀研究的先导。血瘀证和活血化瘀研究影响广及多种疾病的临床研究和多种学科的基础研究，成为推动、繁荣中西医结合的重要研究领域，尤其活血化瘀中西医结合治疗急性心肌梗死、心绞痛的优势曾为世界所公认。20 世纪 90 年代以来冠脉介入疗法（PCI）的推广应用使急性心肌梗死的病死率明显下降，但经皮冠状动脉腔内成形术（PTCA）及支架（stent）植入术后分别在半年内可有 30% ~40% 及 20%左右的复发再狭窄率成为西医界面对的难以攻克的难题。陈可冀等从“血瘀证”入手，通过临床和实验研究证实了由古方血府逐瘀汤改进的血府逐瘀浓缩丸抑制血管内皮细胞增生，防止 PCI 术后再狭窄的作用。血府逐瘀浓缩丸及川芎、赤芍有效部位的应用，使 PTCA 及支架放置术后再狭窄的发生率比单纯应用西药降低了 50%[15]。中西医结合专家正在深化此课题研究，可望再创新的辉煌。

中医基础理论的实验研究发端于 20 世纪 60 年代的阴阳学说和“肾”的研究。邝安堃为中国第一位开展实验中医学研究的医学家[16]。沈自尹在“肾实质”研究过程中，用现代科学方法阐释了“异病同治”的客观机理，发现了尿 -17 羟值与肾阳虚证的内在联系，证实了中医“辨证论治”理论的相对性，证明了西医辨病与中医辨证相结合的必要性，为补肾中药的应用提供了一个客观、稳定、可靠的应用指征，弥补了中医仅靠四诊获取诊断资料途径的不足[17]，提出了“微观辨证”这一崭新的概念，为中医临床提供了非常重要的参考和借鉴[18]。20世纪80年代后，实验研究方法在中西医结合研究中所占比重日益增大，阴阳、脏象、经络、气血、诊法、治则等基础理论的中西医结合研究日益活跃，并有人为建立中西医结合生理学、中西医结合病理学的专门学科付出了诸多努力，在中西医结合基础理论研究这个繁难的领域，积累了很多宝贵的经验。

中药的现代研究是中西医结合研究的重要方面。20世纪50年代初即成立了中药研究机构，逐步从中药资源普查，药用动植物的饲养和种植，中药质量的理化鉴别，饮片加工及中成药生产工艺研究，扩展到中药的综合研究和应用基础研究，不断取得新的进展。抗疟新药青蒿素的发现和提取，治疗急性早幼粒性白血病的有效药物三氧化二砷的研究和开发等，都是现代科学知识方法与古代用药经验相结合而取得的科研成果，其丰富现代医学的重要意义已为世界所公认。由国家组织和支持的用现代科学方法进行的中药现代化研究不断取得新的成就，对国内外都产生了极大影响。

通过中西医结合研究者几十年的努力，中西医学各自的优势在临床上得到越来越多的结合，许多疾病的中西医结合治疗取得了较之单纯西医或单纯中医更好的疗效，中西医结合临床医学体系逐步建立，必将开创治疗学和保健医学的美好未来。

进入21世纪之后，中国中西医结合事业取得了新的进展，不仅更加广泛地取信于民，而且得到国家政府更充分的肯定和政策法规更有力的支持。经国务院总理温家宝签署颁布、自2003年10月1日开始施行的《中华人民共和国中医药条例》第三条规定："推动中医、西医两种医学体系的有机结合，全面发展我国中医药事业"，从法规层面上确认了中西医结合的合法性和合理性。2003年11月5日，国家中医药管理局下发了[2003]52号文件《关于进一步加强中西医结合工作的指导意见》，要求各地结合实际，认真贯彻执行。温家宝总理2005年3月21日为《中医杂志》创刊50周年题词："实行中西医结合，发展传统医药学"，更加激发了大家的进取精神。目前国家法律层面的中医药立法工作已经开始，中西医结合作为继承和发扬中医药学的重要途径之一，将在法律的维护下，在学科交叉和维护病人利益的客观规律和社会需求的驱动下，越走越宽广，前途必定越来越光明！

参考文献

[1] 第三届全国卫生行政工作会议决议[J]. 新中医, 1954, 5(8): 3-7.
[2] 王振瑞. 中国中西医结合史论[M]. 石家庄: 河北教育出版社, 2002: 1.
[3] 邓铁涛主编. 中医近代史[M]. 广州: 广东高等教育出版社, 1999: 12-19.
[4] 恽铁樵. 恽铁樵讲演录[M]. 上海铁樵医药事务所, 1936: 7.
[5] 吴咸中. 科学路上无坦途[J]. 中西医结合杂志, 1986, 6(特集): 12-17.
[6] 吕维柏. 中西医结合学会的发起经过[J]. 中国中西医结合杂志, 2001, 21(8): 563-564.
[7] 蒲辅周. 参加治疗流行性乙型脑炎的一些体会[J]. 中医杂志, 1956, (10): 506-507.
[8] 北京医学院第一附属医院. 中医治疗急性阑尾炎[J]. 中医争鸣, 1958, (3): 3.
[9] 于载畿. 坚持走中西医结合道路, 为发展我国妇产科学做出新贡献(一)[J]. 中西医结合杂志, 1988, 8(4): 199-201.
[10] 吴咸中. 吴咸中论文选[M]. 天津: 天津科技翻译出版公司, 1997: 47-62, 67-111.
[11] 尚天裕. 中西医结合治疗骨折与关节损伤的成就[J]. 中西医结合杂志, 1988, 8(特Ⅱ集): 51-52.
[12] 韩济生. 针刺镇痛研究成果是世界性的科学财富[J]. 中西医结合杂志, 1986, 6(特集): 62-68.
[13] 陈可冀, 章宗穆. 高血压病弦脉及其机制的研究[J]. 中华内科杂志, 1962, (10): 638-643.
[14] 陈可冀, 寇文镕, 刘福载, 整理. 冠心Ⅱ号治疗冠心病心绞痛164例远期疗效观察[J]. 心脏血管疾病, 1978, 6(1): 22-24.
[15] 刘燕玲. 血瘀证的现代诠释[J]. 健康报, 2004-03-25.
[16] 邝安堃. 我是怎样走上中西医结合道路的[J]. 中西医结合杂志, 1984, 4(6): 326-330.
[17] 沈自尹. 从肾本质研究到证本质研究的思考与实践——中西医结合研究推动了更高层次的中医与西医互补[J]. 上海中医药杂志, 2000, (4): 4-7.
[18] 沈自尹. 微观辨证与辨证微观化[J]. 中医杂志, 1986, 27(2): 55-57.

原载：王振瑞，李经纬，陈可冀. 20世纪中国中西医结合研究的史学考察[J]. 中西医结合杂志，2005, 25(11): 1033-1037.

传承创新

陈可冀

实现中医药现代化是我国政府的重大决策。中药现代化的战略目标在于：构筑国家现代化中药创新体系，制定和完善现代中药标准和规范，开发出一批疗效确切的新产品，形成具有市场竞争优势的现代化中药产业。其中，在继承和弘扬中医药优势的基础上，以创新为核心，研发出疗效好、安全性好的中药产品，以提高疗效，服务于人类，是中药现代化及国际化的现实可能性的具有标志性的目标之一。

近年来国外不少高水平的医学期刊如 *JAMA*，*Annals of Internal Medicine*，*Archives of Internal Medicine*，*The Lancet*，*J Clin Onc*，*Am J Med* 及 *Circulation* 等，都分别发表有中药临床疗效评估的文章，有正面的，也有负面的，争论很多，对我们很有启迪意义，说明了国外对中药现代化和国际化的密切关注。2004 年 12 月美国《自然・生物技术》（*Nature Biotechnology*）杂志发表了一篇题为"中国能否通过自己的渠道进入市场？"（Can China bring its own pipeline to the market？）的特写，文章论述了中国近年来以低耗资研发生物技术药品的成就（60 个待开发品种，其中抗体 19 种，疫苗 11 种），认为潜力很大；对于中药的研发，则认为已有若干品种为新开发的，但很少以西方新药研发法规思路进行，主要因复方的多活性成分，其开发难度大，耗资可能较大之故。该杂志刊出了一篇题为"中国的健康生物技术——巨人的唤醒"（Health biotechnology in China-reawakening of a giant），评述了发展情况，可见中国中药现代化和中国生物技术的进展已备受国内外关注。

中药现代化和国际化是涉及多个层面的系统工程，包括药材资源现代化，工艺技术现代化，质量控制现代化，中药剂型现代化，疗效评价现代化，中药理论现代化和中药产业管理现代化等多个方面。

中药疗效评价现代化，是这个中药现代化系统工程中的至为关键的方面。疗效评价如果不合理，就谈不上现代化，更谈不上国际化、走向世界。近年一些中成药品种的假阴性/假阳性造成了某些疗效不实，形成一些"业外指责，业内埋怨"的严峻状况。中医药临床疗效的正确和合理评价之所以重要，不仅因为它关系到中药现代化、国际化的问题，更重要的是涉及科学传承中医药优秀临床实践经验及精神层面的中国固有文化的传承问题，还涉及探索和建立符合中医药临床特点的临床评价参照系的问题。

提高中医药产品疗效，并经得起他人重复的要求，首先是要符合"四性"，即合理性，重复性，随机性及有代表性。其疗效评估应有中西医理论思维，病证结合特点，主客观指标误差小等的要求。

人们的认识是发展的，科学真理具有相对性。应尽量采用相应的国际及国内统一的疾病诊断及疗效评估标准，还要注意结合中医证候标准评估，以及用适当的健康和疾病生活质量量表评估，方能比较全面，并有整体性的要求。

我国中药疗效评估缺乏多中心、大样本、随机化的前瞻性观察，缺乏周密的循证医学设计，上市后药物的进一步临床评估更少。

中药现代化进程中，生药、饮片质量，炮制和加工，调配与制剂工艺技术，有效材料和有效部位，有效成分鉴定，复方机理等问题，都不可忽视；安全性问题更应得到重视。现在中药间及中西药间的药物相互作用研究较少，进展不大，应当加强；中药毒理学学科也应当相应扶植发展。这实际涉及创新平台建设，中药标准化研究，中药产品创新，优势产业培植，中药资源保护和可持续利用，中医药理论研究及国际合作等项工作的开展。

中医药及中西医结合临床研究及药物开发应求进步，注意与国际接轨，它与中药现代化是同步的；与提高中医药疗效、以贡献于人类的目标是一致的。

原载：陈可冀．传承创新 [J]. 中药研究与信息，2005, 7(2): 1.

主流医学与补充医学整合的可能性和必然性（译后评论）

陈可冀

20 世纪 70 年代尼克松访华后，针灸疗法在美国及欧洲迅速得到推广应用。随后，整脊疗法（chiropractic therapy）等也相继被推广应用，成为现代医学即主流医学（mainstream medicine）或称习用医学（conventional medicine）的补充治疗或替代治疗的方法。除针灸和整脊疗法外，补充医学（complementary medicine，CAM）还包括按摩（massage）、生物反馈（biofeedback）、粗维生素（megavitamins）、顺势疗法（homeopathy）、放松技术（relaxation techniques）、导引（guided imagery）、精神治疗（spiritual healing）、自我调理（self help）、营养补充剂（dietary supplement）、商业食物（commercial diet）、草药（herbal medicines）、天然药或植物药（natural/botanical drug）、民间方剂（folk remedies）、催眠疗法（hypnosis）、瑜伽 / 气功（yogo/qi-gong）及磁疗（magnetic therapy）等等。美国及欧洲医学界通常认为各种医疗干预措施凡未被广大医学院校列为教程和未被一般医院所通常采用者，都应列入 CAM 范畴。哈佛大学医学院 David Eisenberg 医师等于 1990 年及 1997 年先后两次对美国公众应用这类疗法的状况作了详细调查[1,2]，注意到约有 1/3 美国人 1 年中有 1 次或 1 次以上与替代 / 补充疗法工作者见面咨询或保健医疗，一年费用可达 137 亿美元（1990 年）至 270 亿美元（1997 年）。基于现实状况，美国国立卫生研究院（NIH）成立了替代医学办公室（Office of Alternative Medicine，OAM），1998 年改称为国家补充及替代医学中心（National Center for Complementary and Alternative Medicine，NCCAM），仍归属于 NIH，并在斯坦福大学、马里兰大学、加州大学、哈佛大学等 10 余所大学分别组建中心，到 2001 年，已耗资 1135 亿美元用于研究项目资助，建立信息网络及举办学术会议等活动。我曾参加过由 NIH 和美国食品与药物管理局（FDA）召开的这类会议，讨论和争论十分活跃，一般还都比较实事求是。英国上议院（House of Lords）于 2000 年 11 月也通过一项关于补充 / 替代医学的科学技术报告[3]，提倡审慎推广应用。中国和印度等的传统医学也被归属于补充 / 替代医学范畴。粗略估计，目前全球补充 / 替代医学杂志百余种，也有对补充 / 替代医学持很严厉评论的杂志，如美国的“The Scientific Review of Alternative Medicine”为季刊，对诈骗或夸大宣传进行揭露，此外还有英国的 FACT（*Focus on Alternative and Complementary Therapies*）等，也对 CAM 的各类论著进行点评。

应该实事求是地看到，在国际统称的补充 / 替代医学实践中，确实也发现了不少具有一定功效的干预疾病的方法，如针刺疗法、植物药疗法等等，但遗憾的是不少数量的临床报道缺乏严格的科学设计和按照循证医学要求评定疗效进而推广应用，因而影响了对这些疗法的正确评价和进一步合理应用。有些商业广告夸大其词，影响了其在公众中的信任度。中国传统医学界有一些专家不赞成使用补充 / 替代医学一词，认为贬低了传统医学，但从世界范围而害，中国的传统医学毕竟还不是全球范围内所界定的主流医学。我想，在发展现代医学的同时，对于目前国际统称的补充 / 替代医学，首先应当充分应用现代科学包括现代医学的知识和方法，进行整理、研究和开发，提高其科学性，促进国际医学科学界的认同。为了更好地将各种医疗手段科学而合理地用于治病救人，提高疗效，减少毒副反应，补充 / 替代医学应当与现代主流医学重相整合，互相取长补短，丰富世界医学。这种可能性和必然性是显而易见的，也是不能回避的。我国半个世纪以来实施的中西医结合医疗实践和研究成果，也充分印证了这一点。

参考文献

[1] Eisenbeig EM, Kessler RC, Forster C, et al. Unconventional medicine in the United States. Prevelence, cost and patterns of use[J]. N Engl J Med, 1993, 328(4): 246-252.

[2] Eisenbeig EM, Davis RB, Ettner SL, et al. Trends in alternative medicine use in the United States, 1990～1997: Results of a follow-up national survey[J]. JAMA, 1998, 280(18): 1569-1575.

[3] British House of Lords. Science and Technology-Sixth Reports：Complementary and Alternative Medicine[R].2000-11-02.

原载：陈可冀 . 译后评论：主流医学与补充医学整合的可能性和必然性 [J]. 英国医学杂志（中文版）, 2002, 5(3): 139.

借用网络数据库分析葛根化学成分及其与现代疾病的关系

施伟丽　信琪琪　袁蓉　丛伟红　陈可冀

葛根是豆科多年生藤本植物葛的干燥根，始载于我国最早的中药学著作《神农本草经》。迄今已有近2000年的中药应用历史。临床常用于治疗消渴、呕吐、下利等症。后世医家对葛根的研究做了继承和发展，现代中药学在前人经验的基础上，将葛根归为解表药，认为其具有解肌退热、透疹、生津止渴、升阳止泻的作用。随着科技的发展，其化学成分不断被发现，临床应用也不断得到扩展。如葛根的主要成分葛根素，在临床中广泛用于高血压、冠心病、脑梗死及颈性眩晕等心脑血管疾病[1]。网络药理学是在系统生物学与计算机技术高速发展的基础上发展起来的，借助网络数据库，对"疾病–基因–靶点–药物"进行综合分析和预测的方法。本文仅借助网络药理相关数据库，对葛根化学成分及其与现代疾病关系进行分析，以期为葛根的进一步研究提供参考。

1 借助网络数据库分析葛根化学成分

葛根主要有效成分是异黄酮类化合物，其中葛根素是葛根的主要活性成分之一，占葛根总黄酮的60%以上[2]。20世纪70年代，葛根素就已经从葛根中分离出来，命名为"Kakkonein"，同时被分离出来的还有大豆苷元（Daidzein）、染料木黄酮（Genistein）、芒柄花素（Formononetin）[3]，此后，葛根中更多成分被发现。

本研究借助中药数据库分析平台（Traditional Chinese Medicine Systems Pharmacology Database and Analysis Platform，TCMSP）（网址：http：//ibts.hkbu.edu.hk/LSP/tcmsp.php），共检索到17种葛根成分。从表1中可以看出尿囊素口服吸收率最高，临床研究也发现其有保护胃黏膜、促进伤口愈合的作用，可用于胃溃疡等疾病的治疗[4]。而血脑屏障通过率最高的是羽扇豆烯酮，属三萜类化合物，萜类化合物能阻断病原微生物感染或具有直接杀菌作用[5]，其是否会在脑病抗感染的治疗中发挥作用尚未见报道。从台湾中医药资料库（网址：http：//tcm.cmu.edu.tw/zh-tw/）得到38种葛根成分（见表2），其中有7个与TCMSP数据库重复，包括滨蒿内酯、尿囊素、大豆苷、β-谷甾醇、大豆苷元、葛根素、大豆苷元4'，7-二葡萄糖苷。检索中药分子机制生物信息学数据库（a Bioinformatics Analysis Tool for Molecular Mechanism of Traditional Chinese Medicine，Batman TCM）（网址：http：//bionet.ncpsb.org/batman-tcm/），有14种葛根成分（表3），除去与表1和表2中重复的成分，还有槐二醇（Sophoradiol）、5-甲基海因（5-Methylhydantoin）、刺槐素（Robinin）、染料木黄酮7-葡萄糖苷（Genistein 7-Glucoside）、Tuberosin和4'，6''-Diacetyl Puerarin等6种成分。

通过检索以上3个数据库，共得到53种葛根化学成分。可能因不同数据库支持和搜集信息的手段不同，不同数据库得到的数据不尽相同。但大豆苷、葛根素、滨蒿内酯、尿囊素为3个数据库所共有，其中葛根素、大豆苷为异黄酮类化合物。葛根素在葛根异黄酮中含量较多，是葛根异黄酮的本属特征成分，临床中在心脑血管疾病的治疗中取得较好疗效[1]。尿囊素因有促进上皮组织修复、伤口的愈合的作用，可用于治疗消化性溃疡和皮肤损伤等病，但文献显示尿囊素在山药中的含量较高[6]，可能不是葛根的主要有效成分。

表 1　基于 TCMSP 数据库检索到的葛根成分

Mol ID	英文名称	中文名称	MW	OB（%）	Caco-2	BBB	HL
000392	Formononetin	芒柄花素	268.28	69.67	0.78	0.02	17.04
000357	Sitogluside	—	576.95	20.63	-0.14	-0.93	
000358	beta-sitosterol	β- 谷甾醇	414.79	36.91	1.32	0.99	5.36
000390	Daidzein	大豆苷元	254.25	19.44	0.59	-0.22	
000391	Ononin	芒柄花苷	430.44	11.52	-0.74	-1.67	
000399	Docosanoate	—	340.66	15.69	1.21	0.91	
000441	Lupenone	羽扇豆烯酮	424.78	11.66	1.48	1.31	
000481	Genistein	染料木黄酮	270.25	17.93	0.43	-0.40	
000663	Lignoceric acid	廿四酸	368.72	14.9	1.24	1.01	
001999	Scoparone	滨蒿内酯	206.21	74.75	0.85	0.46	0.73
002347	（R）-Allantoin	尿囊素	158.14	96.90	-0.99	-1.37	11.33
009720	Daidzin	大豆苷	416.41	14.32	1.00	-1.94	
003641	Soyasapogenol B	大豆皂醇 B	458.80	16.73	0.43	-0.34	
012297	Puerarin	葛根素	416.41	24.03	-1.15	-2.06	
004631	7，8，4'-Trihydroxyisoflavone	—	270.25	20.67	0.45	-0.37	
003629	Daidzein-4，7-diglucoside	大豆苷元 4'，7- 二葡萄糖苷	578.57	47.27	-2.53	-4.06	16.18
002959	3'-Methoxydaidzein	3'- 甲氧基大豆素	284.28	48.57	0.56	-0.32	17.04

注：MW：molecular weight，OB（%）：Oral bioavailability，Caco-2：Caco-2 permeability，BBB：blood-brain barrier

表 2　基于台湾中医药资料库检索到的葛根成分

英文名称	中文名称	分子质量
1-Formyl-beta-carboline	—	196.205
4'-Methoxypuerarin	4'- 甲氧基葛根素	430.405
6'-Malonylgypenoside V	6'- 丙二酰基绞股蓝苷 V	1181.31
7，9-Diacetyltaxayuntin	—	588.643
Arachidic acid	花生酸	312.53
Coumingidine	—	491.66
Daidzein 4'，7-diglucoside	大豆苷元 4'，7- 二葡萄糖苷	578.519
Dalbergenone	黄檀酮	254.281
Dauricine	蝙蝠葛碱	624.766
Formononetin-7-glucoside	芒柄花素 -7- 葡萄糖甙	430.405
Gamma-Sitosterol	—	414.707
Genistein 8-C-glucoside	染料木黄酮 8-c- 葡萄糖苷	432.377
Kalopanax saponin C	刺楸皂苷 C	1221.38
Methyl-p-hydroxycinnamate	—	178.185
Puerarin-xyloside	—	548.493
Puerarol	葛根酚	418.482
Pukeenside	—	668.991
Robustadial A	大叶桉二醛 A	386.481
Scopine	东莨菪醇	155.194
Daucosterol	胡萝卜苷	576.847
Genistin	染料木苷	432.377
Malonyl-daidzin	—	502.424

续表

英文名称	中文名称	分子质量
Neopuerarin	—	432.377
Puerarin，a	葛根素，a	432.377
Puerarin，b	葛根素，b	432.377
3-hydroxypuerarin	—	432.377
3-methoxypuerarin	3- 甲氧基葛根素	446.404
Kaikasaponin，iii	槐花皂苷 iii	927.123
Kakkasaponin，i	槐花皂苷，i	897.097
Soyasaponin，i	大豆皂苷，i	943.122
3-Methoxy pyridine	3- 甲氧基吡啶	109.126
Allantoin	尿囊素	158.115
Daidzin	大豆苷	416.378
beta-Sitosterol	β- 谷甾醇	414.707
Daidzein	大豆苷元	254.237
Scoparone	滨蒿内酯	206.195
Puerarin	葛根素	416.378

表 3　从 Batman TCM 数据库得到的葛根成分

英文名称	中文名称	英文名称	中文名称
Scopine	东莨菪醇	Tuberosin	-
Dauricine	蝙蝠葛碱	Allantoin	尿囊素
Sophoradiol	槐二醇	Puerarol	葛根酚
Coumingidine	—	Robustadial A	大叶桉二醛 A
Scoparone	滨蒿内酯	Coumestrol	香豆雌酚
Genistein	染料木黄酮	Dalbergenone	黄檀酮
Arachidic Acid	花生酸	Kaikasaponin iii	槐花皂苷 iii
Daidzein	大豆苷元	Robinin	刺槐素
Formononetin	芒柄花素	Daucosterol	胡萝卜苷
Puerarin	葛根素	Kalopanax Saponin C	刺楸皂苷 C
Daidzin	大豆苷	3'-Methoxypuerarin	3'- 甲氧基葛根素
Gamma-Sitosterol	—	4'，6"-Diacetyl Puerarin	—
Puerarin-Xyloside	葛根素木糖苷	5-Methylhydantoin	5- 甲基海因
3-Methoxy Pyridine	3- 甲氧基吡啶	Genistein 7-Glucoside	染料木黄酮 7- 葡萄糖苷
		Genistein 8-C-Glucoside	染料木黄酮 8-c- 葡萄糖苷

2 借助 Batman TCM 数据库对葛根相关疾病进行分析

《神农本草经》记载葛根："其味甘，平。主消渴，身大热，呕吐，诸痹，起阴气，解诸毒，葛根，主下利……"，指出葛根治疗消渴、呕吐、发热、痹症、下利等症。随着葛根临床和基础研究的深入，葛根的成分和临床应用得到不断挖掘。如 1975 年，陆德澄等 [7] 观察含有葛根的中成药—复方葛根片Ⅱ号（心安宁）对胆固醇过高患者血脂的影响，发现葛根Ⅱ号组胆固醇水平下降明显，使人们对葛根的认识不再停留于发表解肌上。此后，含有葛根的愈风宁心片（丸）、松龄血脉康胶囊等成药陆续上市，被广泛用于高血压、高血脂的临床治疗。此外，据报道，葛根单体葛根素注射液在冠心病、高血压等心脑血管疾病中，也

取得较好疗效 [1]。

借助 Batman TCM 数据库，可以分析单味中药或中药复方与疾病、治疗靶点间的网络关系。在该数据库中搜索葛根，得到图 1 和表 4 结果。表 4 提示，葛根可用于治疗心绞痛、高血压、心力衰竭等心血管疾病，其中葛根治疗高血压可能与 Adra1d、Adra2a、Adra2b 等靶点有关。葛根也可用于治疗脑血管病、呼吸系统疾病、疼痛、消化系统疾病、失眠等，与葛根古籍中记载的可用来治疗呕证、喘证、头痛等有相通之处。从图 1 的分析结果可以看出，葛根成分染料木黄酮（Genistein）与 Cacna2d1、Nr1I2、Hsd17b1 等有关，其中，Cacna2d1 与高血压密切相关，提示染料木黄酮可能治疗高血压有效，且 Cacna2d1 可能是其有效靶点。查阅文献发现，染料木黄酮是大豆异黄酮中的一种主要活性因子，具有类雌激素活性等多种生理作用，其降压作用也可能与其类雌激素样作用有关。

但我们也注意到，基于 Batman TCM 数据库所得的数据并不十分全面。如葛根素是葛根的主要有效成分，基础和临床研究很多，但在 Batman TCM 数据库检索结果中，并未显示任何已有的和潜在的靶标，可能是因为葛根素靶标预测得分小于 20，未将其数据纳入结果中，但这与现实葛根素研究状况不相符合。同时，最高得分的是东莨菪醇（Scopine），但东莨菪醇并不是葛根的有效成分。可能是 Batman TCM 化学成分及靶标的预测一部分是基于化学结构相似性，分析得到的结果。故网络数据库为中药的研究提供方便的同时，也有一定的局限性，也提示网络数据库结果在基础实验中的验证尤为重要。

表 4　基于 Batman TCM 网络分析功能得到的与葛根治疗作用相关的疾病

TTD ID	Adjusted p-value	Targets	
		n	Gene/Protein names
Analgesics	5.10E-12	29	Adora1；Adora2a；Bdkrb2；Cacna1a；Cacna1b；Cacna1h；Cacna2d1；Cacna2d2；Cacng1；Chrfam7a；Chrm2；Chrm4；Chrna4；Chrna7；Chrna9；Chrnb2；Cnr1；Cnr2；Grik1；Grin1；Grin2a；Grin2b；Scn11a；Scn1a；Scn3a；Scn4a；Scn5a；Scn9a；Tacr2；
Pain	1.78E-06	12	Adora1；Adora2a；Cacna1h；Cacna2d2；Chrfam7a；Chrna4；Chrna7；Grik1；Scn1a；Scn4a；Scn5a；Scn9a；
Schizophrenia	1.78E-06	10	Bche；Chrfam7a；Chrm1；Chrm5；Chrna7；Drd2；Drd3；Gria1；Htr2a；Htr2c
Alzheimer's disease	7.84E-03	10	Ache；Bche；Bdkrb2；Ces1；Chrfam7a；Chrm1；Chrm2；Chrna4；Chrna7；Chrnb2；
Cardiovascular disease, unspecified	4.24E-02	10	Bdkrb2；Cacna1b；Ces1；Ephx2；Esr1；Esr2；Hmgcr；Mttp；Pde1b；Uts2；
Parkinson's disease	4.08E-03	9	Ache；Adora2a；Chrnb2；Comt；Ddc；Drd1；Drd2；Drd4；Grin2b；
Anxiety disorder，unspecified	1.53E-03	8	Drd2；Gabra2；Gabra3；Htr1a；Htr1b；Htr2a；Htr2b；Nr1i2；
Depression	2.12E-03	8	Adora2a；Adora3；Drd2；Htr1a；Htr2a；Ido1；Nr1i2；Tacr2；
Hypertension	4.22E-02	8	Adra1d；Adra2a；Adra2b；Adrbk1；Bdkrb2；Cacna2d1；Cacng1；Ephx2；
Heart failure	1.53E-03	8	Adra2a；Adra2b；Adrbk1；Atp1a1；Atp1a2；Pik3cg；Pln；Tnf；
Cocaine dependence	2.58E-06	7	Caly；Drd2；Htr1a；Htr2a；Htr2c；Nr3c1；Slc18a2；
Migraine	1.81E-04	7	Cacna1a；Cacna1h；Cnr1；Htr1b；Htr1d；Htr2a；Htr2b；
Pain，unspecified	1.79E-02	7	Cacna1a；Chrm2；Chrm4；Chrnb2；Cnr1；Cnr2；Scn11a；
Drug dependence	6.45E-04	6	Chrfam7a；Chrna4；Chrna7；Chrnb2；Drd3；Nr3c1；
Erectile dysfunction	9.82E-03	5	Caly；Drd2；Pde1b；Pde2a；Pde5a；
Respiratory diseases	9.22E-04	5	Caly；Drd2；Drd3；Drd4；Drd5；
Congestive heart failure	1.16E-02	4	Adrbk1；Avpr2；Tnf；Uts2r；
Cognitive deficits	6.01E-03	4	Ache；Chrm1；Drd2；Gabra5；
Myocardial infarction	4.93E-02	4	Bdkrb2；Hmgcr；Pik3cg；Uts2r；
Neuropsychiatric disorders	6.01E-03	4	Adora2a；Adra2c；Chrfam7a；Chrna7；

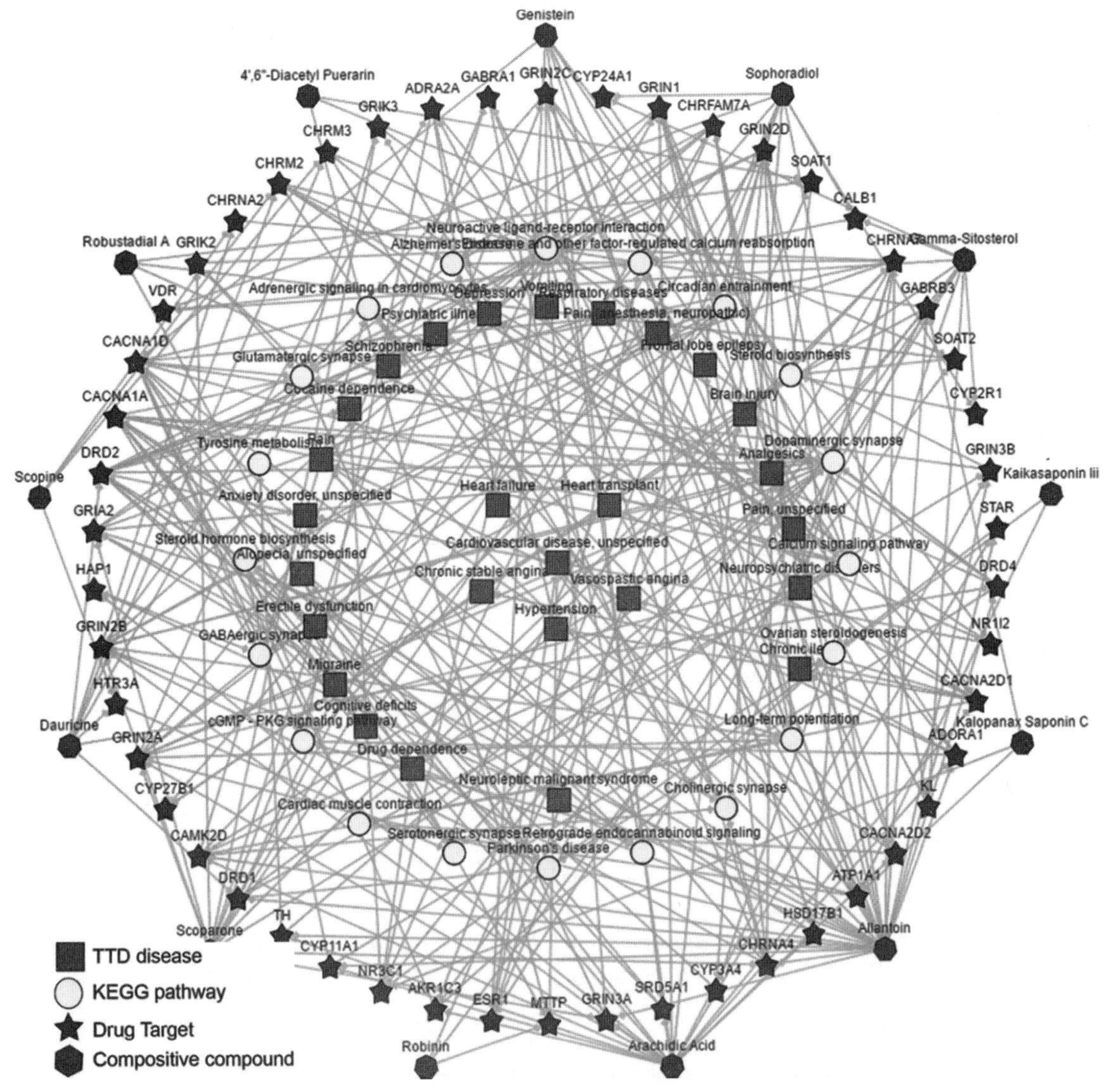

图1 基于Batman TCM数据库的葛根与疾病、靶点作用网络图

3 含葛根上市成药的临床应用

除愈风宁心片、松龄血脉康胶囊之外，临床含葛根的成药还有葛根芩连片、心安宁片等。愈风宁心片是目前唯一由单味葛根组成的成药，有片剂、胶囊、口服液、微丸等不同剂型，用于高血压头晕、头痛、颈项疼痛、冠心病、神经性头痛、早期突发性耳聋等病[8-11]。松龄血脉康是在“血脉同治”理论的指导下组成的复方，由葛根、鲜松叶、珍珠层粉组成，具有平肝潜阳、镇心安神的功效。临床用于高血压、高血脂的治疗，并取得疗效[12,13]。研究发现在联合使用左旋氨氯地平片和替米沙坦片的基础上，加用松龄血脉康胶囊，能更有效地降低心率和血压，尤其收缩压，且降压效果更平稳，还能有效控制血压晨峰现象[14]。王绪等[15]用自身对照法观察松龄血脉康对高血脂及血流变性异常者的影响，发现松龄血脉康不仅能降低血脂，还可改善异常血液变性的作用。松龄血脉康方中葛根为臣药，取其入阳明经、升举清阳、化浊调脂的作用，与鲜松叶同用，增强其平肝潜阳，疏通血脉功能，以缓解头痛、眩晕症状[16]。葛根芩连汤现有剂型为片剂，其主要成分为葛根素、黄芩苷和小檗碱，有降糖、降脂、降压、抗氧化、抗炎等多种功效，临床用于急慢性肠炎、溃疡性结肠炎、细菌痢、糖尿病等多种疾病的治疗及预防[17]。心安宁片是最早的含葛根的成药制品，原名“复方葛根片Ⅱ号”，现有片剂和滴鼻剂。Wang 等[18]发现心安宁滴鼻剂联合常规西药能更快的缓解不稳定性心绞痛患者的症状。

4 结语

综上所述，在继承葛根传统应用（治疗头痛、呕证、喘证等）基础上，现代研究技术的应用使得葛根的临床应用得以不断扩展。21 世纪是科学技术突飞猛进的时代，新技术、新工艺在中药研究、开发和生产中得到了广泛应用，比如非汤剂剂型在中药中的应用使中药的服用方法简单化。正如本文参与者之一陈可冀院士所称，“发展中医药，必须充分借鉴和利用现代科学、现代医学成果”，大数据库的建立为中医药与现代医学的连接提供了更好的方法和平台。本文通过借助 TCMSP 等数据库，对葛根成分和现代临床应用做了分析，可以看出，葛根的现代临床运用继承和发展了古籍中的记载，也提示中医药学的发展离不开传承，只有在传承的基础上才能实现创新与发展。

参考文献

[1] Zhou YX, Zhang H, Peng C. Puerarin: a review of pharmacological effects[J]. Phytother Res, 2014, 28(7): 961-975.
[2] 方起程, 林茂, 孙庆民, 等. 葛根黄酮的研究[J]. 中华医学杂志, 1974, 5(54): 271-274.
[3] 王孝, 严述常, 谭洪根. 葛根的成分研究[J]. 国外医学参考资料. 药学分册, 1974(03): 172.
[4] 乙国兴, 王洁, 崔梅花, 等. 尿囊素对阿司匹林所致胃黏膜损伤大鼠胃黏膜血流及细胞因子的影响[J]. 现代医学, 2015, 3(43): 271-274.
[5] 汤容容, 王祥培. 含羽扇豆酮药材的功效及国内资源分布状况分析[J]. 贵阳中医学院学报, 2014, 36(5): 13-16.
[6] 樊靓, 汤尚文, 余海忠, 等. 山药中尿囊素研究进展[J]. 现代农业科技, 2015(03): 308-317.
[7] 陆德澄, 方享全. 复方葛根片Ⅱ号(心安宁)治疗血清胆固醇过高症71例效果初步分析[J]. 新医学, 1975, 6(01): 34-35.
[8] 符青伟. 愈风宁心滴丸治疗神经性头痛的临床研究[J]. 中医临床研究, 2014, 6(4): 119-120.
[9] 梁李恒, 谢刚, 敬叶, 等. 愈风宁心滴丸治疗冠心病60例[J]. 现代中西医结合杂志, 2011, 20(22): 2860.
[10] 叶慧, 何敏慧. 愈风宁心滴丸治疗高血压病阴虚阳亢证的临床观察[J]. 中草药, 2003, 34(9): 840-841.
[11] 顾真. 愈风宁心冲剂治疗突发性耳聋的疗效观察[J]. 山东中医杂志, 2001, 20(10): 599-600.
[12] Yang XC, Xiong XJ, Yang GY, et al. Songling Xuemaikang Capsule for primary hypertension: A systematic review of randomized controlled trials[J]. Chin J Integr Med, 2015, 21(4): 312-320.
[13] 董珍宇, 高颖, 吴圣贤. 基于真实世界的松龄血脉康胶囊治疗原发性高血压研究[J]. 中西医结合心脑血管病杂志, 2013, 11(3): 274-275.
[14] 付莉, 毛振兴, 王静, 等. 松龄血脉康胶囊对原发性高血压患者动态血压相关指标的影响: 随机单盲对照试验[J]. 中西医结合学报, 2009, 7(6): 509-513.
[15] 王绪, 张玉泉, 王介, 等. 松龄血脉康胶囊治疗高血脂及异常血液流变的临床观察[J]. 华西药学杂志, 2002, 17(1): 73, 74.
[16] 高学敏, 张德芹, 陈可冀, 等. 松龄血脉康胶囊“血脉同治”组方理论探析[J]. 中西医结合心脑血管病杂志, 2015, 13(6): 708-710.
[17] 续畅, 钟萌, 马致洁, 等. 葛根芩连汤的现代研究进展[J]. 吉林中医药, 2015(6): 629-632.
[18] Zhong-Liang Wang, Shi-Ming Qian, Han-Mei Zhang. Effect of Xin’anning Nasal Drop(心安宁滴鼻剂)in Treating Coronary Heart Disease with Unstable Angina Pectoris[J]. Chin J Integr Med, 2006, 12(4): 301-305.

原载：施伟丽，信琪琪，袁蓉，丛伟红，陈可冀．借用网络数据库分析葛根化学成分及其与现代疾病的关系 [J]. 环球中医药，2018, 11(4): 610-615.

2 型糖尿病患者血糖波动状态与血管内皮损伤、血小板活化及 PKCβ1 表达的相关性

王景尚　黄　烨　陈可冀　孙明月　陈水龄　殷惠军

2 型糖尿病被证实与冠心病具有相同的风险，血管并发症的发生是糖尿病患者出现高致残率、高致死率的主要原因。冠心病与中医学“血瘀证”关系密切，糖尿病高血糖状态下存在的高血黏度现象及伴随局部血栓形成的血管并发症亦是中医学“血瘀”的具体体现。本课题组前期研究通过构建冠心病血瘀证差异基因表达谱，发现蛋白激酶 Cβ1（protein kinase Cβ1，PKCβ1）作为冠心病血瘀证的差异基因之一，在冠心病血瘀证疾病网络中具有关键调控作用[1]。与慢性稳定性高血糖水平相比，急性波动性高血糖水平更易诱发血管内皮损伤和血管并发症的发生，是目前糖尿病预防和治疗研究中的热点。PKC 途径被认为是糖尿病血管病变的关键机制[2]。作为冠心病血瘀证关键调控基因的 PKCβ1 是否也在糖尿病血管病变（糖尿病血瘀证），特别是波动性高血糖所致血管内皮损伤中发挥重要作用，目前尚不明确。另外，“血瘀证”与机体血小板的高聚集活化状态关系密切，血糖波动状态是否对糖尿病患者的血小板聚集活化具有影响，而冠心病血瘀证关键调控分子 PKCβ1 与其是否有联系，尚有待研究。本研究选用平均血糖波动幅度（mean amplitude of plasma glucose excursions，MAGE）作为评价血糖波动性的指标，以 HbA1c 作为长期血糖控制的监测指标，以血清血管性血友病因子（von Willebrand factor，vWF）和 E- 选择素（E-selectin）作为评价血管内皮损伤的指标，检测外周血血小板聚集率、血小板膜蛋白 CD62p 及血清 PKCβ1 表达水平，通过对 MAGE、PKCβ1 及相关指标进行相关性及回归分析，探讨血糖波动状态与 2 型糖尿病患者血管内皮损伤、血小板活化及 PKCβ1 表达的相关性。

资料与方法

1 诊断标准

2 型糖尿病的诊断标准参照 2010 年中华医学会糖尿病学分会《中国 2 型糖尿病防治指南》[3] 制定。

2 纳入与排除标准

纳入标准：年龄 35~80 岁；确诊 2 型糖尿病且近期（3 个月）未进行糖尿病降糖方案调整及生活方式无变化；患者签署知情同意书者。排除标准：糖尿病急性并发症如酮症酸中毒、高渗综合征或其他急性事件如感染、心血管事件等导致的应激性高血糖变化。

3 一般资料

38 例均为 2012 年 8 月—2014 年 1 月中国中医科学院西苑医院内分泌科住院的 2 型糖尿病患者。其中男性 21 例，女性 17 例；年龄 39~77 岁，平均（54.16 ± 13.08）岁；病程 1~20 年，平均（8.13 ± 6.70）年；体重指数 25.25 ± 2.54；收缩压（132 ± 11）mmHg，舒张压（76 ± 7）mmHg，平均动脉压（94 ± 8）mmHg；心率（79 ± 8）次 /min。吸烟 24 例，饮酒 20 例。

4 样本采集

患者未改变治疗方案前，入院次日空腹 12 h 后于晨起抽取 5 mL 促凝血，分离血清，待测血管内皮损伤标志物 E-selectin、vWF、血清 PKCβ1 水平及血糖、血脂、HbA1c、肝、肾功能等相关指标；另抽取 6 mL3.8％枸橼酸钠（pH7.4）1 ： 9 抗凝血，前 2 mL 弃用，待测二磷酸腺苷（adenosine diphosphate，ADP）诱导的血小板聚集率（platelet aggregation，PAG）及血小板膜蛋白 CD62p 水平。

5 观察指标及检测方法

5.1 血糖波动情况评价

分别检测患者三餐前［即早餐前（空腹）、午餐前、晚餐前］及三餐后 2 h 及睡前 21：00，7 个时间段指血血糖，计算 MAGE：根据 7 次血糖计算血糖标准差（SD of blood glucose，SDBG），统计受试者所有幅度超过 1 个 SDBG 的血糖波动，根据第 1 个有效波动的方向计算血糖波动幅度，计算所有血糖波动幅度的平均值为 MAGE（血糖波动评价的“金标准”）。

5.2 HbA1c、肝、肾功能及血脂测定

采用离子交换高压液相法（美国 Bio-RADD-10）检测 HbA1c 水平；应用酶标法（日本日立公司 7600 全自动生化仪）检测肝、肾功能及血脂水平。

5.3 血清 E-selectin、vWF 及 PKCβ1 水平测定

应用酶联免疫吸附法（ELISA）进行测定，严格按照试剂盒说明书操作进行。

5.4 外周血 ADP 诱导的 PAG 测定

将采集的 3.8％枸橼酸钠（pH7.4）1 ： 9 抗凝血室温下 1 000 r/min 离心 10 min，提取富血小板血浆（platelet rich plasma，PRP）；室温下 3 000 r/min 离心 10 min，提取贫血小板血浆（platelet poor plasma，PPP）；用 PPP 调整 PRP 至 200~300 × 10^9/L。在血小板聚集仪上加入 3 μLADP，读取 PAG。

5.5 血小板膜蛋白 CD62p 表达水平检测

采用流式细胞术。将空腹采集的 1 mL3.8％枸橼酸钠（pH7.4）1 ： 9 抗凝血。检测管中加入 Mouse Anti Human CD61-FITC（BD 公司，批号：36988）和 Mouse Anti Hu-man CD62p-PE（BD 公司，批号：30089）预混合的单克隆抗体，对照管中加入相应的同型对照 Mouse IgG2a-FITC（BD 公司，批号：72751）；两试管分别加入 100 μL 混匀抗凝全血；分别加入 500 μL OptiLyse C 溶血素（Bekman-Coulter 公司，批号：12）以裂解红细胞；经离心后应用多色流式细胞检测技术进行测定分析，488nm 激发激光，CD61/SS 设门方法进行检测。

6 统计学方法

采用 SPSS13.0 软件进行统计分析。计量资料以 $\bar{x} \pm s$ 表示，采用 *Pearson* 相关分析和多元线性回归分析（$\alpha_{入}$=0.05，$\alpha_{出}$=0.1），$P < 0.05$ 为差异有统计学意义。

结 果

1 38例2型糖尿病患者一般资料与MAGE、内皮损伤、血小板活化及PKCβ1水平的相关性分析

38例2型糖尿病患者MAGE、血管内皮损伤标志物（血清E-selectin、vWF）、血小板活化指标（外周血ADP诱导的PAG、血小板膜蛋白CD62p）及血清PKCβ1水平与其年龄、病程、饮酒史、吸烟史、体重指数、血脂、血压包括收缩压、舒张压及平均动脉压）、肝、肾功能均无相关性（$P > 0.05$）。

2 38例2型糖尿病患者血管内皮损伤标志物与MAGE的相关性分析（图1）

2型糖尿病患者血清内皮损伤标志物E-selectin、vWF水平与MAGE呈显著相关（r值分别为0.468，0.609；$P < 0.01$）。

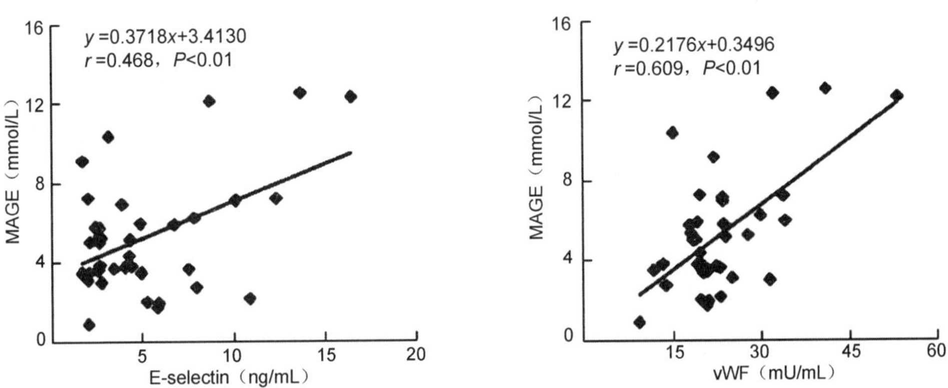

图1 38例2型糖尿病患者血管内皮损伤标志物与MAGE的相关性分析

3 38例2型糖尿病患者血小板活化指标与MAGE的相关性分析（图2）

2型糖尿病患者外周血ADP诱导的PAG、血小板膜蛋白CD62p表达水平均与MAGE呈显著相关（r值分别为0.674，0.451；$P < 0.01$）。

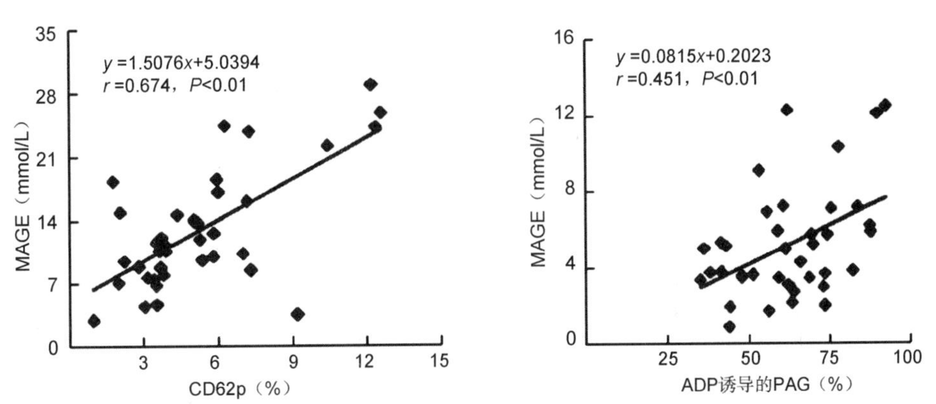

图2 38例2型糖尿病患者血小板活化指标与MAGE的相关性分析

4 38例2型糖尿病患者血清PKCβ1水平与HbA1c及MAGE的相关性分析（图3）

38例2型糖尿病患者血清PKCβ1表达水平与MAGE和HbA1c均呈显著相关（r值分别为0.643，

0.705；$P<0.01$）。进一步进行多元线性回归分析显示，PKCβ1 与 MAGE 及 HbA1c 均有线性关系，建立回归方程为：PKCβ1=−68.817+7.225MAGE+9.538HbA1c，复相关系数 R=0.757，决定系数 R^2=0.572，说明 PKCβ1 能被 HbA1c 和 MAGE 解释 57.2%，其他因素占 42.8%；HbA1c 标准化系数为 0.498，MAGE 标准化系数为 0.344，提示 HbA1c 对 PKCβ1 的作用要大于 MAGE。

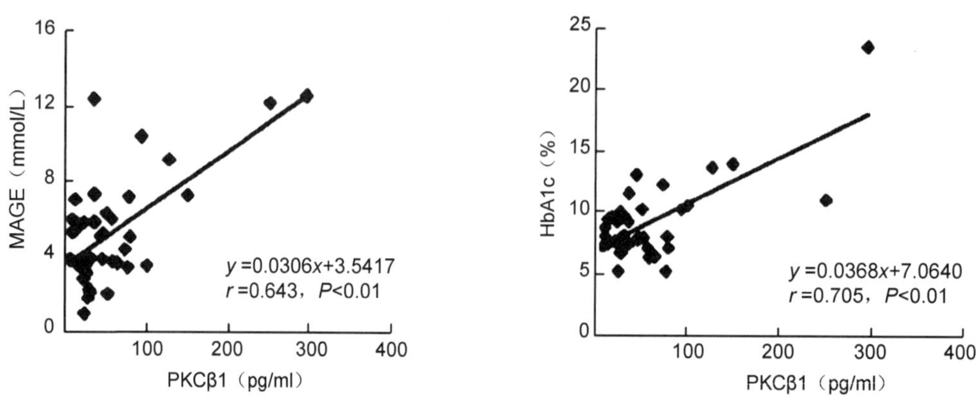

图3　38例2型糖尿病患者血清PKCβ1水平与MAGE及HbA1c的相关性分析

5　38 例 2 型糖尿病患者血清 PKCβ1 水平与 ADP 诱导的 PAG 及 CD62P 的相关性分析（图 4）

2 型糖尿病患者血清 PKCβ1 表达水平与 ADP 诱导的 PAG、血小板膜蛋白 CD62p 表达均呈显著相关（r 值分别为 0.441，0.577；$P<0.01$）。进一步进行多元线性回归分析显示，PKCβ1 与 ADP 诱导的 PAG、血小板膜蛋白 CD62p 均有线性关系，建立回归方程为：PKCβ1=-35.960+4.625CD62p+0.521PAG，复相关系数 R=0.587，决定系数 R^2=0.344，说明 PKCβ1 能被 ADP 诱导的 PAG 和血小板膜蛋白 CD62p 解释 34.4%，其他因素占 65.6%；CD62p 标准化系数为 0.492，ADP 诱导的 PAG 标准化系数为 0.137，提示 CD62p 对 PKCβ1 的作用要大于 ADP 诱导的 PAG。

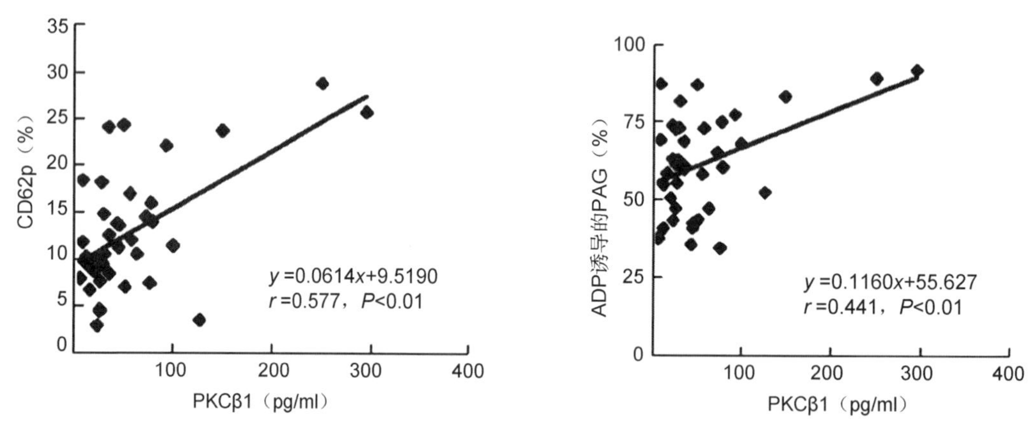

图4　38例2型糖尿病患者血清PKCβ1水平与ADP诱导的PAG及CD62p的相关性分析

6　38 例 2 型糖尿病患者血清 PKCβ1 水平与 E-selectin 及 vWF 的相关性分析（图 5）

2 型糖尿病患者血清 PKCβ1 表达水平与血管内皮损伤标志物血清 E-selectin 及 vWF 水平均呈显著相关（r 值分别为 0.394，0.665；$P<0.01$）。进一步进行多元线性回归分析显示，PKCβ1 与 E-selectin、vWF 均有线性关系，建立回归方程为：PKCβ1= −6.093+1.064E-selectin+4.744vWF，复相关系数 R=0.667，决定

系数 R^2=0.445，说明 PKCβ1 能被 E-selectin 和 vWF 解释 44.5%，其他因素占 55.5%；vWF 标准化系数为 0.632，E-selectin 标准化系数为 0.064，提示 vWF 对 PKCβ1 的作用要远大于 E-selectin。

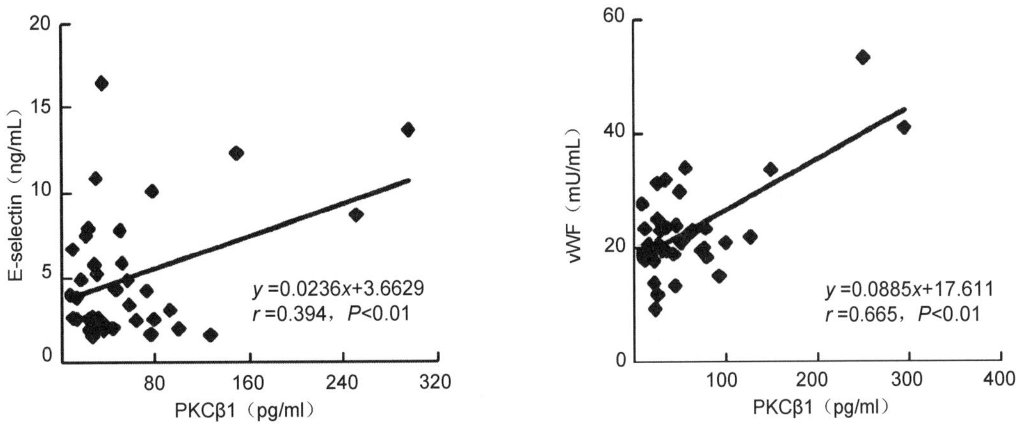

图5　38例2型糖尿病患者血清PKCβ1水平与E-selectin及vWF的相关性分析

讨　论

高血糖状态是糖尿病的基本特征，同时也是糖尿病血管病变发生的最基本病理因素。HbA1c 作为血糖评价的金标准，一直被用于解释糖尿病慢性并发症的发生风险。越来越多的证据表明，血糖波动在其中也扮演了极其重要的角色。在糖尿病患者中，急性血糖波动往往较稳定高糖更易加重机体的氧化应激反应和内皮功能紊乱[4,5]。同时，由于受到饮食、运动、环境、治疗不当等诸多因素的干扰，临床高血糖患者多处于血糖波动状态，故“波动性高血糖状态”的描述更符合临床实际。将过去单纯量的三角模式控制（HbA1c、空腹血糖、餐后血糖）向血糖量、质（血糖波动性）、时程金字塔模式控制的转变对于进行全面血糖评价具有重要意义。目前临床进行血糖波动性评价的参数较多[6]，但从评估的精确性比较，MAGE 被认为是评价血糖变异性的金标准。为此，本研究选用 HbA1c 作为长期血糖控制的监测指标，选用 MAGE 作为评价血糖波动性的指标。

血管内皮细胞不仅是一层物理屏障，而且还是一个重要的旁分泌器官，通过分泌 / 释放一系列具有生物活性的介质而参与完成多种生理过程。血管内皮细胞损伤和功能失调是糖尿病血管病变的重要病理生理机制之一[7]。目前，可以通过直接分析血液总血管内皮细胞释放的各种生物活性介质水平来评价血管内皮功能。其中，vWF 是血管内皮功能异常的特异性表达分子。同时，vWF 还具有显著诱导血小板聚集的功能[8]。高水平的 vWF 可进一步介导血小板黏附、聚集于受损的血管内皮细胞，从而启动血栓形成，进而导致血管并发症的发生。此外，vWF 还可形成自身免疫脂蛋白复合物，进而损害动脉血管壁。因此，血浆 vWF 水平升高被认为是血管内皮细胞损伤的标志[9]。流行病学研究也证实，血浆 vWF 是糖尿病患者心血管事件发生的重要预测因子[10]。E-selectin 是唯一仅限于活化的内皮细胞表现表达的黏附分子，是内皮细胞活化的一个重要标志。正常情况下几乎所有的器官均不表达 E-selectin，而当内皮细胞被激活，E-selectin 迅速合成，进而脱落进入血液。因此，血清 E-selectin 水平的升高被认为是血管内皮损伤的显著标志。基于此，本研究选用 vWF 和 E-selectin 作为评价高血糖状态下血管内皮细胞功能障碍的分子。结果显示，2 型糖尿病患者血清 vWF 及 E-selectin 水平与 MAGE 均呈显著正相关性，提示糖尿病患者血糖波动状态与患者的血管内皮损伤程度密切相关。

血小板聚集、活化和血栓形成是导致糖尿病血管病变恶性事件发生的罪魁祸首。ADP 诱导的 PAG 是评价血小板聚集的可靠指标。CD62p，又称 P- 选择素，是一种细胞黏附蛋白，只有血小板活化时才会从 α 颗粒转到细胞膜上，是血小板活化的特异标志物[11]。本研究结果显示，2 型糖尿病患者外周血 PAG 和血小板膜蛋白 CD62p 表达水平与 MAGE 均呈显著正相关性，表明糖尿病患者血糖波动幅度与患者的血小板聚集、活化程度密切相关。

PKC 是一种依赖磷脂和钙的蛋白激酶，又称 C 蛋白，属于苏氨酸 / 丝氨酸激酶家族，普遍存在于动物等有机体内，并表达于近乎所有的组织和器官中，在细胞信号转导过程中发挥较为重要的作用[12]。PKC 可以催化多种机体蛋白质上的苏氨酸 / 丝氨酸磷酸化，参与包括合成和释放神经递质，调控基因表达，调节受体和离子通道等多种细胞内信号转导途径[13]。PKCβ 属于 cPKC 的亚型之一，通过选择性剪接可产生 PKCβ1 和 PKCβ2[14]，二者在多种组织中表达，功能涉及分化、增殖、代谢等各种信号转导途径[15]。既往研究显示，PKC 在糖尿病患者中处于持续的活化状态，同时参与糖尿病及其并发症的发生与发展[16]。特异性的 PKCβ 抑制剂已被用于防治糖尿病视网膜病变。

血瘀证作为中医临床常见证型，见于多种疾病，一直是中西医结合领域研究的热点之一。课题组前期对冠心病血瘀证实质进行了深入研究，发现 PKCβ1 是冠心病血瘀证的关键调控因子，在冠心病血瘀证发生、发展过程中具有重要作用[1]。糖尿病血管病变发生、发展的病理机制与中医学血瘀证的科学内涵极为相似。特别表现在与血瘀证形成密切相关的“血的异常”和“脉的异常”，即前者以血液流变性、血流动力学和血液成分异常表现，后者以血管功能紊乱和血管狭窄为主[17]。基于此，本研究纳入 2 型糖尿病患者，观察血糖波动、血管内皮损伤、血小板活化以及与血清 PKCβ1 平的相关性。本研究结果显示，2 型糖尿病患者血清 PKCβ1 水平与血清 vWF、E-selectin 及外周血 PAG 和血小板 CD62p 水平均呈显著相关，表明冠心病血瘀证目标分子 PKCβ1 与糖尿病患者的血管内皮损伤程度和血小板聚集、活化均密切相关，并且同时与 HbA1c 和 MAGE 均呈显著正相关性，表明 PKCβ1 的上述效应除与糖尿病患者血糖水平有关以外，还与糖尿病患者的血糖波动性密切相关。

综上，冠心病血瘀证关键调控分子 PKCβ1 与糖尿病患者血糖波动状态下的血管内皮损伤程度和血小板活化聚集水平密切相关，但其具体机制仍有待进一步研究。

参考文献

[1] Ma XJ, Yin HJ, Chen KJ. Differential gene expression profiles in coronary heart disease patients of blood stasis syndrome in traditional Chinese medicine and clinical role of target gene[J]. Chin J Integr Med, 2009, 15(2): 101-106.

[2] Das Evcimen N, King GL. The role of protein kinase C activation and the vascular complications of diabetes[J]. Pharmacol Res, 2007, 55(6): 498-510.

[3] 中华医学会糖尿病学分会. 中国2型糖尿病防治指南(2010 年版)[J]. 中国医学前沿杂志, 2011, 3(6): 54-109.

[4] Johnson EL. Glycemic variability in type 2 diabetes mellitus: oxidative stress and macrovascular complications[J]. Adv Exp Med Biol, 2012, 771: 139-154.

[5] Kohnert KD, Freyse EJ, Salzsieder E. Glycaemic variability and pancreatic β-cell dysfunction[J]. Curr Diabetes Rev, 2012, 8(5): 345-354.

[6] Cameron FJ, Donath SM, Baghurst PA. Measuring glycaemic variation[J]. Curr Diabetes, 2010, 6(1): 17-26.

[7] Toya SP, Malik AB. Role of endothelial injury in disease mechanisms and contribution of progenitor cells in media-ting endothelial repair[J]. Immunobiology, 2012, 217(5): 569-580.

[8] Colwell JA, Nesto RW. The platelets in diabetes: focus on prevention of ischemic events[J]. Diabetes Care, 2003, 26(7): 2181-2188.

[9] Brott D, Gould S, Jones H, et al. Biomarkers of drug-induced vascular injury[J]. Toxicol Appl Pharmacol, 2005, 207(2Suppl): 441-445.

[10] Frankel DS, Meigs JB, Massaro JM, et al. von Willebrand factor, type 2 diabetes mellitus, and risk of cardiovascular disease: the Framingham offspring study[J]. Circulation, 2008, 118(24): 2533-2539.

[11] Ferroni P, Martini F, Riondino S, et al. Soluble P-selectin as a marker of in vivo platelet activation[J]. Clin Chim Acta, 2009, 399(1-2): 88-91.

[12] Meier M, King GL. Protein kinase C activation and its pharmacological inhibition in vascular disease[J]. Vasc Med, 2000, 5(3): 173-185.

[13] Arckens L, Zhang F, Vanduffel W, et al. Localization of the two protein kinase C beta-mRNA subtypes in cat visual system[J]. J Chem Neuroanat, 1995, 8(2): 117-124.

[14] Uthra S, Raman R, Mukseh BN, et al. Protein kinase C beta(PKCB1)and pigment epithelium derived factor(PEDF)gene polymorphisms and diabetic retinopathay in a south Indian cohort[J]. Ophthalmic Genet, 2010, 31(1): 18-23.

[15] Kawakami K, Kawakami Y, Kitaura J. Protein kinase C be-ta(PKC beta): normal functions and diseases[J]. J Bio-chem, 2002, 132(5): 677-682.

[16] Das Evcimen N, King GL. The role of protein kinase C activation and the vascular complications of diabetes[J]. Pharmacol Res, 2007, 55(6): 498-510.

[17] 王景尚, 殷惠军, 陈可冀. 活血化瘀法防治糖尿病血管病变作用机制的研究进展[J]. 中国中西医结合杂志, 2014, 34(11): 1397-1400.

原载：王景尚，黄烨，陈可冀，孙明月，陈水龄，殷惠军．2 型糖尿病患者血糖波动状态与血管内皮损伤、血小板活化及 PKCβ1 表达的相关性 [J]. 中国中西医结合杂志，2016, 36(10): 1184-1190.

从疾病中医证候分类到分子模块分类

张　弛　张　戈　陈可冀　吕爱平

医学的重要特性之一是对人体健康状态的分类，并借此进行相应的治疗。我国具有特色的疾病证候分类是中西医结合临床实践的重要模式[1]。现代医学的疾病分类模式已被认识到存在诸多不足，譬如探知临床前状况的敏感度以及描述复杂疾病特异性均不够理想[2,3]。随着对疾病和证候分子机制研究的深入，病证结合分类变得更加细化[4,5]。然而，由于分类的特异性和敏感性不足，疾病证候分类方法依然很难全面准确地指导临床治疗。对于疾病证候分类，依旧面临着许多重要的命题：疾病间的复杂关系究竟如何？疾病与证候之间的复杂关系又是如何？证候间的复杂转换过程到底是怎样的？总之，很难精确地对人体健康状况进行分类，从而很难真正实现精准医疗和个体化医疗。

随着疾病和证候的分子网络研究方法学的不断发展，或许我们正处于人体健康状态分类革新的历史节点[6,7]。本文试图在描述疾病分类的现实状况和疾病证候分类的基础上，重点讨论限制疾病分类和疾病证候分类拓展和应用的因素，进而提出基于分子模块分类的新的医学概念：分子模块医学。随着疾病和证候的分子网络研究成果的进展，分子模块将可能更有效地应用于人体健康状况的分类。

1 疾病分类：存在不足

现今的疾病分类方法基于病因病理和病位，并且主要有赖于传统病理学的进展[8]，早期的分类学研究多是基于形态学。靶向治疗与新药发现，提示分子靶点的生物网络却得到越来越多的应用[9]。2008 年 Andrew L Hopkins 的《网络药理学》一文，充分说明生物网络在疾病治疗中重要作用[10]。仅仅以基于传统病理学的疾病分类方法很难适应当代生物网络研究的发展。

首先，疾病分类法在很多情况下难以提供准确的诊断分类。尽管临床上误诊和漏诊的确切百分比难以确定，但专家估计这个比例可能会达到了三分之一左右。Lucian Leape 在《医学的错误》一文中指出，尸检结果显示漏诊导致死亡的比例高达 35%～40%[11]。另一组数据同样来自尸检结果，Atul Gawande 则指出约三分之一误诊患者如果当初能得到正确的治疗，本有希望继续生存。研究更指出这一比例自 1938 年以来并未得到改善[12]。

第二点，现今疾病分类还未能有效评估临床前疾病症状，目前也无方法来设计药物针对真正的临床前疾病。在临床前疾病阶段，重要的生物学变化已在人体悄然发生，虽然还没能引起易察觉的疾病临床症状[13]。尽管临床前症状在疾病分类中被忽视，但实际上有这些临床前症状的人已经处于健康风险中[14,15]。举例来说，科学证据显示临床前阶段的阿尔茨海默症患者，其脑部分子层面上的改变已在出现失忆与思维紊乱的数年或数十年前发生。然而，不断更新的临床指南很难就这些临床前阶段提供具体的分类标准和治疗方法[16]。由此可见，传统的疾病分类方法还未充分认识到临床前疾病阶段这个领域的价值。

第三点，面对复杂性疾病，疾病分类更是难以精确分类。现今的疾病谱正在经历急剧变化[17,18]，疾病变得更加复杂[19]，很多人同时罹患多种疾病[20]。在美国，约五分之四的医疗支出用于同时罹患 4 种或以上慢性疾病的患者[21]。来自加拿大的报告描述了相似的情况，在 44 岁以下的成人中，患多种疾病的比例为 69%，而 65 岁以上人群则为 98%。年轻人群患疾病种类的均数为 2.8，老年人群则为 6.4[22]。个体患有两种以上疾病产生了一个重要的临床问题：这些疾病是否存在共同病因[23]？共存疾病导致更坏的临床结局并需要更复杂的干预[24,25]。但是在疾病分类中，仍未对这些多重疾病定义形成共识，对于患病风险也未很好地定义[26]。很大程度上，人体可能罹患不同疾病、出现不适以及各种状态引发的健康问题[27,28]。其中有些术语和概念与疾病分类系统相关，如国际疾病分类（International Classification of Diseases，ICD）[26]

或是基层医疗国际分类（International Classification of Primary Care，ICPC）[29]，但仍有很多是不能在现行分类系统中被有效定义的[30]。随着疾病分子网络研究的积累，疾病的复杂性有望通过分子网络模式进行探知[31,32]。

第四点，虽然针对疾病治疗的药物和治疗方法很多，但疾病分类似乎并没有能够准确地指导临床实践，更有许多复杂疾病接受单一疗法很难治愈[33]。多组分干预已经在很多领域改善人类的健康，如心血管病[34]、艾滋病[35]以及心理疾病[36]等。在美国，自从鸡尾酒疗法 1995 年后推出以来，艾滋病的病死率已经下降了 83%[37]。笔者曾于 2015 年 6 月 15 日在国际临床研究注册网站 Clinicaltrials.gov 以“和”为检索词在选项“干预”中检索，在 138100 项临床试验中，干预中出现“和”的研究项目占 72%，可见联合治疗被广泛应用并值得期待。然而联合治疗常常并非基于传统的病理学改变而是基于分子网络[38,39]。理想的准确分类应能实现对治疗产生相同反应的患者归为一类，但目前归为同一疾病分类的患者病程与药物反应却大相径庭。许多疾病亚型虽然有不同分子机制，却被归为一类疾病，相反，归于不同疾病的却可能拥有相同的分子机制。

此外，当代的新药发现也常常并非基于传统病理学[40]，而是分子靶点[41]或者分子网络[42]。如曲妥珠单抗（赫赛汀）是 17 年前获批的靶向治疗药物，首个获批的个体化药物，主要用于治疗乳腺癌亚型，也是通过分子诊断来确定适应证人群[43]。和很多个体化药物一样，曲妥珠单抗针对具有特殊受体的靶向细胞进行治疗，而不是不加选择地破坏细胞[44]。分子网络应用在药物设计中的相关研究报告，其发表数量正在逐年增高[45]。

如上所述，基于传统病理学的疾病分类，可能忽视了健康状态中的一些重要的细节[46]。

2 疾病证候分类：更进一步

疾病中医证型分类将患有相关疾病的人群归属不同的中医证候类别，这一思路对于疾病分类大有帮助，使得分类更加细化，但这种分类方法依然难于全面用生物科学的语言来充分阐释[47]。以下通过一个异病同证实例来展示疾病证候分类可能的研究及应用前景。

在中医学中，有一个概念称为“异病同治”。罹患类风湿关节炎（rheumatoid arthritis，RA）、冠状动脉疾病（coronary artery disease，CAD）以及 2 型糖尿病（type 2 diabetes，T2D）的患者可能接受同样的治疗措施。譬如患上述疾病的患者如果均确认为血瘀证，则都可以用活血化瘀法来治疗。这就表示按照中医证型分类，3 种疾病都存在某些共同的偏离机体平衡的分子网络。在本课题组前期研究中[48,49]，对患有 RA、CAD 及 T2D 的患者与健康志愿者（对照组）的外周血 RNA 进行差异表达基因分析（differently expressed genes，DEGs）比较，并应用生物信息学来预测这些疾病间共同的信号通路和分子网络。研究发现了上述两种疾病或者 3 种疾病间共同的生物学机制与网络，不仅支持了异病同治概念，同时也为用分子网络定义疾病证候分类提供了科学基础（图 1）。

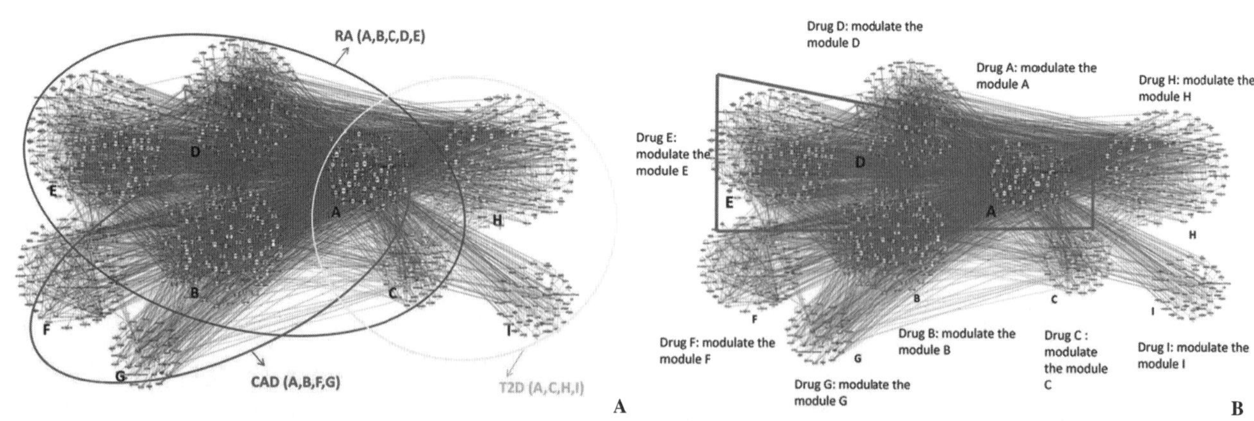

图1　基于差异表达基因的RA、CAD和T2D功能网络关系

说明：1a：A为与对照组相比较，RA、CAD和T2D基于差异表达基因的共同分子网络，节点以蓝色标示；B为与对照组比较，RA和CAD基于差异表达基因的共同分子网络，节点以紫色标示；C为与对照组比较，RA和T2D基于差异表达基因的共同分子网络，节点以橙色标示；D，E：RA与对照组比较差异表达基因的分子网络；F，G：CAD与对照组比较差异表达基因的分子网络；H，I：T2D与对照组比较的差异表达基因的分子网络；D，F，H：与细胞功能相关的分子网络；E，G，I：与疾病和不适相关的分子网络；D，E，F，G：网络B的生物功能亚网络，紫色节点；H，I：网络C的生物功能亚网络，橙色节点；1b：A，B，C，D，E，F，G，H，I为分子模块，每个模块可以被单一药物调节（也就是药物A-I），药物组合可以基于患者的分子模块组合而产生。如果某位患者具有A、D、E模块特征（这位患者可能不能确诊某种疾病，或是归类于某种中医证型，但是能通过分子模块分类），就可以通过药物A+D+E组合来治疗。

3 分子模块分类：未来方向

分子网络不仅丰富了人类对于人体整体状况[50,51]和药物作用[52]的理解，并且有助于提高药物设计能力[53]。分子网络高度多样性，甚至无所谓的“规则”来进行限制；模块则是网络中一组高度相关的亚网，相对松散的网络，它具有更强的关联性[54]。它将不同的分子网络结合在一起，亦将分子网络和生物功能联系起来。在过去十年的时间，分子模块功能研究取得重要进展，模块真实性和显著性已经达成广泛共识[55,56]。

分子模块分类是应用分子网络技术鉴别出具有生物功能的分子模块来对人体健康状态进行分类的新方法。分子模块是通过寻找机体不同层面异质性而组成的模块，同时模块组分因某种特征组合在一起，并能实现与其他特征区分开来[54]。基于这些特点，分子模块可以定义机体状况，不论是单一疾病、还是多个疾病甚至包括其他未定义的健康状况等。

尽管现在很多患者得到了相应的疾病诊断分类，但依然疗效不佳。症结是其相应的治疗措施建立在相对宽泛的疾病分类的范畴[57]。通常药物设计都是围绕“一个药物、一个靶标、一种疾病”的原则[58]。基于分子模块分类的医学模式（我们称为分子模块医学）可以打破这一规则壁垒。在图1b中，每个分子模块可被单一药物调节（如药物A，B，C，D，E，F，G，H，I）。如果一位患者表现出A，D，E模块特征，则可以使用A+D+E的组合药物来治疗。通过分子模块精确选择药物组合疗法、健康产品组合或者合用天然药物，患者将从中受益。分子模块不仅关注现在已经被定义的疾病，更可以关注未被定义的非健康状况。

由于受到药物的疾病适应证的限制，目前难以全面有效使用已经上市的药物[59]。通过对已有药物的分子模块标识研究，将有可能找到特定的以分子模块为靶标的药物，进而大大促进老药新用。以往在老药新用的研究中已经有了很多类似分子模块概念成功的案例。阿司匹林，最常见的非处方药之一，具有解热镇痛、抗炎、抗血小板等功效。近年来一些研究报道讨论了阿司匹林在预防癌症上的应用[60]。老药新用的希望还远不止如此，2007年自然杂志（*Nature*）的一篇文章指出41种药物被发现新的用途[61]，应该还有更多药物有新的用途。美国国立卫生研究院与英国医学研究理事会也都投入大笔基金，支持学者研究那些大型药企曾经宣告试验失败的药物，旨在探求那些已经前期投入巨资的药物是否可以改变其适应证再上市。实际上，由于从治疗一个疾病转化为治疗另一个疾病的思路是非常困难的，老药新用这个概念自20世纪80年代提出以来发展遇到瓶颈[62]。分子模块分类可以帮助打破这一壁垒，从探索药物分子模块特征为老药新用赢得药品市场提供了的机遇。

分子模块分类带来的另一个变革可能是个体化的组合药物治疗的研发。所有的非健康状态都可以通过分子模块分类，并通过分子模块发现其发展过程中更多的变化，使之能够得到更有效的个体化的治疗。缺血性心脏病、高血压病、糖尿病因为存在一些共同的分子模块，其治疗措施在某一部分可以相同[63, 64]。在过去二十年间，应用鸡尾酒疗法产生的在分子网络上的药物协同作用的思路已经被肯定[65]。高效抗逆转录病毒疗法[66]和合用达拉非尼与曲美替尼用于治疗黑色素瘤就是基于分子网络特征的结果[67]。

以往建立的新药发现策略往往重视疾病的关键靶标的确立[68]。然而，多种健康状况改变并非单靶标的变化，而是分子模块的改变[69]。很多有效的药物实际上都是通过调节分子模块来实现，而并非单靶标。基于单一靶标的药物往往疗效不尽如人意[70]，原因就是即使患者被诊断分类到同一种疾病，但他们依然显示出不同的分子模块变化。

总之，分子模块分类可以在分子层面上重新定义健康状况，并有利于重塑临床实践。当然，实现分子模块医学的路依然很长，他的发展有赖于更多分子网络数据的积累，更多基础研究的深入。

参考文献

[1] Lu AP, Chen KJ. Integrative medicine in clinical practice: from pattern differentiation in traditional Chinese medicine to disease treatment[J]. Chin J Integr Med, 2009, 15(2): 152.

[2] Robinson PN. Classification and coding of rare diseases: overview of where we stand, rationale, why it matters and what it can change[J]. Orphanet J Rare Dis, 2012, 7(Suppl2): A10.

[3] Menche J, Sharma A, Kitsak M, et al. Uncovering disease-disease relationships through the incomplete interactome[J]. Science, 2015, 347(6224): 1257601.

[4] Lee E, Chuang HY, Kim JW, et al. Inferring pathway activity toward precise disease classification[J]. PLoS Comput Biol, 2008, 4(11): e1000217.

[5] Ferreira AS, Lopes AJ. Chinese medicine pattern differentiation and its implications for clinical practice[J]. Chin J Integr Med, 2011, 17(11): 818-823.

[6] Barabási AL, Gulbahce N, Loscalzo J. Network medicine: a network-based approach to human disease[J]. Nature Rev Genet, 2011, 12(1): 56-68.

[7] Wagner GP, Pavlicev M, Cheverud JM. The road to modularity[J]. Nature Rev Genet, 2007, 8(12): 921-931.

[8] Wu JM, Montgomery E. Classification and pathology[J]. Surgic Clin North Am, 2008, 88(3): 483-520.

[9] Csermely P, Agoston V, Pongor S. The efficiency of multi-target drugs: the network approach might help drug design[J]. Trends Pharmacol Sci, 2005, 26(4): 178-182.

[10] Hopkins AL. Network pharmacology: the next paradigm in drug discovery[J]. Nature Chem Biol, 2008, 4(11): 682-690.

[11] Leape LL. Error in medicine[J]. JAMA, 1994, 272(23): 1851-1857.

[12] Gawande A. Complications: a surgeon's notes on an imperfect science[M]. London: Profile Books, 2010: 288.

[13] Megnien JL, Simon A, Gariepy J, et al. Preclinical changes of extracoronary arterial structures as indicators of coronary atherosclerosis in men[J]. J Hypertens, 1998, 16(2): 157-163.

[14] Fried LP, Young Y, Rubin G, et al. Self-reported preclinical disability identifies older women with early declines in performance and early disease[J]. J Clin Epidemiol, 2001, 54(9): 889-901.

[15] Petrie EC, Cross DJ, Galasko D, et al. Preclinical evidence of Alzheimer changes: convergent cerebrospinal fluid biomarker and fluorodeoxyglucose positron emission tomography findings[J]. Arch Neurol, 2009, 66(5): 632-637.

[16] Hyman BT, Phelps CH, Beach TG, et al. National Institute on Aging-Alzheimer's Association guidelines for the neuropathologic assessment of Alzheimer's disease[J]. Alzheimers Dement, 2012, 8(1): 1-13.

[17] Global Burden of Disease Study 2013 Collaborators. Global, regional, and national incidence, prevalence, and years lived with disability for 301 acute and chronic diseases and injuries in 188 countries, 1990–2013: a systematic analysis for the Global Burden of Disease Study 2013[J]. Lancet, 2014, 384(9945): 743-800.

[18] Indrayan A. Medical biostatistics[M]. Boca Raton: CRC Press, 2012, 1008.

[19] Risch N, Merikangas K. The future of genetic studies of complex human diseases[J]. Science 1996, 273(5281): 1516-1517.

[20] Barnett K, Mercer SW, Norbury M, et al. Epidemiology of multimorbidity and implications for health care, research, and medical education: a cross-sectional study[J]. Lancet, 2012, 380(9836): 37-43.

[21] Benjamin RM. Multiple chronic conditions: a public health challenge[J]. Public Health Rep, 2010, 125(5): 626-627.

[22] Fortin M, Bravo G, Hudon C, et al. Prevalence of multimorbidity among adults seen in family practice[J]. Ann Fam Med, 2005, 3(3): 223-228.

[23] Valderas JM, Starfield B, Sibbald B, et al. Defining comorbidity: implications for understanding health and health services[J]. Ann Fam Med, 2009, 7(4): 357-363.

[24] Starfield B. Threads and yarns: weaving the tapestry of comorbidity[J]. Ann Fam Med, 2006, 4(2): 101-103.

[25] Fortin M, Soubhi H, Hudon C, et al. Multimorbidity's many challenges[J]. BMJ, 2007, 334(7602): 1016-1017.

[26] Quan H, Sundararajan V, Halfon P, et al. Coding algorithms for defining comorbidities in ICD-9-CM and ICD-10 administrative data[J]. Med Care, 2005, 43(11): 1130-1139.

[27] Piccirillo JF, Feinstein AR. Clinical symptoms and comorbidity: significance for the prognostic classification of cancer[J]. Cancer, 1996, 77(5): 834-842.

[28] Ritchie C. Health care quality and multimorbidity: the jury is still out[J]. Medical Care, 2007, 45(6): 477-479.

[29] Bentsen BG. International classification of primary care[J]. Scand J Prim Health Care, 1986, 4(1): 43-50.

[30] van den Akker M, Buntinx F, Knottnerus JA. Comorbidity or multimorbidity: what's in a name? A review of literature[J]. Eur J Gener Pract, 1996, 2(2): 65-70.

[31] Huang W, Wang P, Liu Z, et al. Identifying disease associations via genome-wide association studies[J]. BMC Bioinformatics, 2009, 10(Suppl 1): S68.

[32] Del Sol A, Balling R, Hood L, et al. Diseases as network perturbations[J]. Curr Opin Biotechnol, 2010, 21(4): 566-571.

[33] Ashley CE, Carnes EC, Phillips GK, et al. The targeted delivery of multicomponent cargos to cancer cells by nanoporous particle-supported lipid bilayers[J]. Nat Mater, 2011, 10(5): 389-397.
[34] Wald DS, Law M, Morris JK, et al. Combination therapy versus monotherapy in reducing blood pressure: meta-analysis on 11, 000 participants from 42 trials[J]. Am J Med, 2009, 122(3): 290-300.
[35] Hammer SM, Katzenstein DA, Hughes MD, et al. A trial comparing nucleoside monotherapy with combination therapy in HIV-infected adults with CD4 cell counts from 200 to 500 per cubic millimeter[J]. N Engl J Med 1996, 335(15): 1081-1090.
[36] Clark RE, Bartels SJ, Mellman TA, et al. Recent trends in antipsychotic combination therapy of schizophrenia and schizoaffective disorders: implications for state mental health policy[J]. Schizophr Bull, 2002, 28(1): 75-84.
[37] Piot P, Bartos M, Ghys PD, et al. The global impact of HIV/AIDS[J]. Nature 2001, 410(6831): 968-973.
[38] Petricoin EF, Bichsel VE, Calvert VS, et al. Mapping molecular networks using proteomics: a vision for patient-tailored combination therapy[J]. J Clin Oncol, 2005, 23(15): 3614-3621.
[39] Weinstein IB, Joe AK. Mechanisms of disease: oncogene addiction—a rationale for molecular targeting in cancer therapy[J]. Nature Clin Pract Oncol, 2006, 3(8): 448-457.
[40] van der Greef J, McBurney RN. Rescuing drug discovery: in vivo systems pathology and systems pharmacology[J]. Nature Rev Drug Discov, 2005, 4(12): 961-967.
[41] Overington JP, Al-Lazikani B, Hopkins AL. How many drug targets are there? [J] Nature Rev Drug Discov, 2006, 5(12): 993-996.
[42] Butcher EC, Berg EL, Kunkel EJ. Systems biology in drug discovery[J]. Nature Biotechnol, 2004, 22(10): 1253-1259.
[43] Shak S. Overview of the trastuzumab(Herceptin)anti-HER2 monoclonal antibody clinical program in HER2-overexpressing metastatic breast cancer[J]. Semin Oncol, 1999, 26(Suppl 12): 71-77.
[44] Sliwkowski MX, Lofgren JA, Lewis GD, et al. Nonclinical studies addressing the mechanism of action of trastuzumab(Herceptin)[J]. Semin Oncol, 1999, 26(Suppl 12): 60-70.
[45] Csermely P, Korcsmáros T, Kiss HJ, et al. Structure and dynamics of molecular networks: a novel paradigm of drug discovery: a comprehensive review[J]. Pharmacol Ther, 2013, 138(3): 333-408.
[46] Ko TWK, Stephenson SL, Bahkali AH, et al. From morphology to molecular biology: can we use sequence data to identify fungal endophytes? [J]. Fung Divers, 2011, 50(1): 113-120.
[47] Birch S, Alraek T. Traditional East Asian medicine: how to understand and approach diagnostic findings and patterns in a modern scientific framework? [J]. Chin J Integr Med, 2014, 20(5): 336-340.
[48] Niu X, Lu C, Xiao C, et al. The crosstalk of pathways involved in immune response maybe the shared molecular basis of rheumatoid arthritis and type 2 diabetes[J]. PLos One, 2015, 10(8): e0134990.
[49] Niu X, Lu C, Xiao C, et al. The shared crosstalk of multiple pathways involved in the inflammation between rheumatoid arthritis and coronary artery disease based on a digital gene expression profile[J]. PLos One, 2014, 9(12): e113659.
[50] Stelzl U, Worm U, Lalowski M, et al. A human protein-protein interaction network: a resource for annotating the proteome[J]. Cell, 2005, 122(6): 957-968.
[51] Zanzoni A, Soler-López M, Aloy P. A network medicine approach to human disease[J]. FEBS Lett, 2009, 583(11): 1759-1765.
[52] Jia J, Zhu F, Ma X, et al. Mechanisms of drug combinations: interaction and network perspectives[J]. Nat Rev Drug Discov, 2009, 8(2): 111-128.
[53] Yıldırım MA, Goh KI, Cusick ME, et al. Drug-target network[J]. Nat Biotechnol, 2007, 25(10): 1119-1126.
[54] Wagner GP, Pavlicev M, Cheverud JM. The road to modularity[J]. Nature Rev Genet, 2007, 8(12): 921-931.
[55] Barabasi AL, Oltvai ZN. Network biology: understanding the cell's functional organization[J]. Nature Rev Genet, 2004, 5(2): 101-113.
[56] Miller JA, Oldham MC, Geschwind DH. A systems level analysis of transcriptional changes in Alzheimer's disease and normal aging[J]. J Neurosci, 2008, 28(6): 1410-1420.
[57] Firestein GS. Evolving concepts of rheumatoid arthritis[J]. Nature, 2003, 423(6937): 356-361.
[58] Wermuth CG. Multitargeted drugs: the end of the ‘one-target-one-disease’philosophy? [J] Drug Discov Today, 2004, 9(19): 826-827.
[59] Oprea TI, Bauman JE, Bologa CG, et al. Drug repurposing from an academic perspective[J]. Drug Discov Today Ther Strateg, 2012, 8(3): 61-69.
[60] Rothwell PM, Price JF, Fowkes FG, et al. Short-term effects of daily aspirin on cancer incidence, mortality, and non-vascular death: analysis of the time course of risks and benefits in 51 randomised controlled trials[J]. Lancet, 2012, 379(9826): 1602-1612.
[61] Chong CR, Sullivan DJ. New uses for old drugs[J]. Nature, 2007, 448(7154): 645-646.
[62] Harris L, Downar E, Shaikh NA, et al. Antiarrhythmic potential of chloroquine: new use for an old drug[J]. Can J Cardiol, 1988, 4(6): 295-300.
[63] Ferrannini E, Cushman WC. Diabetes and hypertension: the bad companions[J]. Lancet, 2012, 380(9841): 601-610.
[64] Mannino DM, Thorn D, Swensen A, et al. Prevalence and outcomes of diabetes, hypertension and cardiovascular disease in COPD[J]. Eur Respir J, 2008, 32(4): 962-969.
[65] Pujol A, Mosca R, Farrés J, et al. Unveiling the role of network and systems biology in drug discovery[J]. Trends Pharmacol Sci, 2010, 31(3): 115-123.
[66] Finzi D, Hermankova M, Pierson T, et al. Identification of a reservoir for HIV-1 in patients on highly active antiretroviral therapy[J]. Science, 1997, 278(5341): 1295-1300.
[67] Flaherty KT, Infante JR, Daud A, et al. Combined BRAF and MEK inhibition in melanoma with BRAF V600 mutations[J]. N Engl J Med, 2012,

367(18): 1694-1703.

[68] Rask-Andersen M, Almén MS, Schiöth HB. Trends in the exploitation of novel drug targets[J]. Nat Rev Drug Discov, 2011, 10(8): 579-590.

[69] Zhao S, Li S. A co-module approach for elucidating drug–disease associations and revealing their molecular basis[J]. Bioinformatics, 2012, 28(7): 955-961.

[70] Bunnage ME. Getting pharmaceutical R&D back on target[J]. Nat Chem Biol, 2011, 7(6): 335-339.

[71] Russell C, Rahman A, Mohammed AR. Application of genomics, proteomics and metabolomics in drug discovery, development and clinic[J]. Ther Deliv, 2013, 4(3): 395-413.

原载：张弛，张戈，陈可冀，吕爱平．从疾病中医证候分类到分子模块分类 [J]. 中国中西医结合杂志，2016, 36(7): 781-786.

松龄血脉康胶囊“血脉同治”组方理论探析

高学敏　张德芹　陈可冀　徐　磊

高血压作为一种常见病、多发病是脑血管意外、心肌梗死、肾衰竭等疾病的重要致病因素，已成为全球范围内的重大公共卫生问题。在我国通过多年中西医结合对高血压病的防治，以及大力开展高血压病健康教育，使人们对高血压病的认知水平有了显著提高，但高血压病的治疗现状仍具有高患病率、高增长趋势、高危害性以及知晓率低、治疗率低、控制率低“三高三低”的特点。为什么降血压药物不断推陈出新，而高血压病却没有得到有效的控制？高血压病与高脂血症病理学基础有什么内在联系？治疗高血压病及原发性高脂血症的中成药制剂松龄血脉康胶囊的组方理论是什么？针对上述问题，本文在中医药理论的指导下，针对高血压病肝阳上亢、浊脂阻络、血脉不通的病因病机，同时结合现代医家临床治疗经验，首次从中西医结合的角度提出松龄血脉康胶囊“血脉同治”的治疗理念和组方特色，该治疗理念既符合中医理论，又具有现代药理基础，体现了衷中参西、中西合璧的创新思路。

1 中医学对高血压病病因病机的认识

高血压病属于中医学“头痛”“眩晕”范畴，是以头晕头痛为主症的一种疾病。早在《素问·至真要大论》即有“诸风掉眩，皆属于肝”的记载。《华氏中藏经》云：“肝气逆则头痛、耳聋，颊赤，其脉浮而急，胁支满，眼眩”。元代朱丹溪所著《丹溪心法》力倡痰火致眩学说，记载有“无痰则不作眩，痰因火动”。明代张景岳所著《景岳全书》则认为眩晕“虚者十居八九，兼火兼痰者不过十中一二耳”，力倡无虚不作眩的观点。现代中医临床认为高血压病的发生多与感受外邪、七情所伤、饮食失调、劳倦过度、久病失养等因素有关。其病机多由于风邪上扰、肝阳上亢、痰浊内阻、瘀血阻络、邪扰清窍，或肾精不足、气血两虚、脑脉失养所致。针对不同病因病机，高血压病临床可辨证分为风邪上扰证、肝阳上亢证、痰浊内阻证、瘀血阻络证、肾精不足证、气血亏虚证等不同证型，治疗上可分别采用疏风解表、平肝潜阳、健脾化痰、化瘀开窍以及补肾填精、补益气血等治疗方法，选用川芎茶调散、天麻钩藤饮、半夏白术天麻汤、通窍活血汤、河车大造丸、八珍汤等中医经典方剂加减治疗。

2 高血压病的病理学基础

现代医学认为多种因素都可以引起血压升高。血压升高主要来自心排血量和血管阻力两个方面。在心脏功能发生病变之前，血管阻力是血压升高的关键环节。随着年龄的增长大动脉逐渐硬化，其顺应性下降，当心脏泵出血液时，大动脉不能有效扩张。因此，每次心搏泵出的血液，通过比正常狭小的空间，导致血压升高。这是老年人收缩期高血压的重要原因。从病理学的角度来看，血管外周阻力升高不仅与血管内皮细胞损伤、动脉粥样硬化、血管顺应性降低等“血管因素”有关，还与血浆黏度增高、红细胞变形能力降低、血脂和血糖增高等“血液因素”有关。

3 常用降血压药物的作用机制

近年来降血压药物治疗发展迅速。特别是钙拮抗剂（CCB）、血管紧张素转换酶抑制剂（ACEI）、血管紧张素受体拮抗剂（ARB）等新型抗高血压药的问世，从根本上改变了高血压治疗的面貌。钙拮抗剂通过抑制钙离子通过细胞膜的钙通道进入周围动脉平滑肌细胞内，降低外周血管阻力，使血压下降。血管紧张素转换酶抑制剂通过抑制血管紧张素Ⅰ转变为血管紧张素Ⅱ，减慢有扩张血管作用的缓激肽的降解，促进有扩张血管作用的前列环素的释放，使血压下降。血管紧张素受体拮抗剂通过阻断血管紧张素Ⅱ的作用，达到降压目的。虽然三类药物的作用机制不同，但他们的共同作用靶点都集中于血管壁，通过扩张血管来降低血压。由于高血压发病原因的复杂性，单一作用于血管壁并不能全面干预高血压的整个病理过程，需要与多种其他类药物联合使用。中华医学会心血管病分会2011年3月28日发布了“关于高血压患者及早启动降压联合他汀积极抗动脉粥样硬化降压新理念的建议”，呼吁高血压患者应常规检测血脂水平，对于高血压合并至少3个心血管危险因素或1个靶器官损害的患者及早启动降压联合他汀治疗。欧洲高血压学会（ESC/ESH）高血压治疗指南、美国高血压学会（ASH）指南和中国高血压防治指南（2010年修订版）都推荐小剂量阿司匹林用于高血压一级预防。

4 “血脉同治”理论的构建

当临床医生把目光投向降压、调脂、抗凝的综合治疗方案的时候，是否有一种药物可以兼顾“血管因素”“血液因素”而干预高血压病的病理改变过程呢？我们可从强调整体观念、辨证治疗的祖国医学中寻找到答案。中医理论认为“心主血脉”，心气推动血液在脉中运行，流注全身，发挥营养和滋润作用。心气充沛、血液充盈、脉管通畅是血液在脉中正常运行必须具备的三个条件。正如《灵枢・本脏》所谓“血和则经脉流行”。

“血脉同治”的治疗理念认为高血压病患者同时存在血的病变和脉的病变。“血病”主要体现在血瘀，血液运行迟缓，涩滞不畅，即血浆黏度增高、红细胞变形能力降低。“血病”亦可体现在“血浊”，即“高脂血”。而“脉病”则主要体现在血管内皮损伤、动脉粥样硬化、血管异常收缩等。这种“血脉同病”的现象从中西医结合的角度而言，称之为“血脉综合征”。

中医学认为“血脉综合征”的病因病机是浊脂阻络、血脉不通为本，肝阳上亢为标。“浊脂阻络”是指饮食不节，浊脂内停，血液中有过量、有害的脂质蓄积，血液黏稠，使血运不畅。“血脉不通”是指浊脂内阻，瘀血停留，损伤血脉，导致血管内皮损伤、弹性降低以及靶器官损害。由于浊脂阻络、血脉不通，导致气血运行失常，肝失疏泄，久而气郁化火，灼伤阴液，肝阴不足以敛阳，肝阳上亢，上扰脑窍，临床可见头痛、眩晕；肝火扰心可见急躁易怒、心悸、失眠等症状。针对血脉综合征，血脉同治治疗理念强调要以“血脉同治、标本兼顾”为治疗原则。不仅要化浊降脂，使血液得到净化，改善血液黏稠度，即所谓“治血”；还要活血祛瘀，使血管恢复弹性，改善血管老化，即所谓“治脉”；同时还要平肝潜阳，镇心安神，以改善临床症状，即所谓“治标”。通过“血脉同治，标本兼顾”，全面干预高血压的病理过程，从而体现了中西医结合治病求本，标本兼顾，系统调理的治疗理念。

5 松龄血脉康胶囊的组方特色

在“血脉同治”理论的指导下，成都康弘制药有限公司成功地研制了松龄血脉康胶囊，该药是治疗高血压病及原发性高脂血症的中成药制剂，由鲜松叶、葛根、珍珠层粉组成，具有平肝潜阳、镇心安神的功效，用于肝阳上亢所致的头痛、眩晕、急躁易怒、心悸、失眠；高血压病及原发性高脂血症见上述证候者。

鲜松叶来源于松科植物马尾松的叶，味苦，性温，归心、肝、脾经。《名医别录》称其：“安五脏”。《本草汇言》谓其：“治头风头痛”。《全国中草药汇编》言其：“治高血压病”。《中华本草》载其：“活血安神”，主治神经衰弱、高血压病。故鲜松叶苦温燥散，功能平肝潜阳、活血化瘀、化浊降脂、镇心安神。为治疗肝阳上亢、浊脂阻络、血脉不通引起的高血压病、原发性高脂血症的有效药物，为方中君药。现代药理研究表明，松叶所含原花青素、莽草酸具有降血压、降血脂、抗氧化、解热、镇痛、抗炎、镇静作用。

葛根来源于豆科植物野葛的干燥根，味甘、辛，性凉，归脾、胃、肺经。《神农本草经》载其：“主消渴”。《名医别录》谓其：“疗伤寒中风头痛”。《日华子本草》言其：“破血”。《本草纲目》载其：“散郁火”。故葛根甘平，性凉，主入阳明经，能升举清阳，化浊调脂，活血通脉，解肌止痛，配伍鲜松叶同用，可增强其平肝潜阳，疏通血脉，缓解头痛、眩晕症状，为方中臣药。现代药理研究表明，葛根所含葛根素能直接扩张血管，使外周阻力下降而有明显降压作用，能较好缓解高血压病人的“项紧”症状。且具有改善微循环、抗心律失常、抗血小板板聚集、降血糖、降血脂、抗缺氧、抗氧化等方面作用。

珍珠层粉为珍珠母去掉中、外层，保留珍珠层研制而成的细粉。味甘、咸，性寒，入心、肝经。《绍兴本草》言其：“定心，利经络”；《日华子本草》载其：“除烦，解热毒”，“安心”；《本草纲目》谓其：“安魂魄”；《饮片新参》称其：“平肝潜阳，安神魂，定惊痫”；《本草汇言》载其：“镇心定志”。故珍珠层粉咸寒，入肝、心二经，有平肝潜阳，息风止痉，镇心安神之效，辅助鲜松叶增强平肝镇惊之功，且引药入心、肝二经，为方中佐使药。现代药理研究表明，珍珠层粉富含碳酸钙，具有镇静安神、调节自主神经功能紊乱的作用。

总之，鲜松叶与葛根相配，既能化浊降脂，使血液得到净化，改善血液黏稠，以“治血”，又能活血祛瘀，使血管恢复弹性，改善血管老化，以“治脉”，体现了“血脉同治”的组方特色。配以珍珠层粉主要起到平肝潜阳、镇心安神，改善临床症状以“治标”，体现了“标本兼顾”的组方特色。鲜松叶、葛根、珍珠层粉三药合用，通过“血脉同治，标本兼顾”，共奏平肝潜阳，降压调脂，镇心安神之效。

6 小结

松龄血脉康胶囊是治疗浊脂阻络、血脉不通、肝阳上亢引起的高血压病及原发性高脂血症的有效药物。自上市以来，凭借良好的疗效和安全性获得了广大医患的好评，不仅获得了国家处方发明专利，还先后被列入国家火炬计划重点项目、国家中药保护品种、国家医保甲类药物和国家基本药物。“血脉同治”是以充分的文献研究、药理研究和临床研究为基础的一个创新治疗理念。为了使松龄血脉康胶囊“血脉同治”理论的构建更加成熟，今后还应深入开展基于古今文献典籍、现代药理学试验结果、临床验证结果的“血脉同治”理论研究，从而为松龄血脉康胶囊“血脉同治”组方理论的提供科学文献、药理、临床科学依据。

原载：高学敏，张德芹，陈可冀，徐磊．松龄血脉康胶囊“血脉同治”组方理论探析 [J]. 中西医结合心脑血管病杂志，2015, 13(6): 708-710.

中药银杏制剂与糖尿病治疗：作用机制与临床应用

信琪琪　刘　玥　杨　琳　付长庚　陈可冀

2013 年 9 月《美国医学会杂志》(JAMA) 登载中国科学家最新研究结果 [1] 显示，中国大陆地区成人糖尿病（ diabetes mellitus，DM ）患病率已上升至 11.6%，中国已成为糖尿病人口大国，成人糖尿病患者数量估计超过 1 亿。世界卫生组织估计 2005 年至 2015 年中国由于糖尿病及相关心血管疾病导致的经济损失达 5 577 亿美元，糖尿病的高发病率及高致残率给患者及社会造成巨大的经济负担。然而，糖尿病复杂的发病过程和尚未完全知晓的发病机制使人类至今尚未找到根治的方法，糖尿病患者往往需要终生口服降糖药物或体外胰岛素替代治疗。因此积极寻找更加有效的糖尿病防治药物具有重要的科学意义。近年来，从植物药中寻求更加高效、安全的具有调节血糖、改善胰岛素抵抗的有效成分或制剂成为国内外研究热点。

中药银杏 *Ginkgo biloba* L. 为银杏科银杏属多年生落叶乔木，银杏的果、叶具有较高的医药价值。银杏的化学成分十分复杂，主要的生物活性成分有黄酮类、萜内酯类、聚戊烯醇和多糖类化合物等。据不完全统计，从中药银杏（叶、果）中分离出的化合物有 140 多种 [2]，见表 1。

表 1　中药银杏的主要化学成分

种类	主要化学成分
萜类化合物	二萜类：银杏内酯 A，B，C，M，J；倍半萜烯：白果内酯；三萜类：甾醇类
黄酮类（黄酮，黄酮苷，苷元，双黄酮类）	山柰酚、槲皮素、异鼠李亭、芦丁、毛地黄黄酮、杨梅酮、西阿朵黄素、银杏素、异银杏素、阿曼托黄素、白果素等
有机酸类	苯甲酸衍生物（银杏酸）、6- 羟犬尿喹啉酸、莽草酸等
聚戊烯醇	2 反式多顺式桦木萜醇类聚戊烯醇等
其他	蜡类、甾体、2- 乙烯醛、腰果酚、糖类、儿茶素、原花青素、酚类、脂肪族氨基酸、鼠李糖等

近 60 年来，国内外医药学家对银杏的有效成分、质量标准及新型制剂的研究不断明确、优化，至今中药银杏提取物（ extract of *G.biloba*，EGb ）已发展到第 5 代，从第 4 代银杏制剂开始对其所含有效成分进行定量，其含有 ≥24% 的黄酮醇苷类，≥6% 的萜类内酯，即所谓的“24+6”制剂（亦称为 GBE30），并将毒性致敏成分银杏酸的含量控制到了 10 ppm 以下，EGb761[3] 即是第 4 代银杏制剂的代表，此质量标准目前已成为银杏提取物的国际标准。我国自主研发、具有独立知识产权的类似 EGb761 的新型银杏制剂——银杏酮酯 GBE50[4]（银杏总黄酮质量分数达 44% 以上，银杏内酯达 6% 以上），银杏酸质量分数控制在 5 μg · g^{-1} 以下，被广泛应用于心脑血管疾病的临床治疗。大量研究表明，银杏酮酯具有抗氧化、清除自由基、抑制血小板活化因子、抗心肌缺血、抗动脉粥样硬化、抗心律失常、降压等心脑血管药理作用 [5]，目前在国内外被广泛应用于心脑血管疾病的临床治疗。

近年来，基础与临床研究均显示银杏酮酯对血糖也有一定的调节效应，本文从糖尿病及其并发症的治疗角度将近 10 年来国内外对中药银杏制剂的基础与临床研究文献进行系统整理、分析，旨在为该制剂的深入研究、新药开发提供更多的实验证据。

1　中药银杏制剂对糖代谢的干预效应及机制

1.1　降糖效应

较多研究 [6-13] 证明 EGb 具有显著的降糖效果。Daye Cheng 等 [7] 给予链脲佐菌素（ streptozocin，STZ ）诱导的糖尿病大鼠口服高、中、低剂量（ 300，200，100 mg · kg^{-1} · d^{-1} ）的 EGb 治疗。经治疗 30 d 后，不

同剂量 EGb 处理组血糖水平均显著低于对照组（$P < 0.01$），其中高剂量 EGb 组血糖水平下降至正常范围，其降糖效果呈显著的剂量、时间（$P < 0.01$）依赖性。Lim S 等[8]将 36 只自发肥胖糖尿病大鼠随机分成 3 组，其中 2 组为治疗组，分别给予不同剂量（100，200 $mg \cdot kg^{-1} \cdot d^{-1}$）EGb761 口服治疗，喂养 6 周后，发现 EGb 治疗组糖负荷后 2 h 血糖水平及 2 h 曲线下面积均显著低于生理盐水对照组（$P < 0.05$），且血糖波动减少。

但也有相反的研究结果，Kudolo GB 等[14-15]进行的研究并未发现 EGb 有显著的降糖效果。他们给予糖耐量正常者、高胰岛素血症（胰岛素 $AUC_{0\rightarrow120} > 100\ \mu U \cdot mL^{-1} \cdot h^{-1}$）的 2 型糖尿病（type 2 diabetes mellitus，T2DM）患者及胰岛素耗竭（胰岛素 $AUC_{0\rightarrow120} < 100\ \mu U \cdot mL^{-1} \cdot h^{-1}$）的 T2DM 患者口服 EGb761（120 $mg \cdot d^{-1}$），治疗 3 个月后发现糖耐量正常者及 T2DM 患者空腹及糖负荷后血糖水平均无显著下降。Rudge MV 等[16]的研究亦显示每日摄入 EGb761 200 $mg \cdot kg^{-1}$，治疗 20d 不能降低怀孕期间 STZ 糖尿病大鼠的血糖。

对于以上完全相反的研究结论，Vasseur M 等[17]的研究从一定程度上给出了解释，他发现 EGb761（200 $mg \cdot kg^{-1} \cdot d \cdot^{-1}$，口服 5d）及白果内酯（8 $mg \cdot kg^{-1} \cdot d^{-1}$，腹腔注射 5d）均能增加正常小鼠胰岛 β 细胞分泌功能，但银杏内酯 B（4 $mg \cdot kg^{-1} \cdot d^{-1}$，腹腔注射 5d）却没有此功效。在体内实验中，白果内酯能降低 β 细胞对血糖反应的阈值，从而提高 β 细胞对血糖的敏感性，而银杏内酯 B 则相反，它可以提高 β 细胞对血糖反应的阈值，EGb761 提高 β 细胞对血糖敏感性的作用可能是通过白果内酯的作用来实现的。因此也就可以理解有些银杏叶提取物不能起到降血糖作用的原因，一方面是不同银杏叶提取物中所含各有效成分的比例不同，不同产地的银杏得到 EGb 的成分并不完全相同，另一方面是实验对象的血糖水平不同，血糖正常或轻微升高者服用 EGb 并不能引起血糖的下降。

1.2 降糖机制

目前研究表明，胰岛素抵抗和胰岛素分泌不足是糖尿病主要的发病机制，而 EGb 具有双向调节胰岛素分泌的作用，一方面可以改善胰岛素抵抗患者的高胰岛素血症，另一方面又能提高胰岛功能低下患者的胰岛素分泌功能。Kudolo GB 等[14]的研究显示，给予糖尿病患者 EGb761 120 $mg \cdot d^{-1}$ 口服治疗 3 个月，可使胰岛素抵抗为主的患者的餐后 2 h 胰岛素曲线下面积显著下降（$P < 0.05$），而对于胰岛功能差、胰岛素分泌不足为主要表现的患者，EGb 治疗可以显著增加糖负荷后的胰岛素分泌。以上说明 EGb 的降糖作用可以通过改善胰岛素抵抗和提高胰岛分泌功能来实现，在胰岛功能显著下降时可以提高分泌功能，在胰岛素抵抗明显时又可以通过各种途径改善胰岛素抵抗，见图 1。

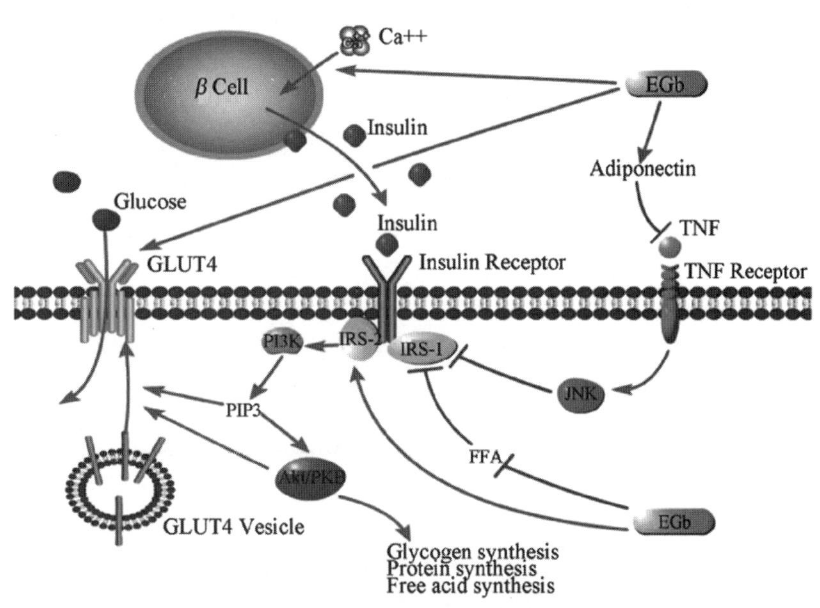

图1　中药银杏制剂（EGb）干预糖代谢机制示意图

1.2.1 保护 β 细胞，促进胰岛素分泌

尽管 1，2 型糖尿病的发病机制有所不同，但胰岛 β 细胞功能障碍和胰岛 β 细胞凋亡是导致 1，2 型糖尿病胰岛素分泌不足的主要原因。1 型糖尿病的 β 细胞受损主要因自身免疫性破坏所致，而 2 型糖尿病的 β 细胞破坏主要由糖毒性、脂毒性及胰淀素沉积引起的炎症应激、氧化应激和内质网应激所致。

有多项研究证实 EGb 可通过改善氧化应激、抑制免疫反应等途径保护胰岛 β 细胞。奚涛等[11]给予四氧嘧啶糖尿病模型大鼠腹腔注射不同剂量 EGb761（2，4，8，16 mg·kg^{-1}），每日 1 次，连续 4 周，对照组给予腹腔注射等量生理盐水，发现 EGb761 组血清和组织中的脂质过氧化产物丙二醛（malon-aldehyde，MDA）水平显著低于对照组（$P < 0.01$），而胰岛素水平高于对照组（$P < 0.01$），说明 EGb761 在一定程度上减少了四氧嘧啶诱导的氧化应激对 β 细胞的毒性作用，保护了 β 细胞功能。Kudolo GB 等[18]的临床研究也证明，口服 EGb761（120 mg·d^{-1}）可显著降低 2 型糖尿病患者血小板 MDA 水平，改善氧化应激。除此之外，董丽等[19]的研究发现腹腔注射 EGb（舒血宁注射液，8 mg·kg^{-1}·d^{-1}）4 周，可显著增加胰岛素抵抗大鼠胰腺组织抗凋亡蛋白 Bcl-2 的表达、减少促凋亡蛋白 Bax 的表达，从而达到抑制 β 细胞凋亡的效果。

EGb 不但可以保护胰岛 β 细胞，还可以直接促进胰岛素分泌。Vasseur M 等[17]将四氧嘧啶糖尿病小鼠的离体胰腺组织置入含白果内酯的生理溶液中，发现白果内酯能提高 β 细胞对血糖的敏感性。胰岛素分泌受营养物质、神经递质和激素的调控。葡萄糖等营养物质主要通过升高胞内的 ATP/ADP 比率，导致 ATP 敏感 K^+ 通道关闭、细胞膜去极化、Ca^{2+} 内流这一途径增加胰岛素的分泌，神经递质和部分激素通过其 G 蛋白偶联受体，影响胞内三磷酸肌醇（inositol triphosphate，IP3）、二酰甘油（triacylglycerol，DAG）、Ca^{2+} 等第二信使物质水平，主要通过蛋白激酶 A（proteinkinase A，PKA）、蛋白激酶 C（proteinkinase C，PKC）等蛋白激酶途径，调节胰岛素的分泌。Choi SE 等[20]的研究显示 EGb761 可通过增加 $[Ca^{2+}]_i$，随后激活钙调蛋白依赖性蛋白激酶Ⅱ（calmodulin-dependent protein kinase Ⅱ，CaMK Ⅱ）和 PKA，起到促进大鼠胰岛 β 细胞分泌胰岛素的作用，其药效呈剂量依赖性。

1.2.2 改善胰岛素抵抗

肥胖导致的胰岛素抵抗（insulin resistance，IR）是 2 型糖尿病的重要发病机制，肥胖可以通过内分泌、炎症和细胞内在信号通路导致 IR，其发生过程涉及多种物质、多条途径，大量文献均证实 EGb 可通过不同途径改善胰岛素抵抗。

1.2.2.1 降低游离脂肪酸（FFA）水平

高 FFA 血症是引起 IR 的重要原因之一，其机制可能与下列因素相关：降低靶细胞膜上胰岛素受体的数目和亲和力；抑制肝脏骨骼肌的酪氨酸磷酸化及 3- 磷酸肌醇激酶的活性，使胰岛素信号传导障碍；刺激胰岛素分泌，加重高胰岛素血症。王敬等[21]给予高脂饮食胰岛素抵抗大鼠腹腔注射 EGb（舒血宁注射液，8 mg·kg^{-1}·d^{-1}）4 周后，发现与生理盐水组相比 EGb 可以显著改善高脂诱导的大鼠胰岛素抵抗状态，使 IR 大鼠血浆总胆固醇、甘油三酯及 FFA 水平下降，说明其改善 IR 的作用可能与调节血脂及 FFA 代谢有关。夏瑾玮等[22]给予高脂饮食胰岛素抵抗模型大鼠银杏叶制剂（银杏总黄酮≥44%）0.1 g·kg^{-1}·d^{-1} 灌胃，治疗 8 周后，发现与安慰剂组相比银杏叶制剂可显著改善 IR 大鼠的糖脂代谢，有效降低 FFA 水平，提高胰岛素敏感性。

1.2.2.2 升高脂联素、降低瘦素水平

脂联素（adiponectin，APN）是由脂肪细胞分泌的一种内源性生物活性蛋白，是一种胰岛素增敏激素，可以改善胰岛素抵抗，抑制 α- 肿瘤坏死因子（tumor necrosis factor-α，TNF-α）分泌，并有调节内皮细胞分泌功能的作用。Lim S 等[8]的研究发现，EGb761（100，200 mg·kg^{-1}·d^{-1}）灌胃 6 周，可使自发性糖尿病模型大鼠血浆脂联素水平升高，并可降低高敏 C 反应蛋白（high sensitivity creactive protein，hsCRP）水平，其作用呈剂量依赖性。瘦素（leptin，LP）由脂肪细胞分泌，可抑制 β 细胞分泌胰岛素。瘦素抵抗引起 IR 的可能机制与下列因素相关：高浓度瘦素的长期刺激可使 β 细胞的瘦素受体对瘦素敏感性下降；生理浓度的瘦素可刺激糖原分解，增加肝脏葡萄糖的输出，而瘦素水平增加可影响神经元葡萄糖转运体 4（Glut-4）易位，下调 Glut-4，抑制葡萄糖摄取，减弱组织对葡萄糖敏感性，从而加重 IR[23]。叶平胜等[24]给予糖

尿病肾病患者胰岛素、依那普利加银杏叶片（主要成分银杏总黄酮苷，每日 2 粒，每日 3 次）治疗，对照组仅给予胰岛素、依那普利，干预 3 个月后银杏叶片组患者胰岛素抵抗指数（homeostasis model assessment of insulin resistance，HOMA-IR）、TNF-α、瘦素、脂联素水平较治疗前均有显著改善（$P < 0.05$），且疗效显著优于单纯西药组（$P < 0.05$）。

1.2.2.3 抑制炎症因子激活

随着对糖尿病发病机制研究的深入，糖尿病越来越被认为是一种与炎症反应密切相关的疾病，炎症在 IR 的发生发展中起着重要作用，炎症介导 IR 的机制主要包括以下 2 个方面：干扰胰岛素受体信号转导系统造成 IR、导致内皮功能异常引起 IR。炎症因子可通过多条途径引起 IR：在慢性炎症时，白细胞介素、C 反应蛋白、TNF-α 等炎症因子抑制胰岛素受体酪氨酸磷酸化，使胰岛素的作用减弱，加重 IR；C-Jun 氨基末端激酶（Jun N-terminal kinase，JNK）在 IR 中具有重要作用，TNF-α 可激活 JNK，增加丝氨酸 307 磷酸化而抑制胰岛素受体底物 1（insulin receptor substrate-1，IRS-1），进一步抑制其下游的磷脂酰肌醇 -3- 羟激酶（phosphatidyl inositol 3-kinase，PI3K）、GLUT4 的表达、合成、转位，使葡萄糖转运功能下降，导致 IR；TNF-α，JNK 还可以抑制 IRS-2 磷酸化，造成肝糖原合成减弱和肝糖输出增加，加剧 IR；过氧化物酶体增殖物激活受体（peroxisome proliferator-activated receptor-γ，PPAR-γ）能增加肝脏脂肪酶的活性，TNF-α 能下调 PPAR-γ 的合成和作用，抑制 PPAR-γ 的基因表达，造成 IR。

EGb 对以上导致 IR 的多条途径均有调控作用。何春鑫[25]将 54 例 2 型糖尿病患者随机分为常规治疗组和常规治疗加银杏叶片（含 EGb 19.2 mg/ 片，每次 2 片，每日 3 次口服）组，分别于治疗前及治疗 4 周后取血，结果 2 组治疗后白介素 -2（IL-2），IL-6 水平均明显降低（$P < 0.05$），EGb 组较对照组 IL-2，IL-6 水平更低，IL-4 水平在各组间无明显差异。以上表明 EGb 可通过抑制炎性反应治疗糖尿病。Lim S 等[8]发现 EGb761（100，200 $mg \cdot kg^{-1} \cdot d^{-1}$）灌胃 6 周，可以使自发性糖尿病模型大鼠血糖及 hsCRP 水平下降。王敬等[26-27]对 IR 大鼠行 EGb（舒血宁注射液）8 $mg \cdot kg^{-1} \cdot d^{-1}$ 腹腔注射 4 周，发现其在一定程度上降低了 TNF-α 和 FFA（$P < 0.05$），升高了脂联素水平（$P < 0.01$），疗效与罗格列酮相近，还发现高脂饮食喂养的大鼠脂肪组织 PPAR-γ 蛋白和 mRNA 的表达出现不同程度下降，而 EGb（舒血宁注射液）8 $mg \cdot kg^{-1} \cdot d^{-1}$ 腹腔注射治疗 4 周可以使脂肪组织下降的 PPAR-γ 表达增加，且呈现出一定的剂量依赖性。

1.2.2.4 激活葡萄糖转运体 4

葡萄糖转运体（glucose transporter，GLUT），主要有 GLUT1 和 GLUT42 种，是骨骼肌细胞中主要的葡萄糖转运载体，它所介导的葡萄糖转运是骨骼肌糖代谢的主要限速步骤，GLUT4 紊乱可导致骨骼肌对葡萄糖的摄取、利用减少，而骨骼肌是消耗葡萄糖的主要组织，GLUT4 紊乱是糖尿病发病的重要原因。胰岛素与受体结合后，激活胰岛素受体底物，进一步顺序活化其下游的 PI3K，PIP3，PKB（protein kinase B），蛋白激酶 B 在胰岛素刺激 GLUT4 转位中起直接的作用，磷酸化的 PKB 能刺激葡萄糖的摄取和 GLUT4 的合成、分泌及向细胞膜的靠近、融合。

针对以上 GLUT4 活化通路，EGb 可通过多个环节对其发挥作用，包括刺激 IRS 基因转录表达、上调 PKB 蛋白及 mRNA 表达及增加 GLUT4 表达、合成、转位等。Zhou L 等[13]用 10 $mg \cdot L^{-1}$ 的 EGb（含 24% 的黄酮醇苷，6% 的银杏内酯及小于 1 ppm 的银杏酸）干预成人肝细胞，36 h 后检测细胞培养液中葡萄糖浓度，发现 EGb 可抑制肝细胞的糖摄取，改善胰岛素抵抗所致的糖耐量减低。经过分析基因表达，发现 EGb 主要通过刺激 IRS-2 基因的转录发挥作用。宋光耀等[30]用高脂喂养建立 IR 大鼠模型，分别给予低、中、高剂量（4，8，12 $mg \cdot kg^{-1} \cdot d^{-1}$）的 EGb（舒血宁注射液）腹腔注射干预 4 周，以罗格列酮为阳性对照。结果发现 EGb 可以明显改善 IR 状态，并可以上调骨骼肌 PKB 蛋白及 mRNA 表达，使骨骼肌摄取葡萄糖的能力增强。王敬等[28]给予高脂饮食所诱导的胰岛素抵抗大鼠低、中、高剂量（4，8，12 $mg \cdot kg^{-1} \cdot d^{-1}$）的 EGb（舒血宁注射液）腹腔注射治疗，发现 EGb 干预 4 周，可不同程度地降低总胆固醇、甘油三酯、空腹血糖、空腹胰岛素，同时骨骼肌 GLUT4 表达上调，中、高剂量银杏叶提取物对上述指标的改善更加明显，优于低剂量组。Li X 等[29]发现 EGb（舒血宁注射液，8 $mg \cdot kg^{-1} \cdot d^{-1}$）腹腔注射 8 周，可显著改善 STZ 糖尿病大鼠模型高血糖、高胰岛素状态，增强膈肌 GLUT4 基因表达，促进膈肌对葡萄糖的摄取和利用。因此，银杏叶提取物能够改善高脂饮食诱导的胰岛素抵抗状态，其胰岛素增敏机制与增加骨骼肌 GLUT4 的表达有关。

1.2.3 其他

除上述作用机制外，EGb 还可通过抑制 α- 糖苷酶活性从而减少糖类吸收。α- 糖苷酶家族包括淀粉酶、蔗糖酶等，它们可以从淀粉、麦芽糖等碳水化合物上切下葡萄糖，为小肠所吸收。尚禹东等[31]发现用高、中、低剂量（10，5，2.5 g · L^{-1}）EGb（银杏叶醇提物，主要有效成分为黄酮类、内酯类化合物等）分别体外孵育小肠酶液 20 min、体外孵育离体小肠 1 h，均能显著抑制大鼠小肠 α- 淀粉酶及蔗糖酶体外活性，其作用机制为反竞争性抑制。EGb 还可通过肝细胞色素 P450 影响其他降糖药的作用。Sugiyama T 等[32]给大鼠进食含 0.1% EGb（含 24.9%的黄酮及 10.6%的总帖类化合物）的饲料预处理 5 d，可通过影响老龄大鼠的肝细胞色素 P450 而使甲苯磺丁脲作用增强，但同时也增加了其致低血糖风险。由上可知，银杏制剂可以从多个靶点，多途径发挥降糖作用，但其所含成分复杂，作用机制仍需进一步明确。

2 中药银杏制剂对糖尿病并发症的干预效应及机制

2.1 糖尿病心肌病变

糖尿病性心肌病变是糖尿病患者因心脏病死亡的重要原因。Schneider R 等[33]的研究显示，采用 EGb761（100 mg · kg^{-1} · d^{-1}）灌胃，预处理 3 个月可显著减轻糖尿病大鼠心肌病缺血再灌注损伤，其可能机制为升高心肌组织内超氧化物歧化酶（superoxide dismutase，SOD）活性，降低一氧化氮合酶（nitricoxide synthase，NOS）、诱导型一氧化氮合酶（inducible nitric oxide synthase，iNOS）活性，保护心肌超微结构。Welt K 等[34]研究发现 DM 大鼠心肌微血管对急性缺氧的耐受程度明显低于正常大鼠，可出现毛细血管扩张、内皮细胞肿胀、溶酶体数目增加、线粒体结构改变，EGb761（100 mg · kg^{-1} · d^{-1}）灌胃治疗 4 个月可以改善上述改变，可能与 EGb 抗脂质过氧化和降低 NO 水平有关；同时研究[35]发现 EGb761（100 mg · kg^{-1} · d^{-1}）灌胃治疗 4 个月，可显著减少 STZ 糖尿病大鼠心脏 III，IV，VI 型胶原的表达，改善间质纤维化，减少内皮细胞及肌肉基底膜增厚。

2.2 糖尿病血管病变

糖尿病血管病变是糖尿病的最常见并发症之一。它是多种因素如血脂异常、晚期糖基化终末产物（advanced glycation end products，AGEs）、氧化应激等综合作用的结果。蛋白质与葡萄糖发生非酶促糖基化可形成一系列不可逆的 AGEs，AGEs 和蛋白质发生交联、沉积，进而引起动脉粥样硬化等一系列病理生理改变，单核细胞黏附内皮细胞又是动脉粥样硬化的始动因素。杜精睛等[36]应用 STZ 糖尿病大鼠模型，分析高、低剂量（200，100 mg · kg^{-1} · d^{-1}）EGb（银杏总黄酮 ≥ 40%）对 AGEs 的影响。结果显示灌胃给药 6 周后，高剂量 EGb（200 mg · kg^{-1}）组 AGEs 含量明显低于对照组，且呈剂量依赖性，说明 EGb 可减轻血管内皮细胞的损伤，改善糖尿病血管病变。

EGb 可通过多种途径抑制单核细胞黏附血管内皮细胞，Tsai HY 等[37]发现以 100 mg · L^{-1} 的 EGb761 作用于人主动脉内皮细胞 18 h，可通过蛋白激酶 B/ 内皮型一氧化氮合酶及 p38/ 丝裂原活化蛋白激酶（mitogen-activated protein kinase，MAPK）途径提高 I 型血红素氧合酶表达从而缓解高血糖引起的内皮细胞黏附；Chen 等[38]发现 EGb 可抑制人血管内皮细胞炎症反应，其作用机理为通过抑制 IL-6 激活，使血清可溶性细胞间黏附分子 -1（intercellular adhesion molecule-1，ICAM-1）水平下降，从而抑制单核细胞黏附内皮细胞。Lim S[8] 发现 EGb761（100，200 mg · kg^{-1} · d^{-1}）灌胃 6 周，均可以使自发性糖尿病模型大鼠血管内中膜比例、血管平滑肌细胞增生下降，并可减少单核细胞黏附、降低细胞间黏附分子 -1/ 血管细胞黏附分子 -1（vascular cell adhesion molecule-1，VCAM-1）比例、抑制血管平滑肌细胞迁移，从而达到抑制动脉粥样硬化的作用效果，其疗效呈浓度依赖性。

2.3 糖尿病肾病

糖尿病肾病是导致肾功能衰竭的重要原因，其是在代谢紊乱与血流动力学基础上，以高糖诱导的各种炎性因子、血管活性物质综合作用的结果，其中氧化应激在其发生、发展中起重要作用。糖脂代谢紊乱可引起肾小球基膜胶原堆积和肾小球基膜增厚，糖尿病肾病早期可见肾脏体积增大，晚期肾脏多纤维增生、体积减小。

EGb 可通过多种途径保护肾脏[39]，银杏黄酮苷可使肾组织基质金属蛋白酶 -3（matrix metalloproteinase-3，MMP-3）表达上调，增加细胞外基质的降解，同时抑制 I 型纤溶酶原激活物抑制因子（plasminogen activator inhibitor-1，PAI-1）的表达，起到对肾脏的保护作用；EGb 能使血清及肾组织中 SOD 及谷胱甘肽过氧化物酶（glutathione peroxidase，GSHPx）活性升高、AGE 及其受体[40]水平下降，改善氧化应激，同时可以提高 MMP-2[12]、MMP-9、细胞外基质金属蛋白酶诱导物（extracellular matrix metalloproteinase inducer，EMMPRIN）[41]表达，降低金属蛋白酶组织抑制因子 -2（tissue inhibitors of metalloproteinase-2，TIMP-2）、IV 型胶原、层黏连蛋白、结缔组织生长因子（connective tissue growth factor，CTGF）及转化生长因子 -β1（transforming growth factor-β1，TGF-β1）mRNA 水平，使早期糖尿病肾病患者血清 ICAM-1 和 VCAM-1 下降[42]，改善糖尿病所致的肾小球、毛细血管襻及肾小囊腔体积增大[43]，改善基底膜增厚及基质增生，减少实验大鼠尿蛋白排泄，减轻肾功能损害；还可以抑制肾组织中核因子 - κ B（nuclear factor-κ B，NF- κ B）的活化并进而抑制过强的炎症反应，从而减轻肾脏的病理损害。

ZhangL 等[44]对 EGb 治疗早期糖尿病肾病患者的疗效的系统评价指出，EGb 治疗早期糖尿病肾病具有很好的前景，对尿白蛋白排泄率基线较高的患者尤其有优势，但目前对其安全性仍没有确切的数据，其作用仍缺乏大规模临床随机双盲对照试验来证实。

2.4 糖尿病周围神经病变

糖尿病周围神经病变是以糖代谢紊乱为基础，合并多因素共同作用的结果。其中由微血管受损及血液动力学异常造成的神经组织缺血缺氧，以及多元醇通路代谢活跃、组织氧化代谢增加致神经组织损害是主要原因。曹辉等[45]将 96 例糖尿病周围神经病变患者随机分成 2 组，治疗组给予 EGb 360 mg · d^{-1}，分次口服，对照组给呋喃硫胺 75 mg · d^{-1}，分次口服，疗程 8 周。经治疗后治疗组主观神经症状恢复总有效率 70.8%，对照组有效率为 18.8%；膝、跟腱反射治疗组 54.8%有不同程度改善，对照组较前改善者仅 6.1%，两者比较均有显著性差异（$P < 0.001$）；神经电生理变化，治疗组显著优于对照组（$P < 0.001$），证实了 EGb 在治疗糖尿病周围神经病变中的作用显著疗效。EGb 可通过其抗氧化活性提高抗氧化酶及过氧化氢酶水平[46]，改善糖尿病所致的慢轴突运输紊乱及神经内膜微脉管系统异常[47]，抑制氧化应激，缓解神经痛。

2.5 糖尿病视网膜病变

糖尿病视网膜病变（diabetic retinopathy，DR）作为糖尿病患者致盲的重要原因，严重威胁患者生活质量。DR 的主要病理表现为微血管病变，其发病机制为高糖血症和缺氧引起的生物化学、超微结构及血液异常。微血管病变表现为周细胞凋亡、基底膜增厚，内皮细胞破坏、视网膜毛细血管瘤形成。

EGb 可通过多种途径来改善糖尿病视网膜病变。EGb 可改善糖尿病视网膜病变患者的视网膜毛细血管和神经细胞凋亡，李才锐等[48]用含 0.3 mg · g^{-1}EGb（主要成分为银杏黄酮苷、银杏内酯和白果内酯等）的饲料喂养自发性糖尿病小鼠，分别于治疗的 0，4，12 周观察视网膜血管内皮生长因子（vascular endothelial growth factor，VEGF）蛋白表达及视网膜超微结构，发现与对照组相比 EGb 治疗组小鼠视网膜 VEGF 表达下降，视网膜内皮细胞、神经节细胞凋亡明显减轻，其疗效呈时间依赖性。银杏叶制剂对视网膜神经细胞的保护作用可能与其调节凋亡促进及抑制基因表达有关，何晓静等[49]的研究显示给予 STZ 糖尿病大鼠不同剂量（20，50，100，200 mg · kg^{-1} · d^{-1}）银杏叶总黄酮灌胃，共 4 周，发现各治疗组视网膜血管和神经细胞 Bax 和 Bcl-2 基因的表达水平均显著低于模型组，且其疗效呈一定的浓度依赖性。EGb 除可以抑制糖尿病视网膜病变患者视网膜细胞凋亡外，还可以抑制人晶状体上皮细胞凋亡，其保护作用与抑制氧化应激、降低 Bax/Bcl-2 比例及细胞凋亡蛋白酶 -3 活性有关[50]。

EGb 可以通过改善血液流变学因素而起到对糖尿病视网膜病变的保护作用。Huang SY 等[51]给予 25 名 T2DM 患者口服 EGb761 240 mg · d^{-1} 治疗 3 个月，发现治疗后受试者血黏度、纤维蛋白原水平显著下降，红细胞变形性增加，视网膜毛细血管血流速度显著增快。

3 问题与展望

中药银杏制剂在国内外用于心脑血管疾病的临床应用已有数十年，其疗效确切、副作用小，具有良好的发展前景。2 型糖尿病是冠心病、中风等心脑血管疾病的“等危症”，因此控制糖尿病的大面积蔓延对降低心脑血管疾病的发病率及死亡率具有重大意义。中药银杏制剂在糖尿病治疗中已经有了初步的研究与应用，但目前仍存以下一些问题值得深入研究：①虽然目前中药银杏制剂（银杏酮酯）在临床糖尿病并发症的治疗中已经有了较为广泛的应用，但其对糖尿病本身的糖代谢紊乱的干预效应及其机制尚不明确，虽然近几年来的多项研究证实银杏酮酯可以通过改善胰岛功能、胰岛素抵抗而起到调节血糖的作用，但此类研究数据多来源于动物实验，目前仍缺乏高质量的随机对照的临床试验数据的支持。②中药银杏制剂对糖尿病及其并发症的治疗作用是通过多个靶点实现的，作用机制复杂且不明确，EGb 中所含化学成分较多，不同成分对血糖的调节作用相差很大甚至相反，因此应进一步明确其活性成分，剔除无效和起反作用的成分以进一步提高疗效，减少副作用。③目前主要从胰岛 β 细胞及胰岛素的角度探讨 EGb 对糖尿病的治疗作用，而在糖尿病发病机制中，胰高血糖素作为主要的升糖激素，其作用越来越被重视，中药银杏制剂对胰高血糖素水平的干预效应仍待进一步阐明。④胰岛素抵抗是糖尿病与心血管疾病发病的共同土壤，中药银杏制剂对胰岛素抵抗具有一定的改善作用，那么其对合并 2 型糖尿病的心脑血管疾病的治疗有何优势值得对其效应及机制进行深入研究。⑤中药银杏制剂对不同胰岛功能、不同胰岛素抵抗状态以及不同糖耐量水平的受试者作用效果并不一致，其对糖尿病及其并发症的治疗是以预防作用为主，还是治疗作用为主，或是两者兼有，仍需大规模临床试验的验证。⑥ EGb 与口服降糖药或胰岛素的协同作用的效果如何？机制如何？未来对以上这些问题的深入研究将对系统阐明中药银杏制剂的糖尿病治疗及心脑血管保护机制具有重要意义，也为其临床扩大应用提供更为坚实的证据。

参考文献

[1] Xu Y, Wang L, He J, et al. Prevalence and control of diabetes in Chinese adults[J]. JAMA, 2013, 310(9): 948-959.

[2] Chan PC, Xia Q, Fu P. *Ginkgo biloba* leave extract: biological, medicinal, and toxicological effects[J]. J Environ Sci Health C, 2007, 25: 211-244.

[3] Anonymous. EGb 761: *Ginkgo biloba* extract, Ginkor[J]. Drugs R D, 2003, 4(3): 188-193.

[4] 谢德隆, 高崎, 黄新生, 等. 中国银杏药品质量标准体系的建立及规范的实践[J]. 世界科学技术——中药现代化, 2002(1): 61-62.

[5] 郭明, 刘玥, 许琳, 等. 中药银杏制剂的心血管药理效应: 机制与展望[J]. 中国科学: 生命科学, 2014, 44(6): 543-550.

[6] Ren M, Yang S, Li J. *Ginkgo biloba* L. extract enhances the effectiveness of syngeneic bone marrow mesenchymal stem cells in lowering blood glucose levels and reversing oxidative stress[J]. Endocrine, 2013, 43: 360-369.

[7] Cheng D, Liang B, Li Y, et al. Antihyperglycemic effect of *Ginkgo biloba* extract in streptozotocin-induced diabetes in rats[J]. Biomed Res Int, 2013, 1-7.

[8] Lim S, Yoon JW, Kang SM, et al. EGb761, a *Ginkgo biloba* extract, is effective against atherosclerosis in vitro, and in a rat model of type 2 diabetes[J]. PLoS ONE, 2011, 6(6): e20301.

[9] 唐嘉航, 叶希韵, 刘江, 等. 银杏叶总黄酮对胰岛素抵抗大鼠糖脂代谢和肝功能的影响[J]. 上海交通大学学报: 医学版, 2009, 29(2): 150-153.

[10] 李旭升, 黄斌伦, 陈国荣, 等. 银杏叶提取物对糖尿病大鼠血糖代谢的影响[J]. 浙江中西医结合杂志, 2004, 14(7): 9-10.

[11] 奚涛, 王玲玲. 银杏叶提取物对糖尿病的药效学研究[J]. 中国药科大学学报, 2000, 31(4): 47-50.

[12] Qian LU, Yin XX, Wang JY, et al. Effects of *Ginkgo biloba* on prevention of development of experimental diabetic nephropathy in rats[J]. Acta Pharmacol Sin, 2007, 28(6): 818-828.

[13] Zhou L, Meng Q, Qian T, et al. *Ginkgo biloba* extract enhances glucose tolerance in hyperinsulinism-induced hepatic cells[J]. J Nat Med, 2011, 65(1): 50-56.

[14] Kudolo GB. The effect of 3-month ingestion of *Ginkgo biloba* extract(EGb 761)on pancreatic beta-cell function in response to glucose loading in individuals with non-insulin-dependent diabetes mellitus[J]. J Clin Pharmacol, 2001, 41(6): 600-611.

[15] Kudolo GB. The effect of 3-month ingestion of *Ginkgo biloba* extract on pancreatic beta-cell function in response to glucose loading in normal glucose tolerant individuals[J]. J Clin Pharmacol, 2000, 40(6): 647-654.

[16] Rudge MV, Damasceno DC, Volpato GT, et al. Effect of *Ginkgo biloba* on the reproductive outcome and oxidative stress biomarkers of streptozotocin induced diabetic rats[J]. Braz J Med Biol Res, 2007, 40: 1095-1099.

[17] Vasseur M, Jean T, DeFeudis FV, et al. Effects of repeated treatments with an extract of *Ginkgo biloba*(EGb 761), bilobalide and ginkgolide B

on the electrical activity of pancreatic beta cells of normal or alloxan-diabetic mice: an ex vivo study with intracellular microelectrodes[J]. Gen Pharmacol, 1994, 25: 31-46.

[18] Kudolo GB, Delaney D, Blodgett J. Short-term oral ingestion of *Ginkgo biloba* extract(EGb761)reduces malondiadehyde levels in washed platelets of type 2 diabetes subjects[J]. Diabetes Res Clin Pract, 2005, 68(1): 29-38.

[19] 董丽, 刘敏, 宋光耀, 等. 银杏叶提取物对高脂喂养胰岛素抵抗大鼠胰岛β细胞凋亡的保护作用[J]. 实用医学杂志, 2009, (22): 3761-3763.

[20] Choi SE, Shin HC, Kim HE, et al. Involvement of Ca^{2+}, CaMK II and PKA in EGb 761-induced insulin secretion in INS-1 cells[J]. J Ethnopharmacol, 2006, 110(1): 49-55.

[21] 王敬, 宋光耀, 高宇, 等. 银杏叶提取物对高脂饮食大鼠胰岛素敏感性的影响[J]. 中国老年学杂志, 2007, (15): 1455-1457.

[22] 夏瑾玮, 黄高忠, 张秀珍, 等. 银杏叶提取物对脂质诱导胰岛素抵抗大鼠脂肪肝的干预作用[J]. 中国老年学杂志, 2010, (14): 2024-2028.

[23] 宋桉, 赵家军. 肥胖致胰岛素抵抗的机制研究新进展[J]. 中国老年学杂志, 2013, (17): 4359-4361.

[24] 叶平胜, 周薇莉. 银杏叶片对糖尿病肾病的胰岛素抵抗和脂肪细胞因子的影响[J]. 浙江中医杂志, 2009, (12): 876-877.

[25] 何春鑫. 银杏叶提取物对糖尿病细胞因子的影响[J]. 中国医疗前沿, 2008, 3(4): 94-95.

[26] 王敬, 宋光耀, 高宇, 等. 银杏叶提取物对高脂胰岛素抵抗大鼠血清瘦素、脂联素的影响[J]. 北京中医药大学学报, 2008, 31(1): 50-53.

[27] 王敬. 银杏叶提取物对高脂饮食大鼠胰岛素敏感件的影响及其相关机制研究[D]. 石家庄: 河北医科大学, 2008.

[28] 王敬, 宋光耀, 张文杰, 等. 银杏叶提取物对胰岛素抵抗大鼠骨骼肌 GLUT4 表达的影响[J]. 中国药学杂志, 2009, (21): 1626-1629.

[29] 李旭升, 胡野, 傅永强, 等. 银杏叶提取物增强糖尿病大鼠模型膈肌摄取葡萄糖能力的作用研究[J]. 中国中药杂志, 2010, 35(3): 356-359.

[30] 宋光耀, 王敬, 曲东明, 等. 银杏叶提取物对胰岛素抵抗大鼠骨骼肌蛋白激酶 B 表达的影响[J]. 中国全科医学, 2009, 12(33): 455-457.

[31] 尚禹东, 张郑瑶, 丁云录, 等. 银杏叶提取物对α-葡萄糖苷酶的抑制作用及其降血糖作用机制[J]. 吉林大学学报: 医学版, 2011, 37(3): 427-432.

[32] Sugiyama T, Kubota Y, Shinozuka K, et al. *Ginkgo biloba* extract modifies hypoglycemic action of tolbutamide via hepatic cytochrome P450mediated mechanism in aged rats[J]. Life Sci, 2004, 75(9): 1113-1122.

[33] Schneider R, Welt K, Aust W, et al. Cardiac ischemia and reperfusion in spontaneously diabetic rats with and without application of EGb 761: II. Interstitium and microvasculature[J]. Histol Histopathol, 2008, 23(7): 807-817.

[34] Welt K, Fitzl G, Schepper A. Experimental hypoxia of STZ-diabetic rat myocardium and protective effects of *Ginkgo biloba* extract[J]. Exp Toxicol Pathol, 2001, 52(6): 503-512.

[35] Welt K, Weiss J, Koch S, et al. Protective effects of *Ginkgo biloba* extract EGb 761 on the myocardium of experimentally diabetic rats II. Ultrastructural and immunohistochemical investigation on microvessels and interstitium[J]. Exp Toxic Pathol, 1999, 51: 213-222.

[36] 杜精睛, 陶贵周. 银杏叶提取物对2型糖尿病大鼠血管病变的干预作用[J]. 中国老年学杂志, 2011, 31(2): 292-293.

[37] Tsai HY, Huang PH, Lin FY, et al. *Ginkgo biloba* extract reduces high-glucose-induced endothelial reactive oxygen species generation and cell adhesion molecule expression by enhancing HO-1 expression via Akt / eNOS and p38 MAP kinase pathways[J]. Eur J Pharm Sci, 2013, 48(4/5): 803-811.

[38] Chen JS, Chen YH, Huang PH, et al. *Ginkgo biloba* extract reduces high-glucose induced endothelial adhesion by inhibiting the redox-dependent interleukin-6 pathways[J]. Cardiovasc Diabetol, 2012, 11: 49-59.

[39] 王敬, 宋光耀. 银杏叶提取物治疗糖尿病及其并发症研究进展[J]. 中国药房, 2008, (12): 952-954.

[40] 李雪竹, 严海东, 王俊, 等. 银杏叶提取物、α-硫辛酸对糖尿病大鼠肾组织中糖基化终产物及其受体 RAGE 表达的影响[J]. 中国中西医结合杂志, 2011, 31(4): 525-531.

[41] Ji L, Yin XX, Wu ZM, et al. *Ginkgo biloba* extract prevents glucose-induced accumulation of ECM in rat mesangial cells[J]. Phytother Res, 2009, 23: 477-485.

[42] 李旭升, 傅晓骏, 郎旭军, 等. 银杏叶提取物对早期糖尿病肾病患者细胞间黏附分子-1 和血管细胞黏附分子-1水平的影响[J]. 中国中西医结合杂志, 2007, 27(5): 412-414.

[43] Welt K, Weiss J, Martin R, et al. *Ginkgo biloba* extract protects rat kidney from diabetic and hypoxic damage[J]. Phytomedicine, 2007, 14(2/3): 196-203.

[44] Zhang L, Mao W, Guo X, et al. *Ginkgo biloba* extract for patients with early diabetic nephropathy: a systematic review[J]. Evid Based Complement Alternat Med, 2013, 213: 689142.

[45] 曹辉, 郝齐志, 余晓慧. 银杏叶制剂治疗糖尿病周围神经病变的疗效观察[J]. 中国糖尿病杂志, 2000, 8(2): 50-51.

[46] Taliyan R, Sharma PL. Protective effect and potential mechanism of *Ginkgo biloba* extract EGb 761 on STZ-induced neuropathic pain in rats[J]. Phytother Res, 2012, 26(12): 1823-1829.

[47] Kim J, Yokoyama K, Araki S. The effects of *Ginkgo Biloba* extract(GBe)on axonal transport, microvasculature and morphology of sciatic nerve in streptozotocin-induced diabetic rats[J]. Environ Health Prev Med, 2000, 5: 53-59.

[48] 李才锐, 孙曙光, 姜德咏, 等. 银杏叶提取物治疗早期糖尿病视网膜病变观察[J]. 国际眼科杂志, 2006, 6(1): 78-81.

[49] 何晓静, 朱美玲, 宋洁. 银杏叶总黄酮对糖尿病大鼠视网膜细胞凋亡相关基因表达的影响[J]. 安徽医科大学学报, 2006, 41(3): 28-31.

[50] Wu ZM, Yin XX, Ji L, et al. *Ginkgo biloba* extract prevents against apoptosis induced by high glucose in human lens epithelial cells[J]. Acta Pharmacol Sin, 2008, 29(9): 1042-1050.

[51] Huang SY, Jeng C, Kao SC, et al. Improved haemorrheological properties by *Ginkgo biloba* extract(Egb761)in type 2 diabetes mellitus complicated with retinopathy[J]. Clin Nutr, 2004, 23: 615-621.

原载：信琪琪，刘玥，杨琳，付长庚，陈可冀. 中药银杏制剂与糖尿病治疗：作用机制与临床应用 [J]. 中国中药杂志，2014, 39(23): 4509-4515.

糖尿病血糖波动实验模型研究进展

王景尚　黄　烨　殷惠军　陈可冀

糖尿病（DM）是继肿瘤、心血管疾病之后发病率居世界第 3 位的慢性病，严重威胁人类的健康和生命。如何有效遏制糖尿病及其并发症的发生和发展，已成为国内外亟待解决的重大科学问题。良好的血糖控制是防止糖尿病及其晚期并发症的有效途径。流行病学调查证实，糖尿病慢性并发症的发生发展不仅与血糖整体水平升高有关，而且与血糖波动密切相关[1]。血糖波动幅度是独立于 HbA1c 之外的另一重要的血糖控制评价指标，同时也是糖尿病患者心血管事件发生与死亡的独立危险因素和预测因子[2]。因此，血糖波动相关研究已成为近年来糖尿病及其并发症防治研究的热点之。

实验模型是连接基础和临床的桥梁与纽带，不仅是进行有效药物筛选及药物作用机制深入研究的重要手段，同时也是深化临床认识“从临床到实验室，再从实验室到临床”，实现医学转化不可或缺的重要组成部分。近年来，不少学者对糖尿病血糖波动实验模型进行了深入探讨并取得了一定进展，为进一步明确血糖波动对糖尿病的影响及其作用机制提供了实验依据，同时也为药物研发提供了思路。

1 血糖波动的评价标准

评价标准的确立是成功建立实验模型的前提和依据。血糖波动评价标准是糖尿病血糖波动模型成功建立的关键环节。一直以来，HbAlc 一直作为评价糖尿病患者血糖控制的金标准[3]。然而，HbAlc 值相同并不等于全天血糖谱相同，HbAlc 相似的 DM 患者血糖波动性可能不同[2]。因此，全面认识血糖就必须在重视血糖均值的同时，关注血糖波动性。目前，评估血糖波动性的参数主要从日内血糖波动、日间血糖波动、进餐相关性血糖波动和严重低血糖危险等 4 个方面进行[4]。日内血糖波动的评价参数包括血糖水平的标准差（SDBG）、最大血糖波动幅度（LAGE）、血糖波动于某一范围的时间百分比、曲线下面积或频数分布、M 值和平均血糖波动幅度（MAGE）等。日间血糖波动的评价参数主要包括日间血糖平均绝对差（MODD）和空腹血糖变异系数（FPG-CV）。餐后血糖波动的评价参数包括平均进餐波动指数（MIME）和餐后血糖的时间与曲线下面积增值（IAUC），严重低血糖危险的评价指标为低血糖指数（LBGI）。在临床应用中，应根据实际需要的不同和参数各自的特点进行合理选择，并将血糖波动幅度与空腹血糖、餐后两小时血糖及 HbAlc 进行综合考虑，才能全面认识血糖，进而更好地干预和预防糖尿病并发症的发生发展。

2 血糖波动实验模型研究现状

以血糖波动评价标准为依据，研究者在血糖波动模型建立方面进行了一定探索，主要分为细胞和动物实验模型两种。

2.1 细胞实验模型

目前细胞实验模型均通过间断给予不同浓度的葡萄糖造成日内血糖波动和日间血糖波动，从而模拟机体的血糖波动状态。但由于实验对象和目的的不同，在葡萄糖浓度，波动时间间隔、频率、持续时间以及波动次数上存在一定差异。综合目前研究，主要有以下几种方法：①意大利 Morpurgo-Hofman 衰老研究实验室是全世界最早进行血糖波动细胞实验研究的单位。借助人脐静脉内皮细胞，通过间断给予含有 5 mmol/L 和 20 mmol/L 葡萄糖的培养基，每 24 h 更换 1 次，采用日间血糖波动的方式建立血糖波动模型，干预 14 天，血糖波动 14 次[5]。近 10 年来运用该模型在波动高糖加重内皮损伤、炎症反应和氧化应激等方面取得了重要进展。② Giannini 等[6]通过对胎儿神经上皮细胞间断给予含有 10 mmol/L 和 20 mmol/L 葡萄糖的培养基，每 24 h 更换 1 次，建立血糖波动模型，观察了血糖波动在糖尿病神经病变中的重要作用，干预 5 天，血糖波动 5 次。③ Del Guerra 等[7]通过对人胰岛 B 细胞间断给予含有 16.7 mmol/L 和 5.5 mmol/L 葡萄糖的培养基，每 24 h 更换 1 次，构建血糖波动模型并证实了格列齐特可显著减轻血糖波动造成的胰岛 P 细胞的凋亡，干预 5 天，血糖波动 5 次。④本课题组通过对人脐静脉内皮细胞间断给予低糖型 DMEM（血糖浓度 5.0 mmol/L）和高糖型 DMEM 培养基（25.0 mmol/L），每 24 h 更换 1 次，建立血糖波动模型，研究了 PI3K/Akt 信号通路在波动高糖损伤内皮中的重要作用及西洋参茎叶总皂苷的保护效应，干预 8 天，血糖波动 8 次[8]。Chen 等[9]采用相同方法探讨了波动高糖对人脐静脉内皮细胞膜硬化的影响，但干预 7 天，血糖波动 7 次。⑤侯志强等[10]通过对大鼠胰岛和大鼠胰岛瘤细胞（INS-1）细胞间断给予含有 11.1 mmol/L 和 25 mmol/L 葡萄糖的培养基，每 24 h 更换 1 次，建立血糖波动模型并探讨血糖波动对大鼠胰岛及 INS-1 细胞的影响，干预 72 h，血糖波动 3 次。Shi 等[11]观察了血糖波动对 INS-1 细胞凋亡的影响，其血糖浓度为 5.5 mmol/L 和 33.3 mmol/L，每 12 h 换液一次，观察 72 h，血糖波动 6 次。Cheong 等[12]观察了血糖波动对 INS-1 内质网应激的影响，其换液时间、观察时间和波动次数与 ShiXL 相同，但其血糖浓度为 11 mmol/L 和 30 mmol/L。⑥ Sun 等[13]通过对大鼠肾小球间质细胞、人视网膜内皮细胞、血管平滑肌细胞间断给予含有 5 mmol/L 和 25 mmol/L 葡萄糖的培养基，每 6 h 更换 1 次，建立血糖波动模型，在血糖波动致糖尿病微 / 大血管病变中的作用机制研究方面取得了丰富成果，干预 72 h，血糖波动 12 次。⑦ Zhong 等[14]观察了血糖波动对人视网膜周细胞的影响，其血糖浓度为 5 mmol/L 和 25 mmol/L，每 48 h 换液 1 次，干预 8 天，血糖波动 4 次。⑧ Masumoto 等[15]观察了血糖波动对人胎盘绒毛癌细胞的影响，血糖浓度分别为 7 mmol/L 和 42 mmol/L，每 6 h 更换 1 次，观察 48 h，血糖波动 8 次。⑨ Li-Bo 等[16]发现血糖波动具有促进单核细胞促炎细胞因子释放的作用，其血糖浓度为 5 和 15 mmol/L，每 12 h 更换 1 次，干预 72 h，血糖波动 6 次。

2.2 动物实验模型

糖尿病动物模型包括 1 型和 2 型，主要有实验诱导和自发性糖尿病动物模型两大类。其中，自发性 1 型糖尿病动物模型包括 BB 大鼠和 NOD 小鼠，而 2 型包括 ZDF 大鼠、OLETF 大鼠、GK 大鼠、OB 小鼠、T-KK 小鼠和 NSY 小鼠等。实验诱导性模型制备方法包括胰腺切除术诱导法、化学药物诱导法、拮抗胰岛素因子诱导法、食物诱发及催肥等，其中以化学药物诱导法（主要使用链脲佐菌素和四氧嘧啶）操作简单且可行性高，是目前获得实验性糖尿病动物模型最常用的方法，其诱导的动物品系包括大鼠、小鼠、犬、猴和猪等。

目前血糖波动动物模型研究有限，现有模型主要是通过饮食干预造成重复餐后高血糖和胰岛素注射造成大幅度血糖波动而建立的，动物品系仅限于大鼠和小鼠。具体造模方法主要有以下几种：① Azuma 等是较早进行血糖波动动物模型探索的研究者。通过每日定时两次喂食 GK 大鼠（非肥胖型的 2 型糖尿病）的方法诱导重复餐后高血糖而构建血糖波动模型，证实了反复血糖波动具有促进单核与内皮细胞黏附、加重大鼠胸主动脉内皮损伤的作用，血糖波动 12 周。② Watada 等在链脲佐菌素（STZ）诱导形成 1 型糖尿病大鼠模型基础上，通过每日定时两次喂食的方法诱导重复餐后高血糖而建立血糖波动模型，证实了血糖波动在糖尿病大血管病变中的促进作用，血糖波动 4 周。③ Mita 等[17]时应用每日定时两次喂食 ApoE 基因缺陷小鼠定量麦芽糖的方法诱导反复餐后高血糖制备血糖波动模型，观察血糖波动对 ApoE 小鼠动脉粥样硬化程度的影响，血糖波动 6 周。④ Horvah 等[18]基于 STZ 成功诱导 1 型糖尿病大鼠模型，通过隔日 1 次注射 60 U/kg 长效胰岛素造成血糖控制不良（具有大幅度血糖波动）模型（稳定组通过每日 1 次注射 60 U/kg 中效甘精胰岛素严格控制血糖），研究发现快速血糖波动具有诱导氧化应激和内皮损伤的作用，血糖波动 30 天。⑤涂白青等[19]在四氧嘧啶诱导形成糖尿病 1 型小鼠模型的基础上，通过每日 3 次腹腔注射 2 g/kg 葡萄糖的方式制备血糖波动模型，观察了血糖波动对小鼠脏器的影响，干预 6 周。⑥本课题组在高脂饮食联合 STZ 注射成功制备 2 型糖尿病大鼠模型基础上，根据造模成功糖尿病大鼠自身的血糖波动性

（主要为 FPG-CV）进行分组，观察了血糖波动对糖尿病大鼠的影响并对相关机制进行了深入探讨，血糖波动 8 周[20]。

3 糖尿病血糖波动模型的思考

建立方便实用、可靠性高、重复性好的血糖波动实验模型是进行血糖波动机制实验研究的前提。临床应用是基础实验研究的最终目的和价值体现，因此在实验中选择更加贴近临床的干预条件是实验研究的基本要求之。

3.1 选择适当的血糖浓度和干预时间

目前细胞实验研究中高血糖浓度往往在 20 mmol/L 以上，大大超出了一般糖尿病病人的血糖控制范围，同时存在间隔时间过长，干预时间过短，波动次数过少的问题，与临床实际相差较远。因此，适当降低高血糖浓度（如至 11.1～16.7 mmol/L），缩短更换培养基时间（6～12 小时 / 次），增加干预时间（＞7 天）更加贴近临床。

应用快速血糖仪测定实验动物血糖，简单便捷，可较快掌握模型动物的血糖波动状态。多数血糖仪上限均在 33.3 mmol/L，对于超过上限的血糖往往不能显示，加之血糖超过 33.3 mmol/L 时，模型大鼠多伴有高渗性高血糖状态或有肾功能障碍。因此，有必要适当限定模型大鼠空腹血糖和餐后血糖水平。对于空腹血糖最好控制在 7.8～16.7 mmol/L 之间，餐后血糖在 11.1～33.3 mmol/L。干预时间采用定时定量投食的方法，观察时间应根据实验目的的不同进行选择。

3.2 合理选择造模用动物

糖尿病血糖波动动物模型首先必须是成功稳定的糖尿病动物模型，其次要对不同的干预因素（如饮食干预，药物干预等）反应敏感，模型特征出现迅速且稳定。相对于化学物诱导（如 STZ、四氧嘧啶等）的糖尿病动物模型而言，基因缺陷动物模型（如 GK 大鼠、BB 大鼠、NSY 小鼠模型等）稳定性相对较好，同时可有效地排除化学物本身对血糖波动的影响，但也存在模型动物成模时间不定、血糖水平不可控和成本昂贵的问题。化学诱导的糖尿病模型成本较低，可控制造模大鼠血糖水平，较易出现血糖水平波动，但稳定性尚需加强。因此，根据实验目的不同，选择合理的实验动物造模对糖尿病血糖波动动物模型的建立至关重要。

此外，目前血糖波动模型用动物均为大鼠或小鼠，尚未有使用猪、犬或猴等进行糖尿病血糖波动模型制备的相关研究，需要在今后研究中加强。随着人源化动物模型（humanized animal models）研究的不断发展，人源化糖尿病小鼠模型也取得了巨大进步。研究人员利用 NSG 品系小鼠成功培育了遗传上自发及可诱发高血糖的模型，从而可以在存在或缺乏完整的人类免疫系统的情况下进行人胰岛的功能性研究，这也为制备更接近人体生理病理状态的血糖波动实验动物模型，研究血糖波动对人体胰岛功能的影响提供了更好的选择。

3.3 注重总热量均衡，引入“升糖指数”概念

餐后血糖波动是血糖波动评价的重要参数，同时也是血糖波动模型造模的依据和着眼点。现有的动物模型多采用定时喂食饲料和麦芽糖，腹腔注射葡萄糖或不同时效胰岛素的方式诱导反复的血糖波动，尽管取得了一定的研究成果，但同时也存在诸多缺点，最主要的是总热量不平衡的问题。以上研究中的对照组（血糖稳定组）多采用普通饲料或蒸馏水注射，与波动组大鼠相比，所获得的总热量并不均衡，因此研究结果并不能完全排除总热量差异所带来的影响。“升糖指数（GI）”是反映食物引起人体血糖升高程度的指标，引入该概念可有效克服总热量不同造成的干扰，是建立糖尿病血糖波动动物模型可以尝试的方法。另外，不同时效胰岛素的应用，使治疗作用和血糖波动之间相叠加，在研究药物效应方面缺乏说服力。

3.4 重视模型自身血糖波动及非糖尿病模型血糖波动

干扰因素的存在是研究血糖波动对机体影响及其机制，建立稳定、可靠、公认的糖尿病血糖波动模型的主要障碍之一。减少干扰因素的最好方法就是尽量不对糖尿病模型大鼠进行干预。本课题组前期在成功制备 2 型糖尿病大鼠模型后连续两周测定大鼠空腹血糖，根据糖尿病大鼠自身血糖波动性的差异（主要为 FBG-CV）将糖尿病大鼠分为波动性高血糖组和稳定性高血糖组，通过数周干预，取得了较好的实验结果[20]。虽然该方法存在实施过程较为复杂、干预时间较长、人力物力耗费过大等诸多缺点，尚需进一步改进，但有效地减少了干扰因素，仍不失为一种值得推荐的方法。在今后的研究中，我们会将模型自身血糖波动性与定时定量投食结合起来，并引入“升糖指数”概念，使该模型进一步完善。

血糖波动幅度增大不仅对糖尿病患者是一种风险，对健康人群亦是如此。因此，我们在关注糖尿病模型血糖波动的同时，对非糖尿病模型的血糖波动也要予以充分重视，包括高脂血症模型（ApoE 小鼠）、高血压模型、急性心梗模型以及正常动物。这对于更好探讨血糖波动本身对模型的影响及影响机制具有非常重要的意义。

3.5 结合中医理论制备糖尿病血糖波动中医证候模型

中医药在糖尿病，特别是 2 型糖尿病的防治中具有其独特优势，而且这种优势往往不表现在降糖方面，而是在稳定血糖和改善并发症上。如何利用中医理论，制备出符合中医病症特点的糖尿病证候模型，是深入开展中医药防治糖尿病研究的关键所在。目前国内研究者在化学药物诱导出糖尿病动物模型的基础上，运用中药四气五味的药性理论，研制出一些 2 型糖尿病中医证候模型，如糖尿病肾阴虚模型、气阴两虚模型和阴虚热盛模型等。此外，大量体内外研究证实中医药在稳定血糖方面疗效肯定。然而，符合中医理论的血糖波动证候模型匮乏极大地限制了中医药稳糖机制研究。近来研究显示，血糖波动与情绪和自主神经功能紊乱密切相关。在中医理论中，肝为将军之官，其性主动、喜条达、恶抑郁，与精神、情志及神经内分泌密切相关。肝失疏泄而致肝气郁滞或肝火亢盛均表现为精神、情志及内分泌方面的异常波动。那么是否可以通过对 2 型糖尿病大鼠进行情志刺激制备糖尿病血糖波动中医证候模型呢？这可能是未来研究的方向之一。

4 展望

自从血糖波动在糖尿病及其并发症防治中的重要地位被大家认识以来，不少研究者通过深入探索，建立了多种有效的糖尿病血糖波动模型，取得了一定成果，加深了对血糖波动损伤机体及其机制的认识。然而，糖尿病血糖波动实验模型仍存在诸多不足或可探索之处。运用适当的血糖波动浓度、间隔和时间，选择合理的造模动物，注重模型动物总热量摄入平衡，引入“升糖指数”概念，并结合模型自身血糖波动，可能为建立既简便实用、可靠性高、重复性好，又符合临床实际的动物模型提供了思路。中医药在稳定血糖方面疗效确切，中西医结合治疗糖尿病也已被广泛认可，采用多因素、中西医结合方法进行动物造模是今后研究的方向之一。

参考文献

[1] Satya Krishna SV, Kota SK, Modi KD. Glycemic variability clinical implications[J]. Indian J Endocrinol Metab, 2013, 17(4): 611-619.

[2] Su JB, Wang XQ, Chen JF, et al. Glycemic variability in gestational diabetes mellitus and its association with β cell function[J]. Endocrine, 2013, 43(2): 370-375

[3] International Expert Committee. International Expert Committee report on the role of the A1C assay in the diagnosis of diabetes[J]. Diabetes Care, 2009, 32(7): 1327-1334

[4] 李强, 李鹏. 血糖波动的意义与临床评估方法[J]. 中国实用内科杂志, 2009, 29(9): 876-878

[5] Piconi L, Corgnali M, Da Ros R, et al. The protective effect of rosuvastatin in human umbilical endothelial cells exposed to constant or intermittent high glucose[J]. J Diabetes Complications, 2008, 22(1): 38-45

[6] Giannini S, Benvenuti S, Luciani P, et al. Intermittent high glucose concentrations reduce neuronal precursor survival by altering the IGF system: the involvement of the neuroprotective factor DHCR24(Seladin-1)[J]. J Endocrinol, 2008, 198(3): 523-532

[7] Del Guerra S, Grupillo M, Masini M, et al. Gliclazide protects human islet beta-cells from apoptosis induced by intermittent high glucose[J]. Diabetes Metab Res Rev, 2007, 23(3): 234-238

[8] Wang JS, Yin HJ, Huang Y, et al. Panax quinquefolius saponin of stem and leaf attenuates intermittent high glucose-Induced oxidative stress injury in cultured human umbilical vein endothelial cells via PI3K/Akt/GSK-3 p Pathway[J]. Evid Based Complement Altnat Med, 2013, 2013, 196283

[9] Chen X, Feng L, Jin H. Constant or fluctuating hyperglycemias increases cytomembrane stiffness of human umbilical vein endothelial cells in culture: roles of cytoskeletal rearrangement and nitric oxide synthesis[J]. BMC Cell Biol, 2013, 14: 22

[10] Hou ZQ, Li HL, Gao L, et al. Involvement of chronic stresses in rat islet and INS-1 cell glucotoxicity induced by intermittent high glucose[J]. Mol Cell Endocrinol, 2008, 291(1-2): 71-78

[11] Shi XL, Ren YZ, Wu J. Intermittent high glucose enhances apoptosis in INS-1 cells[J]. Exp Diabetes Res, 2011, 2011: 754673

[12] Cheong YH, Kim MK, Son MH, et al. Glucose exposure pattern determines glucagon-like peptide 1 receptor expression and signaling through endoplasmic reticulum stress in rat insulinoma cells[J]. Bio-chem Biophys Res Commun, 2011, 414(1): 220-225

[13] Sun J, Xu Y, Deng H, et al. Involvement of osteopontin upregulation on mesangial cells growth and collagen synthesis induced by intermittent high glucose[J]. J Cell Biochem, 2010, 109(6): 1210-1221

[14] Zhong Y, Wang JJ, Zhang SX. Intermittent but not constant high glucose induces ER stress and inflammation in human retinal pericytes[J]. Adv Exp Med Biol, 2012, 723: 285-292

[15] Masumoto A, Takamoto N, Masuyama H, et al. Effects of intermittent high glucose on BeWo choriocarcinoma cells in culture[J]. J Obstet Gynaecol Res, 2011, 37(10): 1365-1375

[16] Li-Bo Y, Wen-Bo Q, Xiao-Hong L, et al. Intermittent high glucose promotes expression of proinflammatory cytokines in monocytes[J]. Inflamm Res, 2011, 60(4): 367-370

[17] Mita T, Otsuka A, Azuma K, et al. Swings in blood glucose levels accelerate atherogenesis in apolipoprotein E-deficient mice[J]. Bio-chem Biophys Res Commun, 2007, 358(3): 679-685

[18] Horvath EM, Benko R, Kiss L, et al. Rapid ‘glycaemic swings' induce nitrosative stress, activate poly(ADP ribose)polymerase and impair endothelial function in a rat model of diabetes mellitus[J]. Diabetologia, 2009, 52(5): 952-961

[19] 涂白青, 翁宇静, 童智, 等. 糖尿病小鼠血糖波动模型的建立及其对脏器损伤的研究[J]. 复旦学报: 自然科学版, 2008, 47(5): 647-651

[20] Wang J, Yin H, Huang Y, et al. Influence of high blood glucose fluctuation on the endothelial function of type 2 diabetes mellitus rats and the effects of panax quinquefolius saponin of stem and leaf[J]. Chin J Integr Med, 2013, 19(3): 217-222

原载：王景尚，黄烨，殷惠军，陈可冀．糖尿病血糖波动实验模型研究进展 [J]. 医学研究杂志，2014, 43(1): 138-142.

高糖培养 ECV304 内 ROS 含量变化及丹栝方影响的研究

衡先培 陈可冀 洪振丰 何卫东 褚克丹 陈文列 陈旭征 陈玲 郑海霞 杨柳清 郭芳 林久茂

氧化应激是引起糖尿病慢性并发症的重要因素。高糖时产生大 ROS 是导致动脉微炎症进而发生动脉粥样硬化的始动因子。临床研究已证实丹栝方能降低糖尿病患者血液炎症标志物[1]。为进一步了解痰瘀同治丹栝方的药理药效特性，本文研究了高糖培养内皮细胞内 ROS 含量的变化及丹栝方对高糖培养内皮细胞内 ROS 的影响。

材料与方法

1 材料和试剂

ECV-304 购于武汉大学典型物保藏中心（美国 ATCC 产品）。M19 培养基、胰酶、青链霉素，均购于厦门鹭隆生物科技发展有限公司（美国 HyClone-PIERCE 公司产品）批号分别为：SH3035104、SH3004201、SU3001001。胎牛血清，购于杭州四季青生物工程材料有限公司，批号：060912。磷酸盐缓冲液（PBS），福州迈新生物技术开发有限公司，批号：609090060R。细胞内活性氧簇（ROS）初级荧光测定试剂盒，上海杰美基因医药科技有限公司，编号：GMS10016.2。

丹栝方由丹参、川芎、栝蒌、薤白等组成，所有中药材均经专业人士鉴定由福建中医学院附属人民医院制剂室制成 1∶1 药液加，压蒸汽灭菌。药物不含重金属。

2 条件与设备

标准无菌层流工作室。医用型净化工作台，中国苏净集团苏州安泰空气技术有限公司，型号：SW-CJ-2FD。CO_2 恒温培养箱，德国 Heraeus，型号：GBB16。倒置显微镜，日本 OLYMPUS，型号：IXILL100LH。流式细胞仪（BD FACSCalibur CellSorting System）USA BD Bioscience，型号：BD FACSCalibur。

3 方法

3.1 实验分组

A 组为标准培养：标准培养液以 M19 培养基粉加入 10% 胎牛血清、双抗（青霉素 100 U/mL，链霉素 100μg/ml）、超蒸水，加 $NaHCO_3$ 调整 PH。全培养液葡萄糖（Glu）浓度为 5.55 mmol/L。B 组为高糖培养：在每升标准培养液中加入 2 g Glu，Glu 浓度为 16.67 mmol/L，余同 A 组。C 组为高糖 +1/150 中药：B 组培养液每 150 mL 中含 1 ∶ 1 的丹栝方制剂 1 mL。D 组为高糖 +1/300 中药：B 组培养液每 300 mL 中含相同丹栝方制剂 1 mL。E 组为高糖 +1/600 中药：B 组培养液每 600 mL 中含相同丹栝方制剂 1 mL。F 组为 1/300 中药：A 组培养液 300 mL 中含相同丹栝方制剂 1 mL。

各组培养液 pH 均经滴定，使其保持在 7.2~7.4 范围。电解质均经测试，浓度变化也在人体正常值波动范围。

3.2 传代与培养

吸掉旧培养液，用 PBS 洗涤细胞 2 次。加入胰酶溶液（100 μL/cm^2）作用 3~4 min 后于倒置显微镜下观察，当细胞皱缩、变圆、彼此分离或呈大片状分离，即加入适量含血清的培养液终止消化。反复吹打瓶壁细胞，形成细胞悬液，并于倒置显微镜下观确。用吸管将悬液移入离心管中，以 1000 转 /min 转速离心 5 min。去掉上清液，加入原培养液（此为标准培养液），吹吸混匀成细胞悬液。细胞计数，根据细胞数量按比例接种到新的培养瓶，放入 37 ℃，5% CO_2 培养箱中培养并传代。第三代细胞用于本实验。按分组方案分组传代后，先用原标准培养液培养 18 h 后，再按分组方案分别更换为相应的目标培养液，培养 72 h（4 个内皮细胞生长周期）后，收集细胞，待测。

3.3 测定方法

准备 1 瓶 25 cm^2 细胞培养瓶的待测细胞，小心抽去细胞培养液，加入 2 毫升 GENMED 清理液（Reagent A）到细胞培养瓶，覆盖培养瓶表面，轻微洗涤后，小心抽去 GENMED 清理液（Reagent A）。加入 2 毫升胰蛋白酶，铺满整个培养平面，置入 37 ℃培养箱 1 分钟。振动培养瓶，使细胞脱落，加入 4 毫升自备的完全细胞培养液，进而将其移入 15 毫升锥形离心管，充分混匀。移取 10 微升在血细胞计数仪上进行细胞计数，再据其结果移出 1×10^6 细胞到新的 15 毫升锥形离心管，放入台式离心机离心 5 分钟，速度为每分钟 1000 转。小心抽去上清液，加入 1 毫升含有 GENMED 染色液（Reagent B）和 GENMED 稀释液（Reagent C）的 GENMED 染色工作液，轻柔混匀后，放进 37 ℃恒温水槽孵育 20 min，避免光照。继而放入台式离心机离心 5 min，速度为每分钟 1000 转。小心抽去上清液，加入预冷的 400 微升 GENMED 保存液（Reagen D），轻柔混匀细胞颗粒群。将其放进冰槽里，即刻进行细胞流式仪分析。波长 488nm 氩离子激光，观察 10 000 个细胞以上。

3.4 统计学处理

用 SPSS 软件做独立样本 *t* 检验。本资料各组均呈正态分布，方差不齐。用 *Tamhane's T2*、*Dunnett's T3*、*Games-Howell* 等检验方法，最终 *P* 值结果一致。

结　果

1 统计描述

见表 1。

表 1　各组均数比较及相关统计描述

组别	*n*	均数	标准差	标准误	95% 置信区间		最小值	最大值
					上线	下线		
A 组（标准）	7	41.78	4.36	1.65	37.75	45.81	37.50	50.18
B 组（高糖）	7	319.87*	39.53	14.94	283.31	356.43	277.33	385.15
F 组（1/300 药）	7	36.26$^{\triangle}$	3.35	1.27	33.16	39.37	31.57	41.75
C 组（高糖 +1/150 药）	7	581.82$^{*\triangle\#}$	41.91	15.84	543.06	620.59	523.09	640.86
D 组（高糖 +1/300 药）	7	197.13$^{*\triangle\#\Diamond}$	28.92	10.93	170.38	223.87	172.83	257.31
E 组（高糖 +1/600 药）	7	189.70$^{*\triangle\#\Diamond}$	26.63	10.07	165.07	214.33	161.29	238.51
总体	42	227.76	190.11	29.33	168.52	287.00	31.57	640.86

注：与标准比较，$^{*}P < 0.001$；与高糖比较，$^{\triangle}P < 0.001$；与 1/300 药比较，$^{\#}P < 0.001$；与 C 组比较，$^{\Diamond}P < 0.001$；D 组与 E 组比较，*P*=1

2 各组流式细胞检测图例比较（图1）

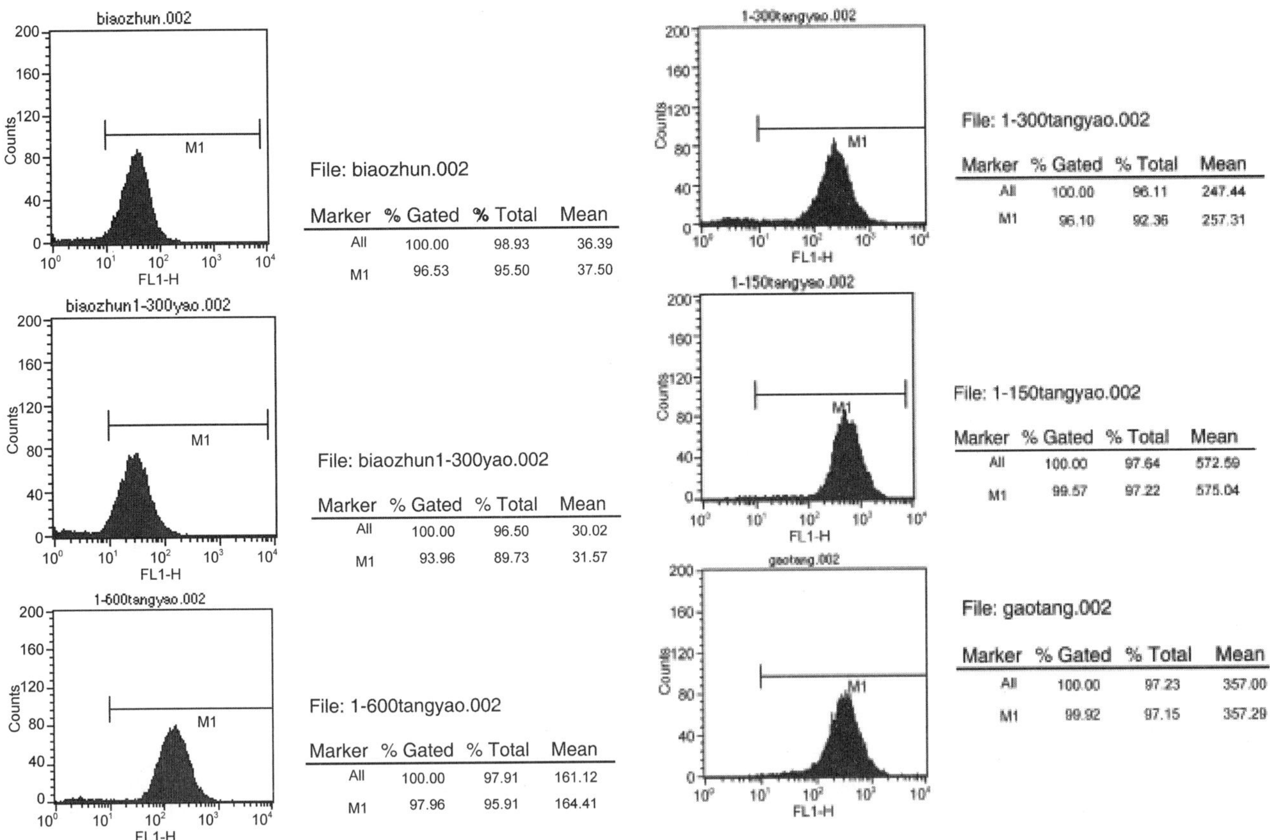

注：上图均取各组第“2号”样本。其中“biaozhun”是指标准培养液组（即A组），“biaozhun1-300yao”是指标准培养液含1/300药组（即F组），“1-600tangyao”是指高糖含1/600药组（即E组），“1-300tangyao”是指高糖含1/300药组（即D组），“1-150tangyao”是指高糖含1/150药组（即C组），“gaotang”是指高糖培养液组（即B组）

图1 各组流式细胞检测结果

讨 论

糖尿病发生大、小血管并发症的原因可分为两类，一类与伴随高血脂、高血压等密切相关，另一类主要源于高血糖损害。虽然这两类病因在糖尿病血管并发症中同时存在并不可分割，但却有着显著的区别。目前大量关注的是前一类。而我们着重研究后一类，或称为糖尿病性血管病变，分别可叫糖尿病性动脉粥样硬化或糖尿病性微血管病变等[1]。持续有效降糖并达标是防治糖尿病性血管并发症包括糖尿病性动脉硬化的最佳方法。但实际上全世界糖尿病血糖的达标率都极低，我国北京2006年糖尿病治疗达标率24.8%[2]，总体人群中实际达标仅2%左右。可见深入研究高糖本身的影响，对于提早介入糖尿病并发症的防治具有积极意义。我们前期研究已经证实，适当浓度的痰瘀同治丹栝方培养液能将高糖培养内皮细胞阻止停滞在S期及G2/M期，从而抑制高糖所致细胞增殖过旺，同时还发现丹栝方对秋水仙碱导致的高糖培养液中内皮细胞损伤具有保护作用。

氧化应激是糖尿病大血管和微血管并发症的共同特征。自由基损伤是导致糖尿病患者血管内皮慢性进行性低级别炎症的根源，在糖尿病血管并发症的发生发展中起着中心作用。高糖刺激细胞可产生大量ROS。新产生的ROS同时又损伤胰岛功能、增加胰岛素抵抗而升高血糖[3]，并伴随着激活糖尿病慢性并发症的多种病理生理过程。体外研究发现高糖（2H）即可导致组织的氧化损伤[4]，并导致血管内皮功能紊乱[5]。活性氧自由基过多，与NO反应而使NO的含量降低，并产生更强的氧化剂过氧化亚硝基

（$ONOO^-$）[6]。高血糖与 PKC、TNFα 激活有关，并形成恶性循环，其中 RO 起着中介作用[7]。清除 RO 可改善 STZ 糖尿病和 B 细胞损伤[8]，是防治糖尿病慢性并发症的基本治疗。因此有效控制高糖作用于细胞所产生的大量 ROS，对于防治糖尿病慢性并发症、保护高糖环境中各种细胞及延缓糖尿病的进展，都具有重大意义。本文所做研究显示，与标准培养比较（含葡萄糖 5.5 mmol/L），高糖（16.7 mmol/L）培养能显著增加细胞内 ROS 含量增加 8.1 倍（41.78 vs 319.87，$P < 0.001$），在流式测定图上表现为显著的 M1 峰右移。适当浓度的丹栝方（1/300、1/600）能显著降低高糖作用于培养内皮细胞所产生的细胞内 ROS 含量，分别都能降低 3 倍左右（$P < 0.001$），结合各统计参数来看，其效果相当稳定。并且还发现丹栝方对标准培养的内皮细胞内 ROS 也有一定降低趋势，虽然 P 值未达到统计学意义，可能与样本含量过小有关。可见丹栝方具有强大的细胞内抗氧化活性，这可能是其防治糖尿病慢性并发症尤其血管并发症，包括动脉粥样硬化等的重要机制。有资料表明，目前临床大量使用的抗氧化药维生素 E 和 C 对防治糖尿病慢性并发症无效，其原因可能是这些药只能抗细胞外氧化，对细胞内氧化应激无效[1]。

本研究还发现另一个问题：丹栝方的抗 ROS 与浓度有密切关系。过高浓度丹栝方培养液（1/150）不但不能降低高糖培养内皮细胞内 ROS 含量，反而显著增加其含量（$P < 0.001$）。我们已经完成的 MTT 实验证实，1/150 或更高浓度的丹栝方培养液具有显著的细胞毒作用。中医理论认为，消渴（糖尿病）以阴虚为本，重在肾阴亏虚。虽然在消渴的整个病程中，都可产生痰瘀等有形之实邪，但在本质上消渴属于“精气夺则虚”的情况，同时伴随“邪气盛则实”之标。中医治疗学指导我们：对于以虚为主者，因虚不耐伐，在祛邪治疗时攻不宜过猛，过则伤正，可能加重病情，故只能缓攻。本实验研究结果科学地印证了中医学理论。

参考文献

[1] 衡先培. 中西医结合防治糖尿病动脉粥样硬化的思路与方法[J]. 中国中西医结合杂志, 2007, 27(8): 679-680.

[2] 李红霞, 满永, 国汉邦, 等. 北京市部分人群血压、血糖、血脂异常的知晓率、治疗率和达标率的调查[J]. 北京医学, 2007, 29(1): 57.

[3] Houstis N, Rosen ED, Lander ES. Reactive oxygen species have a causal role in multiple forms of insulin resistance[J]. Nature, 200613, 440(7086): 944-948.

[4] Vincent AM, McLean LL, Backus C, et al. Short-term hyperglycemia produces oxidative damage and apoptosis in neurons[J]. FASEB J, 2005, 19(6): 638-640.

[5] Chinen I, Shimabukuro M, Yamakawa K, et al. Vascular lipotoxicity: endothelial dysfunction via fatty-acid-induced reactive oxygen species overproduction in obese Zucker diabetic fatty rats[J]. Endocrinology, 2007, 148(1): 160-165.

[6] Stasch JP, Schmidt PM, Nedvetsky PI, et al. Targeting the heme-oxidized nitric oxide receptor for selective vasodilatation of diseased blood vessels[J]. J Clin Inves, 2006, 116(9): 2552-2561.

[7] Koike N, Takamura T, Kaneko S. Induction of reactive oxygen species from isolated rat glomeruli by protein kinase C activation and TNF-alpha stimulation, and effects of a phosphodiesterase inhibitor[J]. Life Sci, 2007, 80(18): 1721-1728.

[8] Kasono K, Yasu T, Kakehashi A, et al. Nicorandil improves diabetes and rat islet beta-cell damage induced by streptozotocin in vivo and in vitro[J]. Eur J Endocrinol, 2004, 151(2): 277-285.

原载：衡先培，陈可冀，洪振丰，何卫东，褚克丹，陈文列．高糖培养 ECV304 内 ROS 含量变化及丹栝方影响的研究 [J]. 光明中医，2008, 23(5): 551-555.

贯叶连翘（St John's Wort）抗抑郁症的研究进展

张群豪　陈可冀

St John's Wort（*Hypericum perforatum*）即金丝桃，又名贯叶连翘，亦称圣约翰蓟草；是一种五瓣黄花多年生的草本植物，属金丝桃科猪胶树属，多长于土壤干燥和阳光充足之地，主要产于欧洲、美国及部分亚洲国家。Wort 是古代英语奮格鲁撒克逊语（Anglo-Sax-on）“草药”之意，St John 则为浸会教的神。传说该草药为 St John 所发现，其开花时间亦正好为 St John's 节（6 月 24 日）前后，故名为 St John'sWort。古代欧洲浸会教徒把 St John's Wort 当成圣物用于保平安及驱除妖魔或病邪，后来又逐渐被用于治疗精神失常（焦虑和失眠）、痛症、烧伤、刀伤以及虫咬、皮肤红肿感染等。近年来由于发现其有抗抑郁作用而广泛流行于欧洲及美国[1]。抑郁症为近年流行于欧洲及美国的疾病，仅美国每年大约就有 1900 万成年人患抑郁症[2]。目前临床上治疗抑郁症的西药疗效不理想，而且往往伴有严重的副反应。因此，St John's Wort 的出现，立即倍受公众喜爱并引起大流行，迅速成为美国及欧洲草药销售排行榜的一颗新星。最近更被中国政府批准进口，走入中国市场。

St John's Wort 最广泛使用于德国，1994 年德国医生开出大约相当于 6 千 6 百万天 / 人剂量的 St John's Wort 给心理失常的患者。德国医生使用 St John's Wort 的次数大约为当前最常用的抗抑郁药氟西汀（Prozac）的 20 倍。1999 年 St John's Wort 在欧洲的销售额为 60 亿美元[3-5]。St John's Wort 于 20 世纪 90 年代初开始进入美国，1997 年上美国草药销售排行榜，1998 年开始大流行，并迅速跃升为排行榜第二名（仅次于银杏），1998 年的销售额为 4 亿美元，当年销售增长幅高达 2800%[6]。目前市场上提供的 St John's Wort 剂型有胶囊、茶和浸膏，此外 St John's Wort 提取的药粉和油亦当营养添加剂在市场供选用。

1 St John's Wort 的抗抑郁作用机理

St John's Wort 含有许多有效成分，包括苯甲基二蒽酮（如金丝桃素 Hypericin 及其衍生物）、间苯三酚衍生物如贯叶金丝桃素 Hyperforin 以及黄酮类如芦丁、橡黄素、槲皮甙和双芹菜甙元。一般认为 St John's Wort 的主要成分为金丝桃素 Hypericin 和贯叶金丝桃素 Hyperforin，因此许多厂商均以此两种成分为产品标准化的监控指标，进行原料筛选和产品质量监控[7]。

St John's Wort 中金丝桃素对单胺氧化酶丙二醛（MAO）的抑制作用一直被公认为 St John's Wort 抗抑郁的主要作用机理，然而该假设并未在一些实验中得到证实[8,9]。St John's Wort 的提取物对单胺氧化酶 A 和 B 的功能仅有微弱的抑制作用，而且提取物中的组成成分包括金丝桃素，只有在高于临床使用浓度时才表现出抑制单胺氧化酶的作用（$EC_{50}>10$ mg/ml）；急性或慢性使用 St John's Wort 提取物并不能改变大鼠脑部 MAO 功能[10]，而且除去金丝桃素的提取物还保持有抗抑郁作用[11]。体外用大鼠的纹状体突触小体和完整的星型胶质细胞与 St John's Wort 提取物共同培养，发现 St John's Wort 可抑制一些大脑神经递质的摄取[12]。贯叶金丝桃素，一种间苯三酚的衍生物（一直被认定为抗炎物质），是抗抑郁的最主要有效成分之一[13]。这个假设被以下几个实验所证实：①用大鼠纹状体的突触小体或完整的星型胶质细胞进行的研究发现 Hyperforin 是一个显著的 5-HT、多巴胺、去甲肾上腺素、γ- 氨基丁酸和 L- 谷氨酸摄取的抑制物，其中 5-HT、多巴胺、去甲肾上腺素、γ- 氨基丁酸的半数抑制浓度 IC_{50} 为 50~100 ng/mL，而 L- 谷氨酸为 500 ng/mL[9]。② Hyperforin 诱导大鼠和人产生选择性 5-HT 摄取抑制剂所具有的典型样心电图变化，大鼠一次灌服 St John's Wort 提取物 300 mg/kg，其血浆 Hyper-forin 浓度即可达到 700 nmol/L，该浓度正为 Hyper-forin 抑制突触小体摄取神经递质所需达到的浓度[14-16]。③急性使用 Hyperforin 可增加大鼠蓝斑脑细胞外的神经递质浓度[17]。④St John's Wort提取物的药理作用与Hyperforin的含量密切相关[11]。⑤临床研究亦发现，Hyperforin不同含量的St John's Wort提取物其临床疗效亦因此不同，提示St John's Wort的临床疗效依赖于Hyperforin的含量[18]。

Hyperforin的抗抑郁作用较为独特，它以相近的效能同时抑制5-HT、多巴胺、去甲肾上腺素的摄取，并有广谱的摄取抑制作用，还可抑制γ-氨基丁酸和L-谷氨酸的摄取。这种广谱的摄取抑制作用提示Hyper-forin的抗抑郁作用机理可能与其他抗抑郁药不同，即它可能不是通过与不同的迁移分子上特定的结合位点结合，而是通过介入整个神经递质转化功能而发挥抗抑郁作用。

所有神经递质都是通过Na^+的协同转运来传递，所以其转运的唯一动力来源为Na^+浓度梯度[19]。抑制神经细胞的神经递质转运往往通过降低细胞外Na^+浓度或提高细胞内Na^+浓度而实现。Hyperforin可提高细胞外游离的Na^+浓度（可能通过激活大脑神经细胞膜上Na^+、H^+交换泵，增加脑神经细胞对Na^+的摄取；或通过阻断大脑氨氯吡嗪脒敏感的Na^+通道，从而减少神经细胞的Na^+释放）。Hypericin亦可抑制离体大鼠海马锥体神经元和脑Purkinjie神经元的γ-氨基丁酸受体介导反应，但这种抑制作用只有在高浓度的情况下才可检测到[20,21]。虽然Hyperforin对神经递质的摄取抑制作用为St John's Wort抗抑郁作用的主要作用机理，其他的一些药理作用也可解释其临床疗效。急性使用St John's Wort提取物可增加5-HT在小鼠大脑皮层海马回和下丘脑的翻转[10]。St John's Wort能通过减少大鼠大脑皮层囊泡中5-HT的储存从而增加大脑皮层5-HT的浓度，表现出利血平样作用[22]。St John's Wort可通过调整脑神经细胞的电压依赖性和激活Na^+的电流动力学，而影响中枢神经递质的释放[23]。St John's Wort对强迫游泳试验的影响，可能是通过影响Sigma阿片受体。St John's Wort的蒽酮部分也有抗抑郁作用，但似乎不是其抗抑郁作用的主要成分，因为去掉蒽酮的St John's Wort提取物仍然具有抗抑郁作用[9]。

2 St John's Wort抗抑郁的临床疗效

1996年，Linde等对23个随机对照临床试验（RCT）进行总结分析，共包括St John's Wort治疗1575例抑郁症患者，结果发现StJon'sWort的疗效明显优于安慰剂对照组，且与标准西药治疗组的疗效相当[24]。1个对13个对比St John's Wort与安慰剂对照组疗效的临床研究也发现，St John's Wort治疗组有55.1%的患者明显好转，而安慰剂对照组只有22.3%患者有效。另3个对比St John's Wort与标准西药治疗组（阿米替林、马普替林和丙米嗪）的临床研究结果发现，St John's Wort的临床有效率为63.9%，而西药治疗组仅为58.5%。St John's Wort的副反应发生率远低于西药治疗组，St John's Wort常见的副反应包括感光过敏、头痛、口干、头晕、便秘和胃肠道反应。然而，只有4%的St John's Wort治疗组患者因为副反应而退出试验，而西药治疗组则有7.7%退出[25]。2000年，Linde等对CochraneLibrary中27个随机双盲对照（对照组用安慰剂或标准西药治疗，疗程为4~6周，患者总数高达2291例）临床试验的总结分析，结果指出，St John's Wort对轻到中度抑郁症的疗效优于安慰剂对照组，而与西药治疗组相当[26]。其他的综合分析亦得出类似结论，且认为St John's Wort与氟西汀疗效接近。还有报道指出，St John's Wort治疗6周后，其在减轻与抑郁相关的焦虑方面疗效优于丙米嗪，该结果亦与大鼠实验中得到的结果相一致[27-29]。以上的报道均认为St John's Wort具有良好的抗抑郁作用。然而，最近两个较大规模的临床试验却未能得出同样的结果。

2001年4月18日，美国医学会杂志（*JAMA*）报道Shelton等的临床研究，该研究采用多中心随机双盲对照方法，历时近3年，分别在美国11个医学中心，观察St John's Wort对200例成人门诊抑郁症患者的疗效，结果发现St John's Wort与安慰剂治疗组的疗效差异无显著性，同时发现St John's Wort具有良好的安全性和耐受性，仅头痛发生率高于安慰剂对照组。作者最后得出结论，St John's Wort治疗抑郁症无效[25]。另一研究结果亦发表于*JAMA*2002年4月10日，该研究亦采用多中心随机双盲对照，对照包括安慰剂对照组和西药舍曲林对照组，观察340例门诊抑郁症患者，结果显示St John's Wort和西药舍曲林的疗效均不优于安慰剂对照组，作者认为得出这样的结果可能是由于受试群体缺乏敏感性，但亦认为没有苗头显示St John's Wort有治疗抑郁症的趋势[30]。目前，美国医生对St John's Wort的安全性比较肯定，然而，St John's Wort治疗抑郁症是否有效，尚无一致的看法，需更多的临床研究。

3 St John’s Wort 的副反应

St John’s Wort 已广泛地使用于大量的抑郁症患者，至今并未发现特别严重的副反应。而目前临床广泛使用的抗抑郁西药如氟西汀、阿米替林、丙米嗪等，往往引起口干、恶心、头痛或头昏、腹泻、嗜睡或性功能低下。绝大多数的临床研究结果均发现 St John’s Wort 的副反应远远低于西药对照组[4,27,31]。然而，St John’s Wort 亦非完全无副反应，综合各地的报道，其主要的副反应表现为口干、头痛或头昏、感光过敏反应、疲劳、胃肠道反应[31]。在正常剂量的情况下，St John’s Wort 的感光过敏反应发生率极低，仅为大约 1/300 000。一般认为只有在超出 St John’s Wort 正常用量 30～50 倍的情况下才会发生感光过敏反应。而且即使在这种情况下，如果患者能避免紫外光照射，亦不会发生严重的感光过敏反应。在极少数情况下，正常剂量的 St John’s Wort 可引起感光过敏反应，但这种反应一般也在停用 St John’s Wort 数日后即可消失[4,32]。

最近的病例报道，有躁狂病史的患者在使用 St John’s Wort 后可诱发躁狂发作，但尚未得到证实[33,34]。亦有报道，两个孕妇在自行使用 St John’s Wort 后，发生母体血小板减少和新生儿黄疸[35]。动物试验亦发现 St John’s Wort 有很低的毒性，每天给动物灌服 St John’s Wort 2 g/kg，连续 1 年，未发现有任何毒性反应[36]。

4 St John’s Wort 与西药的相互作用

近年有许多 St John’s Wort 与西药相互反应的报道，牵涉的药物包括地戈辛、华法令、印地那非、阿米替林、帕罗西汀、茶碱、苯丙香豆素、环孢菌素、奈法唑酮、舍曲林、口服避孕药等[37-41]。2000 年 2 月 10 日，美国 FDA 发布一份公布，指出 St John’s Wort 可影响一条重要代谢通道，该通道为许多治疗包括心脏病、抑郁症、惊厥、肿瘤以及抑制移植排斥反应等药物共同运用的通道，因此，告诫患者或医生应当注意 St John’s Wort 与药物相互作用的问题[42]。St John’s Wort 可降低血浆中地戈辛、华法令、茶碱、苯丙香豆素、阿米替林、印地那非的浓度，该反应乃由 St John’s Wort 所含的黄酮提高 P 糖蛋白的活力，从而加速药物的排泄所引起[43]。St John’s Wort 还可降低华法令和苯丙香豆素的抗凝作用，与口服避孕药相互作用引起大出血[44]。St John’s Wort 与 5-HT 重摄取抑制剂奈法唑酮、舍曲林相互作用可引起 5-HT 样反应[45]。

总之，St John’s Wort 作为一个洋草药走进中国市场，有两个问题值得引起注意：第一，St John’s Wort 的抗抑郁临床疗效目前在欧洲和美国均未最后得到证实，对中国人是否有效尚需进行大规模的临床随机双盲试验予以验证，因为这还牵涉到种族差异性。第二，St John’s Wort 与各种西药的相互作用问题需引起广临床工作者及患者的高度注意。

参考文献

[1] American Herbal Pharmacopoeia and Therapeutic Compendium. St John’s Wort(Hypericum perforatum)Monograph. Herbal Gram[J]. J Am Bot & Herb Res Foundat, 1997, (40): 1-16.

[2] Robins LN. Psychiatric Disorders in America[M]. New York. The Epidemiologic Cathment Area Study. 1990.

[3] Linde K. St John’s Wort for depression: an overview and meta-analysis of randomized clinical trials[J]. BMJ, 1996, 313(7052): 253-258.

[4] Murray M. Common questions about St John’s Wort extract[J]. Am J Nat Med, 1997, 4(7): 14-19.

[5] Mcintyre M. The benefits, adverse events, drug interactions and safety of St John’s Wort(Hypericum perforatum): the implications with regard to the regulation of herbal medicines[J]. J Alt Compl Med, 2000, 6: 115_124.

[6] Nutrition Business Journal Chapter: Nutrition Business International[M]. San Diego, 1998.

[7] National Institute of Mental Health. Questions and Answers about St John’s Wort[M]. Bethesda, MD: National Institute of Mental Health, 1997.

[8] Nathan PJ. The experimental and clinical pharmacology of St John’s Wort(Hyperium perforatum)[J]. Mol Psychiatry, 1999, 8(4): 333-338.

[9] Muller WF. Hyperforin represents the neurotransmitter reup-take inhibiting constituent of Hypericum extract[J]. Pharmacopsychiatry, 1998, 31: 16-21.

[10] Yu PH. Effect of hypericum perforatum extract on serotonin turnover in the mouse brain[J]. Pharmacopsychiatry, 2000, 33: 60-65.

[11] Chatterjee SS. Hyperforin as a possible antidepressant component of Hypericum extracts[J]. Life Sci, 1998, 61(6): 499-540.

[12] DiMatteo V. Effect of acute administration of hypericum perforatum-CO_2 extract on dopamine and serotonin release in the rat central nervous system[J]. Pharmacopsychiatry, 2000, 33: 14-18.

[13] Schempp CM. Antibacterial activity of Hyperforin from St John's Wort against multiresistant Staphylococcus aureus and gram-positive bacteria[J]. Lancet, 1999, 353: 2129.
[14] Dimpfel W. Effect of methanolic ex tract and a hyperforin-enriched CO_2 extract of St John's Wort on intracerebral field potentials I the freely moving rat[J]. Pharmacopsychiatry, 1998, 31(Suppl): 30-35.
[15] Schellenberg R. Pharmacodynamic effects of two different Hypericum extracts in healthy volunteers measured by quantitative EEG[J]. Pharmacopsychiatry, 1998, 31(Suppl): 44-53.
[16] Biber A. Oral bioavailability of hyperforin from hypericum extracts in rats and human volunteers[J]. Pharmacopsychiatry, 1998, 31(Suppl): 36-43.
[17] Kaehler ST. Hy perforin enhances the extracellular concentrations of catecholamines, serotonin and glutamate in the rat locus coeruleus[J]. Neurosci Lett, 1999, 262(3): 199-202.
[18] Laakman G. St John's Wort in mild to moderate depression: the relevance of hyperforin for the clinical efficacy[J]. Pharmacopsychiatry, 1998, 31: 54-59.
[19] Malandro MS. Molecular biology of mammalian amino and transporters[J]. Annu Rev Biochem, 1996, 65: 605-636.
[20] Singer A. Hyperforin, a major antidepressant constituent of St John's Wort inhibits serotonin uptake by elevating free intracellular Na^+[J]. J Pharmaco Exp Ther, 1999, 290: 1636-1638.
[21] Wonneman M. Inhibition of synaptosomal uptake of H-L-glutamate and H-GABA by hyperforin, a major constituent of St John's Wort: the role of amilo ride sensitive sodium conductive pathways[J]. Neuropsychopharmacology, 2000, 23: 188-196.
[22] Gobbi M. Hyperforicum perforatum extract does not inhibit 5-HT transporter in rat brain cortex. Naunyn-Schmiedeberg's Arch[J]. Pharmacol, 2000, 36: 262-269.
[23] Fisunov A. Hyperforin modulates gating of P-type Ca^{2+} current in cerebellar Purkinjieneurons[J]. Eur J Physiol, 2000, 440: 427-434.
[24] Linde K. St John's Wort for depression—an overview and meta-analysis of randomized clinical trials[J]. BMJ, 1996, 313(7052): 253-258.
[25] Shelton RC. Effectiveness of St John's Wort in major depression-a randomized controlled trial[J]. JAMA, 2001, 285: 1978-1986.
[26] Linde K. St John's Wort for depression. The Cochrane Library(Issue 3), 2000, Oxford, update software.
[27] Caster B. St John's Wort for depression: a systematic review[J]. Arch Intern Med, 2000, 160: 152-156.
[28] Beaubrun G. A review of herbal medicines for psychiatric disorders[J]. Psychiatr Serv, 2000, 51: 1130-1140.
[29] Volz HP. Potential treatment of subthreshold and mild depression: a comparision of St John's Wort extract and fluoxetine[J]. Compr Psychiatry, 2000, 41(Suppl): 133-137.
[30] Jonathan RT. Effect of hypericum perforatum(St John's Wort)in major depression disorder-a randomized controlled trial[J]. JAMA, 2002, 287: 1807-1814.
[31] Stevinson C. Safety of Hypericum in patients with depression[J]. CNS Drugs, 1999, 11: 125-132.
[32] Robbers. Tyler's herbs of choice. The therapeutic Use of Phytomedicianals[M]. The Haworth Herbal Press, 1999: 11-16.
[33] Nierenberg AA. Mania associated with St John's Wort[J]. Biol Psychiatry, 1999, 56: 1707-1708.
[34] Moses EL. St John's Wort: three cases of possible mania induction[J]. J Clin Psy chopharmacol, 2000, 20: 115.
[35] Crush LR. St John's Wort during pregnancy[J]. JAMA, 1998, 280: 1566.
[36] Mills S. Principles and practice of phytotherapy[M]. Churchill Iving stone, 2000: 36-38.
[37] Bon S. Johanniskraut: Ein enzyminduktor? [J]. Schweitzer Apothekerzeitung, 1999, 16: 536-537.
[38] Yue Q. Safety of St John's Wort(Hypericum perforatum)[J]. Lancet, 2000, 355: 576-577.
[39] Roots I. Interaction of a herbal ex tract from St John's Wort with amitriptyline and its metabolites[J]. Clin Pharmacol Ther, 2000, 67: 159.
[40] Johne A. Pharmacokinetic interaction of digoxin with an herbal extract from St John's Wort(Hypericum perforatum)[J]. Clin Pharmacol Ther, 1999, 66: 338-345.
[41] Piscitelli SC. Indinavir concentrations and St John's Wort[J]. Lancet, 2000, 355: 547-548.
[42] National Institute of Mental Health Depression. NIH Publication No. 00-3561. 2000.
[43] Conseil G. Flavonoids: a class of modulators with bifunctional interactions at vicinal ATP-and steroid-binding sites on mouse P-glycoprotein[J]. PNAS USA, 1998, 95: 9831-9836.
[44] Giulia DC. St John's Wort: Prozac from the plant kingdom[J]. Trends Pharmacol Sci, 2001, 22: 292-297.
[45] Herberg WK. Zumeinflus von Kava-speziztextrakt WS 1490 in Kombonation mit ethylalkohol auf sicherheitsrelev ante leistungs parameter[J]. Blutalkohol, 1993, 30: 96-105.

原载：张群豪，陈可冀．贯叶连翘 (St John's Wort) 抗抑郁症的研究进展 [J]. 中国中西医结合杂志，2002, 22(11): 872-875.

中药配伍对血清阿魏酸临床生物利用度的影响

黄 熙 任 平 陈可冀 马晓昌 张 莉 王骊丽

新近一些文献，从方剂吸收入血中成分分析，从尿中排泄的方剂来源成分测定，解析中药复方作用奥秘[1-4]。其实方剂独特疗效的真正奥秘在于方剂的组成原则——君臣佐使，在于方剂的“七情”配伍。“复方效应成分动力学”假说旨在围绕方剂君臣佐使进行复方药物体内成分分析，进行方剂药代动力学研究[5,6]。但验证该假说的工作，多局限在动物的方剂药代动力学研究上[7]。

本研究在本室已经建立的人体方剂阿魏酸（FA）浓度测定方法[8]的基础上，研究川芎配伍芍药和配伍在冠心Ⅱ号中对循环血中阿魏酸浓度的影响。

资料与方法

1 仪器、药物、试剂和分析方法

均同文献[8]。

2 健康自愿者

3组受试者（共6人）均为同一组受试者，来自第四军医大学西京医院医师、研究生、聘用护士和技师，男3名，女3名，年龄17~38岁，平均（28.7 ± 7.1）岁，体重50.0~72.5 kg，平均（58.3 ± 10.5）kg。冠心Ⅱ号组一人因故退出，6人的血压、心率和脉搏均正常，无心、肝、肾和胃肠道等疾患，服药前14 h未饮含酒精类饮料，未吸烟，受试期间正常饮水。

3 汤液煎煮方法

冠心Ⅱ号和芎芍汤采用分煎合液法。单味药的煎煮方法同文献[8]。川芎芍药汤中川芎与芍药之比为1 ∶ 1，冠心Ⅱ号中川芎、芍药、红花、降香和丹参的比例为1 ∶ 1 ∶ 1 ∶ 1 ∶ 2。3种方剂的最后浓度为3 g/ml。

4 中药剂量设计

川芎汤为1 g/kg；川芎芍药汤为2 g/kg，川芎仍为1 g/kg；而冠心Ⅱ号剂量为3 g/kg，其中川芎为0.5 g/kg。

5 服药次序

3组给药顺序为：川芎汤、川芎芍药汤和冠心Ⅱ号汤服用不同方剂时间间隔均为2天以上。每次空腹14 h后服用，服药时间均为上午8：00~9：00。

6 计算血药浓度－时间曲线下面积用梯形法。

7 统计学方法

采用成对资料 t 检验方法。

结　果

1 健康人口服川芎汤、川芎芍药汤和冠心 II 号后血清中阿魏酸的血药浓度－时间曲线

见图 1。说明健康人口服 3 种川芎复方后全部出现了血清中 FA 浓度 - 时间曲线的双峰。

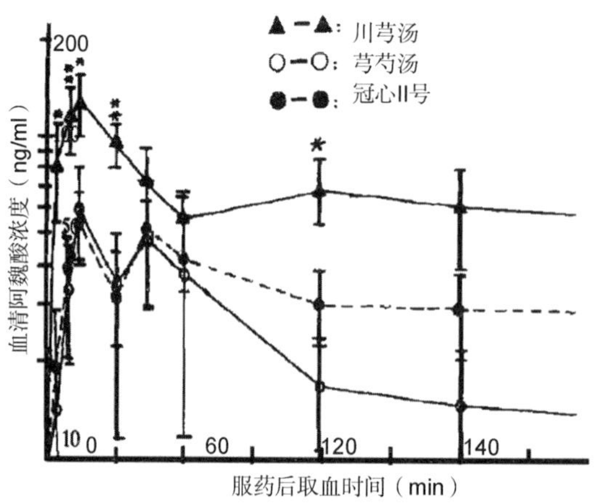

图1　3组服药后血清中阿魏酸的浓度—时间曲线

注：与川芎芍药汤组比较，*$P < 0.05$

2 川芎汤、川芎芍药汤和冠心 II 号吸收入人血清中 FA 的血药浓度－时间曲线下面积（AUC）

见表 1。3 组的血药浓度及其计算出来的 AUC 值，其最高和最低的个体间差异分别为 3~9 倍。使得标准差比较大。

表 1　3 组服药后吸收入血清中阿魏酸的生物利用度 [ng/（min · ml）]

	AUC		
	川芎汤	川芎芍药汤	冠心 II 号
1	9500.75	3592.00	6048.50
2	13187.75	2212.00	13902.25
3	29063.50	1821.50	2618.00
4	12303.75	17906.00	6761.50
5	9520.75	5706.25	11029.75
6	20832.75	3069.75	—
$\bar{x} \pm s$	15734.88 ± 7737.97	5717.92 ± 6124.63*	8072.00 ± 4424.31

注：与川芎汤组比较，*$P < 0.05$

讨 论

川芎配伍丹参在大鼠应用时，吸收入血清中的川芎嗪浓度及其 AUC 均降低[7]；本研究说明当健康人川芎配伍芍药口服时，其血清中 FA 也明显地下降。本室以前的工作证明 FA 能剂量依赖性抑制川芎嗪的正性变力、变时和增加冠脉血流量作用[9]，配伍芍药能降低 FA，则更有利于川芎芍药汤中成分发挥活血化瘀作用。这些结果给假说提供了证据[5,6]。因此我们将这一研究思路扩大到多味药的名方。本实验结果说明，当川芎配伍了芍药、红花、降香和丹参时，其在人体血清中的 FA 浓度及其 AUC 值并不降低。其对临床上的意义还有待进行药动学 - 药效学相关研究结果而下结论。但详细的配伍组合，如除川芎外的四药中药物剂量及其不同配伍组合，对 FA 的影响，对其他吸收入血清成分的影响，及其与疗效的关系，均值得进一步研究。

本实验采用分煎，说明上述配伍引起的 FA 血药浓度及其 AUC 的变化主要发生在体内。方剂吸收入血中成分出现双峰预示着机体对方剂进入体内多成分的独特处置作用。其机理除了与公认的肠 - 肝循环（enterohepatic circulation，EHC）、肠 - 肠循环（entero-entero circulation，EEC）和胃 - 肠循环（gastro-entro circulation，GFC）有关外，还与胃肠动力、胃的倾倒[10,11]有密切的关系。本实验的双峰究竟是哪一种循环所致，还是与胃肠动力相关，值得进一步研究。有意思的是 FA 单体药物服用后在生物体内其血药浓度时间曲线并不出现双峰[12]，更进一步说明是方剂的多成分引起。探明哪一种成分造成双峰，具有重要的理论与实践意义。

本实验中方剂在人血清 FA 浓度、AUC 的个体差异很大，进一步支持需要进行方剂治疗药物监测[13]，并实施可能的个体化定量用药方案。

参考文献

[1] Homma M, Oka K, Yamada T, et al. A strategy for discovering biologically active compounds with high probability in traditional Chinese herb remedies: an application of saiboku-to in bronchial asthma[J]. Anal Biochem, 1992, 202(1): 179-187.

[2] Li C, Homma M, Ohkura N, et al. Stereochemistry and putative origins of flavanones found in post-administration urine of the traditional Chinese remedies shosaiko-to and daisaiko-to[J]. Chem Pharm Bull Tokyo, 1998, 46(5): 807-811.

[3] Muto R, Motozuka T, Nakano M, et al. The chemical structure of new substance as the metabolite of baicalin and time profiles for the plasma concentration after oral administration of sho-saiko-to in human[J]. Yakugaku Zasshi, 1998, 118(3): 79-87.

[4] Li C, Homma M, Oka K. Chromatographic identification of phenolic compounds in human urine following oral administration of the herbal medicines Daisaiko-to and Shosaiko-to[J]. J Chromatogr B Biomed Sci Appl, 1997, 693(1): 191-198.

[5] 黄熙, 陈可冀, 任平. “复方效应成分动力学”新假说: 科学证据、要素及意义[J]. 中国中药杂志, 1997, 22(4): 250-252.

[6] Huang X, Pen P, Wen AD, et al. Pharmacokinetics of traditional Chinese syndrome and recipe: a hypothesis and its test(Ⅰ)[J]. World J Gastroentero, 2000, 6(2): 171-179.

[7] 黄熙, 夏天, 任平, 马等. 川芎伍用丹参煎剂对川芎嗪药物动力学的影响[J]. 中国中西医结合杂志, 1994, 14(5): 288-291.

[8] 黄熙, 任平, 张莉, 等. HPLC直接测定血清阿魏酸--方剂血样预处理新方法(Ⅰ)[J]. 中草药, 1999, 30(3): 175-179.

[9] Huang XI, Yiming Zang, Yuming Wang, et al. Effects of tetramethylpyrazine and sodium ferulate alone or in combination on hemodynamics in anesthetized dog[J]. Am J Chin Med, 1996, Vol X X Ⅳ(2): 169-176.

[10] Wang Y, Roy A, Sun L, et al. A double-peak phenomenon in the pharmacokinetics of alprazolam after oral administration[J]. Drug Metab Dispos, 1999, 27(8): 855-859.

[11] Lipka E, Lee ID, Langguth P, et al. Celiprolol double-peak occurrence and gastric motility: nonlinear mixed effects modeling of bioavailability data obtained in dogs[J]. J Pharmacokinet Biopharm, 1995, 23(3): 267-286.

[12] 文爱东, 宋岭, 黄熙, 等. 阿魏酸在脾虚血瘀证大鼠体内的药代动力学[J]. 第四军医大学学报, 1995, 16(2): 140-141.

[13] 黄熙, 任平. 防治高血压、冠心病难点与突破口: 方剂的药物监测[J]. 中国中西医结合杂志, 1997, 17(9): 515-518.

原载：黄熙，任平，陈可冀，马晓昌，张莉，王骊丽．中药配伍对血清阿魏酸临床生物利用度的影响 [J]. 中国中西医结合杂志，2001, 21(1): 7-9.

茶文化及其保健医疗

陈可冀

中国饮茶文化和对茶学的研究历史很为悠久，俗有“开门七件事，柴米油盐酱醋茶”之谓。我国唐代被尊称为“茶神”的陆羽（公元733—804年）在其关于种茶、制茶、饮茶、茶具等茶文化著作《茶经》中，曾载称“茶之为饮，发乎神农氏”，说明我国饮茶及以茶叶用于食用及疗疾已有数千年历史。宋代林洪撰的《山家清供》中，也有“茶，即药也”的论断。世界上有很多饮茶品茗作为宾朋集聚及防病医疗等之用，也多由中国传出海外。

我国不同种类的茶叶分别盛产于不同地区。福建武夷山出产的武夷岩茶、大红袍等，历朝多作为贡品朝圣。我国“十大茶诗”中有《咏贡茶》者而负有盛名者，就是称羡武夷茶的诗，出自元代林锡翁，诗云：“百草逢春未敢花，御花葆蕾拾琼芽，武夷真是神仙境，已产灵芝又产茶”。同样出在元代的一位著名书法家赵孟頫，在其《御茶园记》中也称“武夷，仙山也”。可见茶之为“壶中天地”，在品味人生及食饮方面，深得民众喜爱。

我平生也喜爱茶道，诸如大红袍、碧螺春、普洱等，均所喜爱。红茶醒神、绿茶清心、普洱消食，各具特色；每日皆饮，择其一饮用，自觉有醒神、清胃、消食之功效，无日或缺。我到大理、楚雄，品所谓“三道茶”，曾作“白族迎宾三道茶，先苦后甜回味加。纵是评茗论茶道，人生哲理当不差”（南滇杂咏—品白族三道茶）以自娱。

曩昔曾与沪上名医裘沛然先生、鹭岛名医盛国荣先生共品大红袍于厦岛厦门宾馆，事后各成一诗，为一快事。七十年代应“六、二六指示”下乡到西北甘肃农村巡回医疗，也曾饮藏族奶茶与酥油茶，则是另一感受。饮茶也应适量，多饮也可有“醉茶”感受者，飘飘然焉，我曾有亲身体验。也有对茶饮敏感者，饮茶而诱致心房纤颤，当注意。

药茶治病，见诸传统各类茶书，书肆都可见到。20世纪70—80年代间，我和我的团队曾对儿茶素（catachin）的抗血小板作用进行了系列研究[发表在《中西医结合杂志》1982，2（1）：15-18，及《中华医学杂志》1983，63（8）：477-481]。国家药监局批准的治疗缺血性脑血管病的棓丙酯注射液的成分也是儿茶精。最应引起我们注意的是本世纪初美国食品药品监督管理局（Food and Drug Administration，FDA）批准的第一个植物药竟然是“茶多酚”，品名为Veregan，局部应用以治疗尖锐湿疣，取得很好效果，风蜚欧非世界。我国现已在不少农业大学也设有茶学专业，并培养茶学各类专业的研究生，后继有人云。

原载：陈可冀．茶文化及其保健医疗[J]. 中国中西医结合杂志社, 2017, 37(11): 1289.

动静结合与心血管健康

陈可冀

合理的睡眠及运动与心血管健康密切相关，但关于睡眠和运动的具体方式却存在较大争议。大量研究证实，午间小睡可以舒缓压力，改善神经调节，对健康有益，但也有研究提示午睡会增加心血管事件的风险[1, 2]。有学者认为运动要达到一定的强度和时间才会有益，但也有研究提示短时间的小量运动对健康同样有益[3, 4]。本文将中医传统经验与新近的循证医学证据相结合，探讨睡眠和运动对心血管健康的影响。

1 睡眠与心血管健康

1.1 睡眠时间与心血管健康

传统中医理论认为睡眠是人体阴阳之气随昼夜消长变化的结果。《灵枢·口问》曰："阳气尽阴气盛，则目瞑；阴气尽而阳气盛，则寤矣。"[5]《温病条辨》云："阳入于阴则寐，阳出于阴则寤。"[6]睡眠能够调节心脏功能，对心血管健康有益，但却不是睡眠时间越长越好。日本 JACC 的研究中对 98 643 名年龄 40~79 岁的志愿者进行了 14 年的随访，统计结果显示最佳睡眠时间是每天 7 h，每天睡眠时间≤ 4 h 会显著增加心血管风险，而每天睡眠时间≥ 10 h 发生心脑血管疾病的风险升高 1.5 倍[1]。以色列通过对 1 166 例老年犹太人进行长达 13 年的追踪随访，发现夜间持续睡眠时间以 7 h 为宜，若持续睡眠时间超过 9 h，全因死亡率会显著升高[2]。

在上海也进行了一项前瞻性研究，共纳入 113 138 名中老年受试者，其中女性 68 548 名，平均随访 7.12 年；男性 44 590 名，平均随访 6.07 年，通过对受试者的睡眠持续时间、社会经济状况、居住环境、慢性疾病史、家族史等进行综合评估，结果同样证实每天睡眠 7 h 为最佳，睡眠时间过长或过短会显著增加死亡风险[7]。台湾地区选择了 3 079 例 64 岁以上的社区居民进行前瞻性观察，随访 10 年，结果也显示夜间睡眠时间 7~7.9 h 的人全因死亡率最低[8]。

在综合全球研究结果的基础上，美国睡眠医学学会和睡眠研究会在 2015 年《睡眠》杂志上发表专家共识，推荐健康成人每天的最佳睡眠时间是 7~8 h，这一推荐对东西方人群同样适用[9]。

1.2 午睡的利与弊

传统中医理论认为，人体活动与自然界四时阴阳、昼夜变化戚戚相关，睡眠亦遵循"天人合一"的原则。《黄帝内经》有言："阳气尽则卧，阴气尽则寐。"一天中子时、午时是阴阳交替之时，故而提倡"子时大睡，午时小憩"。正如清代曹庭栋《老老恒言》所云："每曰时至午，阳气渐消，少息所以养阳；时至子，阳气渐长，熟睡所以养阴。"[10]午间小睡对消除疲劳、增进健康非常有益。巴西坎皮纳斯进行的 FIBRA 研究中通过对 689 位老年社区居民进行调查发现，午睡可以改善老年人的夜间睡眠质量和健康状况[11]。地中海地区进行的 SUN 研究对 9 470 人进行了 6.5 年随访，结果显示每天午睡 30 min 可以使肥胖的风险降低 33%[12]。有研究证实午睡可以降低人体收缩压水平，降低老年人罹患高血压的风险，提高人的运动记忆能力[13, 14]。也有研究发现每天午睡 30 min 具有很好的兴奋作用，有助于维持白天的精神状态，使体内激素分泌更趋平衡[15]。

但近年来很多研究提示午睡对人体有害，认为午睡会降低夜间睡眠质量，容易导致体质量的增加，并能增加罹患心血管疾病的风险[16]。也有研究提示高血压患者在午睡后血压会出现快速升高，进而对靶器官造成损害[17]。台湾通过横断面研究设计观察 133 名心力衰竭患者的日间午睡情况，发现 23.3%的心力衰竭患者午睡时间过长，并认为午睡时间过长与心力衰竭的严重程度有关[18]。广州生物样本库通过对 19 576

例 50 岁以上的老年人进行队列研究发现，拥有午睡习惯的老年人发生 2 型糖尿病的概率高达 52%，认为午睡可以增加 2 型糖尿病的风险 [19]。来自哥斯达黎加的基于人群的病例对照研究结果提示，午睡可以增加心肌梗死的风险 [20]。

为了探讨午睡的利弊，耶路撒冷进行了一个长达 12 年的前瞻性研究，对 455 位 70 岁的社区居民进行随访，发现拥有午睡习惯的人比不午睡的人全因死亡率高 10%，差异具有统计学意义，提示午睡可能是死亡的一个预测指标 [21]。日本 JACC 研究的亚组分析也显示，有午睡习惯的人群全因死亡率及心血管疾病的死亡率显著升高 [22]。美国加州太平洋医疗中心通过对 4 个美国社区的 8100 余名 69 岁以上的白人妇女进行观察，发现与不午睡的老年妇女比较，有午睡习惯的人全因死亡的风险增加 44%，心血管死亡的风险增加 58%，癌症死亡风险增加 59% [23]。

关于午睡的最佳时间目前也有很多研究。亨氏 Nixdorf 招回研究对 4 797 名 45~75 岁的受试者 5 年随访结果显示，午睡时间超过 1 h 会显著增加心血管病的风险 [24]。日本东京大学的 YAMADA 等 [25] 利用 Meta 分析研究了午睡与死亡风险之间的关系，以白天睡眠、小睡和死亡率为关键词在 2014 年 11 月份之前发表的文章和研究结果中进行搜寻，在得到的 97 项研究中有 11 项为公认的高质量研究，共包含 151 588 名亚洲和西方的研究对象，平均随访 11 年，共有 5 276 例发生心血管事件，18 966 例发生了全因死亡，经过研究后发现，每天午睡时间超过 1 h 可使心血管时间风险增加 1.82 倍，全因死亡风险增加 1.27 倍，而午睡时间＜30 min 则不增加死亡风险。这些结果提示，午睡时间以不超过 30 min 为宜，长时间午睡对人体是有害的。

2 合理的运动与心血管健康

2.1 不同的运动方式与心血管健康

大量研究证实，运动可以促进心血管健康，但对具体的运动方式却有不同看法。有研究认为运动必须达到一定的强度和时间才会对心血管健康有益。英国政府组织的 Whitehall II 队列研究对 7456 例受试者进行了平均 9.6 年随访，结果显示保证每周运动最少 1 h 可以使死亡风险减低 33% [3]。但也有研究显示，短时间的轻微运动同样具有心脏保护作用。加拿大的研究人员在 2010 年一项研究中发现，10 组 1 min 间歇锻炼所引起的肌肉细胞变化与约 90 min 的适度骑行锻炼效果相同 [4]。挪威科技大学和其他机构的研究人员以 26 名除了超重和久坐不动外其他方面均健康的中年男性为研究对象，在测定了他们的基线耐力、心血管和代谢健康状况后，将其随机分为 2 组，其中第 1 组志愿者在研究人员的督导下进行 4 min 间歇性锻炼，即在跑步机上跑步，使心率保持在最大心率的 90%，每组跑步间进行 3 min 的慢走，锻炼结束后则做个简单的放松练习，如此完成 4 组运动，每周锻炼 3 次，共持续 10 周，第 2 组志愿者在每次锻炼时只完成一组 4 min 极速快跑，同样他们也每周锻炼 3 次，持续 10 周，在该项目结束时这些志愿者的最大摄氧量或耐力平均增加了至少 10%，且 2 组的收益情况差异无统计学意义（$P>0.05$），2 组志愿者的代谢和心血管健康状况也获得了相似的改善，这一研究结果提示短时间间歇运动也能够显著降低心血管的风险 [4]。

2.2 太极拳运动与心血管健康

太极拳是传统中医学天人相应、阴阳五行的理论思维与武术、艺术、引导术的完美结合，以中国传统哲学中的太极、阴阳辨证理念为核心思想，集颐养性情、强身健体等多种功能为一体，是目前被世界公认的具有预防和康复作用的运动形式。

香港大学曾就冠心病患者进行太极锻炼做过系统评价，通过检索 2010 年 11 月以前的文献，共得到 191 篇，满足入选标准的文献有 9 篇，其中随机对照研究 5 个，非随机的临床对照试验 4 个，共有 364 位心脏病患者入选，结果显示太极拳对冠心病和心力衰竭患者均具有很好的康复保健作用，能够显著提高患者的活动耐量 [26]。其他一些研究提示每天太极锻炼 1 h，每周锻炼 5 d，连续锻炼 14 周，可以显著改善 2 型糖尿病患者的血糖和血脂状况，提高血糖的控制率 [27]。也有研究提示，太极锻炼可以显著提高老年人的平衡能力，有效提高老年人的有氧运动能力 [28]。

总之，正如《类证治裁》所言："阳气自动而之静，则寐。阴气自静而之动，则寤。" [29] 人体应该顺应大自然昼夜阴阳变化的规律，动静结合，寤寐适度，方能达到健康防病的目的。

参考文献

[1] Ikehara S, Iso H, Date C, et al. Association of sleep duration with mortality from cardiovascular disease and other causes for Japanese men and women: the JACC study[J]. Sleep, 2009, 32(3): 295-301.

[2] Cohen-Mansfieldj, Perach R. Sleep duration, nap habits, and mortality in older persons[J]. Sleep, 2012, 35(7): 1003-1009.

[3] Sabia S, Dugravot A, Kivimaki M, et al. Effect of intensity and type of physical activity on mortality: results from the Whitehall II cohort study[J]. Am J Public Health, 2012, 102(4): 698-704.

[4] Tjonna AE, Leinan IM, Bartnes AT, et al. Low-and high-volume of intensive endurance training significantly improves maximal oxygen uptake after 10-weeks of training in healthy men[J]. PLoS One, 2013, 8(5): e65382.

[5] 佚名. 灵枢经[M]. 刘衡如, 校. 北京: 人民卫生出版社, 1964: 121-122.

[6] 吴瑭. 温病条辨[M]. 北京: 人民卫生出版社, 1963: 25-26.

[7] Cai II, Shu XO, Xiang YB, et al. Sleep duration and mortality: a prospective study of 113138 middle-aged and elderly Chinese men and women[J]. Sleep, 2015, 38(4): 529-536.

[8] Lan TY, Lan TH, Wen CP, et al. Nighttime sleep, Chinese afternoon nap, and mortality in the elderly[J]. Sleep, 2007, 30(9): 1105-1110.

[9] Watson NF, Badr MS, Belenky G, et al. Joint Consensus Statement of the American Academy of Sleep Medicine and Sleep Research Society on the recommended amount of sleep for a healthy adult: methodology and discussion[J]. Sleep, 2015, 38(8): 1161-1183.

[10] 曹庭栋. 老老恒言[M]. 北京: 人民卫生出版社, 2006: 17-18.

[11] Monteiro NT, Neri AL, Coelim MF. Insomnia symptoms, daytime naps and physical leisure activities in the elderly: FIBRA Study Campinas[J]. Rev Esc Enferm USP, 2014, 48(2): 242-249.

[12] Sayon-Orea C, Bes-Rastrollo M, Carlos S, et al. Association between sleeping hours and siesta and the risk of obesity: the SUN Mediterranean Cohort[J]. Obes Facts, 2013, 6(4): 337-347.

[13] Zaregarizi M, Edwards B, George K, et al. Acute changes in cardiovascular function during the onset period of daytime sleep: comparison to lying awake and standing[J]. J Appl Physiol(1985), 2007, 103(4): 1332-1338.

[14] Debarnot U, Castellani E, Valenza G, et al. Daytime naps improve motor imagery learning[J]. Cogn Affect Behav Neurosci, 2011, 11(4): 541-550.

[15] Takahashi M, Arito H. Maintenance of alertness and performance by a brief nap after lunch under prior sleep deficit[J]. Sleep, 2000, 23(6): 813-819.

[16] Owens JF, Buysse DJ, Hall M, et al. Napping, nighttime sleep, and cardiovascular risk factors in mid-life adults[J]. J Clin Sleep Med, 2010, 6(4): 330-335.

[17] Stergiou GS, Mastorantonakis SE, Roussias LG. Intraindividual reproducibility of blood pressure surge upon rising after nighttime sleep and siesta[J]. Hypertens Res, 2008, 31(10): 1859-1864.

[18] Chen HM, Clark AP, Tsai LM, et al. Excessive daytime sleepiness in Taiwanese people with heart failure[J]. J Nurs Res, 2013, 21(l): 39-48.

[19] Lam KB, Jiang CQ, Thomas GN, et al. Napping is associated with increased risk of type 2 diabetes: the Guangzhou Biobank Cohort Study[J]. Sleep, 2010, 33(3): 402-407.

[20] Campos H, Siles X. Siesta and the risk of coronary heart disease: results from a population-based, case-control study in Costa Rica[J]. Int J Epidemiol, 2000, 29(3): 429-437.

[21] Bursztyn M, Stessman J. The siesta and mortality: twelve years of prospective observations in 70-year-olds[J]. Sleep, 2005, 28(3): 345-347.

[22] Tanabe N, ISO H, Seki N, et al. Daytime napping and mortality, with a special reference to cardiovascular disease: the jacc study[J]. Int J Epidemiol, 2010, 39(1): 233-243.

[23] Stone KL, Ewing SK, Ancoli-israel S, et al. Self-reported sleep and nap habits and risk of mortality in a large cohort of older women[J]. J Am Geriatr Soc, 2009, 57(4): 604-611.

[24] Stang A, Dragano N, Moebus S, et al. Midday naps and the risk of coronary artery disease: results of the Heinz Nixdorf Recall Study[J]. Sleep, 2012, 35(12): 1705-1712.

[25] Yamada T, Hara K, Shojima N, et al. Daytime napping and the risk of cardiovascular disease and all-cause mortality: a prospective study and dose-response meta-analysis[J]. Sleep, 2015, 38(12): 1945-1953.

[26] Ng SM, Wang CW, Ho RT, et al. Tai chi exercise for patients with heart disease: a systematic review of controlled clinical trials[J]. Altern Ther Health Med, 2012, 18(3): 16-22.

[27] Zhang Y, FU FH. Effects of 14-week Tai Ji Quan exercise on metabolic control in women with type 2 diabetes[J]. Am J Chin Med, 2008, 36(4): 647-654.

[28] Liu H, Frank A. Tai chi as a balance improvement exercise for older adults: a systematic review[J]. J Geriatr Phys Ther, 2010, 33(3): 103-109.

[29] 林佩琴. 类证治裁[M]. 北京: 人民卫生出版社, 2005: 235-236.

原载：陈可冀 . 动静结合与心血管健康 [J]. 康复学报，2016，26（3）：1-4.

中西医结合感谢一路有你

——中华医学会前辈们给我的气场与力量

陈可冀

我于 1954 年自福建医学院（现福建医科大学）毕业，任内科住院医师（助教），1956 年初奉调入中国中医研究院（现中国中医科学院）高干外宾治疗室工作。1956 年 10 月加人中华医学会，当年适值中华医学会在东四旧址召开第 18 次全国会员代表大会，那是我第一次参加中华医学会的会议，当时傅连暲连任会长。在这次大会的第一天上午，最后一个学术报告是周金黄教授和朱颜医师合作的“中药牛黄抗惊厥作用”的实验研究报告，这一报告对我日后研究方向和思路甚有启迪意义，使我认识到欲使中医药学术进步，在临床之外还要搞清楚机理。朱颜教授因被批判为所谓“中药研究必须耗子（小白鼠）点头问题”，从中医研究院中药研究所调到西苑医院担任血液病研究室主任。因在同一个医院，我们过从甚多，当年大内科每周一次的临床病例大讨论他一般都参加。药理学家周金黄教授也多次邀我到他家交谈和议论中西医结合研究的方法学问题，他对中药补益药尤感兴趣，对谈使我受益良多。

1956 年，中共八大召开，时任卫生部副部长、中华医学会会长的傅连暲负责领导会议代表的保健任务，他在卫生部（现国家卫生计生委）召开的有关八大代表医疗保健任务会上，严厉批评个别保健医生在代表刚来报到时就开出很贵重的中成药（含鹿心等）致费用很高的问题。他嗓门很大，福建长汀口音很重，大声斥责，语重心长。我那时更加深刻体会到了做一名好医生既要有责任心，还必须真正做到德才兼备才行。岁月悠悠，斯人已去，我至今尚念念不忘。前年到闽西，我特地专访了福建长汀傅连暲的故乡，还去参访了他曾任院长的汀州教会医院，感触良多；同时瞻仰了近处瞿秋白同志的就义处。

1992 年，吴阶平院士（中华医学会第 19 届会长）要为中日建交 20 周年医学大会作学术报告，会议筹备组找我起草此学术报告论文。吴阶平院士很认真，几次电话交代写作要点，报告题目是“中国传统医学临床特点及其进展”，英译稿发表在 *Chinese Medical Journal*（中华医学杂志英文版）1993 年第 2 期上。报告原题为“Clinical Features and Research of Traditional Chinese Medicine”，吴阶平院士打来电话要我把 Research 改为 Investigation，意义更为实际而深刻。这使我后来便很注意阅读美国出版的 *JCI*（*Journal of Clinical Investigation*）杂志，这份杂志的临床试验水平很高，Investigation 这个词教育了我，十分有启迪意义。吴阶平院士对中西医结合很重视。他任中国科协副主席为期两届，我当年也连任三届中国科协常委，我们在每季度开会时常常念叨有关中西医结合对中医药学术发展的重要意义。他与我的中医药学业师、著名中医学家、五届人大常委、曾任中华医学会副会长的岳美中教授交谊至深。1957 年，他们曾联袂出访日本；1962 年起 . 受周恩来总理派遣，又多次一起与方圻教授、胡懋华教授等为印尼苏加诺总统治病；1969 年，又一起与陶寿淇教授去越南为胡志明治疗急性心肌梗死。吴阶平很欣赏岳老的中医专业水平和对中西医优势互补的开放心态。岳美中教授除曾任中华医学会副会长外，还曾兼任中华中医药学会副会长与中国中西医结合学会顾问。1997 年，在北京召开了第一届世界中西医结合大会，吴阶平院士亲自到会宣布大会的正式开幕，那次到会的中外来宾约千名，陈竺院士应邀在此次大会作了三氧化二砷治疗粒细胞白血病的精彩学术讲演。

我对中西医结合的信念与很多前辈的教诲及友谊相关，曾任中华医学会副会长的方圻教授就是其中的一位。他曾主持我的一位研究生“延胡索碱抗过早搏动临床研究”的学位论文答辩，其评论发言深刻而中肯，这个研究生现已任职多年加州大学洛杉矶分校（UCLA）教授。上述论文后来发表在中华心血管病杂志（1983 年）。我自 1979 年起，受聘为世界卫生组织传统医学顾问，并几次续聘至 2009 年。很巧的是，

1983年参加世界卫生组织科学研究会议时，我与方圻、毛守白教授一起参会，会后并由使馆人员带我们一起在马尼拉游览。我的一篇介绍中西医结合进展的英文讲稿（在世界卫生组织西太平洋地区另一会议上的发言），也得到了方圻教授的热情指点。

我也十分怀念扶植或支持我成长的几位我国杰出的医学科学家，包括邝安堃、吴英恺、陶寿淇、黄宛、钱贻简、张锡钧、翁心植等多位专家。吴英恺院士虽是胸心外科学家，但他是极为全面的临床医生，有关医疗卫生方面的政策水平很高，敢于出手支持中西医结合事业及其学术进步。1959年，他组织在西安召开第一届全国心血管病学术会议，第一天上午只有三个大会学术报告，黄宛教授的动脉粥样硬化研究进展、邝安堃教授的高血压非药物治疗，以及我的高血压病中医分型与治疗展望。当年我才29岁，但吴英恺院士很鼓励我，要我去讲。1978年，在山西太原召开的中华医学会全国心血管病学术会议期间，成立了中华医学会心血管病学分会，吴英恺院士被选为第一届主任委员，我被选为常务理事，他指定我兼任心血管病学分会秘书，并前后任第1~4届中华心血管病杂志副总编辑，总编辑先后为吴英恺、陶寿淇、方圻及顾复生教授。我记得在太原会议前两周，吴英恺院士曾在阜外医院召开一个小会，黄宛、方圻、蔡如升教授，阜外医院办公室的朱里同志及我等参会，讨论筹备创办中华心血管病杂志。吴英恺院士在会上给我们展示了卫生部副部长兼保健局局长黄树则用毛笔书写的中华心血管病杂志刊名时，很有满意的神情，这份杂志刊名题字现仍沿用。吴英恺院士事业心强，领导北京地区冠心病协作组也十分得力，可谓成果辉煌，我也在其中得到极大的锻炼和提高。他甚至亲自跟随蒲辅周名老中医看病；以了解中医药治疗食管癌等病所用方剂的临床经验。

中华医学会老年医学分会成立时，第一届主任委员是黄树则副部长，我当时被选为常委，他为我与李春生教授合作订正评注的我国历史上第一部老年学专著、宋代出版的《养老奉亲书》作序，鼓励我们后辈。以后我在牟善初、王新德教授几次劝说下，同意被选任第五、六届主任委员，以及第七届名誉主任委员，先后主持召开了三次有关老年医学和老年学的香山科学会议。黄宛、陈在嘉教授非常支持冠心2号中药复方研究，我们曾联名在中华心血管病杂志1982年2月发表“精制冠心片（即冠心2号）双盲法治疗冠心病心绞痛112例疗效分析”，此文被我国循证医学界共识为我国心血管病中西医结合领域第一篇符合循证医学要求的临床论著。曾任中华医学会常务理事的翁心植教授，长期任中华内科杂志总编辑，他思维敏捷，走笔快。我1981年创办中国中西医结合杂志，亟需学术界公认的专家发表意见，谈谈发展中西医结合的看法。我们约他撰稿，有人则劝他说中西医结合是“是非之地”，不写为好，他还是积极地应邀为我们撰文发表，讨论研究方法，支持中西医结合事业，对我们支持甚大。钱贻简教授曾和我一起参加赴甘肃武威地区的北京医疗队，为期一年，我们二人都是医疗中队的领导，有时寝处一室，相处甚欢，结成亲密的友谊。他多年兼任 *Chinese Medical Journal* 总编辑，并负责北京医院内科临床保健任务，必要时也常邀我去北京医院会诊。受这些老一代专家智慧的激励，我因此又于1995年创办英文版 *Chinese Journal of Integrative Medicine*（中国结合医学杂志），以推进国际日益兴起的结合医学的发展，此杂志国内外编委约各占50%，现SCI影响因子为1.401。吴阶平院士原为名誉主编，后因吴阶平院士病故，现又邀请了现任中华医学会名誉会长韩启德院士和现任中华医学会会长陈竺院士续任名誉主编。陶寿淇教授生前曾与我们合作观察中药附子的一个成分去甲乌药碱的提高心率作用，他能在心电示波屏前盯着观察其是否具有阳性作用历1 h以上，其远离浮躁、脚踏实地的精神，十分感人，令人折服，该文发表在中华心血管病杂志1980年第2期上。

我将清代宫廷原始医药档案研究整理成的《清宫医案集成》一书，2012年获第二届中国出版政府奖。这部书初版当初，邝安堃教授曾热情洋溢地为之作序，叙及曾在有关会议时与我同寝一室的学术交谈感受，谈到结合其本人过往受周恩来总理、陈毅外长任命，为也门等国家政要疗疾之情况，感到此类传承之著作具有拓荒的意义，以及继承与发扬的价值；联系到他曾注意到的国外一本《病夫治国》一书记录罗斯福、丘吉尔等医疗经历的特殊性，建议我要进一步做好清代原始医药档案的整理研究工作，勉励有加。我于此看到了这些老一辈医学家提携后进的胸怀与操守。

2007年，在北京友谊宾馆召开中国医师协会中西医结合医师分会成立大会，时任全国人大常委会副委员长、中华医学会名誉会长韩启德院士到会讲到中西医结合是中国特有的，是中国医学发展的必然，是中国医学发展的一个突破点，但也是一件十分复杂和艰巨的事情，却是大有作为的。他的讲话给我们以很大的鼓励。2013年，在北京京西宾馆全国中西医结合医师大会上，中华医学会副会长、中国医师协会会长张雁灵教授到会强调中西医结合的必要性及其在医疗卫生改革中的重要作用，激励了全国中西医结合的医学科学工作者。2014年3月23日，在国家会议中心举行的诺贝尔奖获得者讲演及院士高峰论坛上，全国人大常委会副委员长、中华医学会会长陈竺院士作了题为“建立东西医学融汇的中国现代医学体系”的报告，高屋建瓴，指明了中西医学融汇走向世界的光辉前景。我在大会上的报告强调中西医结合优势互补的临床优势。中华医学会常务理事、中国工程院院士王辰教授介绍了流感及呼吸系统疾病中西医结合的研究进展。我们响应陈竺会长的倡导，表示要为进一步发展中西医团结合作、为我国医学科学技术发展做出新的努力。

每当我缅怀那些曾经帮助我成长的中华医学会老一辈杰出医学科学家时，心潮总是不能平静，时怀感恩之心。我今虽年事渐高，但愿平生竭力学习他们的爱国和治学精神，以及热爱中华医学会集体的精神，在世事纷繁中接受历练，敢于自持和勇进，主宰自我，超越自我，锲而不舍，推进中西医精诚合作，在医疗与科学技术研究上优势互补，以便为社会民众服务得更好。

原载：陈可冀. 中西医结合感谢一路有你——中华医学会前辈们给我的气场与力量[J]. 中华医学信息导报, 2015, 30(13): 4.

慢性病：养治兼顾　以养为主

——《慢性病养生指导》带给我们的启示

陈可冀

长久以来，“健康长寿”一直是人类的梦想，人类发展史从人类健康角度来说，就是一部人类探索健康长寿的历史。

根据《2013年世界卫生统计报告》，对全球194个国家和地区的卫生及医疗数据进行分析，包括人类预期寿命、死亡率和医疗卫生服务体系等9个方面，显示2011年中国人均寿命已达到76岁，高于同等发展水平国家，甚至高于一些欧洲国家。但是，据流行病学调查，影响我国人口寿命的主要还是慢性病，慢性病影响国民生活质量且发病日渐年轻化，因而防治各类慢性病已成为我国当前的重要任务。《中国慢性病防治规划（2012—2015）》指出，“我国慢性病发病人数快速上升，现有确诊患者2.6亿，是重大的公共卫生问题。”

慢性病的发病隐匿，病程长、费用高，致残致死率高，其死亡率已占我国总死亡率的85%，疾病的负担占我国医疗总费用的70%。因此，加强慢性病的防治工作，做好慢性病一级预防，疾病初发时及时治疗，是减轻国家医疗负担，减少群众医疗费用的重要工作。

我们知道，生老病死的自然规律是不可违背的。人们常会因为这样或那样的慢性疾病饱受折磨。即使人类总是怀抱美好的愿望，希望能够过上健康长寿的幸福生活，但不可避免的是，慢性病患者已越来越多。慢性病病因复杂，兼杂病也多，尤其绝大部分的疾病还与人们各种各样不良生活习惯密切相关。因此，除了在治疗手段上需要不断提高对慢性病的诊治效果外，更需要探索在针对慢性病的预防复发等的养生保健方法。

幸运的是，有中国特色的传统中医药学是几千年来经历过无数代人的探索和实践的医学，在与疾病斗争的漫长过程中，形成了一套行之有效的慢性疾病养护理论，完全有可能帮助合理地控制疾病的进一步发展，甚至对部分早期发现的初发疾病可以有一定程度的逆转，为饱受慢性疾病折磨的人们提供一条减轻疾病痛苦甚至获得健康长寿的有效途径。

从事医疗防治实践的实际工作者每天都在为解除人们的病痛服务，但医药学方面必要的甚至是重要的保健知识并不一定为广大公众所了解，要了解并且能习得中医药学对于各种慢性病的养护理论和方法，实在也不是一件简单的事情。市面上也有很多有关慢性病的养生书籍，或因内容抄自古籍而生涩难懂，或因为非专业医生所著而科学性不强，实用性不好。所以，实际生活中，人们都很渴望有这样一本书：语言通俗、内容丰富、科学性强、实用性好、系统介绍慢性病养生保健方法，实用且容易掌握的科学普及。最重要的是，它的各种方法真的有效，能很好地促进慢性病患者的健康、康复、提高生存质量。

让我欣慰的是，我终于看到了这样一本书——《慢性病养生指导》。这本书已由广东省中医院卢传坚教授和丁邦晗教授主编，人民卫生出版社出版，书中精选了49种危害人健康的常见慢性病，汇聚了古今文献有关记载及当代100多位名老中医对这些慢性病的养生调护经验和理念，是一本不可多得的慢性病养生保健书籍。

更为难得的是，该书依托国家科技部“十一五”科技支撑计划设立的“名老中医养生保健经验挖掘、整理与推广应用研究”项目，由广东省中医院20位正当盛年，活跃在临床一线的经验丰富的医生在系统收集古今文献记载并汇集全国名老中医的养生经验的基础上，结合医生在日常诊疗活动中积累的对常见慢性病养生调护知识整理编撰而成，治养并重。该书所选的疾病基本上都是临床上不能彻底治愈或只能终身带病延年维持治疗的疾病。对于这一类的疾病，控制其发作或者进一步恶化是减轻医疗负担最重要的方面，同时也是提高生存质量的重要方法。

《慢性病养生指导》贯穿“慢性疾病，养治并举，以养为主”的理念，是能给广大慢性病患者指点迷津的好书，认真研读并付诸实践，对于控制慢性病发展，将早期发现的初发疾病控制在萌芽状态甚至逆转健康大有裨益，该书为饱受慢性病折磨的人们提供了一条减轻疾病痛苦的道路，是提供给患者的一条通向健康生活的捷径，一定能对人类的健康长寿做出很好的贡献。

原载：陈可冀．慢性病：养治兼顾 以养为主 [N]. 中国中医药报，2014-1-15(8).

谈谈中医药的继承发展与创新

陈可冀

随着信息网络全球化的到来，我国医疗卫生事业快速发展，中医药凭借几千年的历史优势和特色也得到较快发展，中医药的疗效和价值正为世界越来越多的人所认识，同时它也面临着现代化的机遇和挑战。

中医药具备科学技术和人文文化两个方面的核心价值，医疗上以人为本，讲求医德，爱护病人。学术上注重整体论、调节论与辨证施治。这些理念或观点在临床医疗实践中具有广泛的渗透性、包容性和辐射力，历久不衰。科学精神为格物致知，人文精神则注重人性与感情。唐代名医孙思邈倡导“大医精诚”的医德精神，在今天现实生活中，在调和医患关系方面，意义仍十分重大，这当然应该看作中医科学技术与人文交融的极好传统，求真与求善的交融。

中医药学是中华民族的传统文化，同时，它又具有独特而系统的科学理论和诊疗方法。中医药理论注重人与自然的关系，主张“天人合一”观念；在整体观和系统性思维中，特别注重“中庸”思维的贯彻，注重调节平衡和“致中和”。古代名医张介宾称“和法”为中医治病的“八法”之首，以“和法”统领“八法”，以其余“汗、吐、下、温、清、消、补”七法“调而治之”，“调其不调，和其不和”，以达到和解治病的目的，达到人体内环境的和谐与稳态。方剂中具有代表性的有桂枝汤、小柴胡汤、越鞠丸和逍遥散等等；这些均是中医药科学技术与人文文化交融的体现与实践，体现了人文文化的功能或影响。

随着市场经济和世界科学技术的快速发展，人类疾病谱也发生了明显的变化，医学模式也从单纯“生物医学模式”发展成为“社会—心理—生物—环境”模式，这些变化恰恰为中医学的发展带来了良好的发展机遇。中医自古流派很多，不同流派或学术背景的多样性思维是极其正常的现象，是科学技术可持续发展的前提，我们应该欢迎并提倡学术争鸣。各流派传承人要在继承基础上，集成发展与进步乃至创新，培养人才，以实现青出于蓝。要允许讨论，允许有不同意见，要有冷思考，还要多几分宽容。要认真读传统经典，虚心学习，联系实际；也要了解现代科学技术进展，联系交融，与时俱进，行走在传统与现代之间，推进中医药学的发展。

我国社会现实存在中西医两种医学，中西医团结合作很重要，两种医学要从互异、互通而后达到互补，并达到共赢。病证结合的诊疗模式是一站式服务的最佳模式之一，既有明确的西医明确诊断，也有中医的准确的辨证诊断，互相补充，我认为这比较全面合理，对病人治疗肯定有益。医学的根本目的是治病救人，该用中药时用中药，该用西药时用西药，联合应用效果更好时，就要有机结合。要特别重视临床经验的传承和中西医结合，在弘扬中医药学术优势时，要努力尽可能做到体现整体与局部，宏观与微观，综合与分析相整合，以确认效果，提高科学证据水平，传承精华。不宜因为强调精确性而忽视中医临床经验的个体化和特殊性。要在尊重中医药学术的认识及知识体系的基础上，进行现实的临床实践和创新。对国内外临床研究证据和屡屡更新的指南也要辩证地看待，要联系实际参考、吸收与应用，而不要不结合实际情况盲从。中医十分重视整体定性诊疗，但时代发展了，中医在诊疗上的定量技术及知识明显不足，因而临床医疗重复性较难，评判疗效结局往往不够到位，研究所得结果的不确定性也较多；应当提倡多学科交叉合作，以有助于其在诊疗实践、机理研究等方面的发展。中医药学界还应该热忱欢迎多学科科学家介入、合作和共同开发、研究、创新与发展。美国 FDA 公布植物药批准法规以来，近几年正式批准了 2 种植物药，一是由绿茶提取的茶多酚外用治疗尖锐湿疣，一是 2012 年末新批准的由南非“龙血树脂”(Dragon Blood Resin，商品名 Fulyzap，已上市）提取的化合物治疗因应用艾滋病化学药物所致的腹泻副反应，这 2 种新药的有效物质基础即化学结构都是明确的——研发新药的有效性和安全性是第一重要的，其活性物质基础不清楚，安全有效就无从谈起；我国青蒿素和砒霜三氧化二砷的成就，也在于搞清其化学结构以及其作用靶点所在，得到国际同行的认同，这些成果都是多学科合作的典范。可见，为达到中医药科学技术的可持续创新发展，在认真继承的基础上，与现代科学技术界包括现代医学界的多学科合作，有多么重要，多么必要。

原载：陈可冀 . 谈谈中医药的继承发展与创新 [J]. 科技导报 , 2013, 31(20): 3.

赞美新时代　创造新业绩

陈可冀

中华人民共和国成立以来，我国在中西医并重、实现中医药现代化和促进中西医结合等一系列医疗卫生方针政策的指引下，中西医医疗研究人员长期密切合作和艰苦努力，点燃激情，诚心砺志，认真学习中医药学宝贵理论精华及丰富临床经验；坚持不懈，运用现代科学技术包括现代医学科学技术进行医疗实践和研究，在医疗卫生改革中发挥了重要的作用，有很多新亮点，取得了一系列骄人的业绩，成就辉煌，惠及民生。青蒿素抗疟研究、砒霜有效成分治疗血液病、活血化瘀方药治疗心、脑血管疾病、通降方药治疗腹部外科疾病、清热利湿方药治疗皮肤病、辨证论治治疗感染性疾病，以及一系列中医药临床及基础理论研究方面，都取得了很大的进展。中国中西医结合杂志社的全体工作人员，在新形势下，大家分享了这些机缘，也不断在新时代引领下，结合国情，认清使命，不断取得新业绩，得到社会及医疗研究同道们的欢迎，和谐发展，让大家的梦想减少了残缺。

在我们大家情注杂志具有引领学术交流重大使命的时刻，我们也注意到面临期刊稿源质量进一步提高的问题。医学的重大目的是提高防治疾病的贡献度，我们希望中西医临床研究同道更多地注重临床质量的提高，并多多寄投实用性强的临床论著。有很多苗头很好的临床工作，希望实事求是，有过硬的证据，“化蛹为蝶”，以指导临床实际应用，解决临床实际问题，这是广大读者的强烈的心声。

加强基础医学研究是促进转化医学的重要环节，是扩大实现中医药产业化的重要方面，我们希望有更多应用基础的研究文章，尤其是复方的研究，希望在网络生物学和网络药理学思路引导下，结合物质基础研究，使中医药疗效机理和具体作用靶点得到很好的阐明。在这一方面，只有创新，才能突围，希望有更多跨学科合作研究的论著面世，以更好地造福民众。

人无远虑，必有近忧，中西医结合研究是个深水区，我们应当进一步加强中西医结合人才的培养，这是全国性面临的关系中医药和中西医结合发展创新的重大战略问题，任重道远。希望大家也能实事求是地交流这方面的实际经验。人才梯队健全了，中西医合作，优势互补，就能在新形势、新机遇中，迎接好挑战，做好医疗服务、惠及民生的事业，发展中医药和中西医结合事业。阳光也定会照明我们期刊前进的道路上。

让我们趁十八大的东风，勇于变革，善于创新，为中华民族复兴及祖国繁荣昌盛，为建设美丽中国，张开双臂，热烈迎接2013年的到来！

原载：陈可冀．赞美新时代　创造新业绩[J]．中国中西医结合杂志，2013, 33(1)：5.

千里之行，始于足下

——中国中西医结合杂志 30 年

陈可冀

《中国中西医结合杂志》在三十年风雨兼程中，为社会培养造就专业人才，为我国医疗卫生事业尽力，赢得了全社会的信任和爱戴。*Chinese Journal of Integrative Medicine* 也已创办十五年，并于 2007 年起被列为 SCI-E 期刊源，海内外专家发来的佳作连连。杂志社同事们的事业心、责任感，适应国家和社会需求，精耕细作；大家的职业道德、人文素养和专业信念，以及期刊的专业水准和学术经验科学价值，不断得到中西医结合学术界的认同。为中国中医药事业及中国中西医结合事业的健康发展，尽到了自己的历史责任，为在中华民族复兴时代中，三十年磨一剑。忙碌之余，团队集体充满乐趣，认为做到了“达则兼善天下”的意愿。

在三十年期刊发展事业追求中，我们特别忆念为刊物的创办和健康成长的已故长辈季钟朴教授、邝安堃教授、吴阶平院士、黎磊石院士、刘耕陶院士，以及周文轩博士，他们的支持和勉励，使我们有了良好的品牌意识，爱护自己的品牌，增强了战略思考意识，千方百计地为提高杂志质量做出不懈努力。

三十年的历史照进现实，我们看到了自己事业的辉煌，可谓艰苦作业与赏心悦目并存。

千里之行，始于足下。我们将一如既往，增强自己的历史使命感，为国家和社会多做贡献。

原载：陈可冀．千里之行，始于足下——中国中西医结合杂志 30 年 [J]. 中国中西医结合杂志，2011, 31(7): 869.

谈谈如何做一名合格的研究生导师

陈可冀

孔子说："七十而从心所欲，不逾矩"，也就是说，过了七十岁，做事就一般不会违规了，应该知道如何为人了。但是在社会各个领域，包括一些科研机构，确实有一些年龄比较大的研究生导师，还是在科学道德、科学精神等方面出了些问题的。所以，我觉得就加强对研究生的教育而言，加强对研究生导师的师表精神教育同样也是很重要的。

1 导师的社会地位与定位

我们通常都说"天地君亲师"君就是过去讲的君王或皇帝，现在就比作是我们国家吧；亲是双亲，即父母；师是老师。老师在这里居第三位。所以老师的地位是很高的。老师是要"传道、授业、解惑"的，这是韩愈《师说》里讲到的，是很对的。但是现在全球网络大行其道，信息如潮，上网就可以很容易看到很多新的学术进展，我们每位老师到底经常看多少文献？学生有时候上网看很多文献，这就可能出现韩愈说的"弟子不必不如师"的情况。可见，做老师也并非易事，有相当水平才能够指导研究生。有一个故事，说的是有个人在高楼上看见个年轻人在一处比较昏暗的灯光底下晃来晃去，徘徊了很长时间，就总是在那儿转。后来才知道了此人在干什么，他在找钥匙，他把钥匙给丢了，找一把钥匙，没找着。为什么他老在那儿转呢？因为只有那一处是灯光照到亮光的地方，他只能在此处看得见到底钥匙有没有丢在这里，他就不会到别的地方去找，就是这个意思。老师的知识面很窄，就跟这个灯光照的地方一样，就这一点亮光处，有很大的局限性。

做一名合格的和与时俱进的老师不容易。譬如，我从事的是心血管内科和老年医学专业，其他方面我就可能懂得很少了。所以，老师的知识不一定很全面，不可能是百科全书，不可能是全能选手；但是老师的作用非常重要，老师的师表风采非常重要。北京师范大学的校训："学为人师，行为世范"。所有老师都应是要不断地学习的，以便学为人师。作为研究生导师，你的表现应该能够被研究生们视为模范才对，师表精神是重要的精神财富！

2 导师培养人才的任务

人生是一本书，怎样做好人，这是非常重要的。教育改变人生，思想决定生活，我们老师指导研究生，是做好研究生的课题研究工作和业务工作，但更重要的是培养全面人才，教育研究生能够比较好地适应全社会要求的生活模式，学会与人相处并参与学术竞争。老师在培养学生方面，在工作、思想等方面都应该有责任。

我们在指导研究生方面，特别要培养他们的团队精神、团队意识、集体意识。因为研究生的思想和工作成长，不能够离开团队，不能够离开科室，做研究或者是做医疗工作，都一样。我们需要培养一些群体人才，大家都要互相帮助。电影《孔子》，我看了很受感动。孔夫子他是"述而不作"他没写过什么著作，但是他的弟子，所谓三千弟子、七十二贤人，他培养的这个学生梯队人才成果出来了；他的儒学学派两千五百多年以来传下来了，并在全世界都有影响。可见，这个人梯队有多么重要，儒学学派形成并发展了。现代医学科学和中医药学的传承也需要培养人才，培养团队人才。当然，研究生带教的时候，应考虑到质量，每个导师不可能带太多学生。我现在一般一年招收两个学生，带多了可能误人子弟。现在就怕假的真学位，到时候他真毕业了，也拿到真的博士或硕士文凭了，他是真的博士、硕士。而实际上，课也没有好好上，研究工作也没有好好做，七拼八凑一篇文章就毕业了。现在假的真学位很多了，以前在中国科学院生物学部开会时，邹承鲁先生就几次提到此事。和老师也没见过几次面；就跟赛跑一样，完了以后影子都不见了。

培养研究生人才当然同样是要道德教育和科学教育同行。古人说“积德自有人见，诚心自有天知”，要有自觉性。作为医生来说，很大一部分是临床教育，要教育有博爱精神和人道精神，要关怀病人。有的研究生在病房里面不是很认真工作，对病人不是很细致负责，就出错了。有的研究生上午查病房处理完了，整天人就不见了。我们提倡有关怀精神，互相帮助，研究生之间有时候有的课题是彼此相关联的，互相要帮助，不要专门只是为了名利，只是为了学位。要爱国家，爱同事、爱同学，同时还要孝顺父母。

每位研究生都是有培养前途的，每位研究生都是一颗星，就看我们怎么样去培养他；这些研究生选择中医药做终生职业，这是人生中很重要的一个选择，我们应该爱护他，帮助他成才。孔子曰：“有教无类”这就有几种解释了，就是说，学生不分类别，就应该一样的教；还有的说，就是有好的教育的话，个个都可以成才。所以，对学生还是要多多爱护。当然，对研究生很关键的方面还是要在学术上的负责任的指导，学术上的指导要有特色，如果没有特色就不行，难以立住脚。我们中国有几所中医骨科有特色的医院，如佛山、洛阳等地的骨科医院，能培养出人才特色。所以说培养研究生学术上就是要讲特色，用老师的强项来指导学生，来立题。老师自己要有自我的估计，你到底自己能够指导什么？你的强项是什么？如果你没有支撑能力，你最好不要选这个题。我们希望培养的学生能干事，能做实验或者干临床，能做，能写，能说，工作做了，文章也能实事求是地写得好。

3 师生情谊与教学相长

我们要提倡尊师爱生，老师和研究生应该是朋友，也是同道，要多沟通、多交流，说真话、办真事、讲真情、求真知，事业上互动。成都武侯祠里边有一副对联，提到：“不审势则宽严皆误”对此，我体会很深。我对研究生有时候太严，有时候又太宽了。太严引发了遗憾和教训，作为老师对研究生还是要多鼓励，少一些不好听的话，这是非常重要的，太严了，也许会伤感情；太宽了，那也不行。

关于师生情谊方面，我是侧重做临床科研的、做医疗服务的，所以我提倡病人第一，疗效第一。不要把学生当打工仔，当学术民工，当奴才，只是给老师干活，而是要启发研究生的服务意识和创新思考。最近我听到刘延东同志的一个报告，她说与李政道座谈时，问李政道：你培养人才的主要经验是什么？李政道说：要有向权威挑战的思想。这是李政道的经验，我想这也是值得我们深思的。

4 以责任为首的六个心态

首先是责任心，主要强调知识责任，知识责任实际上也就是社会责任。我们对指导研究生做课题要有承担风险的责任心。我从研究生开题开始，差不多每一个月要有一个集体的汇报，每一个人都在汇报会上讲一讲，互相交流，互相批评，强调过程教育。这过程教育是非常重要的，不能说开了题，就完事了；实际上，每个月开会汇报已经晚了，有的人还是要经常个别的谈，了解情况。我为什么要集体开会呢，因为开会有一个好处，就是很多人听，每个人都必须认真准备。很多人听了以后，互相提意见，能够促进大家做得更好。

“天生我材必有用”这句话还是要相信的，但关键还是在于你把你自己放在了什么位置上了。譬如说你做什么题目，做临床的，或者机理的研究，或者某个专科，适合你的才能，可以设计去做。每个题目完成都不容易，完成得好更不容易，要靠自己有责任心去努力；为了课题的完成，要教研究生不是仅拿出 50%的努力，而是要拿出 150%的努力去完成。

研究生课题的目标要合理，我们现在大部分研究生还应该侧重临床，临床研究不容易，但你要是设计得好，确实会取得一定的效果的。所以，目标要合理，设计要严谨。

要用心，要教育研究生用心做事，诚信做人，所以我建议组织研究生多开中小型会议，比如说研究生在一起开会，让研究生来做学术会议的主持人或者轮流做演讲，或者提问，帮助他。包括读书、读杂志心得的报告会（Journal Watch）或者中午时间开会（Lunch Meeting），用半小时到一小时的时间谈谈进展。

要耐心，耐心是一种成熟的标志，是人们修身制胜的关键；此外，还要有忍受悲剧和失败的思想准备。我的研究生中有 2~3 位在做冠心病血瘀证基因组学的研究中，都有过教训，开头都失败了，因为很多慢性病都是多基因致病的，它不是单个基因起作用，所以你要找一个目标基因，哪一个是最主要的，或者证明是关键的，这很难。虽然我们阴性的结果在《科学通报》上发表了，但还得说那是一个失败，所以心理上要有允许失败的准备。不仅要有耐心，要有信心，还有决心。

李政道讲"科学教育天下事，创新见解谈笑间"说科学教育创新要与耐心相结合，也许可能在随便聊天中一个思路出来了，创新的思维出来了。要多思想，多思出智慧，不要急躁，要耐心。

要真心，标志着我们永远年轻，是一种负责任的态度。不可以造假，剽窃，抄袭，说大话，说废话，说假话，说套话，说空话。要实事求是，实事求是是《汉书》里面的原话，是中国人的好传统。

说到造假，这个现象不是没有，所以我在科室每次学术会议上，有机会就说要讲加强科学道德修养，不仅只是研究生，工作人员也得强调。临床科研结果有效就是有效，没效就是没效。特别是硕士研究生，主要是学习方法、科研态度的问题很重要；博士研究生就还要有一定的创新；不可以"认认真真走过场"看起来很认真，但实际上是假的。医学本身具有两重性，要有人文教育的滋养，不能只看学位和职称，不事耕耘。

最近在《自然》（*Nature*）杂志上有一篇文章，称在中国做了调查：1/3 的中国研究人员有造假，有急功近利的行为，认为这个是与急功近利的思想、与官僚干预有关系。医学科学研究人员千万不可以造假，要真心、真情、真实地对待工作。《柳叶刀》（*The Lancet*）2010 年 1 月 9 日，也有一篇题为《科学造假一中国需要采取行动》（Scientific fraud：action needed in China）的文章，应该引起大家警惕。中国现在发表的科学论文数量全球排名第二，数量之多，很可观，很受国际注意；但造假陆续被发现，影响不好。

以责任心为首的六个心中还有一个好奇心，很重要。不要小看研究生，年纪轻轻"焉知后者不如前者"要重视研究生的好奇心。"知之者不如好之者，好之者不如乐之者"对研究课题要有兴趣。譬如你治疗某个病，关节疾病的疼痛和肿胀、怎么止痛。没有兴趣，没有了好奇心就不行。如果他提出各种各样的思路来供你参考，这就是研究生的潜力，你让他去思考，去提出问题，做个学术报告，可以采用他的有潜力的思路带到研究工作或实际中去。我有一个研究生，他的中医水平并不是太高，西医水平也不太高，但他有研究的好奇心，他的毕业论文就是《高血压病的血压峰值与中医昼夜时辰的关系》，很有意思。因为高血压的血压峰值有的人上午起床就高，有的人午后三四点高，不一样，有的人夜间高。血压水平为什么有不同高峰时间，跟昼夜时辰及阴阳消长有何关系，做出分析，有一定的规律性，所以要尊重研究生的思路，也要尊重他的好奇心。

要有爱心，就是我们要与学生彼此真诚相见，付出一片真情，给他关爱。有时候几个研究生在同一科室工作，实际上分工的题目可能有主次之分，有的是主角的题目，有的是配角的题目，有的人高兴，有的人不高兴，我们要鼓励他们分别做好工作，互相配合协作。冰心说的："爱在左情在右，走在生命的两端"就是说要给他们以关爱，千万不要追求过分的"十全十美"。知足常乐，除去浮躁，回到实际，做配角一样也是贡献。

5 因材施教，实践先导

要德才并重，因材施教。有的人操作能力比较好，有的人古典文献水平比较好，所以千万不要千军万马都去过独木桥。关键还是要保持和发扬导师的学术特色特长，老师的学术水平要继承下来，加以发展并创新，发现自我，回到实际里来，不要都去赶"时髦"，做不切实际的文章。现在真正好的临床研究文章比较少，要因材施教，还要以实践为先导。首先要做好计划，想法很重要，我想我们大部分提倡做点实际临床研究，强调有严格设计的临床疗效与安全性的研究工作，真正有指导临床实际的意义，提高临床水平，也符合社会的需求。在临床设计方面，我再三强调要适合导师的特长，这样可以少走弯路，优势始于老师自己的强项，所以不要站在错误的起跑线上。有这样的人，因为国家课题中有一项是古典文献的题目，他就想做，实际上他文献知识不行，经典的书看得很少，书名都不知道，他也要抢这个课题，因为有钱有经费，那可不行，害了自己，也贻误了研究工作。有的人做实验不行，自己不会动手，拿钱雇别人做，这都不行。所以导师要指导研究生站在正确的起跑线上。你的水平是什么样子的，你应该侧重哪一方面，这是很好的实际，不要一个方案所有人都来做。

整个设计的起点还是要高一点，希望解决某一个环节的问题，但解决问题要实际一点，不必贪大。例如糖尿病的血管并发症问题，能解决一个症状有效就行，做好整体设计，最好有连续性。作为导师培养研究生，今年研究生做这个，下一届研究生深入一步创新，对导师整个学术思想、思路和特点便有连续性，将来你的几届研究生的工作结合起来，就可能是很系统的成果了。所以，最好能够产生出有临床影响的成果。现在我们的工作还是低水平重复比较多。我参加了国家基本药物的评审，还有社保药物的评审，我看里面很多中成药大同小异，是重复的，创新性不够。

策划设计项目的时候，要考虑到研究生这个题目做下来将来结果是什么样的，要预测。在临床上可能直接解决什么问题，或者潜在可能解决什么问题，或者我能够形成一个在社会上能够用的即所谓规范，或者理论上可能揭示什么问题。又如在证候方面的研究，或者能印证什么问题，或者有突破性的进展，要预计。学术评价不一样，有的是行政的评价，有的是学术的评价，有短期的、有长期的，各有不同的情况。我们很多工作的关键还要是实际上能解决什么问题。评价成果开头都是小同行评审，最后一般都是外行评审内行，因为你不可能请那么多内行来，大部分还可能是外行，所以你的工作要想到内行过得去，能接受，外行也能听得懂。很多工作都是要与众不同，要有创新性，但是你如果预测做不到创新，你就不要叫研究生去做了。

6 中西医并重面向社会需求

中西医要优势互补，融会贯通。因为我们医疗研究，培养人才，归根结底是要提高临床服务水平，临床服务要与时俱进，不可能说不联系现实的情况，中西医要互相学习，取长补短。陈竺院士说过，要打掉篱笆墙“打掉中西医间的壁垒”要优势互补。我们的古典哲学讲“和而不同”，我们现在讲“和谐”，真正的和谐是“和而不同”不可能是百分之百的都一样，一模一样不可能，也不行，那样就不是真正的“和谐”；“和而不同”才是真正的“和谐”。譬如我们都是为了中医药事业贡献力量，做临床研究，做基础研究，但方法可以不一样，途径可以不一样，所以“和而不同”是真正的和谐。安全与疗效还是第一的。有的人不赞成中西医的优势互补，他说中西医之间雪中送炭可以，锦上添花没用，不要。我个人不赞同这种看法，我认为雪中送炭可以，锦上添花也行，只要是优势互补就行。

2010 年 1 月 10 日，美国 *Science*（《科学》）杂志的封面标志强调转化医学的开展，转化医学亦称转换医学，即“Translational Medicine”，希望基础医学研究加快速度，从实验室走向临床，加快变成生产力，加快研发出新药。我们中国“十二五”规划的临床规划中也强调加强转化医学研究，中国还特别强调临床进一步转向社区基层，加强临床服务的公益性。强调要把老知识结合起来，继承确是实实在在重要的，没有继承不行，没有继承你就站不稳、升不高，要在继承的基础上去创新。中国有句老话“上不知古，何以知今？”要与古的知识结合起来，做到“一切为了人民健康”。我们现在的临床选题，应当结合社会的需求，包括突发性的新发的传染病、精神系统疾病、慢性非传染性疾病以及老龄化、环境污染、职业病等等这些方面结合起来，还应联系中医药本身的优势所在。“十二五”规划基本上也就是从这些方面来要求。临床上我们现在“治未病”也在做，也可以从亚健康问题出发考虑，世界卫生组织有关标准中指出，亚健康人数可占 80%，研究起来难度会比较大一些，不容易做。因为中医学讲“形神合一”，讲形和神，形比较好办，客观指标和微观的可以参照；神，你怎么评价，病人亚健康状态，累，疲劳，没劲，没精神，怎么去评价，这是值得参考国际上及国内相关功能量表进一步研究的。形与神，是中医药学中很大的一块，我们现在讲功能医学，人要干活，要有精神，要有能力，讲生活质量、健康水平，这些是需要重视的。

7 我的座右铭：终身学习

作为研究生导师，我的座右铭是：终身学习！我就是不断地学习。我通常没有在十一点以前睡觉，睡眠上有欠债；其实，睡眠的确非常重要，美国和北欧的临床研究证明，人如果没有午睡，他的心脑血管事件发病率就高，所以，我通常中午要午休一会儿，哪怕一刻钟、半小时也好。

多读书，知识积累，对专业思考也有益处。据统计，马克思写《资本论》，做过笔记和摘录的书有1500 多种，列宁写《俄国资本主义发展》参考过 563 种书，我国钱钟书的《管锥编》，共五卷，中国的古典著作他都做了评论注解，参考文献 4000 多种。我们指导研究生，不能光用灌输式的，要有素质式的，要教学生多读书，多思考。

8 以出世的精神做入世的事情

以出世的精神做入世的事情，这句名言是朱自清先生在一篇文章中写下的，我十分欣赏，认为是警句，他教导我们要淡泊名利，去为社会做好事。

我们现在有的研究生抢名夺利，发表论文非要排在第一名不可，当然要看实际贡献；有的研究生还用论文换钱花，很可悲。作为研究生导师，我认为要谦让、谦卑。现在有的老师和学生关系很不好，不少是因为争排名的缘故。台湾有一本《人生经济学》的著作，很有新意，这个提法也非常有意思：要珍视时间，因为时间很有限，时间似流水一样；空间，人跟人之间要很好的合作协力。我觉得其立意甚好，有爱心，大爱之心！

原载：陈可冀 . 谈谈如何做一名合格的研究生导师 [J]. 中国医学伦理学 , 2011, 24(5): 561-564.

路在何方?

陈可冀

我国政府一贯坚持发展中医药事业，提出了中西医并重，实现中医药现代化和促进中西医结合的政策方针。不久前，国务院16部委联合发布的《中医药创新发展规划纲》（2006—2020）更提出了传承、创新、现代化和国际化的目标；它代表了我国国家的意志。

1 取其精华，弃其糟粕

中医药学是一座伟大的宝库，它在保障中国人民健康，促进中华民族繁衍方面，有很大的贡献。现存中医药古籍有一万余种；中药、草药及可用的植物药总计约一万多种；青蒿素的发明及其被国际认同和采用，针刺技术在世界很多国家的推广，半个世纪以来中西医结合研究对中医药学科学内涵的探索，成效卓著，前景光明；我相信，从事中医药事业的人们应当有自尊、自爱、自信、自强的心理状态，学习近期国务院16部委关于中医药创新发展纲要宣称的战略思想，走传承、创新、现代化、国际化的路，不必有任何困惑或迟疑。由于历史的缘故，中医药的传统学术中，也有一定量的封建迷信糟粕，或说理过于牵强附会，这是事实，应该抱着“取其精华，去其糟粕”的精神去面对，不必回避，也不要害怕被人点到，不要有任何抱怨情绪。我们依从的方针是：“古为今用，洋为中用，推陈出新”。

2 真金不怕火炼

传承发展中医药事业的重要目的是应用中医药技术方法为病人解除病痛，以病人为中心，提高疗效。确证相关防治方法的安全性和有效性。疗效是医学科学发展的硬道理，要有在这方面创新的欲望。

中医药临床疗效观察报告有不少是很优秀的，有良好的前瞻性临床试验设计，随机对照合理，符合循证医学原则，实事求是评估疗效及其副反应。但也有一个很重要的涉及科学精神的问题需要提出，就是眼下不少临床观察文章报喜不报忧，看不到阴性的报告，“虚火”太盛，不能实事求是地报告临床疗效结果；甚至有的博士研究生的论文也是如此。因而不少临床结果他人重复不出来，影响了医学界对中医药学术的看法。所以，我认为一定要提倡有实事求是评估其有效性和安全性的精神，加强医疗科研设计，不弄虚作假。中西医学在治疗疾病方面，各有其优势，但也都不是万能的，有些病有效，有些病无效，是必然的现象，需要我们进一步去探究。阴性结果也可能是十分优秀的，对防治病人同样具有重要参考价值。

3 多元模式发展

要用国际视角看待中医药的学术发展，提倡宽容和谐精神，把门开大一点，再大一点，欢迎不同学科尤其是现代医学界（即通称的西医界）的同道们参与研究，避免采取“夜郎自大”的不切实际的态度。要提倡互相学习，共同提高的精神。对待中西医结合，更应该提倡中西医团结合作，优势互补，促进有机结合，提高为病人服务的质量；“推动中西医两种医学体系的有机结合”，那是我国国务院于2003年4月7日公布的《中华人民共和国中医药条例》第四条中明确规定的。我想，只要对解除病痛有用，对传承和发展中医药学有利，采用传统传承模式，现代科学研究模式，中西医结合模式，复杂科学系统生物学研究模式，都概应受到欢迎。现在的问题是创新的新思想和新方法太少。稍和传统思维有出入，就认为是“变调”

了，就是所谓"西化"了，"走样了"，或是"另类"了，这不好。复方综合研究，套餐式治疗，单味药或化学成分研究及组分配伍组方的医疗，只要对病人有益，对发展中医药有一点点进步意义，都应受到关注。外科手术是西医专长，但围手术期中西医结合干预则是中医药的强项。中医药防治可以是主角，有时也可以是配角，主配角同样光彩。

4 三驾马车

我国现实存在中医学和西医学，这是我国的国情。按照科学发展的规律，学科交叉进步创新和提高，是为病人服务质量所决定的，是必然的发展规律，这是不以人们意志为转移的。五十多年来，我国政府一贯倡导中西医结合方针，促进中西医团结合作，优势互补，在中医药科学内涵和方药的应用基础研究方面，都有很大的进展，形成了我国现实存在的中医、西医、中西医结合三支力量的格局。这很好，比一枝独秀好，三支力量团结合作，共同为我国医药卫生事业和保障人民健康服务，这实在是再好不过的事情。其实，二支力量的提出，是远在1981年全国中医及中西医结合会议时的事情了。有人担心会不会存在"西医吃掉中医"的问题？这是缺乏自信心的一种的体现。我国政府在保护和发展中医药的政策，以及扶植力度方面，都在不断加强。在西医方面，它本身更面临着大量自身医学科学发展的挑战性课题，可以用"吃得足饱了"来形容。很多西医对中医药学有爱心，有情趣，有创新思维，想在中西医结合中找到更好的效果为病人解除病痛，实在太应该欢迎了。温家宝总理2005年题词指出："实行中西医结合，发展传统医药学"，这是一个多么切合实际的倡导呀。

5 引导合理平等的学术讨论

对中医药学术存废等的争论，过去有，现在有，将来还会有。对这些激烈论争，我们提倡冷静对待。学术上的论争是好的，有论争才有进步，但我们提倡用摆事实，讲道理的平等的方式来讨论，不同意用谩骂和打棍子的方式来唬唬。中医药学术中可讨论或争论的问题确实不少，但关键是要有协助中医药事业进步的理念，协助中医药学术为人民健康更好服务的理念，有构建和谐进步的愿望，创造一个氛围良好的争鸣环境。最近*Nature*（2007年7月11日）有一篇述评，论及中药"难以下咽"（hard to swallow）的问题，我想，从不同侧面看，是否一方面有"良药苦口"的问题，一方面也在引发出一个为了国际化应该重视改进中药剂型等问题。看问题需要有从不同侧面去理解。所以，讨论多半是有益的，但希望尽量减少负面的影响。

原载：陈可冀. 路在何方？[J]. 高科技与产业化, 2007, (8): 42-43.

临床医学家当耐得住寂寞

——从诺奖授予临床医学家谈起

陈可冀

2005年诺贝尔生理学或医学奖授予澳大利亚临床病理学家罗宾·沃伦（RobinWarren）和消化科临床医生巴里·马歇尔（BarryMarshell）分享，这一重大决定不仅表彰了这两位医生在发现幽门螺杆菌（Helicobacterpylori，Hp）导致胃炎、胃和十二指肠溃疡发病中的重要作用的成就，也激励了临床医学家们在防治各类危害人民健康的疾病中，应加强临床医学与基础医学的紧密合作，为救助各种病痛，创新性地做出富有成效的新贡献。

Hp是一端有鞭毛的螺旋状微需氧菌，格兰氏染色阴性，由粪→口途径或口→口途径传播。Hp在发达国家人群中感染率约30%，在我国及发展中国家约高达50%以上。感染后在胃黏膜呈点片状分布，主要定植于胃窦部及胃体部黏膜；Hp可穿透黏液层，定居于黏膜上皮表面，并可分泌多种毒素；因Hp富含尿素酶，可不受胃酸侵袭或破灭，日久便可招致慢性萎缩性胃炎、胃及十二指肠溃疡。现已确认，Hp感染是胃和十二指肠溃疡发病的先决条件，这一病因学理念的变革，促发了胃和十二指肠溃疡治疗学上的一场革命，也就是说不论胃和十二指肠溃疡是初发还是复发，都要应用抗Hp感染的抗菌药物治疗，使其复发率从过往的80%左右下降到2%左右，并发症发生率也显著减少，很多患者得以根治。当然，由于Hp栖息生存环境的特殊性，单一药物治疗常难根除，所以现时国内外都采用综合疗法，并探索其最佳综合方案（我国还进行中西医结合治疗），同时监控耐药性及不良反应；Hp疫苗的制成或许可提供更满意的防治成效。从现有情况看，抗Hp感染还存在10%~20%或更多的失败率，以及2%以上的复发率，所以防治任务任重道远！

Hp发现至今已事隔20余年，沃伦和马歇尔也已是多年的候选人，晚至今年方被授奖，这给临床医学家一个很重要启示，即一切临床医学家都应该以事业为重，耐得住寂寞；我们还应该看到，临床各学科常见的疾病病因、诊断、治疗、预防等许多不被看重的未知，还未被引起关注；更未引起卫生和科技部门决策者的应有的重视，应该从政策和立项上给临床医学研究以应有的垂注，并鼓励临床医生去创新，为人类造福！

原载：陈可冀．临床医学家当耐得住寂寞——从诺奖授予临床医学家谈起[J].中国中西医结合杂志，2005, 25(11): 1019.

走出亚健康

陈可冀

健康是一种身体、精神和人际交往上的完美状态，而不只是单纯的躯体上的无病。从某种意义上来讲，亚健康是大病来临前身体发出的“警示”信号，如果不能引起注意的话，后果将是危险的。19世纪以前，人们过着纯朴、简单、悠闲、无虑的田园式的生活，享受着大自然给予的温馨和营养。进入20世纪以后，随着经济的繁荣、生活节奏的加快和竞争的加剧以及长期的心理疲劳，特别是日益严重的空气与环境的污染，使得人们现在的健康状况的总体水平已经大不如前。更多的人现在出现了一种“似病非病”的状态，如睡不好觉、失眠多梦、疲乏无力、记忆力减退、整天萎靡不振等等。从临床医学诊断角度上来讲，虽然这些身体上的不适绝大多数都不能构成有明确诊断的疾病，但它也足以令我们的工作、学习效率降低，生活质量下降。而其罪魁祸首之一就是疲劳，过度疲劳是亚健康的重要诱因。

世界卫生组织认为：健康是一种身体、精神和人际交往上的完美状态，而不只是单纯的躯体上的无病。对于无器质性病变的某些机体的功能性改变，世界卫生组织将其定义为“第三状态”，在我们国家常常称之为“亚健康”状态，也有称之为“中间状态”。

根据这一定义，经过严格的统计学统计，我国的人群中大约有1/3处在亚健康状态。亚健康是人体处于健康和疾病之间的过渡阶段。虽然在这一阶段，人的身体上或心理上没有疾病，但主观上却有许多不适的症状表现或心理体验。如果对亚健康处理得当，则身体可向健康方面转化；反之则会招来病患。从某种意义上来讲，亚健康是大病来临前身体发出的“警示”信号，如果不能引起注意的话，后果将是危险的。

亚健康并不可怕。古人云：“有养生之道，无长生之方”。有着2000多年悠久历史的传统中医药很早就对亚健康有所认识。我国最早的一部中医药物学专著《神农本草经》中就有对具有“轻身益气”作用的药物的记载，作为一名长期从事中西医结合理论研究和临床工作的老医务工作者，在这里我十分愿意为大家，特别是那些在事业上正处在拼搏中的中青年朋友们出几个主意，帮助那处于亚健康状态的朋友们走出亚健康。

第一是要从容不迫，愉快地对待生活和工作。

第二是要保证按时、充足的睡眠。不按时睡眠，很可能会打乱生物钟，从而造成睡眠紊乱，而长期的失眠会使人体免疫力降低，各种感染性疾病届时就会“不请自来”。良好的睡眠关键是要追求睡眠质量而非睡得时间越长越好。我自己也常因睡眠不足而有时感到精力和体力不支，足以为戒。

第三是要养成良好的生活规律，合理膳食。不要熬夜和睡懒觉，不暴饮暴食，适当选择药膳对预防和改善亚健康是有帮助的。

第四是要学会挤出时间来锻炼身体。打球、走步、游泳、练太极拳、跑步等运动可因人而异，其中打球、游泳、跑步是一种有氧运动，运动将使全身充满活力。在中国传统养生术中倡导“动静结合”，是一个很重要的内容。

第五是要学会调节自己的情绪，善待压力，心胸开阔，培养多种兴趣爱好。只有乐观处世，积极向上，淡泊名利，知足常乐，才能达到《素问·四气调神论》中所说的：“圣人不治已病治未病，不治已乱治未乱”的效果，那该有多好呀。

原载：陈可冀.走出亚健康[J].生命世界,2004,30(2):7.

中西医结合的现状和发展

陈可冀

中西医结合是中国中医学和现代医学现实并存的必然结果，是科学发展和科学研究走向交叉、综合、系统化、国际化和多元化的必然趋势。把中医和西医结合起来，旨在互相取长补短，融会贯通，提高临床疗效，发展新的医疗模式，创新医学理论，弘扬中华传统医药文化，以丰富世界医学，贡献全人类。中西医结合是近50年中国医疗卫生事业的重大成就之一。

1 中西医结合的现状

目前，中西医结合医疗模式是被中国医学工作者大量采用的医疗模式。当然，其层次有所不同，有基层农村普及型的中西医结合医疗模式；有大型医疗机构较高水平、大量应用了现代医疗检测手段的中西医结合医疗模式；有从事科学研究的中西医结合医疗模式。后者是富有创新性思维的实践。

尽管中西医结合已获得了一定的共识，但也有不尽认同的方面。有认为中西医结合使中医变了样，甚至“西化”了；有认为中西医不在一个起跑线上，不在一个水平上，谈不上结合；有认为中医学最终应是世界医学的一部分等等。目前不必强求一致，努力在继承中创新，创新中继承，提高疗效，乃是最佳的选择。半个世纪以来中西医结合取得了很大的成效。

1.1 西医辨病和中医辨证论治相结合的诊断、治疗模式和方法的创立

由于病证结合、宏观和微观结合、结构与功能结合，提倡病证诊断和疗效评估的标准化、规范化和现代化，取得了一系列在疗效和理论上的创新。如骨折的动静结合；部分急腹症的非手术治疗；综合治疗多脏器衰竭；活血化瘀方药在心脑血管病中的应用；针刺镇痛原理及脏象本质的研究等，均取得较大进展。

1.2 充分运用现代科学包括现代医学成就，从传统中医药中开发新药

如青蒿 - 青蒿素，砒霜 - 三氧化二砷及四氧化四砷，五味子 - 联苯双酯，川芎 - 川芎嗪，薏仁 - 薏仁内脂及青黛 - 靛玉红等的研究成果。

1.3 中西医结合医学已列为一门新学科

《中华人民共和国国家标准（GB）学科分类与代码》明确列入了“中西医结合医学”。

1.4 中西医结合教育体系的建立

迄今全国已建立中西医结合硕士培养点92个，博士培养点36个，共培养博士、硕士1 500余人。博士后研究流动站6个。7所中医药大学建立了中西医结合专业本科七年制教育。

1.5 中西医结合人才

50年来已培养中西医结合高级人才7 000余人，中西医结合人员10万多人。中国中西医结合学会注册会员48 435人。

1.6　中西医结合医疗研究机构

中西医结合医院、门诊部、诊所等医疗机构，已列为卫生部《医疗机构管理条例》法定医疗机构，全国有中西医结合医院57家，中西医结合研究所15家。

1.7　中西医结合学术交流日益繁荣

中国中西医结合学会每年举行全国性学术活动20多次，下设各分科学会35个；各省、市、自治区也都有分会。中西医结合刊物15种。《中国中西医结合杂志》有中、英、日文版，并开展了多层次的国际性学术交流活动。

2　中西医结合的原则

中西医结合临床实践和现代开发研究，应遵循下述几个重要的原则。

2.1　继承互补整合原则

科学技术的发展都有一定的继承性，传统医药学有很多精华，现代医药学更是日新月异，都应在认其学习、理解、发展、创新的原则指导下，取其精华，去其糟粕，取长补短或扬长避短，互相补充整合发展。

2.2　应用现代医学理论和方法，结合中医学理论，重视中医辨证论治个性化治疗原则

中医药经验的积累不少是个人长期实践的积累，是科学和艺术的结晶。尤其是对每一个病人的动态变化治疗，是不可忽视的宝贵经验，学习这种经验，启发思维，可以成为创新的源泉。中西医结合应紧密结合现代医学开发研究。

2.3　尊重传统思维原则

要重视经典理论和古今医案等经验的运用。经典理论是临床经验的升华，医案医话刊载了历代医生们成功的经验和失败的教训，是活的教材。

2.4　结合循证医学（EBM）原则

循证医学提倡将根据个人经验作出医疗决策的经验医学，提升为依据科学研究结论进行医疗决策，二者结合，对提高中医药临床水平甚是有益。

2.5　面向现代化面向世界的原则

影响中医药疗效的因素很多，中药的品种、产地、采集时间、药用部位、炮制，制剂，工艺技术，质控等等，均需规范化，标准化，以适应中医药现代化、中医药走向世界的要求，这是一个系统工程。非药物疗法也不例外。因此，中西医结合研究要重视前瞻性的科学设计。

3　中西医结合的实践

3.1　求知——学习和理解

不论是西学中，还是中医科班出身的医师，学习中医药传统义化知识都要求有中华民族精神，执若热爱，全心弘扬，这种精神是力拭，是支柱，是很可贵的。首先要学习。过去我们对西学中的要求是“系统学习，全面掌握，整理提高”。中西医知识体系有明显不同，中医知识中，人文科学内容较多，如对“气”的认识是西医所缺乏的，不要“先入为主”，要先学习，不误解，不曲解，再取精去伪。同时，应注意提高现代医学水平，只有两者都是高水平，才能创造中西医结合新业绩。

3.2 求同——找结合点

中西医知识不同，但也有类同点，应按照宏观指导、微观介入的结合思路进行实践。如对血瘀证，可从现代生物血液流变学角度探讨。

3.3 求异——找交叉点

如骨折治疗的东西方的动与静结合，筋与骨并重的原则等。从这方面来探讨，风格各异，范围很广，内容丰富，这也许是中医或者西医日后在知识更新、探究新疗法方面的切入点，中西医结合研究可能由此得以深化，互相补充整合。学科的不同点有可能就是明天科学上的亮点所在。

3.4 求真——现代化和科学化

例如评估疗效要求实事求是，要与当代国际标准接轨。中医知识中有特点的认识，如对证候的认识及其量化标准的检定，也应重视，以求获得中西医结合较全面的、客观的成效和经验。

3.5 求新——创新是目的

例如对中药复方配伍组成、中医证候本质的发生机理的现代解释，中药剂型的简便验廉方向的改革，探索中药有效部位或有效成分的药物代谢学和药物动力学的特点，中药“性味”理论的科学原理等，这些方面的中西医结合或与其他学科结合都是中西区结合回应挑战，走向世界的起点。

原载：陈可冀．中西医结合的现状和发展 [J]. 中医药通报，2002, 1(2): 1-2.

崇尚实效　渴望创新

——祝贺《中国中西医结合杂志》创办 20 周年开篇的话

陈可冀

回望《中国中西医结合杂志》走过的 20 年，同道们不期而同地确实充满成就感。本刊在 1999 年全国 2804 种自然科学期刊中其被用频率名列第一，反映了本刊的科学性和应用性是得到全社会的认同的，令人为之心动。这 20 年的历程，涌动着德高望重的中西医结合界前辈如邝安堃、周金黄、祝谌予、姜春华、关幼波、季钟朴、金荫昌教授等的身影；浸透着老专家张之南、谢竹藩、葛秦生、廖家桢、张家庆、王宝恩、陈文为教授等的汗水，以及编辑部同志们辛勤的默默耕耘的情怀；使得本刊成为名副其实的我国中西医结合学术交流的最重要的园地，她与中国中西医结合学会每年召开的二三十次全国性学术会议相映成辉，促进了我国中西医结合的进程。不少早年认真品读本刊的读者们，现在已成长为优秀的中西医结合专家，为中西医结合人才的新老接替作出了贡献，令人十分欣慰。庄子《逍遥游》云："且夫水之积也不厚，则其负大舟也无力"，《中国中西医结合杂志》应当在既往成绩的基础上，团结广大同道，同心协力，为促进中西医结合、促进中医药现代化，克服不足，乐观面对前进道路上的困难，在厚积上下功夫，做出更大的业绩。做到天长地久，本色依旧。

医药卫生保健事业，归根结底是为人们防治病痛作努力的。我们呼唤临床学家和临床实际工作者，多多给本刊投寄确有实效、重复性好、因果关系明确、有创新见解和技能的临床论著；也呼唤具有原创性特点的中西医结合基础医学论著；求真务实，交流成果，发展学科。我们同时倡导科学民主，欢迎学术探讨和争鸣。

本刊编辑部还要努力克服工作中的缺点，加强与专家的联系，积极组稿、约稿，加强稿件管理，尊重作者的劳动，对于来稿，努力缩短同行评审和刊出的周期，努力营造一个灵活而又有实效的编辑管理机制，以完善本刊的优秀品牌，开拓中西医结合事业的广阔时空，大家携手迈步走向美好的明天。

原载：陈可冀 . 崇尚实效　渴望创新祝贺《中国中西医结合杂志》创办 20 周年开篇的话 [J]. 中国中西医结合杂志 , 2001, 21(7): 483.

加强肾脏病的中西医结合防治研究

——祝贺《中国中西医结合肾病杂志》创刊

陈可冀

陈可冀，1930年10月20日生于福州，1954年毕业于福建医学院，中国中医研究院建院初期入京。曾随名医冉雪峰、岳美中系统学习中医和临证多年，获北京市在职西医学习中医一等奖，为我国第一代中西医结合医学家。现任中国中医研究院西苑医院内科教授，国家中医药管理局老年病医疗中心名誉主任。1991年当选为中国科学院院士。1998年选为中国科学院生物学部副主任。第七、八、九届全国政协委员。中国协和医科大学及中国医学科学院学术委员会委员。中山医科大学、中国药科大学、天津中医学院、上海中医药大学、河北医科大学、山东中医药大学等校名誉教授，福建中医学院名誉院长。现并担任世界卫生组织传统医学专家咨询团顾问。国务院学位委员会医学评议组成员，卫生部新药审评委员会顾问，中国药典委员会委员，国家新药开发协调领导小组顾问，中国博士后管委会专家组成员，中国中西医结合学会会长，中国老年学会副会长，中华医学会老年医学会副会长，英国 *Int.J.of Phytotheraly Research* 顾问，《中华心血管病杂志》副总编辑，《中华医学杂志》(英文版)编委。长期从事心血管病、老年医学、活血化瘀理论及清宫医药原始档案研究，现正从事冠脉介入术后再狭窄的中医药防治研究。先后获部局级以上成果奖10项。1989年获爱因斯坦世界科学奖状，1994年获首届立夫中医药学术奖。专著十余种，发表论文160篇。先后培养博士后、博士及硕士40余名，出国学术交流30多次，对促进中医药走向世界发挥了极其重要的作用。

肾脏疾病病种繁多而常见。以按抗原刺激物类型分类的免疫介导性肾脏疾病而言，可有肾性(组织固定性)和非肾性(移植性)之分，内源性(自身性)和外源性(非自身性，移植性排异)之分，内源性中又有抗肾小球基底膜疾病和抗肾小管基底膜疾病之分，非肾性因于内源性者中又可有抗蛋白质(狼疮性肾炎)，肿瘤抗原之分；因于外源性者又可有因抗生素(如甲氧苯青霉素诱发的间质性肾炎)及因非类固醇消炎药引起者。肾病综合征则可因原发性肾小球疾病(轻微肾炎，免疫复合物性肾炎，灶性节段性和系膜性肾病)或继发性原因所致(包括先后天数十种疾病原因)等等。加强对肾脏疾病的防治研究，十分必要。

现代医学对肾脏疾病的治疗虽有不少进展，包括广为应用的腹膜透析、血液透析、血液滤过等疗法结合各类非透析性措施以治疗肾衰，挽救了众多患者的生命，延长了寿命。抗生素的发展，对肾脏及尿路的感染性疾病也有很好的效果。但对于不少肾脏疾病仍然束手无策或疗效很不满意。就免疫介导性肾脏疾病而言，不少免疫学机制虽已比较清楚，但对多数病例而言，仍只能采取非特异性治疗，其病程和预后改观不大。灶性肾小球肾炎预后较好，但IgA肾病10年左右仍有15%～20%发展为肾功能不全和高血压。肾移植已经成功，但若干患者移植肾出现疾病的免疫学改变，都需要加强研究防治措施。

伴发过敏性肾小管间质性肾炎的药物已知的有半合成青霉素、磺胺类药、利血平、若干利尿剂、别嘌呤醇、硫唑嘌呤、安替比林和保泰松等。近年对中草药如木通、防己、厚朴、雷公藤等应用不当诱导肾损害有所报导，有的学者提出中草药性肾病(Chinese herbs nephropathy)的概念，但未被不少专家接受，因为不少药物应用不当都可能诱致类似病变，但应当引起严重警惕。

近年来，中西医结合防治肾脏疾病取得了一定的进展。由于将中医宏观辨证和现代医学微观辨病相结合，诊断水平和治疗目标更为明确。但由于同一种肾脏病理改变，其临床表现可能很不相同。以系膜增生性肾炎为例，可能表现为慢性肾炎，也可能表现为单纯性血尿，有的则表现为肾病综合征，需要提高病证结合诊断和辨证论治防治水准的研究。

不少学者对一些复方和单味中药治疗肾脏疾病进行了系统的研究工作，取得了很好成绩。例如以雷公藤多甙制剂治疗急慢性肾炎、狼疮性肾炎以及特发性 IgA 肾病，都不同程度地取得一定疗效。尽管本药长期应用存在耐药情况，降低了机体免疫功能以及一些其他毒性反应，但采用个体化用药原则，有可能避免毒副反应的发生。有关专家对慢性肾功能衰竭临床常用的大黄或温脾汤等的实验研究中指出，大黄确可在一定程度上改善慢性肾衰病例的氮质血症，抑制肾脏代偿性肥大和高代谢状态，抑制肾小球系膜细胞的异常增生，并有一定的清除自由基作用。开发中医药治疗肾脏疾病的有效方法，应当得到更大程度上的重视。

值此《中国中西医结合肾病杂志》创刊之际，谨以此文祝贺刊物的编辑发行。学术期刊是学术交流的载体，具有繁荣学术的不可替代的作用。希望大家共同努力，为不断提高本刊的学术水平做贡献。

原载：陈可冀．加强肾脏病的中西医结合防治研究——祝贺《中国中西医结合肾病杂志》创刊 [J]. 中国中西医结合肾病杂志 , 2000, 1(1): 3.

中成药重金属超标问题之思考

陈可冀　张京春　马晓昌

中成药以其制作工艺简单，服用方便，副反应小，以及其独特的防病治病作用而受到国内外广泛欢迎。然而近年欧美市场上关于中成药以及植物药安全性的风波此起彼伏，尤其是中成药的重金属超标问题更是引起了美国、澳大利亚、新加坡等发达乃至发展中国家的高度关注。近年国外禁售中成药的现象屡有发生，极大地影响了中成药的国际声誉。作为中成药生产大户的中国，中成药的出口因而受到限制。如何面对现实，制定相关措施，有效地控制中成药重金属含量以及其他一些安全性问题，是关系到中成药乃至中医中药走向国际的一件大事，值得业内人士深思。

1 影响出口

1999 年，美国加州卫生署公布了第一批 260 种中成药的检测结果。认为有含有与处方药或非处方药相同的化学合成药成分的问题，含有美国食品药物管理局（FDA）认定的毒物成分，如番木鳖碱、颠茄及麻黄素等；特别是含有铅、砷、汞等重金属超过 FDA 规定的指标的问题。目前 FDA 和美国药典 USP 对铅、砷、汞的允许含量分别为 10 ppm、3 ppm 及 3 ppm 以下。所抽检的 260 种中成药中，其中 123 种存在重金属剂量超标问题，其不合格率高达 47%，且公布的 123 种中成药中，中国大陆占 93 种，存在重金属超标问题的中成药主要包括：安宫牛黄丸、安宫降压丸、牛黄解毒片、大活络丹、紫金锭、牛黄清毒丸等，其中不少是常用中成药。这一结果的公布，极大地影响了中成药在美国市场的销售。进入 2003 年以来，又有新西兰禁售 13 种中药制剂的报道，其中包括龙胆泻肝丸、伟哥王、银翘解毒片、牛黄解毒片等多种常用中成药，其存在的问题主要与内含马兜铃酸的成分有关，马兜铃酸对人体肾脏有毒害，还可能导致泌尿系统癌症。近期美国国家补充替代医学中心（NCCAM）传来信息，基于中草药近年来出现的严重不良反应，用于中草药的研究资金已大大缩减。国际社会许多发达国家也纷纷制定法律法规，限制中成药进口。作为中成药的生产大国，我们必须仔细研究当前中成药出口受限的相关的问题。

2 表现及成因

目前我国市售的含汞等重金属的中成药很多，如安宫牛黄丸、朱砂安神丸、七厘散等内含朱砂、水银或轻粉等汞金属成分的内服或外用中成药。明示含砷中药包括砒石、雄黄、雌黄及其人工代用品的太乙神精丹、枯痔散及三品一条枪等，明示含铅中药包括铅丹、铅粉、铅霜、黑锡丹等。当然也有的品种重金属成分超标是由于污染造成的。其污染来源一方面与土壤有关，因为作为植物生长提供矿物质及有机营养物质的土壤，同种中草药在不同产地其矿物质含量也可有不同，此外与植物本身生长代谢情况也可能有关，因为植物的不同种属对特定金属的亲和力不尽相同。工业上废气、废水、废渣在土壤中沉积，造成植物直接、间接的污染。以及为防治病虫害施用的有机磷农药内含汞、铅、磷等多种金属元素，亦是重金属污染的主要来源。中草药购销储存过程中为防霉变而使用的熏蒸剂，亦内含上述多种重金属。以及中成药制作过程中使用的辅料金属容器因素等。如此种种均可导致重金属超限量和重金属污染问题。

3 临床危害

与汞相关的不良反应主要包括精神 - 神经和肾脏毒性损害，如感觉障碍、头昏头痛、失眠多梦、焦虑胆怯以及植物神经功能失调、偏盲、耳聋、视力模糊、肌肉震颤、口腔症状、低分子蛋白尿、昏迷甚至死亡。其毒性机理与巯基结合导致巯基相关酶失去活性引起细胞变性坏死有关，而且汞还可以引起免疫功能紊乱导致肾小球肾炎或肾病综合征等。另有最新报道汞剂超标可能与急性心肌梗死有明显相关性，其致动脉粥样硬化的机理可能与自由基产生及黏附含硫含硒分子后影响抗氧化功能的过程有关。血汞正常上限值为 1.5 μmol/L（0.03 mg/d）。汞盐被吸收入血后，以肾脏蓄积最多，肝脏次之，最小致死量为 70 mg，中毒较轻者则口腔溃疡、牙龈肿烂、口臭流涎、四肢挛急等，较重者口中可闻金属味、剧烈腹痛、血压下降、休克等，常因肠道黏膜坏死、肾坏死或循环衰竭而死亡。

与砷相关的不良反应主要包括消化及神经系统损害如头痛发热、恶心呕吐、腹痛腹泻、米泔样水血便、烦躁不安、四肢肌肉痉挛和昏迷，最后因呼吸肌麻痹而死亡。亦可见急性溶血引起的贫血甚至死亡。刺激性皮炎所致的皮下斑疹等亦较常见。其毒性机理与体内酶蛋白分子羟基巯基结合导致相关酶失去活性引起细胞发生病变有关。尿砷正常上限值为 2.66 μmol/L（0.2 mg/L）。发砷正常上限值为 0.1 mg/100 g。成人中毒剂量为 10 mg，致死量为 0.1 g~0.2 g，主要沉积于胃组织内，由肾及肠道排出，对肾血管有损害作用，因而引起少尿或无尿，血尿、管型尿、肝肾功能损害。

与铅相关的不良反应主要包括神经、消化及造血系统，肝肾功能损害表现为心慌、恶心呕吐、黄疸、全身肌肉震颤，病情严重者可致中毒性肾病、急性肾功能衰竭、铅毒性脑病及铅毒性瘫痪等。血铅正常上限值为 2.4 μmol/L（50 mg/L）。事实上近年来国内外因服食重金属超标类中成药致死的临床病例屡有报道。1974 年美国曾发生 4 起服用中成药导致粒胞缺乏症事件，1 人死亡，其余 3 人长期住院治疗。1982 年再次报道服食追风透骨丸致死一例。我国各地也陆续报道了服用含重金属中药制剂出现的临床毒副反应，在 500 例左右患者中，致死 55 例。

4 对策

重金属超标不良反应及禁售中成药的现实，提醒我们必须对中成药的重金属超标问题给予足够重视，积极采取各种有效方式，杜绝不良反应的进一步发生。为此提出如下意见：①建立完善的中成药重金属毒性及其限量标准的法规。目前其重金属含量标准多以借鉴食品和粮食等方面的标准来衡量，没有明确的法规依托，其中成药科学化必然缺乏保证。在出现问题时，无章可循，无法可依。②国家应加大中成药含重金属成分的研究投入。建议对常用且效果明显的中成药采用循证医学的方法以多中心大样本随机双盲对照的试验手段进行研究，真正筛选出一系列高质量的中成药品种进入国内外市场。目前在国际上尚无统一的能涵盖中西药的药物监测标准。对于中成药的生产要实行科学化规范化的管理，在减轻“药害”的同时，发挥“药利”。③克服传统重金属含量测定的局限性。由于同一种重金属其存在的化学形态不同，生物活性亦不同，因而与生物活性相关的化学毒性亦不同，且中药中微量元素之间，微量元素与有机成分之间的协同和拮抗作用将影响和改变微量元素的生物活性，如汞以 HgS 的形式存在无毒，而 Hg^{2+} 是有毒的。由于中药复方含有这方面的相互作用，在研究含有毒重金属中药时，单纯测定所含重金属的总含量是否完全合理，可能有不同看法。故制定法规时应考虑到其有毒状态重金属是否存在生物活性等方面的问题。④中成药的生产过程应严格按照国际标准。从中成药原料产地到产品的制作工艺以及成品的储存运输均应严格按照国际上 GAP、GMP 及 GSP 的要求。杜绝中成药生产的各个环节遭受污染的可能性。⑤加强对生产厂家和消费者的宣传力度。厂家除应按照法规办事，也不要忽视药品的实事求是的中英文说明这类“小节”问题。通过宣教，让服用者知道重金属过量对人体的具体危害，避免长期服用，或及时发现不良反应，及时治疗。树立“是药三分毒”的良好意识，做到有病吃药，对症下药。摒弃所有中成药可以久服、无毒、无害的认识误区，增加自我保护意识。

对于国内外媒体曝光的一些问题，既不要小题大做，但也要认真对待。相信通过我们业内同仁的共同努力，中成药不良反应问题会在全世界范围内得以解决，中成药必将以其崭新的面貌走向国际市场，造福全人类。

原载：陈可冀，张京春，马晓昌．中成药重金属超标问题之思考 [J]. 中国处方药，2003, (6): 80-82.

大蒜作为一种抗氧化剂的喜和忧

张京春 陈可冀

古今中外都认为大蒜（bulb of Allium sativum）具有较高的食用和药用价值，在某些西方国家，其相关制剂已作为一种主要的处方药销售。而我国早在晋代《名医别录》、唐代《千金方》及《新修本草》中就已分别记述了它的性能，明代李时珍《本草纲目》指出大蒜出“胡地”，系张骞出使西域带回中国的，认为有“下气、消谷、化肉食”等作用。《证类本草》引陈藏器论大蒜的功用，认为有“久食令人血清”的功效。清代汪昂《本草备要》认为大蒜有“破癥积，化肉食”的效能。由于大蒜辛热臭烈之性盛于葱薤，被誉为“五荤之首”。随着现代科学技术的发展，对大蒜作用机理研究已愈发受到重视，大蒜对人体健康有诸多益处已被广泛接受。大蒜治疗疾病的范围也相当广泛，包括用于治疗心血管疾病、肝病、癌症以及某些微生物感染性疾病等。但大蒜的某些治疗机理仍令人难以琢磨，能够说明其治疗机理的共识理论也尚未形成。现在大家比较公认的是活性氧类物（reactiv eoxygen species，ROS）可能是许多疾病形成的核心问题，而目前比较引人注意和简明的假说认为大蒜是通过对ROS的调节而发挥作用。然而，大量的数据分析表明，大蒜在抗氧化作用方面，有喜、也有忧。

2003年*Phytotherapy Research*发表了印度学者关于大蒜功能的综述[Banerjee SK，Mukherjee PK，Maulik SK，et al.Garlic as an antioxidant：the good，the bad and the ugly.Phytotherapy Research 2003；17（25）：97-106]，现将其主要观点介绍如下。

1 大蒜具有重要的抗氧化作用

目前德国，已有大蒜制剂处方药的销售。大蒜用于降脂、抗动脉粥样硬化、降糖、抗凝、降压、抗微生物、抗癌、解毒（重金属中毒）、保肝及免疫调节作用等均有报道，然而，其作用机理尚不清楚。一般认为，大蒜能够调节氧化应激作用的不协调，即组织中自由基的产生以及关键性的内源性抗氧化防御作用的不平衡。

ROS能够损伤生物大分子例如DNA、碳水化合物和蛋白质。为避免ROS的依赖性损伤，生物体以内源性抗氧化作用形式产生保护作用。在不同的内源性抗氧化物中，诱导型谷胱甘肽（GSH）、超氧化物歧化酶（SOD）、过氧化氢酶和谷胱甘肽过氧化物酶（GPX）在抑制氧化应激方面起着更重要的作用。但是，在病理状态下内源性抗氧化物并不能抵抗人体内不断产生的ROS。天然的外源性抗氧化补充剂如维生素C、维生素E、黄酮及β-胡萝卜素等的应用，已取得了不同程度的成效。几项最新研究成果表明大蒜及其不同制剂也具有相似特征。

抗氧化剂具有与其相反功能的前氧化作用（pro-oxidant effect）一直是科学工作者关注的问题。有某些新发现，如过量维生素C也许作为前氧化剂在金属的过渡产物Fe^{3+}和Cu^{2+}转运中产生作用并可导致脂质过氧化。最近，也有报道称大剂量的生蒜匀浆可产生氧化作用，其对体内细胞可能造成的损害值得注意。

2 大蒜制剂中可能存在抗氧化化合物

各种大蒜制剂的作用和被分离出的各种大蒜化合物的抗氧化应激作用不尽相同，见表1。对各种大蒜制剂中的主要有机硫化合物的名称和化学结构亦有诸多阐述。这些分离的化合物和大蒜不同制剂的抗氧化作用业已被全球研究者所证明。

考虑到多少世纪以来人们一直食用大蒜，所以认为大量食用大蒜是安全的。然而最近一些研究报告揭示了大蒜的一些毒性作用。摄入较高浓度的大蒜提取物可导致小鼠染色体断裂。浓度较低则断裂减少。长期给大鼠喂食高于常规水平的生大蒜可导致贫血、体重下降和由于红细胞溶解而引发的生长发育障碍。以 5 ml/kg 的剂量生蒜喂食，可导致大鼠因胃损伤而死亡。幸存的大鼠则表现为肝肿胀、脾脏和肾上腺增大，3~8 天后出现伴有各种形态学改变的红细胞减少。服用 10 天大蒜水提物（每升饮用水含 200 g 提取物）表现为天冬氨酸转氨酶（AST）明显升高，肝脏病理组织检查示非特异性损害引起的肝细胞炎性渗出。有报道用新鲜大蒜以 2~4 g/kg 的剂量喂食大鼠 7 天可引起肝脏过氧化氢酶活性降低。以每日 1 g/kg 的大蒜匀浆喂食 30 天，超微结构研究示肝、心及肾脏中的正常结构的细胞明显减少。以每日 100 mg/kg 大蒜素喂食大鼠 15 天，可提高肝脏脂肪酶和 α- 葡萄糖酸钙磷酸化酶的活性，降低葡萄糖 -6- 磷酸酶的活性。这种大蒜诱导细胞结构和功能改变的作用机理尚不十分清楚。

表 1　各种大蒜制剂及所分离出化合物的抗氧化应激作用

	清除自由基	增强内源性抗氧化物作用	抑制脂质过氧化及 LDL 氧化	缺血再灌注损伤的预防	化学诱致毒性的保护	抑制 P450 细胞色素	增加 NO 生成
生蒜匀浆	++	+	++	+	++	+	++
大蒜素	+/–	–	+/–	–	+/–	+	–
热处理大蒜	++	–	+	–	–	–	–
大蒜粉末	+	–	+	+	+	–	–
久置大蒜提取物	++	++	++	+	++	–	+
N- 乙酰半胱氨酸	+	–	++	+	+	–	+
大蒜油（蒸馏）	+	++	+	–	++	+	–
大蒜蛋白	–	–	+	–	–	–	–

另有一些关于大蒜粉末的毒性研究。长期服用大蒜粉末每日 50 mg 可导致大鼠精子生成障碍。睾丸和附睾及精囊中盐酸浓度降低及 Leydig 细胞功能的减低，反映了大蒜抗雄性激素的特性。在离体灌注大鼠肝脏中，可发现高浓度的大蒜粉末（200 mg/ml）或大蒜素引起的肝脏门脉区细胞损伤，而低浓度时则未观察到损害。另一项体外研究显示应用 5 mmol/L 二丙烯基硫化物（diallyl sulphide）氧化大蒜素，可明显降低肝细胞的活力。

还有一项关于大蒜油安全问题的研究示，以 100 mg/kg 剂量空腹喂食大鼠 24 h 后，可引起致死性损害，其死亡原因是严重肺充血而导致急性肺水肿。大蒜油及氧化大蒜素可明显降低大鼠体重，提示其具有毒性作用。但尚未见久置大蒜提取物引起病理变化及毒性反应的报告。

一种从大蒜中衍生的天然化合物并且以大蒜油的形式存在的物质 Ajonet，是与人体谷胱甘肽还原酶基质共存的一种氧化抑制剂，可能有增强细胞氧化应激的作用。Ajonet 具有诱致白血病细胞凋亡的作用，与 NF-κB（Kappa-B）活化有关，这在解释大蒜化合物抗肿瘤的基本分子机理方面迈出了一大步。

上述毒性作用机理还未被充分阐明，但由于生物体的 pH 和温度的改变，能够自发性地抑制大蒜提取物中存在的硫氧化物与机体中 SH 组酶和蛋白质的相互作用。业已证明大蒜具有抑制碱性磷酸酶、蛋白酶和乙醇脱氢酶的作用，这些酶的变化与大蒜中化学成分相互作用，也许就是大蒜产生毒性的原因。

3 未来研究方向

流行病学调查显示，大蒜的消费量与癌症、心血管病危险性的发生成负相关。其保护机制尚不十分清楚。大蒜含有大量的化学物质，这些化学物质既有抗氧化性活性，亦有氧化活性。从大蒜中确认并提取出抗氧化活性的化合物，并从大蒜中制备出一种无毒性或非氧化制剂是非常重要的。是否放置一段时间的大蒜提取物比新鲜大蒜的抗氧化物与氧化物的混合物对我们的身体健康更有益处？是否这种氧化物与抗氧化物的混合物涉及维持细胞的氧化还原作用？尚未研究清楚。

大蒜制剂在体外试验中表现为浓度依赖性自由基清除的作用及脂质过氧化物的抑制作用。大蒜及其成分的直接清除自由基作用不如维生素 C 和维生素 E 那样令人满意。大蒜及其相关制剂也可抑制脂质过氧化并表现出在体化学诱致的氧化应激情况下的对抗作用。然而，这些在体效应不仅仅是通过清除自由基作用进行调节。大蒜对化学诱致氧化物质的对抗作用有两个缘由，其一是由于长期服用大蒜使各器官中内源性的抗氧化防御作用得以加强，另一原因是 CYP2E1 的不可逆转的抑制作用，CYP2E1 使自由基生成并影响毒性药物的代谢。S- 丙烯基半胱氨酸（S-allyl cysteine）抑制 NF-κB（Kappa-B）的转录。NF-κB 能够刺激活性氧化物的产生，大蒜则因其能够调节氮氧合成从而在体内产生抗氧化作用。

应用大剂量大蒜的利弊见于很多研究中。每 lg/kg 的大蒜匀浆可引起心、肝、肾的组织病理学改变。大蒜油应用的剂量范围较大，某些剂量实为毒性剂量，所以进行在体抗氧化作用研究之前，一定要考虑剂量是否在安全范围。

另一项大蒜抗氧化研究，证实了大蒜在体内含有抗氧化作用的活性化合物。蒜氨酸、大蒜素、γ- 谷氨酰半胱氨酸、丙烯基硫化物以及在体外试验中表现有抗氧化作用的丙烯基二硫化物等，在生蒜消化后的血清和尿样中均未能测得。因此，不值得通过体外试验研究细胞培养系中大蒜的抗氧化和抑制脂质过氧化物的作用，并推断其效应。最好首先确定大蒜及其代谢产物的血液水平。丙烯基硫醇是食用蒜瓣以后在人呼吸中一直存在的一种主要的硫化物。因此硫醇或其进一步的代谢产物也许就是蒜氨酸、大蒜素和二丙烯基二硫化物发挥的系统生物学作用的化合物。丙烯基硫醇也是一个良好的抗氧化剂。

食用大蒜能够产生明显的抗氧化作用是毋庸置疑的，更主要的问题在于确认大蒜及其大蒜相关产品中含有的特定化合物及其抗氧化效应化合物，以及如何最有成效地应用它们以治疗各种疾病。

原载：张京春，陈可冀．大蒜作为一种抗氧化剂的喜和忧 [J]. 中国中西医结合杂志，2004, 24(5): 462-463.

国际视野　特色鲜明

——读《中医药临床循证丛书》

陈可冀

广东省中医院（广东省中医药科学院、广州中医药大学第二附属医院）与澳大利亚皇家墨尔本理工大学（RMIT）自 2008 年起建立起以中医循证医学研究为核心的全方位和深度合作，受到了中国国家科技部、国家中医药管理局的重视和认可。2012 年获科技部国际合作专项立项（中医药传统与现代证据评价），2013 年 4 月，国家中医药管理局正式批准依托双方，建立“中澳国际中医药研究中心”，对 29 个中医优先研究领域的中医药证据进行全面梳理和与严格评价、出版中英文的《中医药临床循证丛书》。与其他中医类循证医学图书相比，该套丛书的最大亮点是秉承国际通用原则、兼顾中医药特色与发展阶段、创新性地运用了中医整体证据方法，其特点如下。

1 整体证据，科学评价

针对中医药有效性及安全性，进行涵盖古今中外中医药临床治验的全面、系统的循证评价；以随机对照试验的系统评价与 Meta 分析为主，辅以专家经验与共识、古代对该病的认识与治疗经验系统整理，及常用药物的实验室药理证据，以期为中医 / 中西医结合临床、科研与教学提供全面细致的多来源、各类型证据。

中医药因为其自身的特色和发展阶段，其证据体中现代高质量临床试验为数尚少，当前指导中医师实践的大多数信息是由古代名医专著、编撰教科书、撰写学术杂志报告的专家组意见，故此类证据的系统梳理与评价亦很关键，本书的“整体证据”包括了此类证据，及临床试验和实验研究的证据。这种“整体证据”的方法，综合各种类型和级别的证据，可望使临床医生能够综合所有来源的可获得证据，权衡不同疗法的潜在风险与获益，以达到“最佳可获得的证据”，并将其提供给临床医生和医学教学人员，指引他们的诊疗行为，使全球患者获益。

2 古今证据，互相印证

丛书的另一显著特色是系统检索了古籍文献某病种的认识与治疗措施，包括病名演变、病机认识、治疗经验整理等，并与现代的病种概念相印证，评价内容包括其使用历史、普及性及当前临床实践的相关性。这将为主要治疗措施的使用提供全面的文献材料，用于评价某种干预措施可能的长期安全性、治疗获益，并可为今后的临床及实验研究提供方向。

古籍证据的整理与评价一直是中医循证医学的难点之一，主要原因是古代与现代认识人体与疾病的角度不同，大多数古代医案记录的是古人针对某一症状、病机、证候等的认识，而非现代医学的疾病概念。丛书作者们创新性地建立了包括中医病名、相关症状体征及病史特征在内的古今病名诊断相似性评价系统，对《中华医典》中所载一千余本古籍中与研究疾病相关的内容进行了系统检索，由临床专科人员对所有古籍条文结合临床实际进行研判，最后对病名、症状、病因病机、常用方剂、中药和针刺穴位进行分析，较好地完成了这一任务。

3 中外合作，国际视野

丛书的第三个显著特色是中外合作，国际视野。不仅同时提供中英文两种版本，能使全世界的患者、中医师、研究者和教学人员获益；而且从最初的中医药优先研究领域的确定、到编委会构成与专家委员会建设开始，双方就按照国际标准进行组织和实施。

该套丛书一共 29 本，中英文版分别由北京人民卫生出版社、新加坡世界科技出版社出版，由广东省中医院吕玉波、陈达灿、RMIT 大学 Peter Coloe 总体策划，广东省中医院卢传坚、RMIT 大学生命与医学科学学院薛长利担任总主编，各分册由广东省中医院相应临床专科主任与学科带头人领衔，组成中澳双方临床与方法学团队紧密配合的编写组，并设置了包括国内外顶尖方法学专家和领域著名临床专家在内的丛书顾问委员会。

中医药学是个伟大的宝库，历经几千年诊疗实践的积累和总结，为中华民族几千年的繁衍生息做出了卓越贡献。在科学技术发展日新月异的当今，中医药国际化热潮方兴未艾，其疗效和价值正为世界越来越多的人所认识，但中医药的发展与走出去也面临着前所未有的机遇和挑战。任何一门学科都需要与时俱进、不断扬弃才能自我更新、不断发展，而循证医学正是中医药传承与发扬、现代化、国际化的必由之路；古老的中医药学如能借助循证医学等现代研究方法学进行提高、助其去粗存精、去伪存真，则有望获得凤凰涅槃式的重生与发展。

虽然目前中医药高质量的临床研究证据尚为数不多，仅靠阅读、参考本套丛书仍然难以体现循证实践的全部内容，但我相信，将所有证据系统总结、严格评价、定时更新的方法是循证中医药学迈出的坚实步伐，该套丛书的出版与传播也必将对推动中医药循证进程将发挥重要作用。

读后有感，是以为评。

原载：陈可冀．国际视野 特色鲜明——读《中医药临床循证丛书》[J]. 中国中西医结合杂志，2018, 38(12): 1413-1414.

评荐《中西医结合变态反应病学》

陈可冀

变态反应（allergy）也称为超敏反应（hypersensitivity），是一种常见免疫病理反应，临床上所见的变态反应（超敏反应）并不局限于某一类型，而可能几型同时存在，或先后发生，如早期是速发型，晚期转为迟发型；或以某型为主，过些时候又以另一型为主。由于变态反应导致病理损害所产生的变态反应病是一类常见病、多发病，遍布临床各科，已有资料揭示该病的发病率呈增长趋势，正日益受到医学界的重视。

中国古典书籍曾记载：孕妇不要进食马肉，否则可引起皮肤的恶疮。用近代医学的观点来看，这可能是人类最早观察到的肉食引起的变态反应。中医经典著作《黄帝内经》最早记载变态反应病之一的哮喘病；汉代医学家张仲景在《伤寒杂病论》中描述了哮喘发作时的症状并记载了治疗哮喘的丰富经验，如小青龙汤、射干麻黄汤等至今仍为治疗哮喘的常用方剂。中国古代药学专著《神农本草经》记载麻黄可治疗气喘，此后，历代医家组成了以麻黄为主治疗哮喘的多种方剂，至今仍在应用，如麻杏石甘汤。近代医家根据这一经验，首先从麻黄中成功地提取麻黄素，至今麻黄素仍是国内外治疗支气管哮喘的有效药物之一。中国传统医学在长期与疾病作斗争的实践中，积累了许多至今行之有效诊治变态反应病的经验。由于“变态反应”一词的出现和研究仅近百年，所以，中医学的这些宝贵经验散见于各种医书中，缺乏系统整理和总结。最近人民卫生出版社出版发行由福建中医学院陈小峰教授主编的《中西医结合变态反应病学》，该书首次从现代免疫学角度，较全面阐述中医学及中西医结合对常见变态反应病的认识；较系统地总结近些年来中医及中西医诊治常见变态反应病的经验，为临床医师从事变态反应病实践和提高治疗效果提供实用有益的参考资料。

随着科学技术的进步，治疗变态反应病的新方法和新药物不断涌现，对一些变态反应病已能较好地控制，但同时也面临一些新的问题，如新型抗组胺药所产生的尖端扭转型室性心律失常；又如虽然对哮喘患者的气道炎症采取了以吸入糖皮质激素为主的新的主动抗炎治疗措施，但支气管哮喘的发病率和病死率仍未见降低。因此，研究开发新型、高效、安全的药物仍然是防治变态反应病的一个重要方面。该书还广泛收集和筛选了一些对变态反应病临床有效和/或实验研究有效的中药和方剂可供临床医师选用或研究开发时参考，是从事中西医结合变态反应学教学和研究有价值的参考资料，爰乐为推荐。

原载：陈可冀．评荐《中西医结合变态反应病学》[J]. 中国中西医结合杂志，2005, 25(12): 1132.